体と心

保健総合大百科

2016年度 保健ニュース・心の健康ニュース収録　縮刷活用版

2018

中・高校編

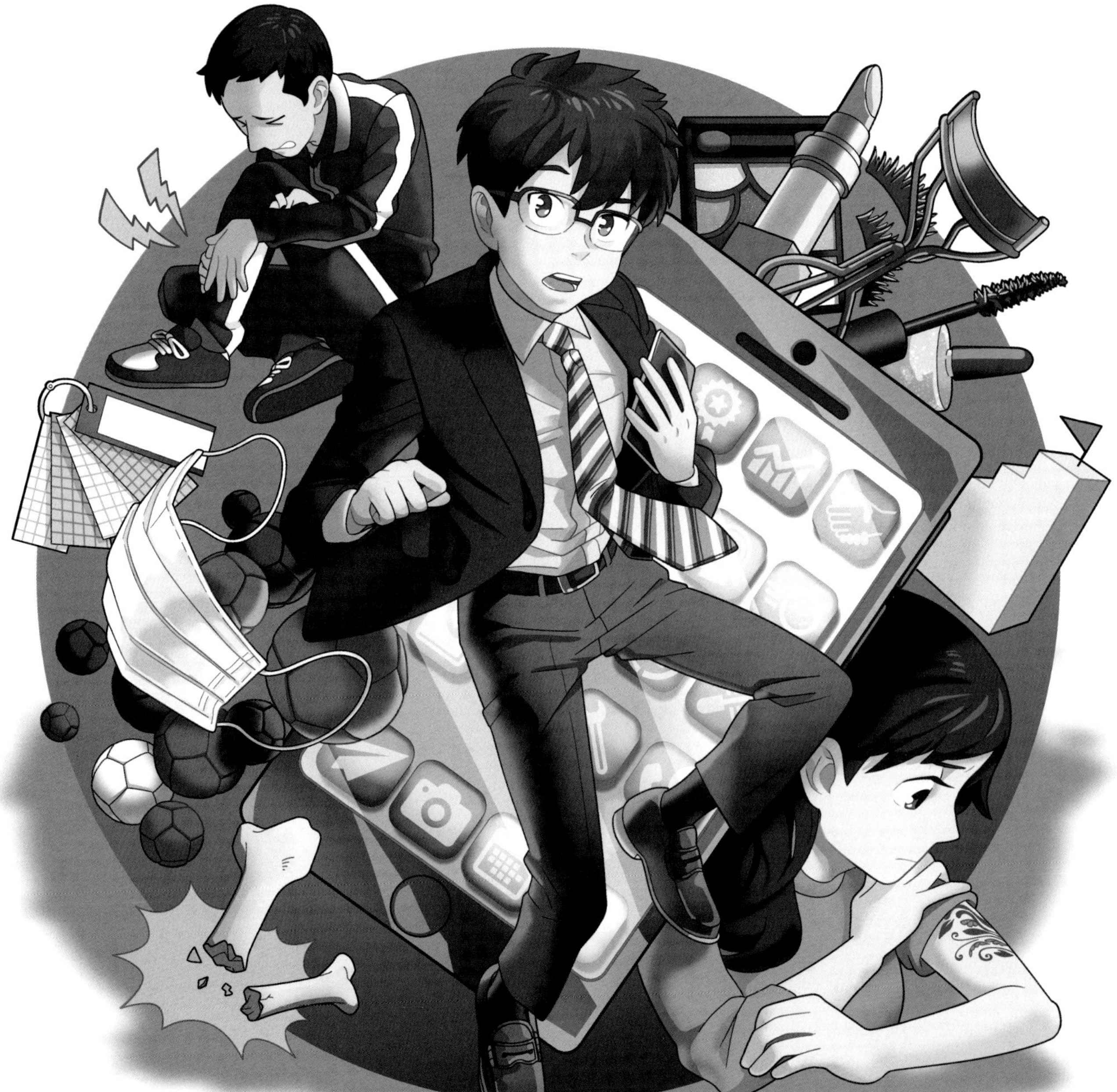

少年写真新聞社

体と心 保健総合大百科〈中・高校編〉2018
発行にあたって

『体と心　保健総合大百科＜中・高校編＞2018年』は、2016年度（平成28年度）に発行いたしました「中学保健ニュース」と「高校保健ニュース」、「心の健康ニュース」の掲示用カラー紙面、B3判教材用特別紙面、指導者用解説紙面、ほけん通信、保健指導資料などを縮刷して、保存・活用版として一冊にまとめたものです。健康教育の教材・資料としてご活用ください。

思春期の健康課題に加え、睡眠や食の生活習慣を特集

「中学保健ニュース」と「高校保健ニュース」では、「熱中症」「脳震盪」「運動誘発アナフィラキシー」「スポーツ障害」「骨折」など、活発なスポーツ活動への対応や、「化粧品のトラブル」「コンタクトレンズの不適切装用による眼障害」「ＨＩＶ感染」などの思春期の健康課題に加え、睡眠や食の生活習慣を特集し、生涯にわたる疾病予防と健康習慣の確立を目指しました。

特別紙面・解説紙面では、学校保健をめぐる新たな動向を掲載

B3判教材用特別紙面では、「ソーシャルゲーム」「リベンジポルノ」「ネットいじめ」などへの注意を促す「スマホ時代のネットリテラシー」を取り上げ、好評でした。指導者用解説紙面では、「スマホ・ＳＮＳの現在」「摂食障害」「自殺予防」「デートDV」「ひきこもりへの対応」「貧血」などの思春期の健康課題に加え、新しく保険適用になった「脳脊髄液減少症」や、増えつつある「男性養護教諭の保健室」など、学校保健をめぐる新たな動向を連載しました。

心の傷つきから立ち直る力「レジリエンス」などの特集が好評

「心の健康ニュース」の掲示用カラー紙面では、心の傷つきから立ち直る力「レジリエンス」が、生徒のニーズに合うと好評でした。また「先人の生き方シリーズ」のやなせたかしさんの特集は、道徳でもご活用いただきました。

指導者用解説紙面では、読者ニーズに応えた「どう対処する？ 子どもたちのＳＯＳ」、発達障害への理解を深める「発達障害当事者研究」を連載。B3判教材用特別紙面「自分に自信を持つ方法」も、生徒の関心を集めました。

もくじ

中学保健ニュース縮刷
(2016年4月8日号 No.1652 ～ 2017年3月18日号 No.1683)

高校保健ニュース縮刷
(2016年4月8日号 No.557 ～ 2016年3月8日号 No.587)

4月

2016年4月8日号 No.1652【齲蝕症 497.24】
間食が多いとむし歯のリスクが上昇…… 13
むし歯の進行の仕方と、そのリスク…… 14

2016年4月18日号 No.1653【毒薬 499.15】
「危険ドラッグ」は何が危険なのか …… 16
危険ドラッグの乱用…… 14

2016年4月28日号 No.1654【鬱病 493.764】
誰にでもなる可能性があるうつ病…… 17
うつ病と食生活習慣…… 18、214

5月

2016年5月8日号 No.1655【腸 491.346】
腸内細菌を健康の味方につけよう…… 20
腸内フローラと健康…… 18

2016年5月18日号 No.1656【禁煙 498.32】
タバコの害　血管を収縮させるニコチン…… 21
タバコはし好品ではない…… 22

2016年5月28日号 No.1657【熱中症 493.19】
屋内で行うスポーツも熱中症に注意…… 24
熱中症の予防…… 22

6月

2016年6月8日号 No.1658【食中毒 493.157】
夏に多い細菌性食中毒…… 25
夏場の細菌性食中毒　カンピロバクター食中毒…… 26

2016年6月18日号 No.1659【内分泌疾患 493.49】
清涼飲料は水代わりに飲まないで…… 28
ペットボトル症候群…… 26

2016年6月28日号 No.1660【頭部外科 494.62】
軽視してはいけない脳しんとう…… 29
脳震盪への対応…… 30

7月

2016年7月8日号 No.1661【保健 375.49】
保健室指導用　思春期に起こる体の変化…… 32
思春期に起こる心身の変化…… 30

2016年7月18日号 No.1662【脳の生理 491.371】
夏休み前に知りたい　睡眠リズムに関する疑問…… 33
睡眠リズムの重要性…… 34

8月

2016年8月8日号 No.1663【健康教育 374.97】
足にフィットする靴の履き方“5ステップサイクル” …… 36
「靴教育（シューエデュケーション®）」で安全・健康習慣を …… 34、214

2016年8月28日号 No.1664【骨折（外科学）494.74】
体のなぜシリーズ①　骨折はどのように治るのか…… 37
骨折の治療…… 38

9月

2016年9月8日号 No.1665【食物アレルギー 493.14】
運動が引き金で起こるアレルギー症状…… 40
食物依存性運動誘発アナフィラキシー…… 38

9月

2016年9月18日号 No.1666【角膜の疾患 496.32】
コンタクトレンズの不適切な装用による　慢性酸素不足…… 41
コンタクトレンズ装用の慢性酸素不足による眼障害……42

2016年9月28日号 No.1667【肺結核 493.89】
長引くかぜ症状は「結核」の可能性も…… 44
結核の現状と基礎知識……42

10月

2016年10月8日号 No.1668【衛生教育 498.07】
寒天培地を使って　手洗いの効果を検証…… 45
手洗いの効果…… 46、214

2016年10月18日号 No.1669【口腔衛生 497.9】
デンタルフロスで磨き残しを落とす…… 48
デンタルフロスの効果……46

2016年10月28日号 No.1670【スポーツ医学 780.19】
すねが痛むスポーツ障害　シンスプリントと疲労骨折…… 49
シンスプリントと疲労骨折……50

11月

2016年11月8日号 No.1671【皮膚疾患 494.8】
化粧品による皮膚のトラブルに注意…… 52
メイク用品の使用による皮膚のトラブル……50

2016年11月18日号 No.1672【ウイルス感染症 493.87】
正しいマスクの使い方　4つのポイント…… 53
インフルエンザウイルスとマスク……54

2016年11月28日号 No.1673【エイズ 493.878】
自覚症状のないうちに進行するHIV感染…… 56
中学・高校生へのHIV／AIDS啓発教育のポイント……54

12月

2016年12月8日号 No.1674【精神衛生 498.39】
受験前や試合前に　緊張を緩和する筋弛緩法…… 57
漸進的筋弛緩法を用いる目的と効果…… 58、215

2016年12月18日号 No.1675【口内炎 493.43】
口内炎は体調不良を知らせるサイン…… 60
口内炎の種類と予防……58

1月

2017年1月8日号 No.1676【骨・関節の障害 494.77】
膝をひねることで起こる　膝前十字靭帯損傷…… 61
膝前十字靭帯損傷とは…… 62、215

2017年1月18日号 No.1677【創傷 494.33】
体のなぜシリーズ②　傷はどのように治るのか…… 64
注意すべき傷と治療……62

2017年1月28日号 No.1678【鼻科学 496.7】
鼻血が出たときの手当…… 65
鼻血の手当……66

2月

2017年2月8日号 No.1679【車酔 493.74】
乗り物酔いはどうして起こるのか…… 68
乗り物酔いの仕組みと予防策…… 66、216

2017年2月18日号 No.1680【運動器疾患 493.6】
近年、障害が増えている“運動器”…… 69
学校における運動器検診の注意点…… 70、216

2017年2月28日号 No.1681【呼吸運動 491.333】
体のなぜシリーズ③　くしゃみやせきはなぜ出るのか…… 72
くしゃみとせきの発現機序……70

3月

2017年3月8日号 No.1682【救急処置 492.29】
災害時に役立つ三角巾の代用品……………………………… 73
災害時の応急手当の基本……………………………………74

2017年3月18日号 No.1683【感染症 493.8】
国境を越えて広がる感染症……………………………………… 76
国境を越えて広がる感染症……………………………………74

ほけん通信

危険ドラッグは何が危険なのか……………………………………15
タバコがもたらす害……………………………………19
清涼飲料は水代わりに飲まないで……………………………………23
睡眠○×クイズにチャレンジ……………………………………27
コンタクトレンズの安全な使い方……………………………………31
使っていますか？ デンタルフロス……………………………………35
マスクの正しい使い方……………………………………39
口内炎は体調不良を知らせるサイン……………………………………43
傷はどのように治るのか……………………………………47
運動器によく見られる障害……………………………………51

スマホ時代のネットリテラシー

【2016年4月8日号付録】
①SNSでの人との付き合い方……………………………… 101

【2016年6月8日号付録】
②ソーシャルゲームに依存していませんか？……………………………… 104

【2016年8月8日号付録】
③“リベンジポルノ”に気をつけて……………………………… 105

【2016年10月8日号付録】
④ネットでのいじめ　自分ならどうする？……………………………… 108

【2016年12月8日号付録】
⑤ネットストーカー被害に遭わないために……………………………… 109

【2017年2月8日号付録】
⑥スマホの長時間利用について考えてみよう……………………………… 112

高校保健ニュース

2016年4月8日号 No.557【血液 491.32】
体内の健康状態を知らせる血液……………………………… 77
血液検査の知識……………………………………78

2016年5月8日号 No.560【気管支喘息 493.36】
放置すると症状が悪化する　ぜんそく……………………………… 80
思春期ぜんそくの適切な管理……………………………………78

2016年6月8日号 No.563【皮膚科学 494.8】
クラゲの毒で起こる皮膚炎に注意……………………………… 81
クラゲ刺傷の注意点……………………………………82

2016年7月8日号 No.566【感染症 493.8】
若者の感染率が高いクラミジア感染症……………………………… 84
性器クラミジア感染症について……………………………………82

2016年8月8日号 No.568【皮膚科学 494.8】
完全には消せない入れ墨（刺青・タトゥー）……………………………… 85
「入れ墨（刺青・タトゥー）」とは何か……………………………………86

高校保健ニュース

2016年9月8日号 No.570【難聴 496.6】
大音量が耳の細胞を破壊する“ヘッドホン”難聴……88
ヘッドホン難聴……86

2016年10月8日号 No.573【脱臼 494.75】
繰り返しやすい肩関節脱臼……89
繰り返しやすい肩関節脱臼……90

2016年11月8日号 No.576【医薬品 499.1】
本来の使用目的と異なる薬の働き　副作用……92
知っておこう！　医薬品の副作用のこと……90

2016年12月8日号 No.579【消化器疾患：腸 493.46】
ストレスによって起こる過敏性腸症候群……93
過敏性腸症候群（IBS）……94

2017年1月8日号 No.581【火傷 494.35】
重傷化しやすい低温やけどに注意……96
予想以上に深い熱傷となることが多い低温熱傷……94

2017年2月8日号 No.584【角膜の疾患 496.32】
スマートフォンの長時間利用などで　若年層に増加するドライアイ……97
若者に多い涙液蒸発亢進型ドライアイについて……98

2017年3月8日号 No.587【精神医学 493.7】
さまざまなストレスにさらされる思春期……100
思春期のメンタルヘルスと医療受診のタイミング……98

号外

【2017年3月18日号 No.1683 付録】
保健室常掲用　平成28年度学校保健統計調査速報……113

連載

病弱教育（特別支援教育）の対象となる子どもへの養護教諭の支援のあり方　大阪教育大学教育学部 特別支援教育講座 准教授　平賀 健太郎
第3回（最終回）入院した子どもの復学をいかに支えるか……55

甲状腺の病気　バセドウ病　帝京大学ちば総合医療センター小児科 病院教授　南谷 幹史
後　編　バセドウ病の検査や治療……59

未成年喫煙の問題点　奈良女子大学保健管理センター・同大学院 教授 京都大学医学部附属病院診療科 禁煙外来担当医　高橋 裕子
第3回（最終回）ニコチン、タール、一酸化炭素の害……63、215

安らぎをもたらす脳内ホルモンオキシトシン　自治医科大学医学部生理学講座神経脳生理学部門 教授　尾仲 達史
前　編　オキシトシンの基本的な働き……67
後　編　オキシトシンのストレス・社会行動における働き……71

2016年度 年間連載「スマホ・SNSの現在」　千葉大学教育学部　教授・副学部長　藤川 大祐
第1回　スマホ時代のSNS……75
第2回　LINEの特徴と問題になる使い方……79
第3回　Twitterの特徴と問題になる使い方……83
第4回　Facebookの特徴と問題になる使い方……87
第5回　画像系SNSの特徴……91
第6回　ゲームアプリ「ポケモンGO」について知っておきたいこと……95
第7回　動画投稿サービスの特徴……99
最終回　出会いにつながるサービスの特徴……102

子どもの生活リズムとからだ　日本体育大学体育学部健康学科 教授　野井 真吾
第1回　子どもの生活リズムに関する実感と事実！……103

連載

第２回　睡眠の重要性と子どもの可能性……106
第３回（最終回）子どもの元気を育む快眠生活のヒント……107

豊島区立中学校における骨密度測定事業の取り組み　豊島区学校医会 会長　猪狩 和子

第１回　骨密度測定事業とは……110
第２回　中学生の骨密度測定の結果……111
第３回（最終回）中学生・小学生の骨密度測定の結果……114

呼吸にまつわる深〜い話　息育指導を始めよう　みらいクリニック院長　今井 一彰

第１回　アトピーなどのアレルギーの病気に対して……115
第２回　インフルエンザなどの呼吸器の病気の予防にも……116
第３回　うつ病などの心の病気への別視点……117
第４回（最終回）便秘などのおなかの病気への対処法として……118

火山噴火時に起こり得る健康影響　国立保健医療科学院 健康危機管理研究部　石峯 康浩

第１回　火山の基礎知識……119、216
第２回（最終回）火山灰と火山ガスの健康影響……120

災害時における生徒の心のケア　武蔵野大学人間科学部人間科学科 教授　藤森 和美

第１回　災害直後の心のケア……121
第２回　生徒と保護者の心のケア……122
第３回（最終回）中長期支援とは……123

摂食障害　気づく・つなぐ・ささえる　香川大学医学部 看護学科 教授　渡邉 久美

第１回　摂食障害の早期発見へ向けた関わり・体制づくり……124
第２回　学校と医療の連携に向けて……125
第３回　家族の心理と家族支援について……126
第４回（最終回）回復に向けた校内・校外連携における養護教諭の役割……127

思春期の自殺予防　岩手大学大学院教育学研究科 教授　山本 奬

第１回　支援者が理解しておきたい自殺問題の現状と課題……128
第２回　自殺の契機と背景－ストレスモデルによる理解－……129
第３回（最終回）予防教育とハイリスクの生徒への介入……130

学校現場での化学物質過敏症への対応　医療法人高幡会大西病院 院長　小倉 英郎

第１回　化学物質過敏症とは……131
最終回　学校現場での対応……132

抗菌薬を知って正しく使うために　兵庫県立こども病院 救急総合診療科　梶原 伸介／兵庫県立こども病院 感染症科　笠井 正志／東北大学医学部　高橋 揚子

第１回　抗菌薬の基本を理解する……133
第２回　なぜかぜに抗菌薬を使ってはいけないのか……134
第３回（最終回）薬剤耐性菌の拡大を防ぐには？－正しい知識を知り、広めよう－……135

思春期にも発症する難治性頭痛 脳脊髄液減少症　山王病院脳神経外科 副部長　高橋 浩一

第１回　脳脊髄液減少症とはどんな病気か？……136
第２回（最終回）脳脊髄液減少症の治療と生徒への対応……137

連載

口腔アレルギー症候群とは　藤田保健衛生大学医学部 小児科 教授／坂文種報徳會病院アレルギーセンター 副センター長　近藤 康人

第１回　花粉症と関連性がある食物アレルギー……138、216
第２回（最終回）　診断と対処……139

学校での色覚検査　公益社団法人 東京都医師会 学校医会理事／公益社団法人 東京都眼科医会 学校保健担当常任理事　古野 史郎

前　編　色覚とは？……140
後　編　色覚検査のポイント……141

男性養護教諭がいる保健室

第１回　異なる課題を抱えた生徒への対応を通して（名古屋市立天白養護学校 養護教諭　市川 恭平）……142
第２回　発言集～男性養護教諭の日常より～（兵庫県加古川市立浜の宮中学校 養護教諭　梅田 裕之）……143
第３回（最終回）　男性が目指すことができる職業（大分県立鶴崎工業高等学校 養護教諭　北田 瞬）……144

子どもの慢性疲労　理化学研究所ライフサイエンス技術基盤研究センター　健康・病態科学研究チーム　水野 敬

第１回　小児慢性疲労症候群の脳を観る……145
第２回（最終回）　小児慢性疲労症候群の発症を防ぐ……146

性教育に生かしたい生殖医療　熊本大学大学院生命科学研究部 産科婦人科学 准教授　大場 隆

前　編　妊孕力……147

骨粗鬆症の発症予防　国際医療福祉大学臨床医学研究センター 教授／山王メディカルセンター・女性医療センター長　太田 博明

第１回　骨粗鬆症とはどんな病気？……148
第２回　骨作りの仕組みと骨発育のスパート、そして最大骨量の獲得……149
最終回　骨貯金は18歳までに！！……150

高校生の年代のてんかん　静岡てんかん神経医療センター 統括診療部長　久保田 英幹

第１回　知っておきたい基礎知識……151
第２回（最終回）　学校生活の留意点……152

高校生の年代におけるドライアイの原因と予防　東京女子医科大学眼科 臨床教授　高村 悦子

第１回　ドライアイはなぜ起こるか……153
第２回（最終回）　ドライアイのセルフケアと治療法……154

高等学校現場における養護教諭の役割と法的責任　国士舘大学 法学部 教授　入澤 充

第１回　学校教育活動中の事故と学校の法的責任……155
第２回　熱中症事故と法的責任……156
第３回　部活動指導のあり方……157
第４回　日常の健康管理……158
最終回　いじめ問題と学校の責任……159

大学生の視点から見るデートDV　宮崎公立大学人文学部 教授　四方 由美

第１回　デートDVは身近な問題……160
第２回（最終回）　CM制作を通して学ぶ「デートDVは人権問題」……161

光線過敏症とは　ひふのクリニック人形町 院長　上出 良一

第１回　多形日光疹……162

連載

第２回　日光蕁麻疹……163
第３回（最終回）　薬剤性光線過敏症……164

高校生のひきこもりへの対応　ひきこもり家族自助会 とやま大地の会代表　山岡 和夫

第１回　高校生のひきこもりの現状……165、217
第２回　発達障害とひきこもり……166
最終回　不登校・ひきこもりからの立ち上がりを支えるために……167

予防接種の目的と効果　川崎医科大学 小児科 教授　中野 貴司

第１回　日本における予防接種の歴史ともたらされた変化……168
第２回（最終回）　予防接種のこれから～期待される効果……169

思春期のトラウマケア　兵庫県こころのケアセンター　亀岡 智美

第１回　思春期のトラウマの特性とケア……170
第２回　大災害・大事件と学校の対応……171
最終回　トラウマを抱えた生徒への対応……172

思春期に起こりやすい貧血　ナビタスクリニック新宿　久住 英二

第１回　若年層をとりまく貧血の現状……173
第２回　思春期に起こりやすい貧血の例とその原因……174
最終回　貧血を予防するには……175

保健室に求められる保護者対応　大阪大学人間科学研究科 教授　小野田 正利

第１回　発達障がいが関係していると思われるトラブル……176

保健指導の実践記録

健康診断を健康教育としてとらえて……177
歯・口の外傷予防と安全教育の推進……178
健康アンケートを用いた保健便り……179
“がん教育”の講演会を実施して～「医食同源」「食育」からがん教育を考えて～……180
自分の健康を自分で守ることができる生徒の育成～生徒主体で進める健康教育～……181
学校保健委員会における防災教育の取り組み～生徒の危機管理意識の向上を目指して～……182
骨密度測定結果を基にした食育・健康教育……183
手作り教材を活用した保健指導……184
生徒会保健委員会による歯科保健活動……185
食と歯・口の自律的な健康づくりの取り組み～「食べ方」を通した歯・口の健康課題解決を目指して～……186
学校生活のあらゆる場面で行う保健指導……187
東日本大震災から学んだ心のケア　学校・家庭・地域の関連機関との連携を通して……188

寄稿・取材

「あの日から５年」ともに歩む仲間とともに（後編）……189
若年者の味覚障害……190
ジカ熱……191
性同一性障害　当事者からのメッセージと学校現場の対応について……192
多汗症とは……193
岡山城東高等学校における熱中症対策の取り組み……194

養護教諭と編集部を結ぶQ&A

笑気ガス……195
小麦アレルギー……195

養護教諭と編集部を結ぶQ&A
結核 …… 195
デンタルフロス …… 195

データ・資料集・その他
「危険ドラッグ」についての中学生の意識・乱用の実態 …… 196
喫煙の状況 …… 196
公立小中学校における空調（冷房）設備設置状況 …… 197
就寝時刻と体調の関係 …… 197
「裸眼視力1.0未満の人」の割合の推移 …… 198
日本国内におけるエイズ発生動向 …… 198
感染症による死亡数（感染症分類別） …… 199
児童相談所の虐待相談 …… 199
学校管理下での中学・高校生のけがの実態 …… 200
運動頻度と体力の関係 …… 200
近年の輸入デング熱患者報告数 …… 201
平成28年度学校保健統計調査　年齢別主な疾病・異常被患率 …… 202
保健だより用資料　セクシュアリティって何だろう？ …… 203
保健指導用特別付録　せきは体が発する「危険」サイン …… 204

ほけんだよりに使えるイラスト集
6月 …… 205
7月 …… 205
8月 …… 206
9月 …… 206
10月　11月 …… 207
12月 …… 207
1月 …… 208
2月 …… 208
3月 …… 209
4月 …… 209
5月 …… 210

アンケートひろば
アンケートひろば「食物アレルギー」アンケート結果編 …… 211
アンケートひろば「養護教諭の服装・保健室」アンケート結果編 …… 212
アンケートひろば「性教育」アンケート結果編 …… 213

2015年読者アンケート 人気テーマベスト10（中学保健ニュース） …… 217
2015年読者アンケート 人気テーマベスト10（高校保健ニュース） …… 218

心の健康ニュース縮刷

（2016年4月8日号 No.427 ～ 2017年3月8日号 No.438）

4月
【2016年4月8日号 No.427】
“ジョハリの窓”で自分を知ろう …… 219
「ジョハリの窓」を使って友だちと上手に付き合おう …… 220

5月
【2016年5月8日号 No.428】
“手”を添えて“心”を伝えよう …… 222
「型」「言葉」は心の容れ物 …… 220

6月
【2016年6月8日号 No.429】
思い込みの力を味方につけるには …… 223
思い込みの力 …… 224

7月
【2016年7月8日号 No.430】
先人の生き方　“絶望のとなりは希望です” …… 226
やなせたかし　逆境に負けない生き方 …… 224

8月
【2016年8月8日号 No.431】
今注目の障がい者スポーツ“ボッチャ” …… 227
知っていますか？　障がい者スポーツ …… 228

9月
【2016年9月8日号 No.432】
傷つきから立ち直る力　“レジリエンス” …… 230
凹みながらも前に進む力「レジリエンス」 …… 228

10月
【2016年10月8日号 No.433】
人生の先輩シリーズ⑳　人生は有限、やりたいことは「今」やる …… 231
スイーツで全世界を幸せにしたい …… 232、261

11月
【2016年11月8日号 No.434】
おしゃれは心配りが必要 …… 234
おしゃれの持つ力 …… 232

12月
【2016年12月8日号 No.435】
暗記の達人になるために …… 235
記憶の極意 …… 236

1月
【2017年1月8日号 No.436】
日本の伝統　聞く人の心を引き付ける話芸 …… 238
人生に必要な力を育む落語 …… 236、262

2月
【2017年2月8日号 No.437】
実践！　メンタルトレーニング …… 239
メンタルトレーニング …… 240

3月
【2017年3月8日号 No.438】
人生の先輩シリーズ㉑　“面白い”と感じたときがチャンス！ …… 242
人生も研究も“笑い”を忘れずに …… 240、262

自分に自信を持つ方法シリーズ
友だちと比べて落ち込んだときには …… 243
友だちと比べて落ち込んだときには …… 244
ポジティブになれるリフレーミング …… 246
リフレーミングで自信をつけよう …… 248
自分で決めれば頑張れる …… 247
自分で決めるとやる気が出る …… 252

自分に自信を持つ方法シリーズ

モニタリングとコントロールで“できない自分”を諦めない …… 250
自分をモニタリング！ …… 255

自分を信じてチャレンジ！ …… 251
自分の可能性を広げよう！ －チャレンジ精神の熟成 …… 256

小さな成功を積み重ねよう …… 254
なりたい自分になるために－小さなことからコツコツと－ …… 258

連載

どう対処する？子どもたちのＳＯＳ 特定非営利活動法人チャイルドライン支援センター 専務理事・事務局長 太田 久美
第２回 いじめをどう防いでいくか …… 221
最終回 子どものＳＯＳを受け止めるための聴くという手立て …… 225

発達障害当事者研究 発達障害は“コミュニケーション障害”なのか 東京大学先端科学技術研究センター 特任研究員 綾屋 紗月
第１回 「社会性やコミュニケーション障害」の手前にあるもの …… 229、261
第２回 一人でも困ること 人との関係で困ること …… 233、261
第３回 一人ひとりの困りごとを仲間と分かち合う …… 237、262
最終回 学校現場や社会に伝えたいこと …… 241

日本人のものの見方と考え方の変化～「日本人の国民性調査」の結果から～ 情報・システム研究機構 統計数理研究所 教授 中村 隆
前 編 …… 245
後 編 …… 249

知られざる“ろう”の世界 成蹊大学文学部現代社会学科 准教授 澁谷 智子
第１回 「ろう者」と「聴者」 …… 253、263
第２回 「ろう文化」とコミュニケーション …… 257、263
最終回 言語としての手話 …… 259

取材ノート **“がん”でも自分らしく～がん患者のアピアランスケアの現場から～** …… 260

総 索 引 …… 264

少年写真新聞
Juniors' Visual Journal
http://www.schoolpress.co.jp/
株式会社 少年写真新聞社
〒102-8232 東京都千代田区九段南4-7-16市ヶ谷KTビルⅠ
TEL 03（3264）2624　FAX 03（5276）7785

中学保健ニュース

No.1652
2016年（平成28年）
4月8日号

497.24　齲蝕症　8739

昭和43年6月4日第3種郵便物認可　2016年4月8日発行　第1652号　旬刊　毎月3回（8・18・28日）発行　1か年定価17,640円　★定期刊行物は終わる期間を予定しない刊行物です。年度が替わりましても、購読中止のお申し出がない場合、引き続きニュースをご送付申しあげます。

間食が多いとむし歯のリスクが上昇

甘い物をダラダラ食べ続けると、むし歯になりやすくなるのでやめましょう

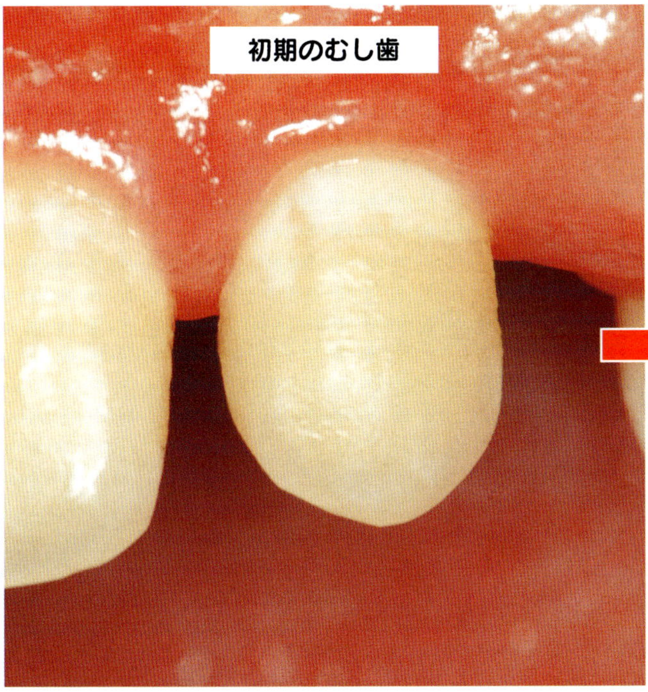

歯の表面の白く濁っている部分が、初期のむし歯です。

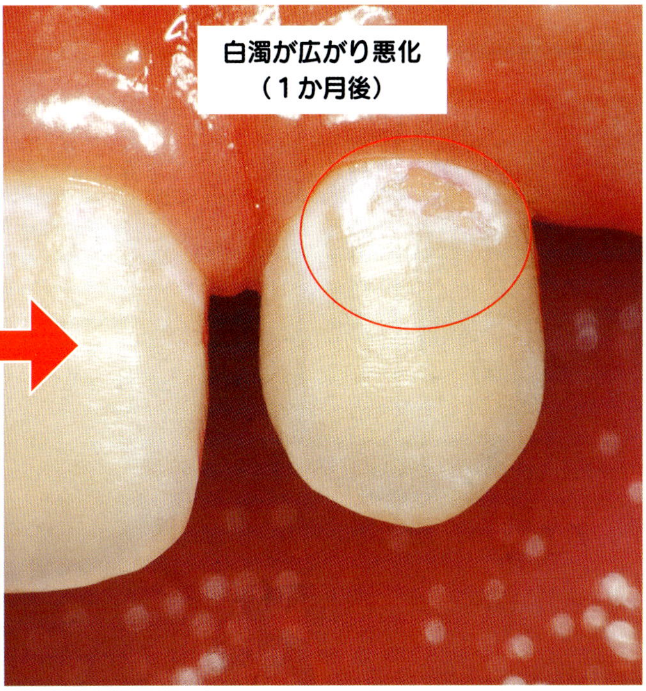

甘い飲み物を水代わりに常用していたため、わずか１か月でむし歯が進行しました。

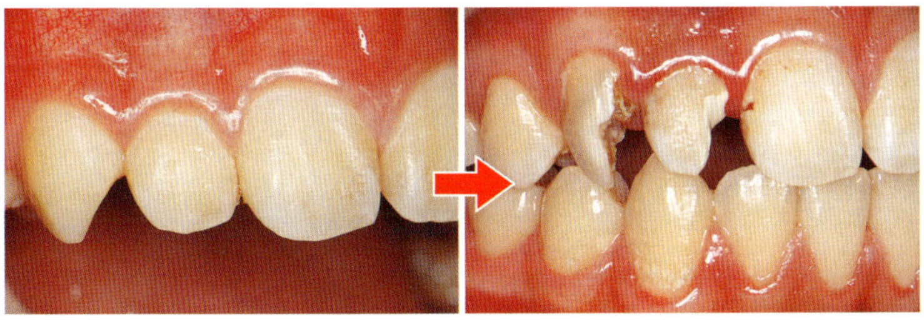

８年かけてむし歯が進み、エナメル質、象牙質が溶け、歯の神経部分まで達しました。

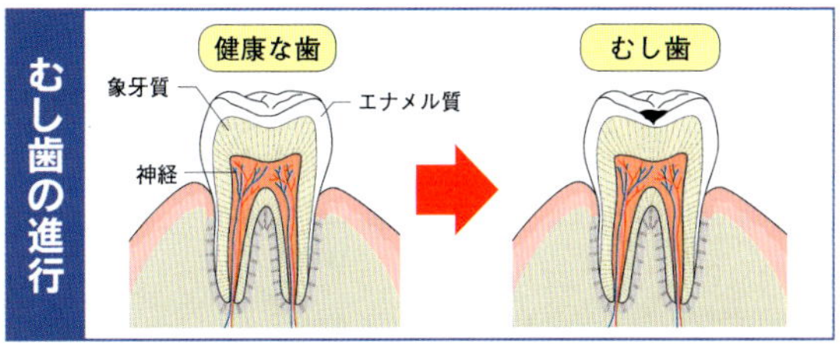

むし歯は、まず歯の表面のエナメル質が溶けることから始まります。その後、象牙質、歯の神経へとむし歯は進行していきます。

間食が多いとむし歯になりやすくなる

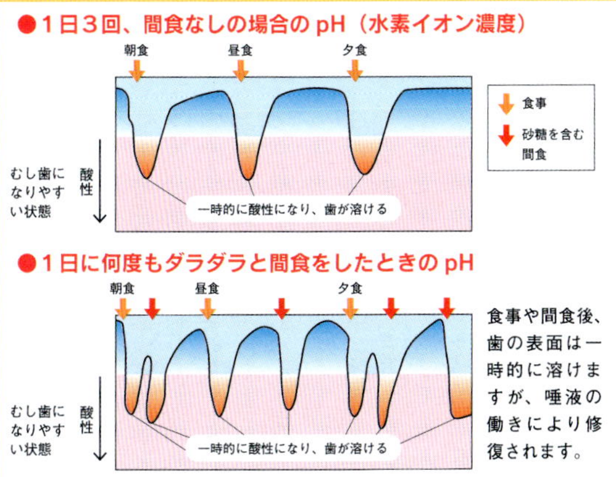

食事や間食後、歯の表面は一時的に溶けますが、唾液の働きにより修復されます。

間食が多いと口の中が酸性になる時間が長くなり、唾液による修復が及ばなくなり、むし歯のリスクが高まります。

むし歯を作らないために

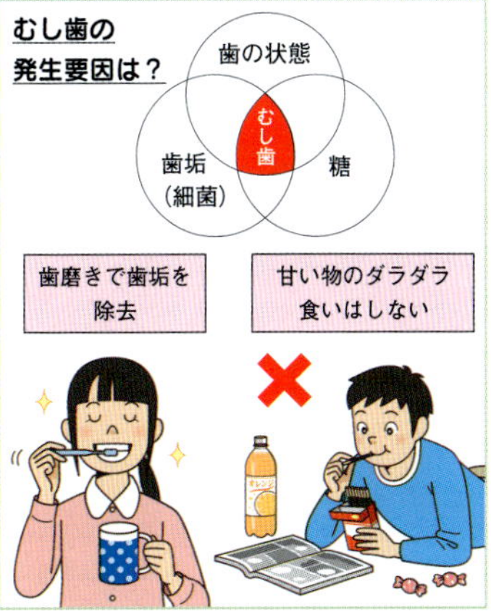

むし歯の発生要因である３つの輪が重なる時間を短くすることが大切です。

むし歯は、歯の表面にいる細菌が口の中に入ってくる糖分を利用して、歯垢《しこう》を作ることから始まります。

間食でお菓子などの糖分が含まれたものをダラダラ食べ続けていると、口の中で歯垢がどんどん作られて、むし歯になります。

むし歯予防のためには、甘い物の間食を、できるだけ控えて、付いてしまった歯垢を、歯磨きで効果的に取り除くことが大切です。

指導　丸森歯科医院 院長　丸森 英史 先生

少年写真新聞
Juniors' Visual Journal
2016年4月8日発行
第1652号付録
©少年写真新聞社 2016年

中学保健ニュース

★定期刊行物は終わる期間を予定しない刊行物です。年度が替わりましても、購読中止のお申し出のない限り、引き続きニュースをご送付申し上げます。
★著作権法により、本紙の無断複写・転載は禁じられています。
株式会社 少年写真新聞社 〒102-8232 東京都千代田区九段南4-7-16 市ケ谷KTビルⅠ
http://www.schoolpress.co.jp/

むし歯の進行の仕方と、そのリスク

丸森歯科医院 院長　丸森 英史

酸を作る原料は砂糖

むし歯の成り立ちは、歯の表面にすむ細菌が酸を作り歯を溶かすことで進んでいきます。その酸を作る原料が砂糖です。昔から言われている甘いものが好きな人は歯を悪くしやすい原因はここにあります。

この代表的な細菌がミュータンスと呼ばれ誰の口にもいる常在細菌で、わずかな量であれば悪さをしません。しかし砂糖が口の中に入ってくると、それを代謝して水に溶けにくい歯垢《しこう》と呼ばれるスライム状（糊状《のりじょう》）のものを歯の表面に作ります。はじめは目に見えない量ですが、やがて爪で歯の表面を擦《こす》ると白い糊状の物が取れるようになります。これがむし歯の原因になる歯垢です。歯ブラシの練習で赤染めをしたときに染まるのもこの歯垢です。砂糖を食べる頻度や量が多いと、この歯垢の中で細菌が増えて、酸をため込み歯を溶かすことになるのです。唾液はこの酸を中和する働きがありますが、歯垢の中には侵入しにくいので、細菌が増えながら酸をため込むという悪循環が起こり、歯垢の厚みを増すことになります。

月単位でむし歯が進行することも

むし歯の初期はミネラルが溶け始め、歯の表面が白濁して見えますが、やがて溶け出す量が増えると穴が開き褐色に変色してきます。歯を守るのは唾液です。実際の歯の表面では、酸によりミネラルが溶け出したり、ミネラルが歯に補給されたりして、細菌と唾液の攻防が繰り返されているのです。その過程でむし歯が進行したり、止まったり、回復したりを繰り返しています。月単位でむし歯が進行することもあります。通常は数年かけて進行しますが、個人差が非常に大きいところです。

そこには食習慣が大きな役割を果たしています。ちょくちょく甘い物をとることが一番のリスクになります。甘味がわずかでも、絶えず口の中に残りやすい飲み物や、飴《あめ》のような食品はリスクが高まります。糖分の含まれたスポーツ飲料もむし歯に対してはリスクになります。また、歯垢が厚くなると、酸がたまりやすくなるし唾液の効力が届かなくなるのです。毎日歯を磨いていても、磨き残しがあると歯垢の厚みが増え、リスクが高まります。軟らかな物ばかりを食べていると歯垢はさらに増えやすくなります。野菜などのかみごたえのある物を食べることで唾液の量も増え、歯垢はたまりにくくなるのです。

フッ素を使って歯の抵抗力を増やす方法もありますが、砂糖の害を帳消しにすることはできません。予防の先進国でも、一時的には予防ができても一度むし歯になると生涯にわたってむし歯の治療が続くことが問題になっています。最も根本的な甘い物をとり過ぎない生活習慣、食習慣が、最も大事な予防の要件になります。友達との付き合いや、宣伝に引きつけられ、嗜好品《しこうひん》を摂取する機会が多くなるのが中学生や高校生の特徴です。食習慣は多くの生活習慣病の原因と重なるところが多いのです。親の管理から巣立つ中学生は、自分の判断で好ましい食の選択ができる力をつける大事な時期になります。このときのむし歯になりにくい食習慣は、一生の健康への大事な基礎になるのです。

少年写真新聞
Juniors' Visual Journal
2016年4月18日発行
第1653号付録
©少年写真新聞社 2016年

中学保健ニュース

★定期刊行物は終わる期間を予定しない刊行物です。年度が替わりましても、購読中止のお申し出のない限り、引き続きニュースをご送付申し上げます。
★著作権法により、本紙の無断複写・転載は禁じられています。
株式会社 少年写真新聞社 〒102-8232 東京都千代田区九段南4-7-16 市ケ谷KTビルⅠ
http://www.schoolpress.co.jp/

危険ドラッグの乱用

横浜薬科大学 薬学部 臨床薬学科
病態生理学研究室 教授　篠塚 達雄

法規制を逃れるドラッグの流通

今年に入って、アナウンサーや元プロ野球選手の薬物乱用事件が報道され、社会に大きな衝撃を与えております。乱用された薬物については、覚せい剤やその原料は「覚せい剤取締法」、大麻については「大麻取締法」、ヘロイン・LSD・コカイン・MDMA・向精神薬類等は「麻薬及び向精神薬取締法」、シンナーは「毒物及び劇物取締法」、その他「麻薬特例法」、「組織犯罪処罰法」及び「薬事法（現、「医薬品、医療機器等の品質、有効性及び安全性の確保等に関する法律」：「薬機法」）」などの関係法で厳しく法規制されているものです。

2000年代に入ると、これらの法律の目を逃れる「脱法ドラッグ（いわゆる合法ドラッグ）」が合法の名のもとに販売され、乱用されるようになってきました。なかでも「脱法ハーブ」は合法を謳《うた》い、「ハーブ」「お香」などと称して販売されていたもので、これらは主として中枢神経系に対して幻覚や興奮をもたらす「違法ドラッグ（新しく合成された化学構造を有し、大麻と類似の作用を示す薬物：合成カンナビノイド系）」などが乾燥したハーブに混入されているもので、薬機法の規制を逃れるため、薬理学的、毒性学的データもないまま闇市場で流通するようになりました。

危険ドラッグの規制強化

脱法ドラッグの主成分は、合成カンナビノイド系やカチノン系薬物（覚せい剤と類似の作用を示す薬物）が多く、次々と新しい化学構造を有する薬物が登場することから、既存の薬物関係法規では取り締まることができない場合もあり、その対策として部分構造による包括的規制が実施されるようになりました（平成25年２月20日公布、３月22日施行）。また、新しく合成された脱法ドラッグの中には、ヒトの生命にとってかなり危険な薬物も存在し、死亡例も報告されています。さらに、平成26年（2014年）６月に池袋で発生した自動車の暴走運転事故では、幻覚作用のある「脱法ハーブ」の関与が疑われた事例で大きな社会問題となりました。これを機に、「脱法ドラッグ」という名称について、厚生労働省は同年７月から「危険ドラッグ」へと名称変更をしました。

地道な薬物乱用防止活動を続けて

「薬物乱用対策（内閣府）」第四次薬物乱用防止五か年戦略（平成25～30年）では、①青少年、家庭及び地域社会に対する啓発強化と規範意識向上による薬物乱用未然防止の推進 ②薬物乱用者に対する治療・社会復帰の支援及びその家族への支援の充実強化による再乱用防止の徹底 ③薬物密売組織の壊滅、末端乱用者に対する取締まりの徹底及び多様化する乱用薬物に関する監視指導の強化 ④水際対策の徹底による薬物の国内流入の阻止 ⑤薬物密輸阻止に向けた国際的な連携・協力の推進、の５つの目標が挙げられています。

「危険ドラッグ」の正しい知識と危険性を若い世代へ伝える啓発活動は非常に重要なものであり、さまざまな団体を通して「薬物乱用防止キャンペーン」が開催されています。私が役員を務める薬物乱用防止キャンペーン実行委員会（横浜市、横浜市薬剤師会、横浜薬科大学主催）は、本年も、若者に向けた啓発イベント「第５回 薬物乱用防止キャンペーンin 横濱」を開催する予定でいます。このような地道な啓発活動が、薬物乱用防止につながることを期待しています。

ほけん通信。

学校　　年　月　日発行

危険ドラッグは何が危険なのか

指導／横浜薬科大学 薬学部 臨床薬学科 病態生理学研究室 教授　篠塚 達雄 先生

近年、危険ドラッグの販売や広告の規制が強化されて、多くの薬物販売店が摘発されてきました。しかし、今後も店以外の場所で手渡ししたり、全く違う形やパッケージにしたりするなどして、規制を免れて流通する恐れがないとはいえません。薬物乱用についての正しい知識を身につけ、薬物の危険から身を守れるようになりましょう。

危険ドラッグとは

乾燥させた植物片に、なんらかの合成薬物が混ぜてあるものです。この化学物質は、既に規制されている麻薬や覚せい剤の化学構造を少し変えただけで、人体への影響は麻薬や覚せい剤と変わらないどころか、それ以上に危険であることがあります。

乾燥植物片

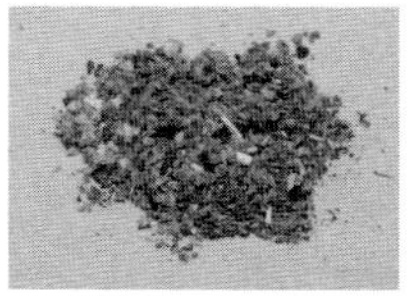

＋

合成薬物

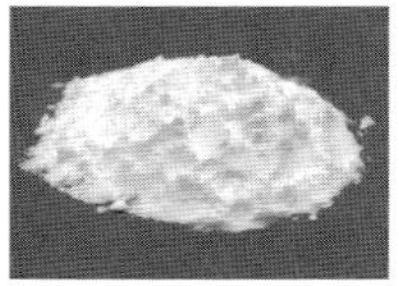

→

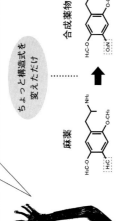

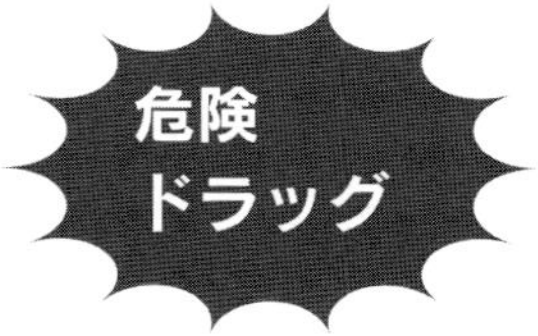

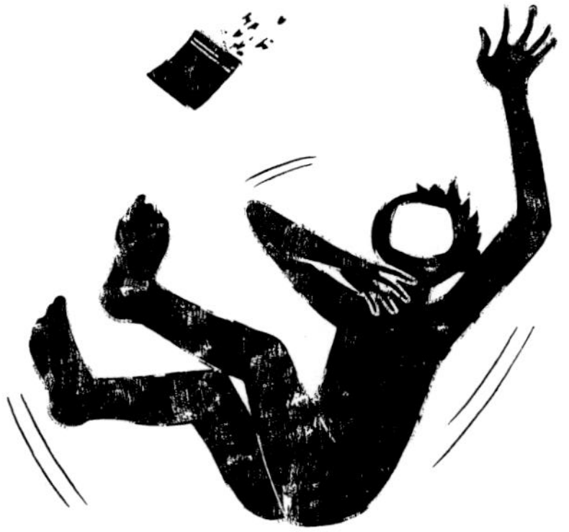

ちょっと構造式を変えただけ

麻薬　　　合成薬物

危険ドラッグの成分や含有量は、商品によってまちまちで、使ったときに何が起こるかが予測できません。成分がわからないので、救急搬送されても適切な治療が行えないこともあり、大変危険です。

危険ドラッグの規制強化

平成25年・包括的に指定薬物を指定
平成26年・「脱法ドラッグ」→「**危険ドラッグ**」の新呼称に
・指定薬物の**所持、使用、購入等禁止**（3年以下の懲役又は300万円以下の罰金）
・池袋の事件で使用された物質を指定薬物に緊急指定
・指定薬物の疑いがある物品の検査命令・販売停止命令、広告の禁止、広域的な規制（ある店で販売禁止になった商品は、全国一律で禁止に）

規制をかけてもそれを免れようとする“いたちごっこ”はまだ続く可能性も。正体不明の物には近づかないで！

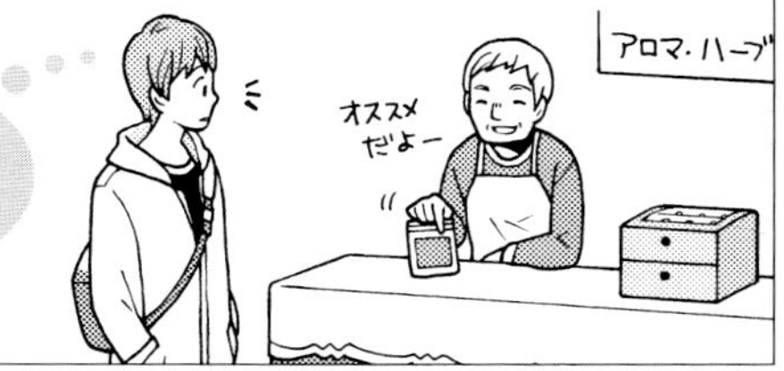

危険な薬物に見えないように用途を偽って売られます

ハーブ系

お香やハーブ、ポプリなどとして販売

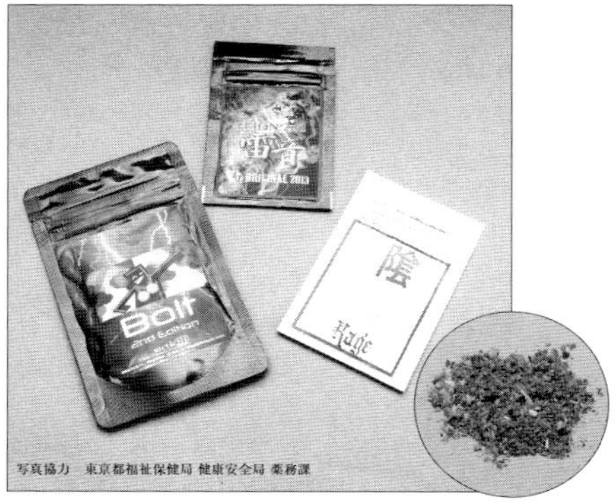

写真協力　東京都福祉保健局 健康安全局 薬務課

ただの乾燥した植物片に見えますが、主に大麻に似た抑制作用を持つ合成カンナビノイドを混ぜてあり、意識障害や身体症状を起こします。混入物によっては興奮形の物や両方が混ぜてある物もあります。

リキッド系

アロマオイル、芳香剤、ビデオクリーナーなどとして販売

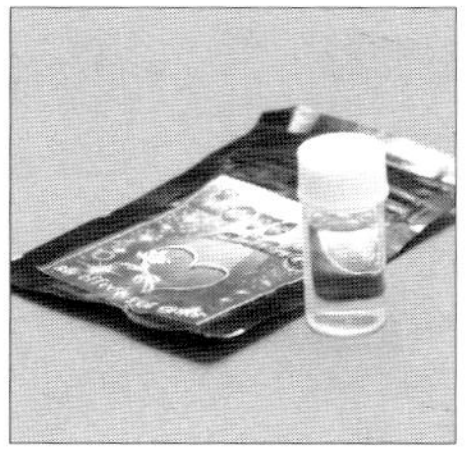

パウダー系

バスソルト、フレグランスパウダー、植物活性剤などとして販売。

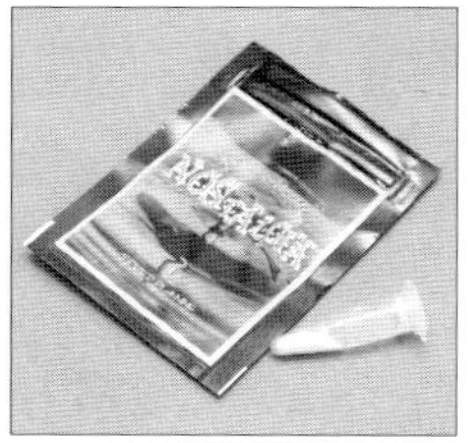

覚醒剤や幻覚剤に似た興奮作用のカチノン系の薬物が含まれています。攻撃性・衝動性が高まり、精神病症状を起こします。

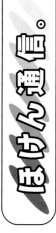

薬物乱用の恐ろしさは、1回使っただけでも繰り返し使用したくなる“依存性”です。繰り返し使ううちに“耐性”がつき、より強力で危険なドラッグを欲しがるようになり、やがて薬物なしでは生活が送れなくなってしまうのです。

少年写真新聞
Juniors' Visual Journal
http://www.schoolpress.co.jp/
株式会社 少年写真新聞社
〒102-8232 東京都千代田区九段南4-7-16市ヶ谷KTビルⅠ
TEL 03（3264）2624　FAX 03（5276）7785

中学保健ニュース

No.1653
2016年（平成28年）
4月18日号

499.15　毒薬　8739

昭和43年6月4日第3種郵便物認可　2016年4月18日発行　第1653号　旬刊　毎月3回（8・18・28日）発行　1か年定価17,640円　★定期刊行物は終わる期間を予定しない刊行物です。年度が替わりましても、購読中止のお申し出がない場合、引き続きニュースをご送付申しあげます。

「危険ドラッグ」は何が危険なのか

麻薬や覚醒剤以上に深刻な脳神経の破壊や薬物依存を起こします

危険ドラッグが原因で起きた実際の事例

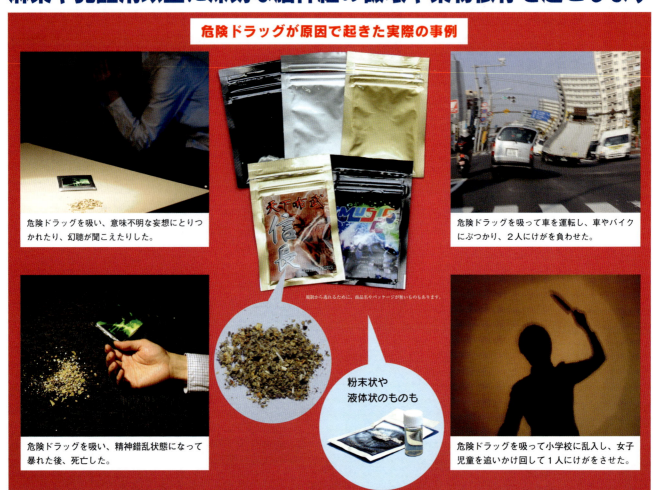

危険ドラッグを吸い、意味不明な妄想にとりつかれたり、幻聴が聞こえたりした。

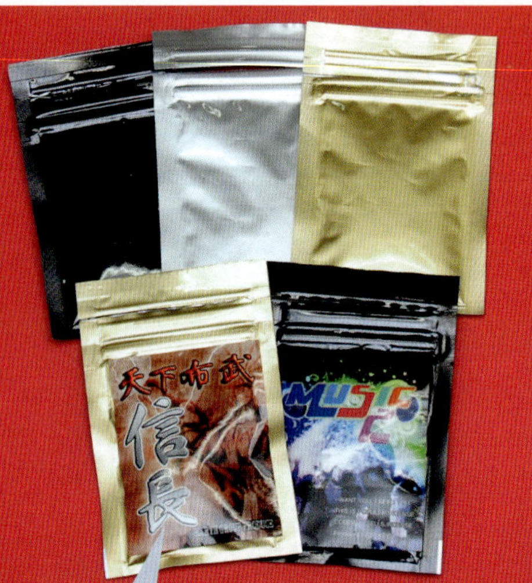

規制から逃れるために、商品名やパッケージが無いものもあります。

危険ドラッグを吸って車を運転し、車やバイクにぶつかり、2人にけがを負わせた。

危険ドラッグを吸い、精神錯乱状態になって暴れた後、死亡した。

粉末状や液体状のものも

危険ドラッグを吸って小学校に乱入し、女子児童を追いかけ回して1人にけがをさせた。

一見、ハーブやアロマオイルのような外見や名称で、無害な商品のように見えますが、脳神経細胞が破壊される毒性を持っていることがわかっています。

成分がわからないので治療が難しい

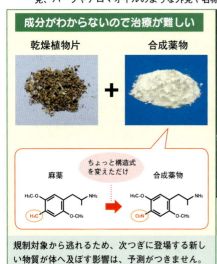

乾燥植物片

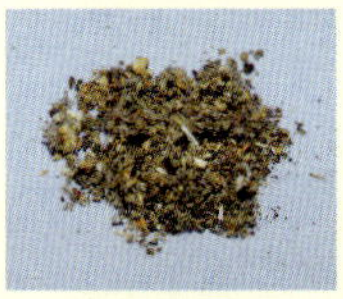

＋

合成薬物

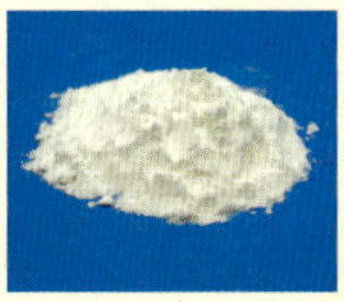

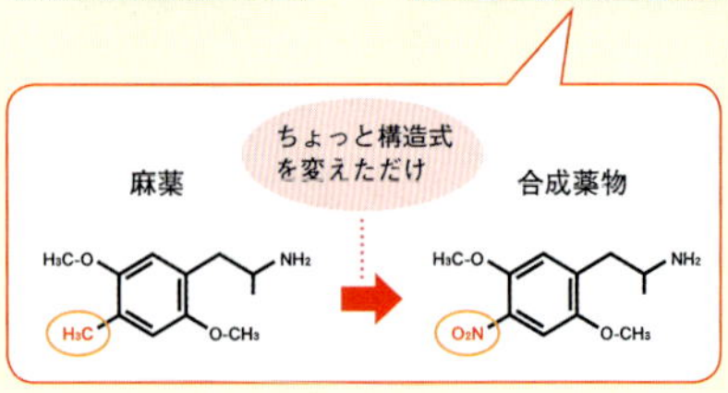

規制対象から逃れるため、次つぎに登場する新しい物質が体へ及ぼす影響は、予測がつきません。

「一度だけ」では終われない

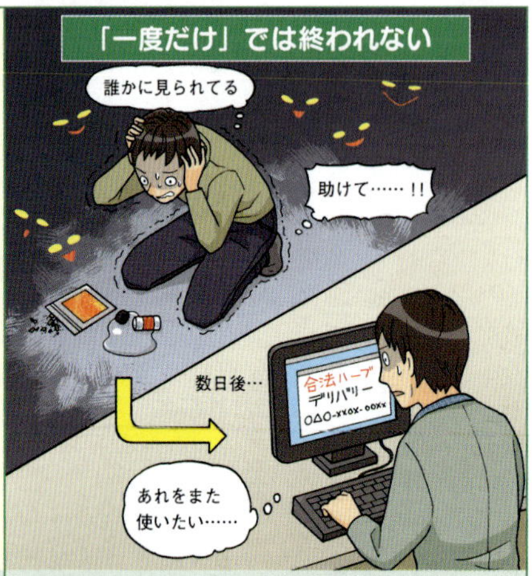

薬物使用で幻覚や意識障害などの怖い思いをしたにもかかわらず、また使いたくなる強い依存性があります。

近年、危険ドラッグの販売や広告の規制が強化され、多くの薬物の販売店が摘発されてきましたが、まだデリバリーなどの目につきにくい方法で流通する恐れが残っています。

ハーブやアロマオイルなどと称して、一見無害であるかのような見た目で出回っていた危険ドラッグですが、何が起こるのかが予測できない化合物が添加された危険な薬物です。

薬物乱用の怖さについて知り、正体不明の薬物を体内に入れるのは絶対にやめましょう。

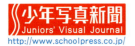

指導　横浜薬科大学 薬学部 臨床薬学科 病態生理学研究室 教授　篠塚 達雄 先生
写真協力　東京都福祉保健局 健康安全部 薬務課

少年写真新聞
Juniors' Visual Journal
http://www.schoolpress.co.jp/
株式会社 少年写真新聞社
〒102-8232 東京都千代田区九段南4-7-16市ヶ谷KTビルⅠ
TEL 03（3264）2624 FAX 03（5276）7785

中学保健ニュース

No.1654
2016年（平成28年）
4月28日号
昭和43年6月4日第3種郵便物認可 2016年4月28日発行 第1654号 旬刊 毎月3回（8・18・28日）発行 1か年定価17,640円 ★定期刊行物は終わる期間を予定しない刊行物です。年度が替わりましても、購読中止のお申し出がない場合、引き続きニュースをご送付申しあげます。

493.764 鬱病 8739

誰にでもなる可能性があるうつ病

憂うつな気分、何をしても楽しくない、眠れないなどが危険なサイン

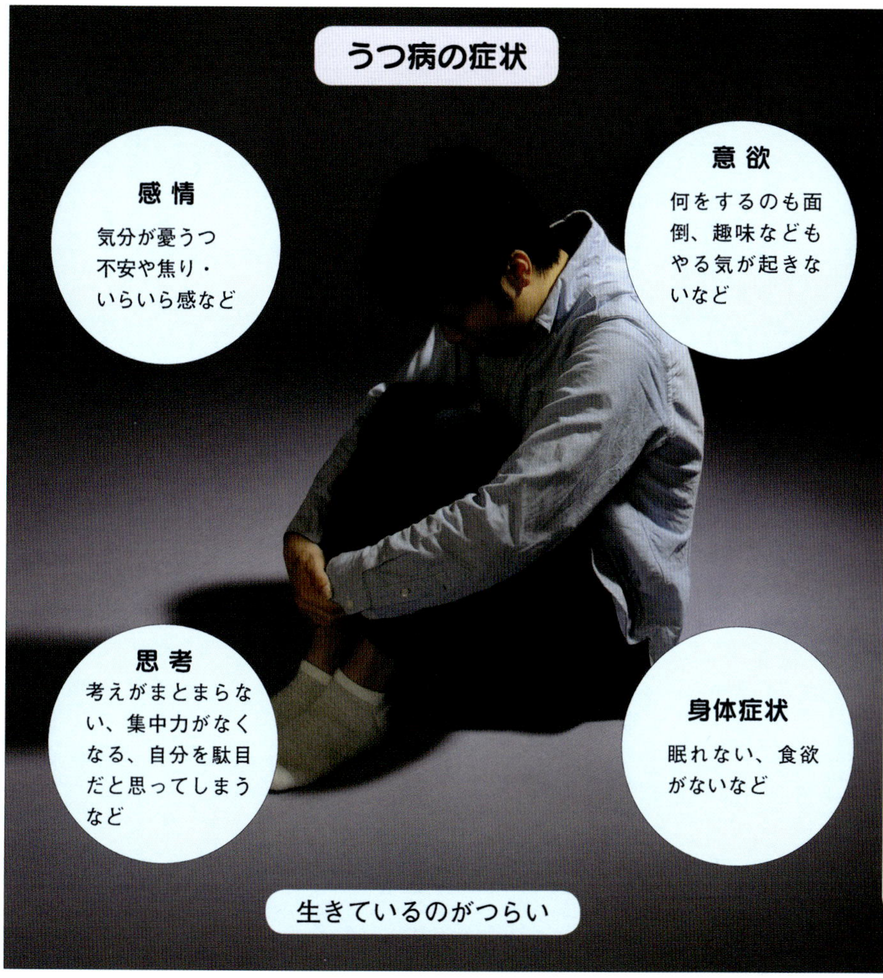

うつ病のチェックポイント

次のうち５つ以上が２週間以上続いている（そのうち、少なくとも１つは①か②を含む）場合は、うつ病と診断される可能性があります。

- □ ①抑うつ気分（毎日、1日中、気分が沈んでいる、またはいらいらする）
- □ ②全般的な興味・喜びの喪失（今まで好きだったことも楽しめない）
- □ ③体重や食欲の減少または、増加
- □ ④不眠または過眠
- □ ⑤頭や体の働きが遅くなる、またはいらいらして落ち着かない
- □ ⑥疲れやすいまたは、気力が出ない
- □ ⑦自分は駄目な人間だ、自分のせいで物事がうまくいかないと感じる
- □ ⑧思考力や集中力の減退
- □ ⑨死にたい、この世から消えたいと思う

うつ病かもしれないと思ったら我慢しないで病院に行き、適切な治療を受けることが大切です。

うつ病のリスクを減らす生活習慣

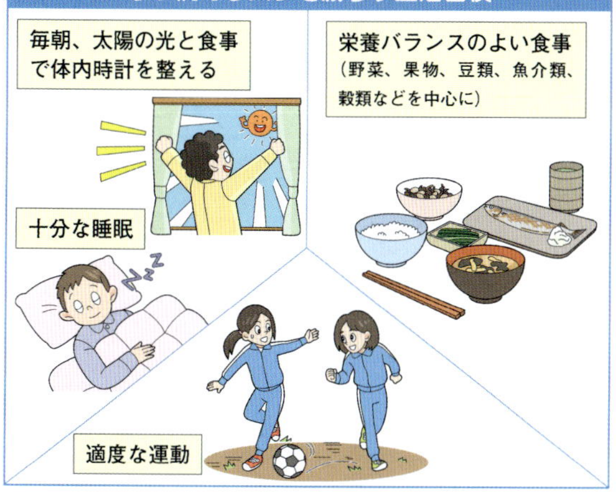

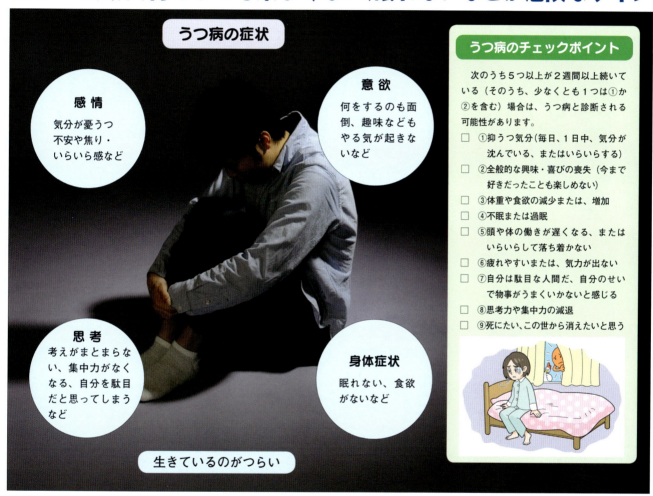

十分な睡眠、栄養バランスのよい食事、適度な運動など、規則正しい生活習慣がうつ病を予防することにつながります。

うつ病の治療

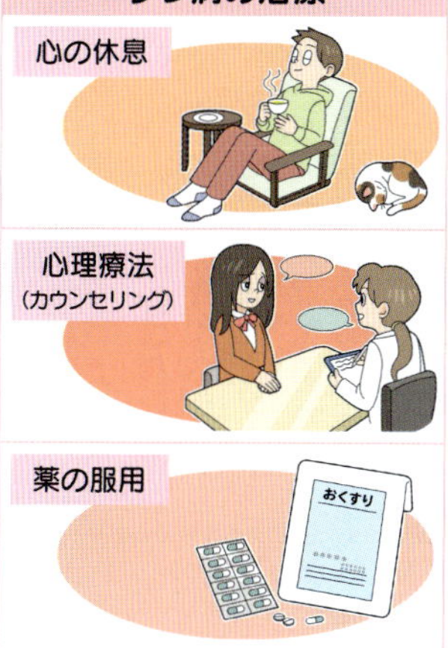

うつ病の治療は、心の休息、心理療法、抗うつ剤の服用の３つが中心になります。

一日中憂うつな気分が続いて、何をしても楽しくない、また、眠れない、食欲がないといった症状が二週間以上続いている場合は、うつ病の可能性があります。

うつ病は、大人だけでなく中高生でも見られ、約十～十五人に一人は生涯に一度はうつ病になるといわれる、ありふれた病気です。

もし、こうした状態が続いて、日常生活に支障がある場合には、病院への受診について家族や先生と相談しましょう。

指導 国立精神・神経医療研究センター 神経研究所 疾病研究第三部 部長 功刀 浩 先生

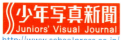

少年写真新聞 Juniors' Visual Journal
2016年4月28日発行
第1654号付録
©少年写真新聞社 2016年
中学保健ニュース
★定期刊行物は終わる期間を予定しない刊行物です。年度が替わりましても、購読中止のお申し出のない限り、引き続きニュースをご送付申し上げます。
★著作権法により、本紙の無断複写・転載は禁じられています。
株式会社 少年写真新聞社 〒102-8232 東京都千代田区九段南4-7-16 市ヶ谷KTビルI
http://www.schoolpress.co.jp/

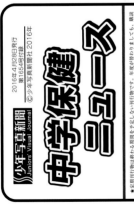

うつ病と食生活習慣

国立精神・神経医療研究センター 神経研究所
疾病研究第三部 部長　功刀 浩

うつ病について

うつ病の症状としては、①抑うつ気分（毎日、1日中、気分が沈んでいる）、②全般的な興味・喜びの喪失（何をやっても楽しくない、今まで好きだったことも楽しめない）、③体重や食欲の減少／増加、④不眠または過眠、⑤抑制または焦燥（体や頭の働きが遅くなる、またはいらいらして落ち着かない）、⑥易疲労性／気力減退、⑦無価値感／罪責感（自分は駄目な人間だ、自分のせいで物事がうまくいかない）、⑧思考力や集中力の減退、⑨自殺念慮／自殺企図（死にたい、この世から消えたい）といった症状がみられます。

頭痛や動悸《どうき》、腹部症状といった身体症状が生じることも少なくありません。上記の9項目のうち、①か②の少なくとも1つがあり、全部で5項目以上当てはまる期間が2週間以上続き、苦痛や機能障害が生じている場合（学校に行きたくない、成績が落ちたなど）、「大うつ病性障害」と呼び、専門的治療が必要なうつ病と診断されます。

うつ病と食生活習慣

うつ病は持続的なストレスを受ける状況で発症することが多いので、本人が対処できないような強いストレス状況下に長期間さらされることがないようにすることが大切です。また、うつ病にならないためには、以下のようなストレスに強い生活習慣をもつとよいでしょう。

毎日一定の活動リズムをもち、朝食をおいしく食べられる習慣をもつこと。朝食を食べる人は欠食する人に比べて学業成績が良く、うつ病リスクも低いことが知られています。朝食をきちんととると、栄養バランスが整い、身体にエネルギーを与えて（体内時計も整える）午前中の活発な活動の基盤となります。

望ましい朝食として、食物繊維や栄養素の豊富な全粒穀物を主食とし（玄米入りご飯など）、副菜では野菜が豊富で、十分なたんぱく質（卵、大豆製品、肉、魚）をとり、野菜、海藻、きのこなどの具だくさんなみそ汁やスープ、さらに果物、乳製品などもとるとよいでしょう。食後の緑茶やコーヒーもうつ予防に効果的です。

朝食をおいしく食べるためには、ほかの生活習慣を正すことも重要です。中学・高校生にはインターネットやゲーム依存になって、夜ふかしをしてその間に夜食を食べてしまう人が少なくないようですが、そうした生活習慣はうつ病リスクを高めます。早寝、早起きが朝食をおいしく食べられる条件になります。そうして、昼の十分な活動や運動は、夜間の快眠につながります。運動不足や夜食は肥満につながるだけでなく、うつ病リスクを高めることが知られています。

うつ病と食事スタイル

現代の食生活は、「飽食の時代」といわれ、それによってエネルギー過多になり、ビタミン、ミネラル、食物繊維、ポリフェノールなどは不足しがちになります。うつ病リスクを高める要因となる食生活や栄養不足は多岐に

（214ページに続く）

少年写真新聞 Juniors' Visual Journal
2016年5月8日発行
第1655号付録
©少年写真新聞社2016年
中学保健ニュース
★定期刊行物は終わる期間を予定しない刊行物です。年度が替わりましても、購読中止のお申し出のない限り、引き続きニュースをご送付申し上げます。
★著作権法により、本紙の無断複写・転載は禁じられています。
株式会社 少年写真新聞社 〒102-8232 東京都千代田区九段南4-7-16 市ヶ谷KTビルI
http://www.schoolpress.co.jp/

腸内フローラと健康

慶應義塾大学 先端生命科学研究所
特任准教授　福田 真嗣

腸内フローラは腸内細菌が集まった複雑な生態系

ヒトの腸管内には多種多様な腸内細菌が生息しており、その数は数百種類以上でおよそ100兆個にも及びます。これらの腸内細菌が腸内にびっしりと生息している様子が花畑を連想させることから、腸内細菌全体を「腸内フローラ」と呼びます。

腸内フローラは単に腸内に生息しているだけではなく、腸内で代謝発酵を行うことで宿主にアミノ酸やビタミンの供給をしたり、長寿に関連するポリアミンを産生したり、大豆イソフラボンであるダイゼインを代謝することで、女性ホルモン様物質として知られているエクオールを産生したりもします。ほかにも腸内フローラは、腸管の上皮細胞や免疫細胞、神経細胞や内分泌細胞と相互作用することで、複雑な腸内生態系、すなわち「腸内エコシステム」を形成しています。

腸内エコシステムは、通常は異種細胞間の絶妙なバランスの下にその恒常性を維持していますが、人間側の遺伝的素因あるいは過度の外環境由来の要因によりその恒常性が破綻してしまうと、最終的には炎症性腸疾患や大腸がんなどの腸そのものの疾患に加えて、アレルギーや代謝疾患といった全身性の疾患につながることが知られています。従って、腸内エコシステムのバランスを保ち、その破綻に起因する疾患を予防・治療するためには、腸内エコシステムの構成要素のひとつである腸内フローラと腸管細胞群との相互作用について統合的な観点から理解する必要があります。

腸内フローラと疾病との関係

近年の報告では、腸管内にどのような種類の腸内細菌が生息しているか、という点だけではなく、腸内細菌によりどのような代謝物質が腸内で作られているか、といった腸内フローラの機能が、健康や疾患発症と深く関わることが明らかになってきています。例えば、赤肉に多く含まれているコリンやカルニチンといった成分は、腸内細菌により代謝されることでトリメチルアミンに変換されますが、これが腸から吸収されて肝臓に移行すると、トリメチルアミンオキシドにさらに代謝され、この物質が動脈硬化の発症に関わることが、マウス実験や臨床試験で明らかとなっています。ほかにも、衛生仮説※を腸内細菌側から支持するような研究報告もあり、幼少期の早い段階で十分な多様性を持つバランスのとれた腸内フローラが腸内に定着することが、その後の免疫系の発達を促し、結果としてアレルギーの発症リスクを低減させることがマウス実験で証明されています。

腸内環境から健康をマネジメントする

腸内フローラは長期的な食習慣に依存してその組成が決まることも知られていることから、今後さらに腸内フローラの機能全体を理解する基礎研究が進展することで、将来的には腸内フローラから産生される代謝物質を考慮した食習慣の改善サービスや、適切なサプリメント開発など、腸内エコシステムの人為的修飾による新たな健康維持や、疾患予防・治療技術に向けた医療・ヘルスケア産業が生み出されることを期待しています。

※ 乳幼児期の衛生環境の改善により感染リスクは低下したが、清潔すぎる環境が逆にアレルギー増加の一因になっているとする説。

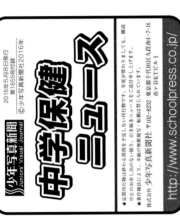

ほけん通信。

学校　　年　月　日発行

タバコがもたらす害

指導／鵬友会新中川病院 内科 神経科 禁煙外来　加濃 正人 先生

タバコの煙に含まれる有害物質

タバコの煙には、200種類以上の有害物質や、数十種類の発がん物質が含まれていて、体にとても有害です。依存性がある「ニコチン」、発がん物質を多く含む「タール」、赤血球と結びつき酸素運搬能力を低下させる「一酸化炭素」は3大有害物質と呼ばれます。

また、こうした有害物質は、タバコを吸う本人が吸い込む主流煙より、タバコの先から出る副流煙の方に多く含まれています。喫煙は本人だけではなく、周囲の人にも大きな悪影響を及ぼします。

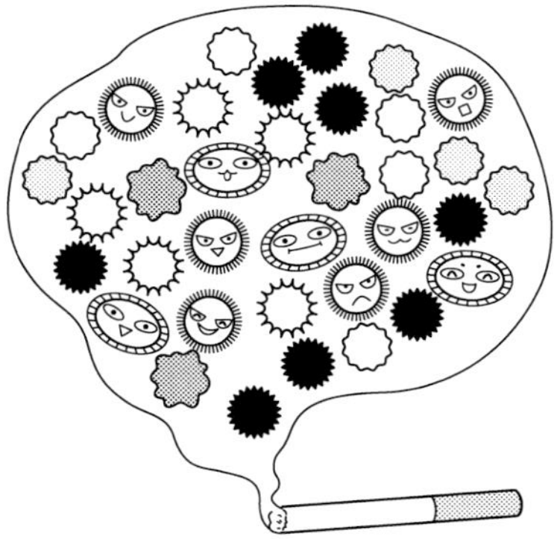

タバコが及ぼす全身への影響

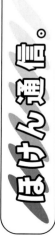

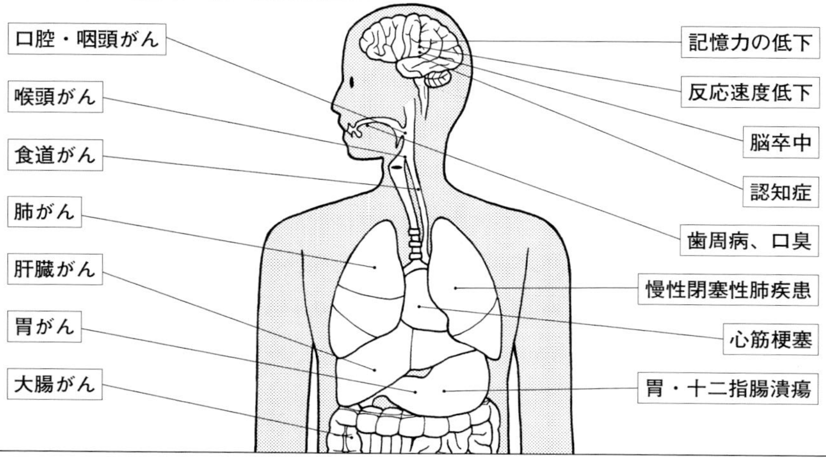
口腔・咽頭がん
喉頭がん
食道がん
肺がん
肝臓がん
胃がん
大腸がん
記憶力の低下
反応速度低下
脳卒中
認知症
歯周病、口臭
慢性閉塞性肺疾患
心筋梗塞
胃・十二指腸潰瘍

喫煙と運動能力

タバコを吸うと、肺などの呼吸器や心臓などの循環器の機能が低下し、また酸素運搬能力も下がるため、運動能力が低下します。また喫煙により神経の働きが悪くなるため、反応速度も低下します。

右側の図は、12分間一生懸命走ったときに、どれぐらいの距離を走ることができるのか、というものです。タバコを吸う人は早く苦しくなるため、運動能力が落ちることがわかっています。

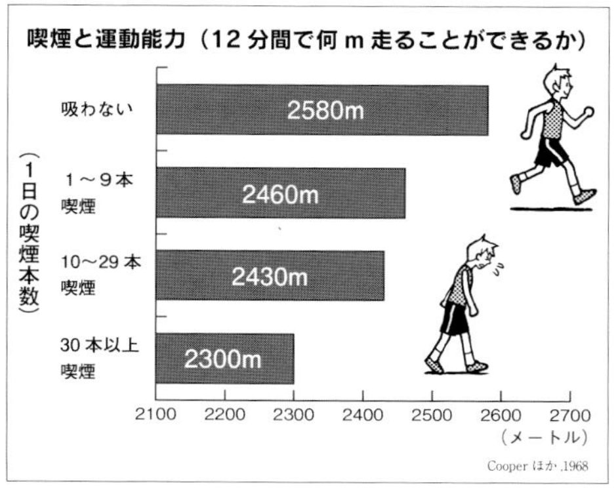
喫煙と運動能力（12分間で何m走ることができるか）
（1日の喫煙本数）
吸わない　2580m
1～9本喫煙　2460m
10～29本喫煙　2430m
30本以上喫煙　2300m
2100 2200 2300 2400 2500 2600 2700
（メートル）
Cooper ほか,1968

スモーカーズフェイス

喫煙を続けていると見た目にも大きな影響があります。皮膚にしわができ、はりがなくなり、いわゆる「タバコ顔」と呼ばれるような状態になります。

タバコ顔の特徴

- 頭髪脱毛　・黒ずんだしみのある皮膚
- 深いしわ　・やつれて病気にみえる表情
- 赤またはオレンジのまだらな顔色　・歯肉が黒く変化
- 年齢よりも老けた顔立ち

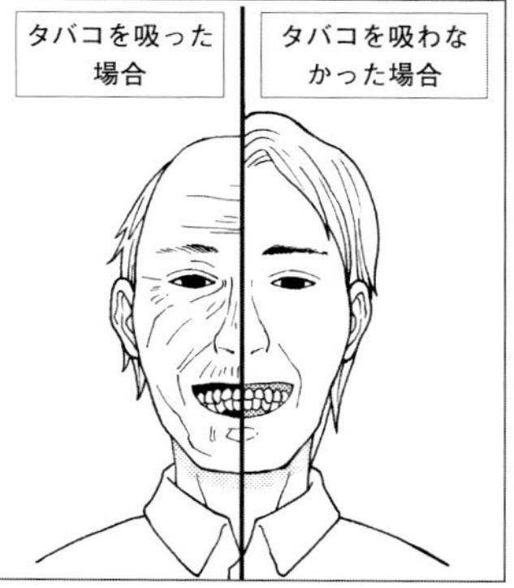
タバコを吸った場合
タバコを吸わなかった場合

Q. タバコを吸うとなぜやめにくくなるのですか？

A. それはタバコの成分であるニコチンに、依存性があるからです。ニコチンは脳の働きを落としストレスを感じやすくします。喫煙により脳の働きが低下した状態では、喫煙したときだけ通常の状態に戻ります。その結果タバコを脳によい物だと錯覚してしまうのです。

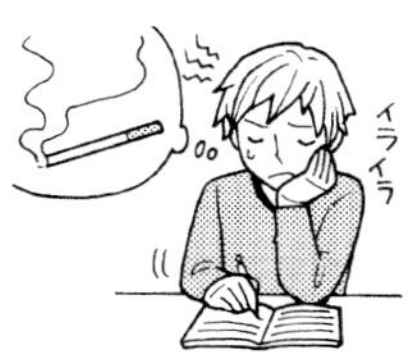
イライラ

Q. なぜ未成年の喫煙は禁止されているのですか？

A. 未成年は発育途中にあるため、大人よりも有害物質の影響を受けやすいからです。喫煙開始年齢が低いほど、タバコの依存症になりやすくなります。また、喫煙開始年齢が低いほど、がんにかかる可能性は高くなります。例えば、未成年から始めた1日20本・20年間の喫煙は、30歳以上から始めた1日20本・20年間の喫煙よりも2倍以上肺がん死亡率が高いのです。

出典：平山雄：『ライフスタイルと死亡』タバコ問題情報センター，2001

少年写真新聞
Juniors' Visual Journal
http://www.schoolpress.co.jp/
株式会社 少年写真新聞社
〒102-8232 東京都千代田区九段南4-7-16市ヶ谷KTビルI
TEL 03（3264）2624 FAX 03（5276）7785

中学保健ニュース

No.1655
2016年（平成28年）
5月8日号
491.346 腸
8739
昭和43年6月4日第3種郵便物認可 2016年5月8日発行 第1655号 旬刊 毎月3回（8・18・28日）発行 1か年定価17,640円 ★定期刊行物は終わる期間を予定しない刊行物です。年度が替わりましても、購読中止のお申し出がない場合、引き続きニュースをご送付申しあげます。

腸内細菌を健康の味方につけよう

整った"腸内フローラ"は病原体を撃退する力を高めてくれます

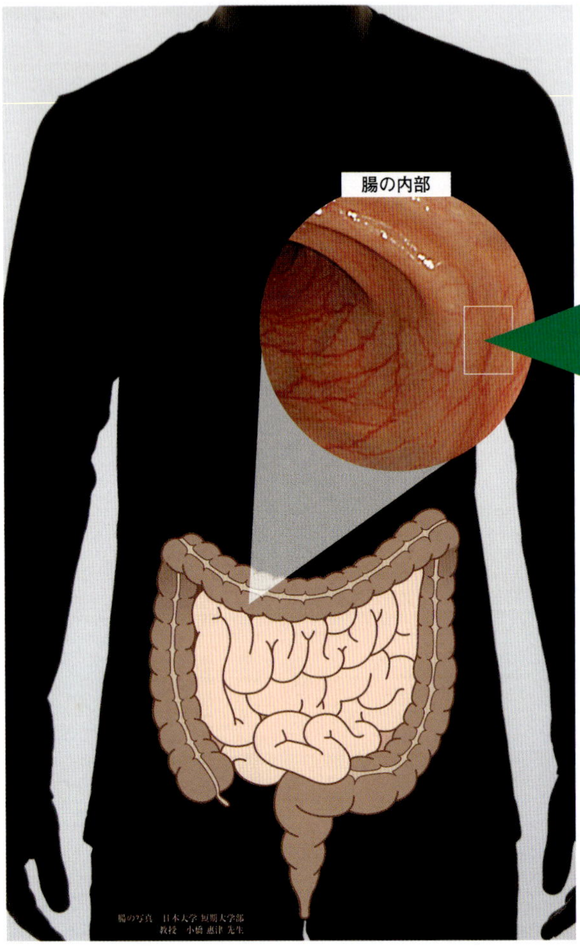

人間の腸内細菌のほとんどは大腸にいて、食べ物の栄養をもとに「発酵」をして増加し、代謝物を作り出しています。便の1/3は腸内細菌です。

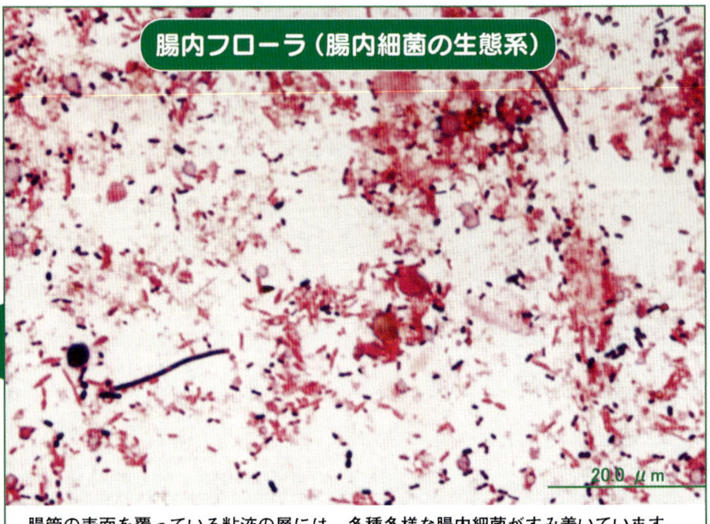

腸管の表面を覆っている粘液の層には、多種多様な腸内細菌がすみ着いています。

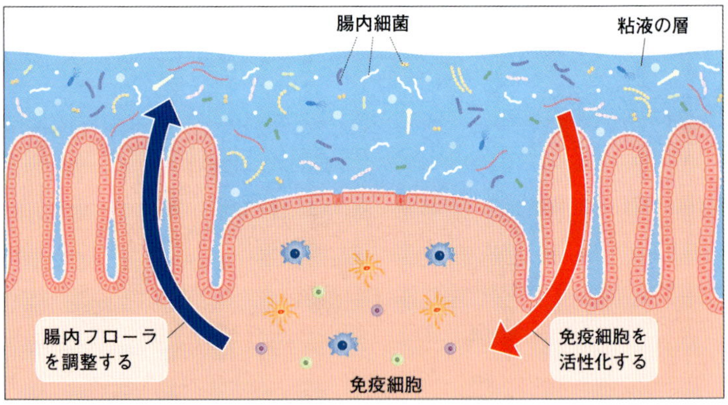

良い働きをする菌が優勢だと、菌が作る酢酸や酪酸などが免疫細胞の力を高め、腸内フローラのバランスが保たれますが、悪い働きをする菌が優勢だと、有害な代謝物が内臓を傷めてしまいます。

生まれる前の赤ちゃんの腸は無菌状態

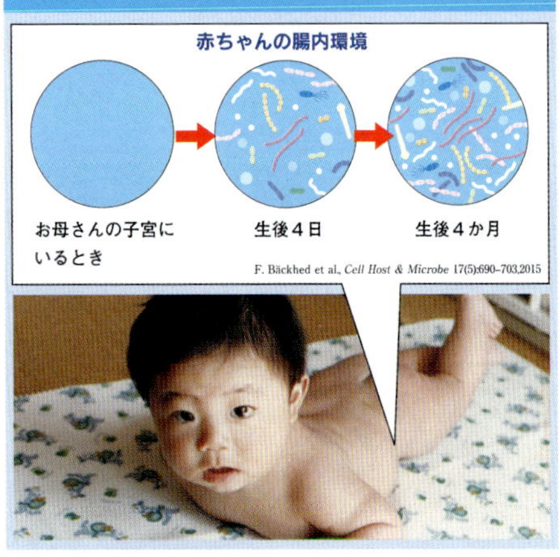

胎児の腸内は無菌状態ですが、生後さまざまな腸内細菌が増加して、私たちの免疫システムを発達させてくれます。

腸の働きをよくするための食べ物

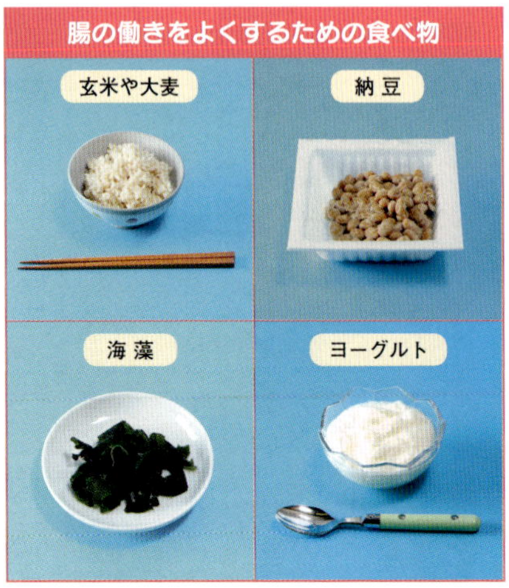

食物繊維や発酵食品を多く摂取すると、腸内細菌がそれらを分解して体に良い代謝物質を作ってくれます。

人間の腸には、数百種類以上、百兆個もの腸内細菌がすみ着いており、人により異なる生態系（腸内フローラ）を作っています。

腸内には、病原菌やウイルスなどを排除する免疫細胞が集まっており、バランスの良い腸内フローラは、免疫の働きを高めてくれます。

現代で増えている多くの腸の病気は、腸内細菌バランスの大きな崩れが原因と考えられているため、理想的な腸内フローラを保つことができる食生活を心がけるようにしましょう。

指導 慶應義塾大学先端生命科学研究所 特任准教授 福田 真嗣 先生

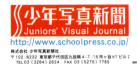

少年写真新聞
Juniors' Visual Journal
http://www.schoolpress.co.jp/
株式会社 少年写真新聞社
〒102-8232 東京都千代田区九段南4-7-16市ヶ谷KTビルI
TEL 03（3264）2624　FAX 03（5276）7785

中学保健ニュース

No.1656
2016年（平成28年）
5月18日号
498.32　禁煙

昭和43年6月4日第3種郵便物認可　2016年5月18日発行　第1656号　旬刊　毎月3回（8・18・28日）発行　1か年定価17,640円　★定期刊行物は終わる期間を予定しない刊行物です。年度が替わりましても、購読中止のお申し出がない場合、引き続きニュースをご送付申しあげます。

タバコの害　血管を収縮させるニコチン

ニコチンは脳の働きを低下させ、高い確率で依存症を引き起こします

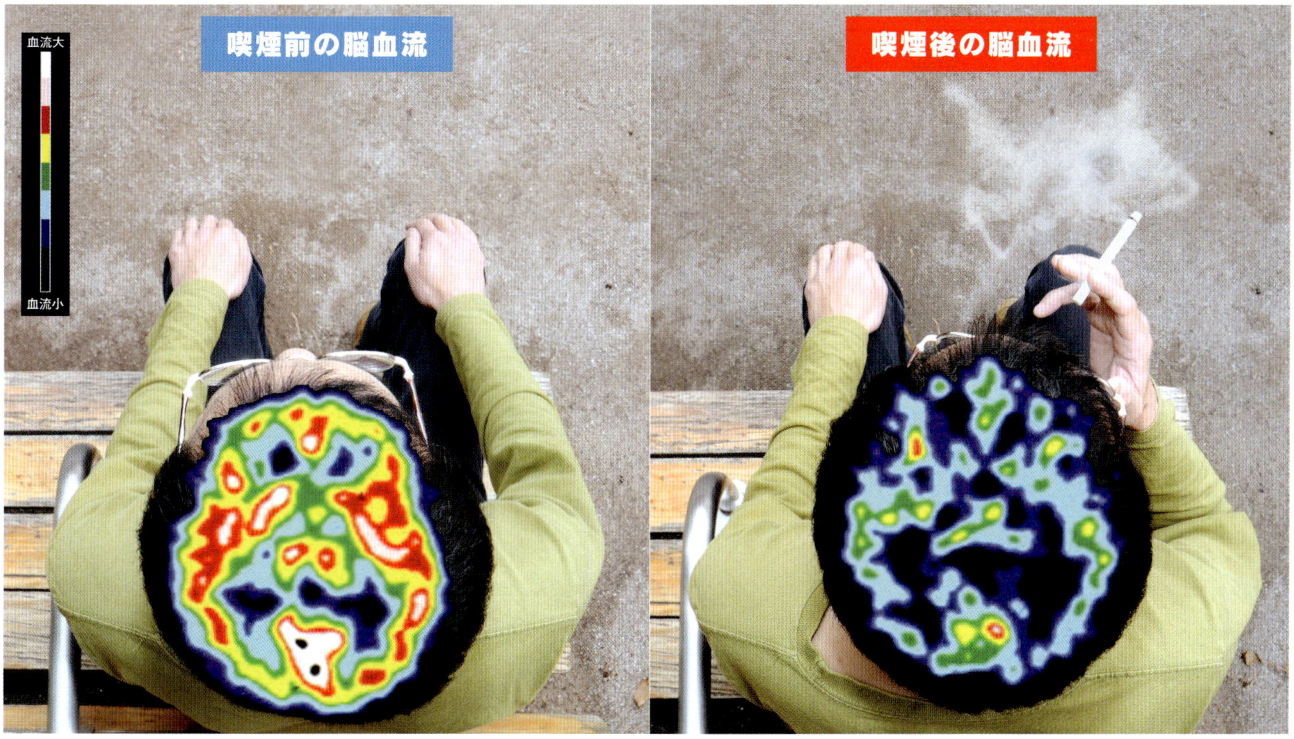

喫煙前の脳の血流がよいところは赤や白になっていますが、喫煙後は脳の血流が悪くなり、赤や白い部分は少なくなりました。

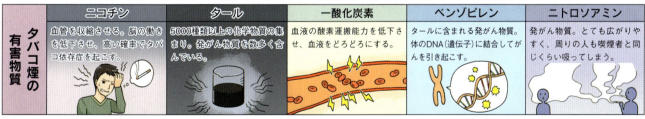

タバコ煙の有害物質

ニコチン	タール	一酸化炭素	ベンゾピレン	ニトロソアミン
血管を収縮させる。脳の働きを低下させ、高い確率でタバコ依存症を起こす。	5000種類以上の化学物質の集まり。発がん物質を数多く含んでいる。	血液の酸素運搬能力を低下させ、血液をどろどろにする。	タールに含まれる発がん物質。体のDNA（遺伝子）に結合してがんを引き起こす。	発がん物質。とても広がりやすく、周りの人も喫煙者と同じくらい吸ってしまう。
		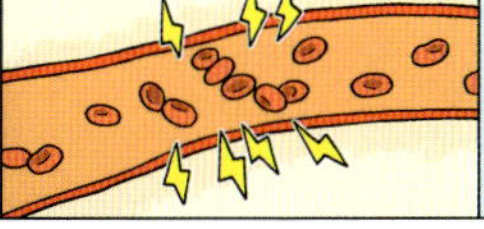	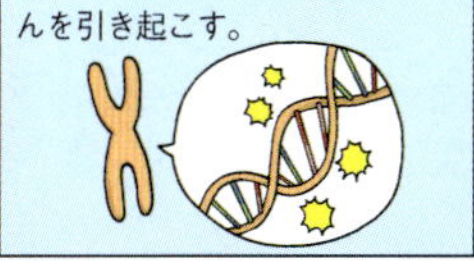	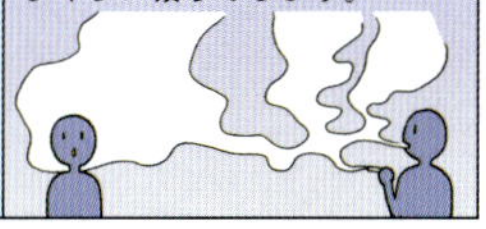

タバコがやめにくくなる仕組み

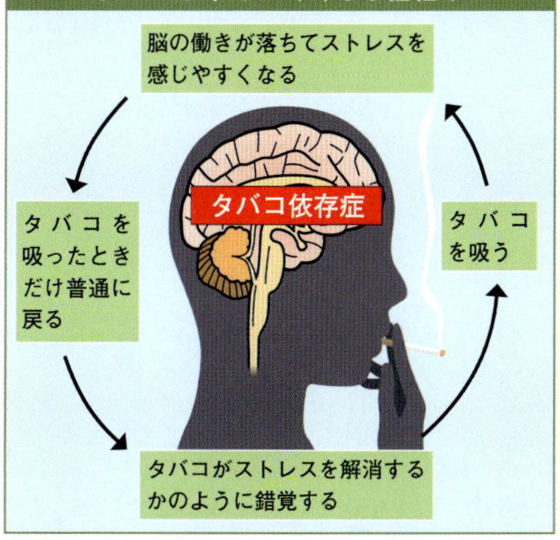

喫煙者は、"タバコがストレスを解消する"と錯覚する依存症に陥っていると考えられています。

健康に生活できる期間を短くする喫煙

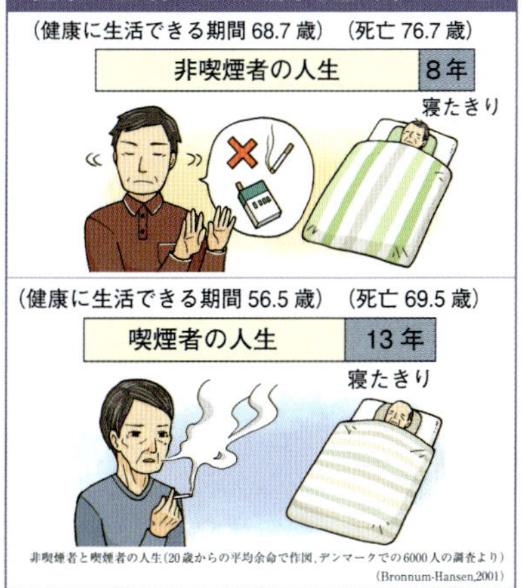

非喫煙者と喫煙者の人生（20歳からの平均余命で作図、デンマークでの6000人の調査より）
（Bronnum-Hansen,2001）

喫煙は寿命を縮めるだけではなく、寝たきりで体が不自由になってしまう期間を延ばすと考えられます。

タバコの煙には二百種類以上の有害物質や数十種類の発がん物質が含まれていて喫煙を続けると肺がんをはじめ、さまざまな病気にかかりやすくなります。

中でもニコチンは、血管収縮作用があり、タバコがやめにくくなる依存症を引き起こす有害物質です。

タバコを吸うことは個人の趣味と考えられていた時代もありましたが、現在は喫煙自体が依存症という病気だと考えられています。

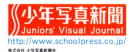

指導　鵬友会新中川病院 内科 神経科 禁煙外来　加濃 正人 先生
（脳血流画像）提供　香川県立保健医療大学 学長　佐藤 功 先生

少年写真新聞 Juniors' Visual Journal
2016年5月18日発行
第1656号付録
©少年写真新聞社 2016年
中学保健ニュース
★定期刊行物は終わる期間を予定しない刊行物です。年度が替わりましても、購読中止のお申し出のない限り、引き続きニュースをご送付申し上げます。
★著作権法により、本紙の無断複写・転載は禁じられています。
株式会社 少年写真新聞社 〒102-8232 東京都千代田区九段南4-7-16 市ヶ谷KTビルI
http://www.schoolpress.co.jp/

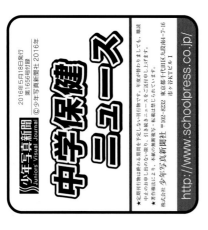

タバコはし好品ではない

鵬友会新中川病院 内科 神経科 禁煙外来
加濃 正人

し好品ではなく依存性薬物

し好品は「香味や刺激を得るための飲食物」と定義されます。タバコは、ニコチンの薬理作用を発現させることを目的に使用されますから、し好品ではなく薬物です。香味や煙刺激がタバコの「おまけ」に過ぎないことは、別の植物の根を接ぎ木して、ニコチンを持たないようにした葉で作ったタバコでは喫煙者が満足できないことでもわかります。

薬物の中で、使いたいという欲求が病的に強まって、害の知識はあっても「大したことはない」「ストレスが解消できる」と思えてやめる気が起こらないものを依存性薬物と呼びます。し好品は、健康への危険を認識すれば容易に中止でき、そのあと再開することはありません。しかし、心臓発作を起こした喫煙者のうち40％が入院中に喫煙を再開し、肺がん患者の半数、がんで声帯を切除した患者の40％が喫煙を再開します。タバコの依存性は、覚せい剤などの違法な薬物と同等であることがわかっています。

禁煙が難しい理由

タバコがやめにくい理由について、一般にはまだ誤解が多いのが現実です。ニコチンによって、脳の中の「気持ちいい」と感じる部分が刺激され、それがくせになるからやめられない、という話をどこかで聞いたことがあるかもしれません。しかし、人は「気持ちいい」と感じられることであっても、一般的には理性でコントロールすることができます。

なぜタバコではそのコントロールが働かなくなってしまうのでしょうか？　実はもともと、ニコチンに「気持ちいい」と感じさせる効果はありません。何度もタバコを吸うことによって、気持ちよさを感じさせる脳内物質（ドーパミン）の働きが弱まってしまいます。その状態では、タバコを吸ったときだけ元どおり脳内物質が通常に働き、その通常の状態を「気持ちいい」と錯覚してしまうのです。

つまりタバコは、タバコによって起こった嫌な気分を、普通の気分に戻しているといってもいいでしょう。しかしここで錯覚が生まれます。吸っていないときに起こっている嫌な気分が、それまでの喫煙によるものとは認識しづらいのです。そのため、喫煙した直後の元に戻る感覚だけが印象に残り、「タバコは頭の働きを高める」「タバコはストレスを解消する」と感じてしまうのです。

子どもたちにどう教えるか

タバコが体に与える影響をわかりやすく説明することは、喫煙開始を防ぐ上で重要です。それに加えて、喫煙者がタバコにメリットを感じているからくりも、よく理解してもらうことが必要かもしれません。

また、すでにタバコを吸い始めてしまった生徒に対しては、喫煙が趣味や習慣ではなくれっきとした病気であり、この4月から、未成年であっても家族と相談の上、健康保険を使っての禁煙治療ができるようになったことについて情報提供するとよいでしょう。

少年写真新聞 Juniors' Visual Journal
2016年5月28日発行
第1657号付録
©少年写真新聞社 2016年
中学保健ニュース
★定期刊行物は終わる期間を予定しない刊行物です。年度が替わりましても、購読中止のお申し出のない限り、引き続きニュースをご送付申し上げます。
★著作権法により、本紙の無断複写・転載は禁じられています。
株式会社 少年写真新聞社 〒102-8232 東京都千代田区九段南4-7-16 市ヶ谷KTビルI
http://www.schoolpress.co.jp/

熱中症の予防

国立スポーツ科学センター
センター長　川原 貴

熱中症と救急処置

ヒトの体温は、体内で産生する熱と体表面から放散する熱のバランスによって一定に保たれています。運動をすると筋で大量の熱が発生します。熱放散は皮膚表面からの輻射《ふくしゃ》、伝導、対流、蒸発によって行われます。高温環境では皮膚血管を拡張し、皮膚血流を増して熱放散を高めようとしますが、輻射、伝導、対流による熱放散は効率が悪くなるため、汗の蒸発が主な手段となります。このような体温調整の過程で生理機能の調節がうまくいかなくなるのが熱中症です。

皮膚血管の拡張によって脳血流が低下すると、めまいや失神が起こります（熱失神）。水分補給が追いつかないと脱水になり、全身倦怠感《けんたいかん》、脱力感、めまい、吐き気、頭痛などが起きます（熱疲労）。大量に汗をかいて水のみを補給した場合には塩分が不足して、筋のけいれんが起こります（筋けいれん）。熱収支のバランスが崩れ、体温が異常に上昇すると意識障害が起こり、処置が遅れると多臓器障害を併発して死に至ります（熱射病）。

熱失神、熱疲労、熱けいれんの場合には、涼しい場所に運び、衣服をゆるめて寝かせ、水分と塩分を補給すれば通常は回復します。回復しない場合は病院に搬送します。熱射病は死の危険が迫った緊急事態であり、体を冷やしながら病院へ搬送します。

熱中症の予防

熱中症は野球、ラグビー、サッカー、柔道、剣道などのスポーツで多く発生しています。炎天下での運動だけではなく、屋内でも起こりますので注意が必要です。熱中症の発生には、次に挙げる〈環境の条件〉〈運動の条件〉〈個人の条件〉が関係しています。

（1）環境条件を把握し、それに応じた運動、水分補給を行うこと

運動はなるべく涼しい時間帯に行うようにし、休憩と水分補給を頻繁にとる必要があります。水分補給はスポーツドリンクなどの塩分を含むものが適当です。運動前後の体重減少が２％以内におさまるように水分を補給し、休憩は30分に１回程度はとるようにします。

環境条件に応じた運動のやり方は、WBGT（湿球・黒球温度：気温、湿度、輻射熱を総合的に評価する指標）を基準にした日本体育協会の指針を参考にしてください。運動の合間に扇風機の風に当たる、砕いた氷を摂取するなどで積極的に体を冷やすのも効果的です。

（2）暑さに徐々に馴《な》らしていくこと

熱中症の死亡事故は、急に暑くなる７月下旬から８月上旬に集中しています。これは体が暑さに馴れていないためです。急に暑くなったときは短時間の軽い運動から始め、数日間かけて徐々に馴らしていきます。

（3）服装に気をつけること

服装は軽装を心がけ、吸湿性や通気性のよい素材にします。剣道の練習では休憩時に防具をゆるめて熱を逃がすようにします。

（4）個人の条件を考慮すること

下痢、発熱、疲労があるなど体調の悪い人は無理に運動をしないことです。また、体力の低い人や肥満、暑さに馴れていない人は、暑さに弱いので、運動を軽減する必要があります。学校管理下での熱中症死亡事故の７割は肥満であり、肥満の人では特に十分な予防措置をとる必要があります。

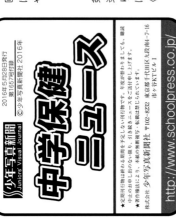

ほけん通信。

学校　　年　月　日発行

清涼飲料は水代わりに飲まないで

指導／女子栄養大学 栄養クリニック所長　田中 明 先生

暑くなる夏は、熱中症予防のためにも水分補給が欠かせません。けれど、冷たい炭酸飲料などの清涼飲料をたくさん飲んでいると、水分だけではなく糖分をとりすぎてしまい、最悪の場合「ペットボトル症候群」を引き起こすことがありますので注意が必要です。

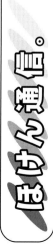

清涼飲料を飲み続けているとどうなる？

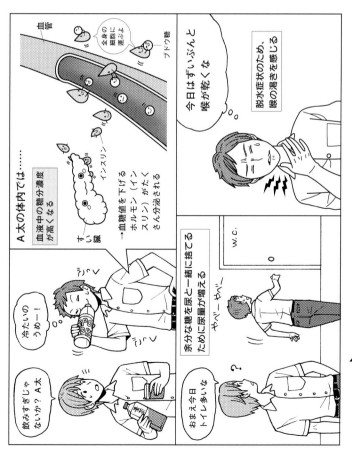

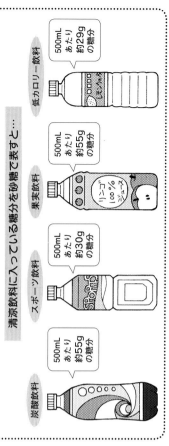

飲みすぎじゃないか？ A太
冷たいのうめー！
ごっく
ごっく
A太の体内では……
血液中の糖分濃度が高くなる
すい臓

→血糖値を下げるホルモン（インスリン）がたくさん分泌される
血管
全身の細胞に運ぶよ
ブドウ糖
おまえ今日トイレ多いな
余分な糖を尿と一緒に捨てるために尿量が増える
やべーやべー
W.C.
今日はずいぶんと喉が乾くな
脱水症状のため、喉の渇きを感じる

このとき、清涼飲料を飲み続けると……危険です！

ペットボトル症候群とは？

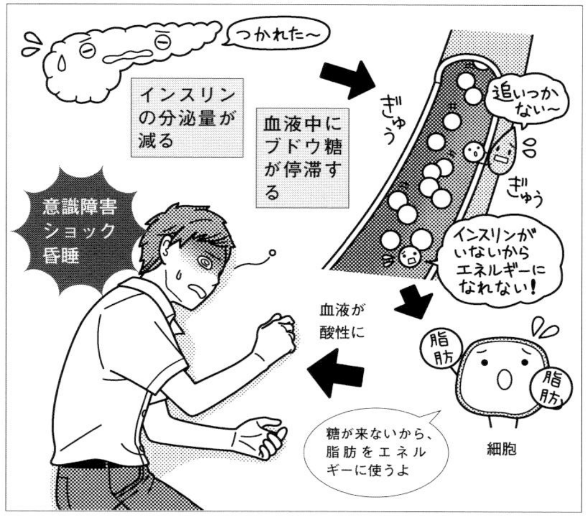

つかれた～
インスリンの分泌量が減る
血液中にブドウ糖が停滞する
ぎゅう
追いつかない～
ぎゅう
インスリンがいないからエネルギーになれない！
意識障害
ショック

血液中の糖分の濃度が高くなると、糖を尿中に排泄《はいせつ》するために尿の量が増え、体が脱水状態となり、激しい喉の渇きを感じるようになります。このとき、高血糖の自覚がないまま、さらに清涼飲料を飲んでしまうと悪循環で余計に血糖値が上昇してしまいます。

すると、インスリンの働きが弱まり、糖を細胞に引き込んで、エネルギーを作ることができなくなります。そのために、糖の代わりに脂肪を代謝してエネルギーを得ようとします。脂肪が代謝されると、ケトン体という酸性の物質が増え、通常弱アルカリ性の血液が酸性に傾くため、最悪の場合、意識を失って昏睡に至ることがあります。

糖分をたくさん含んでいる清涼飲料

ジュースや炭酸飲料には約10～11%、スポーツ飲料には約5～6%の糖分が含まれています。最近は糖分の少ない清涼飲料も多いですが、「糖分控えめ」は2.5%未満、「カロリー控えめ」は5%未満の糖分が含まれているので、これらも大量に飲むとかなりの糖分を摂取することになります。また、スポーツ飲料は、汗に近い成分とされていますが、汗には糖分は含まれていません。激しいスポーツをした際に飲むのはよいですが、運動もしないのにスポーツ飲料で水分補給をすると、糖分過剰になるので注意しましょう。

清涼飲料に入っている糖分を砂糖で表すと…

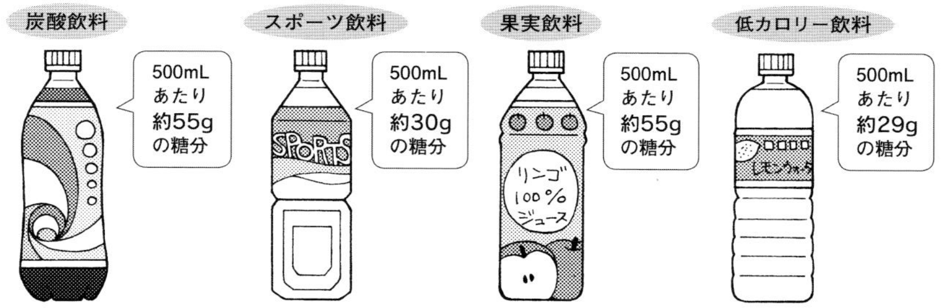

糖が来ないから、脂肪をエネルギーに使うよ

500mL あたり 約55g の糖分

500mL あたり 約30g の糖分
果実飲料
500mL あたり 約55g の糖分
リンゴ100%ジュース
低カロリー飲料
500mL あたり 約29g の糖分

この面のみ複写して生徒に配布できますので、学校名を入れてご活用ください。また、保護者に配布する目的に限り、出典を明示し、この面をスキャンしてホームページまたはメールで配信することができます。

少年写真新聞
Juniors' Visual Journal
http://www.schoolpress.co.jp/
株式会社 少年写真新聞社
〒102-8232 東京都千代田区九段南4-7-16市ヶ谷KTビルI
TEL 03（3264）2624 FAX 03（5276）7785

中学保健ニュース

No.1657
2016年（平成28年）
5月28日号
昭和43年6月4日第3種郵便物認可 2016年5月28日発行 第1657号 旬刊 毎月3回（8・18・28日）発行 1か年定価17,640円 ★定期刊行物は終わる期間を予定しない刊行物です。年度が替わりましても、購読中止のお申し出がない場合、引き続きニュースをご送付申しあげます。

493.19 熱中症 8739

屋内で行うスポーツも熱中症に注意

窓や扉を開けて換気をよくし、こまめな休憩と水分の補給を

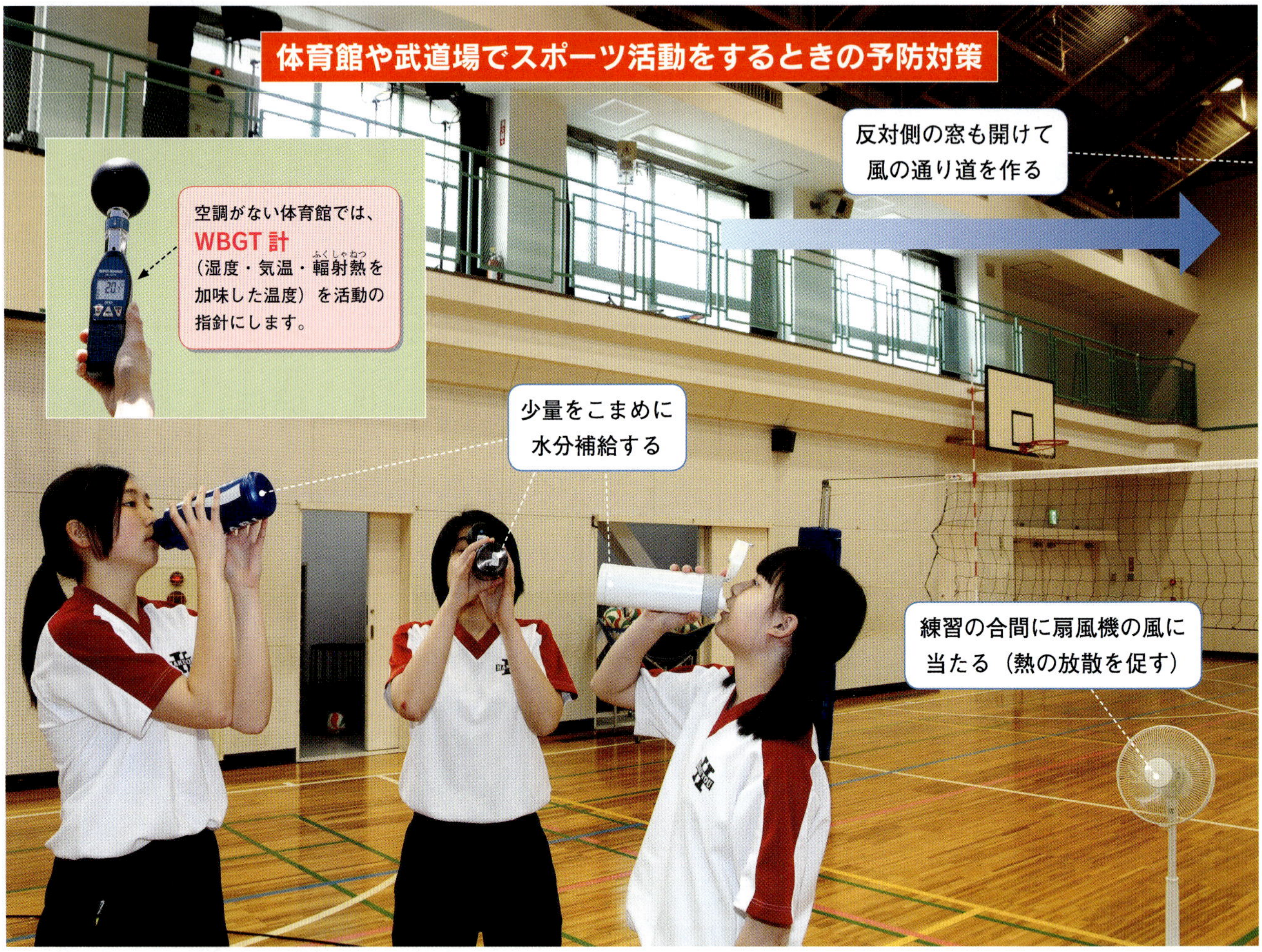
体育館や武道場でスポーツ活動をするときの予防対策
反対側の窓も開けて
風の通り道を作る
空調がない体育館では、
WBGT計
（湿度・気温・輻射熱《ふくしゃねつ》を
加味した温度）を活動の
指針にします。
少量をこまめに
水分補給する
練習の合間に扇風機の風に
当たる（熱の放散を促す）

湿度が高い環境では、汗の量は増えても蒸発しない「無効発汗」が多くなり、熱が身体にこもりがちになります。なるべく風が通り抜けるように換気に気をつけましょう。

こまめに熱を逃す工夫を

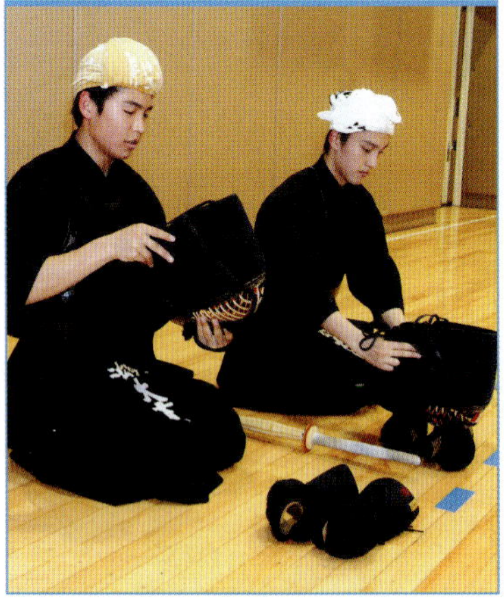

防具を着ける剣道は熱が放散しにくいため、練習中にも防具を外して休むようにしましょう。

練習は個人差を考慮して行う

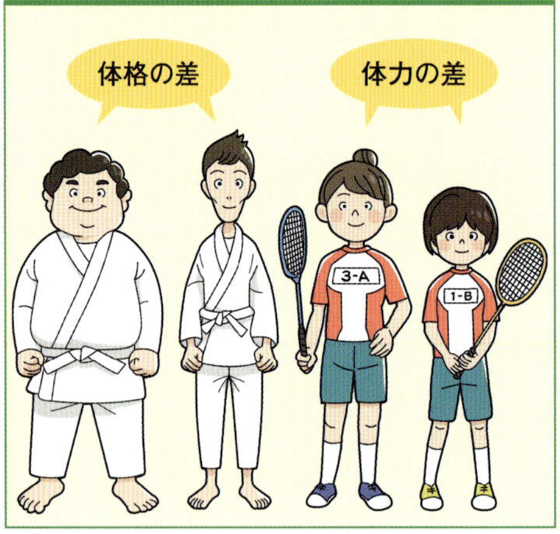
体格の差
体力の差
3-A
1-B

熱中症は皮下脂肪の多い人や低学年に多く発生しています。熱に対する耐性は個人差があることを考慮しましょう。

体育館や武道場は直射日光は差さなくても空気の流れが滞りやすく、空調が整備されていない場合は、十分な熱中症対策が必要です。

特に身長に対して体重が多い人や、暑さに慣れていない人、剣道の防具や柔道の道着を身に着けている場合などは、身体の熱を放散しにくくなるので無理をすると危険です。

屋内では風通しに十分気を配り、こまめに水分補給をするとともに、体調のすぐれないときは我慢しないで休むようにしましょう。

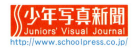

指導 国立スポーツ科学センター センター長 川原 貴 先生
撮影協力 東京都台東区柏葉中学校
二松學舎大学附属高等学校

少年写真新聞
Juniors' Visual Journal
http://www.schoolpress.co.jp/
株式会社 少年写真新聞社
〒102-8232 東京都千代田区九段南4-7-16市ヶ谷KTビルⅠ
TEL 03（3264）2624 FAX 03（5276）7785

中学保健ニュース

No.1658
2016年（平成28年）
6月8日号
493.157 食中毒 8739

夏に多い細菌性食中毒

加熱不十分な肉や卵には、カンピロバクターやサルモネラなどの細菌が

カンピロバクター

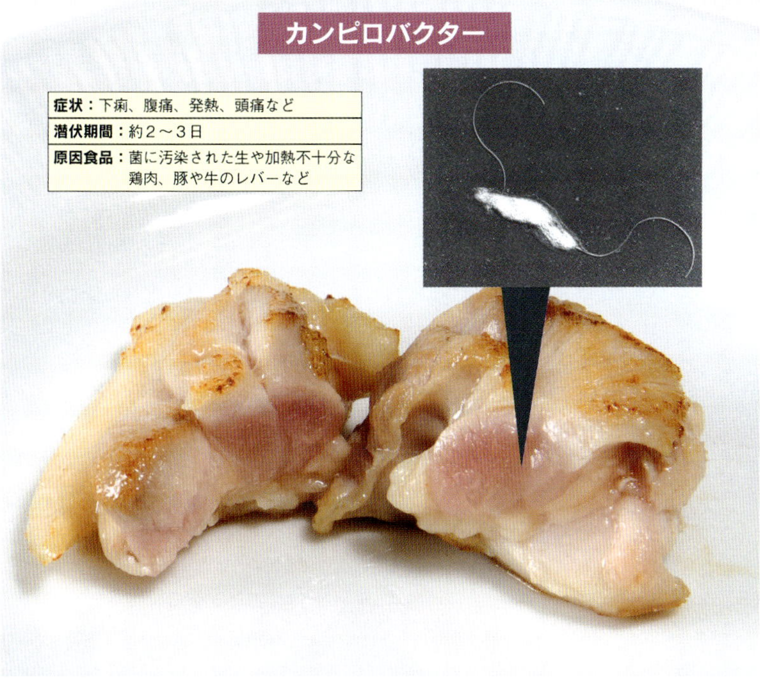

症状：下痢、腹痛、発熱、頭痛など
潜伏期間：約2～3日
原因食品：菌に汚染された生や加熱不十分な鶏肉、豚や牛のレバーなど

カンピロバクターによる食中毒は、加熱不十分な鶏肉などが原因になることがあります。肉は中心部までよく火を通すことが大切です。

サルモネラ

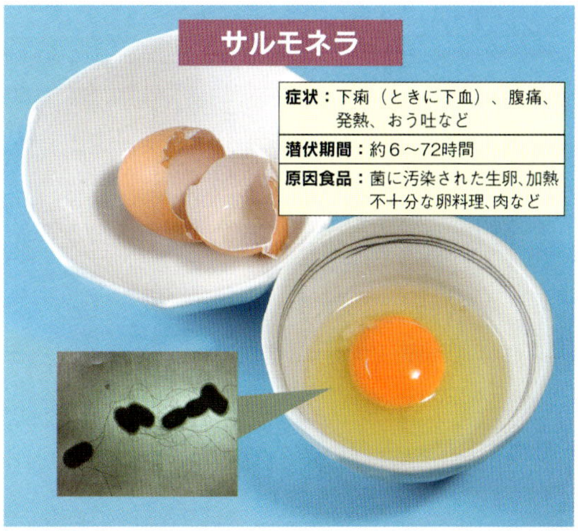

症状：下痢（ときに下血）、腹痛、発熱、おう吐など
潜伏期間：約6～72時間
原因食品：菌に汚染された生卵、加熱不十分な卵料理、肉など

サルモネラによる食中毒は、生卵や加熱不十分な卵・肉などが原因になることがあります。

黄色ブドウ球菌

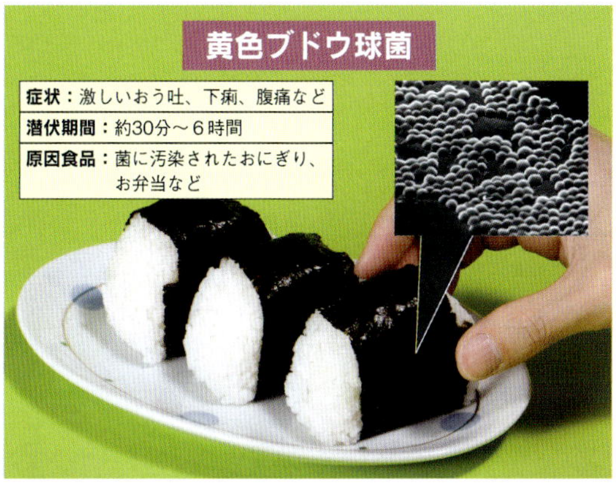

症状：激しいおう吐、下痢、腹痛など
潜伏期間：約30分～6時間
原因食品：菌に汚染されたおにぎり、お弁当など

黄色ブドウ球菌は、調理者の手などから食品につき、食品中で細菌が増殖して毒素を出すことで食中毒を引き起こします。

カンピロバクター感染後神経疾患が起こることも

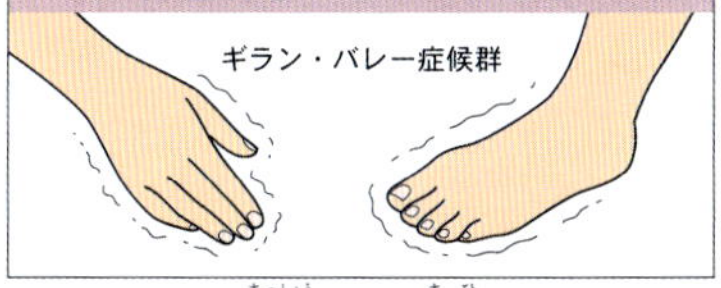

感染後、まれに末梢《まっしょう》神経が麻痺《まひ》するギラン・バレー症候群を発症することがあります。

主な細菌性食中毒の月別発生状況（平成20～26年）

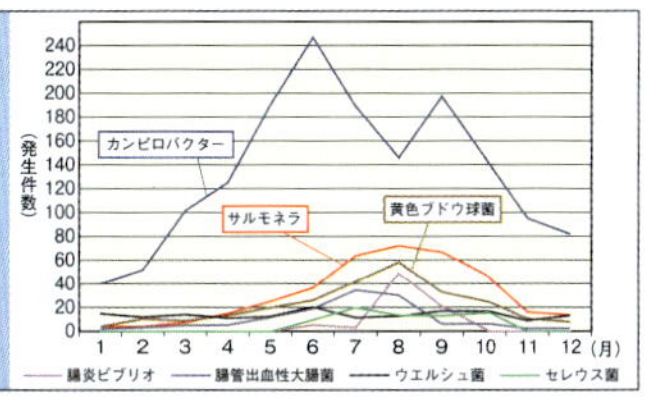

春から夏にかけては、特にカンピロバクターによる食中毒が数多く報告されています。

食中毒予防のために

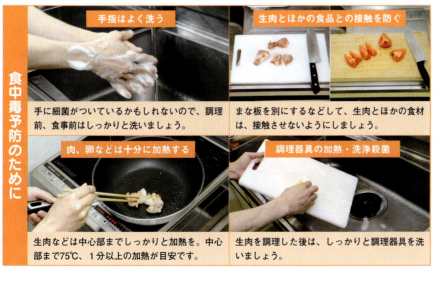

手指はよく洗う

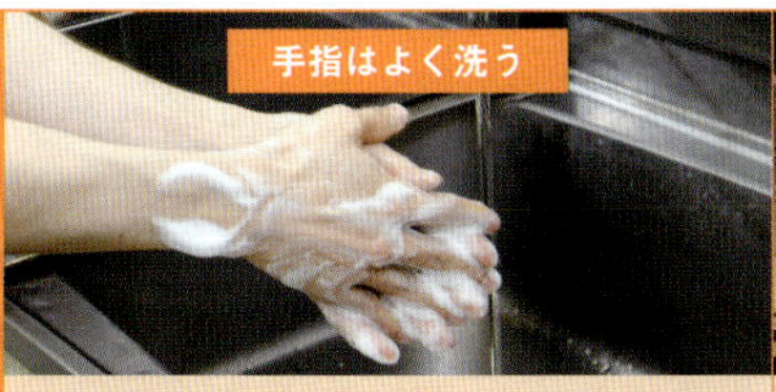

手に細菌がついているかもしれないので、調理前、食事前はしっかりと洗いましょう。

生肉とほかの食品との接触を防ぐ

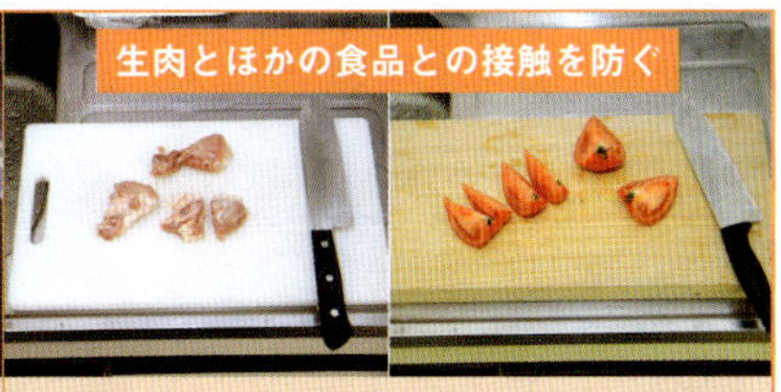

まな板を別にするなどして、生肉とほかの食材は、接触させないようにしましょう。

肉、卵などは十分に加熱する

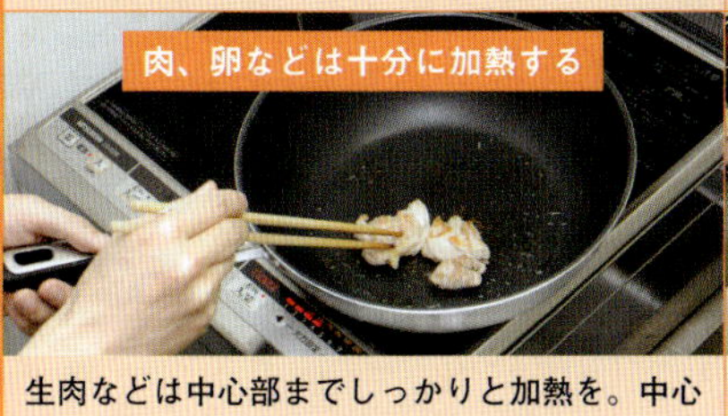

生肉などは中心部までしっかりと加熱を。中心部まで75℃、1分以上の加熱が目安です。

調理器具の加熱・洗浄殺菌

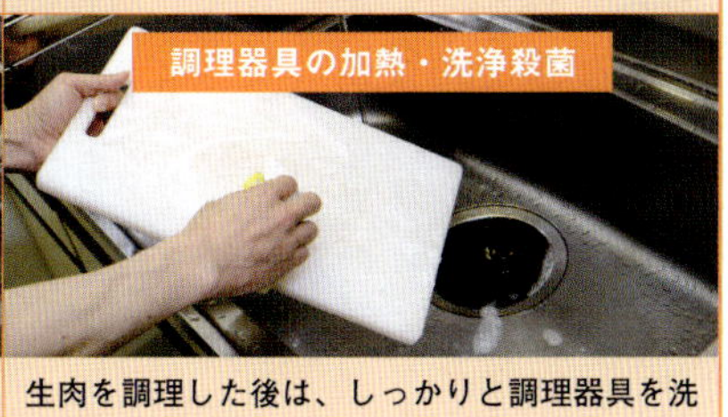

生肉を調理した後は、しっかりと調理器具を洗いましょう。

気温が高くなるこれからの季節は食中毒が増えるので注意が必要です。

この時期の食中毒の原因となる細菌には、加熱不十分な鶏肉に多いカンピロバクター、生卵などに多いサルモネラ、おにぎりなどに増殖する黄色ブドウ球菌などがあります。

食中毒の予防策としては、生の肉は中まで十分に加熱する、まな板などの調理器具は、生肉とそれ以外で分ける、食事や調理をする前には手をよく洗うことなどが大切です。

指導　一般財団法人 東京顕微鏡院 食と環境の科学センター 名誉所長　伊藤 武 先生

少年写真新聞 Juniors' Visual Journal
2016年6月8日発行
第1658号付録
©少年写真新聞社2016年
中学保健ニュース
★定期刊行物は終わる期間を予定しない刊行物です。年度が替わりましても、購読中止のお申し出のない限り、引き続きニュースをご送付申し上げます。
★著作権法により、本紙の無断複写・転載は禁じられています。
株式会社 少年写真新聞社 〒102-8232 東京都千代田区九段南4-7-16 市ヶ谷KTビルⅠ
http://www.schoolpress.co.jp/

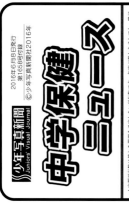

夏場の細菌性食中毒 カンピロバクター食中毒

一般財団法人 東京顕微鏡院
食と環境の科学センター 名誉所長　伊藤 武

気温の高い夏場に多発する食中毒は、食品中で病原菌が増殖できるサルモネラ属菌、また黄色ブドウ球菌、腸管出血性大腸菌（O157）、腸炎ビブリオなどがあります。中でも、夏場に発生する食中毒で一番多いのはカンピロバクターです。

カンピロバクター食中毒の発生状況と症状

カンピロバクター食中毒の事件数は1997年（平成９年）以降増加の傾向となり、2015年では事件数240件（１件につき患者２名以上）です。しかし患者数はそのほとんどが飲食店における食中毒であることからそれほど多くなく、年間2000名から3000名です。患者の症状は水様性の下痢、時には血便、激烈な腹痛、発熱などであり、患者の一部は下痢症状がおさまった頃に神経麻痺《まひ》症状を主徴とするギラン・バレー症候群を続発することがあります。本症候群は手足の末端から麻痺症状が見られ、重症化すると運動麻痺や呼吸麻痺を起こし、死亡します。

原因食品は、飲食店で提供された鶏刺し、たたき、ユッケ、レバーなど肉の生食が全体の70％を占めていて、鶏肉料理や焼鳥、焼肉などもあります。学校給食では過去にはカンピロバクター食中毒が多発しましたが、最近では対策が徹底し、学校給食による発生はありません。注目すべきことは、学校での調理実習によるカンピロバクター食中毒が毎年見られることです。その原因食品は明確ではありませんが、実習に用いた鶏肉からの二次汚染が推察されます。

カンピロバクターはサルモネラ属菌などと異なり、発育には少量の酸素が必要（酸素濃度：３～15％）で、酸素が十分にある大気中では死滅する微好気性細菌です。食品中では増殖できません。カンピロバクターが生活できる環境は、人や動物の腸管内の酸素濃度が低いところです。食中毒の原因となるカンピロバクターの保菌率は牛、豚、ヤギ、羊などで数％～30％です。鶏や七面鳥での保菌率は、50％以上にもなります。

なぜ夏期に多発するのか

一般に1000個から10万個以上の大量の菌により人は食中毒を起こします。ところがカンピロバクターは、過去に行われた人体感染実験の結果から、100個程度の少量菌でも人に食中毒を起こすことができることが証明されました。夏場にカンピロバクター食中毒が多発する理由は、夏季の鶏、牛、豚などの動物の腸管には高率にカンピロバクターが保有されているからです（冬期では、保有率は著しく低い）。夏季の市販生食肉のカンピロバクター汚染率は50％以上にもなります。大気にふれると死滅しますが、冷蔵庫では一週間ぐらいは生存できます。

カンピロバクター食中毒対策

消費者がなすべき対策は鶏、牛、豚などの肉類やレバーの生食を慎むことです。肉類やレバーは必ず加熱することが大切です。学校の調理実習では、鶏肉を用いた料理では鶏肉からの二次汚染を防止すること、すなわち、鶏肉を取り扱った際には手指の洗浄・消毒（使い捨ての手袋の利用）、包丁・まな板・ふきんの洗浄・消毒などを徹底することでしょう。

カンピロバクターによる集団食中毒では年間で多くても3000名ぐらいの患者が報告されていますが、家庭などで発生する散発患者は年間300万人以上とも報告されています。食肉は必ず加熱し、生食は慎みましょう。

少年写真新聞 Juniors' Visual Journal
2016年6月18日発行
第1659号付録
©少年写真新聞社 2016年
中学保健ニュース
★定期刊行物は終わる期間を予定しない刊行物です。年度が替わりましても、購読中止のお申し出のない限り、引き続きニュースをご送付申し上げます。
★著作権法により、本紙の無断複写・転載は禁じられています。
株式会社 少年写真新聞社 〒102-8232 東京都千代田区九段南4-7-16 市ヶ谷KTビルⅠ
http://www.schoolpress.co.jp/

ペットボトル症候群

女子栄養大学栄養クリニック
所長　田中 明

ペットボトル症候群とは？

ペットボトル症候群とは、糖尿病になりやすい体質のある人が糖を含む清涼飲料（ペットボトル）を大量に飲み続けることにより、血中の糖濃度（血糖）が著しく上昇する疾患です。10～30歳代で突然発症することが多く、重症の場合には、吐き気や腹痛を生じ、意識がなくなることもあります。

上昇した血糖を下げるために、糖は尿中に排泄《はいせつ》されます。その際に糖は大量の水分に溶かされて排泄されますので、尿量が増加します。大量の尿が排泄されると体は脱水状態になり、著しい喉の渇きを感じるので、また、清涼飲料を大量に飲むという悪循環に陥ります。

清涼飲料の糖分

清涼飲料は大量の糖を含みます。角砂糖が１個3.7gの砂糖を含んでいるとすると、果汁入り飲料および炭酸飲料（コーラ）は500mLあたり砂糖約55.5g、角砂糖15個分、スポーツ飲料は500mLあたり砂糖約31.4g、角砂糖約８個分を含んでいることになるのです。

ペットボトル症候群のメカニズム

インスリンは膵臓《すいぞう》で合成・分泌されるホルモンで、血中の糖を全身の細胞に引き込むことにより、血糖値を低下させる作用があります。細胞に引き込まれた糖は分解され、そのときにエネルギーを生じます。私たちはこのエネルギーを利用して、食事をしたり運動をしたりしています。ペットボトル症候群では、血糖値が上昇しますので血糖値を下げるためにインスリンを大量に必要とします。血糖上昇が持続しますと、膵臓は大量のインスリンを供給し続けなければならず、次第にインスリンの合成、分泌量が減少してきます。インスリンの供給量が減少すると、血中の糖を細胞に引き込む作用が低下し、私たちの体はエネルギーが不足してしまいます。エネルギー源である糖が不足すると細胞は代わりに脂肪を分解してエネルギーを得ようとします。脂肪が分解されるとその分解産物であるケトン体が増加します。ケトン体は酸性が強いため、血液が酸性化します。これをケトアシドーシスといいます。血糖が上昇し、ケトアシドーシスになると意識がもうろうとしてきます。この状態をケトアシドーシス昏睡《こんすい》といいます。このとき、大量の脂肪が分解されますので、体重が急激に減少します。

肥満とペットボトル症候群

清涼飲料を飲み続けた結果、大量に摂取された糖は肝臓で脂肪に変わります。この脂肪が脂肪細胞に蓄積して肥満を生じます。脂肪を大量に蓄積した脂肪細胞は、アディポカインという物質を分泌します。アディポカインは血中の糖を細胞に引き込むインスリンの働きを低下させ、これは、さらにインスリンの合成・分泌を増加するように膵臓に促します。これが持続すると膵臓でのインスリンの合成・分泌が減少してきます。

大量の糖の持続的な摂取は肥満を引き起こし、肥満はインスリンの働きを低下させ、ペットボトル症候群の原因となります。そのため清涼飲料の飲み過ぎには注意する必要があります。

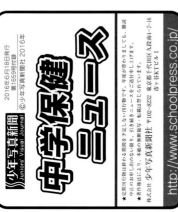

ほけん通信。

学校　　年　月　日発行

睡眠○×クイズにチャレンジ

指導／広島国際大学心理学部心理学科 教授　田中秀樹 先生

「夏休みは朝早く起きて学校に行く必要がないから」とついつい夜遅くまで起きてしまいがちです。睡眠不足や夜型の生活は、どういった問題を引き起こすのでしょうか。Q&A 形式で見ていきましょう。

Q.1 睡眠と肥満は関係があるの？

A.1 ○　睡眠不足になると、血液中の食欲を増すホルモンが増え、満腹を感じさせるホルモンが減ります。このため、睡眠不足だと食べる量が増え、太りやすくなります。

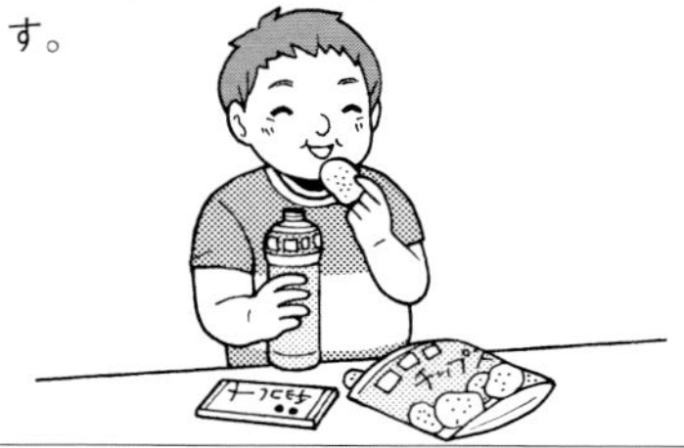

Q.2 人間の体のリズムは、24時間？

A.2 ×　人の体のリズムは24時間より少し長く、約25時間です。起きてから日光を浴びたり、朝ごはんを食べたり、運動をしたりすることで、体内時計が24時間に調整されています。

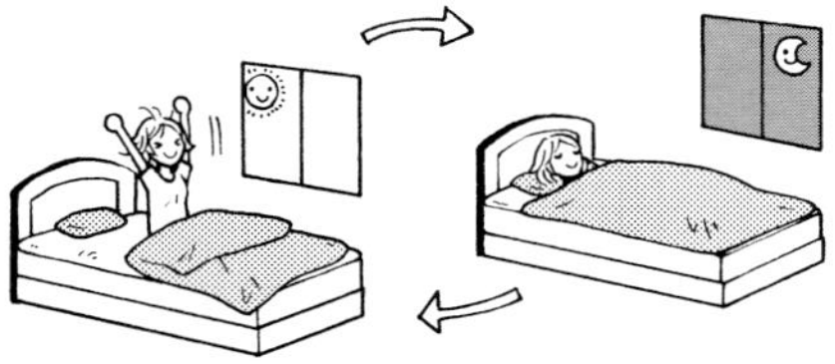

Q.3 まぶしいので、朝起きてすぐカーテンは開けない方がよい？

A.3 ×　朝の光には、脳にある体内時計をリセットさせる働きがあります。そのため、朝にはカーテンを開け、できるだけ光を浴びるようにしましょう。

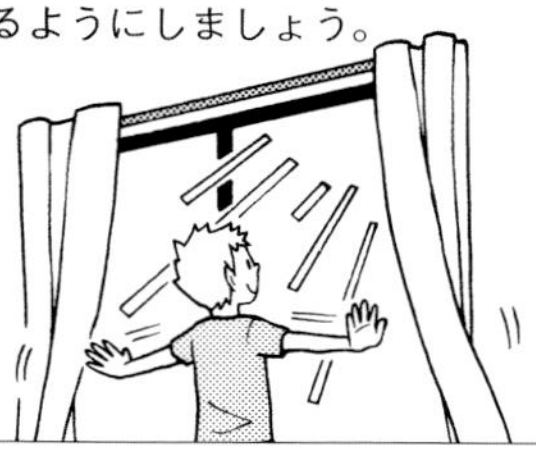

Q.4 帰宅後、夕方に眠くなったら寝た方がよい？

A.4 ×　夕方仮眠をとると寝る時間が遅くなり、体内時計のリズムが夜型化するので避けましょう。夕方は仮眠をせず、夜に早めに寝るようにしましょう。

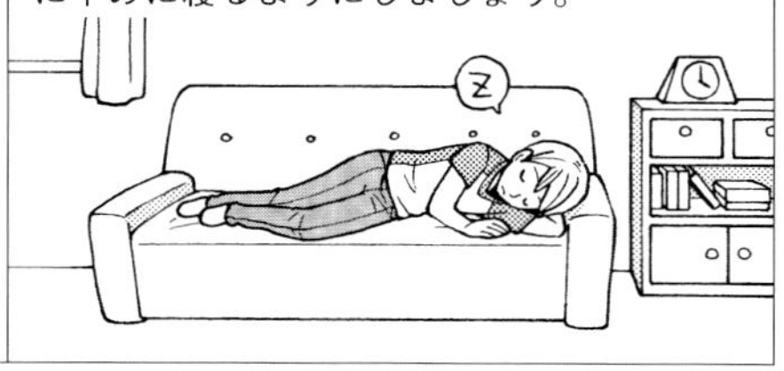

Q.5 眠りが足りなかったときは、休日は午後まで眠るのがよい？

A.5 ×　休日遅くまで寝ていると、体内時計がどんどん後ろにずれ、月曜日の朝がつらくなります。休みの日も平日との起床時間の差は２時間以内にするとよいでしょう。

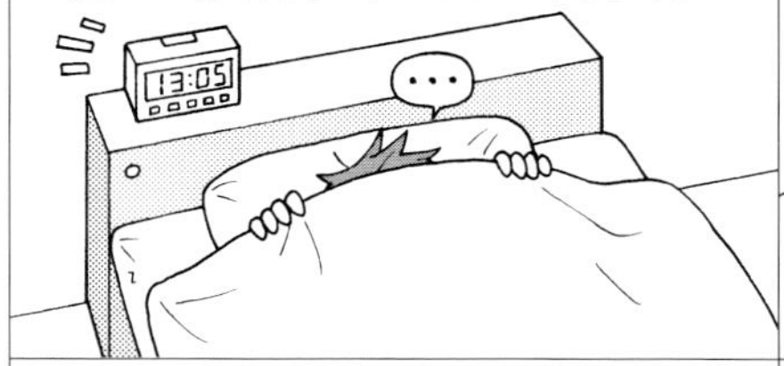

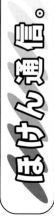

Q.6 寝ているときは、体温が上がっているの？

A.6 ×　体温には24時間のリズムがあり、寝る前から体温は下がり始め、明け方に最も低くなります。その後、体温が上がり始めると眠りから覚めます。

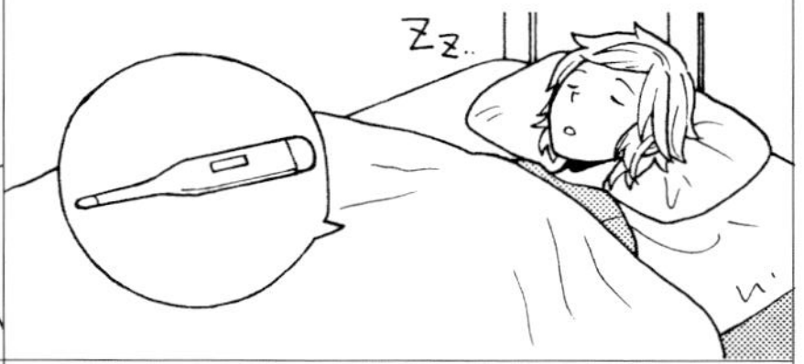

Q.7 ベッドの中で携帯電話（スマートフォン）を見ていると、よく眠れる？

A.7 ×　寝る前に携帯電話を使うと、脳が興奮して目が覚めます。また液晶画面からはブルーライトという強い光が出ていて、体内時計を後ろにずらす働きがあります。

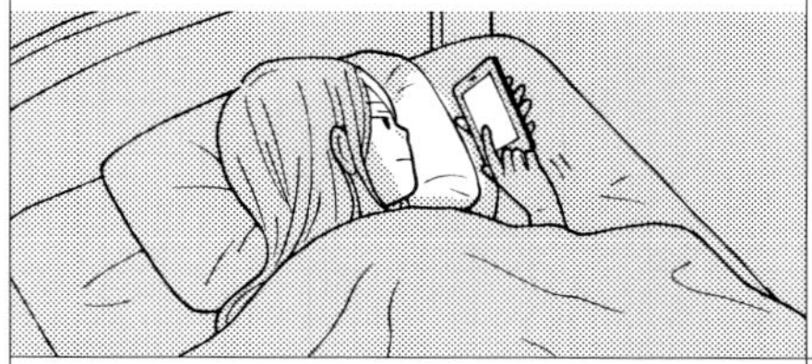

Q.8 寝る前にぬるめのお風呂に入るとよく眠れる？

A.8 ○　38～41℃ぐらいのぬるめのお風呂に入ると、その後、体温がスムーズに低下し、寝つきやすくなります。

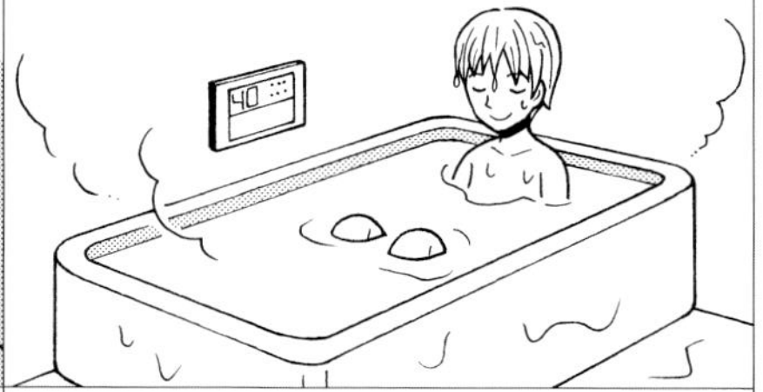

Q.9 眠れないときでも、ベッドで横になっているのがよい？

A.9 ×　眠れないのにベッドに入っていると、それ自体がストレスになり、脳が興奮することもあるので、眠くなってからベッドに入るようにしましょう。

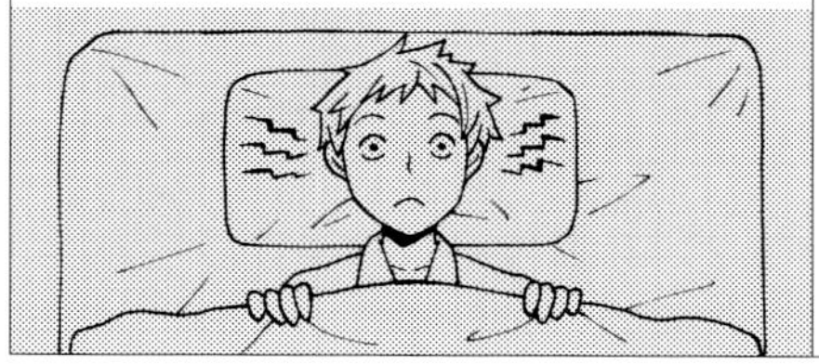

Q.10 寝る前には、明るいところへ行かない方がよい？

A.10 ○　テレビ、スマートフォン、パソコンのモニター、部屋の照明などの明るい光を浴びると、脳が覚醒し、眠りにくくなります。寝る前には部屋の明かりも抑え気味にすると、自然に眠くなります。

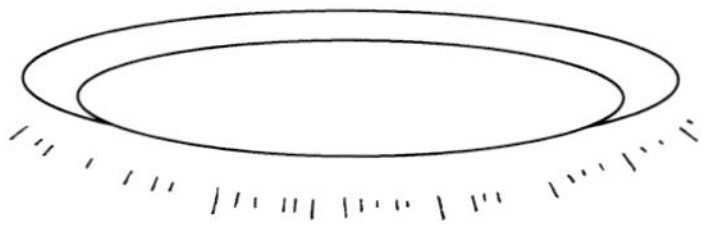

少年写真新聞
Juniors' Visual Journal
http://www.schoolpress.co.jp/
株式会社 少年写真新聞社
〒102-8232 東京都千代田区九段南4-7-16市ケ谷KTビルI
TEL 03（3264）2624　FAX 03（5276）7785

中学保健ニュース

No.1659
2016年（平成28年）
6月18日号
493.49 内分泌疾患
8739

清涼飲料は水代わりに飲まないで

飲み過ぎで血糖値が急上昇し、“ペットボトル症候群”になる恐れも

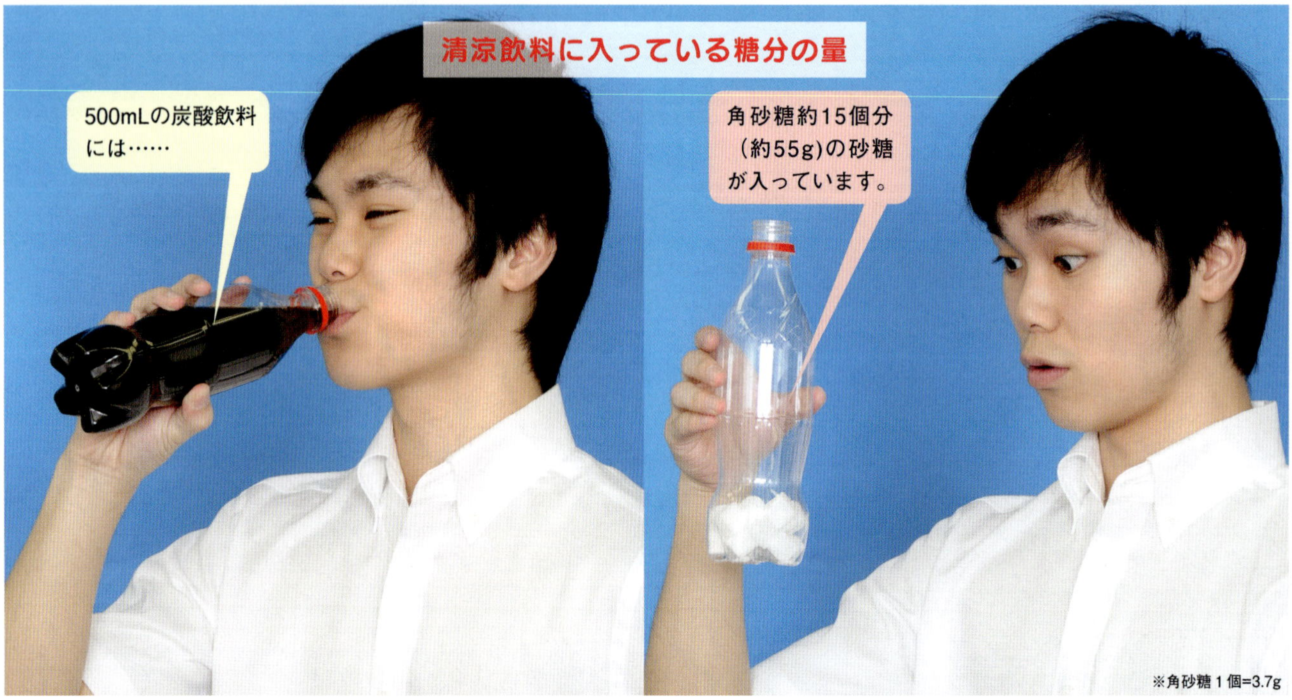

清涼飲料に入っている糖分の量
500mLの炭酸飲料には……
角砂糖約15個分（約55g）の砂糖が入っています。
※角砂糖1個=3.7g

冷たい温度が甘味を低く感じさせ、炭酸の刺激が舌の感覚を鈍らせますが、清涼飲料には思っているよりも多くの糖分が含まれています。

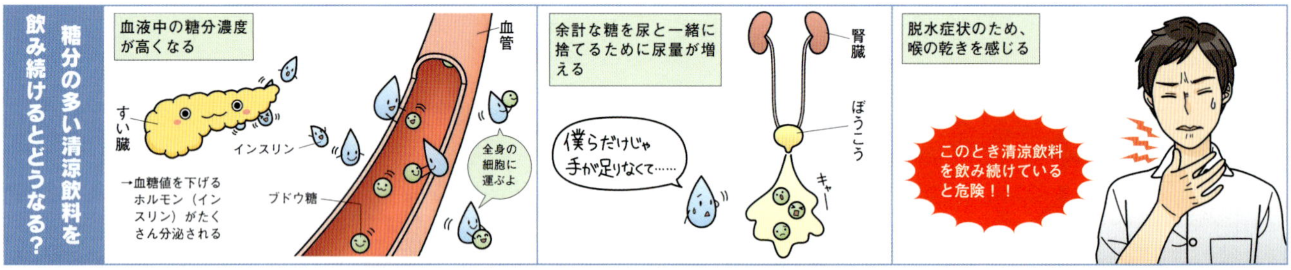

糖分の多い清涼飲料を飲み続けるとどうなる?
血液中の糖分濃度が高くなる
すい臓

→血糖値を下げるホルモン（インスリン）がたくさん分泌される
ブドウ糖
血管
全身の細胞に運ぶよ
余計な糖を尿と一緒に捨てるために尿量が増える
腎臓
ぼうこう
僕らだけじゃ手が足りなくて……
キャー
脱水症状のため、喉の乾きを感じる
このとき清涼飲料を飲み続けていると危険！！

ペットボトル症候群とは

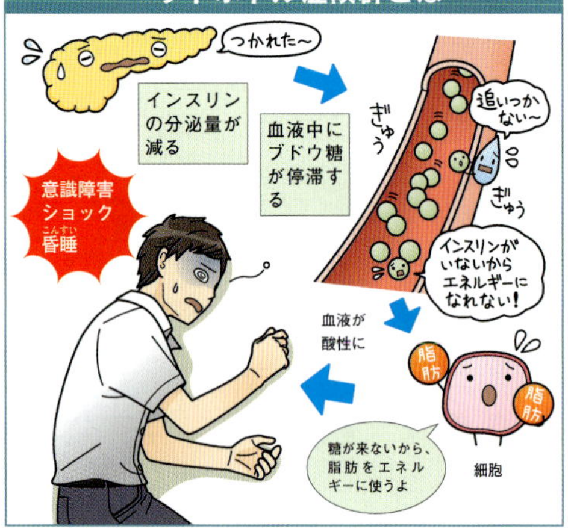

つかれた～
インスリンの分泌量が減る
血液中にブドウ糖が停滞する
ぎゅう
追いつかない～
ぎゅう
インスリンがいないからエネルギーになれない！

脂肪
脂肪
糖が来ないから、脂肪をエネルギーに使うよ
細胞

高血糖が続くと、血糖値を下げるホルモン（インスリン）が十分作用できなくなり、血液が酸性に傾いて最悪の場合昏睡に陥ることも。

スポーツ飲料の飲み過ぎにも注意

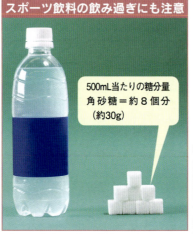

500mL当たりの糖分量
角砂糖＝約8個分
（約30g）

激しい運動時にスポーツ飲料を飲むのはよいですが、日常の水分補給には糖分を含まない飲料を。

熱中症の予防には水分補給が大切ですが、糖分の多い清涼飲料を大量に飲み続けると、“ペットボトル症候群”になる恐れがあります。

“ペットボトル症候群”は、血液中の糖分濃度が上がると正常に戻すために水分が欲しくなり、このときさらに清涼飲料を飲み続けることで、高血糖状態が続く悪循環のことをいいます。

高血糖により、体のだるさや急な体重減少、意識障害などが起こることがあるので、水分補給には水や麦茶を飲みましょう。

ショック
昏睡《こんすい》

指導　女子栄養大学栄養クリニック 所長　田中 明 先生

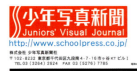

少年写真新聞
Juniors' Visual Journal
http://www.schoolpress.co.jp/
株式会社 少年写真新聞社
〒102-8232 東京都千代田区九段南4-7-16市ヶ谷KTビルⅠ
TEL 03（3264）2624 FAX 03（5276）7785

中学保健ニュース

No.1660
2016年（平成28年）
6月28日号
494.62 頭部外科 8739
昭和43年6月4日第3種郵便物認可 2016年6月28日発行 第1660号 旬刊 毎月3回（8・18・28日）発行 1か年定価17,640円 ★定期刊行物は終わる期間を予定しない刊行物です。年度が替わりましても、購読中止のお申し出がない場合、引き続きニュースをご送付申しあげます。

軽視してはいけない脳しんとう

意識消失がなくても、脳しんとうが起きていることがあります

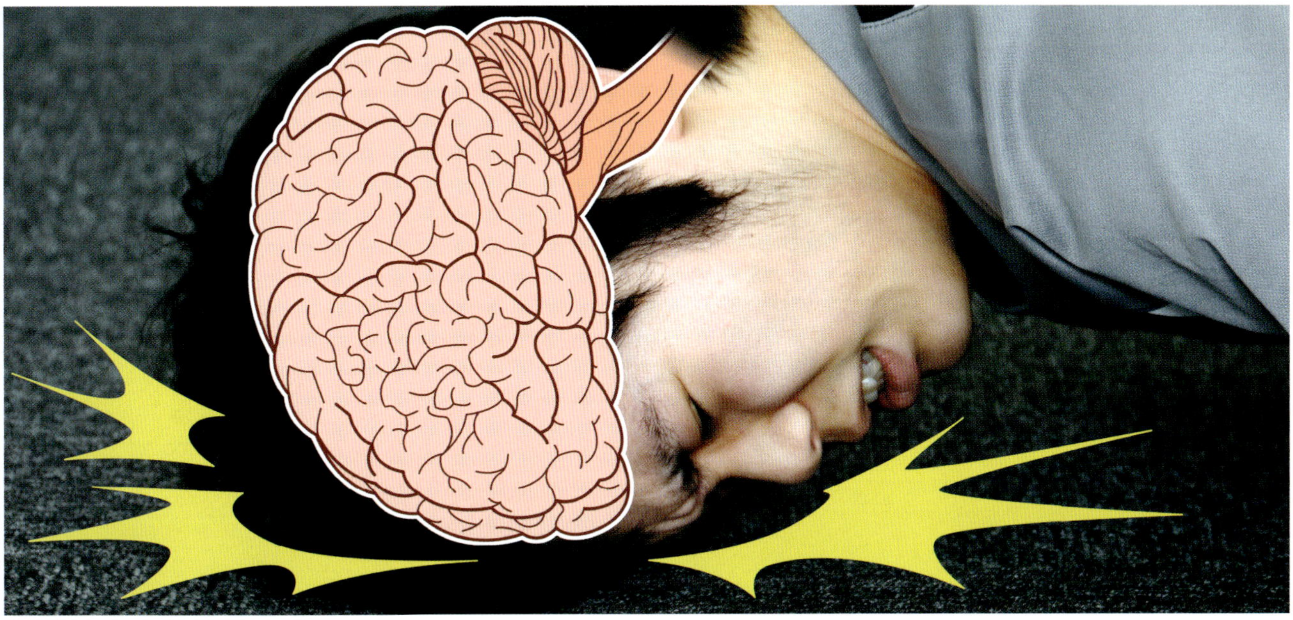

脳しんとうとは、頭を打った後に脳機能障害が起こって、意識を失ったり、頭を打った前後のことを忘れたり、めまいやふらつきなどが見られたりする状態のことです。

脳しんとうとは、頭部に衝撃が加わった後、一時的に脳機能が障害される状態で、めまい、けいれん、物がぼやけて見える、記憶障害、吐き気、意識消失などが起こります。

サッカー、ラグビー、柔道などの接触することが多いスポーツで起こることがあります。

頭部打撲後、意識消失や記憶障害があれば、医療機関を受診した方がよく、特に、頭痛が続く場合は内出血をしていることもあるので、必ず受診するようにしましょう。

指導 おとわ内科・脳神経外科クリニック 院長 川又 達朗 先生

スポーツ現場における脳しんとうの評価

以下のうち1つでも当てはまれば、脳しんとうの疑いがあります。脳しんとうの場合は、当日の練習や試合に復帰できません。

1：自覚症状

□意識消失 □けいれん □記憶障害 □頭痛
□頭部圧迫感 □頸部痛《けいぶつう》 □吐き気、おう吐 □めまい
□ぼやけて見える □ふらつき □光に敏感
□音に敏感 □素早く動けない □霧の中にいる感じ
□何かおかしい □集中できない □思い出せない
□疲労・力が出ない □混乱している □眠い □感情的
□いらいらする □悲しい □不安・心配

2：記憶 （以下の質問に答えられない）

（例）「ここはどこですか？」
「今は前半ですか？ 後半ですか？」
「最後に得点をしたのは誰ですか？」
「最近の試合の対戦相手は？」
「最近の試合は勝ちましたか？」

3：バランステスト

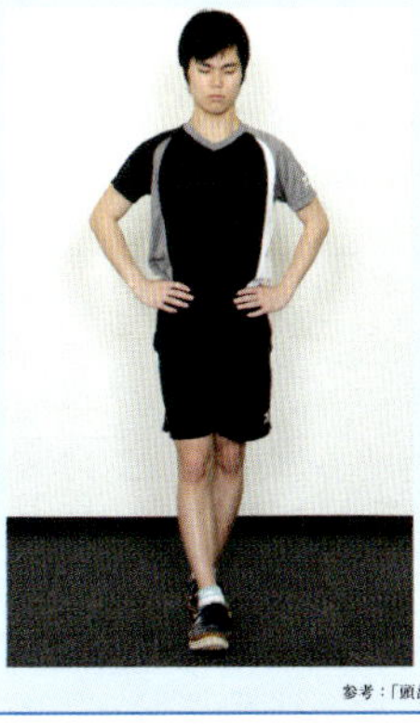

利き足を前に置き、そのかかとに反対の足のつま先をつけて立ちます。体重は両方の足に均等にかけます。両手は腰に置いて、目を閉じ、20秒の間その姿勢を保ってください。よろけて姿勢が乱れたら、目を開いて最初の姿勢に戻り、テストを続けてください。

目を開ける、手が腰から離れる、よろける、倒れるなどのエラーが20秒間に6回以上ある場合や、開始の姿勢を5秒以上保持できない場合には、脳しんとうを疑います。

参考：「頭部外傷10か条の提言」（日本臨床スポーツ医学会）

病院への受診が必要な場合

すぐに救急搬送が必要な場合

□持続する、あるいは悪化する意識障害
□手足の麻痺《まひ》 □言語障害
□けいれん（ひきつけ） □呼吸障害
□繰り返すおう吐など

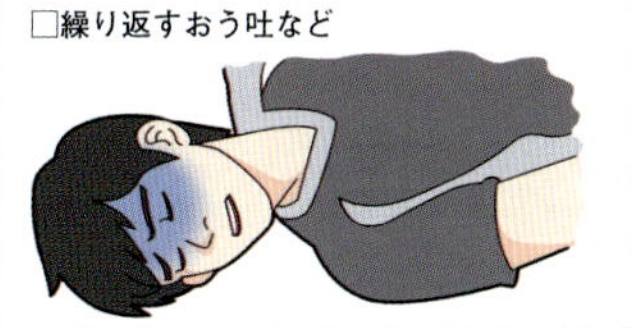

軽症に見えても受診すべき場合

□1分以上の意識消失 □記憶障害
□頭痛が長引く場合 □めまいやふらつき
□手足に力が入りにくい、しびれ
□性格の変化、認知障害

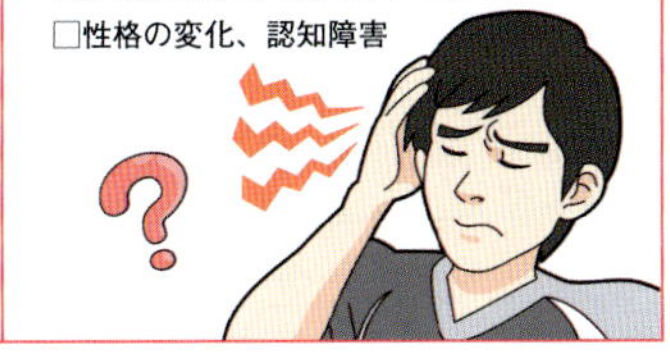

頭を打った後、上のような症状が見られたら病院を受診しましょう。

脳しんとう後は、段階的に競技に復帰

1：活動なし（体も頭も使わず完全に休む）
2：軽い有酸素運動（ウォーキングなど）
3：スポーツに関連した運動（ランニングなど）
4：接触プレーのない運動・訓練
5：メディカルチェックを受けた後に接触プレーを含む訓練
6：競技復帰

脳しんとうの場合は、1～6の順に段階的に復帰しましょう（各段階は24時間空ける）。

頭痛が続く場合は、内出血が起きていることも

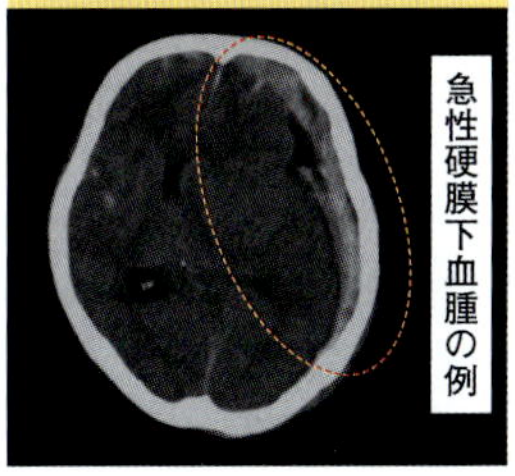

囲っている部分が、内出血が起きているところです。

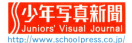

少年写真新聞 Juniors' Visual Journal
2016年6月28日発行
第1660号付録
©少年写真新聞社 2016年

中学保健ニュース

★定期刊行物は終わる期間を予定しない刊行物です。年度が替わりましても、購読中止のお申し出のない限り、引き続きニュースをご送付申し上げます。
★著作権法により、本紙の無断複写・転載は禁じられています。
株式会社 少年写真新聞社 〒102-8232 東京都千代田区九段南4-7-16 市ヶ谷KTビルⅠ
http://www.schoolpress.co.jp/

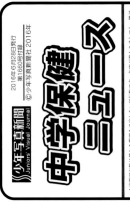

脳《のう》振《しん》盪《とう》への対応

おとわ内科・脳神経外科クリニック
院長　川又 達朗

学校スポーツにおける脳振盪への関心が高まっています。単独の脳振盪は軽症であり問題を残さず完治しますが、脳振盪を繰り返すことにより、重症の頭部外傷につながったり、認知機能障害などの後遺症を残したりすることが明らかになってきたからです。本稿では脳振盪を起こした生徒の取り扱いについて概略を述べます。詳細は、スポーツ頭部外傷の取り扱いをまとめた「頭部外傷10か条の提言」（日本臨床スポーツ医学会監修：http://concussionjapan.jimdo.com/）をご参照ください。

脳振盪の評価

脳振盪というと一時的に意識を失い、その後回復するというイメージがありますが、実際には意識消失を来さないことが多く、健忘（記憶の脱落）、頭痛、めまいなど、多彩な症状を呈します。現場での脳振盪の評価には、国際スポーツ脳振盪会議が提唱した脳振盪の簡易評価表（Pocket SCAT 2）を用いるとよいでしょう。前述URLよりダウンロード可能です。1）脳振盪の症状、2）記憶の評価、3）バランステストの3つから構成されており、脳振盪を簡便に評価することができます。

どのようなときに脳神経外科を受診するべきか

脳振盪の症状が速やかに改善しない場合は脳神経外科を受診しましょう。自覚症状が15分以内にすべてなくなるようなごく軽症の脳振盪の場合は、病院に行かずに経過を見ることもありますが、健忘、頭痛、めまいなどが続く場合は診察を受けましょう。特に長引く頭痛、短期間に脳振盪を繰り返した場合は、慎重に対応するべきです。

脳振盪を起こすと何が問題になるのか

単独の脳振盪は後遺症を残しませんが、脳振盪を複数回繰り返すと2つの問題が起こる可能性があります。ひとつは認知機能障害の発生です。もうひとつは重症頭部外傷、特に急性硬膜下血腫につながることです。1回目の脳振盪から1～2週間後に再び頭部をぶつけて、頭の中に重篤な出血を来した症例が報告されています。脳振盪の後は、十分な観察期間を経てから競技に復帰するようにします。脳振盪を来した後、数週の間は、通常よりも軽度の頭部打撲で再び脳振盪になりやすくなります。繰り返しの脳振盪を防ぐ意味からも、競技への復帰は慎重に行いましょう。

スポーツへの復帰

競技へ復帰する際の原則は、1）脳振盪を起こしたらすぐに競技を中止し、当日は競技に復帰してはいけない。2）復帰は自覚症状が完全になくなってから行う。3）すぐに元の競技レベルには戻らず、少しずつ運動負荷を上げていき、様子を見ながら復帰する。この3点です。3）は「段階的復帰」といわれています。詳細は「頭部外傷10か条の提言」をご覧ください。

段階的復帰中に症状が再発し、なかなかよくならない場合は病院を受診しましょう。特に頭痛が続く場合は、頭の中に出血が起きていることがあるので要注意です。頭蓋内出血の診断を受けた場合は、たとえ軽症であってもコンタクトスポーツからは引退しなくてはなりません。復帰すると、大出血を起こすことがあるからです。

少年写真新聞 Juniors' Visual Journal
2016年7月8日発行
第1661号付録
©少年写真新聞社2016年

中学保健ニュース

★定期刊行物は終わる期間を予定しない刊行物です。年度が替わりましても、購読中止のお申し出のない限り、引き続きニュースをご送付申し上げます。
★著作権法により、本紙の無断複写・転載は禁じられています。
株式会社 少年写真新聞社 〒102-8232 東京都千代田区九段南4-7-16 市ヶ谷KTビルⅠ
http://www.schoolpress.co.jp/

思春期に起こる心身の変化

慶應義塾大学医学部 小児科
水野 裕介　長谷川 奉延

思春期とは

思春期とは、二次性徴が出現して男女それぞれの性機能が完成するまでの数年をいいます。個人差がありますが、通常は小学校高学年頃から高校生くらいまでを指します。一次性徴は、生まれて間もない男女それぞれの性器の特徴を指しますが、二次性徴は、思春期になってあらわれる、性器以外も含めた体の各部位にみられる男女それぞれの特徴を指します。

二次性徴が起きるメカニズム

脳視床下部から脳下垂体に性腺刺激ホルモン分泌を促すホルモンが出ることで、脳下垂体から性腺刺激ホルモンが出され、精巣あるいは卵巣に作用し、精巣から男性ホルモン、卵巣から女性ホルモンが出ます。これらのホルモンは血液を介して体全体に運ばれて二次性徴が起こります。

二次性徴の男性の体の変化は、（1）陰茎の長さが長くなり、精巣の大きさが大きくなります。（2）陰毛、腋《えき》毛《もう》、髭《ひげ》、体毛が生えます。（3）変声し、低い声になります。（4）筋肉質になります。（5）精通が起きます。

女性の体の変化は、（1）乳房が発達します。（2）陰毛、腋毛が生えます。（3）女性らしい、丸みを帯びた体型になります。（4）初経が起こります。

また、思春期には体の変化とともに精神面の変化も起こります。男女とも、それぞれ特定の人が気になるようになり、「愛したい、愛されたい」という欲求が起こり、性的欲求や性的興味が強くなるのが特徴です。

二次性徴の個人差

二次性徴の発現時期は個人差が大きく、早い生徒もいれば、遅い生徒もいます。周囲より早かったり遅かったりして悩んでいる生徒がいても、まずは安心させてあげることが大事です。

ただし、明らかに標準の範囲を外れる生徒については、医療機関への受診を勧めることもあります。陰茎の長さや乳房の大きさも個人差が大きく、悩む生徒も多いですが、そのほとんどは個性の範ちゅうであることが多く、問題にはなりません。

特に、初経年齢、月経周期・期間、経血量は、いずれも非常に個人差が大きいです。初経年齢は12～13歳前後であることが多いですが、小学校中学年で初経を迎える生徒もいれば、高校生になって初経を迎える生徒もいます。ただし、16歳～17歳になっても初経が来ない生徒については、検査や治療が必要な場合もあるため、医療機関への受診を勧めることもあります。

月経周期は、月経初日から次の月経前日までの日数を指します。25～38日が標準とされ、多くの女性はほぼ一定の間隔です。思春期女性の周期は、ずれがあることが多く、毎回日数が違っても心配ないことが多いです。ただし、規則的だった月経周期が不規則になったり、月経が止まったりしたときは、医療機関受診を勧めることもあります。

月経期間は、3～7日が標準とされますが、思春期はこれも不規則なことが多いです。ただし、14日以上続くようなときは、医療機関受診を勧めることもあります。

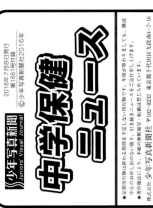

ほけん通信。

学校　　年　月　日発行

コンタクトレンズの安全な使い方

指導／道玄坂糸井眼科医院 院長　糸井 素純 先生

コンタクトレンズは、乱視の矯正など、眼鏡より優れている点もありますが、目の角膜に直接装用するものなので、目の病気やトラブルにつながることがあります。そのため、コンタクトレンズを使用する場合は、装用時間やレンズのケアなど、装用方法をきちんと守ることが大切です。

コンタクトレンズの長所と短所

長所

・眼鏡では矯正しにくい乱視なども矯正できる
・視野が広くなる
・運動をしてもずれにくい
・見た目の印象が変わらない
・左右の視力差がある場合、眼鏡では眼精疲労が起きやすいが、コンタクトレンズでは起こりにくい。

短所

・眼鏡では起こらない眼障害が起こる
・レンズケアの手間がかかる
・眼鏡よりもコストがかかる

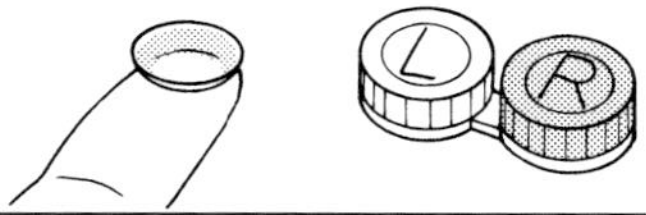

ハードコンタクトレンズとソフトコンタクトレンズ

コンタクトレンズには、硬い素材でできたハードコンタクトレンズと、軟らかい素材でできたソフトコンタクトレンズがあります。それぞれの特徴は、次のようなものです。

	ハードコンタクトレンズ	ソフトコンタクトレンズ
特徴	・角膜より小さく、水分をほとんど含まない素材でできている	・角膜より大きく、水分を含んだ素材でできている
メリット	・レンズが角膜より小さいため、目に酸素が届きやすい ・安全性が高い（角膜に傷がつくと痛みが出るので、障害に気づきやすい） ・不正乱視なども矯正できる	・装用感がよい ・外れにくいため、紛失しにくい
デメリット	・初めは装用感がよくない ・ずれやすく、脱落しやすいために紛失しやすい	・レンズが角膜を覆うため、ハードレンズより酸素供給が少ない ・安全面で注意が必要（角膜に傷がついても痛みがあまり出ないので、障害に気づきにくい） ・不正乱視は矯正できない

コンタクトレンズによる目の病気

コンタクトレンズの長時間装用による酸素不足や、レンズの汚れなどで角膜を中心にさまざまなトラブルが起こることがあります。

角膜上皮障害

角膜の最も外側の上皮に傷がついた状態です。コンタクトレンズによる目の病気の中で一番多く見られます。レンズの汚れや、レンズの下に入り込んだごみなどが原因になります。

角膜潰瘍

角膜上皮よりも内側の実質にまで障害が及んだ状態です。角膜上皮障害よりも重症です。

角膜内皮障害

酸素不足により、角膜の最も内側の内皮の細胞が減少します。重症になるまで症状がありません。内皮細胞は再生しないので、角膜移植などの治療が必要になることもあります。

角膜血管新生

角膜には本来、血管はありませんが、酸素不足により血管が伸びてくることがあります。重度の酸素不足により起こります。

巨大乳頭結膜炎

まぶたの裏側（結膜）にブツブツができるアレルギー性結膜炎です。レンズの汚れなどが原因になります。

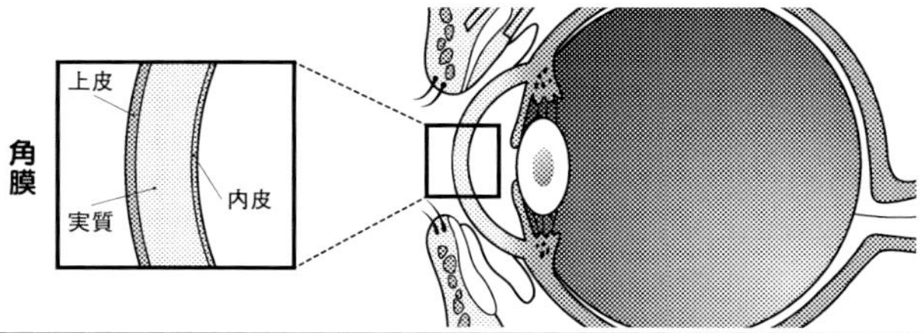

安全に使うために

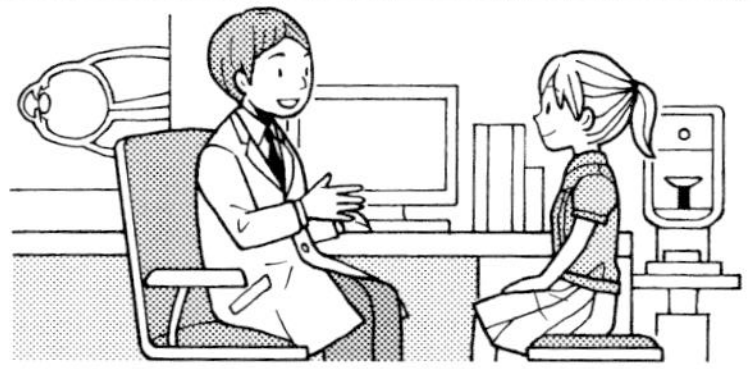

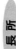

＜眼科専門医の処方を受ける＞

コンタクトレンズを購入するときは眼科専門医の処方を受け、酸素透過性が高く、目に合ったレンズを選択することが大切です。医師の処方を受けず、インターネットで購入することなどは避けましょう。

＜適切なレンズケアを行う＞

レンズの種類によってケアの方法は異なりますが、洗浄・保存を適切に行い、レンズに汚れをつけないようにしましょう。

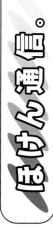

＜無理な装用をしない＞

コンタクトレンズを長時間つけるほど、目の負担になるので、家に帰ったら眼鏡を使うなどして、長時間装用は避けましょう。連続装用タイプのコンタクトレンズ以外は、装用したまま寝てはいけません。

少年写真新聞
Juniors' Visual Journal
http://www.schoolpress.co.jp/
株式会社 少年写真新聞社
〒102-8232 東京都千代田区九段南4-7-16市ヶ谷KTビルⅠ
TEL 03（3264）2624 FAX 03（5276）7785

中学保健ニュース

No.1661
2016年（平成28年）
7月8日号
375.49 保健 2416

保健室指導用 思春期に起こる体の変化

性ホルモンの分泌が活発になり、生殖機能が成熟していきます

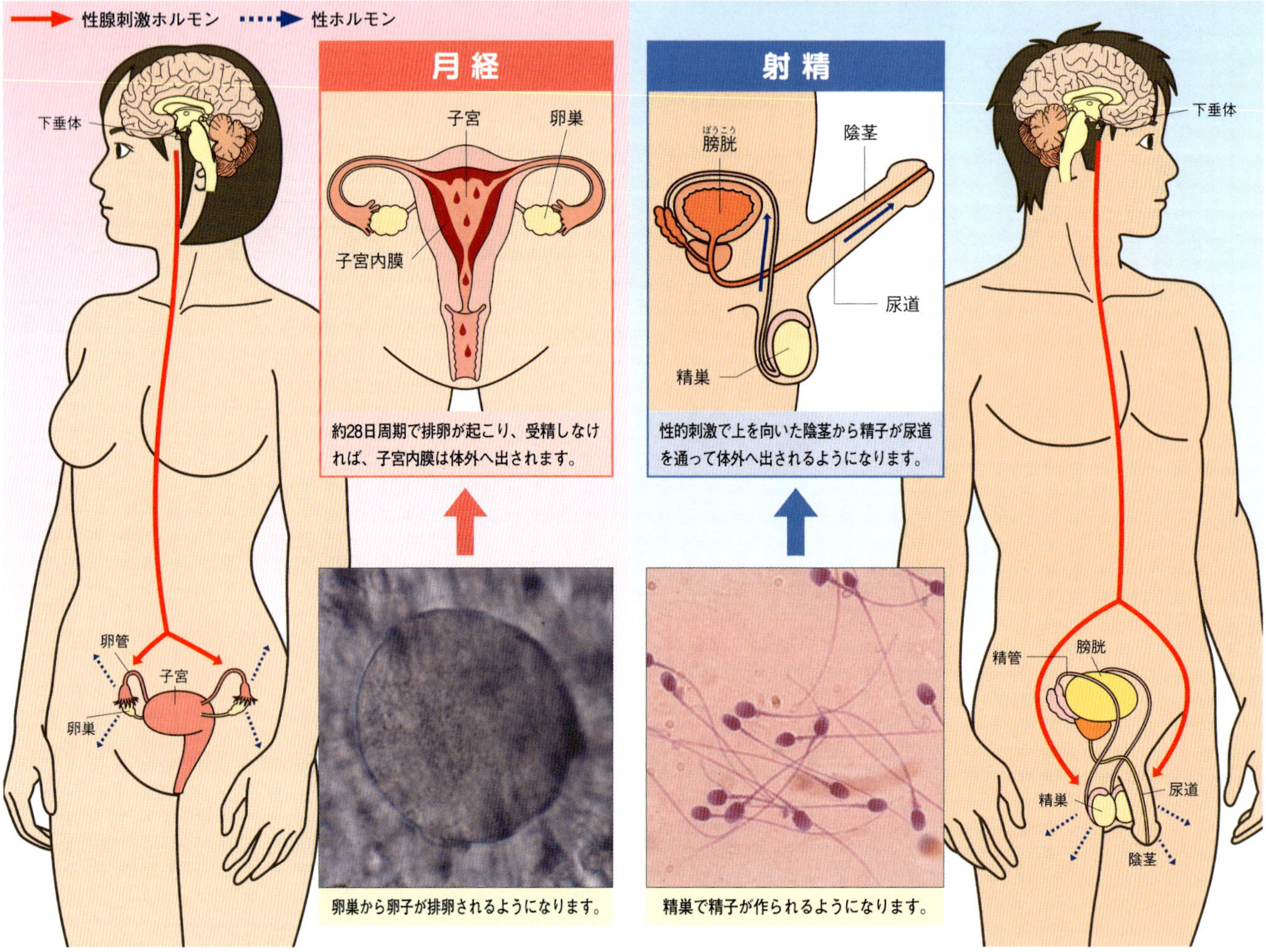

月経が始まったばかりの頃は、周期が安定しないことも多いですが、次第に順調になります。射精が起こるときは、膀胱につながっている管は閉じます。

大人の体へと移り変わる標準的な年齢

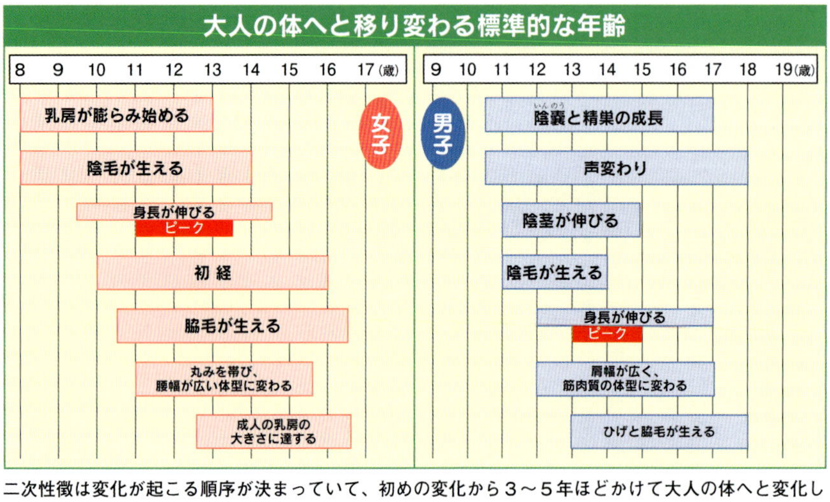

二次性徴は変化が起こる順序が決まっていて、初めの変化から３～５年ほどかけて大人の体へと変化していきます。女子の方が男子よりおよそ２年、二次性徴が来るのが早いです。

一生のうちで心身が急激に発育する時期は二度あり、最初は赤ちゃんのときで、二度目は思春期のときです。

思春期には脳の下垂体から分泌される性腺刺激ホルモンの働きかけにより性ホルモンが分泌され、生殖器が発達していきます。

変化が起こる時期や程度には、個人の差が大きく、早い人や遅い人もいるので、標準の範囲であれば、周りの人と同じではなくても特に心配することはありません。

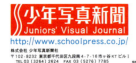

指導 慶應義塾大学医学部 小児科 水野 裕介 先生
長谷川 奉延 先生
写真提供 公益社団法人 日本産婦人科医会

少年写真新聞
Juniors' Visual Journal
http://www.schoolpress.co.jp/
株式会社 少年写真新聞社
〒102-8232 東京都千代田区九段南4-7-16市ヶ谷KTビルI
TEL 03（3264）2624 FAX 03（5276）7785

中学保健ニュース

No.1662
2016年（平成28年）
7月18日号

491.371 脳の生理
昭和43年6月4日第3種郵便物認可 2016年7月18日発行 第1662号 旬刊 毎月3回（8・18・28日）発行 1か年定価17,640円

夏休み前に知りたい 睡眠リズムに関する疑問

睡眠リズムの仕組みを知って、自分の睡眠の状況を見直してみよう

Q.1 寝る前にスマートフォンなどを見ると眠れなくなるの？

A.1 スマートフォンなどの液晶画面からは、ブルーライトという青くて強い光が出ています。この光を目に浴びると、睡眠を誘発するメラトニンというホルモンが出にくくなり、体内時計のリズムが後ろにずれて、夜に眠りにくくなります。

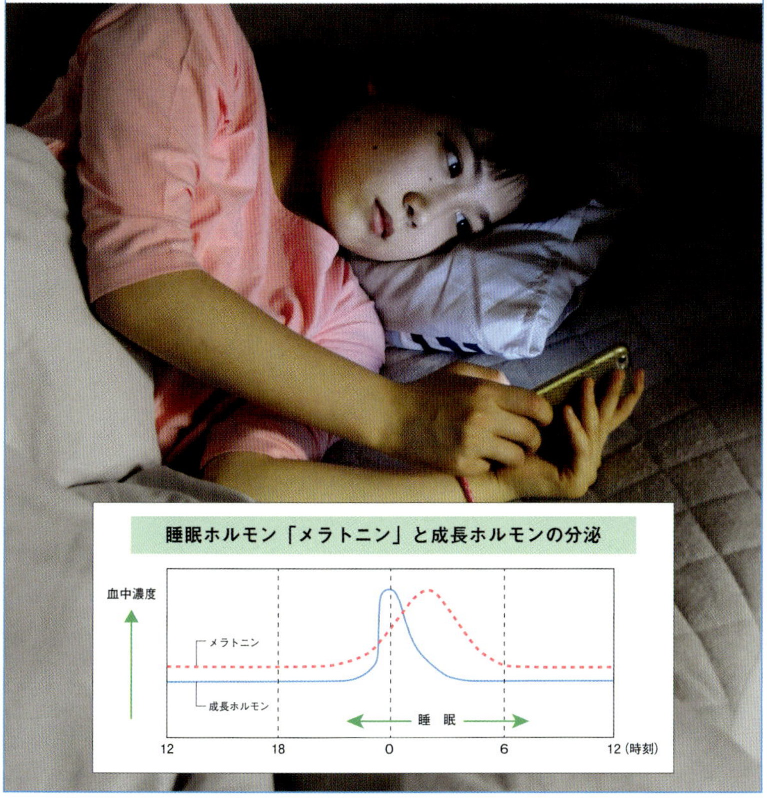

スマートフォンの液晶画面から出ているブルーライトの影響で、メラトニンの分泌が後ろにずれ、体内時計のリズムが後ろにずれると、睡眠の質や成長ホルモンの分泌に影響することも懸念されます。

Q.2 夜になると眠くなるのはなぜ？

A.2 朝、光を浴びると、脳の松果体からセロトニンというホルモンが分泌されます。夜になると、このセロトニンを原料にメラトニンが作られ、メラトニンの濃度が高くなると、眠くなります。

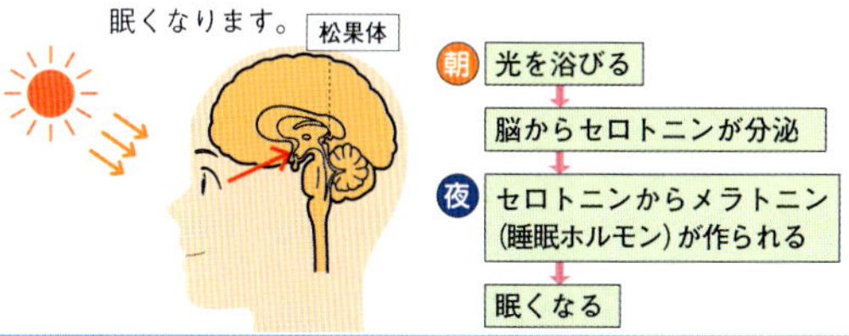

Q.3 帰宅後、眠くなったら夕方に仮眠をとってもよい？

A.3 夕方仮眠をとると、就寝時刻が遅くなり、体内時計のリズムが夜型化するので避けましょう。午後3時前までの20分以内の短い昼寝なら、夜の睡眠への影響は小さいと考えられています。

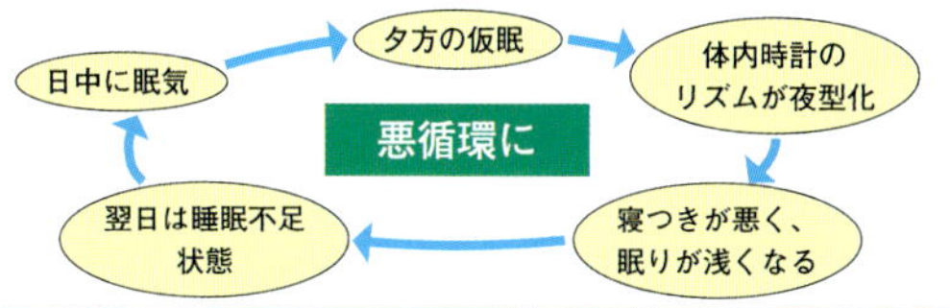

Q.4 睡眠不足だと太るって本当？

A.4 睡眠不足の状態では、脳の満腹を感じるホルモンの量が減り、空腹を感じるホルモンの量が増えるため、ついつい食べ過ぎて肥満に結びつくことがあります。

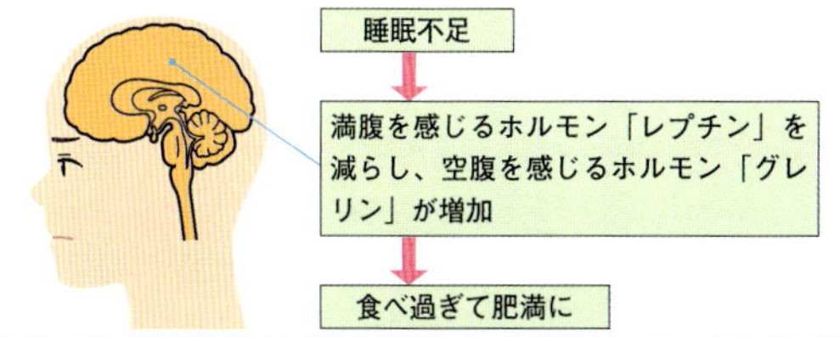

Q.5 寝ているときは体温が上がっているの？

A.5 体温は夜眠る前から下がり始め、明け方に最も低くなります。その後体温が上がり始めると眠りから覚めます。そのため、夜寝る前に激しい運動などをして体温が上がると、眠りにくくなります。

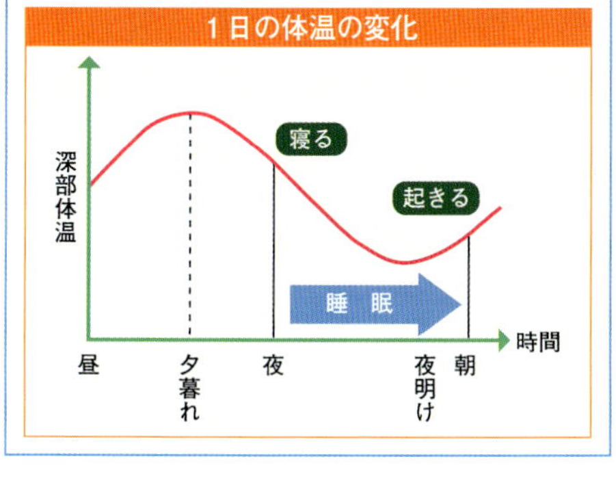

Q.6 睡眠リズムがずれた場合、元に戻すにはどうすればいい？

A.6 人間の体内時計のリズムは約25時間。光、食事、運動などの刺激で毎日24時間に調整されています。中でも重要なのは朝の光で、光を浴びるとずれた睡眠リズムがリセットされます。朝は窓際などなるべく明るいところで過ごしましょう。

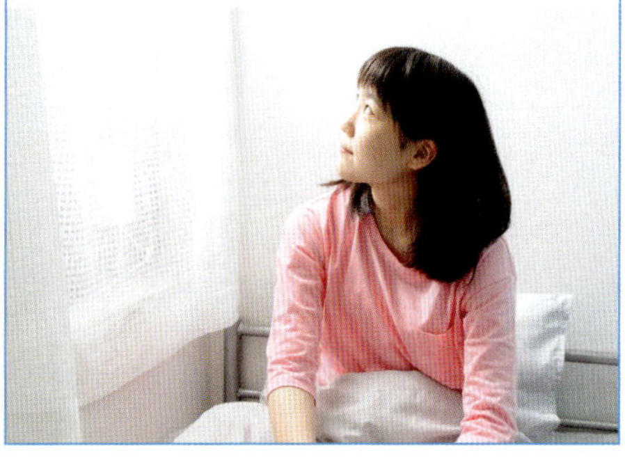

夏休みに入ると、夜は遅くまで起きていて、朝は遅くまで寝るという生活になりがちです。睡眠のリズムが乱れて、睡眠不足になると、日中の眠気、意欲の低下、イライラ感などが起こり、また体内のホルモン分泌にも影響があるため、病気になりやすくもなります。睡眠は、脳の働きや、体の成長にとって、とても大切なので、夏休みでも睡眠リズムに気をつけるようにしましょう。

指導 広島国際大学 心理学部 心理学科 教授 田中 秀樹 先生

少年写真新聞 Juniors' Visual Journal
2016年7月18日発行
第1662号付録
©少年写真新聞社 2016年
中学保健ニュース
★定期刊行物は終わる期間を予定しない刊行物です。年度が替わりましても、購読中止のお申し出のない限り、引き続きニュースをご送付申し上げます。
★著作権法により、本紙の無断複写・転載は禁じられています。
株式会社 少年写真新聞社 〒102-8232 東京都千代田区九段南4-7-16 市ヶ谷KTビルI
http://www.schoolpress.co.jp/

睡眠リズムの重要性

広島国際大学 心理学部 心理学科
教授　田中 秀樹

睡眠リズムが夜型になることの問題点

生活の夜型化による睡眠不足や、睡眠リズムへの悪影響は、発達の面でも、脳や心身健康の観点からも深刻です。睡眠不足は日中の眠気、イライラなどの感情コントロールや免疫力の低下、肥満につながります。また、記憶や学習とも関係し、就床時刻が遅くなるにつれて英語や数学の成績が低下することも報告されています。

一方、不登校の生徒のパターンは多様ですが、睡眠リズムの障害が重いほど不登校症状の重症化、長期化につながります。約1日を単位としたリズムは概日リズムと呼ばれ、体温やメラトニン、成長ホルモンの分泌などにこうしたリズムがみられます。メラトニンは睡眠に重要なホルモンです。また、成長ホルモンは、脳神経系や筋肉・骨の発達、細胞の損傷修復に関係している重要なホルモンで、寝ついた後分泌が始まり3時間後ぐらいまでに集中的に分泌されます。しかし、夜型化により、睡眠不足や不規則な生活が続くと、さまざまな生体機能のリズムは秩序を保てなくなり（内的脱同調）、一種の時差ぼけ状態を引き起こし、脳や心身の健康に悪影響をもたらします。睡眠リズムを整えるには、太陽の光や規則正しい食事や習慣的な運動が大切な役割を担っています。

夜型・睡眠改善のポイント

睡眠は深部体温リズムと密接な関係があり、体温が下降することで睡眠は起こりやすくなります。つまり、体温がスムーズに下降することが入眠を円滑にします。眠る前の激しい運動や熱いお風呂は、体温を上げすぎるので、逆効果です。また、寝る前にゲームやスマートフォン（スマホ）をすると眠れなくなります。ゲームやスマホの光にはブルーライト（波長が380～495nmの青色光）が多く含まれており、夜に目に浴びると、メラトニン分泌を抑えます。ブルーライトは照明、パソコン、テレビなどの様々な光に含まれていますが、特に白色、青色LEDに多く含まれています。つまり、寝る前にスマホやゲームをすると脳が興奮するばかりでなく、リズムを後ろにずらすため、寝つきも遅くなります。寝る1時間前は、①パソコン・スマホなどの使用を減らす、②明るい場所への外出はやめ、部屋の明かりを半分に落としたり、間接照明に切り替えたりする、③ブルーライトを控え、暖色照明にする、などの工夫も大切です。逆に朝は太陽の光が入る明るいところで、食事をとることは夜型化防止につながります。

また、夕方の長い仮眠や居眠りは、遅寝を促進するばかりではなく、夜の眠りを浅くします。夕方の仮眠を防ぐために、15時までに20分以内の短い昼寝をとるのも一策です。

さらに、夜遅い食事は太る原因になるほか、リズムの夜型化を促進します。塾などで夕食が遅くなる場合は、少し先に食べておき、終わった後の食事を軽くするなどの工夫が重要です。一方、運動の記憶も睡眠中に整理されていますので、スポーツの成果を上げるためにもしっかり睡眠をとることは大切です。2015年度より文部科学省の「中高生を中心とした生活習慣マネジメント･サポート事業」も開始されており、睡眠リズムの重要性に対する認知も高まっています。

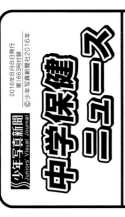

少年写真新聞 Juniors' Visual Journal
2016年8月8日発行
第1663号付録
©少年写真新聞社2016年
中学保健ニュース
★定期刊行物は終わる期間を予定しない刊行物です。年度が替わりましても、購読中止のお申し出のない限り、引き続きニュースをご送付申し上げます。
★著作権法により、本紙の無断複写・転載は禁じられています。
株式会社 少年写真新聞社 〒102-8232 東京都千代田区九段南4-7-16 市ヶ谷KTビルI
http://www.schoolpress.co.jp/

「靴教育（シューエデュケーション®）」で安全・健康習慣を

早稲田大学 人間総合研究センター
研究員　吉村 眞由美

日本人の靴生活にネガティブな影響を及ぼしている鼻緒文化

長い時間立っているのが苦手、足指の形がおかしい、靴が脱げて転んだ、捻挫をしたなど、足に関するネガティブな事象は日常的に起こっていますが、なぜ起きるかについてはほとんど気に留められていません。靴が脱げたり、靴ひもがほどけたりしたことで起こったけがには、「しっかり履きなさい」という指導をなさるでしょうが、「しっかり」とはどのような動作なのでしょうか？　靴には正しい履き方がありますが、それを教えられる教師はほとんどいないのが現状です。現在、日本に靴の教育制度はありませんので、生徒はもちろん、教え手の教師ですら学ぶ機会がない。そのため正しい指導は行われず、靴の問題は放置されたままです。

日本人は靴選びは重視しますが、サイズ選びと履き方には、大変無頓着です。1000年以上の鼻緒文化は、日本人の「ゆるめのフィット感が好き」「靴ひもは結んだまま締め直さずに足だけで履く」靴生活を生み出し、多くのけがや足の痛み、足のトラブルを生んでいます。

靴によるけがや事故を未然に防ぐ教育「シューエデュケーション®」

シューエデュケーション®とは、安全な生活と足の健康を目指した靴行動教育[1)2)]システムです。

正しい靴行動とは、【1.靴の機能性選定力】靴の性能や機能性に対する正しい知識を基にした靴選びができること、【2.靴サイズ選定力】足の正しい寸法を測って適切なサイズの靴を購入できること、【3.正しい履き方行動力】靴の正しい履き方を知っており、日常生活行動として身につけていることの3つから成ります。

【1】【2】は靴を購入する者が確実に持っておくべき力で、【3】は、行動主体者である生徒自身が身につける必要があります。特に運動部に加入する割合が多い中学生のうちに「正しいひも靴の履き方」を習慣として身につけることが必須だと考えます。「5ステップサイクル」（今号の掲示用写真ニュース参照）のうち最も重要なのは、「②かかとトントン」のかかとをフィットさせる動作です。足を靴の中のベストポジションに持っていくことで、歩行時の靴の機能性が最大限に発揮され、運動機能性と安全性が格段に向上します。また、このサイクルを習慣化する上で最も重要なのが、「⑤靴ひもを緩めて脱ぐ」動作です。靴ひもを緩めて脱がない限り、履く際に靴ひもを結ぶ動作はおっくうがられて根づきません。①～⑤の動作を循環的に行うことが楽に習慣化する秘訣《ひけつ》です。

実際の指導は、体育の授業開始時、校外学習の開始時など、靴を履いて長い時間過ごしたり、長い距離を歩いたりする前の実施が適しています。必ず全員で（教師も）行ってください。けがや事故の予防、疲労の軽減の効果があり、生徒自身もその効果を実感できるはずです。新しい重要指導事項として、教員間での情報共有をしていただき、生徒の安全生活・健康生活の柱として活用してください。

参考文献・図書
1）吉村眞由美「子どものための靴教育・シューエデュケーション®」『人間生活工学』14（2）：19-24, 2013.
2）吉村眞由美「幼児体育のための靴教育・シューエデュケーション®」『幼児体育学研究』5（1）：3-14, 2013.
3）ヴィーラント・キンツ著、吉村眞由美監訳『知っておきたいヨーロッパ流子どもの足と靴の知識』ななみ書房，2015.

（214ページに続く）

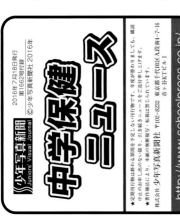

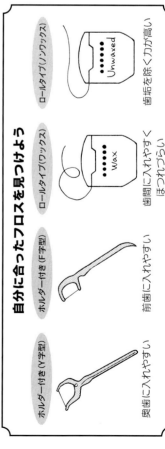

ほけん通信。

学校　　年　月　日発行

使っていますか？ デンタルフロス

指導／丸森歯科医院 院長　丸森 英史 先生

歯ブラシで磨いた後、つい磨き残してしまいがちな場所があります。その1つが歯と歯の間です。この部分に歯垢《しこう》がたまりむし歯になる人がたくさんいます。デンタルフロスはこの部分の歯垢を取ることに適しているので、歯磨きをした後に、フロスを通してこする習慣をつけるとよいでしょう。特に歯並びがでこぼこの場合には、歯ブラシの毛先が届きにくい部分を磨き残しがちなので効果的です。

歯ブラシとデンタルフロスを併せて使う習慣のある人は、歯ブラシだけの人が約58％の歯垢除去率なのに対し、約86％も歯垢を取り除けていることがわかっています。

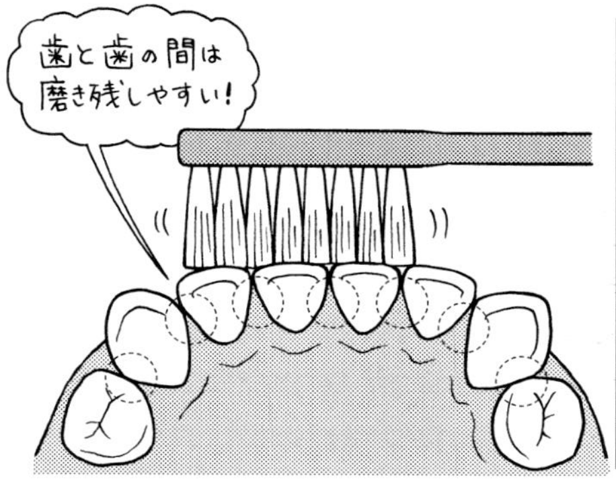
歯と歯の間は
磨き残しやすい！

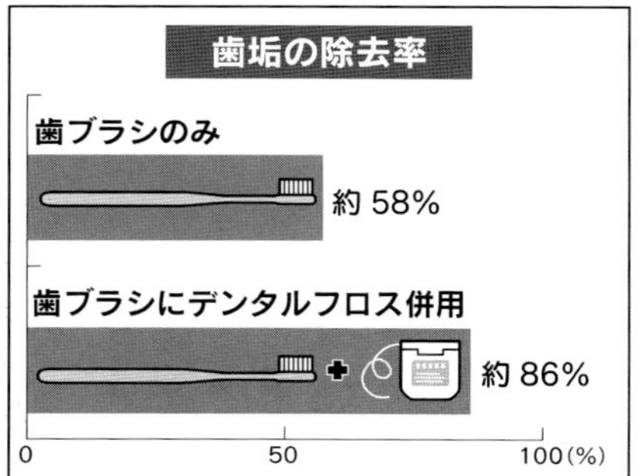
歯垢の除去率
歯ブラシのみ
約 58%
歯ブラシにデンタルフロス併用
約 86%
0
50
100(%)
山本昇ほか『日本歯周病学会会誌』17(2):258-264,1975

自分に合ったフロスを見つけよう

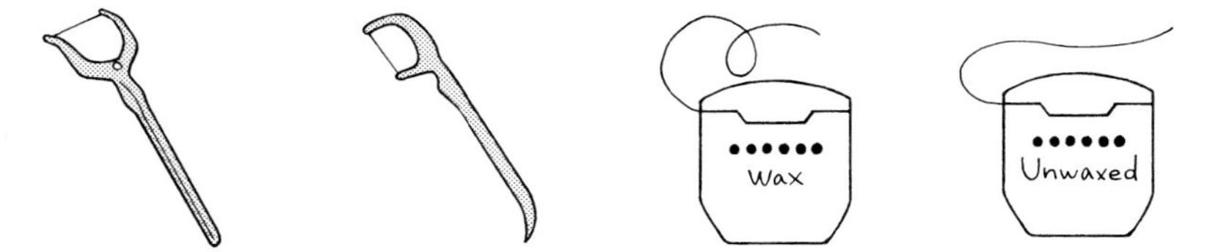
Wax
Unwaxed

- ホルダー付き(Y字型)：奥歯に入れやすい
- ホルダー付き(F字型)：前歯に入れやすい
- ロールタイプ(ワックス)：歯間に入れやすくほつれづらい
- ロールタイプ(ノンワックス)：歯垢を除く力が高い

フロス使用時に出血しても大丈夫？

歯と歯が接している部分を通すときは、少しきつい感じがしますが、勢いよく入れて歯肉に食い込ませて傷つけないように注意しましょう。

また、今までフロスを使用したことがない人は歯肉の辺縁から出血をすることがありますが、毎日使っていると、出血は止まることが多いです。糸が引っかかったり、切れやすかったりするときは、歯間にむし歯や歯石があることが考えられるので、歯科医に相談してみてください。

デンタルフロスの使いかた

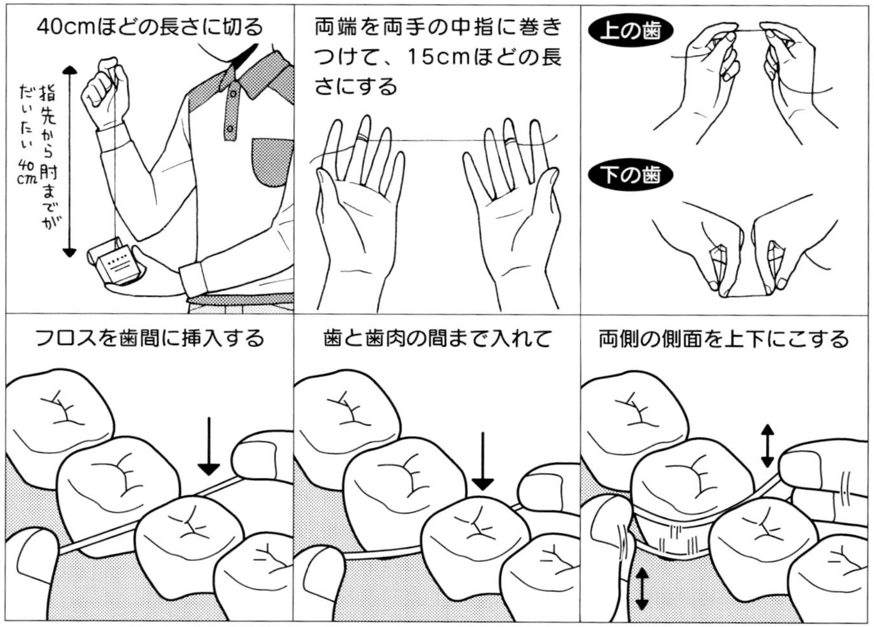
40cmほどの長さに切る
指先から肘までがだいたい40cm
両端を両手の中指に巻きつけて、15cmほどの長さにする
上の歯
下の歯
フロスを歯間に挿入する
歯と歯肉の間まで入れて
両側の側面を上下にこする

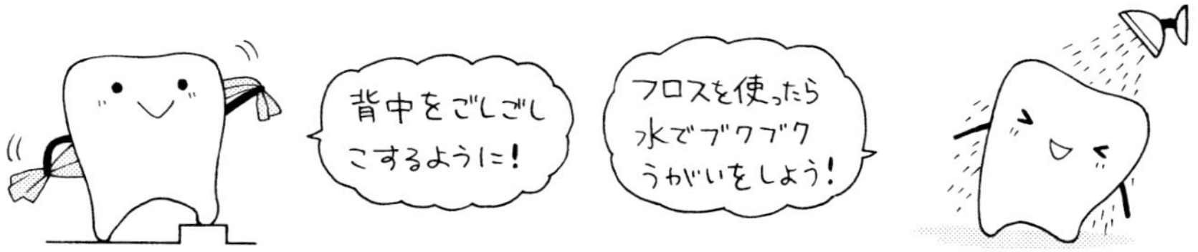
背中をごしごしこするように！
フロスを使ったら水でブクブクうがいをしよう！

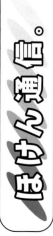

少年写真新聞
Juniors' Visual Journal
http://www.schoolpress.co.jp/
株式会社 少年写真新聞社
〒102-8232 東京都千代田区九段南4-7-16市ヶ谷KTビルI
TEL 03（3264）2624 FAX 03（5276）7785

中学保健ニュース

No.1663
2016年（平成28年）
8月8日号
374.97 健康教育 2416

昭和43年6月4日第3種郵便物認可 2016年8月8日発行 第1663号 旬刊 毎月3回（8・18・28日）発行 1か年定価17,640円 ★定期刊行物は終わる期間を予定しない刊行物です。年度が替わりましても、購読中止のお申し出がない場合、引き続きニュースをご送付申しあげます。

足にフィットする靴の履き方“5ステップサイクル”

足と靴のかかとを合わせ、ひもをしっかり結ぶ習慣をつけよう

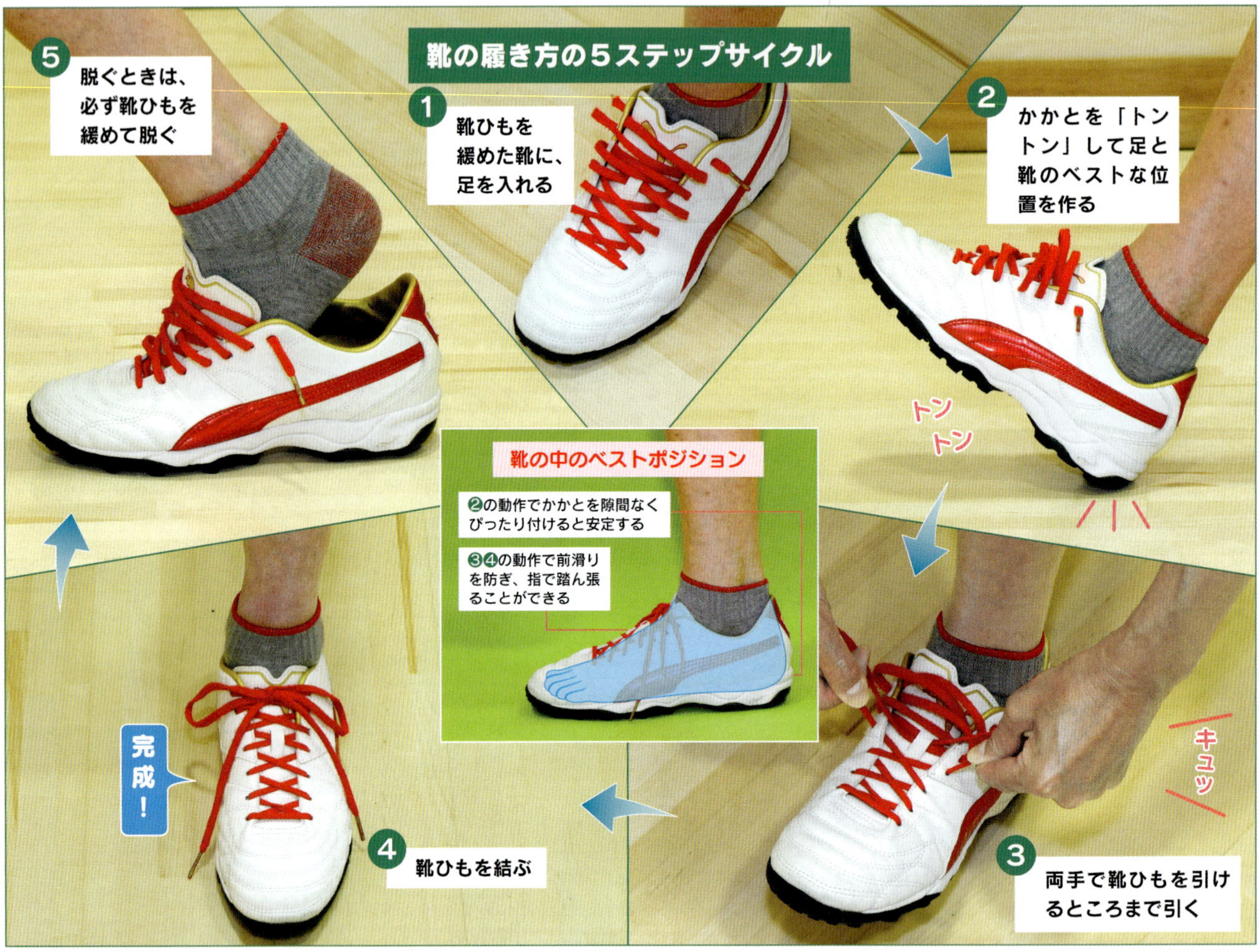
靴の履き方の5ステップサイクル
1 靴ひもを緩めた靴に、足を入れる
2 かかとを「トントン」して足と靴のベストな位置を作る
トン トン
3 両手で靴ひもを引けるところまで引く
キュッ
4 靴ひもを結ぶ
完成！
5 脱ぐときは、必ず靴ひもを緩めて脱ぐ
靴の中のベストポジション
❷の動作でかかとを隙間なくぴったり付けると安定する
❸❹の動作で前滑りを防ぎ、指で踏ん張ることができる

靴ひもをほどかずに履いていると、靴のかかとが押しつぶされてしまいます。靴の形が崩れると、けがをしやすくなるので、必ず靴ひもを緩めてから脱ぐようにしましょう。

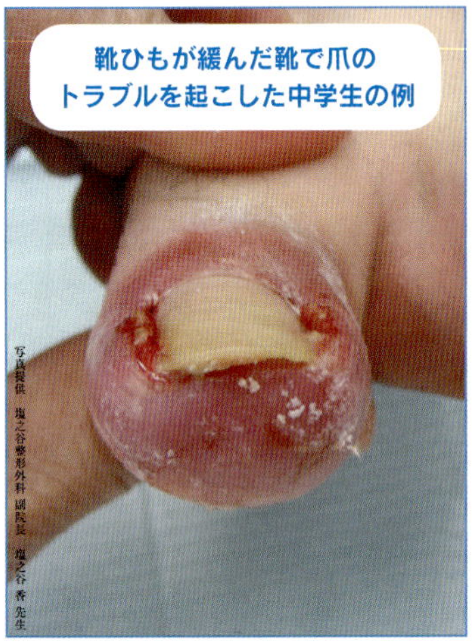
靴ひもが緩んだ靴で爪のトラブルを起こした中学生の例
写真提供 塩之谷整形外科 副院長 塩之谷 香 先生

靴ひもが緩んだまま運動を続けていたため陥入爪《かんにゅうそう》となり、指が腫れてしまいました。

ひも靴を、靴ひもが緩い状態のままで脱ぎ履きしていませんか？

靴ひもを締めずに靴を履くと、靴の中で足が動いてしまうため、疲労や足のけがの原因となるだけではなく、緊急時に靴が脱げてしまう危険もあります。

いつもと同じ靴でも、足がベストな位置になる〝5ステップサイクル〟で履くと、運動するときの機能性も格段にアップするので、しっかり靴を履く習慣を身につけましょう。

指導 早稲田大学人間科学学術院 人間総合研究センター 研究員 吉村 眞由美 先生
撮影・作成協力 東京大学教育学部附属中等教育学校 教諭 福島 昌子 先生
作成・撮影協力 学校健康教育研究会

パフォーマンスを最大限に発揮しよう

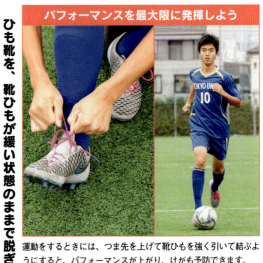

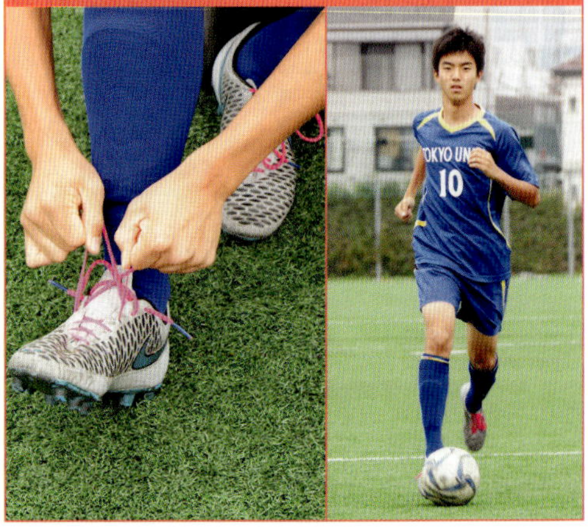
TOKYO UNI
10

運動をするときには、つま先を上げて靴ひもを強く引いて結ぶようにすると、パフォーマンスが上がり、けがも予防できます。

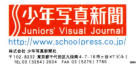

少年写真新聞
Juniors' Visual Journal
http://www.schoolpress.co.jp/
株式会社 少年写真新聞社
〒102-8232 東京都千代田区九段南4-7-16市ヶ谷KTビルⅠ
TEL 03（3264）2624　FAX 03（5276）7785

中学保健ニュース

No.1664
2016年（平成28年）
8月28日号
昭和43年6月4日第3種郵便物認可　2016年8月28日発行　第1664号　旬刊　毎月3回（8・18・28日）発行　1か年定価17,640円　★定期刊行物は終わる期間を予定しない刊行物です。年度が替わりましても、購読中止のお申し出がない場合、引き続きニュースをご送付申しあげます。

494.74 骨折（外科学）　2416

体のなぜシリーズ① 骨折はどのように治るのか

骨折部で骨芽細胞が増殖し、新しい骨ができます

骨折当日

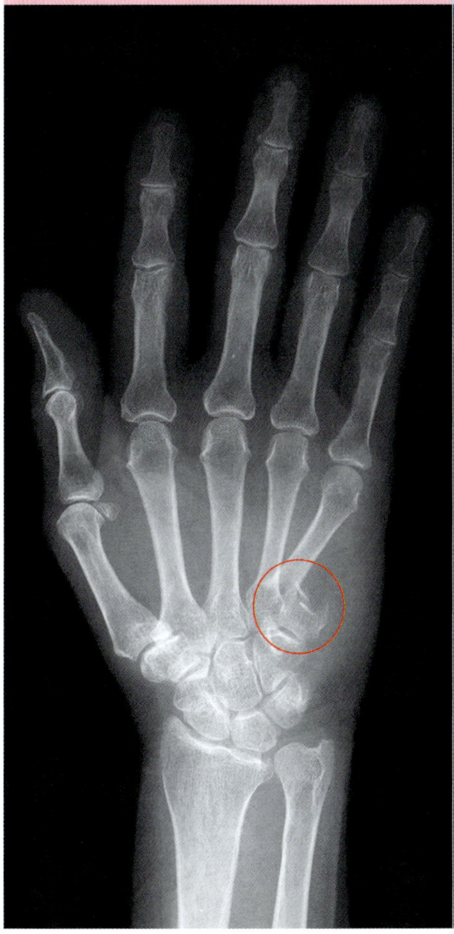

小指側の骨（中手骨）が大きく骨折しています。

3か月後

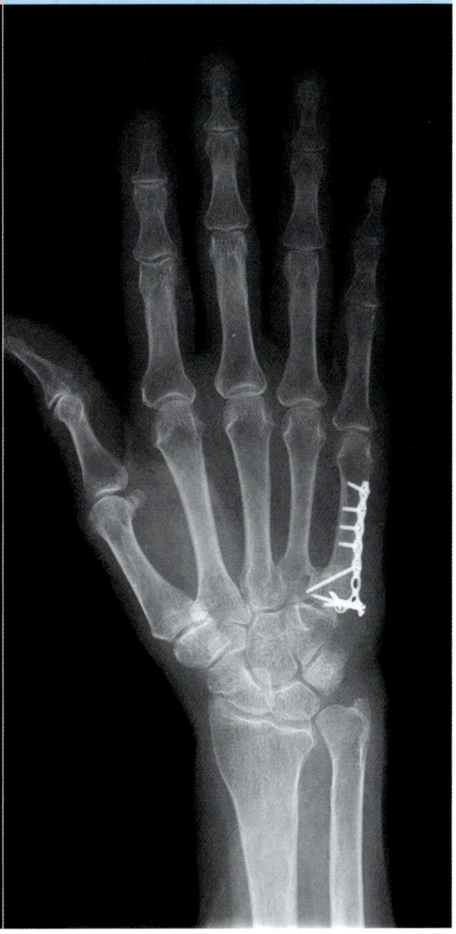

金属の固定器具に支えられながら、骨が元に戻りました。

骨折の治り方（ウサギの骨の場合）

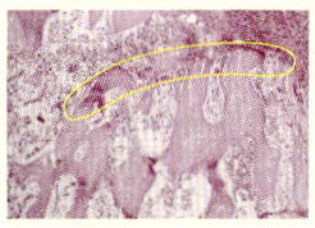

骨折1日後
画面上の横に走っているのは、骨折線です。

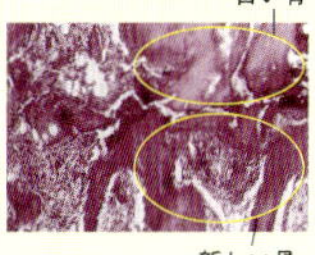

骨折3日後
上の方に白っぽく見えるのは古い骨です。下方の赤っぽいところは新しくできた骨です。

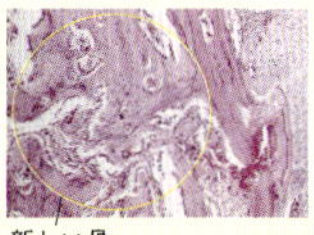

骨折2週間後
左側の大部分は新しい骨になっています。

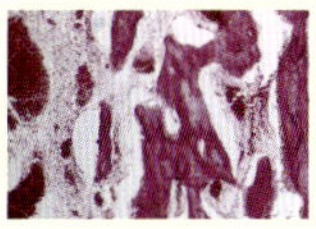

骨折5週間後
骨癒合が完成して、ほとんどが新しい骨になりました。

骨芽細胞と破骨細胞

骨を作る	骨を溶かす
骨芽細胞	**破骨細胞**
骨芽細胞は、自らの周囲に新しい骨を作ります。骨を作った後、自分で作った骨の中に埋まり、骨細胞になります。	破骨細胞は、骨にくっついて骨を溶かして吸収します。たくさんの核を持っており、骨芽細胞に比べると大きな細胞です。

骨は、古い骨を溶かす破骨細胞と新しい骨を作る骨芽細胞の働きで毎日新しい骨に置き換えられています。

骨折の修復・再生の仕組み

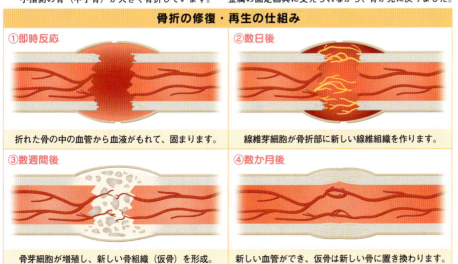

①即時反応

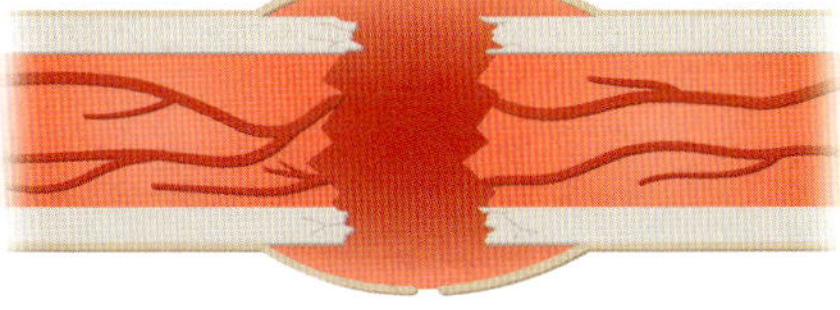

折れた骨の中の血管から血液がもれて、固まります。

②数日後

線維芽細胞が骨折部に新しい線維組織を作ります。

③数週間後

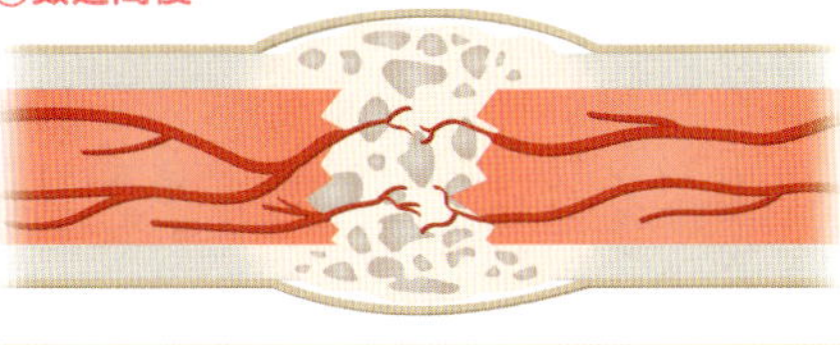

骨芽細胞が増殖し、新しい骨組織（仮骨）を形成。

④数か月後

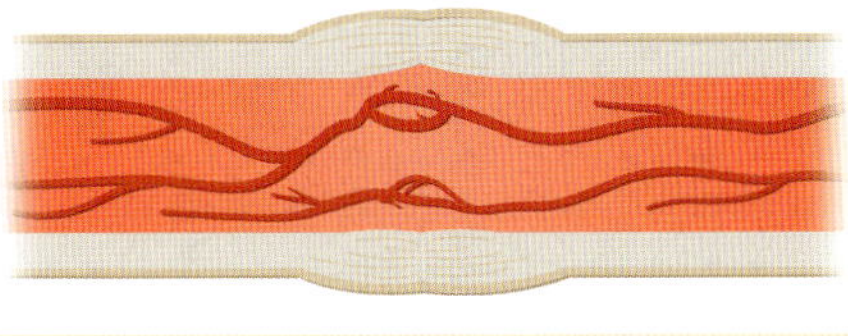

新しい血管ができ、仮骨は新しい骨に置き換わります。

参考文献：「みえる人体―構造・機能・病態」Steve Parker 著、佐藤達夫・松尾理監訳、南江堂刊

骨折をすると、骨の中の血管から出血し、骨と骨の間に血の塊ができます。そこに骨を作る骨芽細胞が増殖することで新しい骨が作られていきます。

修復途中でできる骨、仮骨は、レントゲン写真では普通の骨のように見えますが、まだあまり強い骨ではないので、骨折をした後にスポーツなどを行う場合には、医師の判断を受けてからするようにしましょう。

指導　白石整形外科（さいたま市浦和区）白石 悟 先生

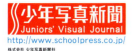

少年写真新聞 Juniors' Visual Journal
2016年8月28日発行
第1664号付録
©少年写真新聞社 2016年

中学保健ニュース

★定期刊行物は終わる期間を予定しない刊行物です。年度が替わりましても、購読中止のお申し出のない限り、引き続きニュースをご送付申し上げます。
★著作権法により、本紙の無断複写・転載は禁じられています。
株式会社 少年写真新聞社 〒102-8232 東京都千代田区九段南4-7-16 市ヶ谷KTビルⅠ
http://www.schoolpress.co.jp/

骨折の治療

白石整形外科（さいたま市浦和区）
白石 悟

元の形に治す

骨折治療の原則は、できるだけ元の形に治すことです。人の体は実に合理的にできています。神様の素晴しいデザインによるものです。体中のどの骨を見ても、微妙にカーブしています。まず、自分の鎖骨を触ってみましょう。絶妙なカーブを描いています。

整復された形を維持

骨折が癒合するまで、整復された形を保つことが大切です。ギプスで整復した形を保持できる場合は、ギプスなどで外固定をします。多少の変形が残っても、問題にはなりません。特に、子どもの場合には、成長している間に、いつの間にか正常な形になってきます。例えば、10歳のときに骨折などによって2cmの脚長差があっても、成人になる頃には、左右差がなくなっています。

ギプスで固定できない場合は、必要に応じて、手術して金属を使って固定します。例えば、スイスにある骨折癒合問題研究所、骨折治療に関する国際的な研究財団「AO」の研究によれば、強い金属を合理的に使って固定すれば、骨の外に新生骨ができることなく癒合すると報告されています（四半世紀前に、集中講義と実習に参加しました。実に合理的な仕事に感銘を受けました）。固定が不十分だと、骨折部が揺らぐので、骨の外に大きな新生骨ができます。新生骨のレントゲン写真を見て、折れた骨は以前より太くなって強いという人がいますが、治癒過程にできた新生骨は、重力、筋力を十分には受けていないので、微細構造が外力に適応して強くなっていません。さらに骨癒合が進み、元の形まで戻ったときに、元の強度に戻ります。骨は重力筋力のストレスに応じて強くなってきます。

リハビリテーション

骨折部が癒合したら、日常生活ができるように、徐々に訓練します。固定している場所以外は、骨折が治る前から動かすことが大事です。じっとしていると、骨も筋肉も弱ります。レントゲン写真でわかるような骨量減少が見られます。ちょっと怖いけれど、動かしましょう。人間は動物、つまり動く物です。植物は動かなくても、生命機能を維持できますが、動物は毎日動くことが健康機能を維持するのに不可欠です。動かしましょう。動きましょう。

顕微鏡で見た骨芽細胞と破骨細胞

ところで、骨に特殊な処理をして、極度に薄くスライスし、染色（ヘマトキシリン・エオジン染色）をして顕微鏡で見ると、2種類の特別な細胞がわかります。骨の中にある細かい構造体を骨梁《こつりょう》と呼んでいます。骨梁の表面に縦に並ぶ青い小さめの細胞を「骨芽細胞」と呼びます。骨芽細胞は自分の周囲に骨を作っていきます。その結果として、自分で作った骨の中に埋まってしまいます。こうなると骨細胞と呼ばれるようになります。

一方、骨芽細胞よりはるかに大きくて赤く見えるのは「破骨細胞」です。骨芽細胞は1つの核を持っていますが、破骨細胞はたくさんの核を持っています。破骨細胞は骨にくっついて、骨を溶かして吸収してしまいます。従って、顕微鏡でのぞくと、自ら骨を溶かして作った穴の中に多核の赤い細胞として見えます。何となく想像しながら、顕微鏡写真を見ると、いろいろなことがわかってきて楽しいと思います。

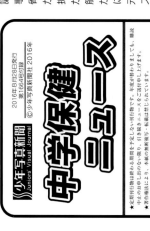

＊白石整形外科のサイトに、今回の掲示用写真ニュースで掲載したウサギの骨の顕微鏡写真の解説があります。
http://members3.jcom.home.ne.jp/s.satoru/topic1.htm

少年写真新聞 Juniors' Visual Journal
2016年9月8日発行
第1665号付録
©少年写真新聞社2016年

中学保健ニュース

★定期刊行物は終わる期間を予定しない刊行物です。年度が替わりましても、購読中止のお申し出のない限り、引き続きニュースをご送付申し上げます。
★著作権法により、本紙の無断複写・転載は禁じられています。
株式会社 少年写真新聞社 〒102-8232 東京都千代田区九段南4-7-16 市ヶ谷KTビルⅠ
http://www.schoolpress.co.jp/

食物依存性運動誘発アナフィラキシー

昭和大学医学部 小児科学講座
講師　今井 孝成

食物依存性運動誘発アナフィラキシーとは

一般的に食物アレルギーは原因食物を食べて15～30分以内に何らかの症状が出現します。その悪化因子として運動などが挙げられます。しかし、この場合の運動は発症に必要不可欠ではなく、あくまで悪化因子です。つまり運動しなくても、原因食物を食べれば症状は誘発されます。一方で、食物依存性運動誘発アナフィラキシー（FDEIA※）は原因食物を食べただけでは症状は誘発されません。食べてから一定時間内に運動することで、運動が誘発因子となって症状が現れます。食べただけ、運動しただけでは症状は誘発されません。

疾患の特徴

頻度は小学生が1/2,000人、中学生が1/6,000人程度で男児に多い傾向があります。原因食物は小麦が非常に多く、次に多いのが甲殻類です。しかし、近年は果物類や野菜類の報告も増えてきています。発症年齢は、運動量が増加する学童期から若年成人にピークがあります。誘発される運動量は患者によって様々であり、必ずしも激しい運動をしなければ発症しないというわけでもありません。一般的には、これまで食物アレルギーと診断・管理されてきていない児童・生徒が、突然発症することが多いです。

症状は一般的な食物アレルギーと同様であり、皮膚症状はほぼ全例に認められます。ただし呼吸器症状が70％、ショック症状は50％に認められるとする報告もあり、病名の通りアナフィラキシーリスクが高い病態と考えるべきです。症状は原因食物を食べて多くは2時間以内に出現しますが、管理上は4時間程度の観察時間を要します。

検査、診断

診断精度を上げるためにも、事前に食べていた食物の詳細や、運動までの時間、運動の内容、出現症状の詳細を参考にします。血液検査や皮膚テストの結果も診断根拠にはなりませんが、参考にします。最終的には食物負荷試験が診断の根拠となりますが、一般的な負荷試験と異なり、運動を組み合わせて実施します。必ずしも再現性の高い検査ではないため、診断が難しい実状があります。

治療・学校での対応

治療方法はなく、一般的な食物アレルギーと同様に、原因食物の除去が必要になります。しかしながら、本症と診断されても、運動する前に原因食物を食べないか、食べたら4時間は運動をしなければ、日常的に原因食物の除去は必要ありません。なお、自然経過で治る可能性は高くないと考えられていますが、いまだに十分な医学的根拠はありません。

原因食物が特定されなかったり、特定されても誤食をしてしまったりなど、学校におけるアナフィラキシー事故には注意が必要であり、アナフィラキシー対応を十分に習熟しておく必要があります。また運動中の発症が多いため、体育の授業中などであった場合に、エピペン®を含めた緊急処置薬が手元になかったり、休み時間で教諭などの目が届きにくい状況で発症したりする可能性を十分に考慮して、対応を事前に練ります。アナフィラキシー発症時の対応は、一般的に食物アレルギーと同様に考えることができます。

※Food Dependent Exercise Induced Anaphylaxis

ほけん通信。

学校　　年　月　日発行

マスクの正しい使い方

指導／広島大学大学院 医歯薬保健学研究院 ウイルス学 教授　坂口 剛正 先生

インフルエンザは、主にせきやくしゃみなどの飛沫《ひまつ》によって感染が広がります。インフルエンザの広がりを防ぐには、まず感染した人が、せきエチケットとしてマスクをすることが大切です。

せきエチケット

くしゃみやせきで出る飛沫は、約2m 飛ぶといわれています。くしゃみやせきが出る場合は、マスクをして飛沫の拡散を防ぎましょう。もし手元にマスクがない場合、せきやくしゃみの際は、ティッシュなどで口や鼻を覆いましょう。口と鼻を覆ったティッシュは、すぐにごみ箱に捨てます。くしゃみを手で覆った場合は、手をよく洗いましょう。

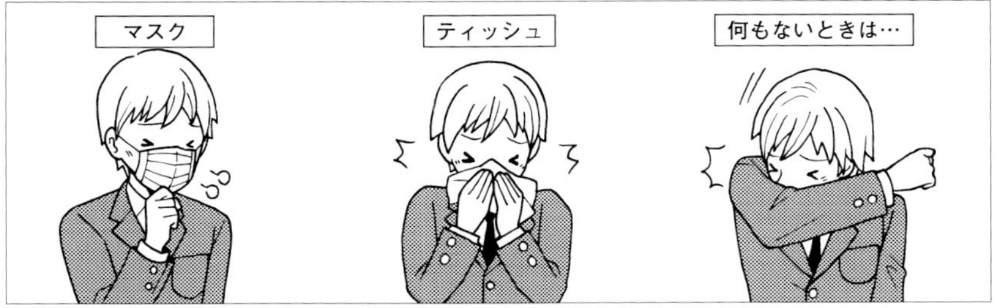
マスク
ティッシュ
何もないときは…

ウイルスと飛沫のサイズ

インフルエンザウイルスは、約0.1 μm ととても小さなサイズです。感染防止にマスクをしていても、インフルエンザウイルスは単体では、マスクをすり抜けてしまいます。

ただ、ウイルスは通常飛沫に包まれた状態で飛散し、飛沫の大きさは約5 μm です。マスクは、完全にではありませんがこの飛沫を防ぐことができると考えられています。

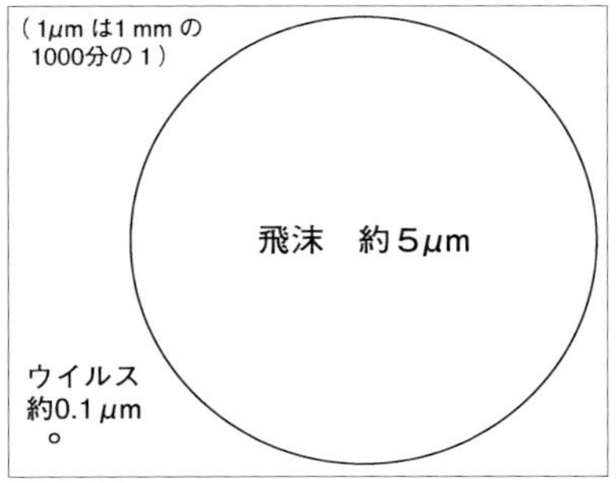

マスクをつけるときは隙間を作らない

鼻、口、顎《あご》をしっかり覆う

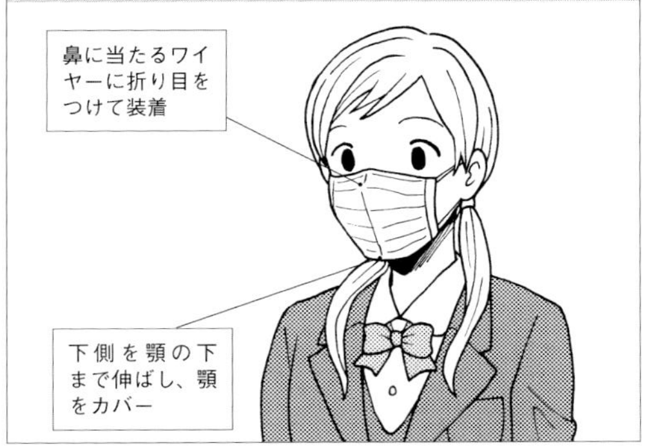
鼻に当たるワイヤーに折り目をつけて装着
下側を顎の下まで伸ばし、顎をカバー

鼻の周りを押さえて隙間をなくす

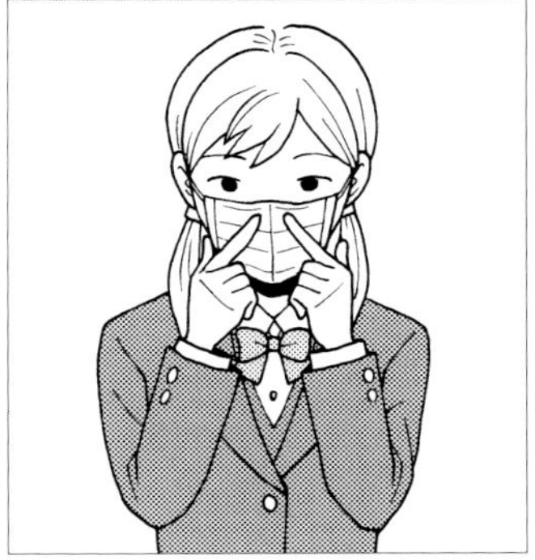

マスクを捨てるときはひもを持つ

捨てるときは、フィルター部分は触らず、ひもを持って捨てる

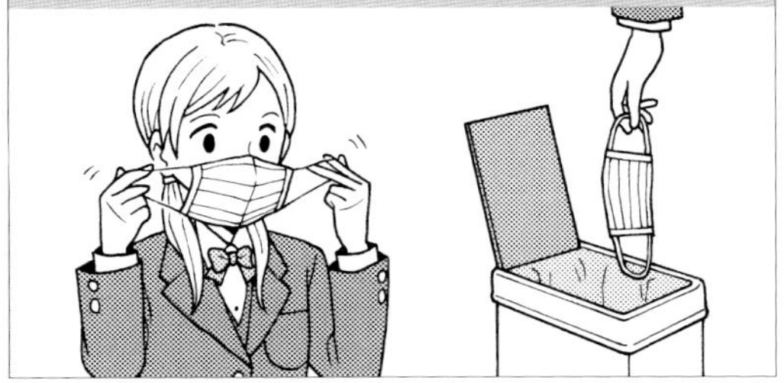

マスクを外した後は手を洗う

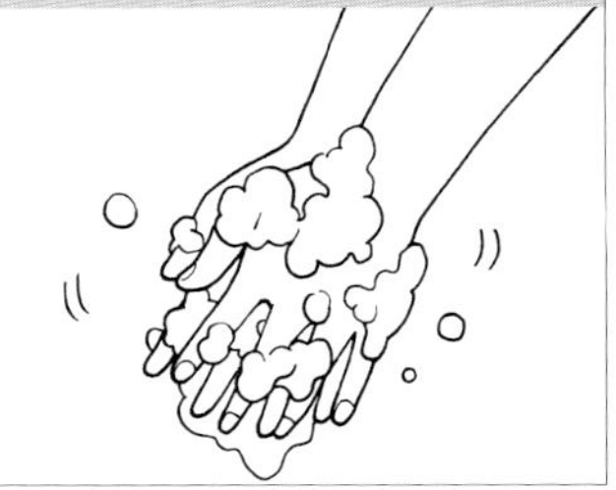

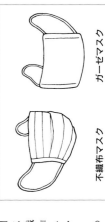

マスクについて

マスクには大きく分けて、「不織布マスク」と「ガーゼマスク」があります。不織布マスクは、「織っていない布」という意味で、繊維や糸などを織るのではなく、熱や化学的作用により接着、またはからみ合わせたシート状の布のことをいいます。現在、家庭用のマスクのほとんどが不織布マスクです。

一方、ガーゼマスクは、綿織物を重ね合わせたマスクです。ガーゼマスクは飛沫を捕捉する十分な効果が得られないので、感染症対策には不織布マスクを選びましょう。

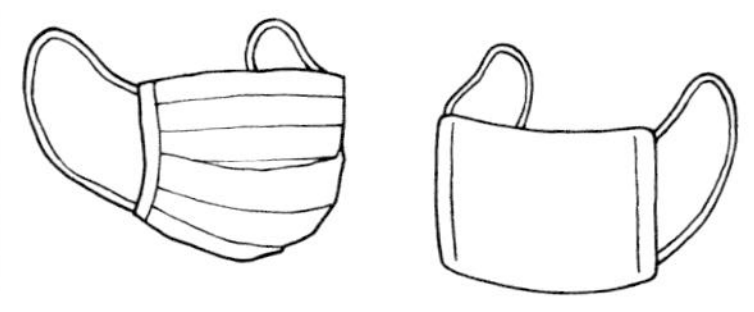

不織布マスク　　ガーゼマスク

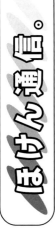

（参考文献）「新型インフルエンザ流行時の日常生活におけるマスク使用の考え方」新型インフルエンザ専門家会議（平成20年）

少年写真新聞
Juniors' Visual Journal
http://www.schoolpress.co.jp/
株式会社 少年写真新聞社
〒102-8232 東京都千代田区九段南4-7-16市ヶ谷KTビルI
TEL 03（3264）2624　FAX 03（5276）7785

中学保健ニュース

No.1665
2016年（平成28年）
9月8日号
493.14 食物アレルギー　2416

運動が引き金で起こるアレルギー症状

中高生で初めて発症することがある「食物依存性運動誘発アナフィラキシー」

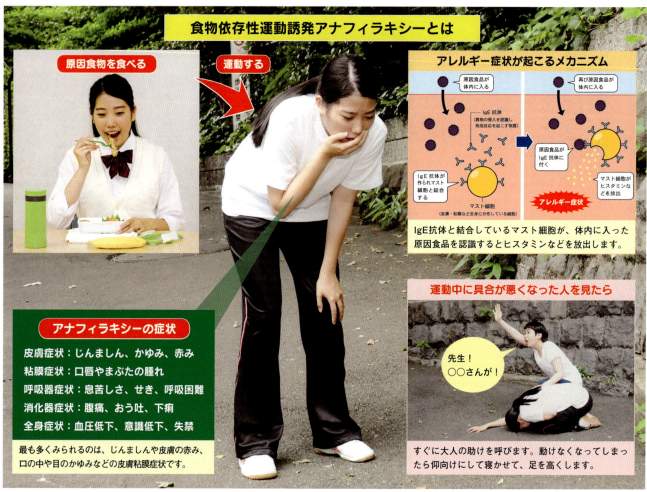

食物依存性運動誘発アナフィラキシーとは

原因食物を食べる

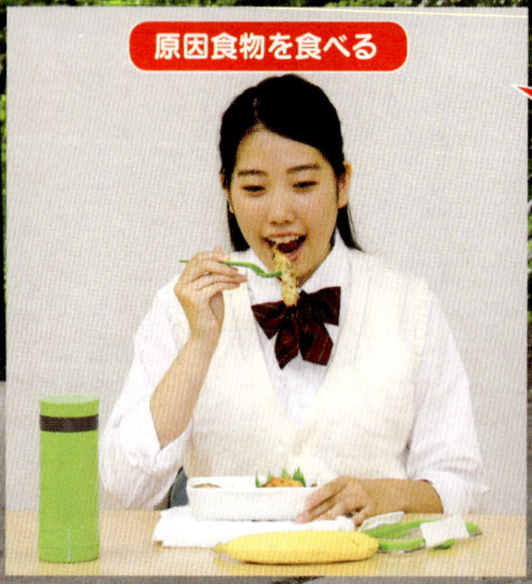

運動する

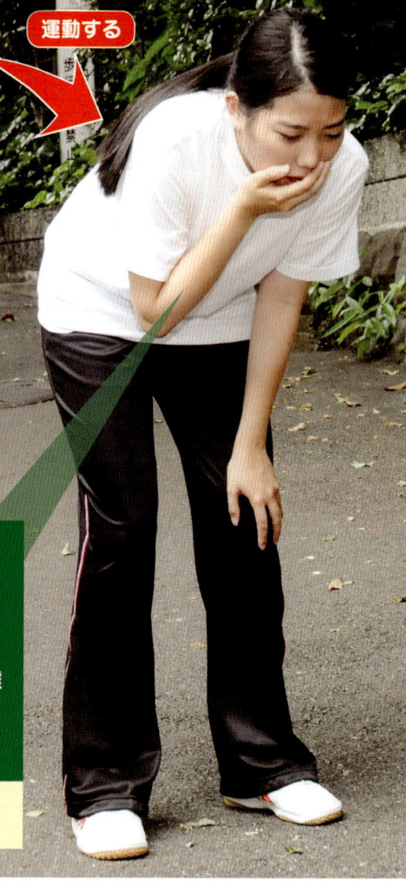

アレルギー症状が起こるメカニズム

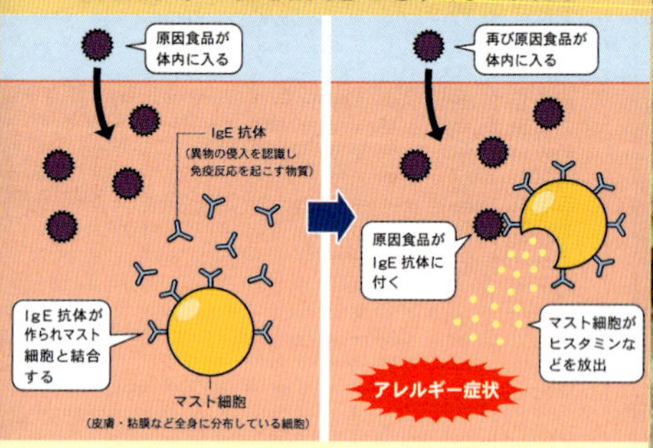

IgE抗体と結合しているマスト細胞が、体内に入った原因食品を認識するとヒスタミンなどを放出します。

アナフィラキシーの症状

皮膚症状：じんましん、かゆみ、赤み
粘膜症状：口唇やまぶたの腫れ
呼吸器症状：息苦しさ、せき、呼吸困難
消化器症状：腹痛、おう吐、下痢
全身症状：血圧低下、意識低下、失禁

最も多くみられるのは、じんましんや皮膚の赤み、口の中や目のかゆみなどの皮膚粘膜症状です。

運動中に具合が悪くなった人を見たら

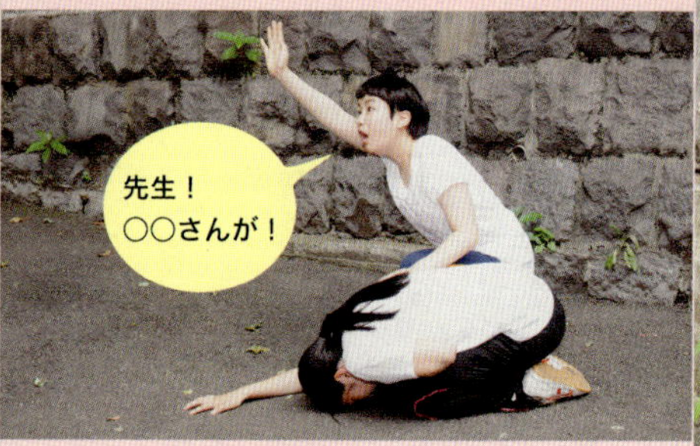

すぐに大人の助けを呼びます。動けなくなってしまったら仰向けにして寝かせて、足を高くします。

アナフィラキシーの症状は急速に進行するのが特徴です。原因食物の摂取だけでも、運動だけでも起こりません。運動ではなく入浴でも起こることがあります。

原因となる食べ物で多いもの

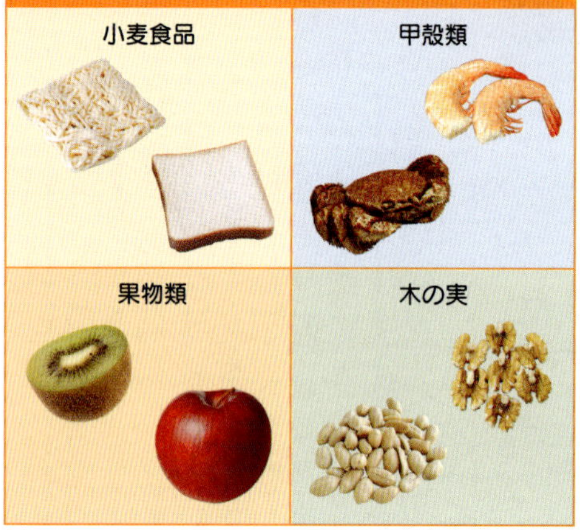

小麦食品、甲殻類、果物類、木の実が原因となることが多く、ごく少量でも起こり得ます。

原因食物がわかっている場合は

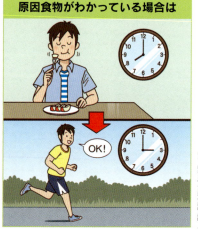

原因食物を食べたら、食後２～４時間は運動を控えることで、ある程度は予防可能です。

特定の食べ物を食べた後の運動が引き金となり、じんましんやせき、腹痛、おう吐などのアレルギー反応が起こることがあります。「食物依存性運動誘発アナフィラキシー」といい、頻度は低くても呼吸困難や意識障害といった重い症状に進行するおそれがあります。

今まで問題なく過ごしていても、中高生で初めて起こる場合も多いため、運動中や運動後にこうした症状が現れたら、すぐに運動をやめて安静にし、医師に診てもらいましょう。

指導　昭和大学小児科学講座 講師　今井 孝成 先生

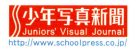

少年写真新聞
Juniors' Visual Journal
http://www.schoolpress.co.jp/
株式会社 少年写真新聞社
〒102-8232 東京都千代田区九段南4-7-16市ヶ谷KTビルI
TEL 03（3264）2624　FAX 03（5276）7785

中学保健ニュース

No.1666
2016年（平成28年）
9月18日号
496.32 角膜の疾患 2416

コンタクトレンズの不適切な装用による 慢性酸素不足

酸素不足により、角膜にさまざまな障害が起こります

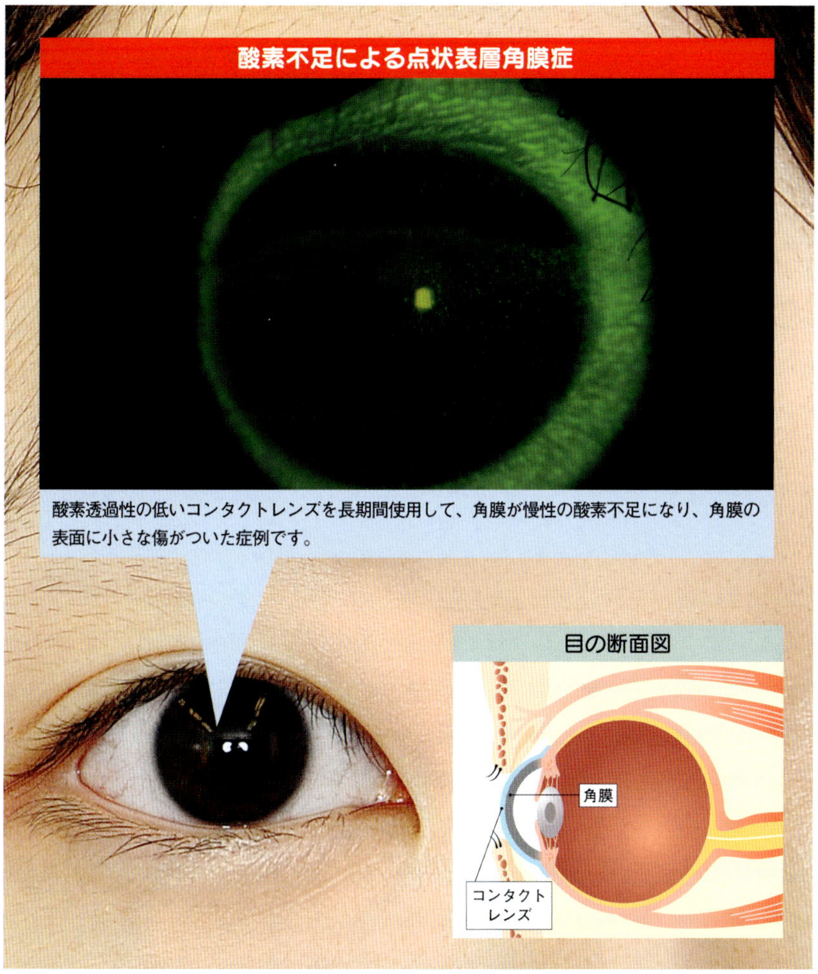

コンタクトレンズは、目の表面にある透明な組織、角膜の上に直接装用するため、目には負担になります。

なぜ酸素不足に？

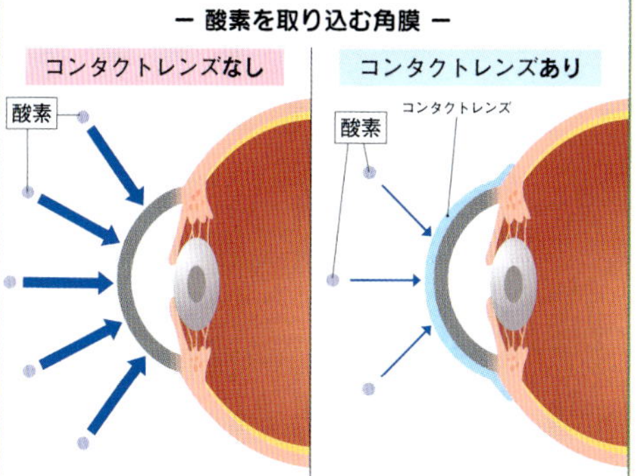

角膜は涙液を通して空気中の酸素を取り入れています。

コンタクトレンズ装用により、酸素を取り込む量が低下します。

酸素不足により起こるその他の角膜トラブル

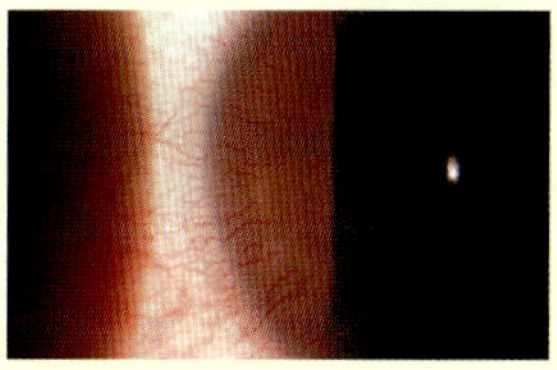

角膜血管新生

本来は血管のない角膜に血管が伸びてきます。重度の酸素不足のサインです。

角膜内皮細胞の減少

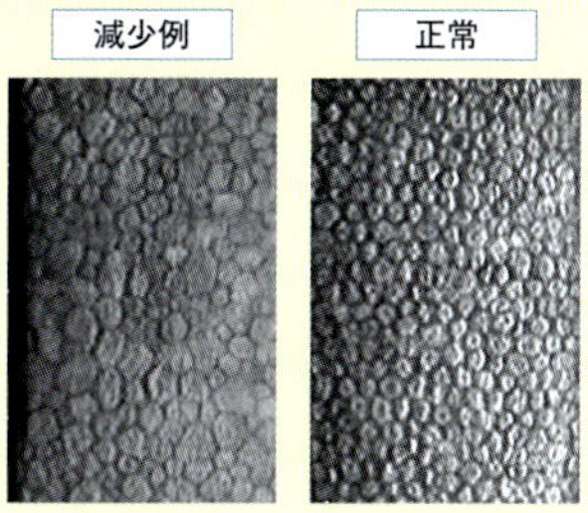

角膜の一番内側にある内皮の細胞が、酸素不足により減少します。一度減った内皮細胞が再生することはありません。

コンタクトレンズによる眼障害とその原因

眼障害（症状の内訳）　眼障害などで医療機関を訪れた人の調査

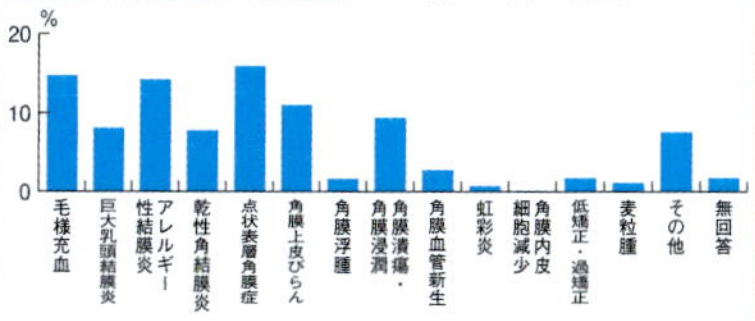

原因（使用方法）

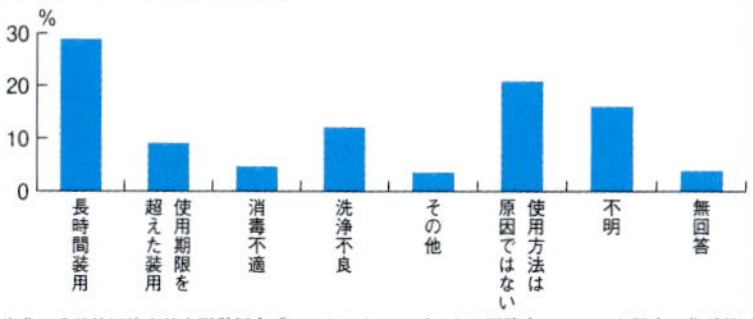

出典：公益社団法人日本眼科医会「コンタクトレンズによる眼障害アンケート調査の集計結果報告（平成26年度）」『日本の眼科』第86巻、第7号、2015年

コンタクトレンズに関連する眼障害の原因としては、長時間装用や洗浄不良などがあります。

安全なコンタクトレンズの使い方

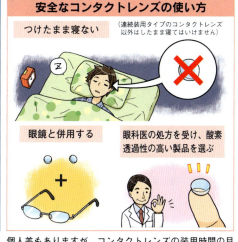

つけたまま寝ない（連続装用タイプのコンタクトレンズ以外はしたまま寝てはいけません）

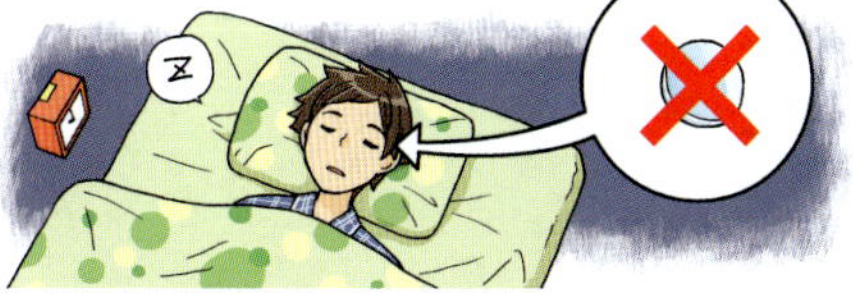

眼鏡と併用する

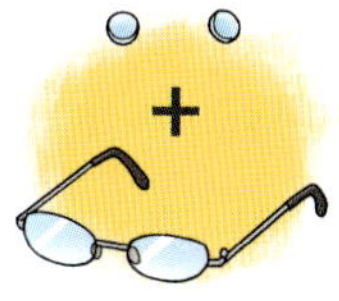

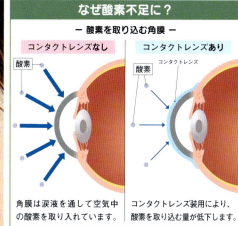

眼科医の処方を受け、酸素透過性の高い製品を選ぶ

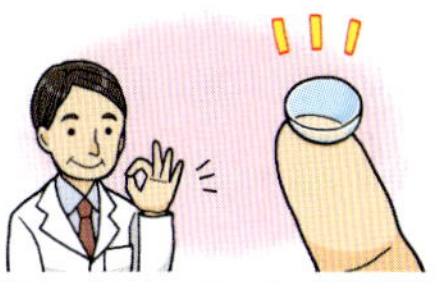

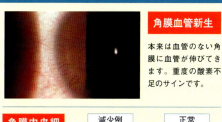

個人差もありますが、コンタクトレンズの装用時間の目安は１日14時間以内です。

角膜は、血管が通っていないため、涙液を通して空気中の酸素を取り入れていますが、コンタクトレンズを装用していると、角膜が酸素を取り込みにくくなります。

**　コンタクトレンズを長時間つけていたり、酸素透過性の低いレンズを慢性的に使ったりしていると、角膜が酸素不足になり、さまざまな障害が起こりやすくなります。**

**　コンタクトレンズをする場合は、長時間の装用などを避けるようにしましょう。**

指導　道玄坂糸井眼科医院 院長　糸井 素純 先生

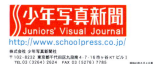

少年写真新聞 Juniors' Visual Journal
2016年9月18日発行
第1666号付録
©少年写真新聞社 2016年

中学保健ニュース

★定期刊行物は終わる期間を予定しない刊行物です。年度が替わりましても、購読中止のお申し出のない限り、引き続きニュースをご送付申し上げます。
★著作権法により、本紙の無断複写・転載は禁じられています。
株式会社 少年写真新聞社 〒102-8232 東京都千代田区九段南4-7-16 市ヶ谷KTビルI

http://www.schoolpress.co.jp/

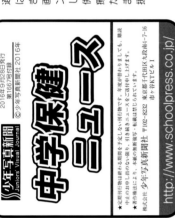

コンタクトレンズ装用の慢性酸素不足による眼障害

道玄坂糸井眼科医院 院長　糸井 素純

コンタクトレンズ（ＣＬ）は、眼鏡とは違い、直接目の上に接触します。そのためＣＬを装用すると、目が取り入れることのできる酸素は少なくなります。特に、酸素透過性の低い素材のＣＬやレンズのフィッティングが悪いと、酸素不足は顕著となり眼障害を引き起こします。長期の酸素不足による眼障害は、症状が徐々に進むために、本人の自覚が乏しく、ＣＬ装用を中止しても、症状の回復が遅く、場合によっては回復しないこともあります。ＣＬ装用による慢性酸素不足は角膜血管新生、角膜内皮細胞障害、角膜上皮障害、角膜の菲薄化《ひはくか》（薄くなること）、角膜変形、球結膜充血などの眼障害を引き起こします。

慢性酸素不足による代表的な眼障害

角膜内皮障害

角膜内皮細胞は黒目（角膜）の透明性を維持するのに重要な細胞です。通常、生まれたときは単位面積（／mm^2）あたり約4000個ありますが、加齢とともに減少し、70歳くらいで約2000個まで減少します。一旦、減少した細胞が元に戻ることはありません。ＣＬ装用による慢性酸素不足は、この角膜内皮細胞の減少を助長します。特に酸素透過性が低いＣＬは要注意です。角膜内皮細胞が顕著に減少すると、将来、目の手術が受けられなくなることがあります。700個以下になると失明の危険性もあります。

角膜血管新生

角膜は本来、血管のない組織ですが、ＣＬ装用による酸素不足が長期に続くと、周辺部から角膜の中央に向かって、血管が侵入してくることがあります。これを角膜血管新生といいます。視力低下や痛みなどの自覚症状を訴えることはほとんどありませんが、同時に白目の血管も増えていることが多く、目の充血が目立つケースによく見られます。角膜血管新生はＣＬを装用した状態での角膜への酸素供給の指標となります。酸素供給がよりよいＣＬに変更する必要があります。角膜血管新生が顕著な場合はＣＬ装用を中止すれば数週から数か月で目立たなくなります。

角膜菲薄化、角膜変形

一般にソフトコンタクトレンズ（ＳＣＬ）装用による角膜形状の変化は、ハードコンタクトレンズによる変化よりも軽度と考えられ、回復も早いと思われていますが、発見が遅くなることが多いのも特徴です。特に酸素透過性の低いＳＣＬを長期に装用していると、慢性酸素不足により、徐々に角膜の菲薄化が進み、その結果として、角膜変形を来し、屈折度数の変化とともに顕著な視力低下を招きます。回復には、ＣＬ装用中止後数か月を要することもあり、恒久的な変化となるケースもあります。

コンタクトレンズ装用の酸素不足の予防

ＣＬ装用の酸素不足による眼障害を予防するためには、眼科医の処方を受けること（酸素透過性の高いＣＬを選択し、目の状態に合った適切なフィッティングで処方をしてもらう）、眼科医に指導された装用方法とレンズケア（レンズの手入れ）を守ること、長時間装用をしないこと、絶対にレンズを装用したまま寝ないこと、レンズを汚さないことが必要です。

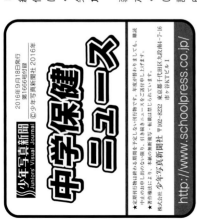

少年写真新聞 Juniors' Visual Journal
2016年9月28日発行
第1667号付録
©少年写真新聞社 2016年

中学保健ニュース

★定期刊行物は終わる期間を予定しない刊行物です。年度が替わりましても、購読中止のお申し出のない限り、引き続きニュースをご送付申し上げます。
★著作権法により、本紙の無断複写・転載は禁じられています。
株式会社 少年写真新聞社 〒102-8232 東京都千代田区九段南4-7-16 市ヶ谷KTビルI

http://www.schoolpress.co.jp/

結核の現状と基礎知識

公益財団法人結核予防会結核研究所
対策支援部 企画・医学科
末永 麻由美

結核の動向

結核はヒト免疫不全ウイルス、マラリアと並んで「世界三大感染症」とされ、日本でも2014年に約２万人が新たに結核と診断されています。日本では高齢者の結核患者が多いのが特徴ですが、最近は若い世代の外国生まれの人の結核患者が増えてきており、若者の間での流行も懸念されています。

結核の基礎知識

結核は結核菌によって引き起こされる感染症です。肺結核の患者がせきやくしゃみをした際の飛沫《ひまつ》に結核菌が混じり、その後空気中に浮遊した結核菌を吸い込むことによって感染します（空気(飛沫核)感染）。ただし、結核に感染しても80～90％の人は発病せず、結核菌を体の中に持ったままの状態になります（保菌者）。残りの10～20％の人が感染して半年から2年後くらいに発病し、治療が必要となります。発病した患者の80％～90％は肺結核として発病します。発病するリスクとして、免疫抑制剤やステロイドなど、免疫を抑制する薬の内服が挙げられますので、そのような薬を常時服用している生徒がいないかを把握しておくとよいでしょう。

肺結核の症状はせき、たん、微熱など、普通の感冒症状と似ていますが、肺結核の場合はその症状が２週間以上続きます。長引くせきなどから肺結核が疑われると、結核菌検査、画像検査（胸部X線、胸部CT）、IGRA検査（インターフェロン-γ遊離試験）※などを行い診断します。結核と診断されると何種類かの薬を併用して、長期間内服治療を行う「多剤併用療法」が行われます。治療期間は6か月間（または9か月間）と長期になるため、服薬終了まで医療機関や保健所、周囲の人々が服薬支援をすることが治療完遂のために重要です。

結核の予防

定期予防接種としてBCGがあります。BCGはウシ型結核菌を弱毒化したもので、特に乳幼児において結核を発病した際の重症化の予防に効果があるとされています。接種年齢は2004年までは４歳まででしたが、2005年からは１歳までに変更となりました。BCGの予防効果については接種後10～15年あるとされています。

その他、万が一結核患者と濃厚に接触し、IGRA検査の結果などから感染したと判断されると、潜在性結核感染症の診断により、発病を予防するために治療します。

学校における結核対策マニュアル

近年、中高生の結核患者は少ない状況が続いていますが、集団で生活をする学校は感染症がまん延しやすい環境にあり、日頃から結核対策に取り組む必要があります。

文部科学省では平成24年３月に「学校における結核対策マニュアル」を策定しています。定期健康診断における結核検診については、高まん延国に居住歴がある生徒に対し、精密検査の対象とすることや、精密検査の具体的な内容が記載されています。また学校における感染防止の観点から、２週間以上続くせきやたんの症状のある生徒や教職員がいた場合は、早期に医療機関への受診を勧め、受診結果の確認をすることが推奨されています。さらに学校で結核の集団発生があった際には、感染症法第17条に基づき保健所で行う接触者健康診断について、学校保健安全法第13条に基づき円滑に進められるように、学校が協力をすることが役割として求められています。

※ BCG菌や非結核性抗酸菌にはない、特異的なたんぱく質を特定する検査のため、BCG接種の影響を受けず、ツベルクリン反応に代わる結核の検査法として推奨されています。

ほけん通信。

学校　　年　月　日発行

口内炎は体調不良を知らせるサイン

指導／日本歯科大学附属病院 口腔外科　足立 雅利 先生

口の中は「細菌の宝庫」であり、たくさんの常在菌が存在しています。十分な抵抗力があるときは、口の粘膜は常に新陳代謝で再生し、この菌によって炎症を起こすまでには至りません。しかし、かぜをひいて全身の体力が低下したり、口の中に傷があったりして局所的に抵抗力が弱まると、菌が増えて炎症を起こし、口内炎となってしまいます。

原因はさまざま 口内炎

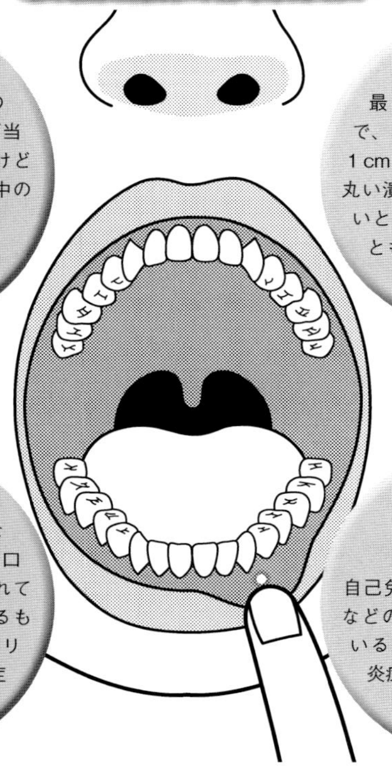

カタル性口内炎

口腔内をかんだり、歯の縁や合っていない詰め物が当たったり、熱い食べ物でやけどしたりするなどして、口の中の粘膜が刺激されて生じる。

アフタ性口内炎

最もよくみられる口内炎で、口の中の粘膜に2mm～1cm大で、周りに赤みを伴う丸い潰瘍ができる。痛みがひどいと食事をとるのも困難なことも。通常は1週間程度で自然治癒する。

ウイルス性口内炎

単純ヘルペスウイルスなどの感染によって口の中や口唇に小さな水疱《すいほう》ができ、破れてアフタ性口内炎のようになるもの。発熱、全身の倦怠感《けんたいかん》、リンパ節の腫れなどのかぜ症状も伴う。

全身疾患の一症状として現れている口内炎

自己免疫疾患のベーチェット病などの症状の1つとして現れていることも。この場合、目の炎症や性器の潰瘍などの症状が伴う。

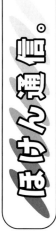

あなたは大丈夫？

口内炎リスク診断

当てはまる項目に✓をつけよう

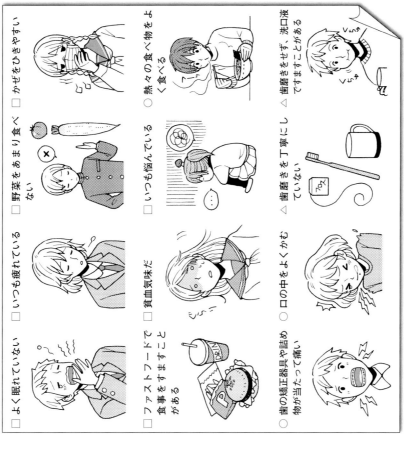

□ よく眠れていない　□ いつも疲れている　□ 野菜をあまり食べない　□ かぜをひきやすい

□ ファストフードで食事をすますことがある　□ 貧血気味だ　□ いつも悩んでいる　○ 熱々の食べ物をよく食べる

○ 歯の矯正器具や詰め物が当たって痛い　○ 口の中をよくかむ　△ 歯磨きを丁寧にしていない　△ 歯磨きをせず、洗口液ですますことがある

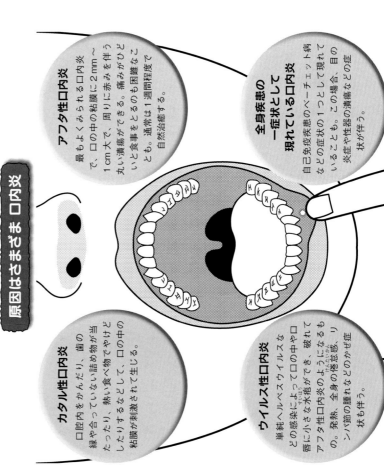

□に✓がついた人

生活習慣を見直し、十分な休養、睡眠、栄養をとるようにしましょう。

○に✓がついた人

口の中の傷から口内炎になることがあります。合わない矯正器具や詰め物は歯科医に調整してもらいましょう。

△に✓がついた人

口腔内の不衛生が原因で口内炎ができることもあります。口呼吸は口が乾燥し、細菌が増えてしまうのでやめましょう。

全身の病気が原因でできることもあります。2週間以上治らなかったり、再発を繰り返していたりする場合は、医師に相談しましょう。

少年写真新聞
Juniors' Visual Journal
http://www.schoolpress.co.jp/
株式会社 少年写真新聞社
〒102-8232 東京都千代田区九段南4-7-16市ヶ谷KTビルⅠ
TEL 03（3264）2624 FAX 03（5276）7785

中学保健ニュース

No.1667
2016年（平成28年）
9月28日号

昭和43年6月4日第3種郵便物認可 2016年9月28日発行 第1667号 旬刊 毎月3回（8・18・28日）発行 1か年定価17,640円 ★定期刊行物は終わる期間を予定しない刊行物です。年度が替わりましても、購読中止のお申し出がない場合、引き続きニュースをご送付申しあげます。 ©少年写真新聞社2016年 ※著作権法により、本紙の無断複写・転載は禁じられています。

493.89 肺結核 2416

長引くかぜ症状は「結核」の可能性も

近年、学校や塾などで若い世代での集団感染が増加しています

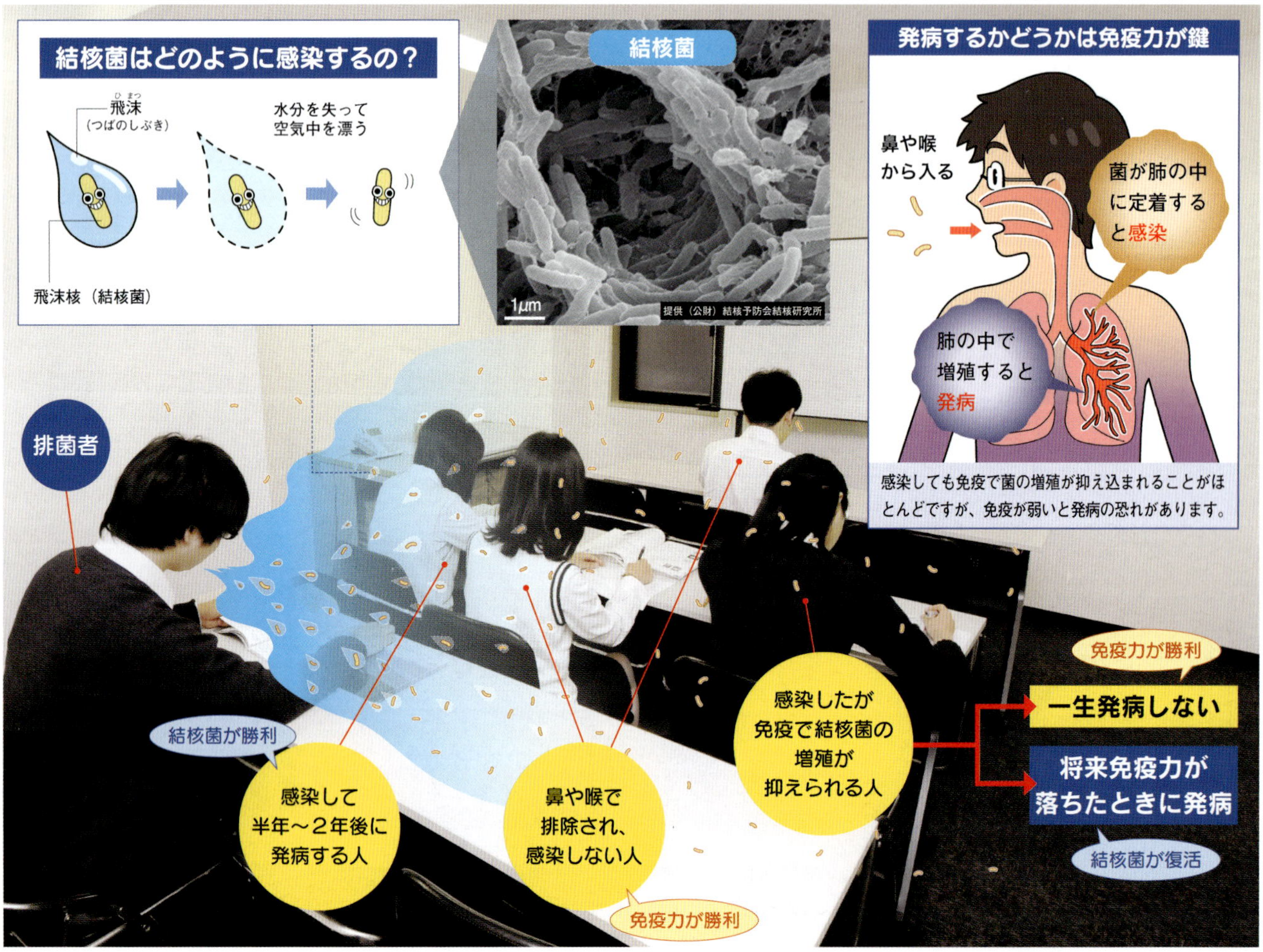

結核菌は、患者のせきやくしゃみの中に含まれて飛び散り、空気中に漂います。換気が悪く狭い場所は菌が長く滞留し、感染の恐れが高くなります。

結核は、昔の病気だと思われがちですが、今なお、日本では年間に約二万人がかかっている重大な感染症です。

結核菌は増殖が遅く、感染しても必ず発病するものではありませんが、過労や栄養不良、ほかの病気があり免疫力が低下しているときなどは、発病しやすいので注意が必要です。

初期の症状はかぜと似ていますが、二週間以上も症状が続く場合には、念のため、検査をしてみましょう。

指導 公益財団法人結核予防会結核研究所 対策支援部 企画・医学科 末永 麻由美 先生

かぜと似ている症状

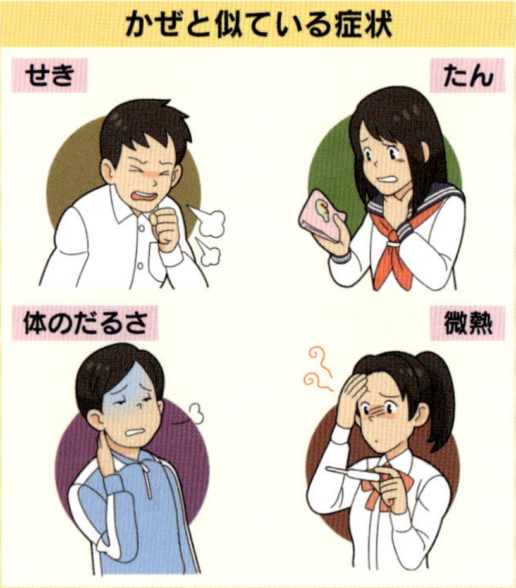

かぜと似ていますが、２週間以上続いたり、よくなったり悪くなったりを繰り返すところが違います。

結核の検査

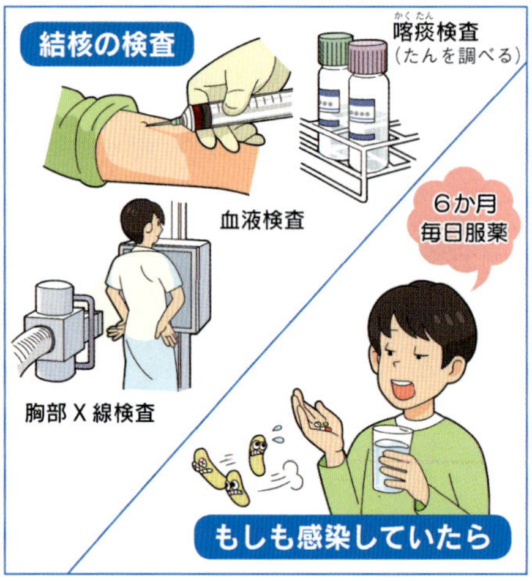

血液や胸部Ｘ線、たんを調べて感染がわかったら、半年間毎日きちんと服薬をすることで治すことができます。

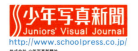

少年写真新聞
Juniors' Visual Journal
http://www.schoolpress.co.jp/
株式会社 少年写真新聞社
〒102-8232 東京都千代田区九段南4-7-16市ヶ谷KTビルⅠ
TEL 03（3264）2624　FAX 03（5276）7785

中学保健ニュース

No.1668
2016年（平成28年）
10月8日号
498.07 衛生教育 2416

昭和43年6月4日第3種郵便物認可　2016年10月8日発行　第1668号　旬刊　毎月3回（8・18・28日）発行　1か年定価17,640円

寒天培地を使って 手洗いの効果を検証

感染症や食中毒のリスクを減らすためには手洗いが重要です

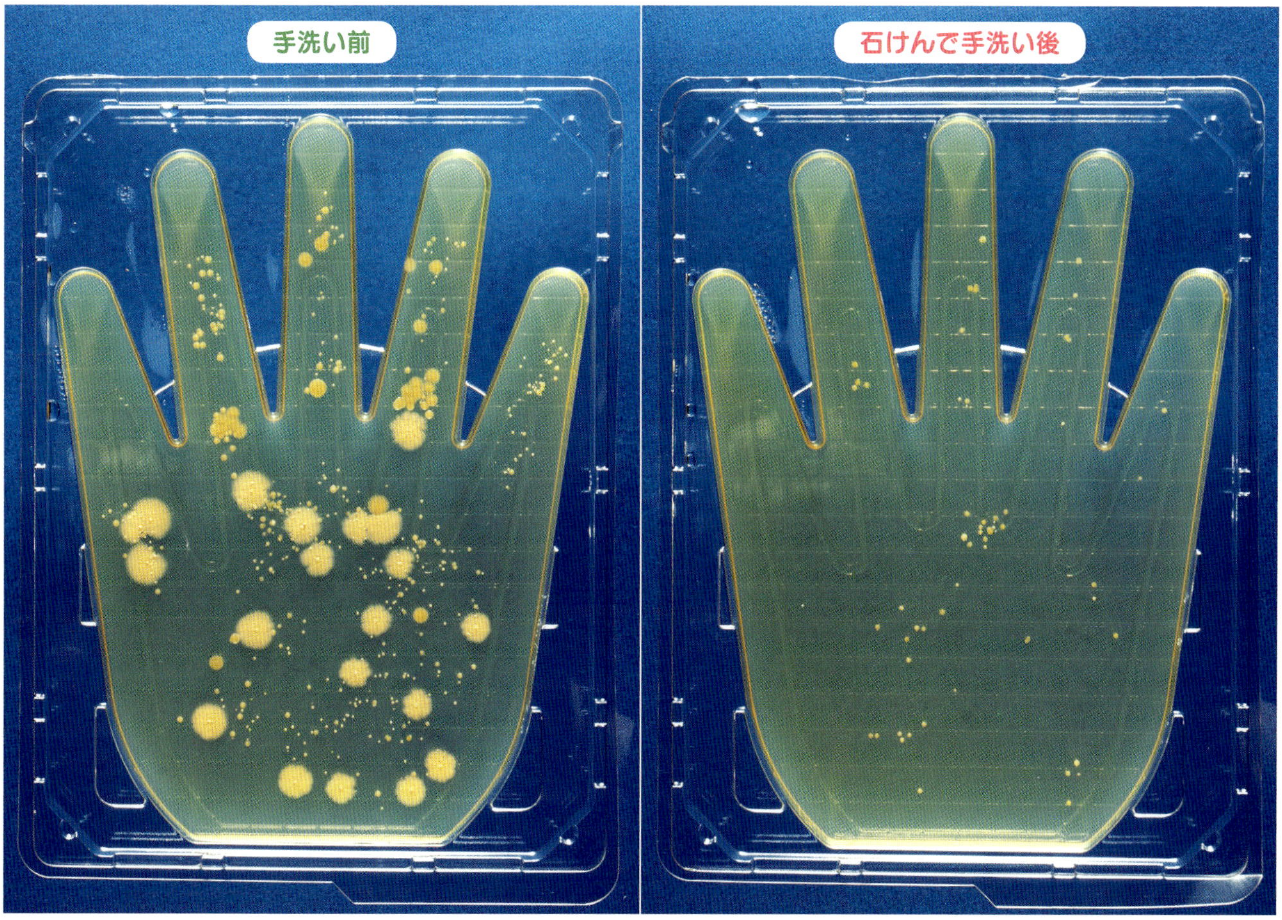

手を洗う前に寒天培地に手をつけて、24時間培養したもの。細菌がたくさんついていたことがわかります。

石けんで手を洗ってから寒天培地に手をつけて、24時間培養。手を洗う前に比べると、細菌の数が大幅に減少していることがわかります。

洗い残しが多いところ（ヨードでんぷん反応で実験）

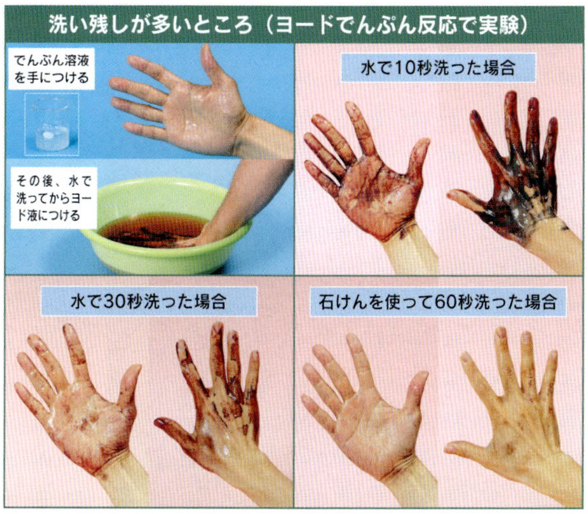

片栗粉ででんぷん溶液を作り、手に塗って乾かします。その後、手を洗い（10秒、30秒、石けんで60秒）、ヨード液につけて洗い残しを調べました。

手洗いによる感染症発症率の差

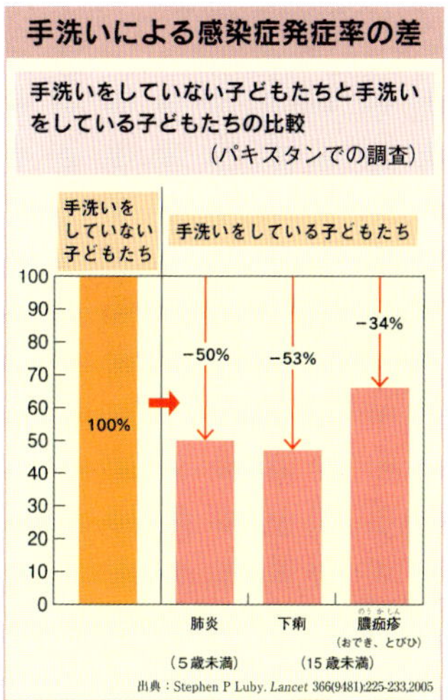

手洗いの有無によって、感染症発症率に大きな差がありました。

石けんを使った手洗いで、手についた汚れはどれぐらい落ちているのでしょうか。

寒天培地で細菌を培養する実験をしてみると、手洗い後には細菌はほとんどいませんでしたが、手洗い前には、手に細菌がたくさんついていたことがわかりました。

感染症や食中毒対策として、手洗いは大きな効果があるので、外から帰ったときや、食事前などは、手洗いを忘れないようにしましょう。

指導　東北大学大学院医学系研究科 内科病態学講座 感染制御・検査診断学分野 講師　遠藤 史郎 先生

少年写真新聞 Juniors' Visual Journal
2016年10月8日発行
第1668号付録

中学保健ニュース
★定期刊行物は終わる期間を予定しない刊行物です。年度が替わりましても、購読中止のお申し出のない限り、引き続きニュースをご送付申し上げます。

株式会社 少年写真新聞社 〒102-8232 東京都千代田区九段南4-7-16 市ヶ谷KTビルI
http://www.schoolpress.co.jp/

手洗いの効果

東北大学大学院 医学系研究科 内科病態学講座
感染制御・検査診断学分野
講師 遠藤 史郎

手が触れるところには菌がいっぱい

感染症は人から人に伝播《でんぱ》するという特徴を持っています。その中で菌などが伝播していくとき、多くは我々の手を介して伝播していきます。ヒトは手をよく使う生き物ですので、手を清潔にすることは感染症対策の基本事項であり、最も大切な感染症対策になります。図1を見てみましょう。図1はトイレの写真です。どの部分が最も汚れていると思われますか？　最も汚れていたのは、便座ではなく、手すりでした。これは、「人の手が触れるところは非常に汚れやすい」＝「菌がつきやすい」ということを表しています。

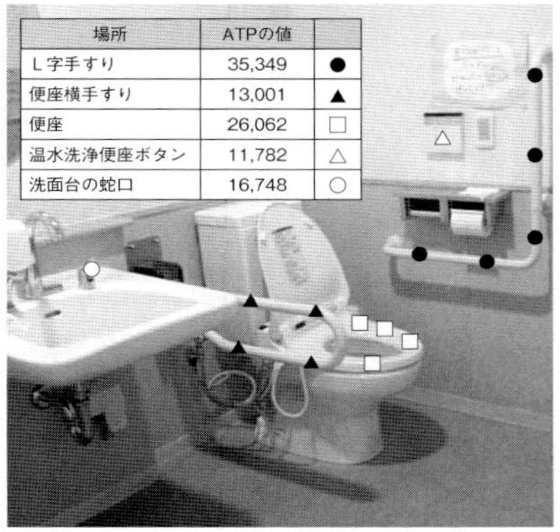

場所	ATPの値	
L字手すり	35,349	●
便座横手すり	13,001	▲
便座	26,062	□
温水洗浄便座ボタン	11,782	△
洗面台の蛇口	16,748	○

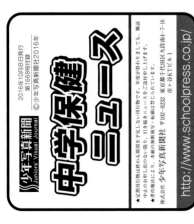

図1　トイレの中でどこが一番汚れているでしょうか？（ATP：汚れの度合いを数値化した大まかな指標です。500以下がきれいと考えられています）

手洗いの有効性

一般家庭を対象にした手洗いの効果を検証した海外での実験があります。石けんと流水で手洗いを行った子どもたちと、そうでない子どもたちとで、1年間にわたり観察し、せきなどの呼吸器症状、下痢などの消化器症状の頻度を検討しています（図2-A、B）。図2をご覧になればおわかりのように、石けんと流水で手洗いを行った子どもたちの方が明らかに呼吸器症状、消化器症状の頻度が少なくなっています。このことは、石けんと流水による手洗いは呼吸器症状、消化器症状の予防に効果的であるということを表しています。

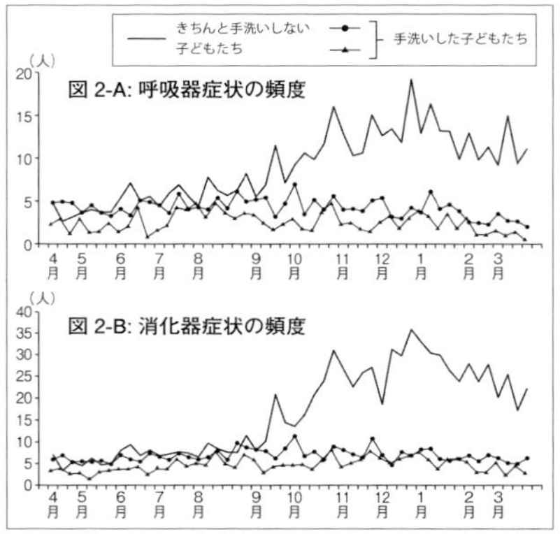

図2　手洗いをした子どもと、手洗いをしていない子どもとの比較
Stephen P Luby. *Lancet* 366(9481):225-233,2005より引用一部改編

手洗いの種類と方法

手洗いには「石けんと流水」を用いた手洗いと、「アルコール消毒液」を用いた手洗いがあります。一般的に殺菌効果は「アルコール消毒液」を用いた手洗いの方が高いといわれています。この両者の使い分けは、手が泥などで汚れている場合には「石けんと流水」で手洗いをすることになります。一方、汚れていない場合には「アルコール消毒液」による手洗いが効果的です。

（214ページに続く）

少年写真新聞 Juniors' Visual Journal
2016年10月18日発行
第1669号付録

中学保健ニュース
★定期刊行物は終わる期間を予定しない刊行物です。年度が替わりましても、購読中止のお申し出のない限り、引き続きニュースをご送付申し上げます。

株式会社 少年写真新聞社 〒102-8232 東京都千代田区九段南4-7-16 市ヶ谷KTビルI
http://www.schoolpress.co.jp/

デンタルフロスの効果

丸森歯科医院 院長　丸森 英史

デンタルフロスの勧め

ブラッシングで磨き残しやすい場所が、歯と歯の間です。むし歯や歯肉炎がよくできる場所ですので、デンタルフロスの使用が勧められています。歯と歯の間が空いている大人では、歯間ブラシが勧められますが、歯肉で埋まっているときは、デンタルフロスが勧められます。通常、歯間ブラシの出番は成人以後です。デンタルフロスは縒《よ》っていないので、歯と歯の間に通すと線維が広がり、歯を押し広げないで糸が入るのです。その線維で歯垢《しこう》を絡めてそぎ取る清掃用具です。いろいろな製品が売られていますが、特に優劣はないので使いやすい物を選んで構いません。

ただし、フロスは、あくまで補助です。主役はブラッシングです。毛先を上手に使えば、ほぼ綺麗に磨けます。ポイントは歯ブラシを押し当てずに、磨きたい歯の面を走るように毛先を動かすことです。毛先のコシ、弾力で歯垢をはじくように取ります。ごしごしというよりシャカシャカという感じです。動きが軽すぎたり、毛先が動いていなかったりすると歯垢は取れません。マスターするとよいベストな方法は、赤染めしてまずは1、2本の歯で落ちる磨き方を確認することです。

フロスを使うときの注意

デンタルフロスを使うときに気をつけたいのは、歯と歯の間を通すとき急に通過させると、むちで打つように歯肉にパチンと打ちつけてしまうことです。それだけでジーンと痛むことがあり「もうヤダ」ということになりかねません。ノコを引くように徐々に歯の間を通すことがこつです。そして両脇の歯の面に沿わせて糸で歯の面をこそげるように、何度か上下させます。歯と歯肉の間にわずかな隙間があるので、そーっと底の方まで潜り込ませて歯の面をこすります。その動きで歯と歯の間や、歯肉との境目に残った歯垢が取れ、むし歯のリスクや歯肉炎の状態が改善できます。

このとき、痛みがなくても出血するようですと、もう歯肉炎の状態です。しかし、ブラッシングとデンタルフロスを丁寧に行えば、1～2日くらいで出血は治まるはずです。改善できなければ、歯科医に相談してください。歯と歯の間を通過するときに糸が引っかかったり、ほつれたりするような状態があると、すでに歯と歯の間にむし歯ができているかもしれません。上手にデンタルフロスを使っても、ほつれる状態が改善できなければ歯科医に相談が必要です。

ブラッシングが上手にできれば歯ブラシだけでもかなり綺麗になりますが、歯並びが悪いときには、デンタルフロスと併用することがお勧めです。

やはり食生活が大切

歯垢のたまり具合は、食生活の状態が反映します。甘い物（砂糖）を食べる回数や量が多くなると、歯垢の増えるスピードが早まります。ベタベタした歯垢になり、綺麗にする時間が余計に必要になり、わずかな磨き残しがむし歯や歯肉炎のなりやすさにつながります。甘い物（砂糖）をとる量が少なければ、歯垢は取りやすく、わずかな磨き残しがあっても健康でいられます。「甘い物が好きな人は歯を悪くしやすい」、その理由がここにあります。ぜひ食生活の改善も視野に入れながら、ブラッシングとデンタルフロスの上手な使い方を身につけてください。

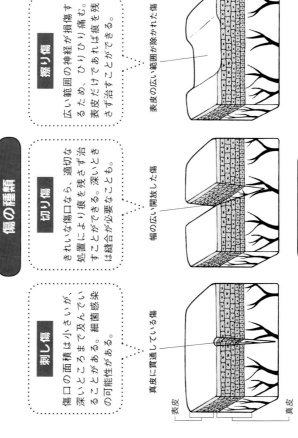

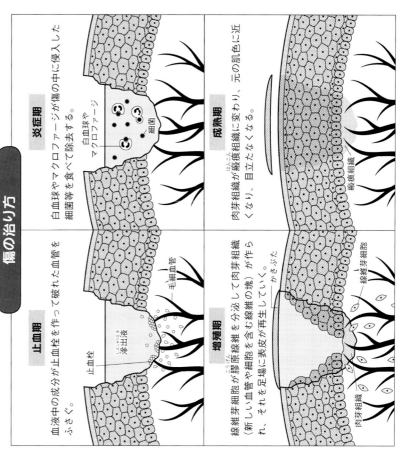

ほけん通信。

学校　　年　月　日発行

傷はどのように治るのか

指導／日本医科大学 形成外科学教室 主任教授　小川 令 先生

皮膚は表皮、真皮の2層構造になっています。擦りむいたり、鋭利なもので切ったりして傷ができたとき、どこまで傷が達しているかによって治り方は変わります。

表皮から真皮の浅い部分までの傷の場合は、表皮細胞が傷に移動して再生させるので、比較的早く治ります。しかし、真皮深くまで達した傷の場合は、失われた真皮の部分をまず肉《にく》芽《げ》という組織でふさぎ、その上に表皮細胞が表皮を再生していくことで治っていきます。

傷の種類

刺し傷

傷口の面積は小さいが、深いところまで及んでいることがある。細菌感染の可能性がある。

切り傷

きれいな傷口なら、適切な処置により痕を残さず治すことができる。深いときは縫合が必要なことも。

擦り傷

広い範囲の神経が損傷するため、ひりひり痛む。表皮だけであれば痕を残さず治すことができる。

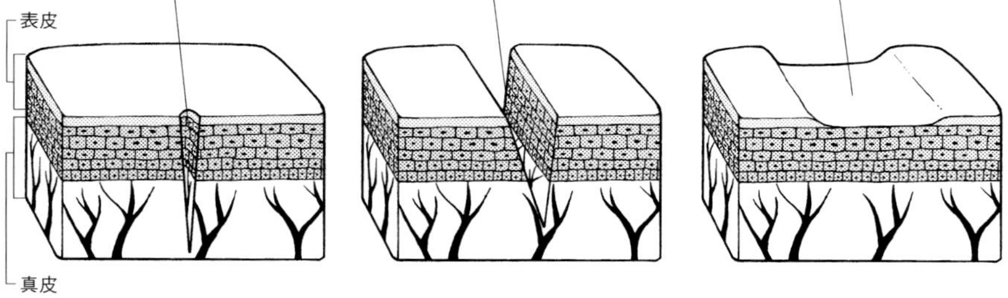
真皮に貫通している傷
幅の広い開放した傷
表皮の広い範囲が除かれた傷
表皮
真皮

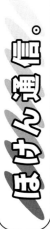

傷の手当

傷口に細菌が入って化膿《かのう》してしまわないように、傷口とその周りについた砂や泥等の汚れを流水で洗い流すことが必要です。洗っても取りきれないときや、脂肪や筋肉が見える深い傷、動物のかみ傷等は、感染の恐れがあるので、必ず医師の診察を受けてください。

出血が止まる仕組み

皮膚の毛細血管が傷つくと、血液中から血小板が集まって傷ついた箇所を覆います（一次止血）。その後、血漿《けっしょう》に含まれるフィブリンという物質が固まって網状に血小板を覆って止血栓を作り、補強して止血します（二次止血）。

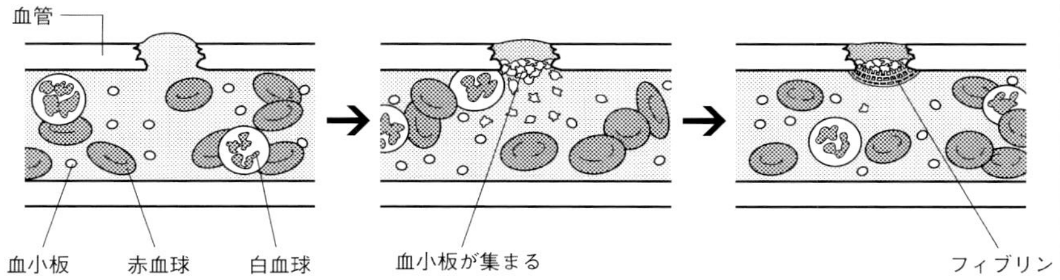
血管
血小板
赤血球
白血球
血小板が集まる
フィブリン

傷の治り方

止血期

血液中の成分が止血栓を作って破れた血管をふさぐ。

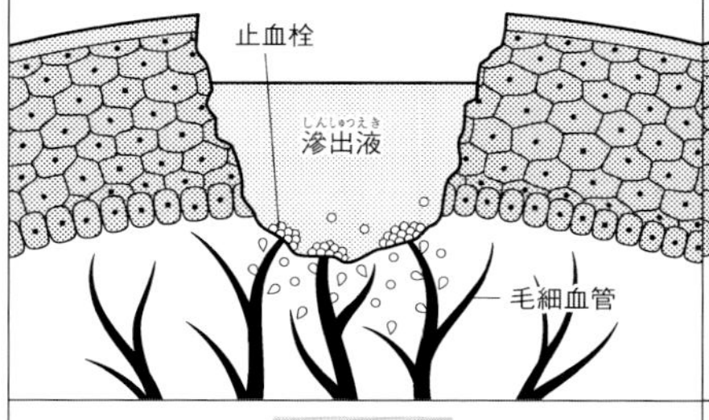
止血栓
滲出液《しんしゅつえき》
毛細血管

炎症期

白血球やマクロファージが傷の中に侵入した細菌等を食べて除去する。

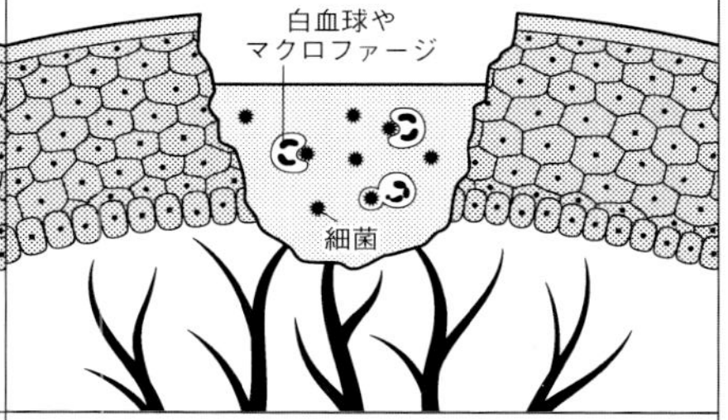
白血球や
マクロファージ
細菌

増殖期

線維芽細胞が膠原《こうげん》線維を分泌して肉芽組織（新しい血管や細胞を含む線維の塊）が作られ、それを足場に表皮が再生していく。

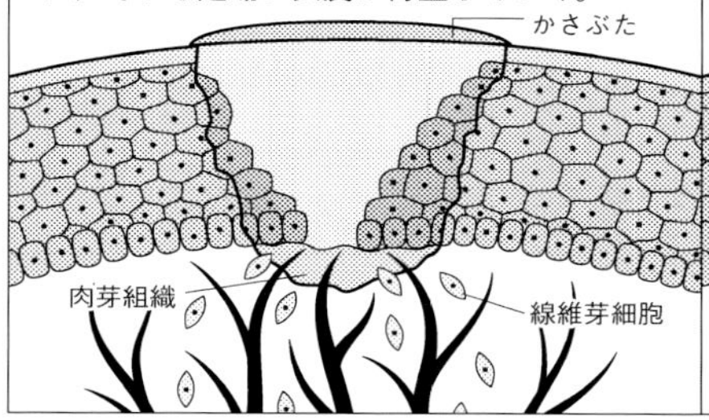
かさぶた
肉芽組織
線維芽細胞

成熟期

肉芽組織が瘢痕《はんこん》組織に変わり、元の肌色に近くなり、目立たなくなる。

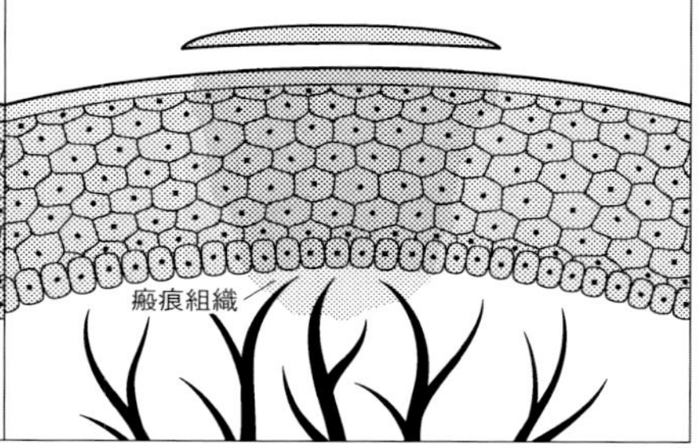
瘢痕組織

少年写真新聞
Juniors' Visual Journal
http://www.schoolpress.co.jp/
株式会社 少年写真新聞社
〒102-8232 東京都千代田区九段南4-7-16市ヶ谷KTビルⅠ
TEL 03（3264）2624 FAX 03（5276）7785

中学保健ニュース

No.1669
2016年（平成28年）
10月18日号
497.9 口腔衛生 2416

昭和43年6月4日第3種郵便物認可 2016年10月18日発行 第1669号 旬刊 毎月3回（8・18・28日）発行 1か年定価17,640円 ★定期刊行物は終わる期間を予定しない刊行物です。年度が替わりましても、購読中止のお申し出がない場合、引き続きニュースをご送付申しあげます。

デンタルフロスで磨き残しを落とす

歯磨きにフロスを使う習慣を加えると、歯垢《しこう》の除去率が80%以上にアップ

フロスの動かし方

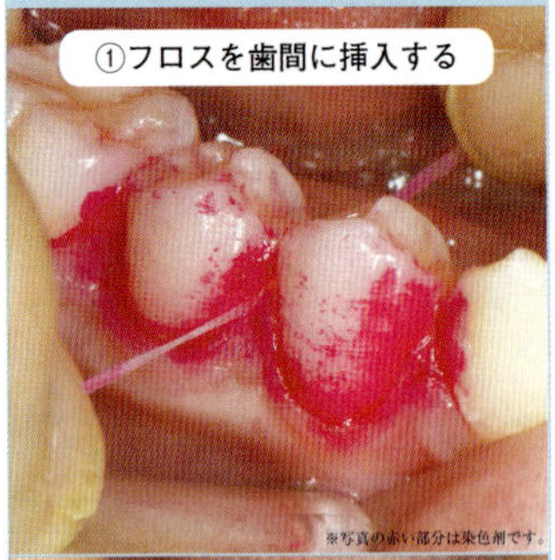
①フロスを歯間に挿入する
※写真の赤い部分は染色剤です。

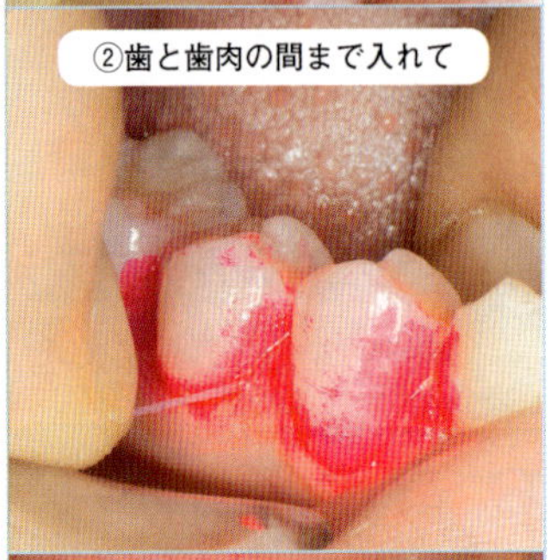
②歯と歯肉の間まで入れて

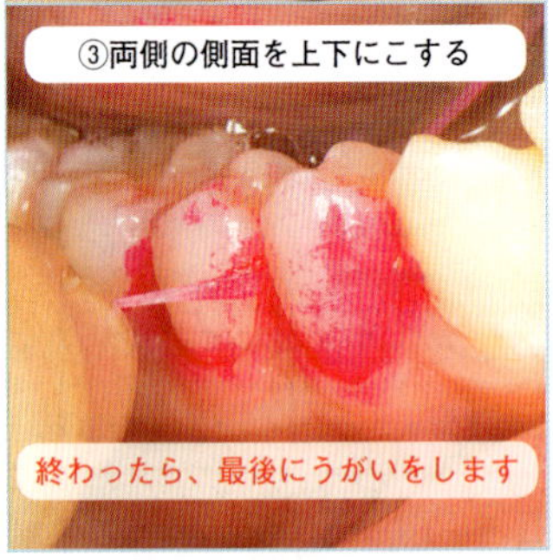
③両側の側面を上下にこする
終わったら、最後にうがいをします

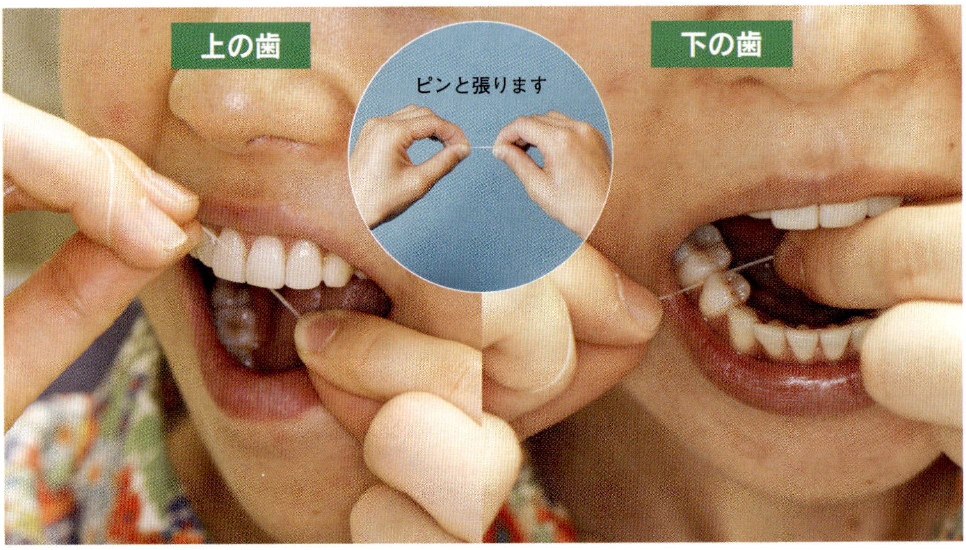

片方の指を歯の外側、もう一方の指を歯の内側にして使用します。

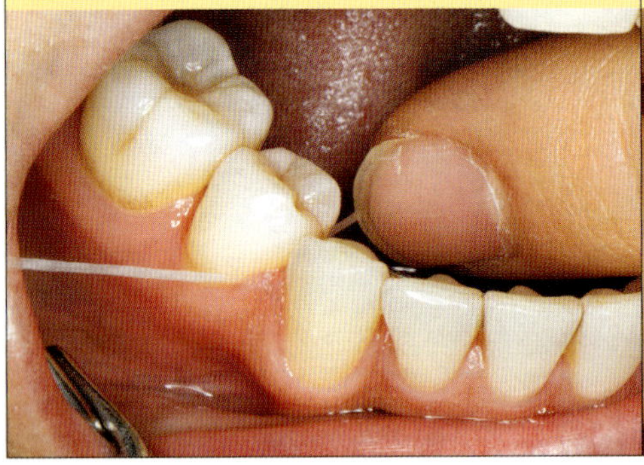
○ 歯肉の内側のスッと入るところまで入れる

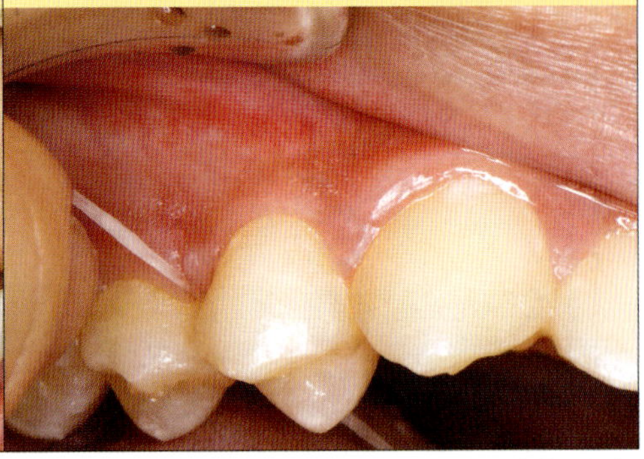
× 力まかせに一気に入れない

歯肉の1～2mmくらい内側までフロスを入れ、歯面に沿わせます。力を入れ過ぎて歯肉を傷つけないように注意します。

自分に合ったフロスを選ぼう

ロールタイプ（ワックス）
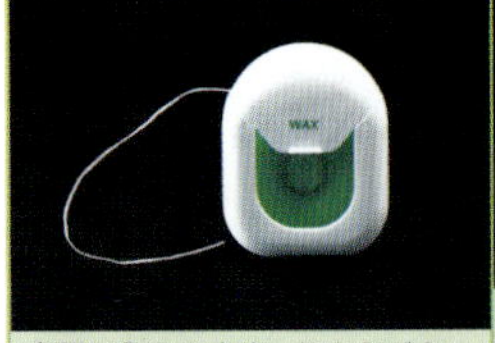
歯間に入りやすく、ほつれづらい

ロールタイプ（ノンワックス）
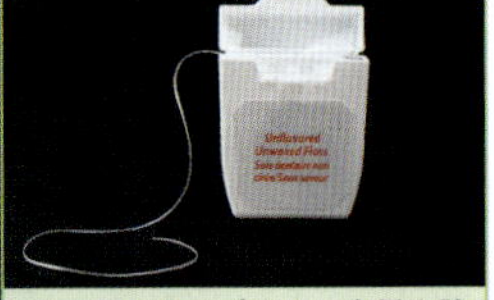
ワックスタイプより、歯垢を除去しやすい

ホルダー付き（F字型）
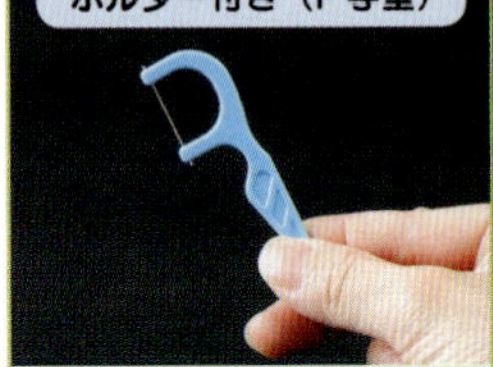
前歯に通しやすい

ホルダー付き（Y字型）
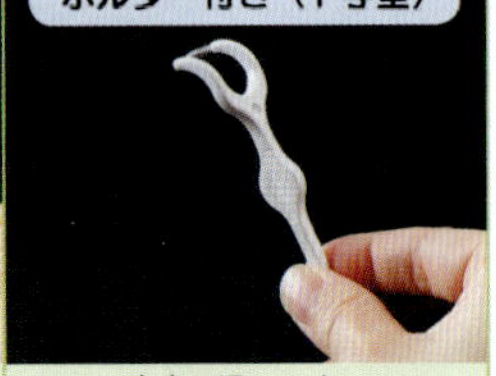
奥歯に通しやすい

歯垢の除去率

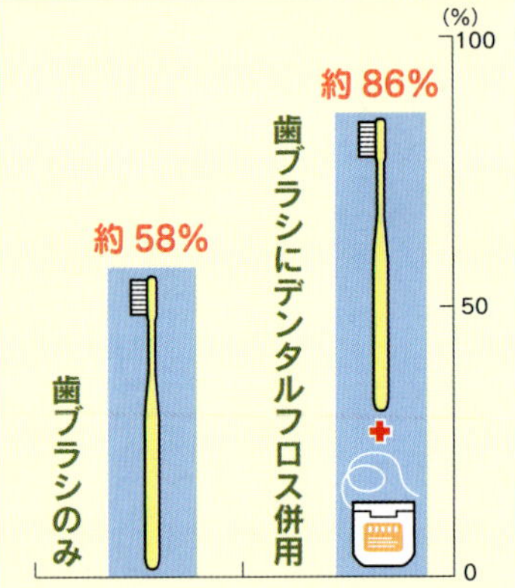

山本昇ほか『日本歯周病学会会誌』17(2):258-264,1975

歯ブラシにデンタルフロスを併せて使っている人の方が、歯垢をよく取り除けています。

きちんと歯磨きをしていても、歯と歯の間は歯ブラシが届きにくいので、どうしても歯垢がたまりやすい場所です。

しかし、デンタルフロスを使用して、歯と歯が隣り合う面を、カーブを描くようにしてこすれば、磨き残した歯垢を効果的に取り除くことができます。

歯ブラシで磨いた後、歯とフロスの位置を鏡でよく確認しながら、フロスを歯間に入れてこする習慣をぜひ身につけてください。

指導 丸森歯科医院 院長 丸森 英史 先生

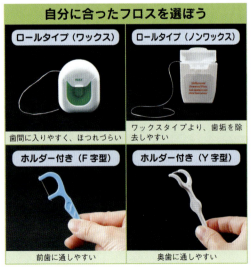

少年写真新聞
Juniors' Visual Journal
http://www.schoolpress.co.jp/
株式会社 少年写真新聞社
〒102-8232 東京都千代田区九段南4-7-16市ヶ谷KTビルⅠ
TEL 03（3264）2624 FAX 03（5276）7785

中学保健ニュース

No.1670
2016年（平成28年）
10月28日号

昭和43年6月4日第3種郵便物認可 2016年10月28日発行 第1670号 旬刊 毎月3回（8・18・28日）発行 1か年定価17,640円 ★定期刊行物は終わる期間を予定しない刊行物です。年度が替わりましても、購読中止のお申し出がない場合、引き続きニュースをご送付申しあげます。

780.19 スポーツ医学 2416

すねが痛むスポーツ障害 シンスプリントと疲労骨折

ランニングのやり過ぎなど、すねに負荷がかかることで起こります

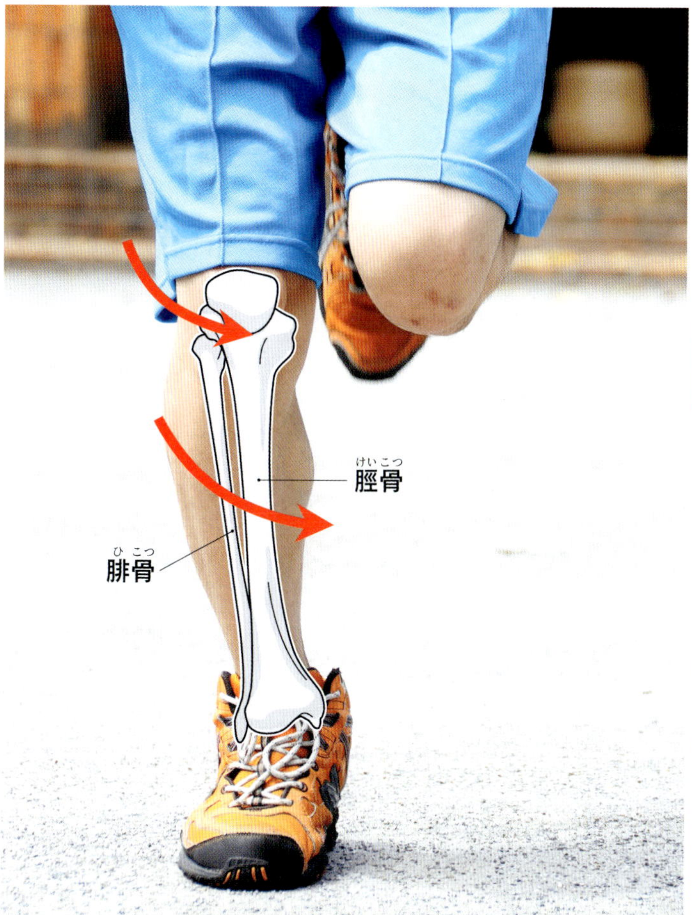

シンスプリントも疲労骨折も、ランニングによって脛骨にねじれの負荷がかかることで起こります。上体や足元に安定感がないと、より起こりやすくなります。

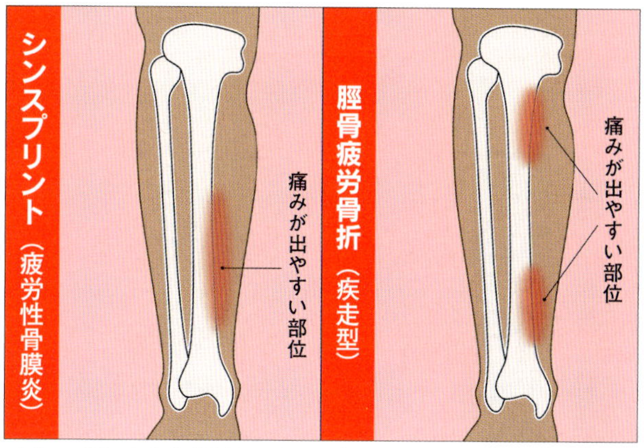

シンスプリントと疲労骨折の一部は、痛みが出やすい部位が似ています。

ランニングのやり過ぎなどで、すねに痛みを感じる障害を、シンスプリントといいます。

シンスプリントの特徴は、すねの下側三分の一あたりに痛みを感じることですが、よく似た症状にすねの疲労骨折もあります。

どちらもランニングなどをやめ、安静にすることにより軽快しますが、足首のストレッチ、扁平足《へんぺいそく》対策の足指の運動、上体の安定化を図る運動などが予防になります。

指導 国立スポーツ科学センター メディカルセンター 副センター長 奥脇 透 先生

疲労骨折のレントゲン写真
（治りかけているところ）

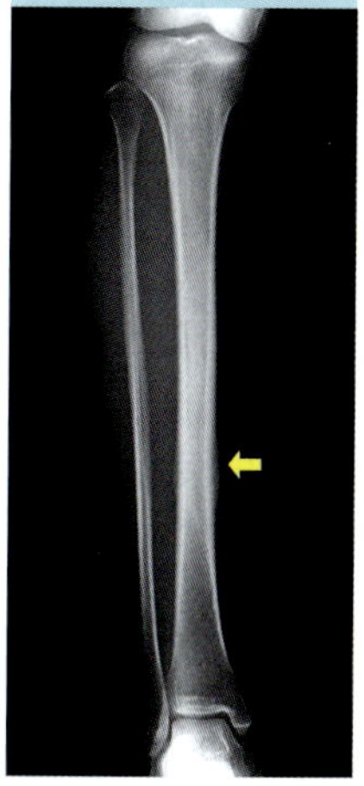

疲労骨折をした部分の外側には、新しい骨（仮骨）ができてきます。

予防① 足首のストレッチ

その場しゃがみ込み

かかとを床につけたまま、ゆっくりとできるだけ深くしゃがみ込み、5秒間保持します。

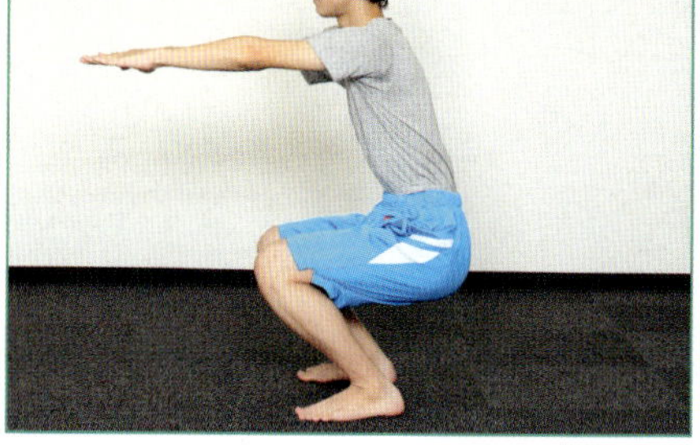

足首が硬いとシンスプリントなどのスポーツ障害になりやすくなるため、足首の柔軟性を高めましょう。

予防② 扁平足対策

タオルギャザー運動

床にタオルを敷き、足の指でタオルをつかんで、タオルの端がくるまで引き寄せます（2回する）。

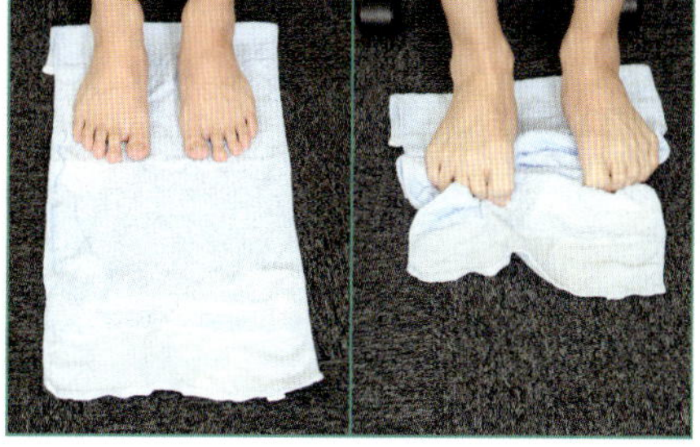

土踏まず（アーチ）がない扁平足は、立ったときのバランスが悪く、足の障害が起こりやすくなります。

予防③ 上体の安定化

背筋バランス運動

四つんばいの状態から、右手と左足を一直線になるように挙げ、5秒間保持します。逆もしましょう。

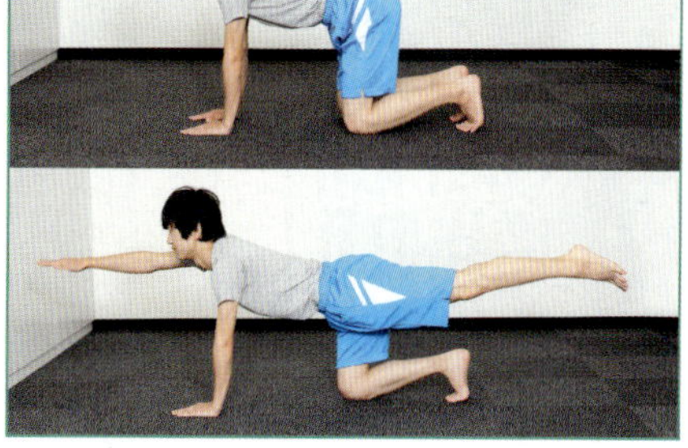

体幹部、特に上体が安定していると、脛骨に負荷がかかりにくくなり、足のスポーツ障害予防になります。

少年写真新聞
Juniors' Visual Journal
2016年10月28日発行
第1670号付録
©少年写真新聞社 2016年
中学保健ニュース
★定期刊行物は終わる期間を予定しない刊行物です。年度が替わりましても、購読中止のお申し出のない限り、引き続きニュースをご送付申し上げます。
★著作権法により、本紙の無断複写・転載は禁じられています。
株式会社 少年写真新聞社 〒102-8232 東京都千代田区九段南4-7-16 市ヶ谷KTビルⅠ
http://www.schoolpress.co.jp/

シンスプリントと疲労骨折

国立スポーツ科学センター メディカルセンター
副センター長 奥脇 透

ランニング動作で感じる痛み

走ると脛《すね》の内側に痛みを感じるものを、英語で〝シンスプリント〟と呼びます。意味は〝脛の痛み〟ということで、日本では疲労性の骨膜炎ともいわれています。典型的にはランニング動作で徐々に、脛の内側の下1/3を中心に痛みを感じ、走るのをやめると痛みは軽快します。しかし、中には痛みが一か所に限局してきて、レントゲン検査をしてみると脛骨《けいこつ》の疲労骨折（疾走型）だったという例もあります。今のところシンスプリントと疾走型の疲労骨折は同じ系統のものだという意見と、違うものだという意見に分かれています。症状だけではなかなか分けにくいものなので、ここでは同じ系統のものとして扱います。

ランニングや踏み込み動作の際に、膝が内に入りやすい場合には、脛にもねじれのストレスが働き、そのためにシンスプリントが起こると考えられます。これには生徒の足首が硬いこと、足部の扁平化《へんぺいか》（扁平足）、それに上体の姿勢から来るねじれなども影響しています。

シンスプリントを起こしたら

生徒が運動時に脛の内側に痛みを訴えたらシンスプリントを疑いましょう。軽度なものであれば1、2週間、運動を中止することによって痛みは消えます。脛の内側に明らかな圧痛（押した痛み）があれば、10分程度のアイシングを行わせ、翌日以降は痛みの経過をみながら、後述する足首のストレッチ、足の指の運動、それに上体の安定化を勧めましょう。歩行、階段昇降、それに片足ジャンプなどで痛みが出なければ、ランニング動作を再開させていいでしょう。１週間以上痛みが続くようなら、念のために整形外科を受診させてください。疲労骨折では、1か月近くランニング動作を控えなければならないでしょう。

疾走型の脛骨疲労骨折は、膝に近い部分でも起こります。さらに、ジャンプ動作の多いスポーツでは、脛の前面中央部に鋭い痛みを限局して感じます。これを跳躍型の脛骨疲労骨折といい、疾走型と違って難治性のことが多いので、疑ったら早期に病院受診を勧めてください。

シンスプリント・疲労骨折の予防対策

シンスプリント・疲労骨折の予防には、①足首の筋の柔軟性を確保するためのストレッチ、②扁平足対策としてのタオルギャザー、そして③上体の安定化です（今号の掲示用写真ニュースを参照してください）。

①「その場しゃがみこみ」でチェックし、足首のストレッチをウォームアップやクールダウン時に繰り返して行わせましょう。

②靴が発達し、足の指を使わなくなったため、土踏まず（アーチ）がない扁平足が増えています。「タオルギャザー」運動での足の指の運動を勧めましょう。

③上体は「背筋バランス」で安定させましょう。なるべく手先から足先までが一直線になるように、肘や膝を曲げずに、そのまま５秒間、体幹部がぶれないようにこらえさせます。

それぞれ簡単な動きですが、日常的に取り入れることで、予防していきましょう。

少年写真新聞
Juniors' Visual Journal
2016年11月8日発行
第1671号付録
©少年写真新聞社2016年
中学保健ニュース
★定期刊行物は終わる期間を予定しない刊行物です。年度が替わりましても、購読中止のお申し出のない限り、引き続きニュースをご送付申し上げます。
★著作権法により、本紙の無断複写・転載は禁じられています。
株式会社 少年写真新聞社 〒102-8232 東京都千代田区九段南4-7-16 市ヶ谷KTビルⅠ
http://www.schoolpress.co.jp/

メイク用品の使用による皮膚のトラブル

東邦大学医療センター大森病院皮膚科
教授 関東 裕美

メイクへの関心と皮膚トラブル

中高生は派手な化粧ができない分、目の化粧にこだわる傾向があります。おしゃれに関心が強くなる時期ですから、“二重瞼《まぶた》用のり”が流行したり、みんながつけまつげをつければ、自分も使ってみたりしたくなるのは当然でしょう。まつげをカールするためにビューラー使用は必然ですし、まつげエクステ、まつげパーマも美容院に行けば簡単にできる時代です。

皮膚トラブルが起こることなく、自由に楽しくおしゃれができるのであれば（メイクは校則で禁止されているでしょうから、休日にやる分には）よいのですが、目や口の周りの皮膚は皮脂腺が少なく乾燥しやすい部位で過敏な場所です。この部位は薄くてバリアが壊れやすく、空気や水でも過剰に反応しますから、種々の化学物質に反応して刺激性接触皮膚炎（かぶれ）を起こしてしまうのです。

特にぜんそくや花粉症、蕁麻疹《じんましん》の経験がある人、乾燥皮膚を自覚している人たちの皮膚はより過敏です。ところが、アトピー体質だとしても思春期には皮脂分泌や汗分泌が亢進《こうしん》し、体臭や見栄えが気になる年頃ですから、過剰に洗顔をすることが多くなります。

人工のまつげをつけるには接着剤が必要で、そののり成分を落とすにはオイルで浮かして少し待ってから愛護的に洗浄する必要がありますが、そのような習慣は中高生には期待できません。汚れは、過剰に洗顔料を使いこすり落とそうとするでしょうから、皮膚バリアは壊れてしまい、抵抗力が落ちてしまいます。

抵抗力がない皮膚は刺激を感じやすいため、違和感を何とかしようと無意識に目の周りをこする、口の周りをなめる行為が増え、さらに皮膚過敏性を助長してしまいます。目の周りが過敏な状態なのに、毎日金属製ビューラーを使ってまつげカールをする習慣があると、ビューラーから溶け出る金属イオンが汗とともに皮膚に吸収されて、金属アレルギーに進展してしまうこともあります。通常、化粧品成分でアレルギーを起こすことは多くないはずですが、荒れた皮膚では化学物質が吸収されやすくなり、アレルギー反応が成立してしまうのです。

思春期は肌の土台作りの時期

多彩な美容製品で自由に顔を作ることが許される時代ですが、一方では自分の皮膚の性質を把握した皮膚ケアができないといけません。皮膚トラブルを感じやすい人は、クレンジング製品で化粧やのり成分を落としてから低刺激洗顔料でこすらずに洗い流し、保湿を必ず行うことが、安全な化粧を行うために必要です。皮膚の老化は18歳頃までに浴びた紫外線量に依存するようですし、紫外線による乾燥やニキビ予防も、弱い皮膚であるほど対策が必要です。

洗顔、保湿、遮光の基礎化粧を日常的に習慣化し、健康な皮膚を維持できて初めて目の周囲の化粧も見栄えがするというものです。思春期こそ生涯の皮膚に影響する大事な土台作りの時期であることを、子どもたちに自覚させてください。皮膚過敏があるから何もできないというわけではなく、自身の皮膚状況に忠実に、化粧品を選んで使用すること、ピリピリサインを見逃さないことが大切だということです。生理前後や体調不良で皮膚過敏を感じたら、皮膚を休息させてください。化粧は皮膚を守るものであることを理解して、将来は楽しくおしゃれをしてほしいと思います。

ほけん通信。

学校　　年　月　日発行

運動器によく見られる障害

指導／島根大学 医学部 整形外科学教室 教授　内尾 祐司 先生

肘

野球肘

野球などの投球動作による肘の関節痛の総称です。繰り返しボールを投げることで、肘に負荷がかかり、骨や靭帯《じんたい》に損傷が起こります。

肘の外側が痛む離断性骨軟骨炎（上腕骨小頭の成長軟骨部の一部が剥がれる）や、肘の内側が痛む内側側副靭帯の損傷、靭帯付着部での骨折などがあります。離断性骨軟骨炎は、小学校高学年～中学生に多く、内側側副靭帯の損傷などは中学生以降で多くなります。

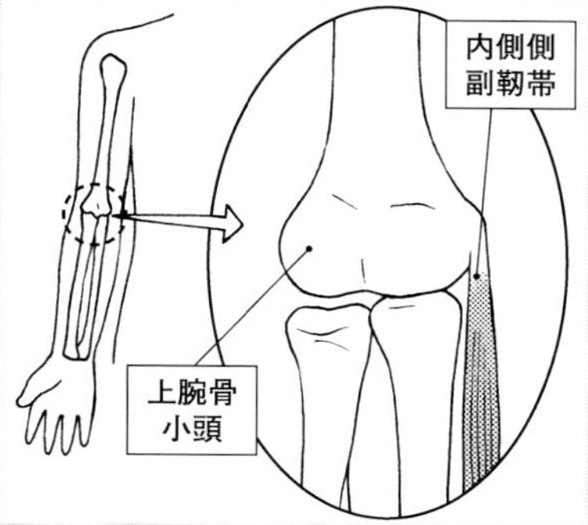

肩

リトルリーグショルダー（野球肩）

投球動作などの負荷により、上腕骨の骨端線（成長線）で骨がずれて損傷が起こります。野球、テニスなどのスポーツに起こりやすく、小学校高学年～中学生に多く見られます。

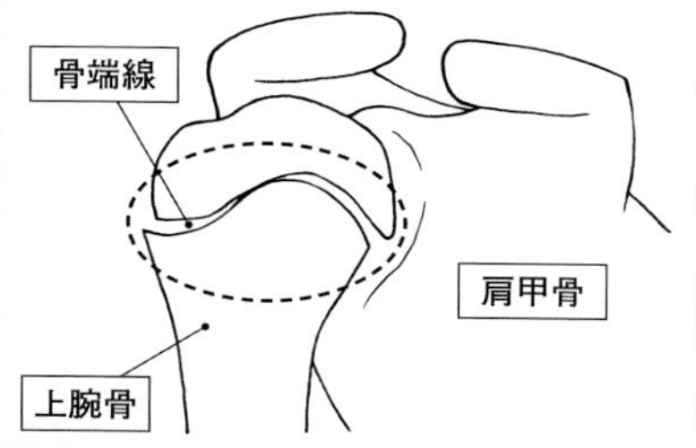

インピンジメント症候群

「インピンジメント」とは衝突という意味で、肩の腱板《けんばん》という組織が、周囲の骨、靭帯などと衝突して損傷することで痛みが生じます。投球、水泳、バレーボールなどで肩を使い過ぎることなどで起こります。

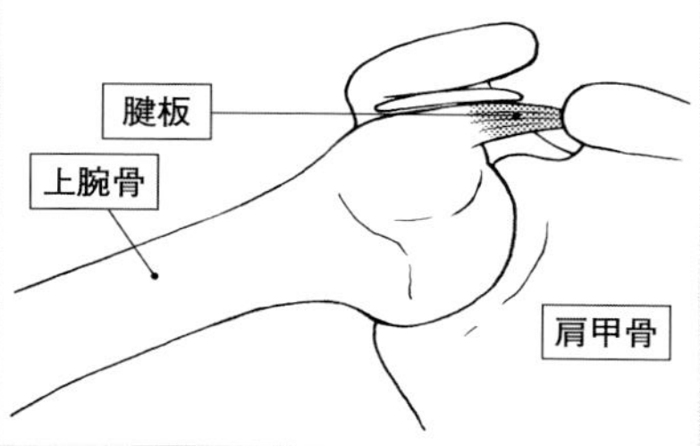

腰

腰椎分離症

腰をひねったり、反ったりする動きが繰り返されることにより、腰に負荷がかかり、腰の骨（腰椎の椎弓）に起こる疲労骨折です。サッカー、野球、バレーボールなどの腰をひねる動きのあるスポーツをしている人に多く見られます。腰を反らして痛みがある場合、腰椎分離症が疑われます。

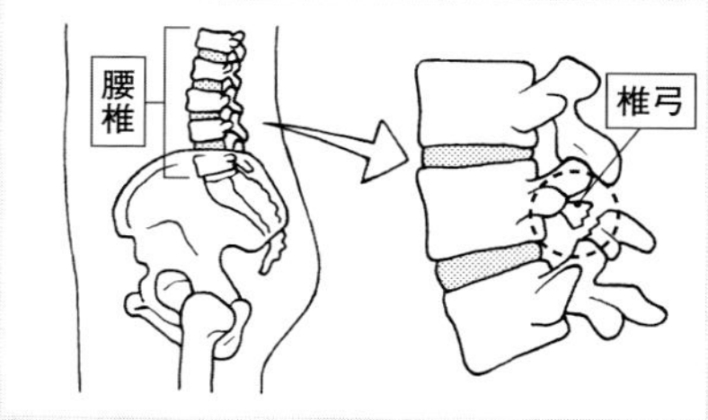

腰椎椎間板ヘルニア

腰椎の骨と骨の間にある椎間板（クッションの役割を果たしている部位）が後方に飛び出したことによる障害です。しびれ、感覚障害、運動麻痺《まひ》（足に力が入らない）などが生じます。野球、水泳、柔道などで起こりやすいです。腰を前屈したときに、痛みがある場合、腰椎椎間板ヘルニアが疑われます。

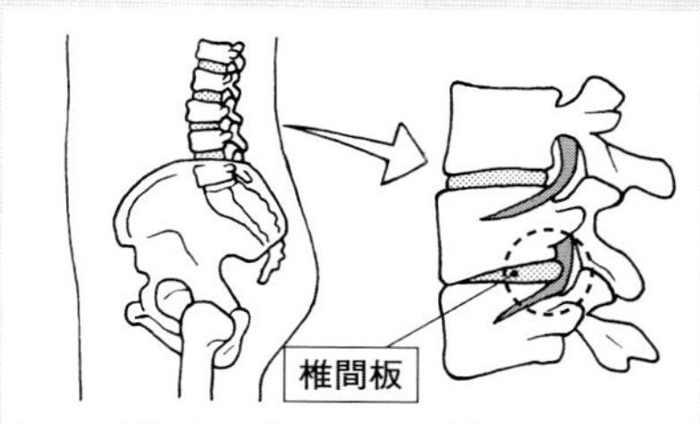

脚

オスグッド病

ランニングや、ジャンプ、キックなどの膝を使う動作の多いスポーツで見られ、繰り返し膝蓋腱《しつがいけん》に引っ張られることで、脛骨《けいこつ》の成長軟骨部に亀裂が生じ、骨化が障害され、痛みが生じます。赤く腫れたり、熱を持ったりすることもあります。

頻度の高い障害で、小学校高学年～中学生ぐらいに多く見られます。

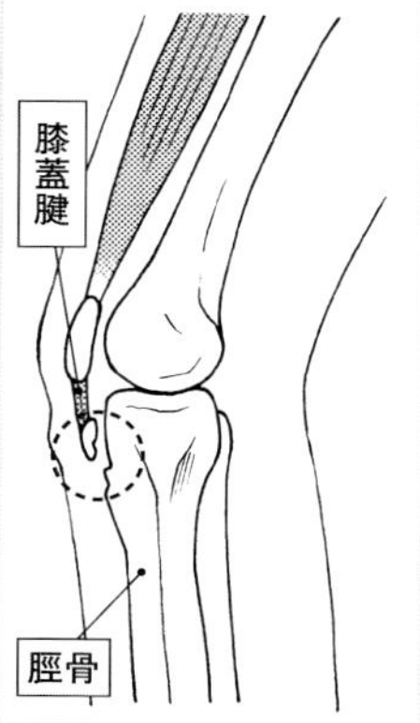

ジャンパー膝

ジャンプやランニングによる負荷で膝蓋腱（膝蓋骨に付着する部位）に炎症が生じ、痛みが起こります。中学、高校生で多く見られ、バレーボール、バスケットボール、陸上競技の跳躍系の種目などで起こりやすいです。

骨の成長途中は成長軟骨部（オスグッド病）に、骨の成長後は膝蓋腱の付け根（ジャンパー膝）に障害が起こりやすくなります。

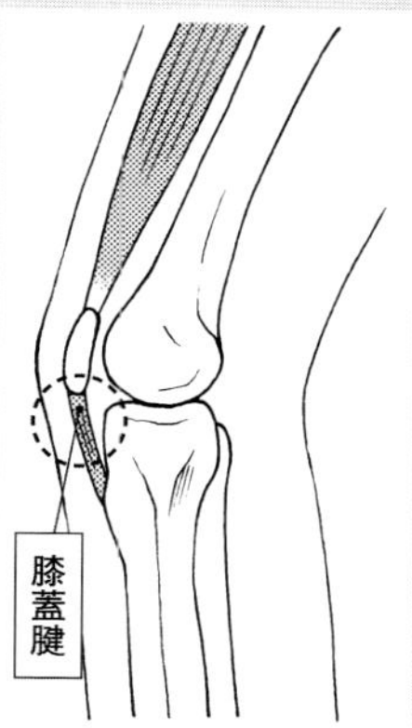

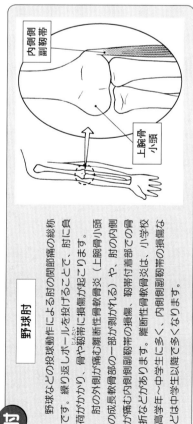

少年写真新聞
Juniors' Visual Journal
http://www.schoolpress.co.jp/
株式会社 少年写真新聞社
〒102-8232 東京都千代田区九段南4-7-16市ヶ谷KTビルI
TEL 03（3264）2624 FAX 03（5276）7785

中学保健ニュース

No.1671
2016年（平成28年）
11月8日号
494.8 皮膚疾患 2416
昭和43年6月4日第3種郵便物認可 2016年11月8日発行 第1671号 旬刊 毎月3回（8・18・28日）発行 1か年定価17,640円 ★定期刊行物は終わる期間を予定しない刊行物です。年度が替わりましても、購読中止のお申し出がない場合、引き続きニュースをご送付申しあげます。

化粧品による皮膚のトラブルに注意

特に目や口の周りの皮膚は薄くて皮脂腺が少ないので敏感な部位です

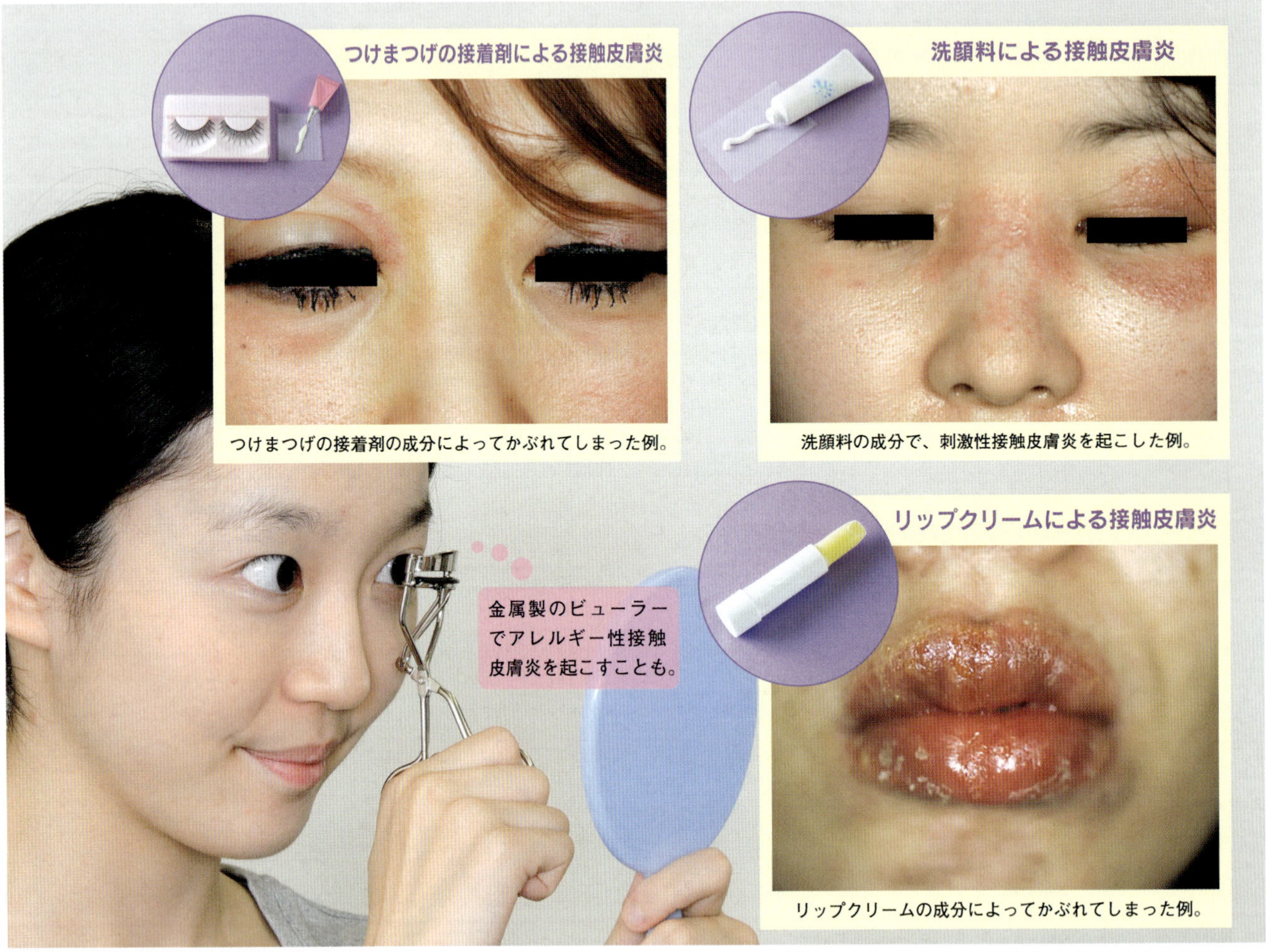

つけまつげの接着剤の成分によってかぶれてしまった例。

洗顔料の成分で、刺激性接触皮膚炎を起こした例。

リップクリームの成分によってかぶれてしまった例。

含有成分による刺激だけではなく、こすり過ぎによる刺激が原因のことも多いです。それまで問題なく使用できていても、急にトラブルが起こることもあります。

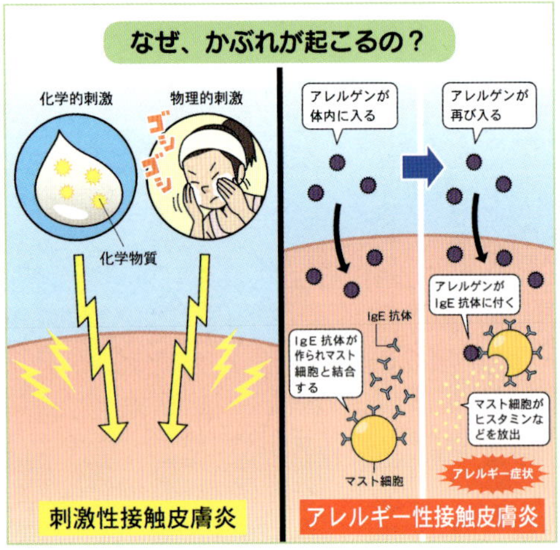

原因は、大きく刺激性接触皮膚炎とアレルギー性接触皮膚炎に分けられますが、紫外線が一因となることもあります。

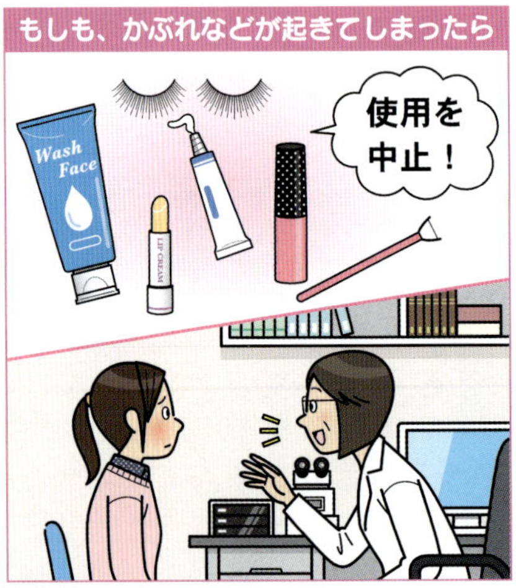

すぐに使用をやめて、皮膚科を受診しましょう。パッチテストで原因物質を調べることができます。

化粧品による刺激で、皮膚に赤みやかぶれ、腫れを起こすことがあります。

原因は化学物質による刺激のほか、摩擦による刺激、金属アレルギーなどで、体のほかの部位と比べて、皮膚の薄いまぶたや口唇には起こりやすい傾向があります。

乾燥して皮脂が少なくなっている季節や、アレルギー体質の人は特に刺激を受けやすいため、安易に使用しないようにしましょう。

指導 東邦大学医療センター大森病院 皮膚科 教授 関東 裕美 先生

少年写真新聞
Juniors' Visual Journal
http://www.schoolpress.co.jp/
株式会社 少年写真新聞社
〒102-8232 東京都千代田区九段南4-7-16市ヶ谷KTビルI
TEL 03（3264）2624　FAX 03（5276）7785

中学保健ニュース

No.1672
2016年（平成28年）
11月18日号
493.87 ウイルス感染症 2416

正しいマスクの使い方 4つのポイント

かぜ・インフルエンザ対策に、正しいマスクの使い方を覚えよう

①鼻、口、顎《あご》を覆うようにマスクを装着

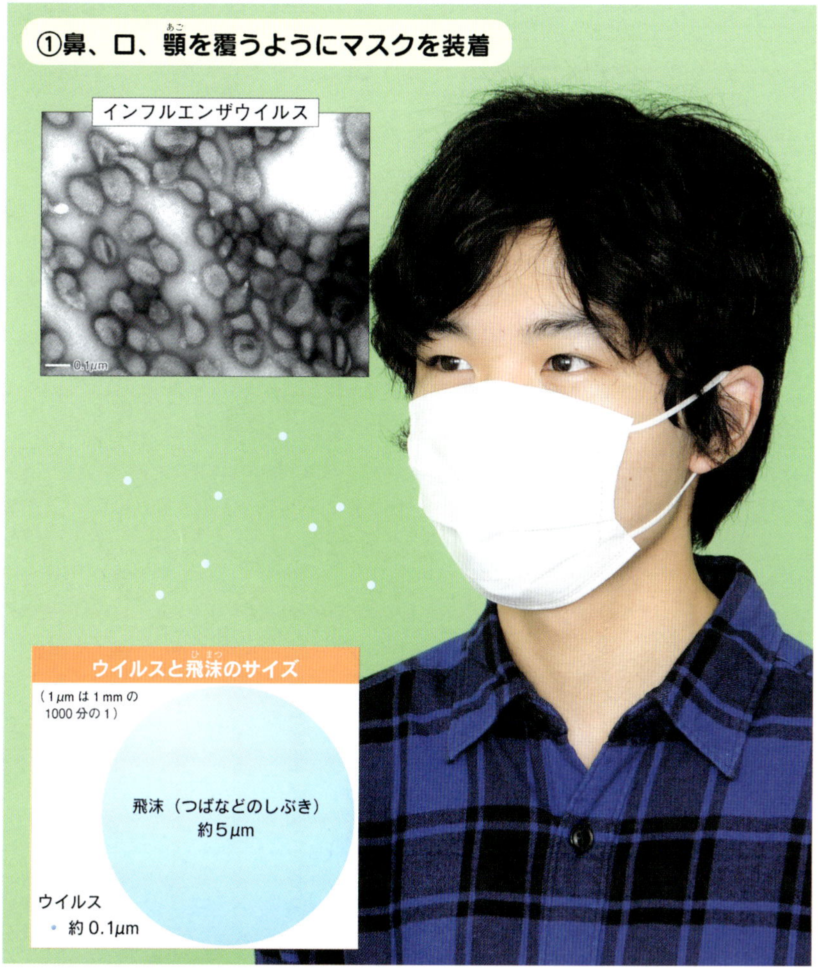

インフルエンザの多くは、飛沫により感染します。ウイルスは小さいため単体ではマスクをすり抜けますが、ウイルスが飛沫に包まれた状態では大きいため、ある程度はマスクで防ぐことも可能だと考えられます。

②鼻の部分を押さえてフィットさせ、隙間をなくす

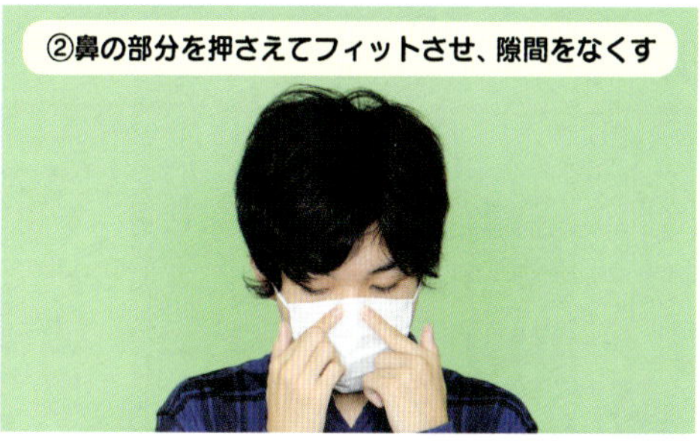

隙間をなくし、飛沫やウイルスの侵入を防ぎます。

③外す際、フィルター部分の表面に触れないようにゴムひもを持って顔から外して捨てる

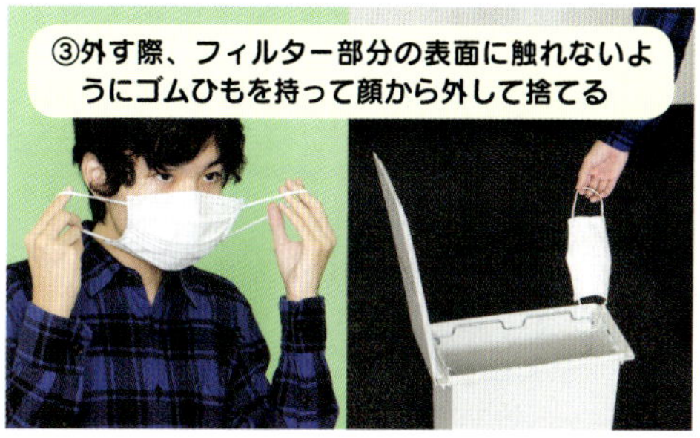

マスクのフィルター部分はウイルスがついているかもしれないので、フィルター部分は触らずにゴムひも部分を持ちます。

④マスクを外した後は手を洗う

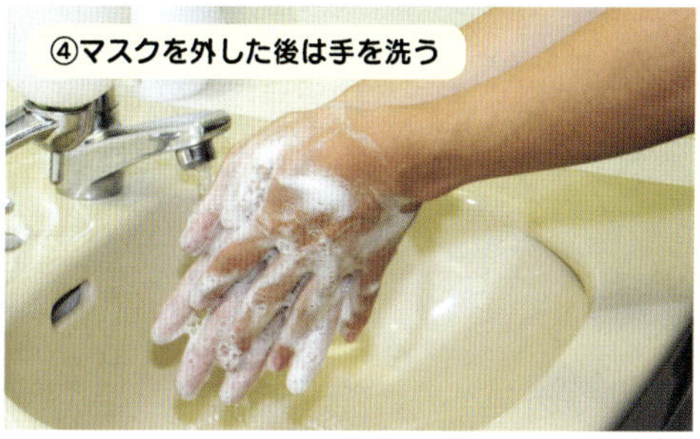

マスクを外す際にウイルスが手に付着することもあるので、手を洗うようにしましょう。

これはNG

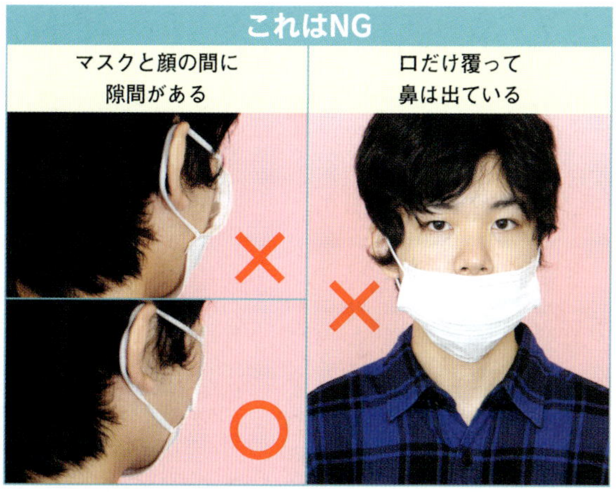

隙間があると飛沫やウイルスが入ってくるので、隙間を作らないようにしましょう。また、鼻は出さないようにしましょう。

使用中、口周りを覆うフィルター部分は触らない

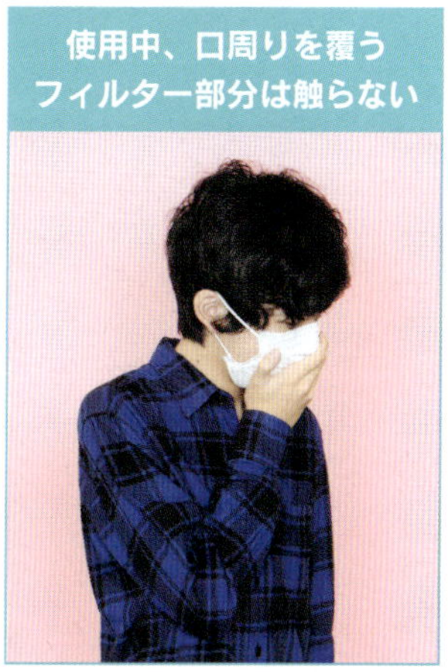

フィルター部分には、ウイルスが付着しているかもしれません。

マスクの正しい使い方は、鼻、口、顎をしっかりと覆い、隙間をなくすことです。マスクをつけてある程度時間がたったら、フィルター部分にウイルスがついているかもしれないので、フィルター部分は触らずに、ゴムひもを持って、捨てるようにします。

飛沫感染の予防としてマスクは重要ですが、感染を防ぐためには、感染した人がマスクをする方が効果があるので、せきやくしゃみが出たらマスクをつけるようにしましょう。

指導　広島大学大学院 医歯薬保健学研究院 ウイルス学 教授　坂口 剛正 先生

少年写真新聞 Juniors' Visual Journal
2016年11月18日発行
第1672号付録
©少年写真新聞社 2016年
中学保健ニュース
★定期刊行物は終わる期間を予定しない刊行物です。年度が替わりましても、購読中止のお申し出のない限り、引き続きニュースをご送付申し上げます。
★著作権法により、本紙の無断複写・転載は禁じられています。
株式会社 少年写真新聞社 〒102-8232 東京都千代田区九段南4-7-16 市ヶ谷KTビルⅠ
http://www.schoolpress.co.jp/

インフルエンザウイルスとマスク

広島大学大学院 医歯薬保健学研究院 ウイルス学
教授 坂口 剛正

インフルエンザウイルスについて

冬になると流行するインフルエンザウイルスは、A型のH3N2（香港型）、H1N1（Pandemic2009由来）の２種類とB型ウイルスですが、B型にも少し異なる山形系統、ビクトリア系統の２種類があって、全部で４種類あります。昨年冬のシーズンからインフルエンザワクチンに含まれる株が３株から４株になり、その分少し値段が上がりましたが、全部をカバーできるようになりました。

しかし現行のワクチンでは感染を完全に防ぐことはできませんし、生徒のワクチン接種率は必ずしも高くありません。インフルエンザの薬も進歩していて、ノイラミニダーゼ阻害薬（インフルエンザウイルスの増殖を抑える薬）で、持続時間が長く、効果が高いものがあります。しかし一般に予防投薬はされないので、発熱などの症状が出てから病院に行って投薬を受けて、病気が軽くすむという効果しかありません。シーズンになると学級閉鎖、学校閉鎖になるようなインフルエンザの流行は相変わらず起こるものと考えなくてはいけません。

マスクによる感染症予防の有効性

インフルエンザウイルスを代表例として、かなりの数の病原体が、口や鼻から侵入します。インフルエンザウイルスは、直径0.1μm前後の小さな粒子です（１μmは１mmの1000分の１）。小さいといわれるPM2.5でも名前の通りに直径2.5μm以下の粒子ですので、インフルエンザウイルスはかなり小さいことがわかります。しかし、インフルエンザウイルスはこの状態で感染するものではありません。

実際には、飛沫《ひまつ》と呼ばれる５μmあるいはそれ以上の水の粒に乗っていて、患者と直接会話したり、患者のくしゃみを浴びたりすることで感染します。比較的大きな水の粒ですから、マスクで防ぐことが可能であると考えられます。マスクには通常の不織布マスクのほかに、N95というような高規格マスクもありますが、飛沫感染を防ぐためには不織布マスクで十分だと思われます。

マスクの正しい使用法

不織布マスクは、まず鼻に当たるワイヤーに山型に折り目をつけて、それから装着します。次に下側を顎の下まで伸ばしてカバーします。さらに鼻の周りを押さえて隙間がないようにします。横の隙間にも注意しましょう。マスクの大きさが顔に合っていないと隙間ができてしまうので、サイズにも気をつけます。また、電車の中で装着してきたようなマスクの表面にはウイルスが付着しているかもしれないと考えて触らないようにして、捨てるときにはひもを持って捨てるようにします。

ほかにも、学校でせきや鼻水の症状が出てしまった生徒に接するときのように、飛沫感染のリスクが高いと思われる機会にはマスクをして、養護教諭自身の感染防止に努めることが必要です。マスクには、自分を守るという意味とともに、インフルエンザにかかってしまった人が、周りのほかの人にうつさないという「せきエチケット」の意味があります。呼吸器症状が出てしまった生徒にはマスクをかけさせた方がよいと思います。

少年写真新聞 Juniors' Visual Journal
2016年11月28日発行
第1673号付録
©少年写真新聞社 2016年
中学保健ニュース
★定期刊行物は終わる期間を予定しない刊行物です。年度が替わりましても、購読中止のお申し出のない限り、引き続きニュースをご送付申し上げます。
★著作権法により、本紙の無断複写・転載は禁じられています。
株式会社 少年写真新聞社 〒102-8232 東京都千代田区九段南4-7-16 市ヶ谷KTビルⅠ
http://www.schoolpress.co.jp/

中学・高校生へのHIV/AIDS啓発教育のポイント

独立行政法人 国立病院機構大阪医療センター
HIV/AIDS 先端医療開発センター
センター長 白阪 琢磨

HIVとAIDSの違いを知っていますか？

AIDSは1981年に米国大都市で初めて報告された病気の名前で、Acquired Immunodeficiency Syndromeの頭文字です。日本語では後天性免疫不全症候群です。1983年に、この病気の原因であるHIV（Human Immunodeficiency Virusの略。ヒト免疫不全ウイルス）というウイルスが発見されました。発見したモンタニエ博士は2008年にノーベル生理学・医学賞を受賞しました。HIVはCD4陽性Tリンパ球という細胞（ヒトの体の防御システムである免疫の司令塔）に感染し、ヒトの免疫力を徐々に弱めていきます。HIVで免疫が低下すると、ヒトにすんでいる弱い病原体が暴れだし日和見感染症などが出現します。これがAIDSという病気です。厚生労働省エイズ動向委員会によれば、国内の2015年の新規AIDS患者は428件、新規ＨＩＶ感染者は1006件と、いずれの報告数も前年に引き続き減少しましたが、依然として予断を許しません[※1]。

※１ API-Net エイズ予防情報ネット　日本の状況（エイズ動向委員会報告）http://api-net.jfap.or.jp/status/index.html

※２ 抗HIV効果の発表は1985年で、薬として米国のFDAに承認されたのが1987年でした。

HIV感染症は治療で慢性疾患に、HIVを調べるのはHIV検査

HIVの薬を世界で初めて見つけたのは日本人の満屋裕明博士です。米国で1987年に発表されました[※2]。その後、多くの薬が開発され、1996年頃からこれらを複数組み合わせる多剤併用療法が始められました。

この治療で、HIVを血液の中に見つけられないくらいにまで抑え込むことができるようになりましたので、HIV感染症は糖尿病や高血圧のような慢性疾患と捉えられます。現在では、１日１回１錠で多剤併用療法ができるようになりました。生涯の治療費は１人当たり１～２億円と高額ですが、わが国では健康保険や助成制度が利用できます。治療でほかへの感染も防げることもわかってきました。

HIV感染は血液を採ってHIVに対する抗体があるかどうかを検査します。保健所などでは無料・匿名で検査を受けられます。検査の曜日や日時は、厚生労働省の研究班のホームページが便利です。スマートフォンで予約できる検査場もあります。(http://www.hivkensa.com)。ただし、検査をいつ受けるかには注意が必要です。HIVに感染して１か月ほどたつと、血液にHIVに対する反応（HIVの抗体）が出現し始め、３か月では必ず出ます。とても心配なら１か月でHIV検査を受けてもよいですが、感染していないとはっきりさせるには３か月後の検査が必要です。

HIV/AIDSはゲイの病気でしょうか？

国内の感染者はほとんどが男性ですし、感染経路は同性間性的接触がおよそ７割を占めます。しかし、女性や異性間性的接触での感染の方も報告されています。感染のしやすさは性行為の方法（膣《ちつ》性交か肛門性交かなど）によります。HIVがどこにいるかを考えてみましょう。HIVは、男性であれば精液と血液、女性であれば血液と膣分泌液、母親では母乳にもいます。

HIVが多いのは血液と精液ですので、性行為によるものは、男性から女性、男性から男性が、より感染しやすいといえます。「ゲイの病気」だと言う人がいますが、正しくないです。精液や血液などの体液と、HIVが侵入する粘膜（と出血している傷口）との間にバリアを挟むと感染しないので、性行為の際にコンドームを装着することで、HIVなどの性感染症は確実に防止できるのです。

連載

病弱教育（特別支援教育）の対象となる子どもへの養護教諭の支援のあり方

第３回（最終回）入院した子どもの復学をいかに支えるか

大阪教育大学教育学部 特別支援教育講座 准教授　平賀 健太郎

入院中の中学生の不安

子どもの病気の種類や程度は様々ですが、病状によっては入院治療が必要となります。多くの場合、病気の悪化は突然に生じ、入院治療は慌ただしく始まります。年齢を問わず、子どもにとっては入院すること自体がストレスフルな体験です。その中で、中学生の場合は、病気になったこと以上に、所属していた仲間グループから離れることや、勉強の遅れや受験、進路のことを気にしている様子がうかがわれます。子どもたちの病室を訪れると、入院する前に撮った友だちとの写真が飾ってあったり、参考書が山積みになったりしている様子を目にする機会は少なくありません。

復学をスムーズにするための支援には、入院当初からの闘病や復学への意欲を支えるために行うものと、退院が決まった頃に、その後の学校生活について検討するものとに大別されます。

入院中に求められる支援

近年では、入院中であっても病院内の教室で教育を受けることが一般的になりつつあります（２月８日号参照）。院内での教育は、学習の補完や、心理的な安定、社会性の育成等の観点から重要な意味を持っていますし、何よりも子どもたちが教室に通うことを楽しみにしています。しかし、病院の中で教育を受けるためには、原則として転籍手続が必要で、入院する前に通っていた学校（以下、前籍校）から一時的に学籍が抜けてしまいます。子どもや家族は遠く離れた病院に入院し、学校に通えなくなることで、自分たちの存在が忘れられ、居場所がなくなってしまうことを心配しています。そこに転籍手続きが加わることで「前籍校との接点がなくなるのではないか、転籍していても前籍校とつながっていたい」という気持ちがいっそう強くなります。そのため、前籍校の担任やクラスメートからのお見舞いや寄せ書きなどが病室に届けられると、子どもやその家族は喜び、安心し、闘病意欲を高めることが期待されます。

ただし、「子どもの体調が思わしくないときや、外見上の変化を伴っているときには、お見舞いは控えてほしかった」、「入院中に前籍校からの手紙や授業で使ったプリントが届けられて焦りにつながった」という声もあるため、前籍校関係者は入院中の子どもや保護者の心身の状態に即して、関わりの方法やタイミングを考慮する必要があります。入院中の子どもと前籍校とをつなぐ役割の中心は担任教師ですが、養護教諭が入院中の子どもや保護者のことを気にかけておくことで、その子どもの存在が前籍校から忘れられてしまうことを防ぐことができます。

復学前の関係者による話し合い

子どもの退院が決まり、復学が視野に入ってきた頃には、前籍校の関係者が病気や必要な配慮事項を理解しておくことが求められます。特に、命を脅かすような病気であったり、復学後の学校生活で十分な配慮が求められたりする場合は、関係者が病院に集まって話し合うことが望まれます。この話し合いの場で、養護教諭から病気や体調面について、積極的な質問がなされると、医療者からのアドバイスが具体的になることがよくみられます。話し合いへの参加者は、病院内関係者（医師、看護師、ソーシャルワーカー、院内の教師等）、前籍校関係者（管理職、担任教師、養護教諭等）および家族が一般的ですが、中学生の場合では状況に応じて本人が参加してもよいでしょう。

復学後の学校生活での配慮事項、将来の進路について本人の希望が述べられ、その判断や意志が尊重されたことで、復学後は前向きで主体的に学校生活を送ることができた事例があります。また、一般に小児がんや精神疾患については、ほかの疾患に比べて、病名を他者に知らせることに抵抗がみられやすく、教職員全体やクラスメートたちへの病気の説明にあたっては、その内容や方法についての確認が重要になります。

復学後の学校生活での配慮

復学後に必要となる医学的な配慮内容は、疾患の背景によって大きく異なります。白血病やネフローゼ症候群など、退院後も免疫機能が低下し、感染症に罹《かか》りやすくなっている子どもへの対応では、養護教諭の果たす役割が特に大きくなり、それらの子どもでは、さまざまな感染症が重症化しやすいため、十分な注意が必要です。学内全体の感染症の流行状況を把握している養護教諭が、免疫機能の低下した子どもの状況を把握しておき、その子どもが感染症にかかるリスクを理解しておくことは保護者の安心感につながります。特定の感染症が校内に一人でも発生すれば保護者に伝える必要があるのか、その子どものクラスに発生した場合にのみ保護者に伝えればよいのかなど、状況によって必要な対応は異なります。養護教諭が必要に応じて担任や保護者と連携を図っていくことが求められます。また、学校全体を通じて、手洗い・うがいの励行を推進し、感染症が流行しにくい学内環境を整備しておくことも重要です。

近年の小児医療の進歩のスピードは著しく、養護教諭が各疾患についての詳細な理解をすることは容易ではありません。しかし、養護教諭は、周囲からは学内で医学的知識に精通していると認識され、頼りにしたい一人と期待されていることも事実だろうと思います。担任教師や保護者からの相談に全て答えることは困難ですが、大切なことは、子どもや保護者、そして担任教師が「子どもの病気のことで困ったときや心配なときには、養護教諭が相談に乗ってくれて、一緒になって考えてくれる」と感じられる言葉かけや雰囲気を保っておくことだろうと思います。一方で、養護教諭だけが疲弊しないように、担任教師や保護者、医療関係者からも情報が提供され、困難に対して複数で対応できるようなチームを整備しておくことも重要でしょう。

養護教諭が病弱教育について学ぶ機会

特殊教育から特別支援教育への転換の中で免許状の種類が変更されたことを受け、教員養成課程で、病弱教育の講義を開講する大学が増えています。ただし、その多くは、特別支援学校教諭免許状を取得するためのカリキュラムの中に位置づけられています。そのため、養護教諭養成課程を含めて、特別支援学校教諭免許状を取得しない学生は、病弱教育について学ぶ機会が限られているのが現状です。病気の子どもたちは入院している時期よりも、治療管理を受けながら地域の学校で過ごす時間の方が圧倒的に長い時代となっています。今後は、現場の養護教諭やそれを目指す学生が、病弱教育のシステムや、病弱児に生じやすい心理社会面の問題、関係者との連携のとり方、子どもの入退院における支援のポイントなどを学ぶ機会が増加することが望まれます。

病気の子どもを支えるうえでの参考サイト

国立特別支援教育総合研究所「病気の児童生徒への特別支援教育－病気の子どもの理解のために－」http://www.nise.go.jp/portal/elearn/shiryou/byoujyaku/supportbooklet.html

国立がん研究センター「がん専門相談員のための小児がん就学の相談対応の手引き」http://ganjoho.jp/data/hospital/consultation/files/shugaku_guide01.pdf

平賀健太郎　Edupedia-「担任している子どもが入院したら？～病弱教育からのお願い～」http://edupedia.jp/entries/show/1457

少年写真新聞
Juniors' Visual Journal
http://www.schoolpress.co.jp/
株式会社 少年写真新聞社
〒102-8232 東京都千代田区九段南4-7-16市ヶ谷KTビルⅠ
TEL 03 (3264) 2624 FAX 03 (5276) 7785

中学保健ニュース

No.1673
2016年（平成28年）
11月28日号
昭和43年6月4日第3種郵便物認可 2016年11月28日発行 第1673号 旬刊 毎月3回（8・18・28日）発行 1か年定価17,640円 ★定期刊行物は終わる期間を予定しない刊行物です。年度が替わりましても、購読中止のお申し出がない場合、引き続きニュースをご送付申しあげます。

493.878 エイズ 2416

自覚症状のないうちに進行するHIV感染

感染後10年ほど潜伏し、次第に免疫力が弱まるとエイズを発症します

免疫の働きを低下させるHIV －Human（ヒト） Immunodeficiency（免疫不全） Virus（ウイルス）－

正常なCD4陽性Tリンパ球

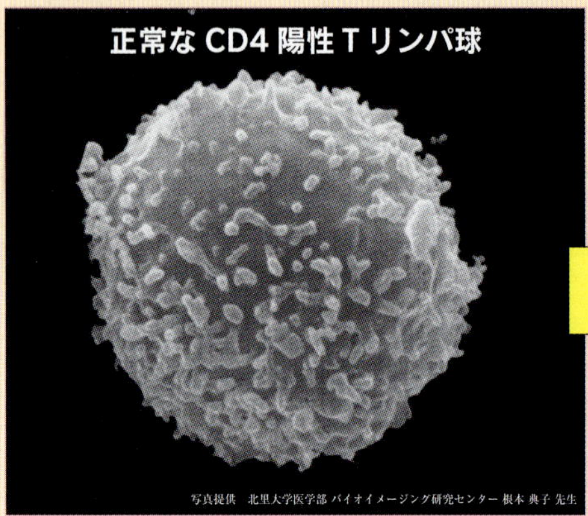

写真提供 北里大学医学部 バイオイメージング研究センター 根本 典子 先生

免疫反応の司令塔的な働きをしているリンパ球です。

HIVに侵されたCD4陽性Tリンパ球

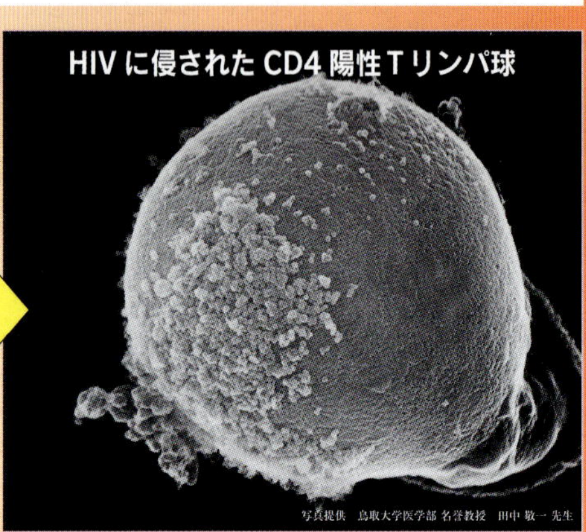

写真提供 鳥取大学医学部 名誉教授 田中 敬一 先生

HIVはこのリンパ球に侵入し、増殖していきます。

HIV感染後のリンパ球量とHIV量の推移

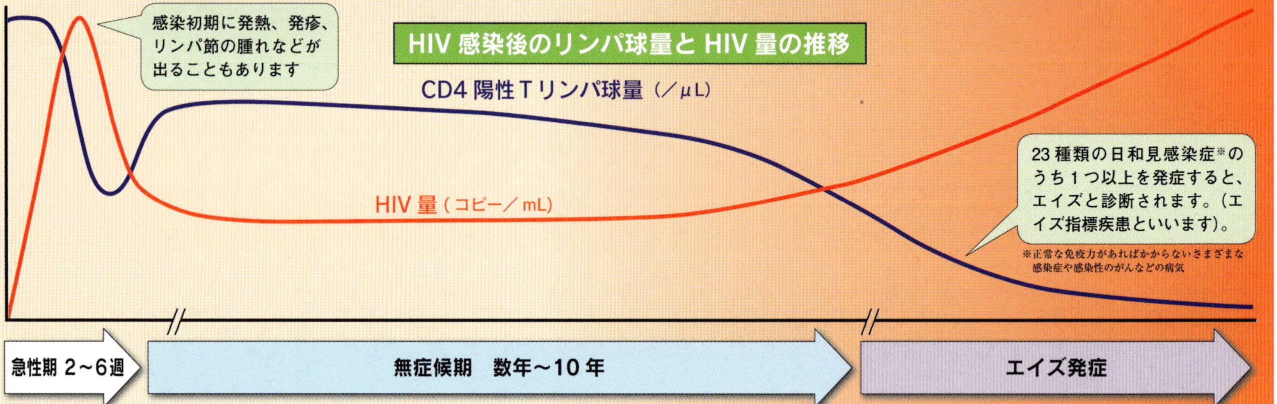

HIV感染後、数年～10年ほどは無症状の時期が続きますが、その間もHIV量は増え続けます。免疫が低下し、エイズ指標疾患を発症するとエイズと診断されます。

性行為からの感染がほとんど

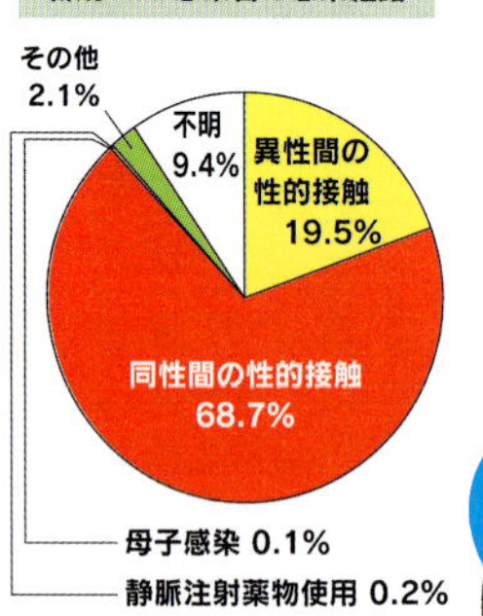

「エイズ動向委員会報告」より

性行為感染はコンドームの正しい使用で予防できます

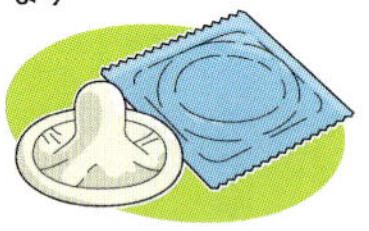

相手が1人でもリスクはあります

HIVは精液、膣《ちつ》分泌液、血液、母乳中に存在し、粘膜や傷口を介して感染します。性行為による感染がほとんどです。

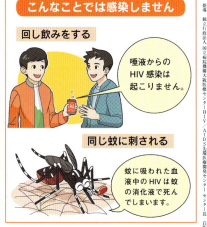

こんなことでは感染しません

回し飲みをする

同じ蚊に刺される

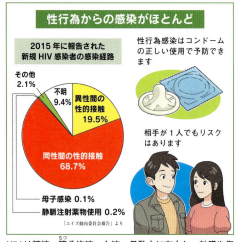

HIVは体外では生きられないウイルスで、唾液や汗、尿、便、涙からの感染の可能性はほぼありません。

HIVは、免疫を担うリンパ球に入り込み破壊するウイルスで、感染すると次第に免疫の働きを低下させるため、さまざまな感染症やがんにかかりやすくなってしまいます。

感染からエイズ発症までの約十年は、ほぼ無症状のため気づきにくく、感染が拡大する原因になっています。

早期発見して服薬を開始すれば、HIV量の増加や他者への感染リスクも抑えられますが、まだ完治することはできていません。

指導 独立行政法人 国立病院機構大阪医療センターHIV／AIDS先端医療開発センター センター長 白阪 琢磨 先生

少年写真新聞
Juniors' Visual Journal
http://www.schoolpress.co.jp/
株式会社 少年写真新聞社
〒102-8232 東京都千代田区九段南4-7-16 市ヶ谷KTビルI
TEL 03（3264）2624 FAX 03（5276）7785

中学保健ニュース

No.1674
2016年（平成28年）
12月8日号
498.39 精神衛生 2416

受験前や試合前に 緊張を緩和する筋《きん》弛《し》緩《かん》法《ほう》

筋肉に力を入れたり緩めたりすることで、全身の緊張をほぐしましょう

受験前や試合前などで、緊張やストレスを感じているときに、自宅などで簡単にできるリラックス法があります。

漸進的筋弛緩法といい、筋肉に力を入れたり緩めたりすることを、繰り返し行うことで、身体のリラクセーションを導く方法です。

手や足などの体の各部位に力を入れていき、その後、一気に力を抜いて、力が抜けている感覚に意識を集中するのがポイントです。

指導 東北文化学園大学 医療福祉学部 保健福祉学科 准教授 佐藤 俊彦 先生

スタート

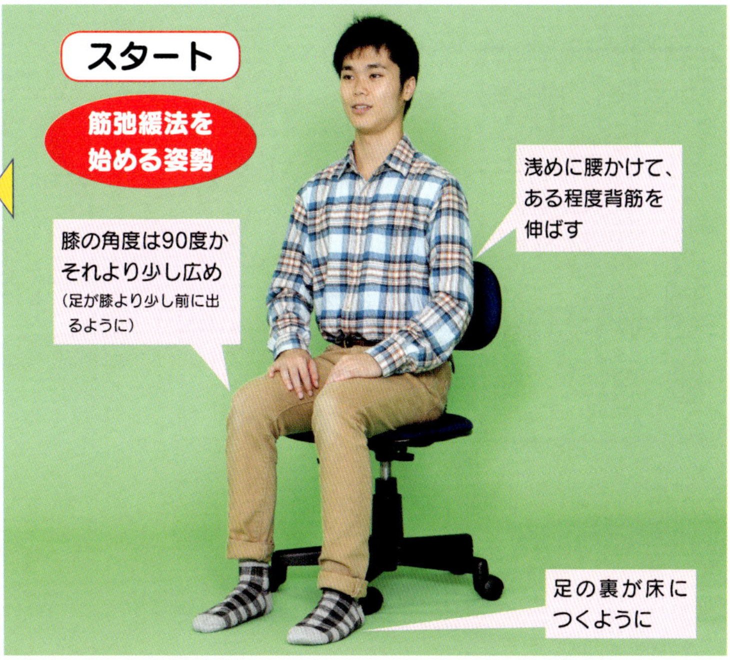
スタート
筋弛緩法を始める姿勢
浅めに腰かけて、ある程度背筋を伸ばす
膝の角度は90度かそれより少し広め
（足が膝より少し前に出るように）
足の裏が床につくように

集中できる場所を選び、お手洗いは先に済ませておきましょう。ベルトなど、着衣のきつい部分は緩めましょう。

①手のリラックス

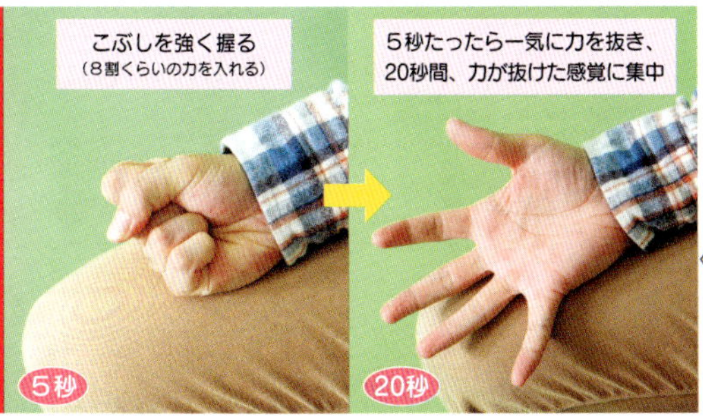

手を膝の上に置き、力を入れてこぶしを握る。その後、力を抜く。

②腕のリラックス

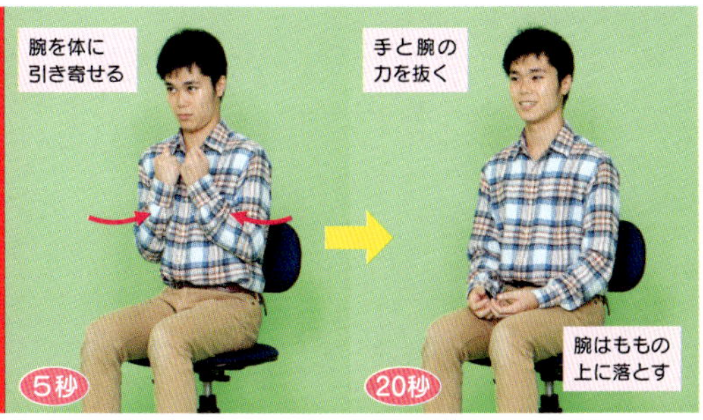

腕全体に力を入れて体の方へ引き寄せ、力を入れる。その後、力を抜く。

③肩のリラックス

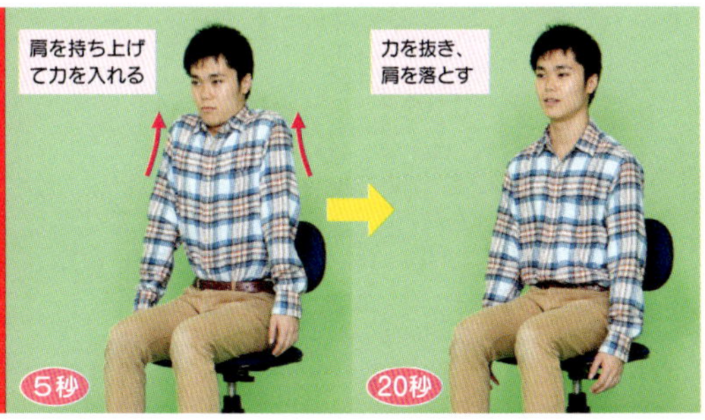

肩を少し持ち上げたまま、力を入れて止める。その後、力を抜く。

基本の3つのステップ

1. 特定の場所の筋肉に8割くらいの力を入れる（ほかの場所には力を入れない）
2. 5秒たったら一気に力を抜く（緊張の糸がぷつんと切れたイメージ）
3. そのまま20秒間、力を入れていた場所から力が抜けている感覚に意識を集中する

数を数えるときは、時計を見るのではなく頭の中で数えるようにしましょう。

④上半身全体のリラックス

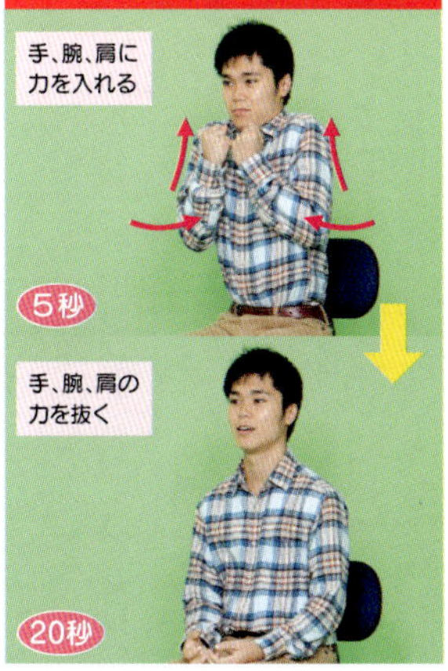
手、腕、肩に力を入れる
5秒
手、腕、肩の力を抜く
20秒

こぶしを握り、腕全体を体に引き寄せ、肩を持ち上げて力を入れ、その後、力を抜く。

⑤足のリラックス

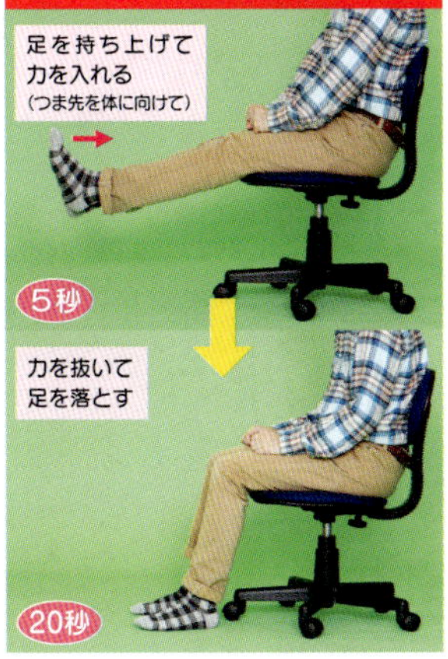
足を持ち上げて力を入れる
（つま先を体に向けて）
5秒
力を抜いて足を落とす
20秒

椅子に深く腰かけ、足を持ち上げて力を入れ、その後、力を抜く。

⑥全身のリラックスと覚醒動作

全身のリラックス

最後に、椅子に深く腰かけ、これまで行った手、腕、肩、足に同時に力を入れて、その後、力を抜く（1回）。

↓

覚醒動作

終了後には、次の動作をする（そのまま眠る場合は、しなくてもよい）。

①こぶしを強く握っては開く動作を、素早く3回繰り返す。

②腕を前方にまっすぐ伸ばしてから体に引き寄せる動作を、3回繰り返す。

③両手を組んで頭の上方へ伸ばし、全身で大きく伸びをする（1回）。

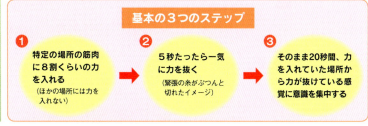

少年写真新聞 Juniors' Visual Journal
2016年12月8日発行
第1674号付録
©少年写真新聞社2016年

中学保健ニュース

★定期刊行物は終わる期間を予定しない刊行物です。年度が替わりましても、購読中止のお申し出のない限り、引き続きニュースをご送付申し上げます。
★著作権法により、本紙の無断複写・転載は禁じられています。
株式会社 少年写真新聞社 〒102-8232 東京都千代田区九段南4-7-16 市ヶ谷KTビルⅠ
http://www.schoolpress.co.jp/

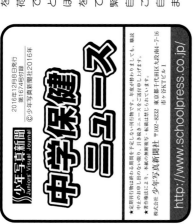

漸進的筋弛緩法《きんしかんほう》を用いる目的と効果

東北文化学園大学 医療福祉学部
保健福祉学科 准教授　佐藤俊彦

心身をリラックス

漸進的筋弛緩法は、リラクセーション技法の一種であり、体の筋肉の緊張状態を解消することにより、心身をリラックスさせるものです。さまざまな筋肉に力を入れては緩めるという動作を繰り返すことで、全身の筋肉の弛緩と、精神的な緊張や不安の軽減を目指します。

力を入れる動作を繰り返すこととリラックスとは、一見、矛盾しているように思われるかもしれません。ここで重要なことは、

①ほとんど自覚していない筋肉の緊張を緩めるには、意識的に力を入れることが有効である
②筋肉の緊張を和らげることは、精神的な不安や緊張を和らげることにつながる

という2点です。

例えば、重い荷物を持つとき、われわれは腕や肩、背中などの体の筋肉に、意識的に力を入れます。意識して力を入れていますので、荷物を下ろした後は、自然と力を抜くことができます。これに対して、パソコン作業中などで、肩に多少の緊張が生じていても自分でほとんど気づいていない場合は、なかなか力を抜くことができません。そのような自覚していない筋肉の緊張を緩和する上では、その緊張を自覚することに重要な意味があります。自分で意識しながら、力を入れて緊張させることで、重い荷物を下ろしたときのように、自然と緊張を緩めることができるようになります。

筋肉の緊張を緩めることの効果は、単に筋肉のこりや痛みの予防だけにとどまりません。筋肉が緊張したままでいると、脳に一定の刺激作用が及び、われわれの緊張を高めたり、何らかの感情を強めたりすると考えられています。つまり、体の筋肉に力が入ったままでいると、無意識のうちに精神的に緊張したり、強い不安を経験したりすることにつながりかねません。こうした体の緊張を緩和することで、精神的な緊張や不安の緩和が期待できます。

実施時の留意点

漸進的筋弛緩法では、調節する筋肉に対して意識を集中することが、効果を高めるために重要です。ほかに意識をそらす原因となるような体の内外の刺激を、開始前に減らしておきましょう。なるべく静かな場所を選び、日中であればカーテンを引いて日光を遮り、夜間であれば照明を少し弱めて薄暗くするといった工夫も有効でしょう。お手洗いは先に済ませておきましょう。空腹のときは、何か軽く食べてから始めるとよいでしょう。ベルトなどの衣服のきつい部分は緩めます。急ぎの用事があるときは、先に済ませましょう。実施中、体の所定の場所に力を入れているとき、ほかの場所にはなるべく力を入れないようにします。

ひとつの場所の動作の回数は、最初のうち

（215ページに続く）

少年写真新聞 Juniors' Visual Journal
2016年12月18日発行
第1675号付録
©少年写真新聞社 2016年

中学保健ニュース

★定期刊行物は終わる期間を予定しない刊行物です。年度が替わりましても、購読中止のお申し出のない限り、引き続きニュースをご送付申し上げます。
★著作権法により、本紙の無断複写・転載は禁じられています。
株式会社 少年写真新聞社 〒102-8232 東京都千代田区九段南4-7-16 市ヶ谷KTビルⅠ
http://www.schoolpress.co.jp/

口内炎の種類と予防

日本歯科大学附属病院　口腔外科
医長　足立 雅利

口内炎とは

口の中の粘膜面に生じた炎症性疾患を口内炎と呼びます。多くの口内炎は、組織的に特有な形態を持っているわけではありませんので、それぞれの病態によって分類されています。例えば、水疱《すいほう》が破れて生じるアフタ性口内炎や、紅斑《こうはん》やびらんを主徴とするカタル性口内炎などです。

口内炎の原因は、全身的なものと局所的なものに分類されますが、明らかな原因が不明なものも少なくありません。例えば、再発を繰り返すアフタ性口内炎は、比較的よく見られる疾患です。これは教科書的には自己免疫疾患であるベーチェット病の一症状とされていますが、必ずしもすべてのケースに当てはまるわけではありません。

ウイルスを原因とするもの

口腔に感染症状を現すウイルスとしては、ヘルペスウイルスが有名です。このウイルスは初感染と再感染という特徴的な性質を持っています。つまり、初感染後にも体内の神経節やリンパ節に残り、しばしば再発を繰り返します。口唇ヘルペスが体調不良や紫外線による刺激により再発するのはよく知られています。また、帯状疱疹ウイルスの初感染は幼児に好発する水痘《すいとう》（水ぼうそう）です。

細菌感染によるもの

口腔内に通常認められる細菌が原因になって口内炎が生じることもあります。多くは慢性の歯周病が全身的な抵抗力の低下によって発生するもので、多数の菌種の混合感染によるものです。抵抗力の低下の原因としては、一般的には疲労や栄養不良が考えられますが、全身疾患として血液疾患（白血病）や、免疫不全（AIDS）の可能性があることも忘れないでください。

慢性刺激によるもの

口腔にはさまざまな刺激物が存在し、それによる機械的な慢性刺激により口内炎が発生することもあります。たとえば、1本の歯にしても、その生える位置に異常があれば刺激源となり得ます。歯の形が崩壊したむし歯や、適合のよくない詰め物なども原因となり得るのです。また、揚げ物の衣が口腔内に当たって生じた口内炎は日常臨床でもよく目にするものです。注意しなければならないのは、自傷によるもので、小児のチック症による自咬《じこう》癖《へき》などが挙げられます。

原因不明なもの

直径2～10mm程度の円形の潰瘍で、周囲に幅の狭い赤みを帯びている口内炎をアフタといいます。接触痛が強いのが特徴です。不定期に再発を繰り返すものを、慢性再発性アフタといい、全人口の20%が罹患《りかん》すると考えられていますが、明らかな原因は不明です。また、本疾患は自己免疫疾患であるベーチェット病の一症状であることも覚えておいてください。

予防するには

ここまで述べましたように、口内炎には原因の明らかなものと、そうでないものとがあります。特に決め手となる予防策はないのですが、少なくとも罹患後に症状を悪化させない方法はあります。それは、常に全身と口腔内の状態を良好なものに保つことです。そのためには、規則的な日常生活の指導と、幼少の頃からの口腔衛生観念の確立が有効です。

甲状腺の病気 **バセドウ病**

後編　バセドウ病の検査や治療

帝京大学ちば総合医療センター小児科 病院教授　南谷 幹史

1．バセドウ病の検査

バセドウ病の検査には、血液検査、甲状腺超音波検査、尿検査、核医学検査などがあります。

①血液検査

血液検査では、血液中の甲状腺ホルモンの数値を調べる甲状腺機能検査、刺激型の「抗甲状腺刺激ホルモン受容体抗体」（TRAb＝バセドウ病の原因物質）の測定を行います。

甲状腺では、ヨウ素から２種類の甲状腺ホルモン、「遊離サイロキシン」（FT４）と、「遊離トリヨードサイロニン」（FT３）が作られます。甲状腺機能検査では、このFT４、FT３、「甲状腺刺激ホルモン」（TSH）の量を調べます。FT４はヨウ素を４個持ち、FT３はヨウ素を３個持ちます。甲状腺ホルモンとしての作用はFT３がFT４よりはるかに強力です。バセドウ病では高値となります。

TSHは下垂体から分泌されるホルモンで、甲状腺ホルモンの合成や分泌を調整しています。バセドウ病では低値となります。

TRAbはバセドウ病の原因物質で、TSH受容体を刺激して甲状腺を腫大させ、甲状腺ホルモンの合成と分泌を増加させます。バセドウ病で陽性となります。

バセドウ病では肝機能異常や低コレステロール血症を認めることが多いため、血液生化学検査も行います。

バセドウ病に対する薬物療法により、無顆《むか》粒球症《りゅうきゅうしょう》（白血球のなかの顆粒球という細菌を殺す細胞がなくなってしまい、感染に弱くなる）という副作用を認めることがあるため、白血球数も検査します。

②甲状腺超音波（エコー）検査

甲状腺の形態、大きさ、甲状腺動脈血流速度、血流量を評価します。検査は仰向けに臥《が》床《しょう》した状態で、前頸部《ぜんけいぶ》に検査用ゼリーを付けて行います。

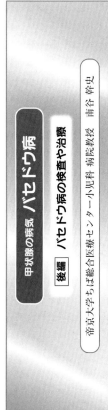

③尿検査

バセドウ病では甲状腺内へのヨウ素の取り込みが亢進《こうしん》し、尿中ヨウ素排泄量《はいせつりょう》が減少します。バセドウ病に対する薬物療法により発症する、後述する「ANCA関連血管炎」という重大な副作用を見逃さないために、尿一般検査を行います。

④核医学検査（^{123}I甲状腺摂取率、シンチグラフィ※1）

微量の放射性同位元素^{123}Iカプセルを服用すると、^{123}Iは甲状腺に集積し、放出される放射線をガンマカメラで検出します。バセドウ病では甲状腺摂取率が高値となります。少ないながらも放射線被ばくを伴うため、診断に苦慮する場合に限り行います。

※１ 放射性同位元素を用いての画像検査

2．バセドウ病の治療

バセドウ病には３つの治療法があります。薬物治療、外科治療、アイソトープ治療（^{131}I内用療法）です。

抗甲状腺薬による薬物治療の長所は外来治療が可能で、ほとんど全ての患者に受け入れられることです。短所は成人と比較すると小児は治癒率が低く、治療に難渋し、治療期間が長いこと、副作用が多いことです。

外科治療の長所は早く確実に治療できることです。短所は入院の必要があること、侵襲があること、手術瘢痕《はんこん》、術後合併症（出血、反回神経麻痺《まひ》による声のかすれ、副甲状腺機能低下症）が多いことです。さらに、小児のバセドウ病は活動性が高く再発率が高いことから、甲状腺をほとんど摘除するため（甲状腺全摘術、甲状腺準全摘術）、術後には甲状腺機能低下症となり甲状腺薬の補充療法が必要となります。

^{131}I内用療法の長所は安全で確実に治療できることです。短所は将来甲状腺機能低下症になる可能性が高く、外科手術と同様に甲状腺薬の補充療法が必要となることです。放射線被ばくによる悪性腫瘍や催奇形性、遺伝的障害などの危惧から、18歳以下の未成年では^{131}I内用療法の選択は慎重になされるべきであり、５歳以下の幼児では適応外です。

以上に述べてきた、各治療法の長所と短所、適応と禁忌を十分に理解したうえで治療法を決定します。通常は薬物治療が第１選択となります。

3．抗甲状腺薬による薬物治療

抗甲状腺薬にはメチマゾール（MMI：製品名：メルカゾール錠５mg®、チアマゾール錠５mg®）とプロピルチオウラシル（PTU：製品名：チウラジール錠50mg®、プロパジール錠50mg®）の２種類あります。ともに消化管から吸収されて血液中に移行し、甲状腺に取り込まれ、甲状腺ホルモンの合成、分泌を阻害します。MMIはPTUの10倍以上の効力があります。MMIは作用時間が長いため１日１回投与が可能ですが、PTUは作用時間が短いため、１日３回の内服が必要となります。

抗甲状腺薬の軽度な副作用は皮疹、軽度肝障害、発熱、関節痛、筋肉痛などで、内服中の患者の20～50％程度に認めます。重篤な副作用は無顆粒球症、重症肝障害、ANCA関連血管炎などで、0.1～1.0％程度に出現します。この場合は直ちに抗甲状腺薬を中止し、無機ヨウ素剤を内服し、外科的治療や、^{131}I内用療法を検討します。PTUはMMIに比べて重症肝障害や「ANCA関連血管炎」などの重篤な副作用の発現率が高いです。ANCA関連血管炎とは好中球（顆粒球の中で最も多い）に対する抗体（ANCA）が産生されて中小型血管炎を起こし、糸球体腎炎や肺出血をきたす疾患です。MMIを妊娠第１三半期に内服した場合、新生児に奇形を生じることがあります。

以上のことから、通常は投与回数が少なく、効果が強く、副作用が比較的少ないMMIを第1選択とします。MMIが副作用のために使えず、^{131}I内用療法や外科治療を拒んだ場合、妊娠を考慮した場合に限り、PTUを使用することになります。

甲状腺機能が安定するには通常２～３か月かかり、その間は２～３週ごとに病院を受診し、甲状腺機能を検査し、副作用をチェックします。甲状腺機能が正常化したら、抗甲状腺薬を徐々に減量し、３～４か月ごとに受診して甲状腺機能を検査し、副作用をチェックします。

抗甲状腺薬による治療は少なくとも18～24か月間は継続します。甲状腺が小さくなり、TRAbが陰性化していれば治療中止を検討します。受験などの学生生活を考慮して治療を継続することもあります。

小児では抗甲状腺薬治療により完全に治癒するには少なくても２～４年の継続治療が必要で、さらに長期に治療を継続することもあります。薬物治療を中止できなければ18～20歳に達した時点で^{131}I内用療法や外科的治療を検討することがあります。

4．日常生活、食事指導、サポート

甲状腺機能が正常化するまでは体育の授業や運動部の活動は控えるように指導します。食事性ヨウ素摂取はバセドウ病の治療や再発には影響しませんので、制限は不要です。喫煙は抗甲状腺薬による治療効果を弱め、再発率を高めますので、禁煙を強く勧めます。

小児は一般的に病識が低いため、服薬アドヒアランス※2が弱く、自覚症状がなくなると怠薬が多くなり、治療を開始したにもかかわらず改善しなかったり、一旦改善しても悪化したりすることがあります。バセドウ病は長期に服薬を継続する必要があり、服薬の継続には自身の病気への理解や治療への参加意識に加えてソーシャルサポートが必要となります。

5．治癒率、再発率

甲状腺中毒症状の強いもの、甲状腺ホルモン値が高いもの、甲状腺腫が大きいもの、低年齢は治りづらく、抗甲状腺剤の必要量は多くなり、治療期間が長くなります。小児での治癒率は30％と低く、再発率は30％と高いです。新学期、進学などの環境が変化する時期には再発しやすいので注意が必要です。

※２ 患者が積極的に治療方針の決定に参加し、その決定に従って治療を受けること

少年写真新聞
Juniors' Visual Journal
http://www.schoolpress.co.jp/
株式会社 少年写真新聞社
〒102-8232 東京都千代田区九段南4-7-16市ヶ谷KTビルⅠ
TEL 03（3264）2624　FAX 03（5276）7785

中学保健ニュース

No.1675
2016年（平成28年）
12月18日号

昭和43年6月4日第3種郵便物認可　2016年12月18日発行　第1675号　旬刊　毎月3回（8・18・28日）発行　1か年定価17,640円　★定期刊行物は終わる期間を予定しない刊行物です。年度が替わりましても、購読中止のお申し出がない場合、引き続きニュースをご送付申しあげます。

493.43　口内炎　2416

口内炎は体調不良を知らせるサイン

疲労による免疫力低下のほか、やけどなどの物理的刺激でできることも

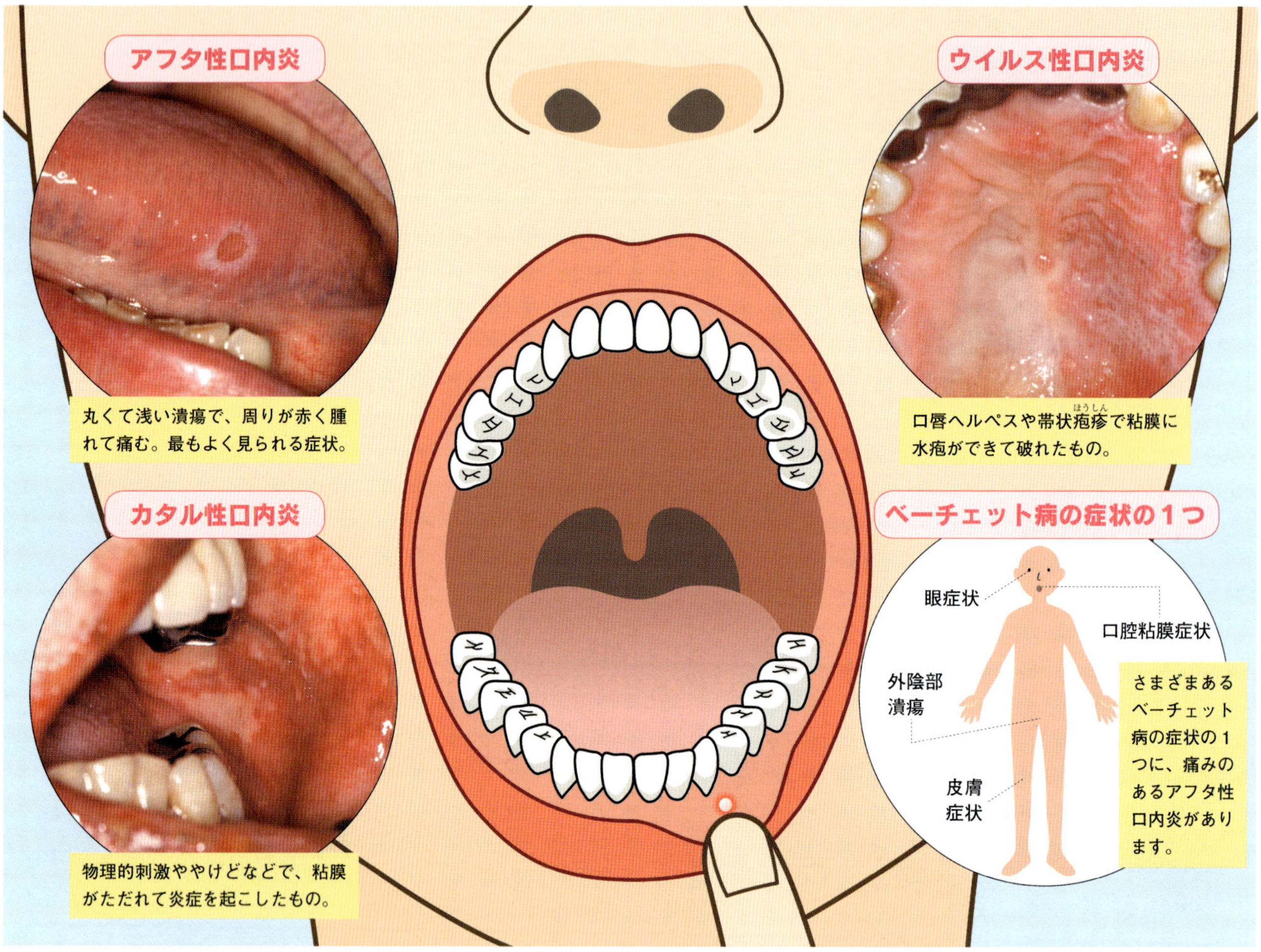
アフタ性口内炎
丸くて浅い潰瘍で、周りが赤く腫れて痛む。最もよく見られる症状。
ウイルス性口内炎
口唇ヘルペスや帯状疱疹《ほうしん》で粘膜に水疱ができて破れたもの。
カタル性口内炎
物理的刺激ややけどなどで、粘膜がただれて炎症を起こしたもの。
ベーチェット病の症状の1つ
眼症状
口腔粘膜症状
外陰部潰瘍
皮膚症状
さまざまあるベーチェット病の症状の1つに、痛みのあるアフタ性口内炎があります。

口の中の衛生状態が悪かったり、貧血が原因だったりして起こることもあります。ほとんどは10日～２週間くらいで自然治癒します。

口の中の粘膜は、新陳代謝で常に再生していますが、疲労やストレス、かぜなどの病気で抵抗力が下がると新陳代謝が弱まり、口内炎ができることがあります。

　また、口腔内をかんだり、不適合な詰め物などで傷ついたりしてできることもあります。

　多くは自然に治ってしまいますが、中にはウイルス感染や自己免疫疾患の一症状として現れる場合もあるので、再発を繰り返すときや、発熱を伴う場合は、医療機関を受診しましょう。

指導　日本歯科大学附属病院　口腔外科　医長　足立　雅利　先生

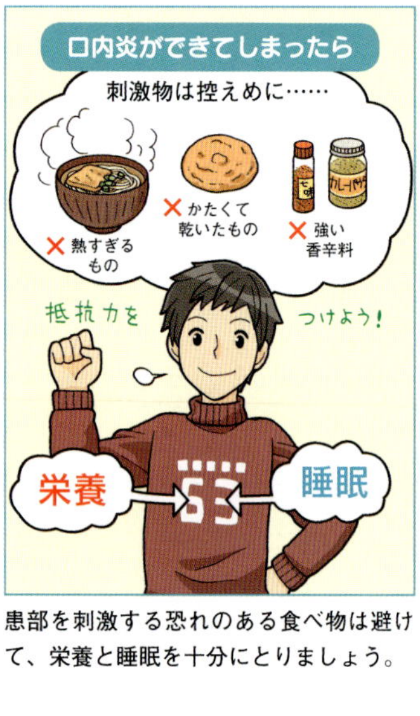
口内炎ができてしまったら
刺激物は控えめに……
×熱すぎるもの
×かたくて乾いたもの
×強い香辛料
抵抗力をつけよう！
栄養
睡眠

患部を刺激する恐れのある食べ物は避けて、栄養と睡眠を十分にとりましょう。

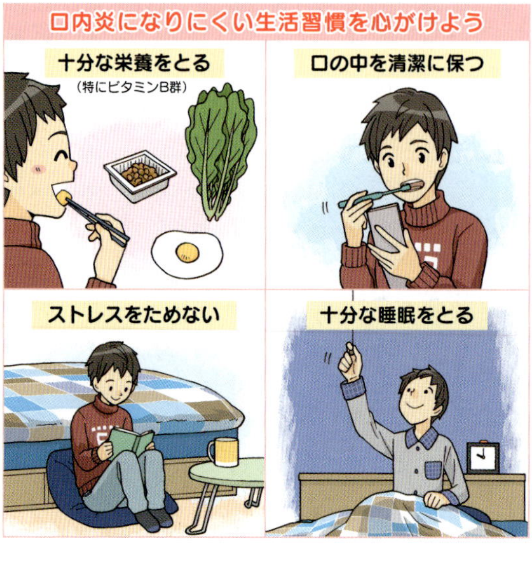
口内炎になりにくい生活習慣を心がけよう
十分な栄養をとる
（特にビタミンB群）
口の中を清潔に保つ
ストレスをためない
十分な睡眠をとる

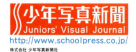

少年写真新聞
Juniors' Visual Journal
http://www.schoolpress.co.jp/
株式会社 少年写真新聞社
〒102-8232 東京都千代田区九段南4-7-16市ヶ谷KTビルI
TEL 03（3264）2624　FAX 03（5276）7785

中学保健ニュース

No.1676
2017年（平成29年）
1月8日号
494.77 骨・関節の障害 2416
昭和43年6月4日第3種郵便物認可　2017年1月8日発行　第1676号　旬刊　毎月3回（8・18・28日）発行　1か年定価17,640円　★定期刊行物は終わる期間を予定しない刊行物です。年度が替わりましても、購読中止のお申し出がない場合、引き続きニュースをご送付申しあげます。

膝をひねることで起こる 膝《ひざ》前《ぜん》十《じゅう》字《じ》靭《じん》帯《たい》損傷

ジャンプの着地で重心が後方に来ると起こりやすいので注意を

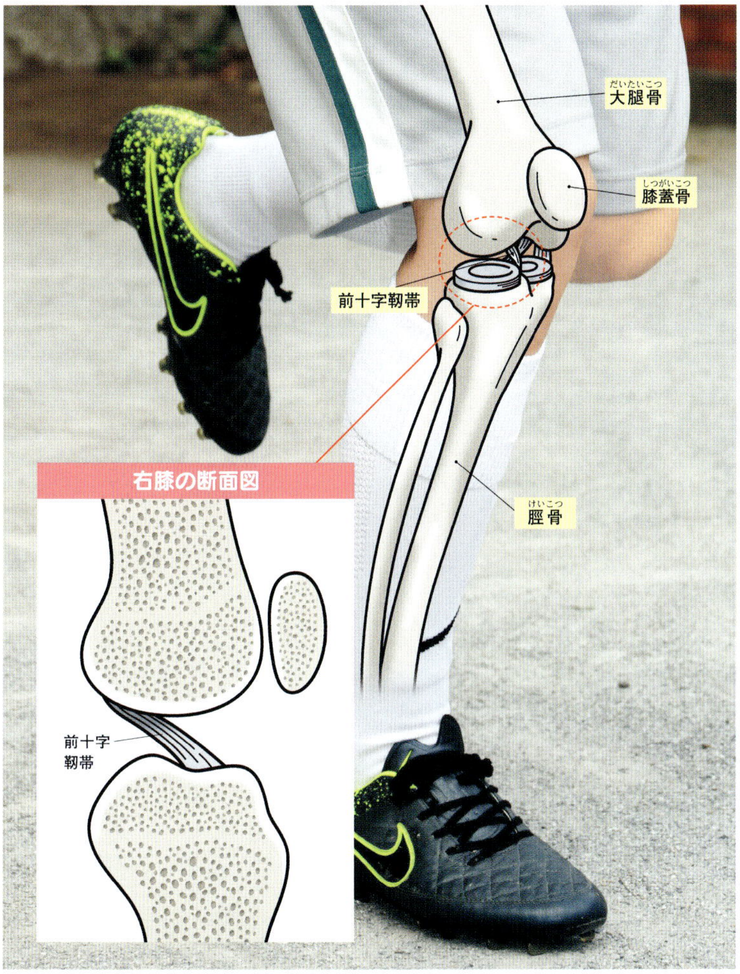

前十字靭帯は、太ももの骨「大腿骨」の後方と、すねの骨「脛骨」の前方を結んでいます。

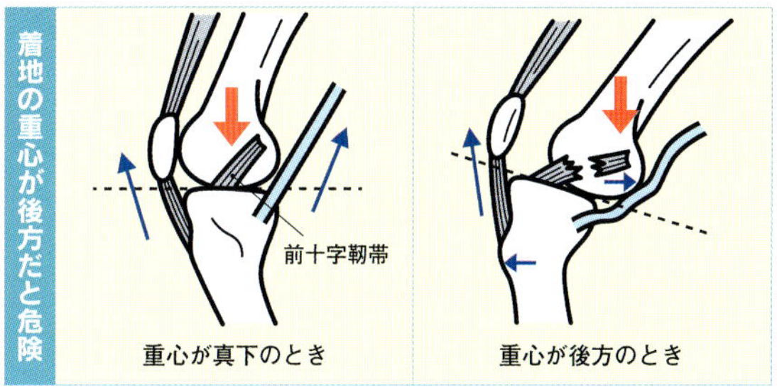

ジャンプの着地で重心が後方に来ると、膝にかかる力のバランスが崩れて、前十字靭帯が切れやすくなります。

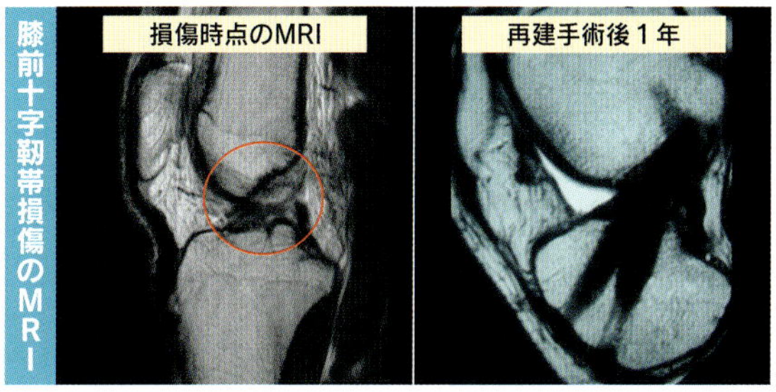

MRIで見ると、治療後の正常な靭帯は黒い帯のように見えますが（右）、靭帯が切れたときはその黒い帯が見えていません（左）。

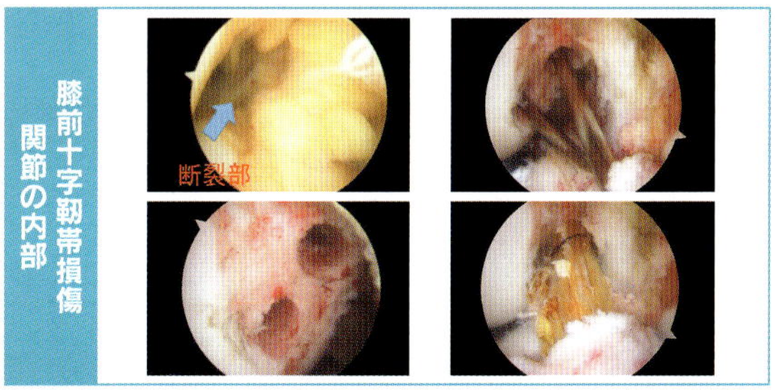

左上は切れてしまった靭帯。骨に穴を開けて（左下）、自分の体内の組織を用いて再建した靭帯を移植します（右上、右下）。

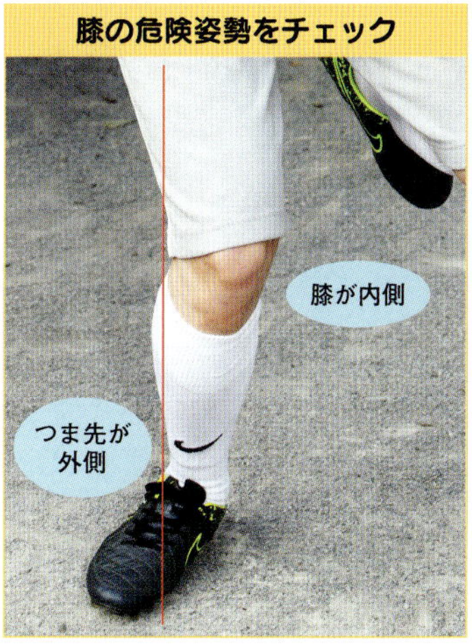

膝が内側に入り、つま先が外側を向く危険な姿勢“Knee-In Toe-Out《ニー イン トゥー アウト》”。

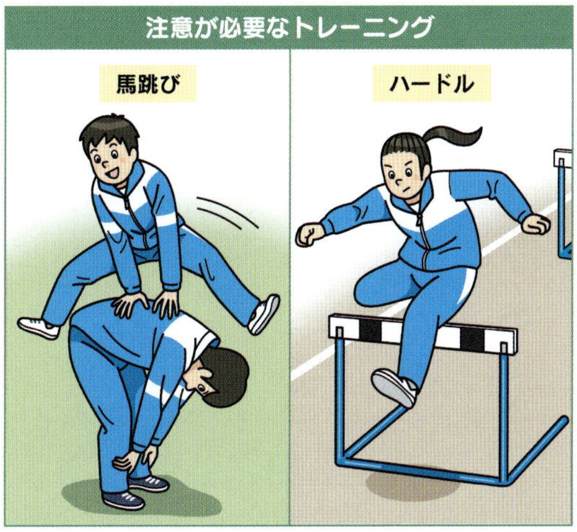

馬の姿勢は人により高さがバラバラで不安定なため、またハードルは着地が片足だけなために、着地の際に膝をひねることがあります。

膝の関節にある膝前十字靭帯は、大腿骨と脛骨の間をつなぎ、膝を安定させるために、重要な役割を果たしています。

この靭帯は、ジャンプの着地や、急な方向転換などの動作で膝に負荷がかかると切れることがあり、一度切れると多くの場合、手術が必要になります。

特にジャンプの着地で重心が後方に来ると起こりやすいので、ジャンプの多いスポーツをする際には注意が必要です。

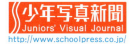

指導　北千葉整形外科 美浜クリニック スポーツ医学・関節外科センター センター長 医学博士　土屋 敢 先生

少年写真新聞
Juniors' Visual Journal
2017年1月8日発行
第1676号付録
©少年写真新聞社2017年

中学保健ニュース

★定期刊行物は終わる期間を予定しない刊行物です。年度が替わりましても、購読中止のお申し出のない限り、引き続きニュースをご送付申し上げます。
★著作権法により、本紙の無断複写・転載は禁じられています。
株式会社 少年写真新聞社 〒102-8232 東京都千代田区九段南4-7-16 市ヶ谷KTビルⅠ
http://www.schoolpress.co.jp/

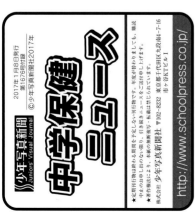

膝前十字靱帯《じんたい》損傷とは

北千葉整形外科美浜クリニック
スポーツ医学・関節外科センター
センター長 医学博士　土屋 敢

大腿骨《だいたいこつ》と脛骨《けいこつ》を結ぶ膝前十字靱帯

バスケットボールやサッカーなどのスポーツでは、ストップや切り返し動作などが頻回に求められます。その際に膝関節には回旋力が加わりますが、その制御を担っているのが前十字靱帯です。前十字靱帯は大腿骨と脛骨を結ぶ関節内にある靱帯ですが、損傷してしまうと踏ん張りがきかなくなり、膝崩れを起こします。そのため十分なプレーができなかったり、半月板や軟骨損傷といった合併損傷を発症したりしてしまいます。

前十字靱帯損傷の受傷機転とタイプ

膝関節軽度屈曲位で膝が内側に入り、つま先が外側を向いた状態（Knee-in Toe-out）で、足底が接地面にロックされた場合に多く発症します。ラグビーや柔道などで相手と接触して受傷する場合もありますが（接触型）、バスケットボールやサッカーで相手の動きに反応する際にひねってしまうケース（非接触型）が多くみられます。中学生では非接触型が多いです。

前十字靱帯損傷の危険因子

①競技種目

中高生の部活動中における前十字靱帯損傷の発生件数はバスケットボール、サッカー、バレーボールに、発生頻度はラグビー、柔道、バスケットボールに多いと報告されています。

②性別

女性は膝が過伸展してしまう反張膝《はんちょうひざ》など、関節弛緩性《しかんせい》を有する場合や、内またといって股関節が内旋しやすいことなど、構造上の問題を有している場合があります。こうした人は、前十字靱帯に過負荷がかかりやすくなります。メディカルチェックなどを施行し、事前に把握しておくことも大切です。

③サーフェイス（地面または床面）

体育館の改修工事で床が新しくなる場合や、近年グラウンドが人工芝になるケースがあると思いますが、こうした環境は過度にストップがきいてしまいます。そのため、前十字靱帯損傷をはじめ、足関節捻挫などのスポーツ外傷が多発することもあります。

④学校体育など

体育の授業などで行う馬跳びや、ハードルは要注意です。馬跳びでは、馬になるほうの生徒は各自がいろいろな姿勢をとるために連続して飛ぶ場合、バランスを崩して着地の際に膝をひねってしまうケースがあります。これは、運動部に所属していない生徒に見受けられるため、十分に留意して指導にあたってほしいと思います。

前十字靱帯損傷を疑う場合

まずはその場で安静にさせてください。落ち着いたら自力歩行は避けてピッチの外に出

（215ページに続く）

少年写真新聞
Juniors' Visual Journal
2017年1月18日発行
第1677号付録
©少年写真新聞社 2017年

中学保健ニュース

★定期刊行物は終わる期間を予定しない刊行物です。年度が替わりましても、購読中止のお申し出のない限り、引き続きニュースをご送付申し上げます。
★著作権法により、本紙の無断複写・転載は禁じられています。
株式会社 少年写真新聞社 〒102-8232 東京都千代田区九段南4-7-16 市ヶ谷KTビルⅠ
http://www.schoolpress.co.jp/

注意すべき傷と治療

日本医科大学 形成外科学教室
主任教授　小川 令

重症の恐れのある傷

日常的に診ることが多いのは、擦り傷、切り傷、刺し傷、やけどなどの傷です。このような傷の中で特に注意が必要なのは、一見軽症に見えるもの、後から重症になるもの、目立つ傷痕を残す可能性があるものです。

一見軽症に見える傷の代表は、刺し傷です。以前、喉に割り箸を刺した男児が死亡した事件がありましたが、刺し傷は傷口が小さく、一見しただけでは内部に異物が残存しているか、どこまで傷が到達しているかわからないことがあります。また、小児は皮膚が薄いため、刺し傷が深部に到達しやすいのです。打撲でも、小児は骨が薄いため、鋭利なものが頭に当たれば骨折してしまいます。同じ皮膚の切れ方や出血の程度でも、机に頭をぶつける程度で骨折することはまれですが、金づちが頭に当たれば高頻度で骨折します。

後から重症になる傷の代表は、犬や猫、人などのかみ傷です。傷は軽微でも、細菌が深部に入ることにより、重篤な感染症になり得ます。破傷風にも注意しなければなりません。早期からの抗生物質の内服や創部の洗浄・消毒が必要となります。

診察で大切なことは、何をしていて、何が刺さったか、何にぶつけたか、という状況の把握です。目撃者からの情報収集も大切となります。少しでも、複雑な状況や不明確な情報があれば、救急隊や医師に情報を伝えることが大切です。病院においてレントゲンやCTといった画像診断を積極的に行う根拠となります。

傷痕が目立つ傷

目立つ傷痕を残す可能性のある傷は、深い傷、大きい傷、関節などの動く場所にできた傷です。例えば傷口が開いているものを縫合しないで洗浄や軟膏《なんこう》の治療を行っても、幅の広い傷痕となります。開いた傷口で線維芽細胞が膠原《こうげん》線維をつくって（肉芽組織）傷が埋まり、それを足場に表皮細胞が表皮をつくることで傷が閉じますが、一度できてしまった膠原線維は完全に元通りの状態にならないため、傷痕になるのです。大きい傷であっても、表皮だけが削れるような浅い擦り傷ややけどなどでは、傷痕を残さずに治癒しますが、少しでも真皮が障害されると、肉芽組織ができるため、傷痕になってしまいます。

関節などの動く場所にできた傷は、傷が引っ張られることで、必要以上の炎症が起き、過剰な肉芽が産生され、ケロイドや肥厚性瘢《はん》痕《こん》という目立つ傷痕になってしまいます。このような場合も病院での専門的加療が必要となります。

日常の傷の手当

これらを除いた軽微な傷の治療の基本は、洗浄です。表皮というバリアがなくなることで、傷口に細菌が付着し（汚染）、増殖し（定着）、正常皮膚に浸入して疼痛《とうつう》・発赤・腫張《しゅちょう》が生じます（感染）。そのため、傷ができたらただちに創部を水道水（ぬるま湯）で洗うことが大切です。放置すればかさぶたができ、痛くなり、治癒するまでに時間がかかります。かさぶたの代わりとなる市販の創傷被覆材（傷にくっつかないガーゼやフィルム、パッドなど）を使うとよいです（湿潤療法）。ただし、いったん感染が起これば、抗生剤の内服が必要となるため、病院での加療が必要となります。

連載　未成年喫煙の問題点

第3回（最終回）ニコチン、タール、一酸化炭素の害

奈良女子大学保健管理センター・同大学院 教授
京都大学医学部附属病院診療科 禁煙外来担当医　高橋 裕子

喫煙者に起こるタバコの害

タバコは肺がんの元というのはよく知られています。タバコの煙には4000種類の化学物質が含まれ、そのうちの200種類は有害物質といわれています。喫煙によって体内に入り込んだ発がん物質は、肺がんだけではなく、全身のいろいろな場所のがんを増やしてしまいます。

喫煙によって生じる病気はがんだけではありません。タバコの煙に含まれるニコチンは交感神経系を刺激して血管の収縮と血圧上昇や心拍数増加をきたします。さらに、タバコの煙には一酸化炭素が4％程度含まれていて、血液中のヘモグロビンと強固に結合して慢性の酸素欠乏状態をつくり出します。これが喫煙者の息切れや体力不足につながりますが、さらにこの一酸化炭素はコレステロールの変性を促進し、血管内皮を傷害するとともにHDLコレステロールを減少させ、動脈硬化を促進することがわかっています。

こうしたことから、タバコは心虚血性心疾患をはじめとする循環器疾患の大きなリスクとなっているのです（図1）。

またタバコの煙には多量の微細粒子が含まれますが、これが肺の組織を傷害し、肺胞が壊れたり炎症が起こりやすくなったりする「COPD（慢性閉塞性肺疾患）」という病気をつくり出します。肺胞が壊れていきますので、肺の働きが低下し、酸素交換が十分にできない状態に至ります。これが喫煙者に多い慢性のせきや息切れにつながり、ついには酸素吸入を行いながら生活することになります。肺胞の破壊は喫煙開始後比較的早期に始まるといわれますが、COPDとして症状が出てくるのはだいたい50代からです。

このように多くの病気のリスクを増加させるタバコですが、最近では今までにタバコと関連があると思われていなかった多くの病気が、実はタバコで増えているということがわかってきました。たとえば日本人に多い糖尿病では、喫煙者はタバコを吸わない人の2倍程度、かかりやすいことがわかっています。骨《こつ》粗《そ》鬆症《しょうしょう》などの高齢者の寝たきりにつながりやすい疾患も、喫煙で増える病気です。

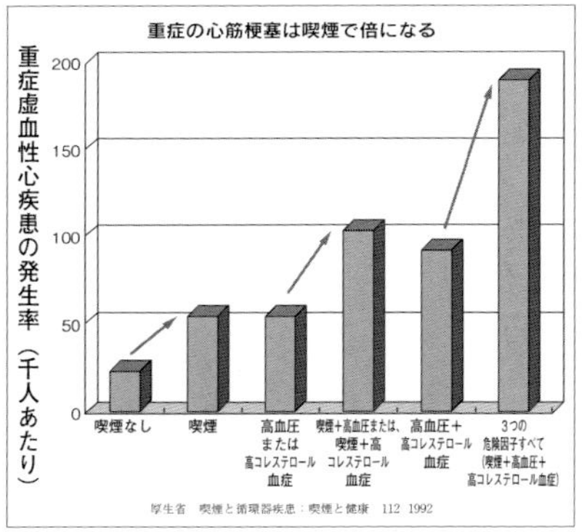

図1

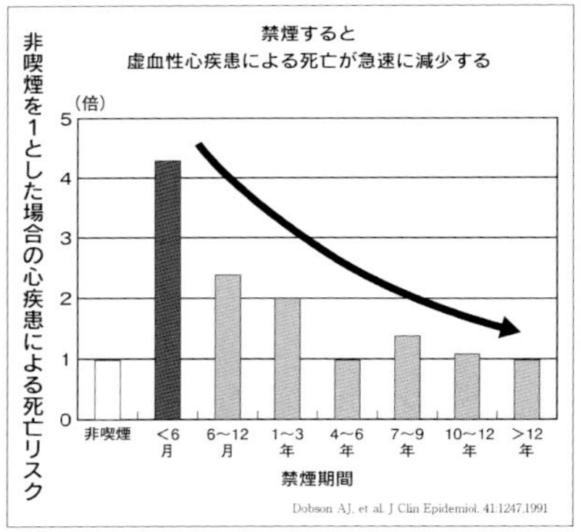

図2

女性の喫煙の影響はさらに深刻です。妊娠出産に際しては、早産や流産、胎盤早期剥離などさまざまな異常が増加しますし、出産後も乳幼児突然死症候群などの怖い病気のリスクを増加させることがわかっています。また女性自身の健康に関しても、喫煙が肌の状態を悪化させて肌の老化を数年分進めてしまうほか、更年期障害が強くなるなどさまざまなリスクを増加させます。

ところで、タバコの有害性に関して重要なことは、これらの喫煙関連疾患が禁煙することによってリスクが減少したり、すでに罹《り》患《かん》していれば症状が改善することが多いという事実です。心臓や循環器系の疾患に関しては禁煙後数年で、肺がんなど長くかかるものでも禁煙後10年で、罹患リスクが減少します。何年吸ってきても、禁煙にはメリットがあるといわれるゆえんです（図2）。

受動喫煙

タバコの煙には、喫煙者が吸い込む主流煙のほかに、火のついたタバコの先端から立ち上る副流煙や、喫煙者が吐き出した煙（呼出煙）があります。これらの煙を周囲のタバコを吸わない人が吸い込んでしまうことを「受動喫煙」と呼んでいます。

受動喫煙によって、タバコを吸わない人の重症心臓疾患（心筋虚血）が悪化することは以前から知られていましたが、受動喫煙に関して重要なことは、2004年以後と2004年以前ではその医学知識が異なるということです。

2004年に3つの論文が発表されました。それによって受動喫煙に関する医学知識が一変しました。その3つの論文で明白にされたこととは、「わずかな受動喫煙でも有害である」「受動喫煙を防止すると心臓病が激減する」「屋外での喫煙でも受動喫煙を受ける」の3点でした。

3つの重要な論文

2004年に発表された論文の1本目は、レビューの手法を用いて過去の受動喫煙に関する論文を吟味した結果、ごくわずかの受動喫煙によっても非喫煙者の心筋梗塞の死亡率が1.3倍以上に高まることを明らかにしたものです。つまり受動喫煙に関して「少しくらいならいいだろう」という許容域が存在しないことが医学的論拠をもって明示されました。

2004年に発表された2つ目の論文は、2002年に実施された受動喫煙防止条例による心筋梗塞の発生数に関する報告です。2002年、米国のヘレナという、人口5万人の小さい町で屋外での喫煙を禁止する内容を含めた受動喫煙防止条例が実施されました。すると条例を実施した年度だけ、心臓の病気が約40％近く減りました。この論文は、街ぐるみの禁煙化の有効性とともに、従来気づいていなかった受動喫煙の影響の大きさを示すこととなりました（図3）。

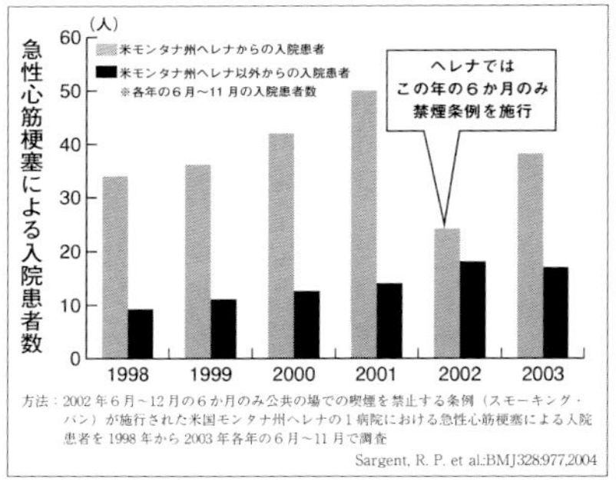

図3

2004年に発表された3つ目の論文は、屋外喫煙ののちに屋内に戻った喫煙者が及ぼす影響についての論文でした。換気扇の下で吸っても屋内には有害物質が残ります。しかし屋外での喫煙も屋内にいる人に受動喫煙をもたらします。それには喫煙者の髪の毛や衣類に吸着するたばこの煙のほか、喫煙者の肺

（215ページに続く）

少年写真新聞
Juniors' Visual Journal
http://www.schoolpress.co.jp/
株式会社 少年写真新聞社
〒102-8232 東京都千代田区九段南4-7-16市ヶ谷KTビルⅠ
TEL 03（3264）2624 FAX 03（5276）7785

中学保健ニュース

No.1677
2017年（平成29年）
1月18日号
494.33 創傷

体のなぜシリーズ② 傷はどのように治るのか

皮膚が傷つくと、細胞や血管が皮膚の修復に向けて働き始めます

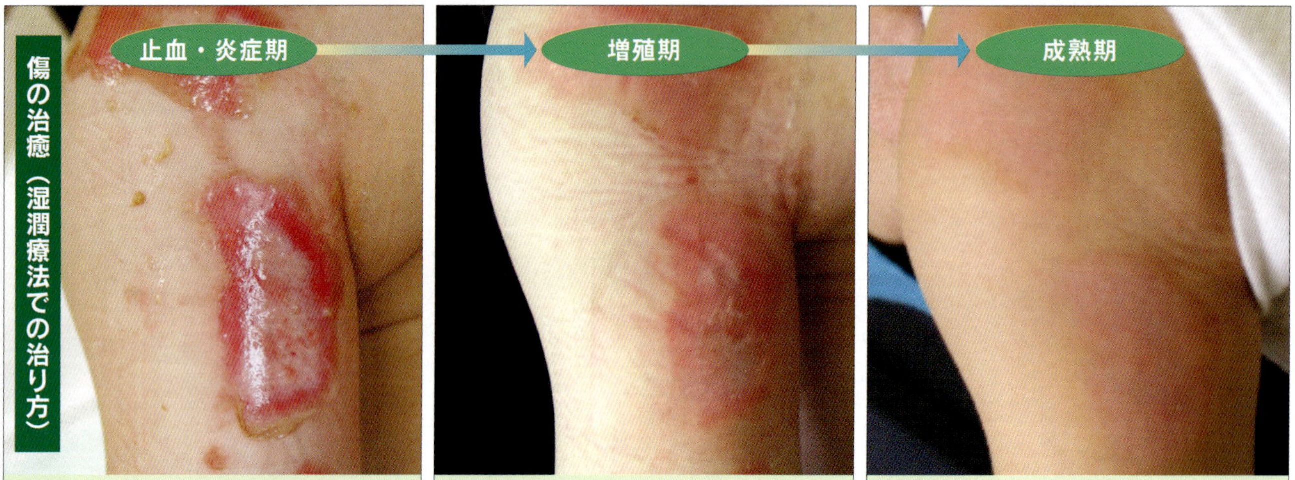

転倒してできた腕の擦り傷。洗浄で砂等を除きました。

創傷被覆材で湿潤状態を保ち、次第に治ってきた傷。

受傷後数週間たち、皮膚が元通りに治りました。

血液中の成分（血小板・フィブリン・赤血球）が止血栓を作り、破れた血管をふさぎます。白血球やマクロファージが侵入した細菌等を除去します。

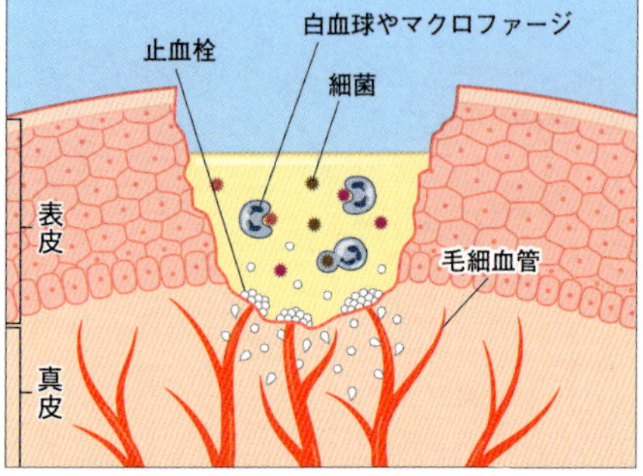

線維芽細胞が膠原《こうげん》線維を分泌し、肉芽組織（新しい血管や細胞を含む線維の塊）が作られ、欠損部分を埋めていきます。肉芽組織を足場に表皮が再生していきます。

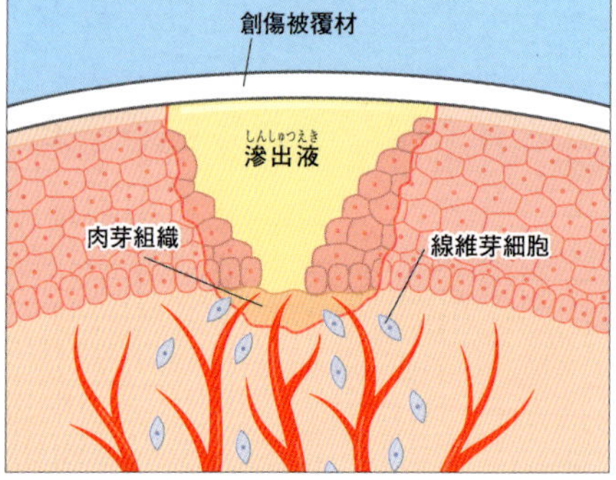

肉芽組織が瘢痕《はんこん》組織に変化し、元の肌色に近くなり、目立たなくなります。

止血栓や滲出液の成分が固まったものがかさぶたですが、湿潤療法ではかさぶたを作らずに治すことができます。

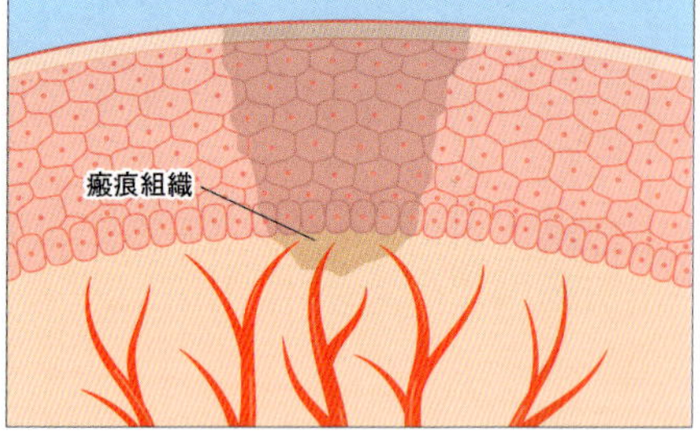

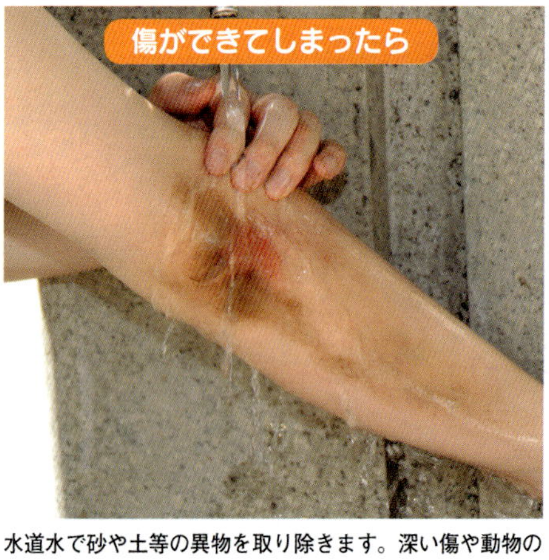

水道水で砂や土等の異物を取り除きます。深い傷や動物のかみ傷は感染の恐れがあるので湿潤療法は適していません。

目立つ傷痕はなぜできる？

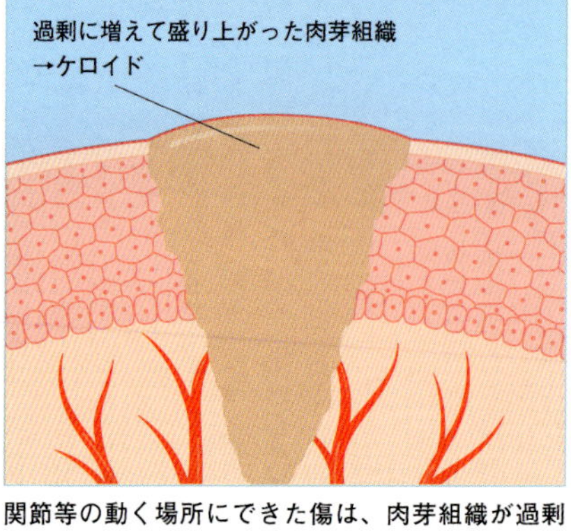

関節等の動く場所にできた傷は、肉芽組織が過剰に増えて盛り上がった痕になることもあります。

小さな擦り傷や切り傷ができたときに、自然に傷がふさがっていくのは、人間の持っている自然治癒力によるものです。

皮膚が傷つくと、毛細血管が切れて出血しますが、血小板等の成分により止血栓が作られて止血し、炎症が起こります。

炎症が治まってくると、傷口では新しい細胞や毛細血管が作られて、欠損部分が埋まっていきますが、傷が深部に達している場合は痕が残ってしまうこともあります。

指導　日本医科大学 形成外科学教室 主任教授　小川 令 先生

少年写真新聞
Juniors' Visual Journal
http://www.schoolpress.co.jp/
株式会社 少年写真新聞社
〒102-8232 東京都千代田区九段南4-7-16市ヶ谷KTビルⅠ
TEL 03（3264）2624 FAX 03（5276）7785
昭和43年6月4日第3種郵便物認可 2017年1月28日発行 第1678号 旬刊 毎月3回（8・18・28日）発行 1か年定価17,640円

中学保健ニュース

No.1678
2017年（平成29年）
1月28日号
496.7 鼻科学 2416

鼻血が出たときの手当

5～10分ほど、鼻の穴の入り口近くを押さえると止まります

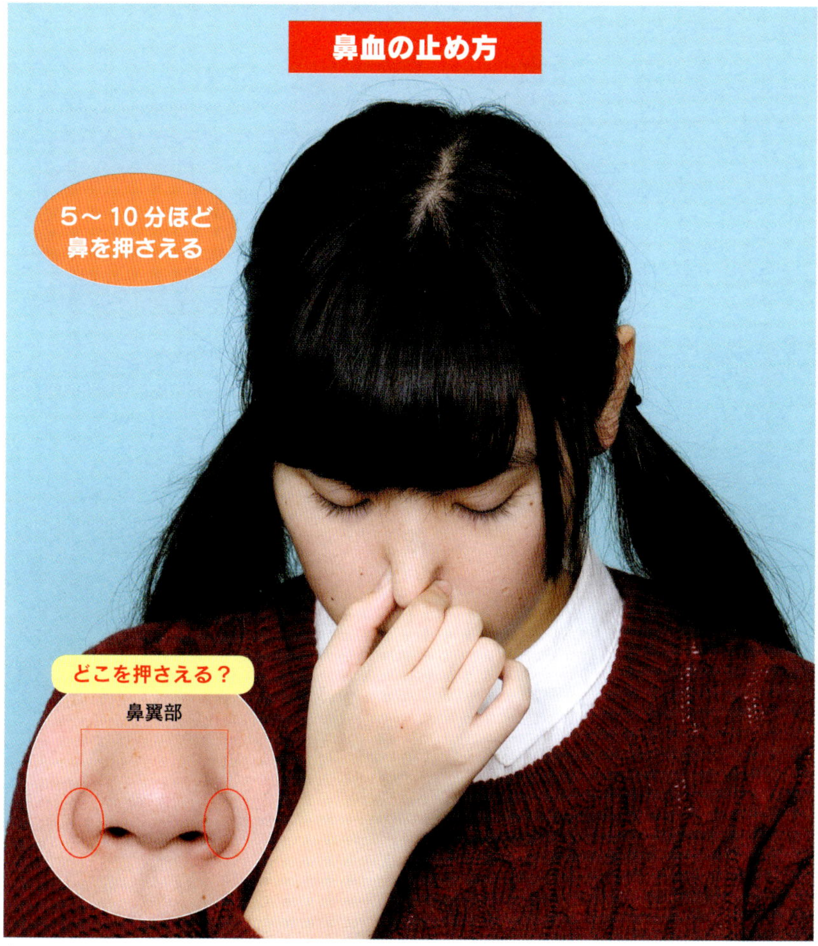
鼻血の止め方
5～10分ほど
鼻を押さえる
どこを押さえる？
鼻翼部

鼻血の多くは、鼻をいじるなどが原因で鼻の粘膜から出ます。鼻血が出たら少し下を向き、小鼻の鼻翼部というところを5～10分ほど押さえて止血します。

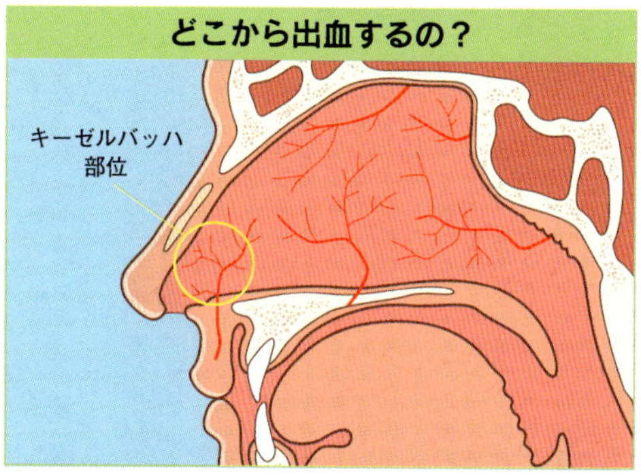

鼻血の90％以上がキーゼルバッハ部位からの出血です。

キーゼルバッハ部位

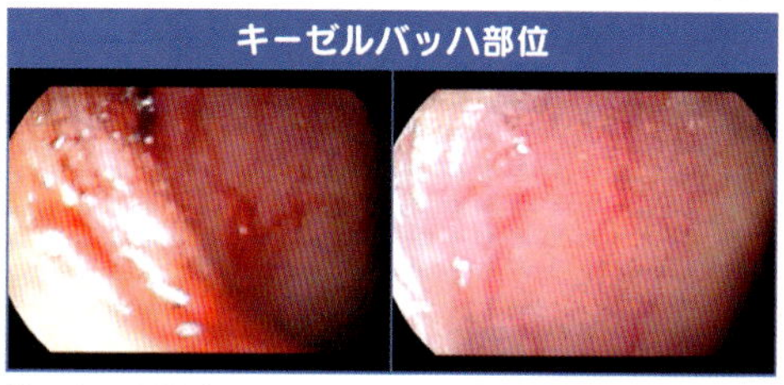

鼻の中から撮影したキーゼルバッハ部位。左は、鼻血が出たときの様子。右は鼻血が治った後。

5～10分ほど押さえて、止まらない場合は硬く巻いたティッシュを詰める

（30分以上鼻血が止まらない場合は病院へ）

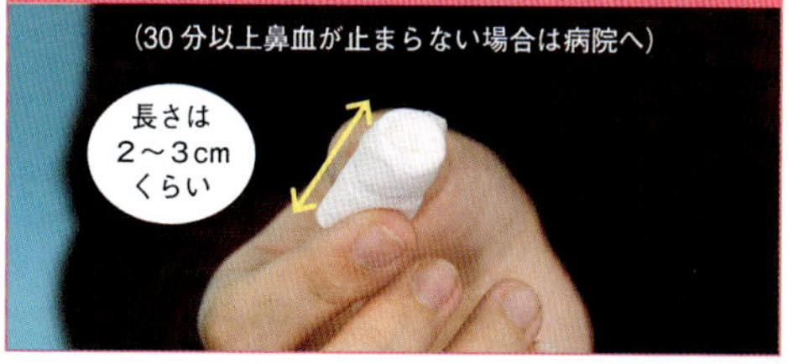

ティッシュを鼻の穴に入れるときは、隙間なく硬く丸めます。小さくすると取れなくなるので、鼻の穴より大きめにします。

鼻血の手当　これはNG

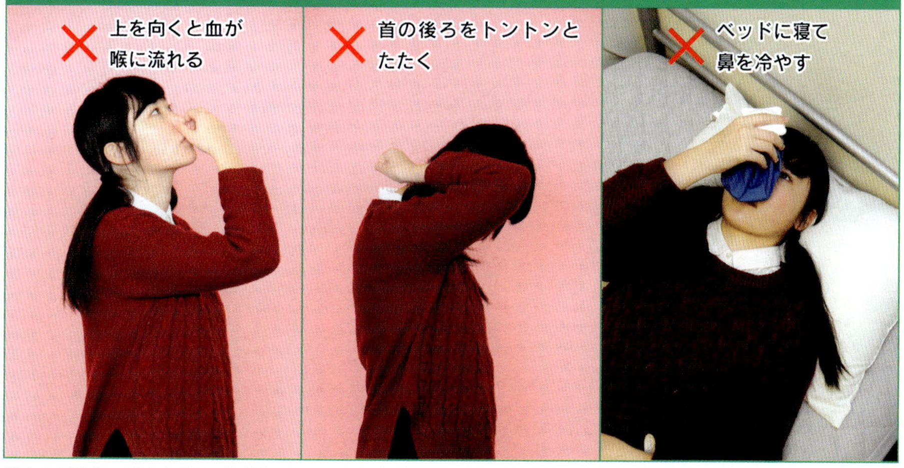
×上を向くと血が喉に流れる
×首の後ろをトントンとたたく
×ベッドに寝て鼻を冷やす

鼻血の手当は、圧迫止血法が原則です。上を向く、首の後ろをたたく、冷やすなどでは、止血の効果はありません。

鼻血の多くは、鼻の穴の入り口近くにあるキーゼルバッハ部位で起こります。

キーゼルバッハ部位は、細い血管が集中していて指でいじるなどをしていると、わずかな刺激でも出血することがあります。

鼻血が出たら、上を向いたり、首の後ろをたたいたりするのではなく、少し下を向き、小鼻の部分を五分から一〇分ほど押さえると、出血を止めることができます。

指導　恵翔会 アリス耳鼻咽喉科 院長　工藤 典代 先生

少年写真新聞 Juniors' Visual Journal
2017年1月28日発行
第1678号付録
Ⓒ少年写真新聞社 2017年
中学保健ニュース
★定期刊行物は終わる期間を予定しない刊行物です。年度が替わりましても、購読中止のお申し出のない限り、引き続きニュースをご送付申し上げます。
★著作権法により、本紙の無断複写・転載は禁じられています。
株式会社 少年写真新聞社 〒102-8232 東京都千代田区九段南4-7-16 市ヶ谷KTビルI
http://www.schoolpress.co.jp/

鼻血の手当

恵翔会 アリス耳鼻咽喉科
院長　工藤 典代

学校で「鼻血が出た」と保健室に来室する場合、「ポタポタ」と鼻から血が落ちる程度から、鼻をかんだらティッシュに血が付いたという程度までさまざまです。初めての経験であれば、本人も周囲も驚き不安な思いをします。

鼻出血はどこから？

鼻出血の多くが鼻粘膜からの出血です。鼻粘膜の中でも、鼻中隔粘膜（鼻腔を左右に分けている仕切り）のキーゼルバッハ部位と呼ばれる部位から出血することがほとんどです。キーゼルバッハ部位は、鼻の入り口部から約1cmまでの鼻中隔です。そこには複数の動脈が吻合《ふんごう》した血管叢《けっかんそう》があり、その血管叢の上を薄く脆弱《ぜいじゃく》な鼻中隔粘膜が覆っています。血管が豊富な場所で、鼻出血を起こした子どもの多くは、このような血管が鼻中隔粘膜上に浮き出て見えます。

鼻出血の原因は？

鼻粘膜に炎症があり粘膜が荒れていたり、痂皮《かひ》（かさぶた）が付着したりしていると、鼻出血を起こしやすくなります。

子どもの鼻出血の80～90%にアレルギー性鼻炎があるといわれています。鼻がかゆいために鼻をこすったり、ひっかいたり、あるいは鼻粘膜の表面についた痂疲をほじっているうちに新たに表面に傷がつき出血します。

上記のような局所的原因のほかに、全身的疾患のために鼻血が出ることもあり、注意が必要です。たとえば血友病や白血病などで、血小板減少や血液凝固因子の異常がある場合です。

治療・学校での対応は？

鼻出血の対応は、上を向いて寝かせて鼻根部を冷やす、と信じられてきたようですが、避けるべきです。止血の基本は、出血部位の圧迫です。また、後鼻孔から口内に流れてきた血液は、口から吐き出して飲み込まないようにします。座った姿勢でややうつむき加減がいいでしょう。

両側から同時に出血することはあまり多くありません。キーゼルバッハ部位の圧迫方法は、出血のある側に硬く丸めた綿球やティッシュを詰め、小鼻を指で圧迫し、しばらく置いておきます。詰める綿球は1個にします。正確に圧迫ができていれば止血に至ります。

耳鼻科受診を勧める場合は？

圧迫しても鼻出血が続いている場合や、鼻から口に流れ込む血液の量が多く、口から手で血液を受けるほどの場合は、救急と考えて耳鼻科を受診します。

耳鼻科では出血の場所を確認し、軟膏《なんこう》を付けたガーゼや止血用の素材を用いて圧迫止血をします。浮き出た血管を電気焼灼《しょうしゃく》することもあります。

鼻いじりが原因の場合は、鼻のかゆみの原因となっているアレルギー性鼻炎などの鼻疾患の治療が必要になります。鼻血が止まりにくい場合は血液検査も行います。

少年写真新聞 Juniors' Visual Journal
2017年2月8日発行
第1679号付録
Ⓒ少年写真新聞社2017年
中学保健ニュース
★定期刊行物は終わる期間を予定しない刊行物です。年度が替わりましても、購読中止のお申し出のない限り、引き続きニュースをご送付申し上げます。
★著作権法により、本紙の無断複写・転載は禁じられています。
株式会社 少年写真新聞社 〒102-8232 東京都千代田区九段南4-7-16 市ヶ谷KTビルI
http://www.schoolpress.co.jp/

乗り物酔いの仕組みと予防策

横浜中央クリニック めまいメニエール病センター
センター長　高橋 正紘

乗り物酔いとは

乗り物で誘発されるめまいと不快症状を「乗り物酔い」といい、「宇宙酔い」(space sickness)を含めて「動揺病」(motion sickness)と呼びます。これは生理的現象であり、健康な人が不快症状を体験するのには、脊椎動物の進化が関わっています。

生物学的背景

空を飛ぶ鳥のように、魚も三次元の水中を自由に移動しますが、進化の初期には二次元平面の海底をはっていました。自由な三次元移動は、視器・前庭器の進化、脳における感覚統合、運動器の発達によって実現したのです。

三次元空間の移動には、静止外界（大地など）の知覚が不可欠で、重力・慣性力（直線加速）、回転移動の各センサー、視覚やエコーの測距システムが必要です。このために、耳石器、三半規管、視器が進化しました。前庭器と視器の感覚情報は脳幹で統合され、静止外界の基準を再現します。これに固有覚（深部知覚など）を投影する小脳が従い、動作指令に変換され、脊髄を介して安定姿勢に変換されます。これらは反射的に制御されます。

澄んだ穏やかな水中では、魚は周囲を見ることができ、安定姿勢を維持しますが、濁流では視覚も無効です。前庭器は能動移動に特化したため、濁流で流されると機能せず、バランスが崩れます。この状況は、カーブを走行中の、混雑した車内の揺らぎに似ています。揺らぎは生存に対して脅威となるため、脳の嘔吐《おうと》中枢を刺激し、類似環境を忌避するように適応、進化しました。吐き気や嘔吐は忌避を条件づける、最強の信号なのです。

閉鎖移動空間（車内、船内、機内、遊園地の仕掛け）で加速刺激を受けると、奇妙な感覚や揺らぎを覚えますが、外界（大地など）が見えると、その感覚は軽くなります。運転手は発進・停止・カーブ走行で、加速や減速、遠心力を感じませんが、乗客は感じます。この違いは、能動と受動では、脳幹で統合された感覚情報が異なるためです。遊園地の滑り台、ブランコ、シーソーは、幼児や学童が受動運動を能動的に乗りこなす訓練の場といえます。

予防のためにできること

乗り物酔いは、①酔いやすさが個人で異なり、②移動中に外界が見えると酔いにくく、③移動空間内を動くと酔いやすく、④慣れない乗り物（船）や路線で酔いやすく、⑤脳機能の低下する睡眠不足、過労、空腹や満腹で酔いやすく、⑥運動不足では良性発作性頭位めまい症を合併しやすく、乗り物酔いにかかりやすくなります。

これらの性質から、次の対策で乗り物酔いを予防しましょう。①日頃運動をしない人は、出発数日前からラジオ体操や早歩きを心がける。②出発前日は十分に睡眠をとる。③当日は少し早めに起床する。④空腹や満腹を避け、軽く食事をとる。⑤酔いやすい人は出発前に酔い止め「トラベルミン®」や「ドラマミン®」を服用する。⑥進行方向の見える車内に位置し、着席するかしっかりポールを握り、体が揺らがないようにする。⑦移動中はチョコレート※などを適宜口にする。

※乗り物酔いは、空間の認知（空間識）機能低下で起こりやすく、この機能は脳に依存します。脳は最もグルコースを消費する臓器のため、高カロリーのチョコレートなどの食品は、即効的に血糖値を上げる効果があります。

（216ページに続く）

新連載　安らぎをもたらす脳内ホルモン **オキシトシン**

前編　オキシトシンの基本的な働き

自治医科大学医学部生理学講座神経脳生理学部門 教授　尾仲 達史

出産と授乳に関係

体の様々な臓器は、うまく協調して働けるように互いに情報をやりとりしています。主に2つの方法があり、ひとつは脳が司令塔となり、神経細胞を利用したやりとりです。この場合、情報を伝達する相手の臓器まで神経線維を伸ばし、その臓器に個別に様々な情報を送ります。もうひとつのやり方は、ホルモンを利用するものです。血液中にホルモンを出します。ホルモンは血流に乗って全身に回ります。ホルモンが作用するにはこのホルモンを受け取る受容体が必要です。全身の臓器のうち、そのホルモンが作用する受容体をもつ臓器だけが、ホルモンに対して反応します。ホルモンとその受容体の関係は、鍵と鍵穴の関係に似ています。オキシトシンはこのホルモンのひとつで、アミノ酸が9つ連なったペプチドと呼ばれる化学物質です。

オキシトシンは、脳底部にあり4g程度の小さい場所である視床下部の中の、神経細胞の細胞体の中で作られます（図1）。作られたオキシトシンは、神経細胞の細い突起である軸索に沿って運ばれ、その終着にある下垂体後葉と呼ばれる場所に、貯蔵されています。視床下部にあるオキシトシン産生神経細胞が興奮すると、興奮が下垂体後葉の軸索末端まで伝わり、下垂体後葉から血中にオキシトシンが出されます(図2)。このオキシトシンは、出産と授乳にとても重要な働きをしています。

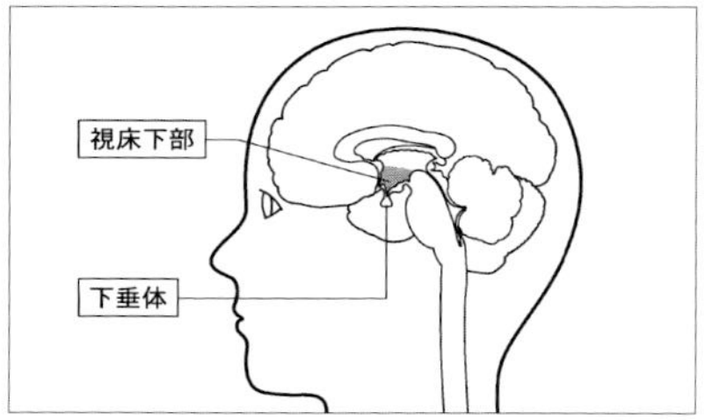

図1　視床下部と下垂体

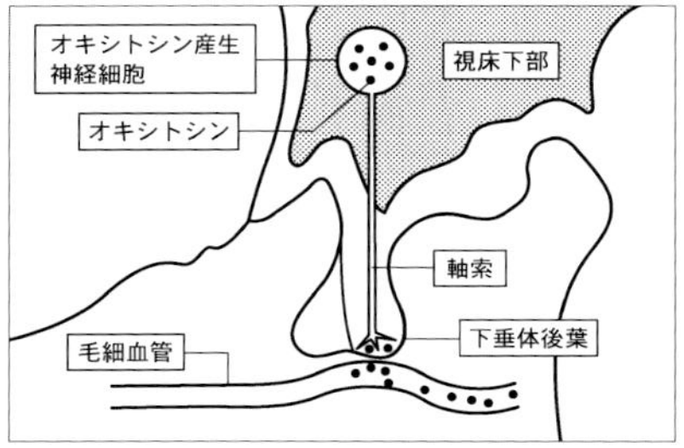

図2　視床下部のオキシトシン産生神経細胞（図1の拡大図）

子宮を収縮させる働き

母親が赤ん坊を生むときに、多量のオキシトシンが下垂体後葉から血中に一挙に放出されます。放出されたオキシトシンは子宮を収縮させ、出産に至ります。オキシトシンを受け取るオキシトシン受容体は、出産直前に急激に子宮で増えますが、オキシトシンの放出は出産直前まで抑制されています。出産準備が整い、子宮に十分なオキシトシン受容体がある状態で、一度、オキシトシンが出されると、子宮が収縮します。子宮が収縮したという情報は視床下部に伝達され、オキシトシン産生神経細胞がさらに活性化されます。その結果、下垂体後葉からのオキシトシン放出がますます増えます。放出されたオキシトシンはさらに子宮を収縮させます。出産する時には、このように正のループが形成されています。

オキシトシンはまた、授乳に必須の働きをしています。赤ん坊が乳頭に吸いつくと、これが刺激となり視床下部のオキシトシン産生神経細胞が興奮し、オキシトシンが血中に放出されます。放出されたオキシトシンは乳腺の筋上皮細胞を収縮させ、これにより乳汁が乳頭から出てくるという射乳反射が起きます。オキシトシンは血中を回って作用するので、授乳していないもう片方の乳腺にも作用して乳汁が放出されます。

母性行動とオキシトシン

オキシトシンはこのように、出産と授乳に重要な働きをしています。オキシトシンはこれ以外に様々な行動をコントロールしています。その代表的なものが、母性行動です。哺乳動物は、仔を出産し哺乳しますが、親は仔に単に栄養を与えているだけではありません。乳をもらえる針金製の代理母と、乳は出ないが手触りの良い温かい代理母を選ばせると、仔ザルは抱きつける温かい代理母を選びます。哺乳は母性行動の重要な要素ですが、仔は乳をくれるだけの母親よりも抱きつける母親を選ぶのです。

主に齧歯《げっし》動物を用いた研究により母性行動のメカニズムが明らかにされています。出産した母ネズミは、巣づくりをし、巣の中の仔ネズミの上に覆いかぶさり温めたり、あるいは仔ネズミをなめたりという世話をします。もしも、巣から離れたところに仔ネズミがいれば、仔ネズミが出す特殊な超音波発声に反応して近寄り、仔をくわえて巣に集めます。また、巣への侵入者がいれば、その外敵に対し勇敢に戦ったりもします。

こういった、一連の母性行動は出産育児を通して形成されていきます。この母性行動の形成にオキシトシンとオキシトシン受容体が重要な働きをしていることが、齧歯動物で示されています。オキシトシン受容体を働かなくしておくと、母性行動が少なくなることが示されています。授乳を含めた母性行動中にオキシトシン系が活性化されます。オキシトシン系の活性化はさらに母性行動を増やすという正のループを形成しています。

興味深いことに、母性行動を受けている仔の側にもオキシトシン系が働くことが示唆されています。オキシトシン受容体がない仔マウスは、母親から離されても、母を呼ぶ超音波発声が少ないことが示されています。母のオキシトシン系が活性化され母性行動が促進され、その結果、世話をされた仔のオキシトシン系が活性化され、母とのつながりを求める仔の行為が増えます。このように母側、仔側、そして母子間にオキシトシンの正のループが働いている可能性が考えられています。

父親においてもオキシトシンが子育てに関与しているかもしれません。ヒトで子と遊ぶ父親でオキシトシン系が活性化されていること、オキシトシン投与により子との遊びが増えるということが報告されています。

よく似た分子は魚や線虫にもある

オキシトシンとよく似た分子にバゾプレシンがあります。オキシトシンとこのバゾプレシンは、両方とも9つのアミノ酸からなります。この内アミノ酸が2つ違うだけです。オキシトシン遺伝子とバゾプレシン遺伝子の配列から、この2つの遺伝子はもともとひとつの遺伝子であったと考えられています。約5億年前に遺伝子重複が起き、ひとつの遺伝子が2つになったと考えられているのです。

このオキシトシンの祖先型遺伝子の産物であるオキシトシン祖先分子は、子宮がなく哺乳もしない魚にもあります。オキシトシンがあるのは脊椎動物に限りません。進化的にはヒトと遠く離れた生物もオキシトシンによく似た分子を持つことがわかってきました。ハチやショウジョウバエにはありませんが、アリにはあることが見いだされています。最近、線虫にもあることがわかってきました。ネマトシンと名付けられています。

線虫でのオキシトシンの祖先分子の働きが調べられた結果、オキシトシン祖先分子は生殖行動に重要な働きをしていることがわかってきました。オキシトシンを産生する神経細胞の形態が様々な動物で調べられています。魚類、両生類、哺乳動物のオキシトシン産生神経細胞の形態は、魚類では単純ですが、哺乳動物になると次第に複雑になることが示されています。

オキシトシンの根源的な働きは、適切な相手を見つけてカップルとなり、自分たちの子を作ることと考えられます。さらに、比較的少数の子を作り、手間をかけて大事に育てるという選択をした哺乳動物では、オキシトシンは哺乳をはじめとして子を愛撫《あいぶ》し外敵から保護するという機能を担ったと考えられます。さらに、複雑な社会構造をつくる動物においてオキシトシンは仲間の形成にも役立っているのでは、と推測されています。

次回は、このオキシトシンのストレス、社会的活動、病態における働きについて考えてみたいと思います。

少年写真新聞
Juniors' Visual Journal
http://www.schoolpress.co.jp/
株式会社 少年写真新聞社
〒102-8232 東京都千代田区九段南4-7-16市ヶ谷KTビルI
TEL 03（3264）2624 FAX 03（5276）7785

中学保健ニュース

No.1679
2017年（平成29年）
2月8日号
493.74 車酔 2416

乗り物酔いはどうして起こるのか

内耳の情報と視覚による情報の“ずれ”が不快な感覚を引き起こします

乗り物酔いが起こるメカニズム

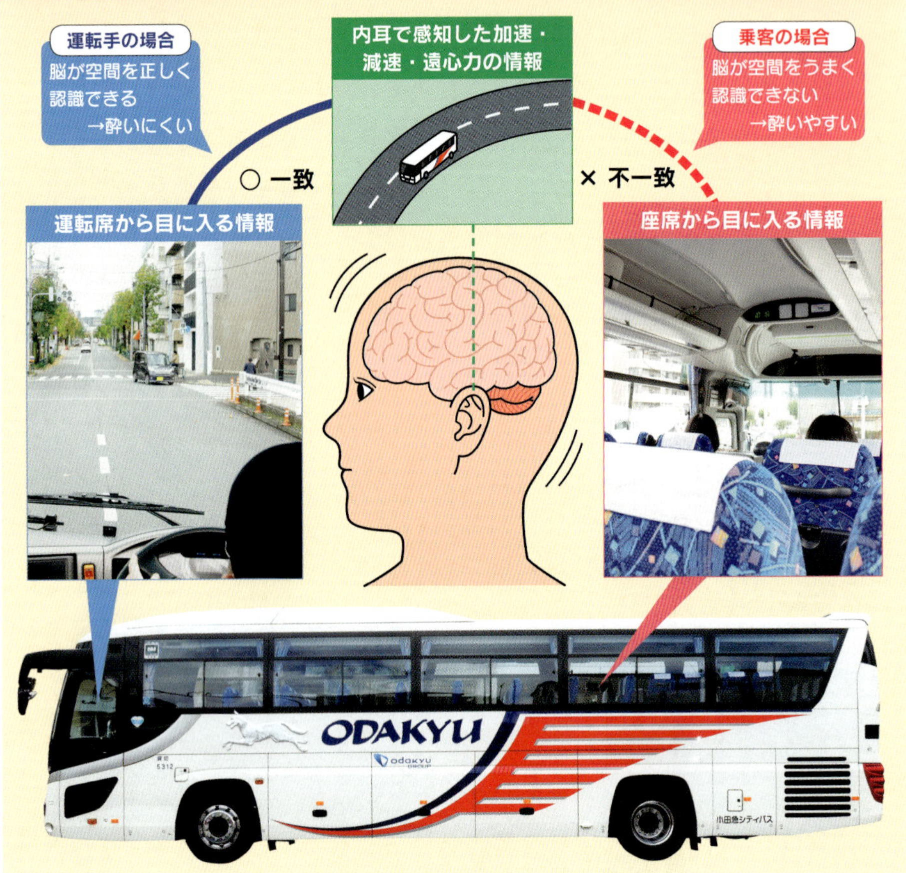

能動的な移動では、内耳で感知する空間認識と視覚による空間認識とが一致するために酔いませんが、受動的な移動では、これが一致しないために脳でうまく情報を統合できず、不快感が起こります。

酔いを引き起こしやすい過ごし方

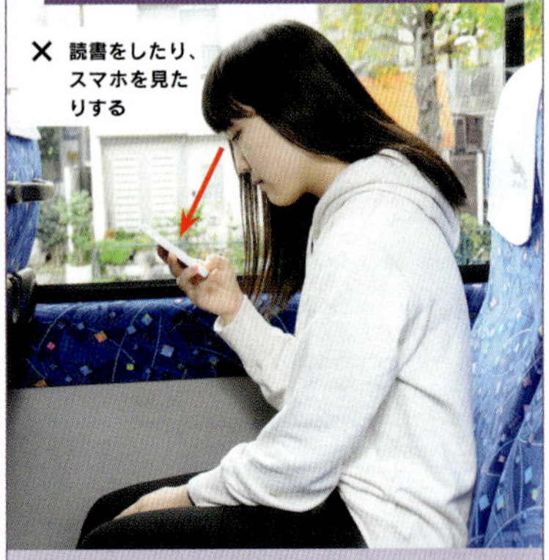
× 読書をしたり、スマホを見たりする

本やスマホの文字を見ていると、内耳で感知した情報と視覚の情報とのずれが大きくなります。

酔いを起こしにくい過ごし方

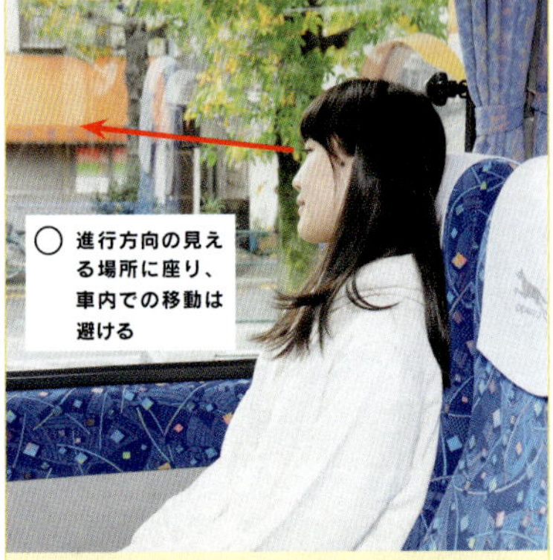
○ 進行方向の見える場所に座り、車内での移動は避ける

進行方向を見ることで、内耳で感知する情報が視覚の情報と一致し、空間認識のずれが解消されます。

乗車前にできる予防策

前日は十分に睡眠をとる

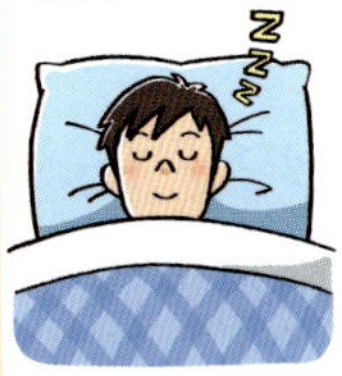

余裕をもって起床し、しっかり目覚めておく

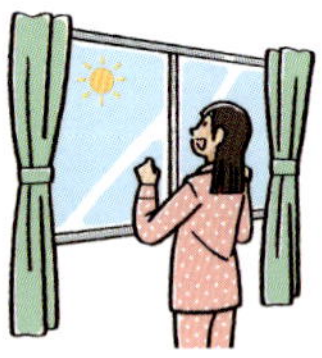

空腹・満腹を避ける

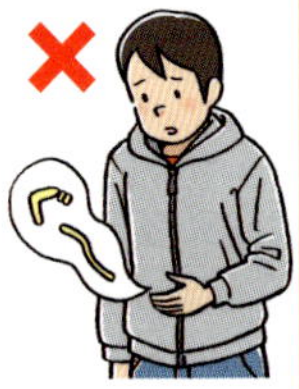

運転席近くの進行方向が見える席にしてもらう

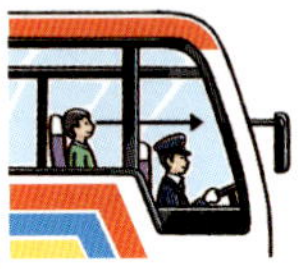

出発する前に酔い止め薬を飲んでおく

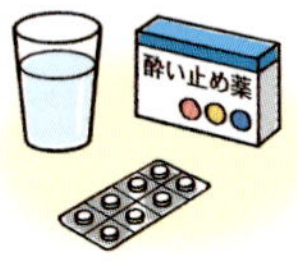

体を締めつける服装を避ける

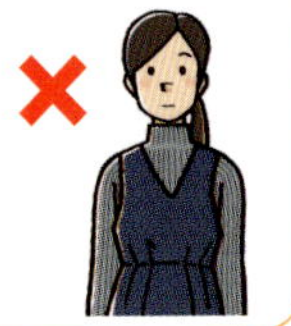

休憩中は軽く体を動かして

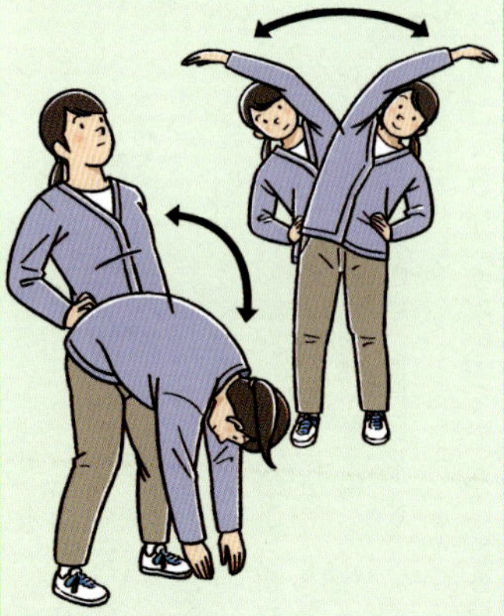

休憩中は乗り物から降りて、軽く体操をしてリフレッシュしましょう。

修学旅行や遠足で乗り物に長時間乗車するとき、乗り物酔いが心配な人もいるでしょう。

乗り物酔いは、内耳で感知する空間認識と、視覚による空間認識とがずれを起こしたために脳が警報を発する現象です。

乗り物に何度も乗り、慣れることで次第に酔いにくくなるのが普通ですが、心配ならば乗る前に十分に体調を整え、乗り物の中ではなるべく進行方向の景色を見るようにして、リラックスして過ごすようにしましょう。

指導　横浜中央クリニック めまいメニエール病センター センター長　高橋 正紘 先生
撮影協力　小田急シティバス株式会社

少年写真新聞
Juniors' Visual Journal
http://www.schoolpress.co.jp/
株式会社 少年写真新聞社
〒102-8232 東京都千代田区九段南4-7-16市ヶ谷KTビルI
TEL 03（3264）2624 FAX 03（5276）7785

中学保健ニュース

No.1680
2017年（平成29年）
2月18日号
493.6 運動器疾患

近年、障害が増えている“運動器”

筋肉、骨、関節などの運動器が正常かどうかをチェック

近年、運動をほとんどせず、体の柔軟性に欠ける人がいる一方、部活動などで運動をやり過ぎて、筋肉・関節などの運動器に障害が出る人が増えていて問題になっています。

健康診断で行う運動器検診では、手や足を曲げたり伸ばしたりして、痛みや異常などがないかを確認します。

早期に異常を発見し、対策を講じることで、重症化を予防できるので、一度チェックをしてみましょう。

指導　島根大学 医学部 整形外科学教室 教授　内尾 祐司 先生

運動器とは？
筋肉、腱《けん》、靭帯《じんたい》、骨、関節、神経系などの運動に関わる組織・器官

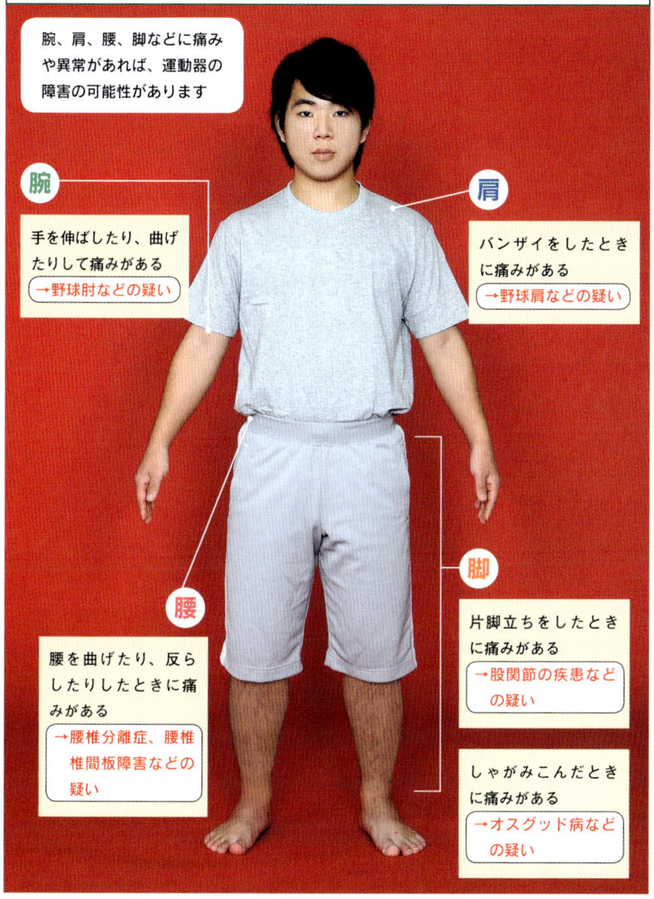

障害例はあくまで可能性なので、正確な検査・診断は整形外科で受けてください。

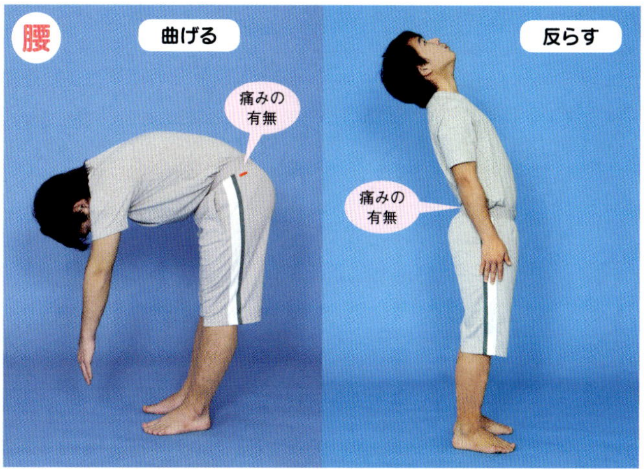

腰を曲げたり反らしたりしたときに、痛みがあるかどうか。

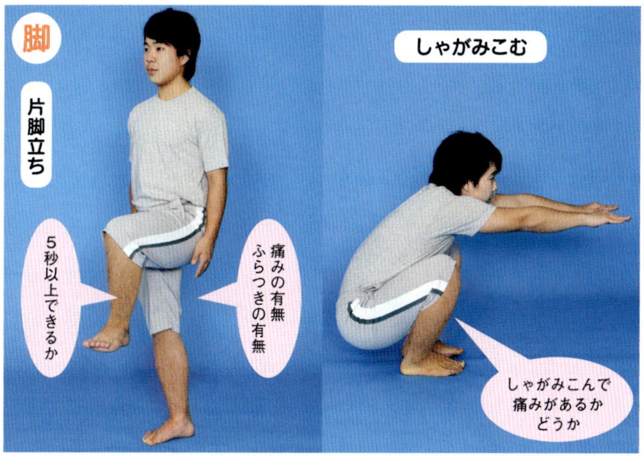

片脚立ちをして体のふらつきや痛みがないか。また、その場にしゃがみこんで（足の裏を全部床につけて）痛みがないか。

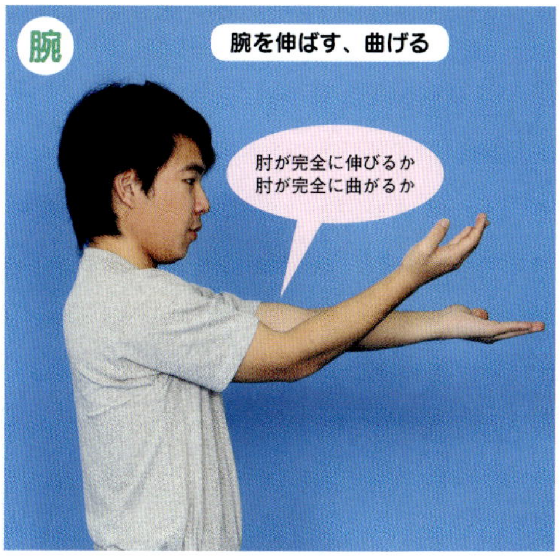
腕
腕を伸ばす、曲げる
肘が完全に伸びるか
肘が完全に曲がるか

手の平を上に向けた状態で腕を伸ばしたとき、肘が完全に伸びない、完全に曲がらないことがあるかどうか。

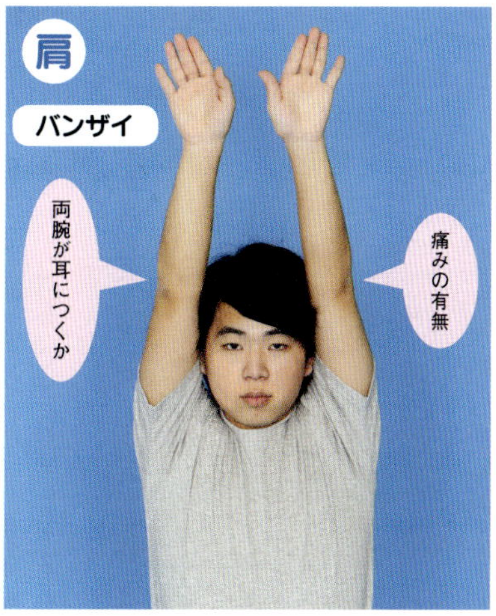
肩
バンザイ
両腕が耳につくか
痛みの有無

バンザイをしたときに、両腕が耳につくかどうか。痛みなどの異常があるか。

少年写真新聞 Juniors' Visual Journal
2017年2月18日発行
第1680号付録
©少年写真新聞社 2017年
中学保健ニュース
★定期刊行物は終わる期間を予定しない刊行物です。年度が替わりましても、購読中止のお申し出のない限り、引き続きニュースをご送付申し上げます。
★著作権法により、本紙の無断複写・転載は禁じられています。
株式会社 少年写真新聞社 〒102-8232 東京都千代田区九段南4-7-16 市ヶ谷KTビルⅠ
http://www.schoolpress.co.jp/

学校における運動器検診の注意点

島根大学 医学部 整形外科学教室
教授　内尾 祐司

運動器検診の流れ

平成28年度から学校における健康診断（健診）に係る検査項目に運動器（四肢の筋肉、腱、靭帯《じんたい》、骨、関節、神経系など）の検診が導入されました。本稿では学校健診における運動器検診の注意点について述べます。

健診前には家庭で保健調査票を用いて保護者が問診項目をチェックし、その情報が健診時に学校医に提供され、健診が行われます。保健調査票では、1：背骨が曲がっている、2：体を曲げたり、反らしたりすると腰に痛みがある、3：上肢に痛みや動きの悪いところがある、4：膝に痛みや動きの悪いところがある、5：片足立ちが5秒以上できない、しゃがみこみができない、などを尋ねます。

運動器検診の実際

（1）準備：養護教諭は保健調査票の整理や運動・スポーツ活動や治療歴などの情報を収集し、児童生徒の姿勢や歩行異常のチェックをし、あらかじめ学校医に診てほしい子を抽出します。

（2）当日の進め方：養護教諭は保健調査票での四肢の状態の異常を確認し、これを学校医に提供し、入室時の姿勢・歩行の状態などに注意し、異常があれば診察前に学校医にその旨を報告します。学校医は保健調査票等の情報を参考に側わん症の検査を行います。

四肢の状態については入室時の姿勢・歩行の状態に注意して、保健調査票により、必要に応じて検査します。学業・体育授業を行うのに支障があるような疾病・異常などが疑われる場合には、速やかに医療機関で検査を受けるように勧めます。

留意すべき疾患

保健調査票に挙げる問診項目のうち、1は脊柱側わん症を、2は腰椎分離症や腰椎椎間板ヘルニアを、3は野球肩や野球肘を、4はオスグッド病を、5は発育性股関節形成不全、大腿骨頭《だいたいこつとう》すべり症やペルテス病などの股関節疾患が想定されています。脊柱側わん症では①肩の高さ、②ウエストラインの非対称、③肩甲骨の高さ、④前屈時の肋骨《ろっこつ》隆起を診ます（p. 4図参照）。①、②、③の明らかな左右差や④肋骨隆起が水平線から5°以上の傾きがあれば専門機関への受診を勧めます。

また、腰を曲げたり反らしたりして痛い場合や下肢にしびれがある場合には、腰椎分離症や腰椎椎間板ヘルニアを疑い、医療機関へ受診を勧めます。一方、肩や肘、および膝や股関節で運動時痛があったり、可動域の左右差や完全に屈伸できない場合には専門機関への受診を勧めます。さらに、片脚立ちが5秒以上できない場合や、運動時痛があれば要精査です。また、足の裏を全部床につけて完全にしゃがみこみができない場合で運動時痛があれば専門機関へ紹介してください。

なお、公益財団法人運動器の10年・日本協会のホームページにも運動器の検診方法や疾患・診断基準などについての役立つコンテンツが記載されていますのでご参照ください。（http://www.bjd-jp.org/medicalexamination/guide.html）

（216 ページに続く）

少年写真新聞 Juniors' Visual Journal
2017年2月28日発行
第1681号付録
©少年写真新聞社 2017年
中学保健ニュース
★定期刊行物は終わる期間を予定しない刊行物です。年度が替わりましても、購読中止のお申し出のない限り、引き続きニュースをご送付申し上げます。
★著作権法により、本紙の無断複写・転載は禁じられています。
株式会社 少年写真新聞社 〒102-8232 東京都千代田区九段南4-7-16 市ヶ谷KTビルⅠ
http://www.schoolpress.co.jp/

くしゃみとせきの発現機序

東海大学 医学部 専門診療学系
小児科学 教授　望月 博之

くしゃみとせきの成り立ち

くしゃみもせきも、基本的には気道（空気の通り道）にある異物を排除しようとする生理的な運動です。くしゃみは鼻粘膜の神経が刺激されると、横隔膜が収縮して急激な吸気が起こり、その後、急激な呼気に転じて、特有の「クシュン」という鼻を通じた音声が起こります。一方、せきはまず吸気を肺にため、声帯が閉じたまま呼気が行われ、そのあと声帯が開き、急激な呼気が生じて、「コン」という音声や「ゴホン」という音声が出現します。

くしゃみは、煙やほこり、花粉、または冷気などの刺激で生じ、鼻腔内の異物を鼻汁とともに外に出す作用があります。感染症や花粉症などにより鼻粘膜に炎症があると、わずかな刺激でも発現します。せきもまた、気道への刺激によって起こることが多いのですが、外耳道や横隔膜への刺激でも起こります。

くしゃみに比べてせきの成因は複雑で、気道の粘膜にある知覚神経が刺激されたときだけではなく、ぜんそく発作で気管支の平滑筋が収縮したときにも発現すると考えられています。刺激の代表は、煙やほこり、冷気などですが、たんや鼻水のような気道分泌物によっても起こります。くしゃみと同様に、感染症やアレルギー反応で気道粘膜に炎症が生じていると、わずかな刺激でも発現してしまいます。

くしゃみとせきの疾患は？

くしゃみもせきも、健常であれば生活の中で出現することはほとんどありませんが、鼻から肺までの病気になると頻発します。くしゃみのみられる疾患では、アレルギー性鼻炎と感冒（急性鼻咽頭炎）が代表でしょう。アレルギー性鼻炎には、ダニやハウスダストによる通年性と、花粉症と呼ばれる花粉によるアレルギーがもたらす季節性がありますが、鼻粘膜の炎症がくしゃみを発現しやすくしています。感冒では、ウイルスや細菌による鼻粘膜の炎症が、くしゃみの原因です。

一方、せきは気道に炎症のみられる疾患で生じます。小児ではウイルスや細菌によって炎症が起こる感冒や気管支炎、肺炎の頻度が高いようです。このような感染症によって起こるせきは数日、長くても2週間で消失しますが、中にはマイコプラズマ感染症や百日せきのように、3週間以上続く場合もあります。アレルギーによって気管支に慢性の炎症が起こるぜんそくも、発作に関連して長期間のせきがみられます。遷延するせきの中には心因性のストレスから起こる心因性咳嗽《がいそう》や、まれですが結核もみられるので要注意です。

学校での対応を考える

くしゃみもせきも、本人にとっては大事な防衛反応ですが、鼻水やたんが飛沫《ひまつ》になって周囲に拡散しますので、感染の拡大につながります。感染によるくしゃみやせきのみられる生徒では、マスク着用が必須でしょう。

アレルギーによるくしゃみやせきは長引くことが多いため、適切な治療を受けるように指導を必要とする場合もあるかもしれません。特にせきは睡眠を妨げる場合が多く、さらに3週間を越える場合には、重篤な呼吸器疾患である可能性もありますので、要注意です。

連載　安らぎをもたらす脳内ホルモン　**オキシトシン**

後編　オキシトシンのストレス・社会行動における働き

自治医科大学医学部生理学講座神経脳生理学部門 教授　尾仲 達史

オキシトシンは、その語源が古代ギリシャ語の迅速と出産を意味する言葉(oxús、tókos)からきていることからわかる通り、哺乳動物では出産を促進するホルモンです。さらに、授乳を促す働きもあります。前回、オキシトシンは進化的に非常に古いペプチドで、その祖先型が出産授乳をしない動物にもあること、オキシトシンの根源的な働きは適切な相手を見つけ、子孫をつくり育てることと考えられるようになったことを説明しました。

オキシトシンは、子宮や乳腺に作用するホルモンとして働くだけではなく、脳の中においてニューロンの情報のやりとりに関与しています。この働きにより、子に授乳するといった栄養の側面のみならず、親子の固い結びつき(養育行動、子が親を求める行動)という心の面にも働いています。今回はこの心に作用するオキシトシンの働きについて見ていきます。

社会的な行動を制御するオキシトシン

哺乳動物は仔《こ》に乳をあげて育てます。動物によっては、わが仔にだけ授乳するものがいます。例えば、羊は分娩《ぶんべん》した我が仔を覚えており、他人の仔を拒否し自分の仔に対してのみ授乳を行います。自分の仔を記憶するときに、オキシトシンが必須であることが示されています。

集団を形成する動物では、我が仔を覚えているだけでなく、目の前の相手が誰であるかを認識し、適切な行動をとることが重要です。この記憶は社会記憶と呼ばれています。この社会記憶にもオキシトシン、そして、その兄弟分子であるバゾプレシンが重要な働きをしています。とくに脳の内側扁桃体《へんとうたい》においてオキシトシンを受け取るオキシトシン受容体が活性化されること、そして、情報に関与している中隔野のバゾプレシン受容体が活性化されることが社会記憶の形成と表出に重要です。

動物の中には、生涯連れ合いを変えない、すなわち、一夫一婦制、「つがい」を形成するものがいます。こういった動物では、夫婦が協力し合って子育てをします。アメリカなどの草原に生息するプレーリーハタネズミはその一つです。プレーリーハタネズミのつがいの形成に、メスではオキシトシン受容体が活性化されること、雄ではバゾプレシン受容体が活性化されることが重要であることが示されています。同じハタネズミでも、つがいを形成する系統とつがいを形成せず一人でいることを好む系統がいます。この差は、オキシトシン受容体とバゾプレシン受容体の脳の分布の差で生じることがわかっています。

つがいを形成する系統では、脳の報酬系に関与する部位にオキシトシン受容体あるいはバゾプレシン受容体がたくさん存在しています。すなわち、側坐核《そくざかく》と前頭前皮質にオキシトシン受容体が多く、腹側淡蒼球※1にバゾプレシン受容体が多いと報告されています。これらの脳の部位でオキシトシン受容体とバゾプレシン受容体が活性化され、さらに、脳内の報酬系をつかさどるドーパミンの受容体が活性化され、つがいが形成されると考えられています。面白いことに、つがいの形成には個体差があり、浮気をしない個体は、脳の側坐核にオキシトシン受容体が多いことが示されています。

共感とオキシトシン

自分にとって大切な人がつらい目に合うことは、つらいことです。大事な人が痛がっていると、自分が痛いと感じたときに活性化される脳の部位と同じところ、帯状回前部※2が活性化されます。この相手に対する「共感」は、動物でも観察されています。先にあげたプレーリーハタネズミは、自分の大切な相手が痛み刺激を加えられると相手に対して毛づくろい行動をし、相手のストレスを和らげます。この相手を慰めるという行為に痛みの認識に関わる帯状回前部のオキシトシン受容体が活性化されることが重要であることが示されています。

また、つらい目に遭っているとき、自分のそばに信頼できる仲間がいると癒やされます。これは社会的緩衝といわれていますが、ここにもオキシトシンが働いていることが動物実験で示されています。

実際、オキシトシンを投与すると、ストレスが緩和されることが示されています。オキシトシンは、脳のセロトニン放出を促進し、このセロトニンを介して不安を抑えています。また、オキシトシンは痛みを抑える作用もあるようです。オキシトシンは痛みを感じる知覚神経とその情報を伝える脊髄に作用して痛みを抑えているようです。

オキシトシン放出を促進する刺激

それではどうすればオキシトシンが出てくるのでしょうか？　オキシトシンは、生殖に関連した刺激（射精、オルガニズム、分娩、授乳）、あるいは、親しいヒトとの触れ合いでその放出が促進されます。動物実験では、これ以外にも様々な刺激でオキシトシンが放出されることが示されています。

例えば、食事をすることでも放出されます。食事により胃が膨れる、あるいは、消化管ホルモンが放出されて、オキシトシンが放出されます。このとき、オキシトシンは満腹感をもたらして摂食を終了させるように働いているようです。

好きな人にやさしくなでられることは心地よいものです。この心地よさは、接触により皮膚に存在する特別の受容体が活性化され、その情報が脳に伝わり、生じます。心地よい接触刺激によってもオキシトシン放出が亢進《こうしん》することが示されています。ヒトで、マッサージをするとオキシトシンが上昇する可能性が指摘されています。

信頼し合った仲においては、目を合わせて見つめ合うことでもオキシトシンが上昇する可能性があります。ペットの犬と飼い主との間でいい関係が成立していると、お互いが見つめ合うことで飼い主と犬との双方でオキシトシンが放出されることが示されています。また、運動することによってもオキシトシン系が亢進されるという報告もあります。

動物実験ではストレス刺激でも上昇することが示されています。同じ釜の飯を食って苦労した仲間の絆は深いといわれますが、もしかしたらオキシトシンが関与しているのかもしれません。

オキシトシンと治療

社会的な行動に障害がみられる自閉症スペクトラム障害に、オキシトシン受容体が関連しているのではと研究が進められています。まだ研究の段階ですが、自閉症スペクトラム障害と統合失調症に対する治療としてオキシトシンの投与が試みられています。しかし、矛盾するデータも報告されており、確証には至っていません。実際、オキシトシンは、ストレスと不安を緩和し向社会行動を促進するという報告だけではなく、状況によっては不安を高めて攻撃性を増加させたりすることもあるようです。

また、近年、オキシトシンは、外界の情報を取り入れる知覚（嗅覚、聴覚、視覚）とその知覚情報処理のための神経系の発達に重要な働きをしていることが示されつつあります。

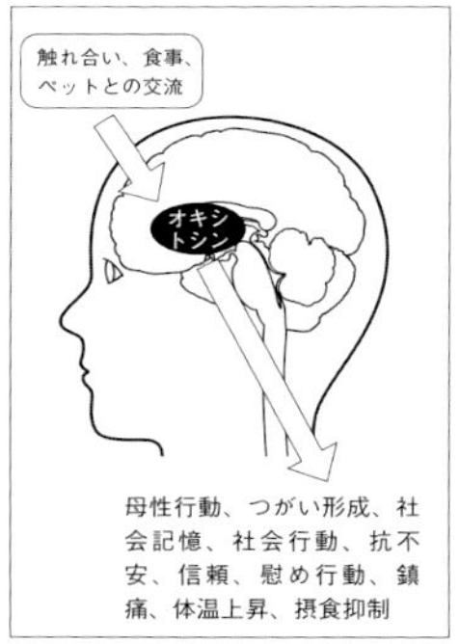

発達の初期にオキシトシンを投与すると、投与の仕方、濃度によってはオキシトシン受容体を減少させ、予想と逆の効果が出現したりすることも動物実験では示されています。今後、詳細な研究が望まれています。

※1 腹側淡蒼球＝脳の行動のやる気や情動に関わる部位

※2 帯状回前部＝脳の痛み刺激による不快感や、腹側淡蒼球と共に行動と情動に関わる部位

少年写真新聞
Juniors' Visual Journal
http://www.schoolpress.co.jp/
株式会社 少年写真新聞社
〒102-8232 東京都千代田区九段南4-7-16市ヶ谷KTビルⅠ
TEL 03（3264）2624 FAX 03（5276）7785

中学保健ニュース

No.1681
2017年（平成29年）
2月28日号
491.333 呼吸運動

体のなぜ シリーズ③ くしゃみやせきはなぜ出るのか

喉や気管中に入った異物を排出するために起こる生体防御反応です

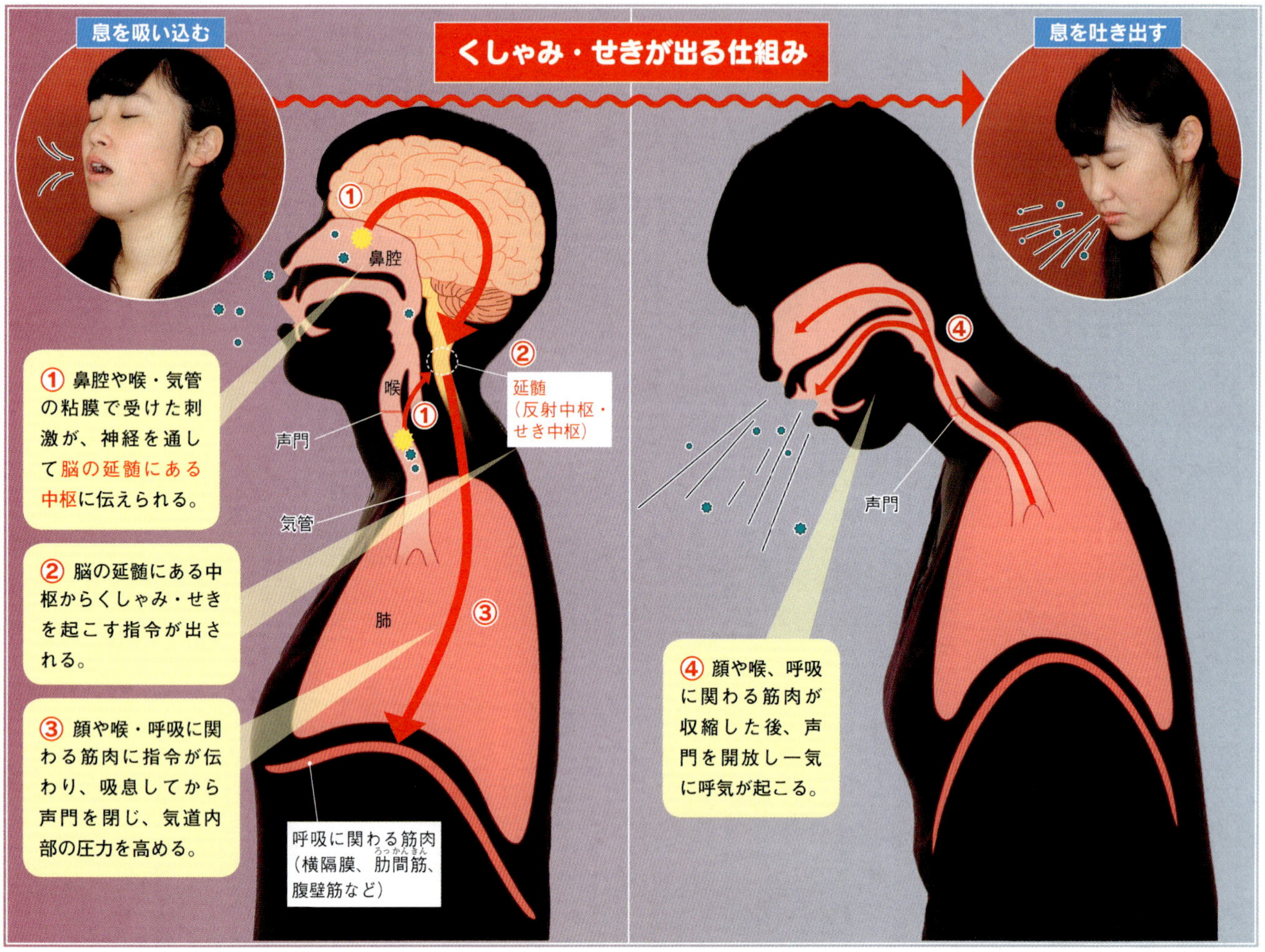
息を吸い込む
くしゃみ・せきが出る仕組み
息を吐き出す
①
鼻腔
②
延髄
（反射中枢・せき中枢）
喉
声門
気管
肺
③
① 鼻腔や喉・気管の粘膜で受けた刺激が、神経を通して脳の延髄にある中枢に伝えられる。
② 脳の延髄にある中枢からくしゃみ・せきを起こす指令が出される。
③ 顔や喉・呼吸に関わる筋肉に指令が伝わり、吸息してから声門を閉じ、気道内部の圧力を高める。
呼吸に関わる筋肉（横隔膜、肋間筋《ろっかんきん》、腹壁筋など）
④
声門
④ 顔や喉、呼吸に関わる筋肉が収縮した後、声門を開放し一気に呼気が起こる。

鼻腔の刺激は神経を経て反射中枢へ伝わり、くしゃみが起こります。喉や気管の刺激は神経を経てせき中枢へ伝わり、せきが起こります。

鼻や喉、気管の粘膜には、外から入ってきた異物の刺激を感じてくしゃみやせきの反射を起こす神経があります。

これらは、空気中のほこりやガス等が肺の中に入らないよう、体外へ排出しようとする仕組みで、その風速は時速二〇〇〜三〇〇キロメートルにも達するといわれます。

かぜに伴うせきはほとんどが二〜三週間で治りますが、マイコプラズマ肺炎、百日せき、結核などは三週間以上長引くことがあります。

指導 東海大学 医学部 専門診療学系 小児科学 教授 望月 博之 先生

かぜでせきが起こる原因

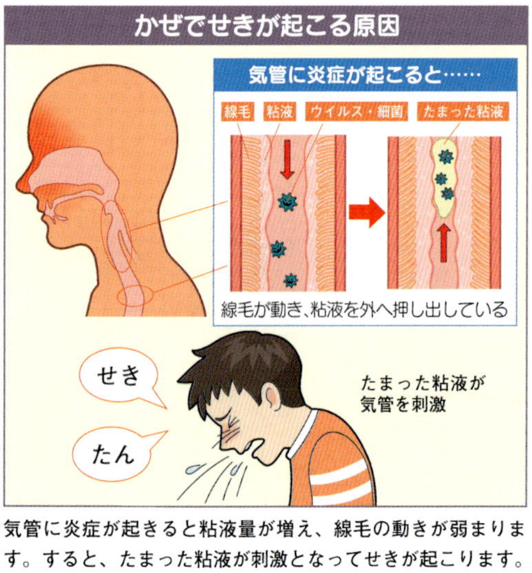
気管に炎症が起こると……
線毛
粘液
ウイルス・細菌
たまった粘液
線毛が動き、粘液を外へ押し出している
せき
たん
たまった粘液が気管を刺激

気管に炎症が起きると粘液量が増え、線毛の動きが弱まります。すると、たまった粘液が刺激となってせきが起こります。

せきが出るときはマスクを

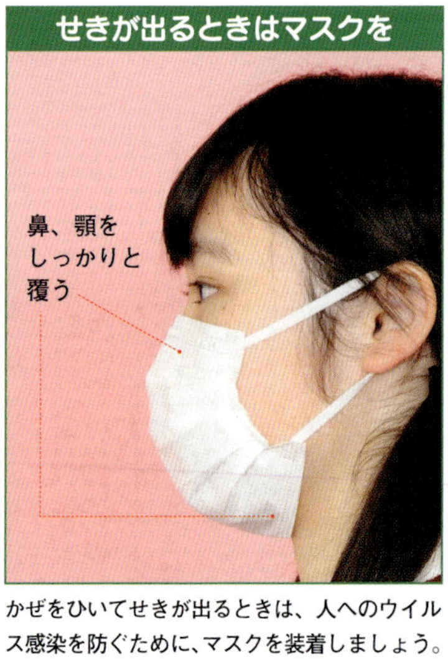
鼻、顎をしっかりと覆う

かぜをひいてせきが出るときは、人へのウイルス感染を防ぐために、マスクを装着しましょう。

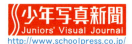

少年写真新聞
Juniors' Visual Journal
http://www.schoolpress.co.jp/
株式会社 少年写真新聞社
〒102-8232 東京都千代田区九段南4-7-16市ヶ谷KTビルⅠ
TEL 03（3264）2624　FAX 03（5276）7785
昭和43年6月4日第3種郵便物認可　2017年3月8日発行　第1682号　旬刊　毎月3回（8・18・28日）発行　1か年定価17,640円　★定期刊行物は終わる期間を予定しない刊行物です。年度が替わりましても、購読中止のお申し出がない場合、引き続きニュースをご送付申しあげます。　©少年写真新聞社2017年　※著作権法により、本紙の無断複写・転載は禁じられています。

中学保健ニュース

No.1682
2017年（平成29年）
3月8日号
492.29　救急処置　SeDoc 2416

災害時に役立つ三角巾の代用品

緊急時に三角巾がなければ、身近なものを活用して応急手当を

骨折の応急手当に新聞、ハンカチ、ストッキングを活用した例

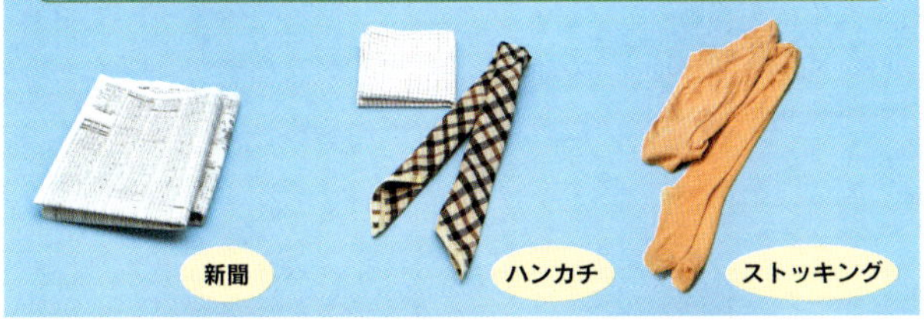

新聞の代わりに雑誌でも可。ハンカチは細くして、結びやすくします。

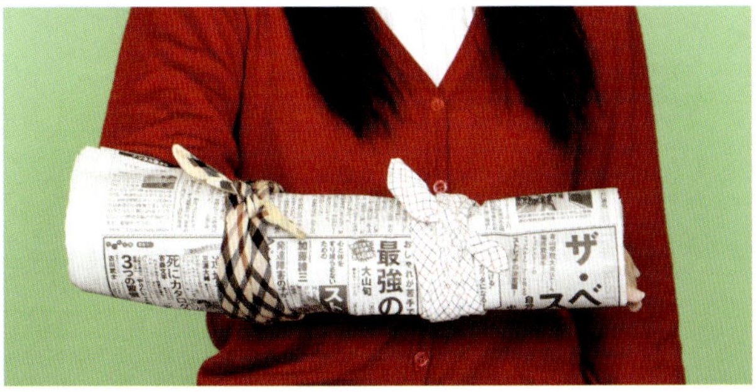

患部に新聞を巻き、ハンカチで固定します。

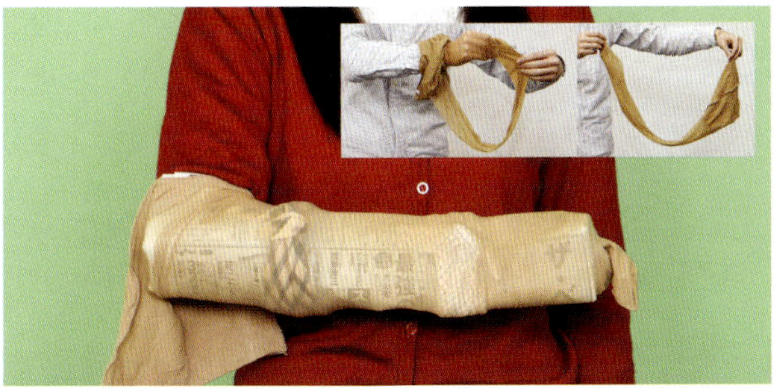

新聞で固定した部分にストッキングを通します。ストッキングは足の部分を重ねて二重にして、股の部分から腕を入れます。

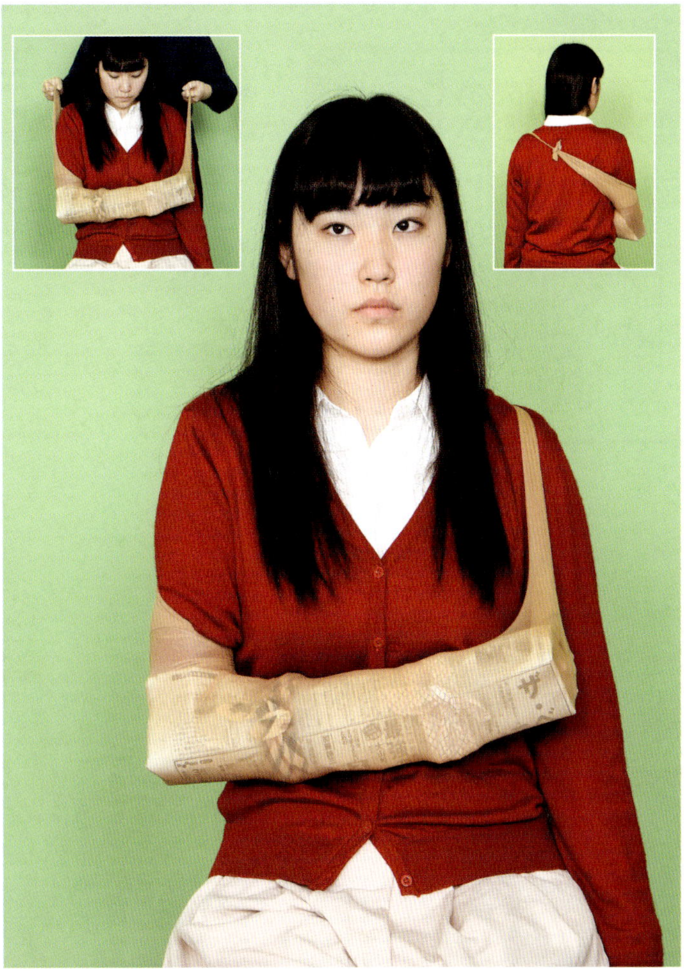

ストッキングの両端を引っ張り、背中で結びます。患部が動かないように固定できました。

ほかにも身近なものを活用

風呂敷を活用

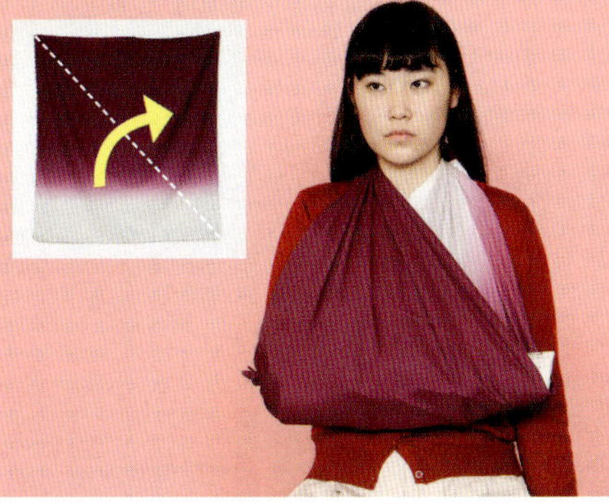

風呂敷は半分に折って三角にして、三角巾のように使うことができます。

スーパーのレジ袋を活用

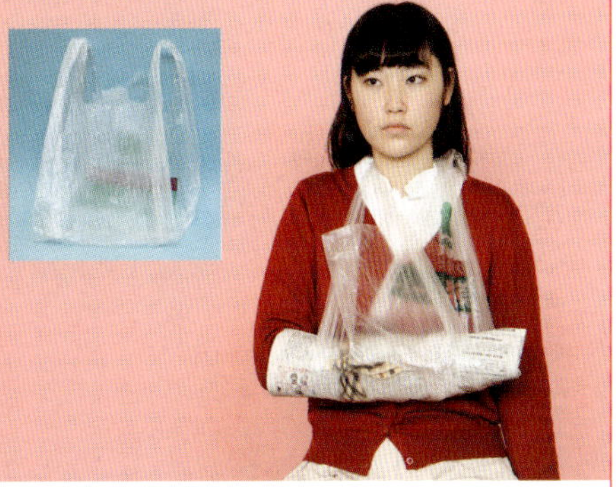

レジ袋は大きめのものを使用。左右に切り込みを入れ、取っ手の部分を重ねて首にかけます。

災害時や緊急時など、三角巾や包帯がない状況でも、身近なものを使って、応急手当をすることができます。

例えば骨折をしたときには、新聞で患部を覆ってハンカチで固定して、ストッキングや風呂敷などで腕をつる方法があります。

ここで紹介したもの以外でも、活用できるものに何があるかを考え、いざというときに対応できるようにしておきましょう。

指導　東京女子体育大学 体育学部 教授　山田 浩二郎 先生

少年写真新聞 Juniors' Visual Journal
2017年3月8日発行
第1682号付録
©少年写真新聞社2017年

中学保健ニュース

★定期刊行物は終わる期間を予定しない刊行物です。年度が替わりましても、購読中止のお申し出のない限り、引き続きニュースをご送付申し上げます。
★著作権法により、本紙の無断複写・転載は禁じられています。
株式会社 少年写真新聞社 〒102-8232 東京都千代田区九段南4-7-16 市ケ谷KTビルI

http://www.schoolpress.co.jp/

災害時の応急手当の基本

東京女子体育大学 体育学部
教授　山田 浩二郎

災害で打ち身・打撲・骨折のけがをしている場合

けがをした後、力が加わった部位の近くに痛みがある場合、打撲（打ち身）、捻挫（関節を安定させる靭帯《じんたい》の損傷）、骨折などが考えられます。

このうち打撲では局所の痛み、腫れ、赤み、熱くなるなどの症状を認めます。捻挫では関節周囲において先に述べた症状に加え、靭帯の切れた程度により内出血を認めることがあります。

腕の打撲・捻挫の応急手当は、その部位を中心として添え木などを当てて、それを包帯などで固定し、三角巾で挙上します。可能であれば圧迫・冷却し、その上から固定します。

骨折では力が加わった部位に起こる場合（例：足に重いものを落として足の指を骨折するなど）や、力の加わった方向の離れたところに骨折が起こる場合（転落して地面に手を突いたところ、前腕を骨折する、肘の上腕側を骨折するなど）があります。

骨折した骨がずれている場合、その部位に変形を認めます。この場合には無理に元の形に戻さず、固定します。このときに周りにいる人に局所を支えてもらう、あるいは可能であればけがをしている人自身に支えてもらうことも考えてください。

固定には通常シーネ（副子）と包帯・三角巾を用いますが、これらが手元にない場合には、添え木として新聞紙・段ボールを、固定具としてハンカチ・ネクタイなどを用いることもできます。関節周囲の骨折が考えられる場合、その関節の一つ離れた関節まで固定します。手首周囲の骨折であれば肘の上の上腕の途中から指先（肘関節・手関節・中手指節間関節）までを固定することで、骨折部位が安定する効果が高まります。骨折した骨の先端が皮膚を突き破って外に出ている場合があります。このときは、元に戻してはいけません。細菌が中に入り感染する危険性が高まります。傷口があればきれいなガーゼなどで覆った後に固定しましょう。

固定するときにはけがをしている人に説明してから実施し、顔色や表情を見ながら固定します。指先は固定した後でも確認できるように、三角巾で隠れないようにします。固定後、腕と添え木などとの間に隙間がありグラグラしているような場合には、衣類・タオルなどを入れて安定化させましょう。

腕のけがでは、可能であれば固定後の安静を保ち、腫れを防ぎ、痛みを軽くするために三角巾で挙上することが勧められます。三角巾がない場合でも風呂敷、ストッキング、スーパーのレジ袋などで代用することもできます。

指の色の変化はないか、指が動かせるか、触ってわかるかの評価

腕の骨折のときに併せて血管や神経が傷ついてしまうことがあります。時間的余裕があれば固定した後に、次のようなことを確認しましょう。

- 前腕より指先への激しい痛みとともに指先の色が紫色になっていないか（肘周囲において血管が傷ついている可能性があります）
- 手首を背屈することができない、特定の指のみを曲げることができない（神経が傷ついている可能性があります）
- 特定の指のみ触ってもわからない（神経が傷ついている可能性があります）

少年写真新聞 Juniors' Visual Journal
2017年3月18日発行
第1683号付録
©少年写真新聞社 2017年

中学保健ニュース

★定期刊行物は終わる期間を予定しない刊行物です。年度が替わりましても、購読中止のお申し出のない限り、引き続きニュースをご送付申し上げます。
★著作権法により、本紙の無断複写・転載は禁じられています。
株式会社 少年写真新聞社 〒102-8232 東京都千代田区九段南4-7-16 市ケ谷KTビルI

http://www.schoolpress.co.jp/

国境を越えて広がる感染症

東京検疫所 東京空港検疫所支所 検疫衛生課
課長　熊谷 正広

世界的に感染拡大が懸念されている感染症の現状

国際化により、これまでは限局した地域で流行していた感染症が国境を越えて広がっていく危険性があります。近年、デング熱やジカウイルス感染症（ジカ熱）などの蚊が媒介する感染症や中東呼吸器症候群の患者の国境を越えた発生、エボラ出血熱患者の局地的な急増が起こりました。

デング熱は、主に東南アジアで流行していたものが、中南米、アフリカへも拡大しました。国内での感染は過去60年以上報告されていませんでしたが、2014年8月から東京の代々木公園などを推定感染地とする国内感染（162人）が起きました（ヒトスジシマカが媒介）。

ジカウイルス感染症は、アフリカ、東南アジアの一部でのみ流行していたものが、2007年以降、ミクロネシアのヤップ島、仏領ポリネシア、チリのイースター島へと次々に感染が拡大し、2015年には南米で大流行が起きました（ネッタイシマカなどのヤブ蚊が媒介）。米国フロリダ州・テキサス州の一部でも発生しています。ネッタイシマカは日本には生息していませんが、日本にも生息するヒトスジシマカはジカウイルスを伝播《でんぱ》する可能性があるといわれているので、注意が必要です。日本では輸入症例はありますが、これまでのところ国内感染の報告はありません。

中東呼吸器症候群は中東で広く発生しています。韓国で2015年にヒトーヒト感染による集団感染が起きました。これは、中東で感染した帰国者（輸入症例）に端を発するものでした。日本ではこれまで輸入症例も国内感染も報告はありません。

エボラ出血熱の主な発生地域は、西アフリカと中央アフリカです。1976年にスーダンで初めて病原体ウイルスが発見されて以来、20回以上のアウトブレイク※が起きています。最近は2014年に過去最大のアウトブレイクが起き、多数の死者を出しました。2016年1月に終息宣言が出されましたが、その後も少数ながら発生しています。日本ではこれまで輸入症例も国内感染もありません。

個人で行える予防策（発生地域で）

デング熱とジカウイルス感染症では、長袖・長ズボンの着用や忌避剤の使用など、防蚊対策を行います。ジカウイルス感染症では、性行為で感染することがあるのでコンドームの使用などの感染対策も必要です。また、水がたまる容器を放置しないなど、蚊の発生を防ぐことも大切です。中東呼吸器症候群では、せきをしている人、ヒトコブラクダに近づかない、加熱が不十分なラクダの肉やミルクを摂取しない、エボラ出血熱では、野生動物に近づかないなどの注意が必要です。

検疫所による情報提供・健康相談

検疫所では、海外での感染症の発生状況や、受けておきたい予防接種などについての情報をホームページ(FORTH:http://www.forth.go.jp/）や出国エリアなどに設置したパンフレットによって提供しています。また、電話による相談に応じるとともに、帰国時に健康相談室において、海外渡航中に体調を崩された方などに対して医師や看護師による健康相談も行っています。

※ある限定された領域の中で一定期間内に感染症が通常以上の頻度で発生すること。

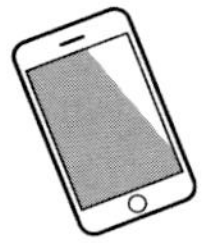

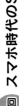

2016年度 年間連載「スマホ・SNSの現在」

第1回 スマホ時代のSNS

【千葉大学教育学部　教授・副学部長　藤川 大祐】

SNSとは？

情報技術が進み、インターネットが普及して、さまざまな新しい言葉が生まれています。その一つが、SNSという言葉です。この言葉は、「ソーシャル・ネットワーキング・サービス」を略したものです。

言葉の意味を確認しておきましょう。「ソーシャル」というのは、「社会の」ということですから、SNSとは、社会的なネットワークをつくっていくサービス、ということになります。

典型的なSNSには、以下のようなものがあります。

Facebook　利用者が基本的に実名で自分のページを作って投稿し、「友達」となっている人の投稿を読んだり、そこにコメントしたりできるサービス。公開・非公開のグループを作ったり、イベントページを作ったりして、人間関係を広げたり深めたりすることができる。

mixi　Facebookと同様に、利用者が自分のページを作って投稿し、ほかの利用者と交流するサービス。実名でなくハンドルネーム（ネット上のニックネーム）で利用する人が多い。

また、以下のものは、典型的なSNSとはいえないかもしれませんが、少なくともSNSの仲間といえます。

Twitter　利用者が短い文を投稿する（「ツイートする」という）サービス。ほかの人のツイートを読んだ人が、それを「リツイート」することで拡散できるので、注目が集まった投稿は短時間で広がる。

YouTube　動画投稿サイト。利用者が動画を投稿し、ほかの利用者は動画を検索する等して視聴することができる。

インターネットに関係するサービスには多様なものがあり、次々と新しいサービスが生まれています。SNSのような言葉をあまり狭く限定することに意味はないので、この連載ではSNSというものを広くとらえて、多くの人が発信して交流できるインターネット関連のサービス全般をSNSと呼ぶことにします。

スマホの普及でアプリによる利用へ

ここ数年で、iPhone、Android端末といったスマートフォン（以下「スマホ」）が急速に普及しています。青少年のデータを見ると、平成25（2013）年度に従来型の携帯電話とスマホの利用率が逆転し、27（2015）年度には青少年全体の半分以上、高校生だけで見れば９割以上がスマホ利用者となっています（図）。

スマホ普及前、SNSの利用はパソコンからが中心でしたが、スマホ普及後はスマホからの利用が中心となったと考えられます。またパソコンの場合には、ほかの種類のサイトと同様、ブラウザ（インターネット・エクスプローラ、Safari等）からの利用が中心でしたが、スマホの場合には専用アプリからの利用が中心となっています。

この、サイトからアプリへの移行という点が、スマホでのSNS利用を特徴づけています。

スマホの最大の特徴は、アプリを自由に入れて使えることです。アプリというのは、アプリケーション・ソフトウェアすなわち応用ソフトのことで、基本ソフトが動いている上で動くソフトという意味です。パソコンで言えば、WindowsやMac OSといった基本ソフトが動いている上で動くソフトがアプリということになります。

スマホでは、何らかのサービスを使う際にそのサービス専用のアプリを使うことが一般的です。TwitterにはTwitter用のアプリ、FacebookにはFacebook用のアプリというように、各サービスごとに専用のアプリを使うわけです。

アプリを使うと、スマホのさまざまな機能との連携がスムーズになります。たとえば、写真を撮ってそれをSNSに載せたり、現在地の位置情報をSNSに載せたりといったことが簡単にできるようになるのです。

スマホから利用されることにより、SNSはいつでもどこからでも、カメラや位置情報といった機能を活用して使われるようになりました。そして、スマホならではの新たなSNSが人気を集めることとなります。

多くの人が利用するLINE

現在、SNS的なもので最も利用者が多いのが、LINEです。LINEは、「無料通話アプリ」と呼ばれますが、よく使われる機能は文字などのメッセージを交換するチャット機能です。スマホの電話帳と連携して、電話帳に載っている人とつながれるようにしたことで、多くの人が利用するようになりました。LINEはそもそも個人間の連絡用のアプリですが、現在では数名以上のグループでのコミュニケーションで使われることが多く、事実上、SNSとして活用されるようになっています。

この連載では、LINEも含めた現代のSNSが、児童生徒の生活にどのような影響を与えているのかを見ていきます。次回は、さっそくLINEを取り上げます。

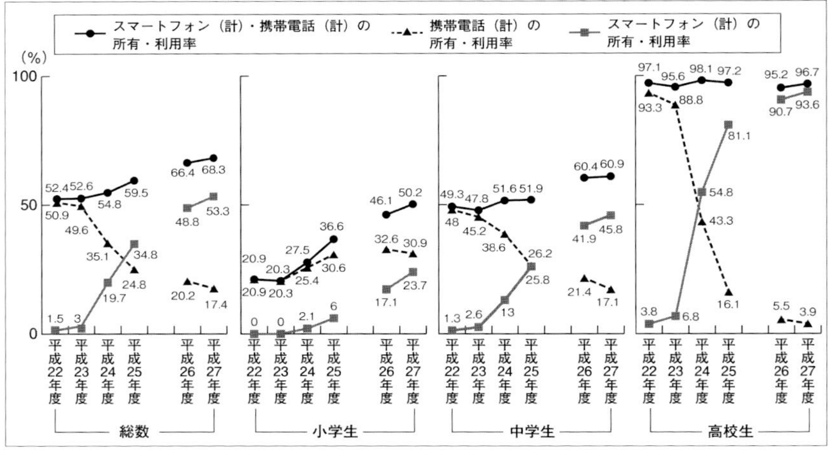

図　青少年のスマートフォン・携帯電話の所有・利用状況
（平成22年度～平成27年度　内閣府「平成27年度青少年のインターネット利用環境実態調査」より）

（＊）平成26、27年度では、「スマートフォン（計）」は、「スマートフォン」、「いわゆる格安スマートフォン」、「子供向けスマートフォン」、「携帯電話の契約が切れたスマートフォン」のいずれかを利用すると回答した青少年、「携帯電話（計）」は、「携帯電話」、「子供向け携帯電話」のいずれかを利用すると回答した青少年。平成25年度では、「スマートフォン（計）」は、「スマートフォン」、「子供向けスマートフォン」のいずれかを持っていると回答した青少年、「携帯電話（計）」は、「携帯電話」、「子供向け携帯電話」のいずれかを持っていると回答した青少年。平成24～22年度では、「スマートフォン（計）」は、「スマートフォン」を持っていると回答した青少年、「携帯電話（計）」は、「携帯電話」、「子供向け携帯電話」のいずれかを持っていると回答した青少年。

（＊）平成22～25年度の調査では、「スマートフォン」及び「携帯電話」の「所有」について択一回答、平成26、27年度の調査では、「スマートフォン（4機種）」及び「携帯電話（2機種）」の「利用」について複数回答。平成26年度より調査方法等を変更したため、平成25年度以前の調査結果と直接比較できない。

（＊）平成26、27年度は複数回答のため、「スマートフォン（計）の所有・利用率」と「携帯電話（計）の所有・利用率」の合計値は、「スマートフォン（計）・携帯電話（計）の所有・利用率」と一致しない。

少年写真新聞
Juniors' Visual Journal
http://www.schoolpress.co.jp/
株式会社 少年写真新聞社
〒102-8232 東京都千代田区九段南4-7-16市ヶ谷KTビルⅠ
TEL 03（3264）2624 FAX 03（5276）7785

中学保健ニュース

No.1683
2017年（平成29年）
3月18日号
493.8 感染症 2416
昭和43年6月4日第3種郵便物認可 2017年3月18日発行 第1683号 旬刊 毎月3回（8・18・28日）発行 1か年定価17,640円 ★定期刊行物は終わる期間を予定しない刊行物です。年度が替わりましても、購読中止のお申し出がない場合、引き続きニュースをご送付申しあげます。

国境を越えて広がる感染症

海外との人・物の行き来が増え、感染症も世界規模の対応が必要に

世界的な感染拡大が懸念されている感染症

デング熱

デングウイルスを持つ蚊に刺されることで感染します。輸血によって感染することもあります。アジアや太平洋諸島を中心とした熱帯・亜熱帯地域のほか、オーストラリア、中国などでも発生しています。

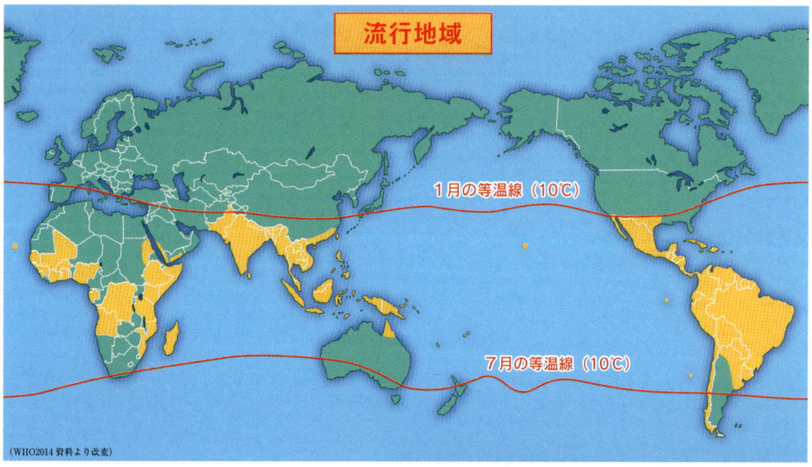

（WHO2014 資料より改変）

1月と7月の等温線は、デングウイルスを媒介するネッタイシマカが、一年中生きていることができる北半球と南半球の地理的限界を示しています。

ジカ熱

正式にはジカウイルス感染症といいます。

ジカウイルスを持つ蚊に刺されることで感染します。性行為や輸血によって感染することもあります。

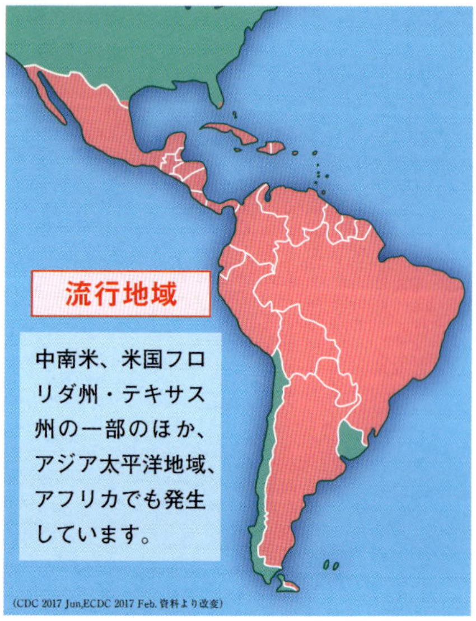
流行地域
中南米、米国フロリダ州・テキサス州の一部のほか、アジア太平洋地域、アフリカでも発生しています。

（CDC 2017 Jun,ECDC 2017 Feb. 資料より改変）

デング熱の症状

38度以上の発熱や頭痛、関節痛、筋肉痛、吐き気、赤い発疹などです。感染しても多くは無症状か軽症です。通常は1週間程度で回復しますが、まれに出血症状などが現れて重症化し（デング出血熱または重症型デングと呼ばれます）、死亡することもあります。

デングウイルス、ジカウイルスの媒介蚊

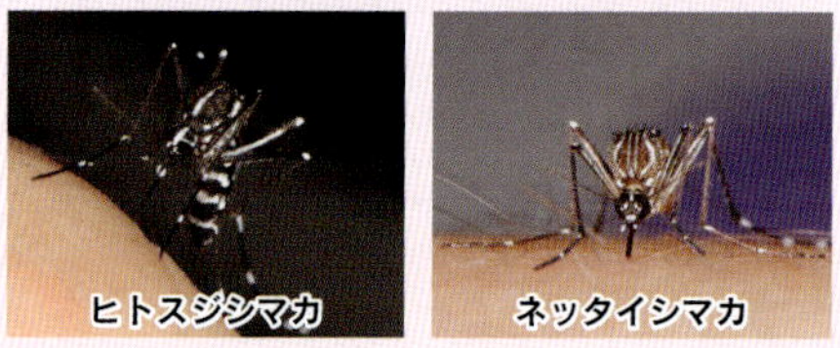
ヒトスジシマカ
ネッタイシマカ

感染した人の血液を吸った蚊がほかの人の血液を吸うときに、感染が広がっていきます。

写真提供 国立感染症研究所 昆虫医科学部

ジカ熱の症状

軽度の発熱や頭痛、関節痛、赤い発疹、結膜炎などです。感染しても多くは無症状か軽症ですが、妊娠中のジカウイルスへの感染と胎児の小頭症（脳が十分に発達していない状態）の発症に関連があるとされています。

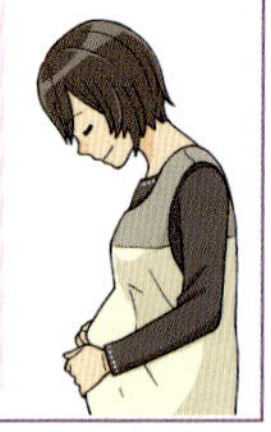

上記の感染症には、まだ特異的な治療薬やワクチンがありません。蚊を発生させない、蚊に刺されないようにするなどの予防が重要です。

ワクチンで予防できる感染症

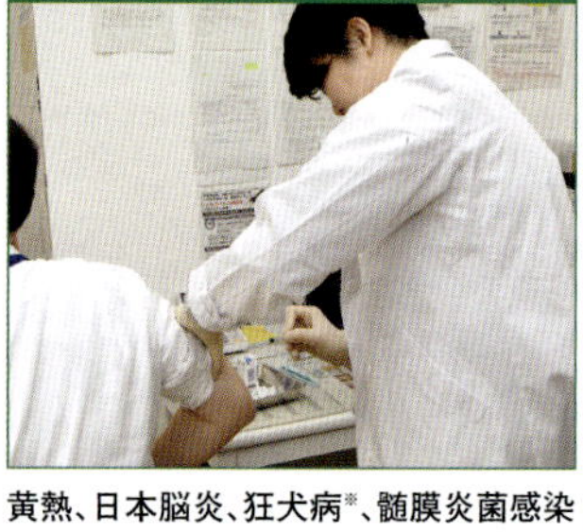

黄熱、日本脳炎、狂犬病※、髄膜炎菌感染症などはワクチンで予防が可能です。

※事前のワクチン接種を行っていても、かまれた場合はさらに発症予防のワクチン接種も必要です。

免疫ができるまでに数週間かかる場合や、数回接種が必要なものもあるので、余裕を持ってトラベルクリニックなどに相談します。

輸入感染症を防ぐ取り組み

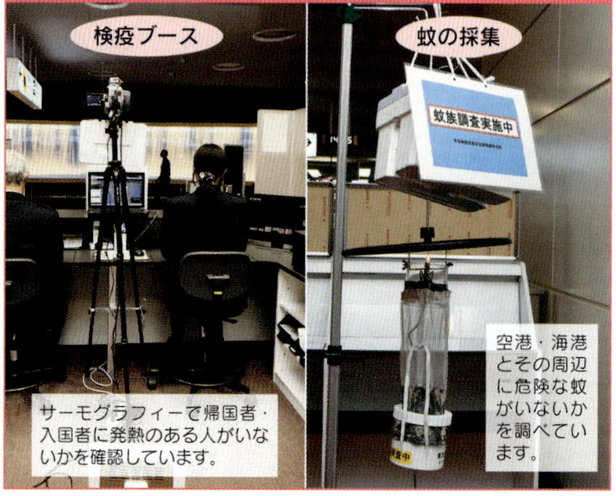

サーモグラフィーで帰国者・入国者に発熱のある人がいないかを確認しています。

空港・海港とその周辺に危険な蚊がいないかを調べています。

空港や海港では、海外の感染症の病原体が国内に持ち込まれないように、帰国者・入国者や輸入食品、動植物に対して常に検疫が行われています。

国際化により、人や物が国境を越えて移動するようになった今日、感染症も地球規模で広がっていく危険性があります。

近年では、デング熱やジカ熱などの蚊が媒介する感染症のほか、エボラ出血熱、中東呼吸器症候群の患者の局地的な急増が起こりました。

これらの感染症は、人だけではなく動物から感染する人獣共通感染症が多く、生態系全体の健康が相互に関連する「ワンヘルス（一つの世界一つの健康）」の概念が重要とされています。

指導 東京検疫所 東京空港検疫所支所 検疫衛生課 課長 熊谷 正広 先生

少年写真新聞
Juniors' Visual Journal
http://www.schoolpress.co.jp/
株式会社 少年写真新聞社
〒102-8232 東京都千代田区九段南4-7-16 市ヶ谷KTビルI
TEL 03（3264）2624　FAX 03（5276）7785

高校保健ニュース

No.557
2016年（平成28年）
4月8日号
491.32　血液　8739

体内の健康状態を知らせる血液

血液は全身を巡り、栄養素を届けたり老廃物を運んだりします

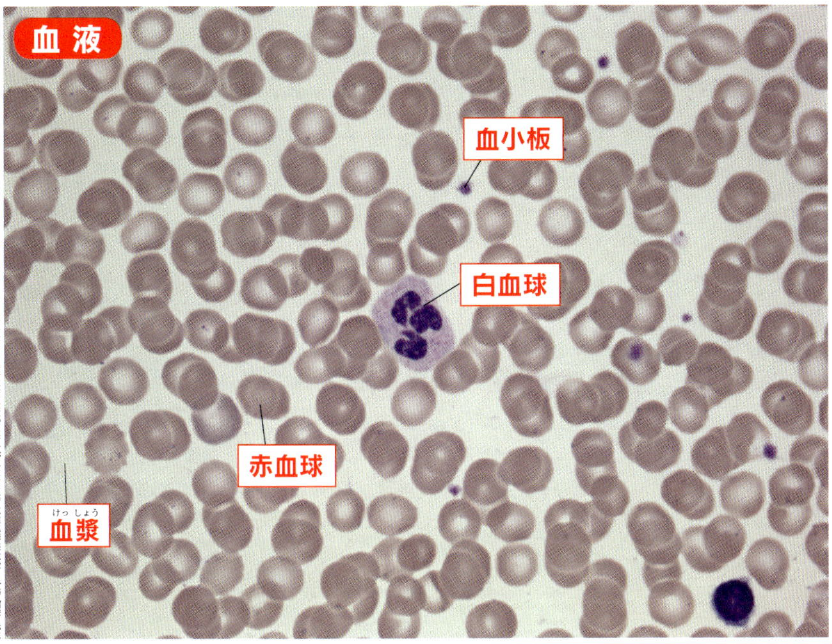

写真提供　福井大学医学部医学科がん専門医育成推進講座教授　谷澤 昭彦 先生

血液の働き

《肺循環》
心臓から、二酸化炭素と酸素の交換が行われる肺を通り、心臓に戻る循環です。

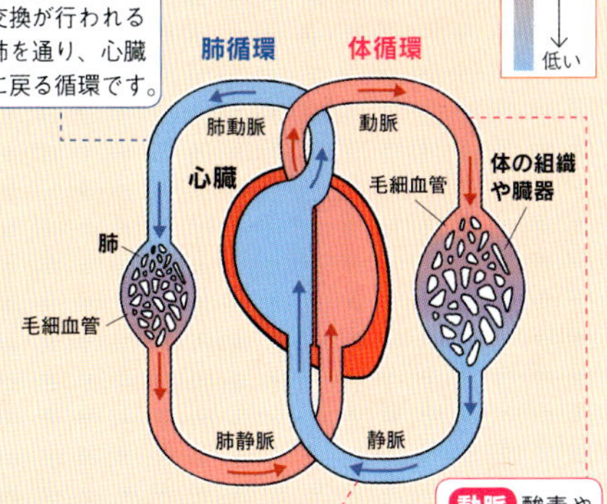

動脈 酸素や栄養素を体中に運びます。

《体循環》
静脈 体から出た老廃物を運びます。
二酸化炭素→肺から呼気として体の外へ
老廃物→腎臓でろ過されて尿として体の外へ

血液は、体のすみずみにまで酸素や栄養素を運ぶとともに、体内の老廃物を持ち帰り、体内の環境を一定に保つ働きをしています。

血漿…90%の水とたんぱく質などで構成され、全身に栄養素や水、ホルモンなどを運び、老廃物などを持ち帰ります。また、体温調節や血液凝固などの働きもあります。

赤血球…ヘモグロビンによって酸素の運搬を行います。
白血球…体内に入った細菌や異物を処理し、体を守る働きをします。
血小板…血管が破れると、集まって穴をふさぎ、出血を止めるという働きをします。

採血後の血液

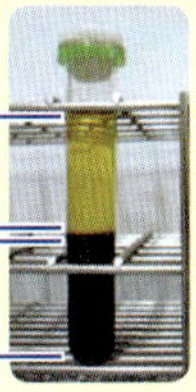

出典　宮地 勇人「血液検査の知識」東海大学出版部より

採血した血液に抗凝固剤を用いることで、血漿と細胞成分に分かれます。

血液は、水やたんぱく質などを含む血漿と、赤血球・白血球・血小板からなる細胞成分でできています。

血液はどこでできる？

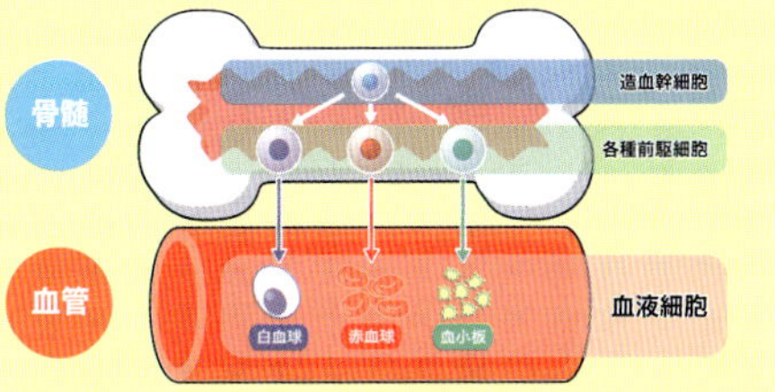

血液は、骨髄にある造血幹細胞が細胞分裂を行うことによってでき、ヒトの体の中でしかつくり出せないものです。

血液検査でわかること

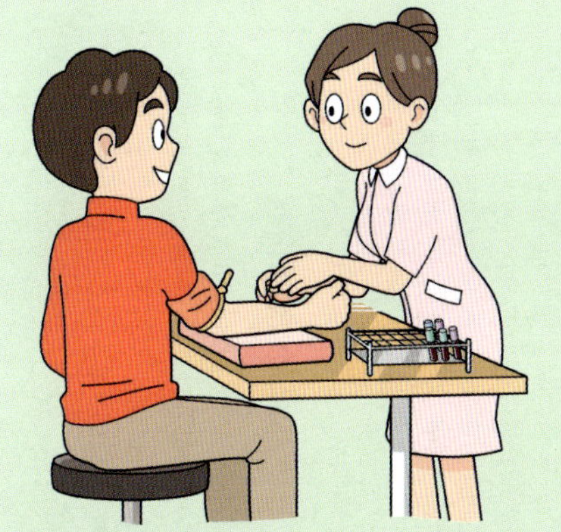

血液に含まれる成分を調べることで、健康状態を把握することができます。

主な検査項目

（1）血液学的検査
血液中の赤血球、白血球、血小板の数や形態を調べる検査。主に、貧血の有無や白血球減少症や増加症、出血傾向の有無などがわかります。

（2）血清学的検査
血液の中に特定の病気の抗体などがあるかを調べる検査。主に、アレルギー反応検査、HIV抗体検査、梅毒血清反応などが調べられます。

（3）生化学的検査
血液中のいろいろな物質について分析する検査。主に、体の栄養状態や肝臓、胆道、すい臓、腎臓の機能、脂質、糖や尿酸の代謝などを調べます。

血液は、細胞成分である赤血球、白血球、血小板と、血漿という液体成分からなり、心臓のポンプ作用によって、体の各組織に酸素や栄養素を運びます。
同時に、組織や臓器からの老廃物を運ぶ役割も持っているため、血液を調べることは病気の早期発見に役立ちます。
健康管理のためにも、血液検査の結果は自分でも把握して、気になることがあれば病院で相談をしてみましょう。

指導　東海大学医学部 教授　宮地 勇人 先生

少年写真新聞 Juniors' Visual Journal
2016年4月8日発行
第557号付録
©少年写真新聞社 2016年

高校保健ニュース

★定期刊行物は終わる期間を予定しない刊行物です。年度が替わりましても、購読中止のお申し出のない限り、引き続きニュースをご送付申し上げます。
★著作権法により、本紙の無断複写・転載は禁じられています。
株式会社 少年写真新聞社 〒102-8232 東京都千代田区九段南4-7-16 市ヶ谷KTビルⅠ
http://www.schoolpress.co.jp/

血液検査の知識

東海大学 医学部 教授　宮地 勇人

からだにとって大変重要な血液

血液の中身は、細胞（血球）成分と液体成分に分かれます。

血球には白血球、赤血球、血小板の３種類があり、それぞれ、からだの抵抗力、酸素の運搬、出血時の止血に大きな役割を担います。

液体成分の中には、たんぱく質、アミノ酸、糖、脂肪などの栄養分および無機塩類、ホルモン、ビタミン、老廃物（二酸化炭素、尿素など）、免疫を担う抗体などの多くの物質が含まれています。

このように血液は、生命を保ち続けるために必要なからだの力の源として、なくてはならないものを運ぶとともに、不要となった老廃物を運ぶという役割を持っています。

血液検査の役割

血液検査では、からだの内部環境を保つ血液の一部を採取して、血液中の微量な物質を測定し、その変化を見ることにより、からだ全体や内臓の状態を知ることができます。病気の診断は、症状、診察および検査所見に基づいて行われます。検査所見は、これらの情報のうちで最も客観性が高く、身体内部の変化も数値として知ることができます。また、健康診断における血液検査では、自覚的に気づかない初期の異常を拾い上げることができます。

思春期に多い貧血

赤血球の内容の主体はヘモグロビンで、酸素の運搬をつかさどります。貧血では、赤血球の数やヘモグロビンの量が低下します。その原因は様々で、特に多いのが鉄欠乏性貧血です。何となく疲れやすい、息切れしやすい、頭痛、肩こりなどの症状がある場合、鉄欠乏が隠れている可能性があります。健康診断で早期発見し、適切な治療や予防が必要です。

鉄欠乏性貧血は、鉄の摂取量が少ない時、あるいは体内での鉄の需要が増えた時に起こります。胃の病気などで鉄の吸収がうまくいかない、あるいは消化管潰瘍、痔《じ》からの出血などで鉄分の需要が増えることも原因になります。

また、貧血は高校生の健康診断で最も多く見つかる血液検査値の異常です。特に思春期の女性の過半数は貧血ぎみです。からだの成長に伴い、より多くの鉄分が必要となる一方、月経によって鉄分の需要が高まるからです。

さらに美容上の理由から極端な偏食やダイエットに走ることで、貧血を起こすこともありますし、妊娠・出産時に貧血になりやすいという傾向もあります。

鉄欠乏貧血の予防には、ホウレンソウやヒジキなどの野菜や穀物に含まれる非ヘム鉄だけではなく、吸収の数倍高い肉や魚などのヘム鉄を含む食品の摂取によるバランスの良い食習慣を日頃から心がけることが大切です。

血液検査に関する適切な知識は、日頃の健康管理のみならず医療機関を受診した際にも役立ちます。高校生の年代から、健康診断を通して、健康に興味を持ち、血液や血液検査の正しい理解のもと、これからの日本を背負うためのからだづくりと健康増進が望まれます。

少年写真新聞 Juniors' Visual Journal
2016年5月8日発行
第560号付録
©少年写真新聞社 2016年

高校保健ニュース

★定期刊行物は終わる期間を予定しない刊行物です。年度が替わりましても、購読中止のお申し出のない限り、引き続きニュースをご送付申し上げます。
★著作権法により、本紙の無断複写・転載は禁じられています。
株式会社 少年写真新聞社 〒102-8232 東京都千代田区九段南4-7-16 市ヶ谷KTビルⅠ
http://www.schoolpress.co.jp/

思春期ぜんそくの適切な管理

同愛記念病院小児アレルギーセンター長
増田 敬

思春期ぜんそくの問題

小児気管支ぜんそくの場合、多くは小児期に治癒します。しかし一部は思春期に持ち越し、治療の継続が必要です。この状態を思春期ぜんそくと呼びますが、一定の定義はありません。

思春期には小児期から身体的、内分泌的に急激な発達を認め、同時に社会的には大人としての適応を求められます。病態の面からも大きく変化し、このような特殊性が治療を困難にします。コントロール不良の最悪の結果としてぜんそく死があり、思春期に多く発生することは疫学的に明らかです。

ぜんそくを難治化させる因子には、薬剤の効果がなく、表面的には現れにくいものも存在します。例えば心理的、社会的な問題が悪化因子になることも少なくありません。機能不全と考えられる家庭の子どもでは、思春期前からぜんそく発作を理由に病院に逃避することが多い傾向があります。学校は休みがちになり、友人関係は悪化し、学習空白、不登校に至ることが多いと感じます。思春期には不規則な生活、喫煙なども加わり、ぜんそくのコントロールが良いはずがありません。

思春期ぜんそくの事例

筆者は30回以上入院歴のある、重症のまま思春期にキャリーオーバーした患者の経過を検討しました。初診時年齢は平均5.5歳、平均入院回数は48.2回で、ほとんどの患者は初診時、すでに重症でした。

この検討における患者の多くは、吸入ステロイドが発売される以前の発症であり、時代背景からは妥当な治療を受けていたと言えますが、発症初期の抗炎治療は不十分であったという共通点があります。

さらに中学３年生から高校３年生までの思春期ぜんそく患者で、きちんと薬を使用する定期受診群、普段は薬を使用しない不定期受診群との比較検討を行いました。肺機能、気道過敏性では定期群のほうが良好でした。軽症～中等症のぜんそく発作で呼吸困難を訴えたのは定期群76.0%、不定期群20.8%と、重症例が多い不定期群では発作に対する慣れが見られます。

このような事実から思春期への進展予防とコントロールのためには、吸入ステロイドなど抗炎症治療とアドヒアランス※を良好に保つことが重要と考えています。

思春期ぜんそくを管理する医師にとっては、どこの学校に通っているかや、クラブ活動などを知ることも必要です。単に午前の外来受診を指示して日常生活の犠牲を強いるだけではアドヒアランスは低下し、治療継続は困難になるからです。

思春期ぜんそくの課題

患者からの訴えの中で比較的多い問題点として周囲の無理解があり、社会的な問題として考える必要があります。受診できない理由を聞くと、学校やクラブ活動の都合で、病院の診療時間内は思春期患者には受診不可能だと口をそろえて答えてくれます。

アドヒアランスを向上させるには患者を治療の場から遠ざけてはいけません。患者と向き合う時間を増やし、信頼関係を深めることは治療にとって良い方向に向かうと思います。たとえキャリーオーバーしてもきちんとした治療がなされていれば、運動を含めて日常生活は問題なくできるのです。

※治療方針の決定について、患者自身が積極的に参加し、その決定に沿って治療を受けること

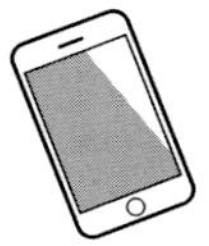

2016年度 年間連載「スマホ・SNSの現在」

第2回 LINEの特徴と問題になる使い方

【千葉大学教育学部　教授・副学部長　藤川 大祐】

スマートフォン（以下、「スマホ」）が普及して、最も多く使われている機能が、通信アプリのLINEです。今回は、このLINEについてQ&A形式でご説明していきます。

Q. 1　LINEとはどういうものですか？

LINEはもともとは「無料通話アプリ」などと呼ばれ、携帯電話回線を使わずにデータ通信を使って、知り合いなどと音声通話ができるアプリとして注目されました。しかし、実際に使われるのは、通話機能よりもメッセージ機能です。電話帳に登録されている知り合いでLINEを使っている人がいると自動的にLINEの「友だち」に登録され、メールアドレスを登録することなく、「友だち」にメッセージを送ることができます。また、3名以上のグループでメッセージを送り合うこともできます。文字だけではなく、写真や動画や文書ファイルなどを送ることもできますし、位置情報を送ることもできます。

このように、LINEは手軽な操作で知り合いなどと連絡がとれることからスマホの普及とともに急速に普及し、スマホ利用者の多くが使うようになっています。図1のように、LINEは子どもたちが最も多く使っているアプリです。

なお、LINEは、スマホだけでなく、一部のタブレットや音楽プレイヤー、従来型の携帯電話等でも使うことができ、親などのスマホを一時的に借りてLINEを使う子どもも多いようです。

Q. 2　LINEでつながるには？

LINEでほかの人と一対一で連絡をとり合うには、「友だち」になることが必要です。「友だち」になるのは、次のようにいくつかの方法があります。

（1）先述のように、電話帳に登録されている人がLINEを利用していれば、自動的にLINEの「友だち」に登録されます。ただし、自動登録をしない設定を相手か自分のどちらかがしている場合には登録されません。

（2）相手が自分を「友だち」にしていると、自分も相手を「友だち」にできます。

（3）近くにいる人同士がスマホで一定の操作をして端末を振ると、互いに「友だち」になれます。（「ふるふる」機能）

（4）所定の操作でQRコードを表示してもらい、そのQRコードをスマホで読むと相手を「友だち」にできます。

（5）連絡先として「LINE ID」を設定することができ、相手の「LINE ID」を検索することで相手を「友だち」にできます。（「LINE ID」の作成も「LINE ID」の検索も、18歳以上という確認がとれた人のみが使用できる機能です。）

（6）「友だち」にその人の「友だち」を紹介してもらう。

（7）同じグループに入っている人を「友だち」にする（同じグループに入っている場合、「友だち」登録をしていなくてもやりとりはできる）。

LINEは知り合いと連絡をとり合う手段として誕生したといえますが、実際にはこのようにさまざまな形でつながることができます。いくつものLINEグループを束ねた1万人規模のLINEグループもあり、子どもたちは容易にさまざまな人とつながることができるのです。

こうして、子どもたちは日々、学校などの友だちに加えて、ネットで知り合った人ともコミュニケーションをとり続けることとなります。

Q. 3　LINEの問題になる使い方にはどのようなものがありますか？

LINEで問題になる使い方には、次のようなものがあります。

第一に、長時間利用です。メッセージのやりとり（チャット）がなかなか終わらず、長時間利用につながりがちです。睡眠不足にもつながります。

第二に、ネットいじめです。LINEでの文字のやりとりから誤解が生じていじめに発展することもありますし、誰か一人がいないグループを作って、いない人の悪口を言うこともあります。恥ずかしい写真や動画を撮影して、LINEグループで拡散するといったこともあります。

第三に、犯罪被害です。少し前まで、LINEなどのIDを交換する「ID交換掲示板」に起因する児童買春や児童ポルノ製造などの犯罪被害が急増していました（図2）。現在はLINEのID利用は18歳以上に限定されており被害は少なくなっていますが、LINEは従来のSNSと異なり管理者がルール違反の投稿を削除することがないため、性的な写真などを拡散するリベンジポルノの被害などが生じる可能性があり、引き続き注意が必要です。また、LINEグループで知り合った人と会って犯罪被害に遭う恐れもあります。

LINEは大変便利なアプリであり、家族や友人間で注意して使用すれば、円滑に連絡がとれ、人間関係がよくなることも期待できます。しかし、犯罪やトラブルにも便利に使われてしまうという面もあり、使う場合にはリスクを理解し、適切にリスクを回避できるようにする必要があります。

（内訳）	(%)
男子小学生（4～6年生）	39.8
女子小学生（4～6年生）	35.9
男子中学生	60.2
女子中学生	71.8
男子高校生	94.2
女子高校生	96.1

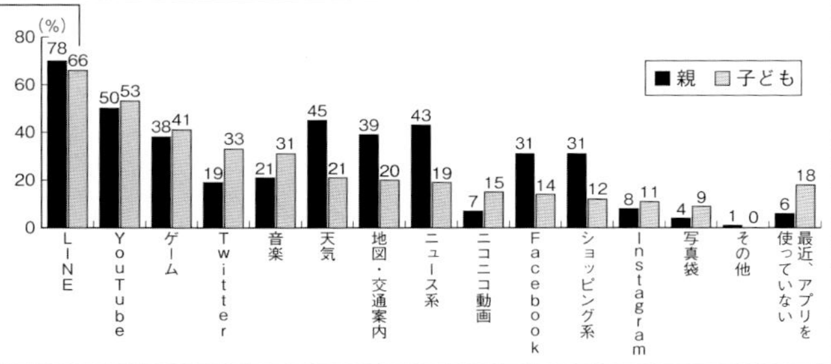

図1　使用頻度の高いアプリ

デジタルアーツ株式会社「未成年者の携帯電話・スマートフォン利用実態調査」2016年2月より

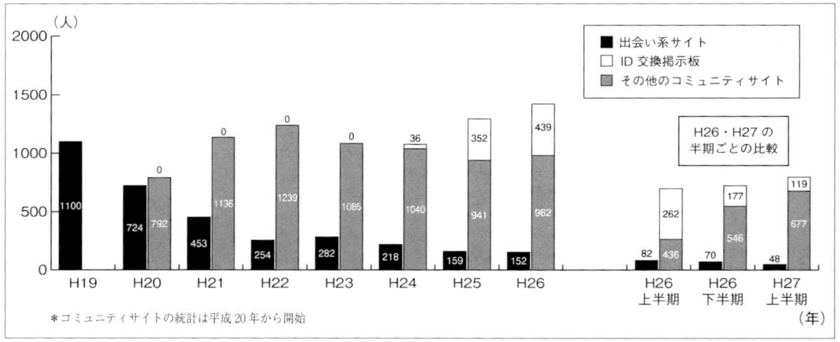

図2　出会い系サイト及びコミュニティサイトに起因する事犯の被害児童数の推移

警察庁「平成27年上半期の出会い系サイト及びコミュニティサイトに起因する事犯の現状と対策について」より

少年写真新聞
Juniors' Visual Journal
http://www.schoolpress.co.jp/
株式会社 少年写真新聞社
〒102-8232 東京都千代田区九段南4-7-16市ヶ谷KTビルI
TEL 03（3264）2624 FAX 03（5276）7785

高校保健ニュース

No.560
2016年（平成28年）
5月8日号
493.36 気管支喘息 8739
平成7年9月12日第3種郵便物認可 2016年5月8日発行 第560号 旬刊 毎月3回（8・18・28日）発行 1か年定価17,640円 ★定期刊行物は終わる期間を予定しない刊行物です。年度が替わりましても、購読中止のお申し出がない場合、引き続きニュースをご送付申し上げます。

放置すると症状が悪化する ぜんそく

思春期に新たに発症することもあり、早期の受診が大切です

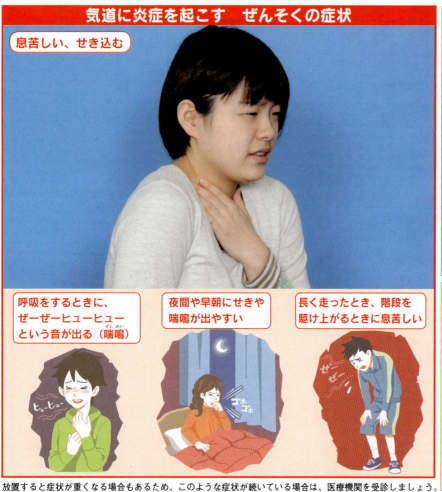

気道に炎症を起こす ぜんそくの症状

息苦しい、せき込む

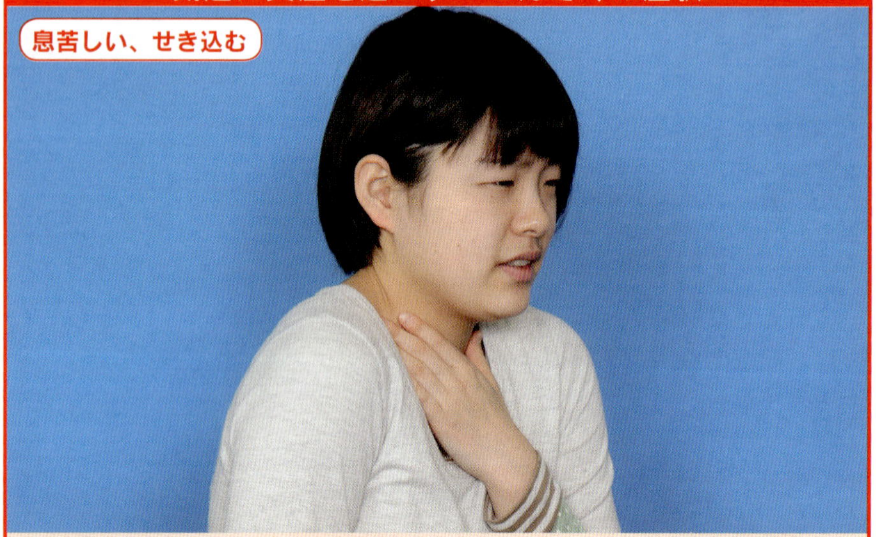

呼吸をするときに、ぜーぜーヒューヒューという音が出る（喘鳴《ぜんめい》）

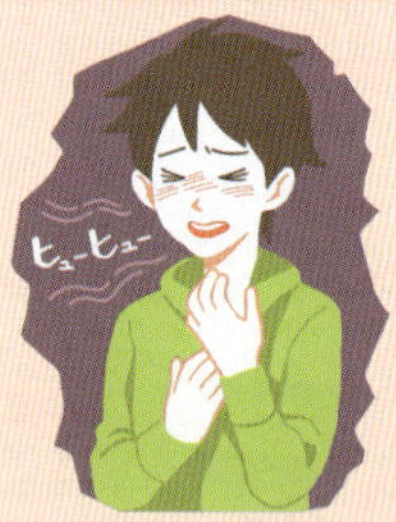

夜間や早朝にせきや喘鳴が出やすい

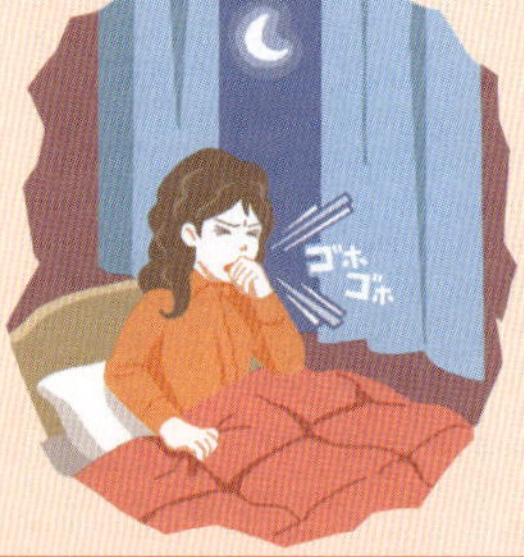

長く走ったとき、階段を駆け上がるときに息苦しい

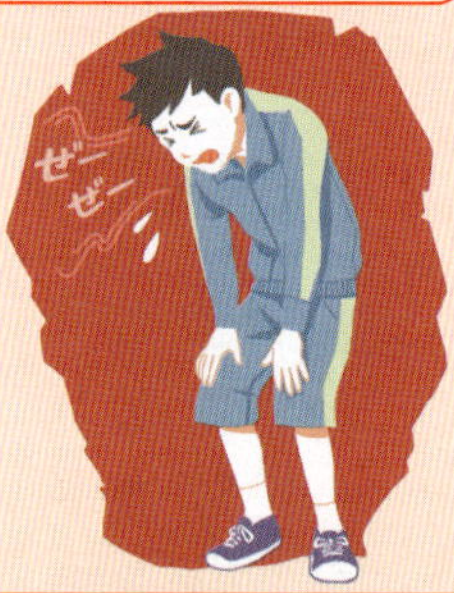

放置すると症状が重くなる場合もあるため、このような症状が続いている場合は、医療機関を受診しましょう。

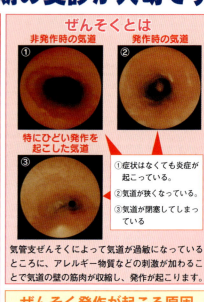

ぜんそくとは

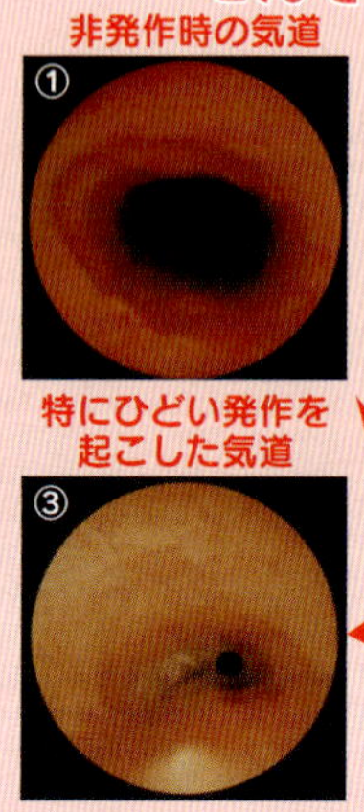

①症状はなくても炎症が起こっている。
②気道が狭くなっている。
③気道が閉塞してしまっている

気管支ぜんそくによって気道が過敏になっているところに、アレルギー物質などの刺激が加わることで気道の壁の筋肉が収縮し、発作が起こります。

ぜんそく発作が起こる原因

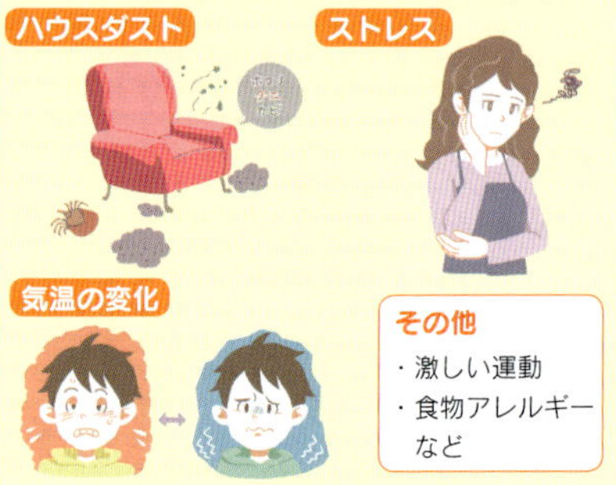

その他
- 激しい運動
- 食物アレルギーなど

どのような状況でぜんそく発作が起きやすいのかを、理解しておくことが大切です。

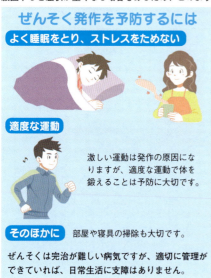

ぜんそく発作を予防するには

よく睡眠をとり、ストレスをためない

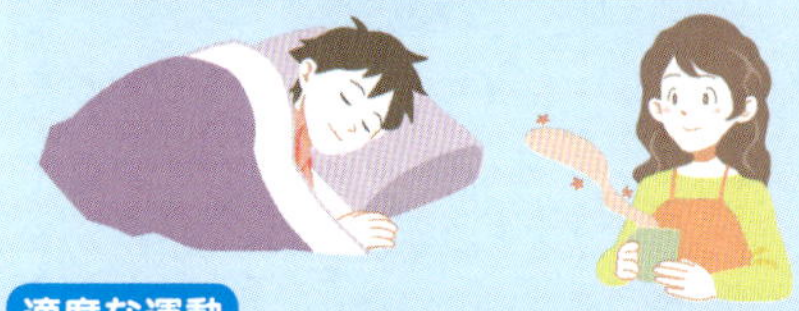

適度な運動

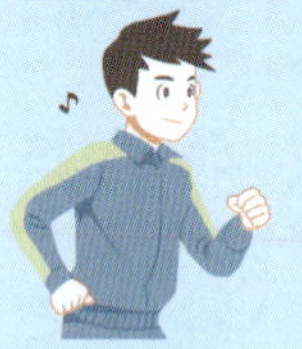

激しい運動は発作の原因になりますが、適度な運動で体を鍛えることは予防に大切です。

そのほかに 部屋や寝具の掃除も大切です。

ぜんそくは完治が難しい病気ですが、適切に管理ができていれば、日常生活に支障はありません。

ぜんそく死の年齢分布（1988～2010年）

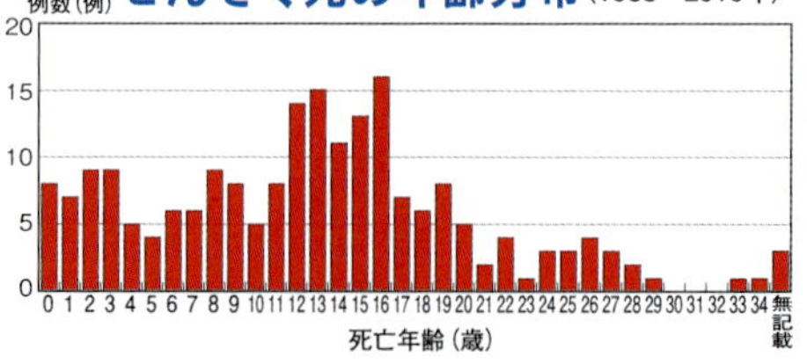

ぜんそく死の多くは思春期に起こっていて、通院や服薬がおろそかになりがちであったことが関連していると考えられています。

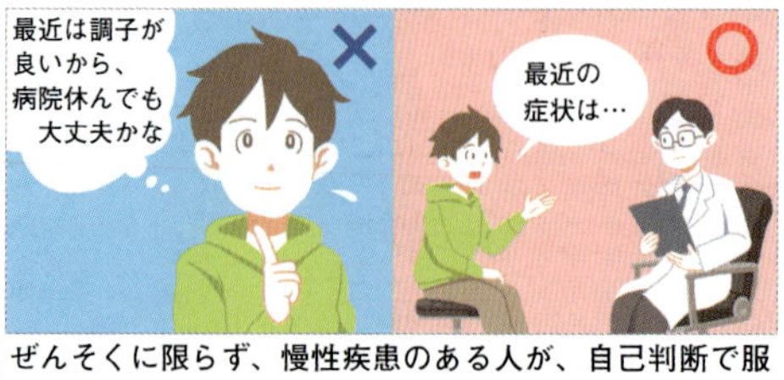

ぜんそくに限らず、慢性疾患のある人が、自己判断で服薬を中止するのは危険なのでやめましょう。

ぜんそくとは、主にアレルギー反応によって、気管支の粘膜に慢性的な炎症が生じ、呼吸困難などを起こす病気です。

思春期のぜんそくは、小児からのぜんそくを持ち越している場合と、新たに発症した場合の二つのパターンがあります。

放置していると、症状が悪化することが多いため、思い当たる症状がある人は、医療機関を受診しましょう。

指導 同愛記念病院 小児アレルギーセンター長 増田 敬 先生

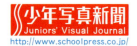

少年写真新聞
Juniors' Visual Journal
http://www.schoolpress.co.jp/
株式会社 少年写真新聞社
〒102-8232 東京都千代田区九段南4-7-16市ヶ谷KTビルI
TEL 03（3264）2624　FAX 03（5276）7785

高校保健ニュース

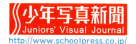

No.563
2016年（平成28年）
6月8日号
494.8　皮膚科学　8739
平成7年9月12日第3種郵便物認可　2016年6月8日発行　第563号　旬刊　毎月3回（8・18・28日）発行　1か年定価17,640円　★定期刊行物は終わる期間を予定しない刊行物です。年度が替わりましても、購読中止のお申し出がない場合、引き続きニュースをご送付申し上げます。　©少年写真新聞社2016年　※著作権法により、本紙の無断複写・転載は禁じられています。

クラゲの毒で起こる皮膚炎に注意

クラゲの種類によっては命に関わる場合もあります

ハブクラゲ刺傷

刺傷直後に激痛が起こり、治療が遅れると潰瘍となり、瘢痕を残すことがあります。

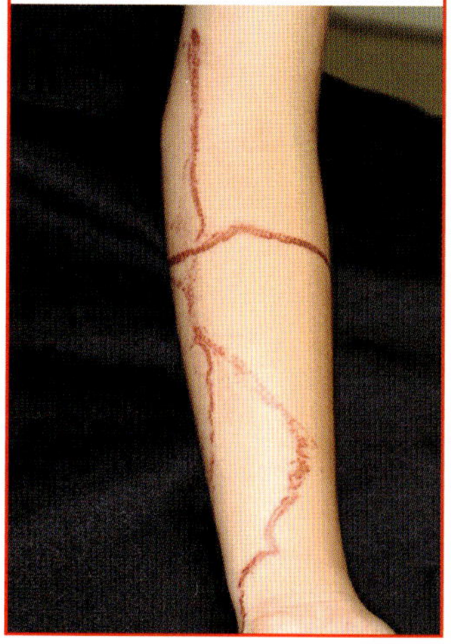

ハブクラゲの刺糸

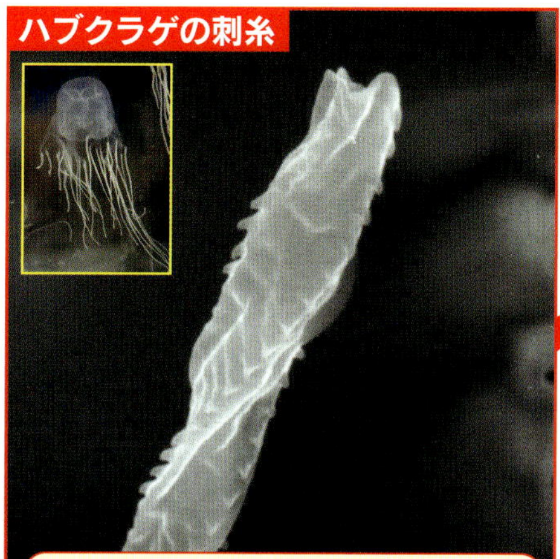

クラゲに刺されたときの症状

・灼熱感《しゃくねつかん》を伴う激痛
・刺された部分の発赤や腫れ、やがて皮膚の壊死《えし》が起こる
〈全身症状〉
・アレルギー発作　・吐き気やおう吐　・意識障害　など

ハブクラゲ刺傷は現在、沖縄県で最も多いクラゲ刺傷であり、写真の症例では、触手が付着した部分に皮膚症状が起こっています。

ウンバチイソギンチャク刺傷

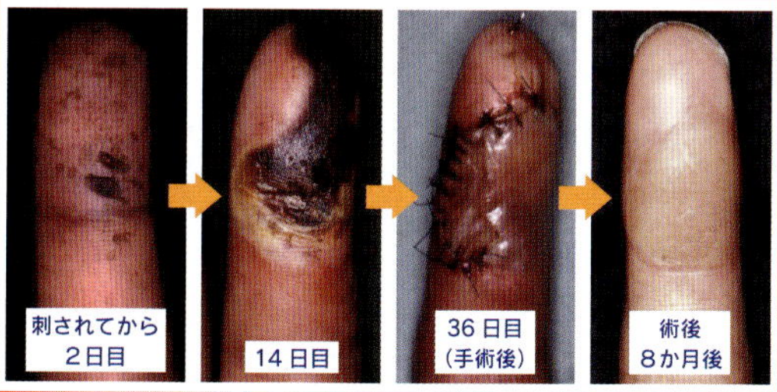

鋭い痛みと末梢《まっしょう》循環障害（チアノーゼ）と壊死が生じ、完治には時間がかかります。

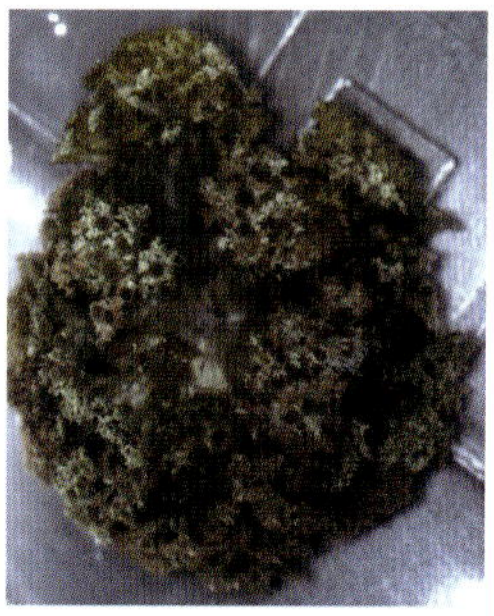

ウンバチイソギンチャク。

アレルギー発作を起こすと命に関わる場合もあるため、クラゲに刺されたらすぐに病院へ行きましょう。

クラゲが毒針を刺す仕組み

何かが触れたことを刺針が感知する。→ 刺胞から剣状《けんじょう》棘《きょく》が飛び出して突き刺す。→ 反射で刺胞の中身が飛び出す。→ 刺糸が相手の体内に入り込み、毒液が注ぎ込まれる。

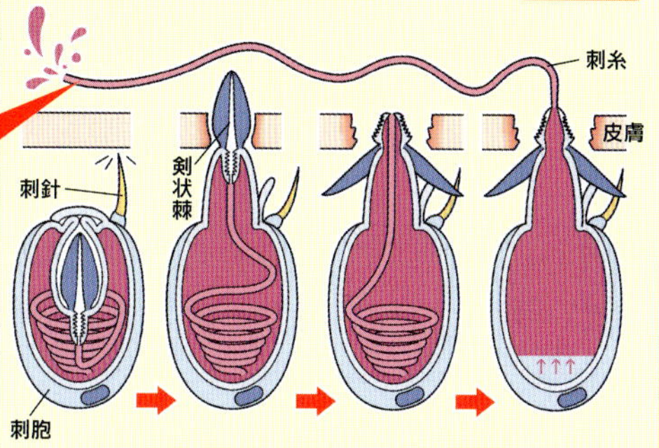

刺胞動物の仲間であるクラゲの触手には、無数の刺胞があり、刺胞の中には一つひとつに毒を持つ刺糸があります。

毒を持つその他の海洋危険生物

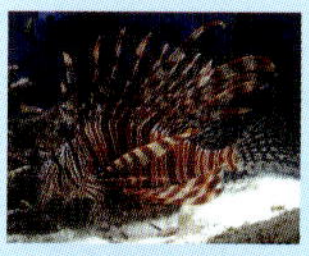

ミノカサゴ

背びれと胸びれに毒があり、刺されると強い痛みが起こり、呼吸困難や手足の麻《ま》痺《ひ》を引き起こすこともあります。

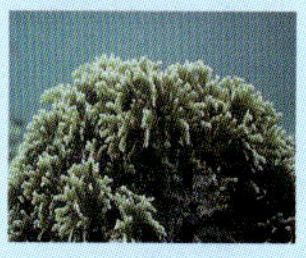

アナサンゴモドキ

ほとんどのミレポラ類（造礁サンゴ）には毒があり、アナサンゴモドキでは触れると赤く斑点状に腫れます。

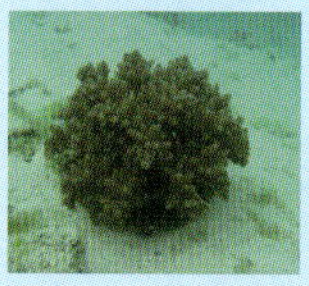

ハナブサイソギンチャク

ほぼすべてのイソギンチャクは毒を持っていて、刺されると皮膚が腫れて強い痛みが起こり、呼吸困難などの全身症状を引き起こすこともあります。

クラゲに刺されないために

遊泳区域を守り、クラゲを見かけたら海から出る

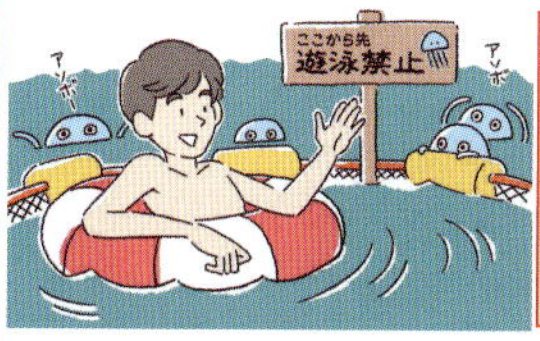

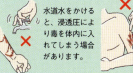

特に注意したいクラゲ

ハブクラゲ
6～9月に出没。

カツオノエボシ
8～9月と台風の後に出没。

海岸に打ち上げられているクラゲには触らない

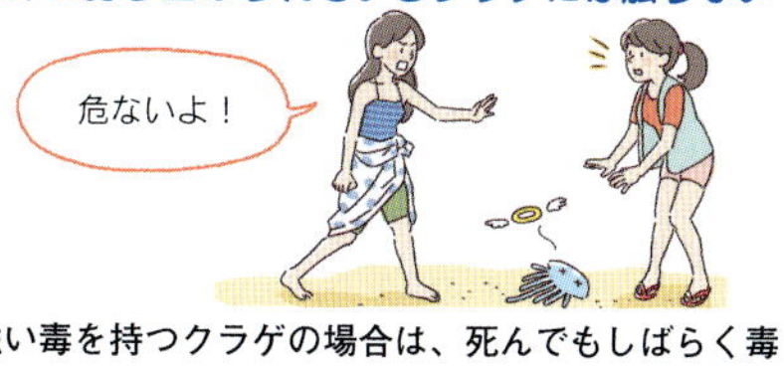

強い毒を持つクラゲの場合は、死んでもしばらく毒が生きている場合があります。

クラゲに刺されてしまったら

刺されたら海から出る

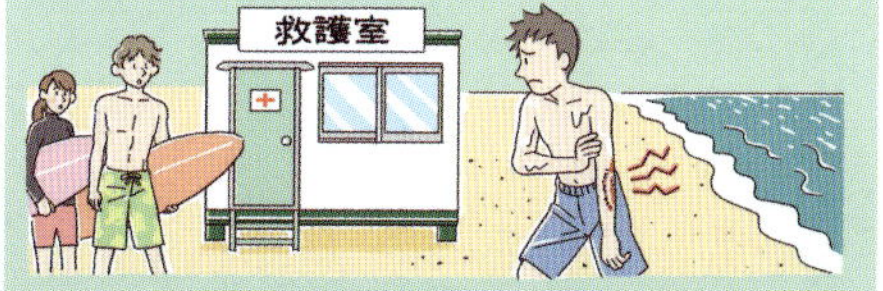

落ち着いて海から上がり、近くの人に助けを求めましょう。

クラゲに刺された後の対処

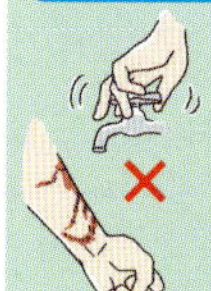

水道水をかけると、浸透圧により毒を体内に入れてしまう場合があります。

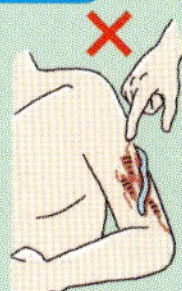

触手が残っている場合は、触れると手を刺される場合があるため、救護室などで見てもらいましょう。

ビーチの救護室で手当を受けるか、海水で洗ってから病院で適切な処置を受けましょう。

クラゲの触手にある刺胞には、毒を持つ刺糸が入っており、触手が皮膚に触れると、刺糸が皮膚内に入って皮膚炎を起こします。

クラゲは、六～九月の海水浴場によく出没し、種類によっては命に関わる場合もあるため、もし刺されてしまったら、すぐに医療機関で適切な処置を受けましょう。

また、海から打ち上げられている死んだクラゲでも毒はあるため、もし見かけても触れないようにしましょう。

指導　琉球大学 皮膚科学教室 名誉教授　上里 博 先生

少年写真新聞 Juniors' Visual Journal
2016年6月8日発行
第563号付録
©少年写真新聞社 2016年
高校保健ニュース
★定期刊行物は終わる期間を予定しない刊行物です。年度が替わりましても、購読中止のお申し出のない限り、引き続きニュースをご送付申し上げます。
★著作権法により、本紙の無断複写・転載は禁じられています。
株式会社 少年写真新聞社 〒102-8232 東京都千代田区九段南4-7-16 市ヶ谷KTビルI
http://www.schoolpress.co.jp/

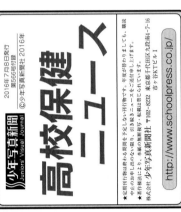

クラゲ刺傷の注意点

琉球大学皮膚科学教室 名誉教授　上里 博

海洋危険生物による被害状況と頻度

ヒトに被害を及ぼす海洋危険生物には、①ハブクラゲ、カツオノエボシ、ウンバチイソギンチャク、ミレポラ類などの刺胞動物、②ウミケムシなど環形動物、③イモガイ、タコなどの軟体動物、④ガンガゼ、オニヒトデなどの棘皮《きょくひ》動物、⑤オニダルマオコゼ、ゴンズイ、アイゴ、サメ、ダツなどの魚類、⑥ウミヘビなどの爬虫類《はちゅうるい》、⑦その他、魚摂取による食中毒（シガテラやフグ毒など）の7カテゴリーに分類されます。

日本における海洋危険生物被害の統計はありません。ただし、観光立県である沖縄県では被害状況の集計が平成10年から行われており、それによると年間約300件以上の被害があり、特に6月から9月の夏期に集中していることがわかっています。

加害動物の種別は、約70％の刺胞動物を筆頭に、約10％が魚類、7％が棘皮動物などとなっており、刺胞動物のなかでも約9割がハブクラゲを含むクラゲ類が圧倒的多数を占めています。

刺胞動物とは？

刺胞動物は一端に口を有する袋状の単純な構造を持ち、肛門はなく、口から取り込んだ餌を胃腔で消化し、その残りを口から排出します。さらに刺胞を有する触手や刺胞球があり、刺胞内には毒素を有する刺糸があります。

触手が接触すると、その部位に激痛を伴う丘疹、紅斑などの発赤、浮腫が生じ、やがて潰瘍を形成し、不適切な治療では瘢痕《はんこん》やケロイドを生じます。

受傷防止の対策と受傷直後の対応

受傷防止の対策としては、主要なビーチに設置されているハブクラゲ侵入防止ネット内で海水浴を楽しみ、ネット外では泳がないことが肝要です。また、長袖Tシャツを着るなど、肌が露出する部分を少なくすることもひとつの方法でしょう。

受傷してしまったら、落ち着いて直ちに海から上がり、近くの人に助けを求めましょう。

ハブクラゲの場合には皮膚に付着した触手に食酢をかけ、さらに、海水で洗い流して触手の除去を行います。ただし、食酢は刺胞の発射を抑えるのみで、毒を中和(解毒)する効果はなく疼痛《とうつう》も軽減しません。

ただし、カツオノエボシの場合は、食酢が刺激となって余計に糸が発射される場合があるため、酢や水を使用してはいけません。海水をかけて取り除くか、手袋を使用して触手を除去しましょう。

ショックや心肺停止があったら、心肺蘇生《そせい》を行い、救急車を手配します。初期治療として最寄りの救急室を受診すると、除痛やステロイド剤などの治療を受けることになります。

皮膚症状への対応としては、瘢痕などが残らないように皮膚科医を受診し、治療を受けましょう。

おわりに

地球温暖化などで海洋生物の分布にも変化があり、本来生息しない地域にもヒョウモンダコなどの海洋危険生物の北上が報道されています。よく知らない海洋生物を触らないことも被害にあわない方法のひとつといえるでしょう。しかし、ヒトは海から多くの恩恵を受けており、極度に恐れる必要はありません。注意深く海でのレジャーを十分に楽しむべきです。

少年写真新聞 Juniors' Visual Journal
2016年7月8日発行
第566号付録
©少年写真新聞社 2016年
高校保健ニュース
★定期刊行物は終わる期間を予定しない刊行物です。年度が替わりましても、購読中止のお申し出のない限り、引き続きニュースをご送付申し上げます。
★著作権法により、本紙の無断複写・転載は禁じられています。
株式会社 少年写真新聞社 〒102-8232 東京都千代田区九段南4-7-16 市ヶ谷KTビルI
http://www.schoolpress.co.jp/

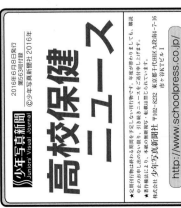

性器クラミジア感染症について

東クリニック 院長　東 哲徳

性器クラミジア感染症の症状

性器クラミジア感染症は、世界的に見ても、性感染症の中で最も多い疾患であるといえるでしょう。我が国では、2003年をピークに男女とも減少傾向にありましたが、近年は横ばいの傾向にあります。しかし、感染の年齢分布ではほかの性感染症と同様、若年者に集中しており、将来の生殖的な意味からも極めて問題が大きいのです。特に女性にとっては卵管の内腔狭小化や閉塞を起こし、子宮外妊娠や不妊症の原因にもなります。また、クラミジアによる炎症のために流産や早産が発症する場合もあり、出産時の産道感染により、新生児結膜炎、新生児肺炎を発症することもあります。

男性はクラミジアによる尿道炎や精巣上体炎を起こしますが、感染初期にはほとんど症状がありません。しかしながら、男性も女性も、クラミジアが腹腔内に波及すると肝周囲炎を伴い急性の痛みを発症することもあり、腹腔内の癒着を形成することもあります。

最近は、オーラルセックスによる咽頭・扁桃《へんとう》感染も問題になっています。慢性の扁桃腺炎や咽頭炎を繰り返したり、ある種の抗生物質に反応しなかったりする症例に関しては、クラミジア感染も考えられるので注意が必要です。

若い女性に多い理由

クラミジアの性器感染症は、セックスパートナーが不特定多数の女性、特にティーンエイジャーにおいて、感染率が高いとされています。この感染症は無症候化しているために気づかないまま性行為を行い、さらに多くの感染症患者を生むことになります。インターネット・SNS・LINEの普及やマスメディアの負の影響によって、若年者の性行動はその範囲が拡大しており、性感染症も増加の傾向となるのです。特に若い女性の感染率は女性性器の方が感染しやすいという局所条件もあり、また、男性側は女性ほど性感染症のスクリーニングを受けるという機会が少ないという現状がありますが、結果として男性に比較すると女性の方がクラミジアの罹患率《りかんりつ》が高くなっています。

クラミジア感染症の予防

感染者の治療に関しては、必ずパートナーの感染検査と治療が必要です。男性パートナーでは症状がなくても膿尿《のうにょう》を認める場合にはクラミジア感染を疑うことが必要です。早期発見と治療は言うまでもなく重要ですが、予防という意味において重要なのは、適切な性教育の実施と思われます。

人間に必要かつ不可欠なものは〝おもいやり〟であり、お互いの心情と行動をその気持ちで表わせれば、性感染症はもちろん、望まない妊娠も防ぐことが可能であることを、高校生諸君にしっかり教授することが極めて重要だと思われます。

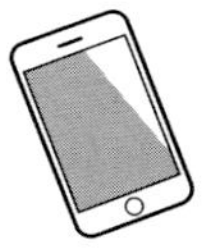

2016年度 年間連載「スマホ・SNSの現在」

第3回 Twitterの特徴と問題になる使い方

【千葉大学教育学部　教授・副学部長　藤川 大祐】

Twitterは､スマートフォン(以下､｢スマホ｣)が普及する以前から広く使われているサービスです。今回は、このTwitterについてQ&A形式でご説明していきます。また、Twitterとは別サービスではありますが、ツイキャスというサービスについても取り上げます。

Q.1　Twitterとはどういうものですか？

Twitterは、短文投稿サービス、ミニブログ、ある種のSNSなどと説明されるサービスです。基本的には、利用者は140文字以内の文章を投稿することができ、また自分が「フォロー」している利用者の投稿を「タイムライン」という画面で時系列順に読むことができます。

Twitterの投稿、あるいは投稿する行為は、「ツイート」と呼ばれます。よく「つぶやき」といわれますが、「ツイート」の本来の意味は（鳥の）さえずりです。いろいろな人がさえずりあう仕組みが、Twitterです。

これだけなら、もともとフォローしあっている人同士の間で情報をやりとりするだけということになりますが、Twitterには広く情報を拡散することができる仕組みがあります。その一つが、「リツイート」です。リツイートというのは、他者によるツイートを自分から再発信し、自分をフォローする人が読めるようにすることです。多くの人が注目しそうな内容のツイートがあれば、瞬く間に何重にもリツイートがなされ、多くの人に情報を拡散させることが可能です。

また、ハッシュタグという仕組みもあります。ハッシュタグとは、ハッシュ（半角の#）という記号を頭につけた文字列のことで、ハッシュタグをつけたツイートが容易に検索できます。このため、特定の話題に関するツイートは、フォローしているかどうかにかかわらずその話題に関心を持って検索した人に共有されることになります。たとえば、私がときどき出演する東京MXテレビの「モーニングCROSS」という番組では、ハッシュタグを「#クロス」と決めていて、番組を見ている方がこのハッシュタグをつけて感想や意見を書いてくれます。番組ではスタッフも出演者も「#クロス」のついたツイートを追っていて、番組中でも臨機応変に取り上げています。

Q.2　Twitterに関連する問題にはどのようなものがありますか？

次のような問題があります。

（1）問題ある投稿と炎上

迷惑行為や違法行為を行い、そのことをツイートしたり、差別的な発言をツイートしたりすることがきっかけで、いわゆる「炎上」という事態に陥ることがあります。最近では、高校生が地下鉄の進路に侵入した様子を動画で撮影してツイートした事件や、高校生がサッカー選手に対して人種差別的発言をツイートした事件がありました。

ネットではこうしたツイートは「バカッター」などと呼ばれ、こういうツイートを積極的に探す人もいるようです。こうした問題あるツイートが発見されると、多くの場合、巨大掲示板「2ちゃんねる」に新たなスレッド（投稿の流れ）が設けられ、そこに関連する話題がどんどん集められていきます。たとえば、前述のような高校生による迷惑行為についてのツイートが見つかれば、その高校生に関するネット上の情報が集められ、氏名、学校名、学年、住んでいる場所、過去の行為等が記されていきます。問題あるツイートをする人は、過去にもさまざまな発信をしていることが多く、多くの人の力で数時間のうちに関連する情報が集められ共有されます。その後、「まとめサイト」が作られ、問題あるツイートに関する情報は半永久的にネット上に残ることとなります。

（2）児童買春、淫行等

出会い系サイトは規制され、ほかのサービスでも児童買春等の犯罪が起きないように対策がとられている中で、Twitterがきっかけとなる犯罪被害が増えています。2016年４月14日の朝日新聞記事「少女ら被害のサイト、『ツイッター』『ぎゃるる』が倍増」によれば、警察庁が発表した昨年の児童買春等、青少年が被害に遭う犯罪で、最も被害者数が多かったサービスがTwitterであり、被害者数は前年の2倍以上の203人でした。実際、Twitterで「#援交」などと検索すると、露骨に援助交際を誘うツイートが多く見つかります。

数年前までTwitterがきっかけとなるこの種の犯罪はほぼゼロだったのですが、ほかのサービスが防犯対策を進める一方で、不特定多数の人と匿名で関わることができる上に個人間のメッセージのやりとりもできるTwitterを出会いに使う者が増えていると考えられます。少なくとも、直接的に援助交際等を誘うような投稿については削除やアカウント停止の措置を徹底すべきでしょう。

Q.3　ツイキャスとは何ですか？

ここ数年、「ツイキャス」というサービスが若い人に人気となっています。これは、正式名称をTwitCastingという動画配信サービスで、Twitterとは直接の関係はありません。Ustreamやニコニコ生放送といった先行のサービスと比較して、手軽にスマホ等を使って生放送ができるサービスです。手軽に使えるために、中高生などが個人で繰り返し配信していることが多いようです。

配信する人も見る人もTwitterと連動して使っている人が多く、たとえばツイキャス上で気になる配信を見つけ、Twitterでコメントを書き、その後も配信者とTwitterでやりとりをするということが可能です。

見るだけであれば、ツイキャスのサイトにアクセスするとすぐに配信中の動画を探して見ることができます。動画は種類別に分けられていて、「女子：顔出し」や「女子：JCJK」（JCは女子中学生、JKは女子高校生の意）といった種類を見れば、顔を出しながら配信している女子中高生を見つけることができます。もちろん下着姿や裸などの姿を流す等の性的な配信は禁止されていて、違反者には利用停止等の措置がとられます。

とはいえ、こういうサービスで女子中高生と知り合って性的な関心を持って実際に会おうとする者が利用している可能性は高いと考えられます。現状で、ツイキャスが犯罪被害に結びついているかどうかははっきりしませんが、女子中高生が顔を出して自分の部屋などから配信しているため、犯罪被害やストーカー被害につながる可能性について、注意が必要です。

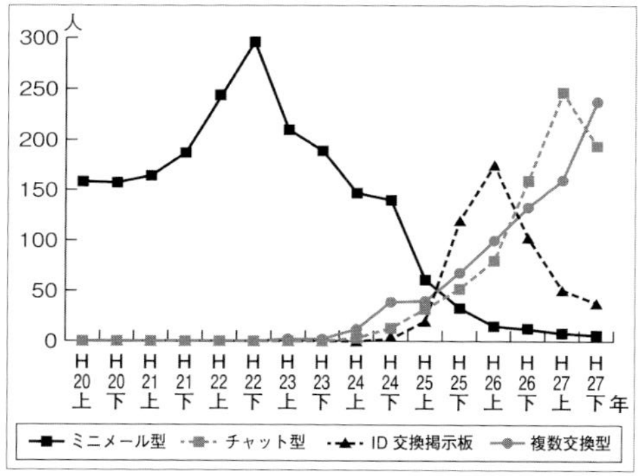

図　主なコミュニティサイト種別の被害児童数の推移

（Twitterは「複数交流型」に含まれると考えられる。警察庁「平成27年における出会い系サイト及びコミュニティサイトに起因する事犯の現状と対策について」（平成28年４月14日発表）より）

※ミニメール型：コミュニケーションの主たる手段として面識のない利用者同士がミニメール等により交流するコミュニティサイト

チャット型：コミュニケーションの主たる手段として面識のない利用者同士が１対１のチャットにより交流するコミュニティサイト

ID交換掲示板：コミュニケーションの主たる手段として面識のない利用者同士が無料通話アプリのIDを交換することにより交流するコミュニティサイト

複数交流型：上記以外で広く情報発信や同時に複数の友人等と交流する際に利用されるコミュニティサイト

※平成20年以降、各種別ごとに累計の被害児童数が多かった上位3サイトの合計を算出した。

少年写真新聞
Juniors' Visual Journal
http://www.schoolpress.co.jp/
株式会社 少年写真新聞社
〒102-8232 東京都千代田区九段南4-7-16市ヶ谷KTビルI
TEL 03 (3264) 2624 FAX 03 (5276) 7785

高校保健ニュース

No.566
2016年(平成28年)
7月8日号
493.8 感染症 2416

若者の感染率が高いクラミジア感染症

症状が出にくいため、感染に気づかず悪化してしまうことがあります

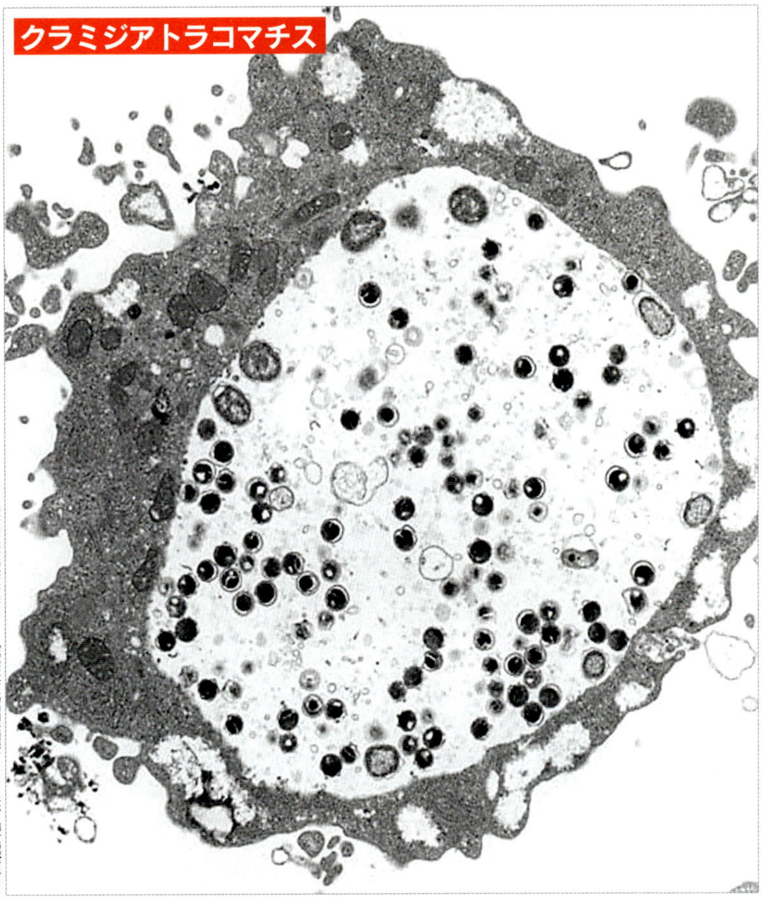

国立感染症研究所感染症情報センター「感染症発生動向調査週報」2004年第8週号掲載資料より

クラミジア感染症は、主に性行為によってクラミジアトラコマチスという細菌に感染して起こる性感染症です。

下部直腸のクラミジア感染症

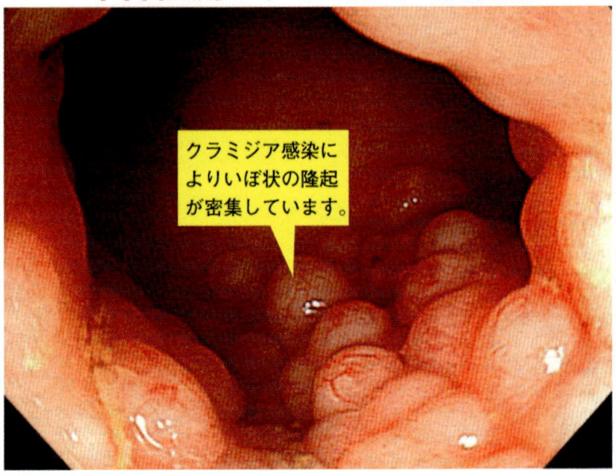

出典「感染性腸炎AtoZ第2版」大川清孝・清水誠治 編 医学書院 刊

性器への感染から直腸や他臓器へ感染が広がることもあります。

平成27年度 性器クラミジア感染症 年齢別報告数

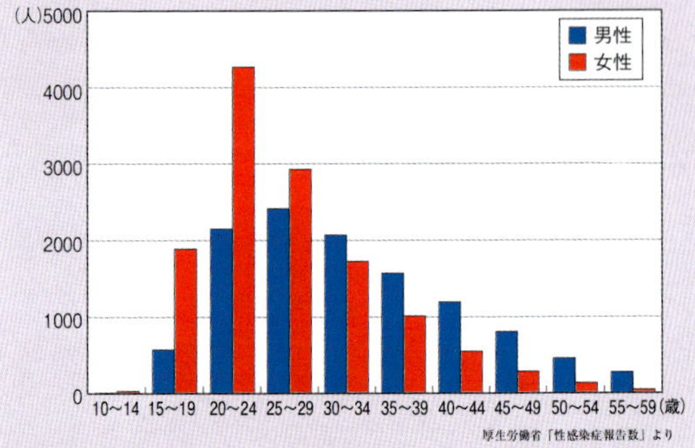

厚生労働省「性感染症報告数」より

昨年度の調査からも、10代から感染者が多くなることがうかがえます。

クラミジア感染症の症状

女性器への感染の場合

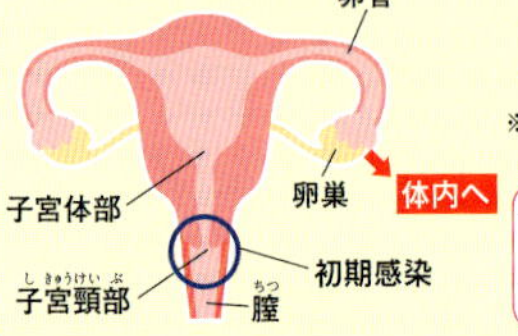

- おりものの増加
- 下腹部痛
- 性交時の痛み

※女性の半数以上がまったく症状を自覚しないといわれています。

子宮頸部から侵入し、卵管を経由して体内へと感染が広がっていきます。

男性器への感染の場合

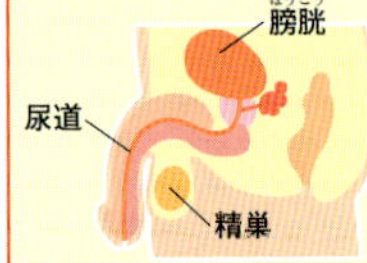

- 尿道からうみが出る
- 軽い排尿痛
- 尿道のかゆみ

その他の粘膜への感染

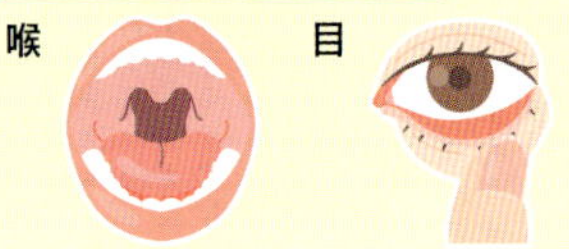

そのほか、直腸などの体内の粘膜に感染することもあります。

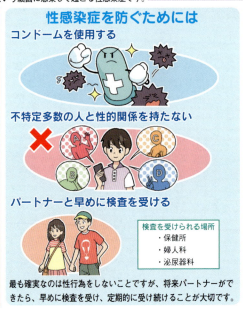

性感染症を防ぐためには

コンドームを使用する

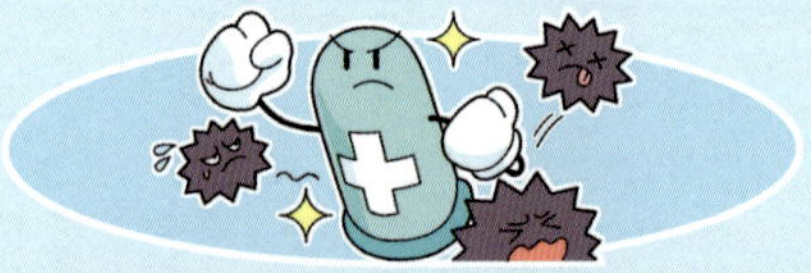

不特定多数の人と性的関係を持たない

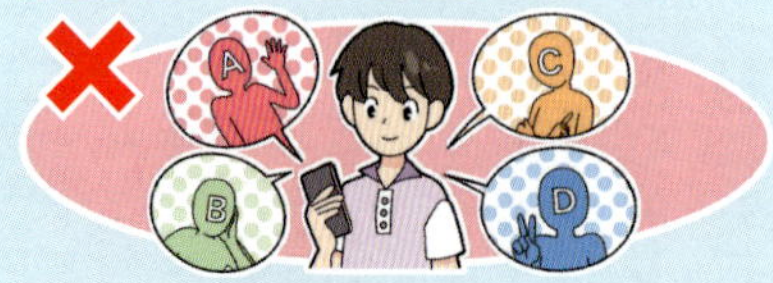

パートナーと早めに検査を受ける

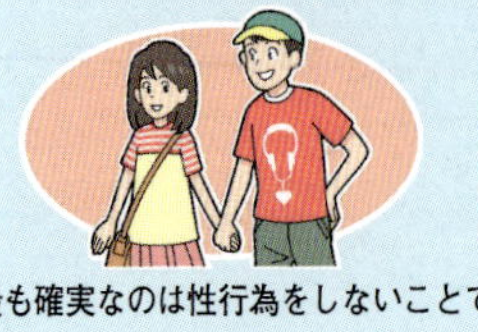

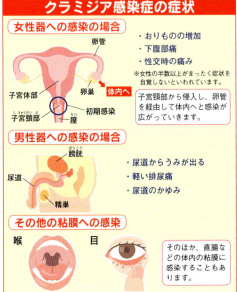

検査を受けられる場所
- 保健所
- 婦人科
- 泌尿器科

最も確実なのは性行為をしないことですが、将来パートナーができたら、早めに検査を受け、定期的に受け続けることが大切です。

クラミジア感染症は、性的接触の経験がある人は、誰でも感染の可能性がある性感染症です。

自覚症状がほとんどないため、感染に気づかずに放置してしまって、卵管の癒着や不妊の原因となるケースや他者に感染させてしまう例が増えています。

感染を予防するためには、正しい予防法を覚えて実践するとともに、将来、パートナーができたら、早めに二人で検査を受けることが大切です。

指導 東クリニック 院長 東 哲徳 先生

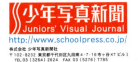

少年写真新聞
Juniors' Visual Journal
http://www.schoolpress.co.jp/
株式会社 少年写真新聞社
〒102-8232 東京都千代田区九段南4-7-16市ヶ谷KTビルI
TEL 03（3264）2624 FAX 03（5276）7785

高校保健ニュース

No.568
2016年（平成28年）
8月8日号

平成7年9月12日第3種郵便物認可 2016年8月8日発行 第568号 旬刊 毎月3回(8・18・28日)発行 1か年定価17,640円 ★定期刊行物は終わる期間を予定しない刊行物です。年度が替わりましても、購読中止のお申し出がない場合、引き続きニュースをご送付申し上げます。

494.8 皮膚科学 2416

完全には消せない入《い》れ墨《ずみ》(刺《し》青《せい》・タトゥー)

就職などの転機に消そうとしても、きれいには消えません

治療前

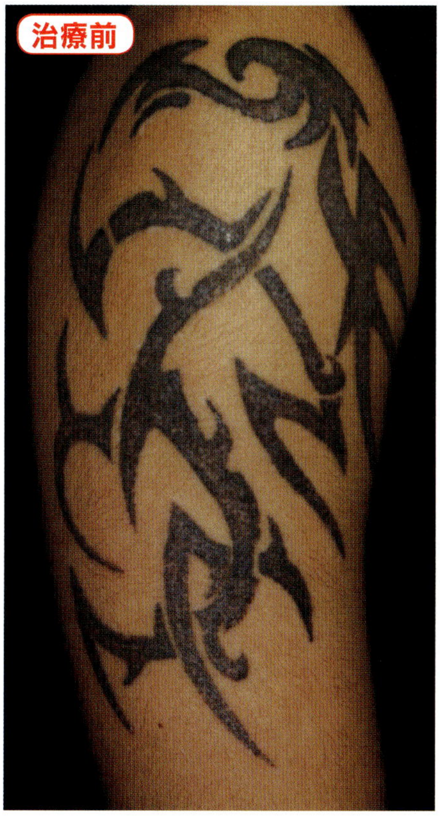

レーザー治療13回終了後

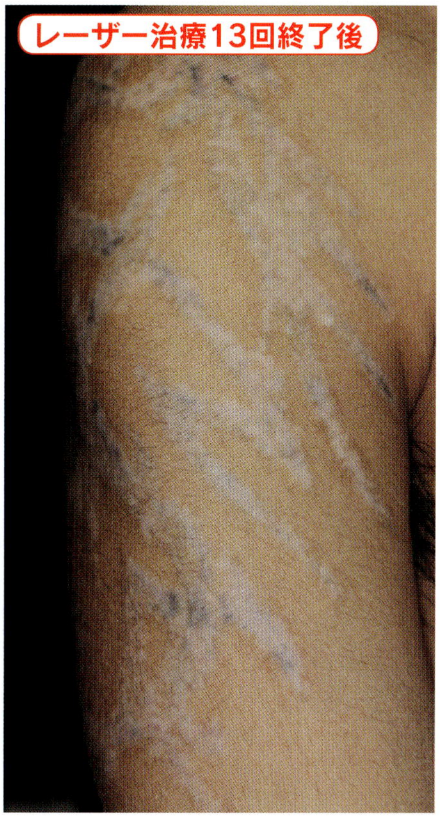

入れ墨除去にはレーザー治療が効果的でよく行われますが、この症例のように、痕が残ったり肌の色が変化したりするなどの症状が残る場合もあります。また、レーザー治療に健康保険はきかず、すべて自費治療となります。

入れ墨の種類によっては消えにくいことも

治療前

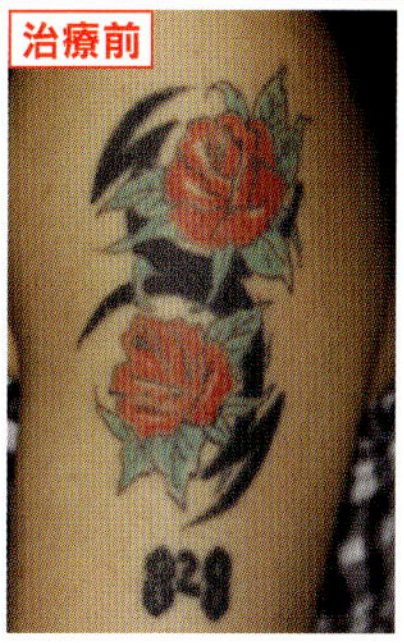

レーザー治療2回終了後

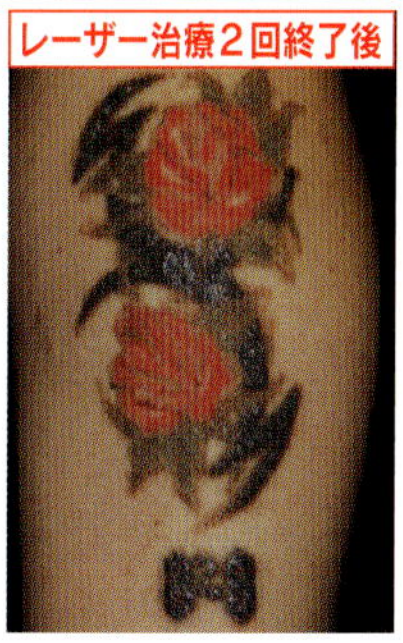

入れ墨の手法や使用した色素の種類によっては、レーザー治療でもほとんど変化がない場合があり、そのようなときは手術を行うこともあります。

入れ墨がきっかけで起こる感染症

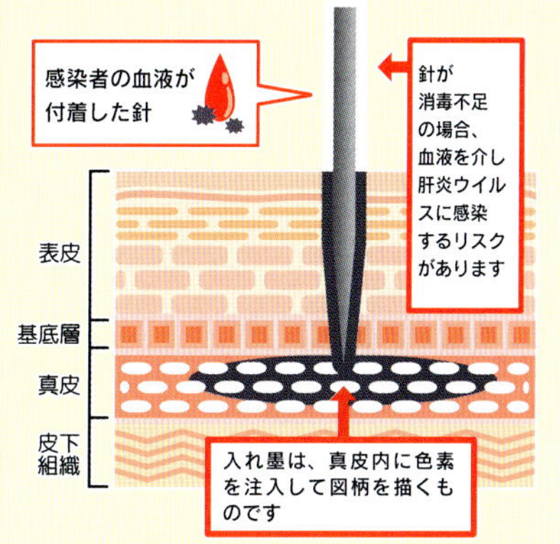

入れ墨を入れる針が完全に消毒されていなかった場合、B型肝炎やC型肝炎などの感染症にかかるリスクがあります。

入れ墨を入れていると

大浴場やプールなどで入場を断られることがあります

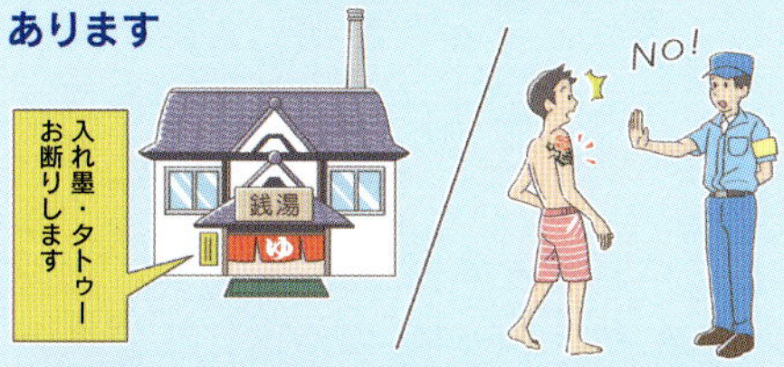

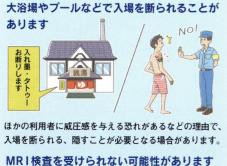

ほかの利用者に威圧感を与える恐れがあるなどの理由で、入場を断られる、隠すことが必要となる場合があります。

MRI検査を受けられない可能性があります

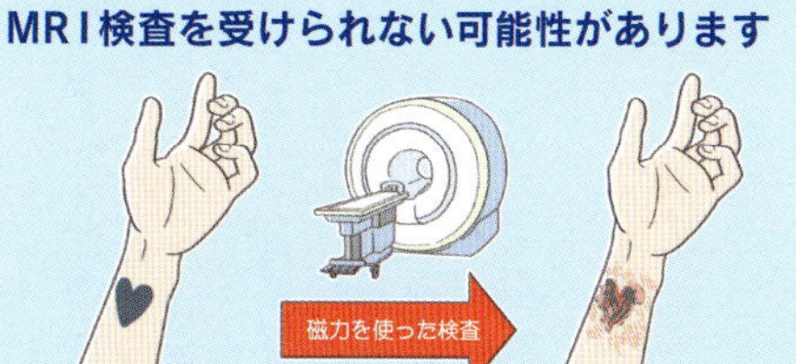

入れ墨の原料に酸化鉄などが含まれていると、やけどや変色などの恐れがあるため、検査を断られることがあります。

一時の好奇心で入れ墨を入れるのはやめましょう

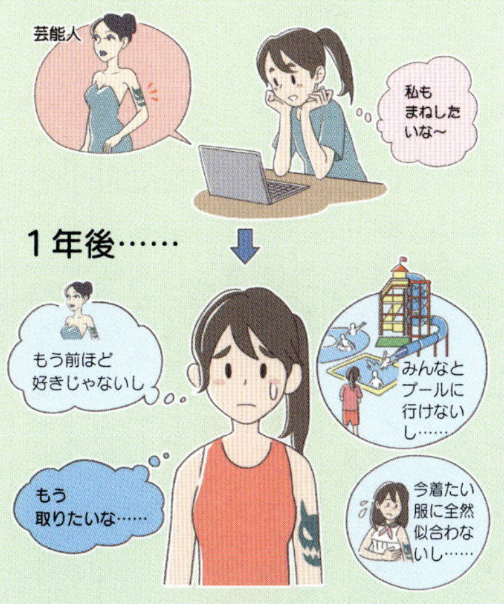

若い頃にはファッション感覚で入れ墨に憧れる人もいますが、一度入れると肌は元には戻りません。

入れ墨（刺青・タトゥー）は、皮膚に傷をつけて、色素を注入し、図柄を描くもので、近年はファッション感覚で入れる人もいます。

しかし皮膚についた傷は傷痕となって残り、就職などのタイミングで、入れ墨を消そうとしても、完全に消すことができずに、後悔をしている人も少なくありません。

また、入れ墨は感染症やアレルギーなどのトラブルを引き起こす場合もあるため、軽い気持ちで入れるのは絶対にやめましょう。

指導 香川大学医学部附属病院皮膚科 講師 森上徹也 先生

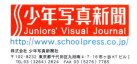

少年写真新聞 Juniors' Visual Journal
2016年8月8日発行
第568号付録
©少年写真新聞社 2016年

高校保健ニュース

★定期刊行物は終わる期間を予定しない刊行物です。年度が替わりましても、購読中止のお申し出のない限り、引き続きニュースをご送付申し上げます。
★著作権法により、本紙の無断複写・転載は禁じられています。
株式会社 少年写真新聞社 〒102-8232 東京都千代田区九段南4-7-16 市ヶ谷KTビルI
http://www.schoolpress.co.jp/

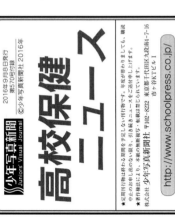

「入れ墨（刺青・タトゥー）」とは何か

香川大学 医学部附属病院皮膚科
講師　森上 徹也

「入れ墨」とは、皮膚に色素を人工的に注入して色や模様をつける技法です。日本では、入れ墨が刑罰の一種や、反社会的組織のシンボルとされた歴史があり、入れ墨に対しネガティブなイメージがあります。一方で、欧米の一部には入れ墨をファッションと捉える文化があり、その影響から、最近の日本では英語名での「タトゥー」と呼ばれる洋風デザインの入れ墨をした人を見かけます。また、5000円～数万円でタトゥーを入れられることを宣伝する店もあり、入れ墨の低価格化、ファッション化が進んでいます。

入れ墨によって生じるリスク

現在の日本では、入れ墨に対する法的規制はありませんが、入れ墨を入れることで、下記のような間接的規制を受けることがあります。
①公衆浴場やプールなどへの入場を断られる。
②病気のとき、MRI検査が受けられない（色素に含まれる金属粒子が、磁気に反応して事故が起こることがある）。
③就職で制限を受けることがある。

また、「親が入れ墨を入れていると、子どもの教育によくないので」「好きな人の名前を入れ墨で彫ったけれど、別れたので」などといった理由で、入れ墨を消したいと来院される方もいます。しかし、一度入れた入れ墨を薄くする方法はあっても、完璧に消すことはできません。さらに、不衛生な機器を使った入れ墨の施術により、ウイルス性肝炎などの感染症にかかる可能性があります。

入れ墨に関心のある人たちは、これらのリスクを十分に理解しなければなりません。

入れ墨のいろいろ

入れ墨には様々な種類があり、治療もそれにより異なります。
①アマチュアによる入れ墨：墨汁をつけた針で入れます。入る色素が少量で、墨汁ならレーザーに対する反応も比較的よく、数回のレーザー治療で薄くなることがあります。
②プロによる入れ墨：手や機械を使って入れます。皮膚の深いところに多量の色素が入り、色の種類も多く、レーザー治療がききにくいことがあります。
③「アートメイク」と呼ばれる肌色の入れ墨：レーザーに反応し黒くなるので、レーザー治療はできません。
④外傷性の入れ墨：外傷に小さな砂つぶなどが入り、入れ墨のように見えます。健康保険によるレーザー治療が可能です。

入れ墨の治療

装飾目的の入れ墨の治療はすべて自費で、料金は医療施設により異なります。数千円の入れ墨を薄くするのに、何十万円もの費用や何年もの時間が必要になることもあります。
①レーザー治療：入れ墨の色素にレーザー光を当て、色素を破壊します。１回の治療では色素は完全になくならず、3～数か月おきに治療を繰り返す必要があります。レーザーの熱による色素沈着、色素脱失、瘢痕《はんこん》が目立つことがあります。入れ墨の色によっては無効です。
②外科手術：レーザーがきかないときは、入れ墨のある皮膚を切除したり、ほかの部位の皮膚を移植したりすることがあります。
③メイクによるカムフラージュ：レーザーや手術と異なり、何度もやり直しができる利点があります。レーザー治療を繰り返し、なお色素が残った場合にも有効です。

どのような治療を受ける場合でも、まずその施設の医師とよく話し合い、それぞれの治療の特徴や効果、治療の限界、料金などについて理解した上で、治療を選択する必要があります。

少年写真新聞 Juniors' Visual Journal
2016年9月8日発行
第570号付録
©少年写真新聞社 2016年

高校保健ニュース

★定期刊行物は終わる期間を予定しない刊行物です。年度が替わりましても、購読中止のお申し出のない限り、引き続きニュースをご送付申し上げます。
★著作権法により、本紙の無断複写・転載は禁じられています。
株式会社 少年写真新聞社 〒102-8232 東京都千代田区九段南4-7-16 市ヶ谷KTビルI
http://www.schoolpress.co.jp/

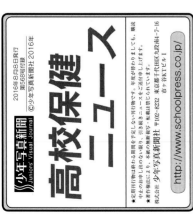

ヘッドホン難聴

金沢医科大学 耳鼻咽喉科
教授　鈴鹿 有子

携帯音楽プレイヤーが普及した近年では、町中でもヘッドホンやイヤホンをしている人を大勢見かけます。そのような時代だからか、最近、若い人たちの間で「ヘッドホン難聴」が増加しています。

WHO（世界保健機構）は2015年に「世界の中高所得国に住む12～35歳の若者の半数近く、実に11億人がヘッドホン難聴の危険にさらされている」という警鐘をリリースしました。さらに「若者らは聴力をいったん失えば二度と回復しないことを肝に銘じる必要がある」と厳しい言葉で警告しています。

ヘッドホン難聴は騒音性難聴の一種

難聴になる原因は様々ですが、大きな音（騒音）が原因で起こるものを騒音性難聴といい、ヘッドホン難聴もその一種です。

例えばロックコンサートの終了後、耳がキーンとなったり、詰まったりする感じを経験したことがある人は少なくないと思います。難聴とはそのような症状が一時的ではなく、継続してしまう症状です。

耳は外耳、中耳、内耳の３つの部分からなり、音が外耳道に入って鼓膜が振動し、それが耳小骨に伝わってそのエネルギーが内耳の蝸牛《かぎゅう》で電気信号となって脳の聴覚野に達します。

内耳の蝸牛には、聴覚の感覚細胞（有毛細胞）と神経がありますが、騒音は一瞬にしてその感覚細胞を傷つけてしまうのです。

音が大きいほど内耳への悪影響も大きくなり、100デシベル（ドライヤーの音程度）の音を15分以上聴くと、健康な人でも難聴になりやすいといわれています。

適正な音量の目安

適正な音量は65デシベルまでにしておくと安心です。これはイヤホン、ヘッドホンをしている状態で、声をかけられても気づくことのできる程度の音量です。周囲の音がうるさいからといって、ついつい音量を上げてしまわないように、注意しましょう。

また、適正な音量であっても、長時間聴くことで耳にダメージを与えてしまいます。

そのためWHOは、オーディオ機器での音楽鑑賞は「１日１時間以内」に控えるべきだとの指針を提案しています。

難聴は疲労やストレスにも影響を受けるため、疲れていたり体調が悪かったりするときには、音楽を聴くのを控えるようにしましょう。

受診の目安

耳鳴りや耳が詰まった感覚があり、しばらく耳を休ませても治まらないときは、騒音性難聴の初期症状である場合があります。そのような症状を訴える生徒には、耳鼻咽喉科の受診をすすめてください。

聴覚の感覚細胞は、一度傷つくと元には戻りません。若いうちから耳を大切にすることを知ってほしいと思います。

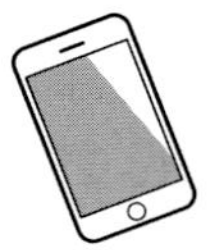

2016年度 年間連載「スマホ・SNSの現在」

第4回 Facebookの特徴と問題になる使い方

【千葉大学教育学部　教授・副学部長　藤川 大祐】

Facebookは、世界的によく使われているSNS（ソーシャル・ネットワーキング・サービスの略、会員制交流サービスのこと）です。今回は、このFacebookについてQ&A形式でご説明していきます。

Q. 1　Facebookとはどういうものですか？

Facebookは、米Facebook社が提供しているSNSであり、世界で最も多くの人が使っているサービスの一つといえます。2004年にハーバード大学の学生だったマーク・ザッカーバーグ氏が大学の学生の交流を図るためのサービスとして始めたのがFacebookの起源で、数年で世界中の人に利用が広がりました。無料で利用でき、追加の課金もありません。

Facebookは「実名主義」をとっており、基本的に個人が自分の名前でアカウント（利用権）を得ることとなります。利用者は自分のウォール（壁）と呼ばれる機能に日記のような形で投稿を行い、ほかの利用者はタイムラインという機能で自分の「友達」の投稿を見ることができます。ほかにも、個人間でのメッセージのやりとり、グループでの交流、イベントの告知等、豊富な機能があります。

Facebookは実名主義なので、ともすれば個人のプライバシーが広く知られることにつながりますが、他方で投稿がGoogleの検索対象とならないように設定できることや非公開グループでのコミュニケーションは外から全く見られないことなど、上手に使えば有効に使えるサービスです。国際的には、2010年～2011年のチュニジアでのジャスミン革命や2011年のエジプト革命などで民主化勢力によって活用されたことが、よく知られています。

日本では、Facebook普及以前に、日本発のSNSであるmixiが多くの人に利用されていましたが、Facebookの普及とともにmixi利用者はかなり減り、特に若い人でmixiを利用する人は非常に少なくなっています。また、GoogleがFacebookに対抗してGoogle+というSNSを提供していますが、Facebookから利用者を奪うほどの人気はありません。

ただし、Facebookは利用資格が13歳以上であり、中高生などが実名を出してコミュニケーションすることへの抵抗も強いようで、日本の10代のFacebook利用者は決して多くはありません（表参照）。日本の10代では、知人との交流にはFacebookではなくLINEが利用されることが一般的だと考えられます。なお、利用資格が13歳以上であるにもかかわらず小学生で利用している人がいることや、女子高校生に限ってはFacebookよりInstagramの利用者が顕著に多いことに注意しておきたいと思います（写真中心のSNSであるInstagramについては、別の回で取り上げる予定です）。

表　LINE、Twitter、Facebook、Instagramの男女別・学校段階別利用率

（複数回答可）

N＝618	LINE	Twitter	Facebook	Instagram
男子小学生（4～6年生）n=103	39.8	6.8	14.6	2.9
女子小学生（4～6年生）n=103	35.9	9.7	14.6	4.9
男子中学生　n=103	60.2	17.5	10.7	2.9
女子中学生　n=103	71.8	19.4	17.5	3.9
男子高校生　n=103	94.2	66.0	16.5	18.4
女子高校生　n=103	96.1	75.7	9.7	33.0

単位％

デジタルアーツ「第9回未成年者と保護者のスマートフォンやネットの利活用における意識調査」（2016年2月発表）より（携帯電話・スマートフォンのアプリで使用頻度の高いものとして、これらのサービスを挙げた者の割合

Q. 2　Facebookに関連する問題にはどのようなものがありますか？

Facebookに関する問題として最も注意が必要なのは、プライバシーに関する情報の発信についてです。Facebookは実名制であり、多くの人が日々の出来事や写真などを掲載しているので、その人がどういう人でどんなことをしているのかがよくわかってしまいます。たとえ情報の公開範囲を「友達」に限定したとしても、あまり親しくない知人に自分のプライバシーを公開することになりかねません。自分では気をつけていても、同じ学校の友人などが公開で多くの情報を発信していれば、知らない人にプライバシーを知られてしまうことになります。

学生でも社会人でも、自分の顔と名前をオープンにして活動する人にとっては、Facebookは多くの人とつながることができる非常に便利な道具です。しかし、顔や名前を出さずに知人とだけ関わりたい人にとっては、自分の発信に関して注意することはもちろん、知人にも自分に関する情報の発信を注意してもらう必要があります。たとえば、一緒に撮った写真を許可なく載せたりしないように写真を撮る機会ごとに頼んだり、そもそも一緒に写真を撮ることを控えたりしなければなりません。

また、Facebookでは会員同士がゲームアプリなどでコミュニケーションできる機能がありますが、これを悪用して作られているスパムアプリ（迷惑なメッセージを「友達」に広く送るアプリ）が出回ることがあります。たとえば、「〇〇診断」などとうたっているアプリにはこのようなものが多く、注意が必要です。Facebookで「友達」からアプリの招待メッセージが届いたとき、それをクリック（許可）するとアプリが利用できるのですが、今度はその人のほかの「友達」にも招待メッセージが勝手に送られてしまうものがあるのです。こうしたアプリからウイルス感染する危険性もあるので、「友達」から招待が来てもむやみに応じてはなりません。仮に問題ある招待に応じてしまうと、今度は自分の「友達」に次々と招待が送られることになってしまいます。

そして、「友達申請」（相手のFacebook画面の「友達になる」ボタンをクリックすること。相手が承認するとつながりが成立）にも注意が必要です。Facebookのスマートフォン用アプリにはスマートフォン内の電話帳の連絡先情報を取り込んで、その中のFacebook利用者に「友達申請」を送ったり、それ以外の人にも招待メールを送ったりすることができる機能がありますが､共通の「友達」がいる見知らぬアカウントから「友達申請」が届き、実はそれが商業的な宣伝用アカウントだということもあるのです。よくわからない人と「友達」になってしまうと、「友達」限定の情報が悪用されてしまうことになります。

さらに、Facebookのアカウントが乗っ取られる恐れもあります。FacebookのIDをいつも使っているメールアドレスにし、パスワードをほかのサービスと共通にしていると、どこかで流出した情報でFacebookが使われ、アカウントを乗っ取られることがあります。そうなると、プライバシーに関する情報が見られてしまったり、「友達」にスパムメッセージが送られたりする可能性もあります。

Facebookはもともと、同じ大学に通う大学生が顔と名前を出して交流する目的で作られたものです。ですから、プライバシーを守ることより、知り合いとの間で交流をしやすいことが優先されています。小学生がルールに反して使うことはもちろん許されませんし、中高生でも簡単に使いこなせるものとはいえません。使うことを推奨できるのは、プライバシーが知られるリスク以上に、多様な人との交流に活用できるメリットがある場合に限られますし、それでも慎重に注意して使ってもらう必要があります。

少年写真新聞
Juniors' Visual Journal
http://www.schoolpress.co.jp/
株式会社 少年写真新聞社
〒102-8232 東京都千代田区九段南4-7-16市ヶ谷KTビルⅠ
TEL 03（3264）2624　FAX 03（5276）7785

高校保健ニュース

No.570
2016年（平成28年）
9月8日号
平成7年9月12日第3種郵便物認可　2016年9月8日発行　第570号　旬刊　毎月3回（8・18・28日）発行　1か年定価17,640円　★定期刊行物は終わる期間を予定しない刊行物です。年度が替わりましても、購読中止のお申し出がない場合、引き続きニュースをご送付申し上げます。
496.6　難聴　SeDoc 2416

大音量が耳の細胞を破壊する“ヘッドホン難聴”

ヘッドホンでの音楽鑑賞は1回1時間以内にとどめましょう

大音量で傷つく有毛細胞

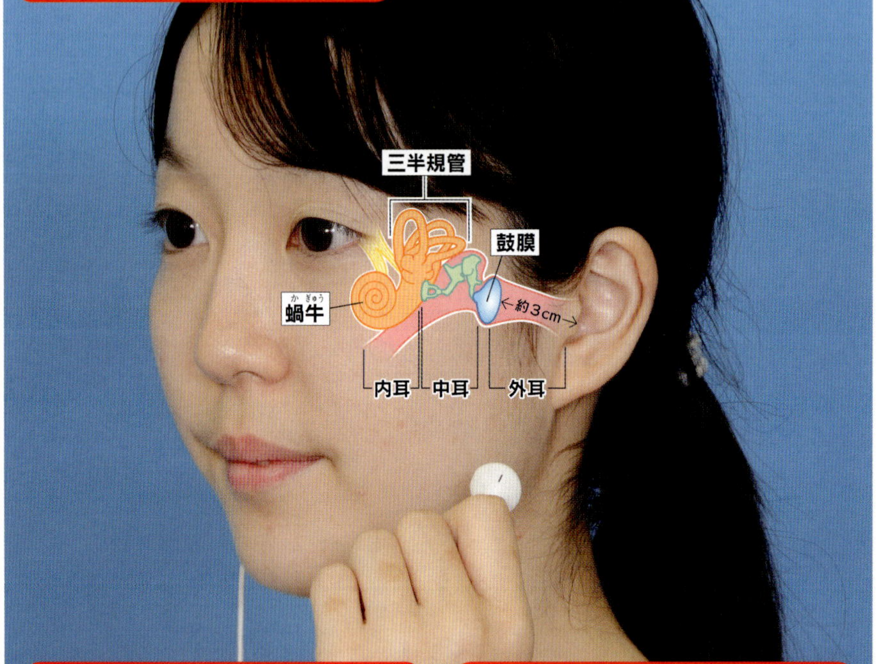

正常な有毛細胞

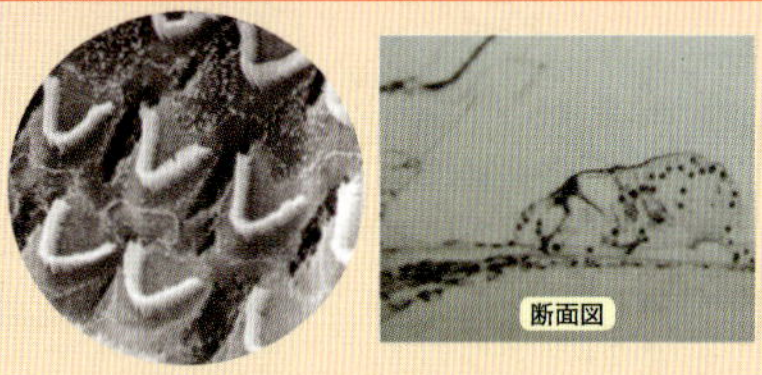

音を感じる有毛細胞は、蝸牛の入り口から奥まで並んでいて、その位置によって反応する音の周波数が異なります。

傷ついた有毛細胞

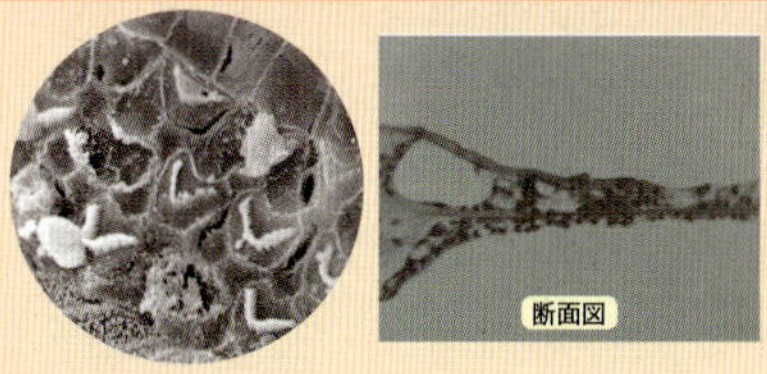

有毛細胞はとても傷つきやすく、一度損傷を受けると二度と元には戻らないといわれています。

気づかないうちに進行する難聴

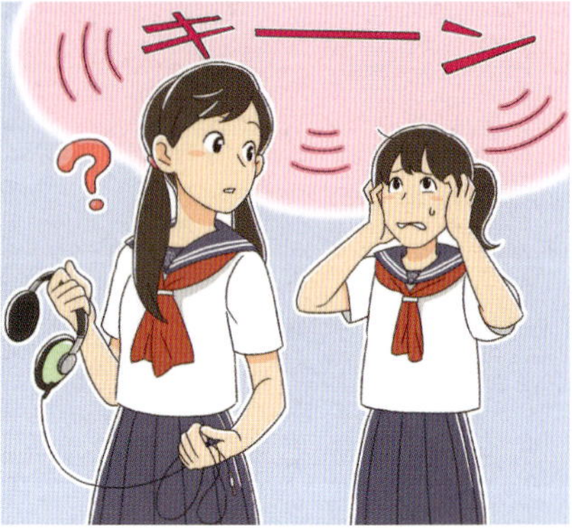

騒音性の難聴は、普段の会話では使用しない高音域から聞こえが悪くなるため、気づかないまま進行していることが多くあります。

騒音の許容レベル

騒音レベル	1日当たりの許容時間
航空機のエンジン音（130dB）	1秒未満
雷（125dB）	3秒
ポップ音楽コンサート（115dB）	28秒
ドライヤー（100dB）	15分
オートバイ（95dB）	47分
自動車（85dB）	8時間

dB（デシベル）＝音の大きさを表す単位

音が大きいほど、内耳への悪影響は大きくなり、この表にある許容時間以上聞き続けることで難聴になると考えられています。

ヘッドホンを利用する際の注意点

音量

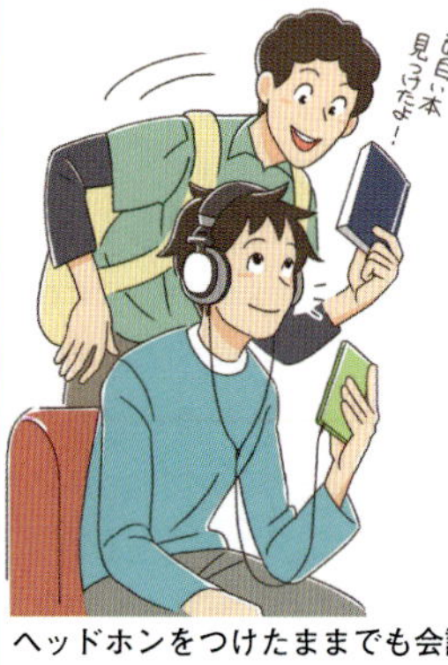

ヘッドホンをつけたままでも会話が聞こえる程度の音量にとどめる。

時間

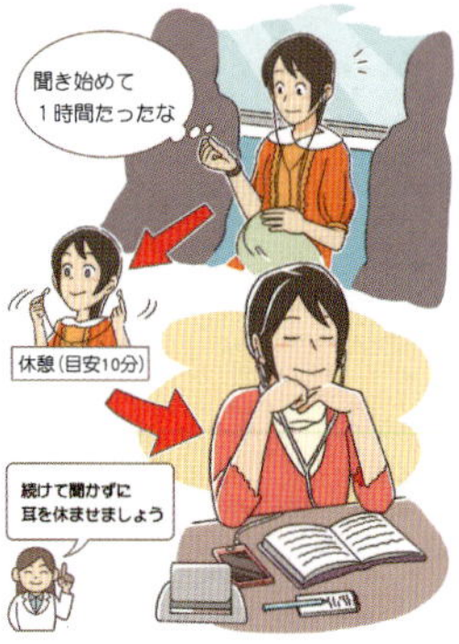

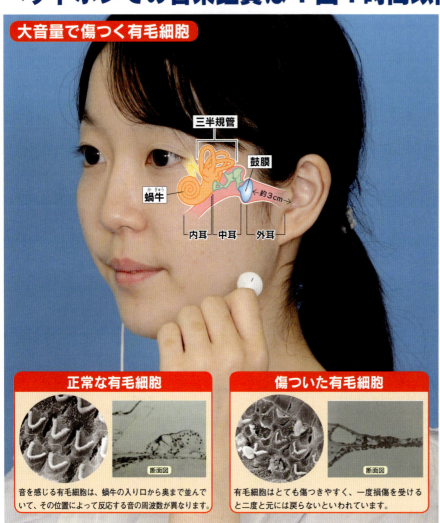

連続して1時間以上は聞かない。

※WHO（World Health Organization）の指針より

体調

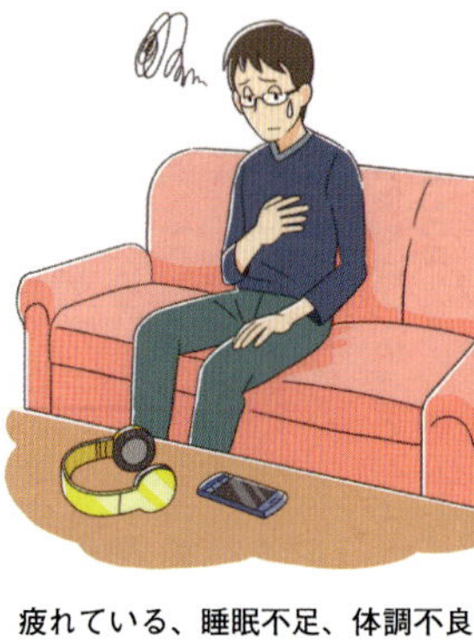

疲れている、睡眠不足、体調不良のときは使用を控えましょう。

内耳の蝸牛という器官には音を感じ取る有毛細胞があり、大音量がこれを傷つけると、二度と元には戻りません。

近年は、スマートフォンや携帯音楽機器の普及によって、ヘッドホンを長時間利用することで起こる、騒音性難聴が増加しており、これを「ヘッドホン難聴」といいます。

予防には、ヘッドホンでの音楽鑑賞は一回一時間以内に抑え、音量も周囲の会話が聞き取れる程度にとどめることが大切です。

指導　金沢医科大学 耳鼻咽喉科 教授　鈴鹿 有子 先生

少年写真新聞
Juniors' Visual Journal
http://www.schoolpress.co.jp/
株式会社 少年写真新聞社
〒102-8232 東京都千代田区九段南4-7-16市ヶ谷KTビルI
TEL 03（3264）2624　FAX 03（5276）7785

高校保健ニュース

No.573
2016年（平成28年）
10月8日号

平成7年9月12日第3種郵便物認可　2016年10月8日発行　第573号　旬刊　毎月3回（8・18・28日）発行　1か年定価17,640円　★定期刊行物は終わる期間を予定しない刊行物です。年度が替わりましても、購読中止のお申し出がない場合、引き続きニュースをご送付申し上げます。

494.75　脱臼　2416

繰り返しやすい肩関節脱臼

再発を防ぐためにも、初回の脱臼できちんと治療を受けましょう

反復性肩関節脱臼はなぜ起こるのか

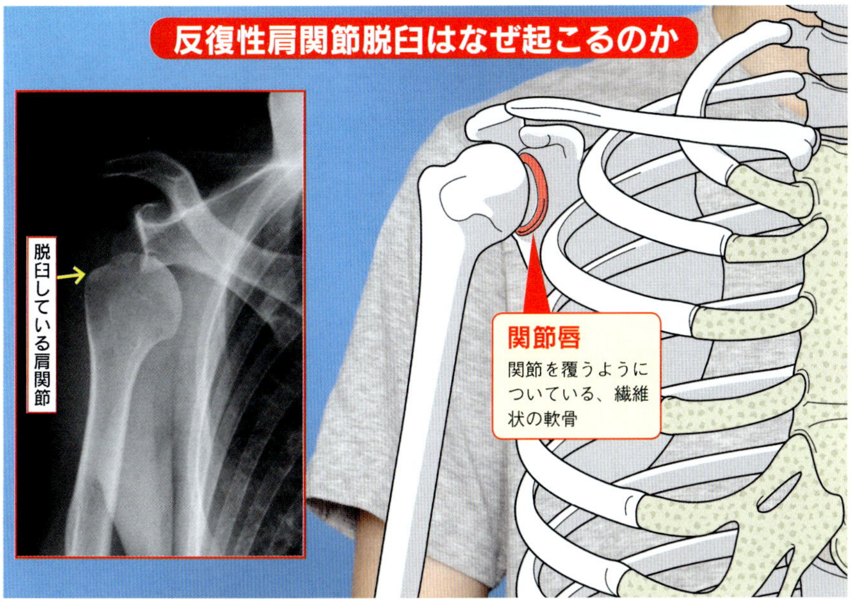

脱臼が起こった際に、関節を安定させている関節唇という軟骨が傷つき、骨が外れやすくなります。

脱臼を繰り返している肩関節

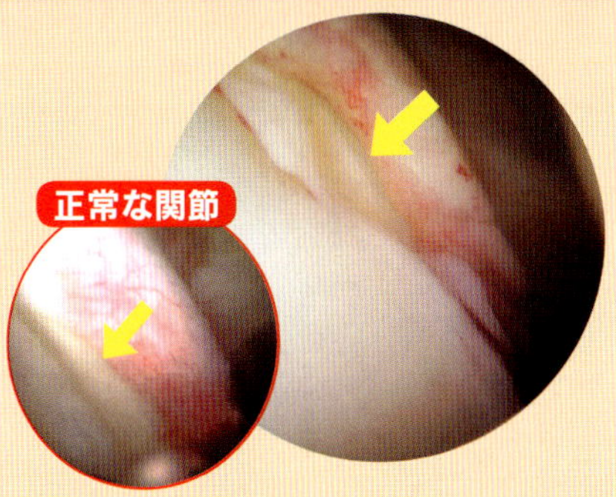

関節を安定させる関節唇が剥がれてしまっています。

肩関節脱臼を起こしやすいスポーツ

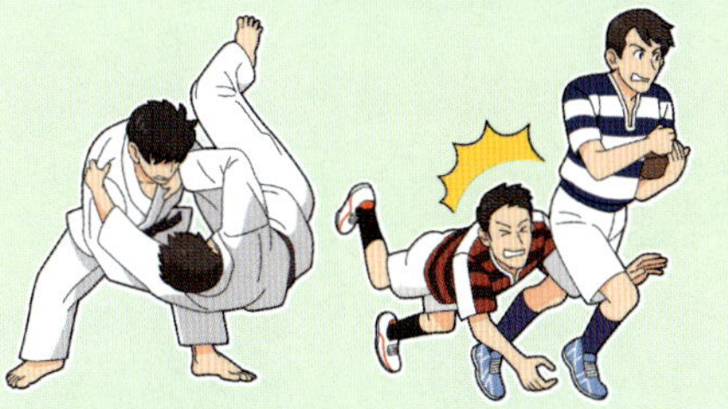

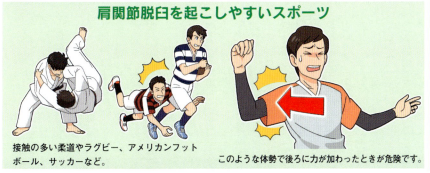

接触の多い柔道やラグビー、アメリカンフットボール、サッカーなど。

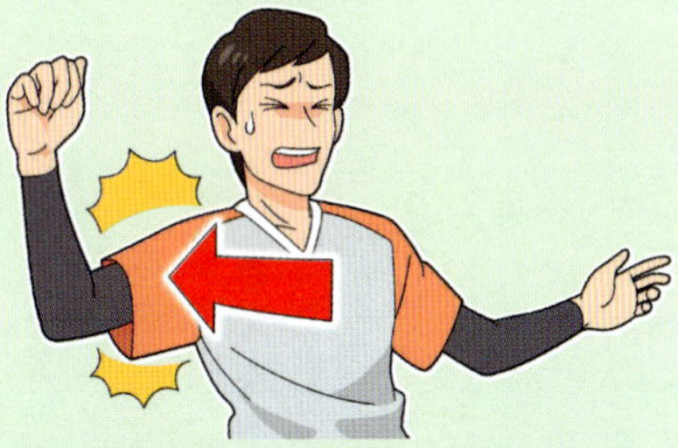

このような体勢で後ろに力が加わったときが危険です。

もしも肩を脱臼してしまったら

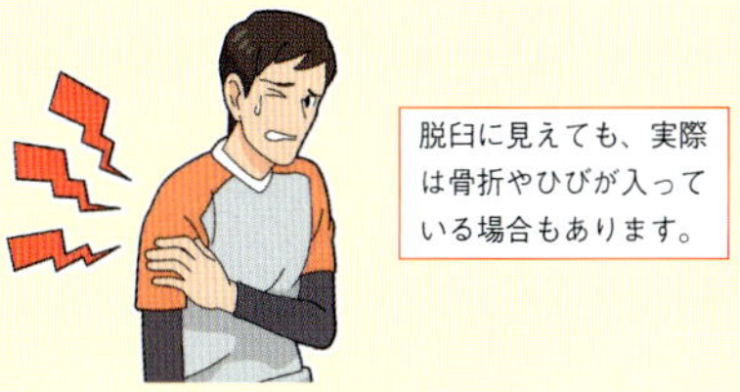

できるだけ早く整形外科を受診して、処置を受けることが大切です。

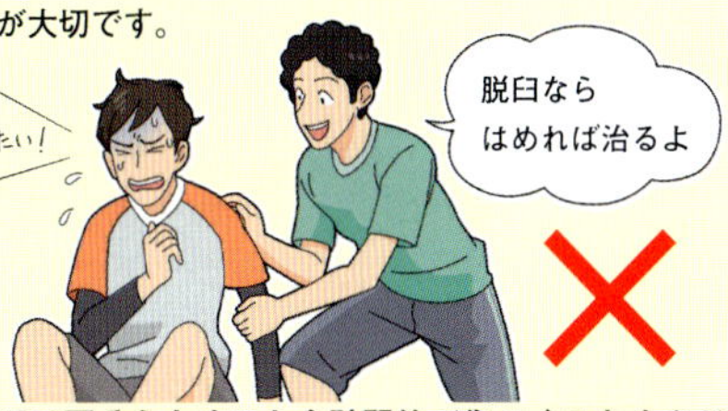

無理に戻そうとすると余計関節が傷つくこともあります。

運動前に行う肩のストレッチ

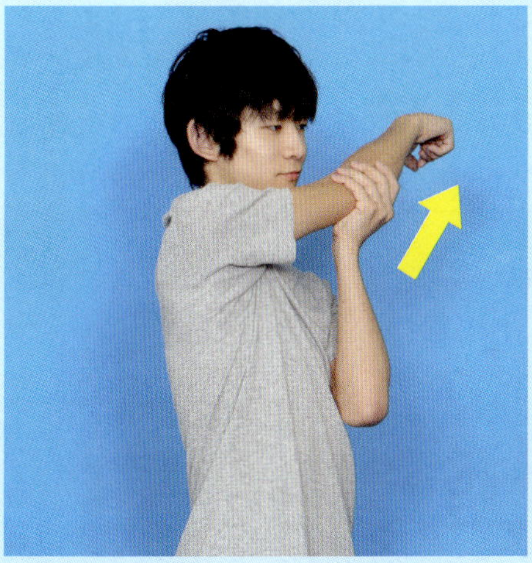

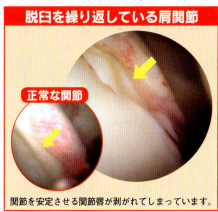

伸ばす方の肘を反対側の手で持ち、上斜め45度に引っ張り上げます。

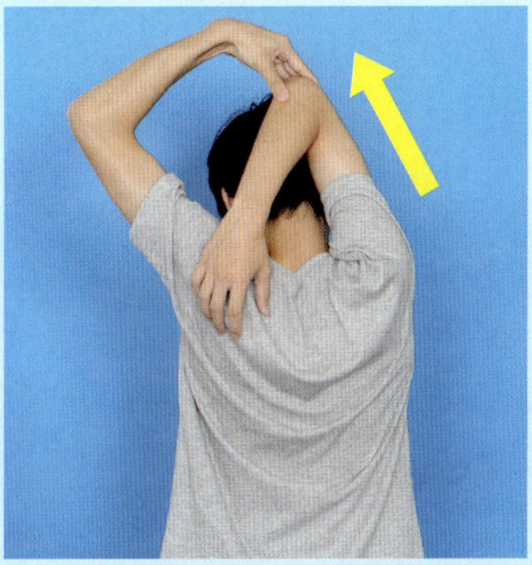

伸ばす方の肘を反対側の手でつかんで引っ張ります。

肩関節の脱臼が起こると、関節を安定させる繊維状の軟骨が剥がれ、脱臼を繰り返しやすくなります。

これを反復性肩関節脱臼といい、反復を予防するためには、初めて肩関節を脱臼したときに適切な治療を受けることが大切です。

また、ラグビーや柔道などの接触プレーが多いスポーツは脱臼を起こしやすいので、運動前にストレッチなどを行うようにしましょう。

指導　東京女子医科大学東医療センター整形外科 准教授　神戸 克明 先生

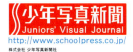

少年写真新聞
Juniors' Visual Journal
2016年10月8日発行
第573号付録
©少年写真新聞社 2016年

高校保健ニュース

★定期刊行物は終わる期間を予定しない刊行物です。年度が替わりましても、購読中止のお申し出のない限り、引き続きニュースをご送付申し上げます。
★著作権法により、本紙の無断複写・転載は禁じられています。
株式会社 少年写真新聞社 〒102-8232 東京都千代田区九段南4-7-16 市ヶ谷KTビルⅠ
http://www.schoolpress.co.jp/

繰り返しやすい 肩関節脱臼

東京女子医科大学 東医療センター 整形外科
准教授 神戸 克明

外傷性の肩関節の脱臼は、ラグビーや柔道、バスケットボールなどのコンタクトスポーツで多く起こり、その他にも野球のスライディングや投球、スノーボードでの転倒で起こることもあります。

肩関節脱臼のほとんどは、腕が後ろにねじれたり強い外力が加わったりすることで起こる前方脱臼です。例えば、肘を曲げてつり革につかまっているような体勢で肘を後方に押されると、脱臼を起こしやすく危険です。

そして外傷性の肩関節脱臼をきっかけに脱臼が起こりやすくなることを「反復性肩関節脱臼」といいます。

なぜ繰り返すのか

肩関節は接合部分が球状をしている球関節です。可動範囲は広いですが、接触面が小さいため、安定性に欠けるという特徴があります。これを前後や上下にずれないように支えているのが肩関節の受け皿となる部分を覆っている、関節唇という繊維状の軟骨です。

肩関節を脱臼すると、ほぼ確実に関節唇が損傷を受けます。関節唇が損傷を受けると肩関節の安定性が低下し、肩関節脱臼を繰り返す「反復性肩関節脱臼」が起こるようになります。

特に若いうちは反復しやすいという特徴があり、初回の外傷性脱臼が20歳以下で起こった場合、約９割が繰り返すといわれています。

予防するには

最初の外傷性肩関節脱臼が起きた際の対応が肝心です。

できるだけ早く（数時間以内）病院へ行って治療を受けましょう。長時間放置すると、外れた関節によって圧迫された神経が麻痺《まひ》し、腋下《えきか》神経麻痺などを起こす危険があります。

また、自分や周囲の人が関節をはめるなどということは絶対にやめてください。一見脱臼に見えても、骨折していたり、ひびが入っていたりする場合があります。中の状態がどうなっているかは病院で診察を受けてみないとわかりません。無理矢理関節をはめようとして、骨がさらに損傷を受けるというケースもあるため、必ず病院を受診してください。

また、運動前にストレッチを行うことや、脇を締める内旋筋を鍛えることも予防になります。コンタクトスポーツを行う生徒には、転倒しそうな時には脇をしめる癖をつけるように指導することも予防になるでしょう。

最後に

既に脱臼を繰り返している場合、どういうときに外れやすいかを自分で把握し、脱臼を起こさないように注意しましょう。脱臼の回数を増すごとに軽微な衝撃でも脱臼を起こしやすくなってしまいます。

もしも肩関節に痛みがある場合、外れそうという不安感があるときは、肩の専門家がいる病院を受診するとよいでしょう。傷口も小さくて済む内視鏡による治療もあります。

少年写真新聞
Juniors' Visual Journal
2016年11月8日発行
第576号付録
©少年写真新聞社 2016年

高校保健ニュース

★定期刊行物は終わる期間を予定しない刊行物です。年度が替わりましても、購読中止のお申し出のない限り、引き続きニュースをご送付申し上げます。
★著作権法により、本紙の無断複写・転載は禁じられています。
株式会社 少年写真新聞社 〒102-8232 東京都千代田区九段南4-7-16 市ヶ谷KTビルⅠ
http://www.schoolpress.co.jp/

知っておこう！ 医薬品の副作用のこと

名城大学 薬学部 医薬品情報学研究室
教授 後藤 伸之

副作用とは何か

医薬品は、両刃の剣に例えられるように、その本質として主作用と副作用を併せ持っています。副作用とは、その薬が持つ作用のうち、本来目的としている作用以外のものをいいます。逆に副作用を利用して、治療にする場合もあります。例えば、花粉症治療薬により眠くなった経験は多くの方がお持ちでしょう。この場合の「眠気」は副作用です。しかし、睡眠薬としてこの成分を服用してよく眠れた場合の「眠気」は副作用ではなく、主作用の「効きめ」になります。

医薬品が必要な場所にだけ効くことが理想ですが、体に吸収された医薬品は血液に乗って全身を回るため、必要のないところにも働きかけて、結果として思わぬ副作用が起きることがあります。また、糖尿病治療薬の効果が強すぎて低血糖を起こすように、予想したよりも強く作用して起こる副作用もあります。副作用は、必ず起きるというものではなく、また医薬品を正しく使用した場合であっても現れることがあります。しかし、医薬品を間違った使い方や指示された通りに使用しなければ副作用は起こりやすくなります。

副作用を起こしやすいケース

医薬品は通常、体内に吸収、分布した後、肝臓で分解（代謝）され、腎臓を経由して排泄《はいせつ》されます。肝臓や腎臓の機能が低下している方やお年寄りの方の場合、医薬品の代謝や排泄が遅れて、医薬品が体内にとどまりやすくなるため、薬が効きすぎの状態になって副作用が起こりやすくなります。また、特異体質の方やアレルギー体質の方も副作用を起こしやすいといえます。この場合は家族にも同じ体質の人がいるかどうかも重要な情報になります。

さらに、何種類もの医薬品を服用している方も、飲み合わせなどで副作用が見られることがあります。

副作用を防ぐには

副作用には、軽い症状から生死にかかわるものまで、さまざまな症状があります。

緊急を要する重い副作用でも、その前兆として軽い症状（副作用の初期症状）が現れることが多いです。今号の掲示用写真ニュースでは、医薬品の重篤な副作用であるスティーブンス・ジョンソン症候群の例を示し、解説しました。ほかにも、肺の中の肺胞の壁やその周辺に炎症が起こる間質性肺炎では、血液に酸素が取り込めず呼吸が苦しくなり、初期症状として、階段を登ったり少し無理をしたりすると「息切れがする･息苦しくなる」、「空咳《からぜき》(たんの伴わない乾いたせき)が出る」、「発熱する」などがみられます（ただし、発熱はみられない場合もある）。間質性肺炎は、対応が遅れて進行すると治療薬が効きにくく難治化するために死亡率が高くなりますから、これらの症状が急に現れたり、継続したりすることがあれば、医師、薬剤師に連絡して対応しましょう。この初期症状は、「重篤副作用疾患別対応マニュアル※」に記されているのでご活用ください。

医薬品を正しく使用したにもかかわらず副作用によって健康被害が現れた場合には、「医薬品副作用被害救済制度」という被害者を救済する制度があります。医薬品を使用した生徒が、いつもと異なる症状や体の不調を訴えた場合、医師や薬剤師への相談をすすめましょう。

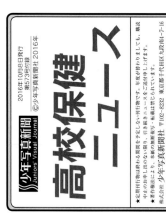

※厚生労働省 http://www.mhlw.go.jp/stf/seisakunitsuite/bunya/kenkou_iryou/iyakuhin/topics/tp061122-1.html

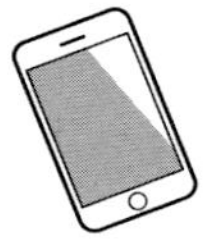

2016年度 年間連載「スマホ・SNSの現在」

第5回　画像系SNSの特徴

【千葉大学教育学部　教授・副学部長　藤川 大祐】

スマートフォンが普及し、スマートフォンで撮影した画像を少しおしゃれに加工して共有する画像系のSNSが人気を集めています。今回は、この画像系のSNSを、Instagramというサービスを中心に取り上げます。

Q. 1　画像系SNSとはどういうものですか？

TwitterやFacebookなどでも、スマートフォン等で写真を撮影して共有することができます。しかし、中には写真の共有を中心にしたサービスで人気を集めているものもあります。これが、画像系SNSです。

画像系SNSの代表は、Instagram（インスタグラム）です。Instagramは、2010年に公開されたアプリで、写真を撮影し、画像を加工し、共有する機能をもっています。Instagramによる画像加工機能は「フィルター」と呼ばれ、色合いを変えたり背景をぼかしたりすることができます。このフィルターによって、写真がおしゃれな雰囲気になるのです。なお、Instagramは2012年にFacebook社に買収されており、現在は同社のサービスとなっています。

SNSとしての機能は基本的にTwitterと同様で、利用者は、知り合いや有名人をフォローし、フォローした人の投稿を見ることができます。投稿は、写真が中心で、文字による説明もつけられます。写真だけではなく短い動画を投稿することも可能です。ほかの人の投稿にコメントをつけたり「いいね」をつけたりする機能もあります。ハッシュタグ（#をつけた文字列）を使った検索にも対応しています。

ただし、Instagramには、Twitterの「リツイート」やFacebookの「シェア」にあたる拡散の機能はありません。ほかの人の投稿を拡散できないので、自分でオリジナルの投稿をすることが促されます。

Instagramの一つの特徴は、基本的にスマートフォンで利用しなければならないことです。パソコンでは閲覧はできるものの基本的に投稿はできません。パソコンからの投稿ができない上、サービス全体の雰囲気が写真中心となっていることから、長文の文章が投稿されることはほとんどありません。

Instagramの利用者は20代を中心とした世代の女性が多く、利用者の約3分の2は女性です。モデル兼女優の水原希子などの女性に人気の高い女性有名人が利用することもあって、女性の利用者が広がっています（https://dekiru.net/article/13896/ などを参照）。

同じ会社のサービスとなったFacebookは実名主義なので、実名を公表したくない人にはハードルが高かったり、気に入らない人から友達申請があったらどうするかなどを不安に思ったりする人もいるでしょう。一方、Instagramでは実名を公表せずIDでの利用となります。こうした特徴があるためか、女性を中心に、主に利用するSNSを、FacebookからInstagramへと移している人が多いようです（図1参照）。

なお、画像系SNSにはほかに、FlickrやPinterestといったサービスがありますが、その中でもInstagramは「自撮り」など、よりプライベートな写真が多く投稿される傾向にあります。

Q. 2　子どものInstagram利用で気をつけるべきことはありますか？

InstagramはFacebookと同様に、13歳未満の人がアカウントを作成することを認めていません。ですから、13歳未満の人が使ってはならないことは当然です。日本では中高生の利用が少しずつ増えてきた段階であり、まだ目立った問題は見えてきません。

しかしながら、Instagramは基本的に写真によって交流するものですので、以下の点に注意が必要です。

第一に、写真による情報の流出に注意が必要です。設定によっては写真に位置情報が載り、自宅住所等が特定される可能性があります。また、写真に写っている風景等から、学校や自宅の場所が推測される恐れもあります。写真は一般に情報量が多く、写り込んだ小さなものや写している角度からも、場所のヒントが読み取れます。ネットでの発信をしていると、恋愛関係がもつれたり誰かから恨みを買ったりする可能性がゼロではありません。そうした際に自宅住所等を知ることが可能になっていると危険ですので、不用意に情報を出さないようにする必要があります。

第二に、撮影行為や写真を公表する行為によって、他者に迷惑をかけないようにする必要があります。インパクトのある写真を撮ろうと思って撮影禁止の場所で撮影しようとしたり、公表した写真にほかの人が写り込んでしまっていたりすれば、当然迷惑となります。言葉であればうわさ話や冗談で済むことでも、写真の場合には写真自体が動かぬ証拠となって迷惑行為がはっきりした形で残ります。写真が拡散すれば、さらに迷惑が大きくなりますので、撮影する段階からマナーを守ることが必要です。

第三に、過剰な演出がストレスになりうるということがあります。Instagramにおしゃれな写真を載せないと友人たちに恥ずかしいという思いが働いて、無理をしておしゃれな場所に行って変わった料理を食べようとするなどということがありえます。少々背伸びしておしゃれをする程度ならむしろ刺激になってよいでしょうが、本当の自分とは全く異なる自分を演出し続けていると感じられるような場合には、ストレスが大きくなりすぎる恐れがあります。画像系に限りませんが、SNSの利用は楽しいと思える範囲で行うようにするとよいでしょう。

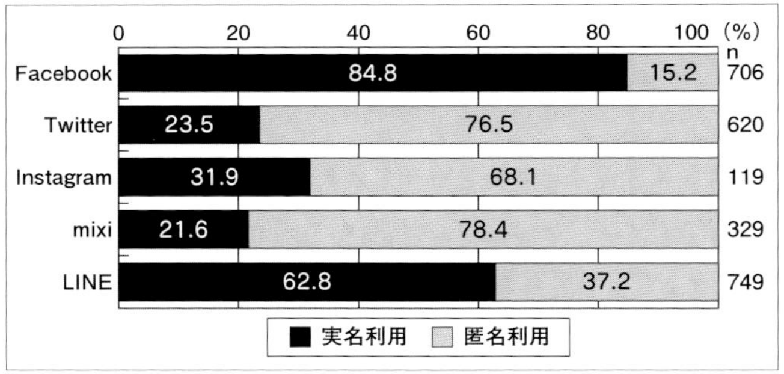
0
20
40
60
80
100 (%)
n
Facebook 84.8 15.2 706
Twitter 23.5 76.5 620
Instagram 31.9 68.1 119
mixi 21.6 78.4 329
LINE 62.8 37.2 749
■ 実名利用　□ 匿名利用

図1　SNSの実名利用率

（出典）総務省「社会課題解決のための新たなICTサービス・技術への人々の意識に関する調査研究」（平成27年）

Q. 3　フィルタリングに加入すると、Instagramは使えないのですか？

携帯電話各社が採用している標準的なフィルタリング・サービスでは、SNSはすべて「コミュニケーション」という分類に入っており、この分類では第三者機関であるEMA（モバイルコンテンツ審査・運用監視機構）が認定したサービス以外はフィルタリングでブロックされます。2016年7月現在InstagramはEMA認定を受けていないので、フィルタリングでブロックされることになります。ですから、保護者が子どもにInstagramを使わせたくない場合には、フィルタリングに加入すればよいこととなります。

他方、フィルタリングに加入していてもInstagramだけは使いたいという場合には、NTTドコモとauに限って言えば、「カスタマイズ」を行うことによってInstagramだけを使えるようにすることが可能です。手続きについては販売店等でご確認ください。ソフトバンクはカスタマイズ機能を提供しておらず、TwitterやFacebookを利用できる「ウェブ利用制限（弱）プラス」というフィルタリング・サービスでもInstagramは利用できませんので、フィルタリングに加入しつつInstagramだけを使うことはできません。

Instagramが事件につながることは現状ではあまりありませんが、Instagram利用のためにフィルタリングを外してしまうと、ほかのサービスで危険な目に遭う可能性が高くなるので、注意が必要です。

少年写真新聞
Juniors' Visual Journal
http://www.schoolpress.co.jp/
株式会社 少年写真新聞社
〒102-8232 東京都千代田区九段南4-7-16市ヶ谷KTビルⅠ
TEL 03(3264)2624 FAX 03(5276)7785

高校保健ニュース

No.576
2016年(平成28年)
11月8日号
499.1 医薬品 2416
平成7年9月12日第3種郵便物認可 2016年11月8日発行 第576号 旬刊 毎月3回(8・18・28日)発行 1か年定価17,640円 ★定期刊行物は終わる期間を予定しない刊行物です。年度が替わりましても、購読中止のお申し出がない場合、引き続きニュースをご送付申し上げます。

本来の使用目的と異なる薬の働き 副作用

副作用の中には生死に関わる重篤な症状もあります

市販で販売されているかぜ薬(一般用医薬品)の場合

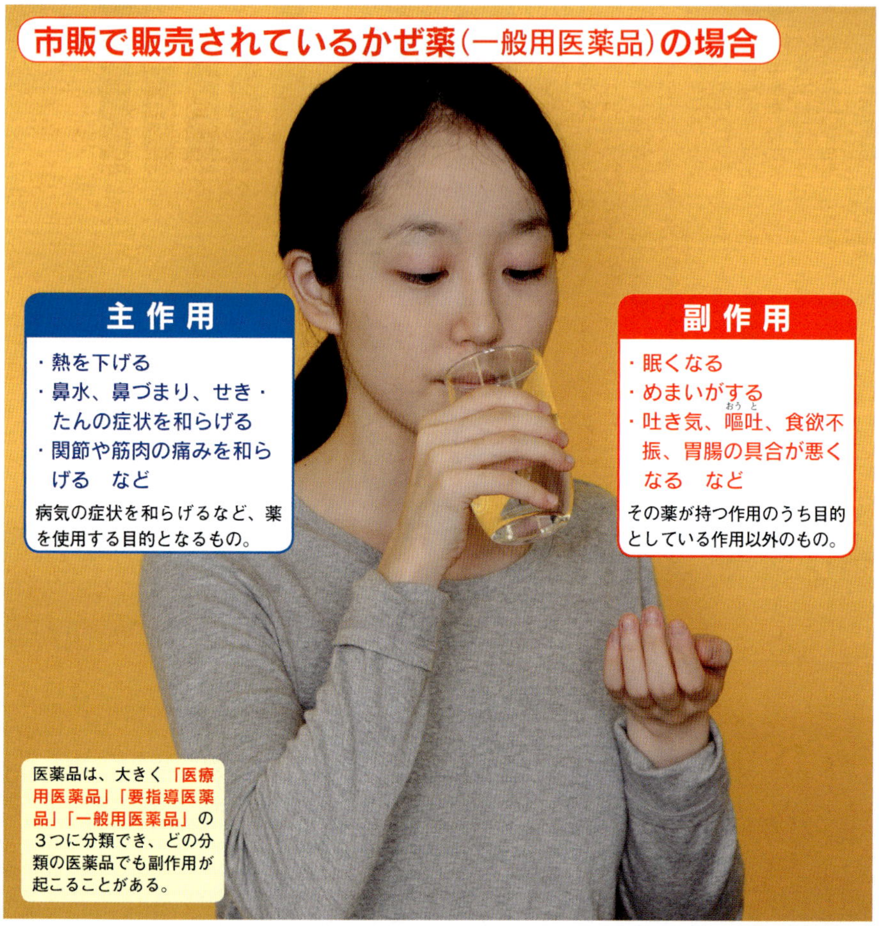

主作用

- 熱を下げる
- 鼻水、鼻づまり、せき・たんの症状を和らげる
- 関節や筋肉の痛みを和らげる　など

病気の症状を和らげるなど、薬を使用する目的となるもの。

副作用

- 眠くなる
- めまいがする
- 吐き気、嘔吐《おうと》、食欲不振、胃腸の具合が悪くなる　など

その薬が持つ作用のうち目的としている作用以外のもの。

医薬品は、大きく「医療用医薬品」「要指導医薬品」「一般用医薬品」の3つに分類でき、どの分類の医薬品でも副作用が起こることがある。

副作用の現れ方は体質や体調によって異なりますが、生死に関わる重篤な症状を引き起こす場合もあるため、様子がおかしいと感じたら、すぐに医師・薬剤師に相談しましょう。

副作用で起こる発疹「薬疹」

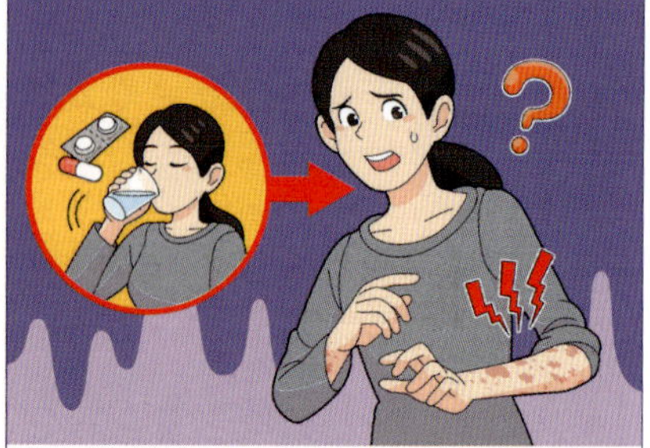

薬疹は重篤な症状の前兆として起こる場合もあります。もし薬の投与後に発疹が現れた場合は、ただちに医師・薬剤師に伝えましょう。

重篤な副作用の例

スティーブンス・ジョンソン症候群

(別名：皮膚粘膜眼症候群)

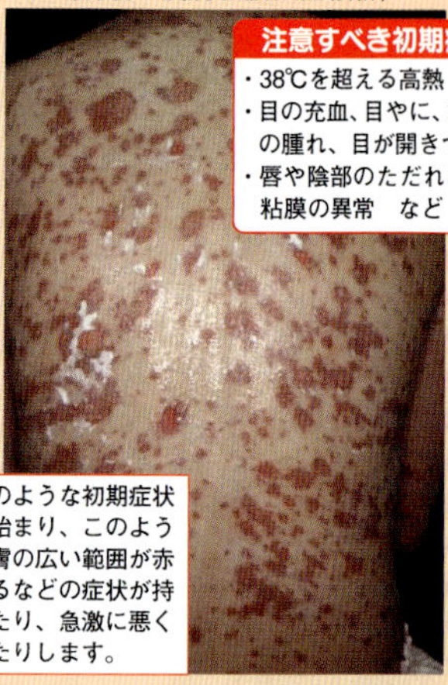

注意すべき初期症状

- 38℃を超える高熱
- 目の充血、目やに、まぶたの腫れ、目が開きづらい
- 唇や陰部のただれなどの粘膜の異常　など

写真提供　杏林大学 医学部附属病院 皮膚科 名誉教授　塩原 哲夫 先生

上記のような初期症状から始まり、このように皮膚の広い範囲が赤くなるなどの症状が持続したり、急激に悪くなったりします。

頻度は少ないですが、抗てんかん薬や市販のかぜ薬など、さまざまな薬が原因となって起こり、対応が遅れると後遺症が残る場合や多臓器不全による死亡例もあります。

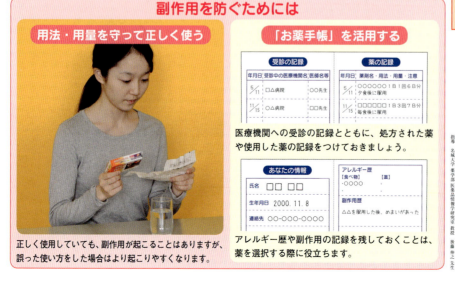

副作用を防ぐためには

用法・用量を守って正しく使う

正しく使用していても、副作用が起こることはありますが、誤った使い方をした場合はより起こりやすくなります。

「お薬手帳」を活用する

受診の記録

年月日	受診中の医療機関名	医師名等
5/11	□△病院	○○先生
11/15	○△病院	□□先生

薬の記録

年月日	薬剤名・用法・用量・注意
5/11	○○○○○○1日1回6日分 夕食後に服用
11/15	□□□□□□1日3回7日分 毎食後に服用

医療機関への受診の記録とともに、処方された薬や使用した薬の記録をつけておきましょう。

あなたの情報

氏名	□□ □□
生年月日	2000.11.8
連絡先	○○-○○○-○○○○

アレルギー歴	
【食べ物】	【薬】
・○○○○	・
	・
副作用歴	
△△を服用した後、めまいがあった	

アレルギー歴や副作用の記録を残しておくことは、薬を選択する際に役立ちます。

薬には、病気を治したり、症状を軽くしたりする「主作用」のほかに、本来の使用目的以外の「副作用」があります。

副作用により健康被害を受けることもあるので、副作用を避けるためにも用法・用量を守り、様子がおかしいと感じたら、すぐに医師・薬剤師に相談しましょう。

服用した薬は、副作用を防ぐためにも「お薬手帳」に記録し、薬を処方してもらう際や、購入する際に役立てましょう。

指導　名城大学 薬学部 医薬品情報学研究室 教授　後藤 伸之 先生

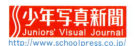

少年写真新聞
Juniors' Visual Journal
http://www.schoolpress.co.jp/
株式会社 少年写真新聞社
〒102-8232 東京都千代田区九段南4-7-16市ヶ谷KTビルⅠ
TEL 03（3264）2624　FAX 03（5276）7785

高校保健ニュース

No.579
2016年（平成28年）
12月8日号

平成7年9月12日第3種郵便物認可　2016年12月8日発行　第579号　旬刊　毎月3回（8・18・28日）発行　1か年定価17,640円　★定期刊行物は終わる期間を予定しない刊行物です。年度が替わりましても、購読中止のお申し出がない場合、引き続きニュースをご送付申し上げます。

493.46 消化器疾患：腸 2416

ストレスによって起こる過敏性腸症候群

腸自体の病気ではなく、脳の働きによって起こります

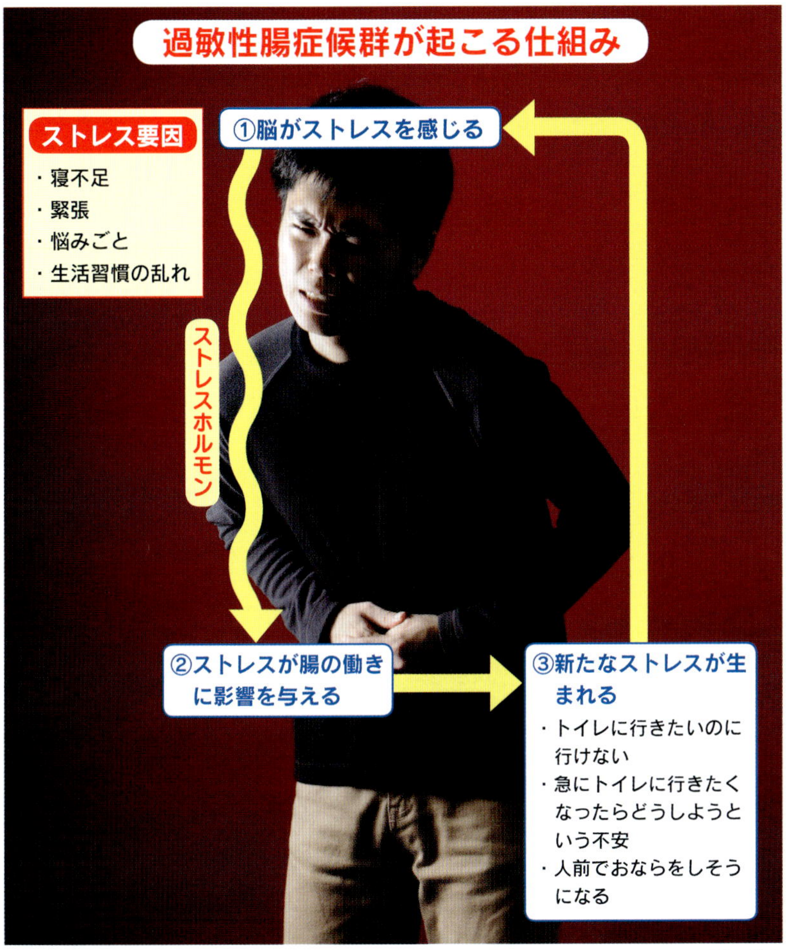
過敏性腸症候群が起こる仕組み
ストレス要因
・寝不足
・緊張
・悩みごと
・生活習慣の乱れ
①脳がストレスを感じる
ストレスホルモン
②ストレスが腸の働きに影響を与える
③新たなストレスが生まれる
・トイレに行きたいのに行けない
・急にトイレに行きたくなったらどうしようという不安
・人前でおならをしそうになる

過敏性腸症候群は、ストレスを受けることで脳下垂体から放出されるストレスホルモンが腸の働きを乱すために起こると考えられています。

過敏性腸症候群の症状

下痢型

・急に便意が起こる　・軟らかい便や水のような便が出る
・激しい腹痛

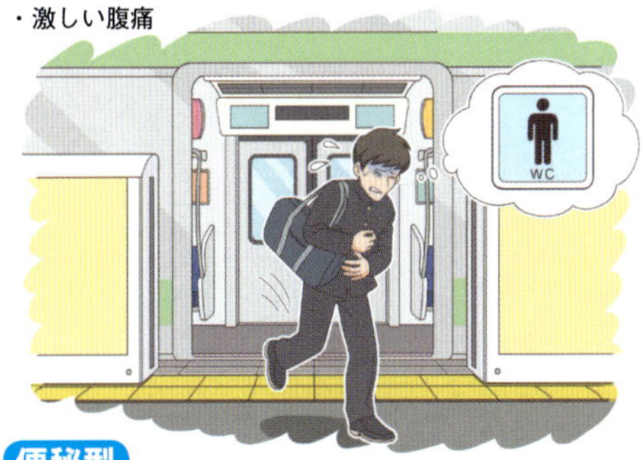
WC

便秘型

・便の回数が減る　・硬い便やコロコロした便が出る
・便意はあるのに、満足な排便ができない

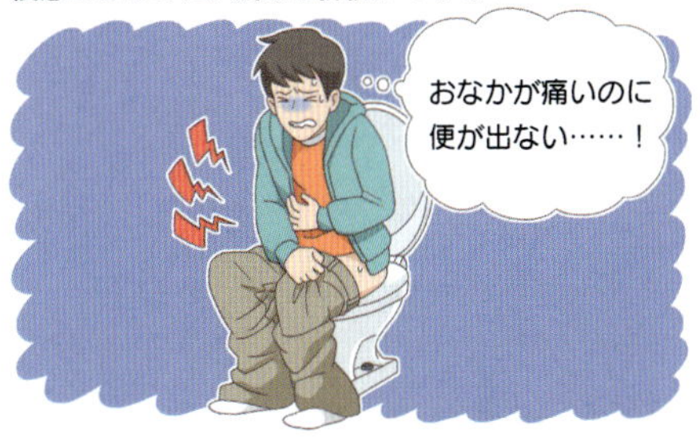
おなかが痛いのに
便が出ない……！

上記の２種以外にも、下痢型・便秘型を交互に繰り返す交代型で症状が現れる場合もあります。

過敏性腸症候群は、脳がストレスを感じることで腸が過敏になって、下痢や便秘などの症状を引き起こす病気です。

腸自体に病気があるわけではありませんが、トイレに行く回数が頻繁になったり、腹痛があったり、生活に不自由を感じることが多く、それが新たなストレスにつながります。

症状が似ている重大な腸の病気もあるため、思い当たる症状があれば病院で診察を受け、症状に合った治療を受けることが大切です。

指導　池袋藤久ビルクリニック 所長　高橋 秀理 先生

過敏性腸症候群を予防するには

腸に負担をかける食事を避ける

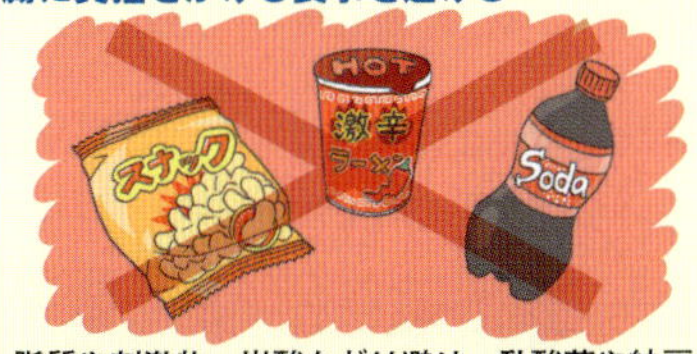
HOT
激辛
Soda

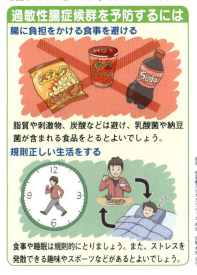

脂質や刺激物、炭酸などは避け、乳酸菌や納豆菌が含まれる食品をとるとよいでしょう。

規則正しい生活をする

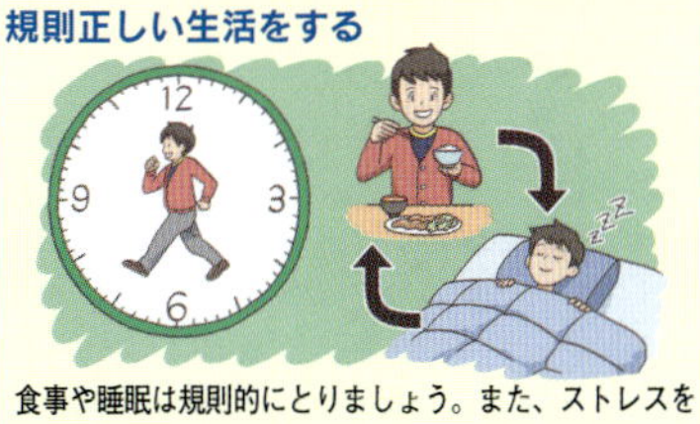
12
9
3
6

食事や睡眠は規則的にとりましょう。また、ストレスを発散できる趣味やスポーツなどがあるとよいでしょう。

過敏性腸症候群と症状の似ている病気

クローン病

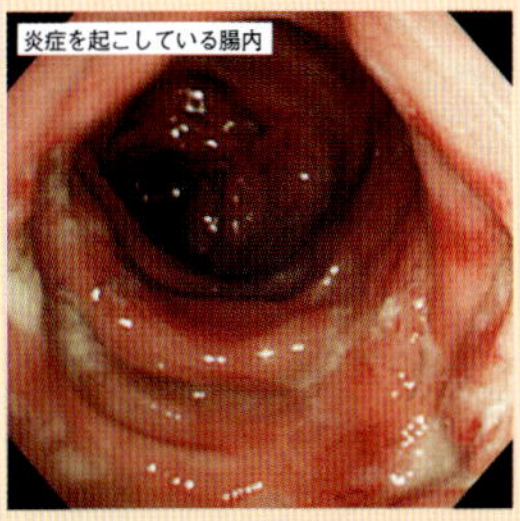
炎症を起こしている腸内

若年層で発病することが多い、腸だけではなく消化管のすべての粘膜に炎症やびらんや潰瘍ができる可能性がある病気です。原因は解明されていません。

主な症状
腹痛、下痢、血便

潰瘍性大腸炎

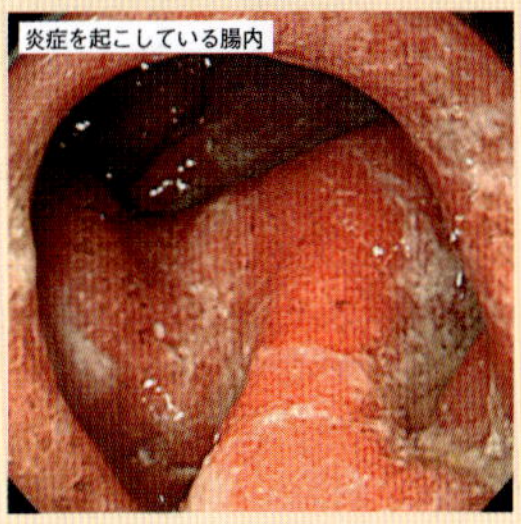
炎症を起こしている腸内

若年層で発病することが多い、腸管に炎症や潰瘍を引き起こす病気です。原因は解明されていません。

主な症状
粘血便、下痢、腹痛

症状は似ていても治療法が異なるため、下痢や便秘が続く際は必ず病院で診察を受けましょう。

少年写真新聞
Juniors' Visual Journal
2016年12月8日発行
第579号付録
©少年写真新聞社 2016年

高校保健ニュース

★定期刊行物は終わる期間を予定しない刊行物です。年度が替わりましても、購読中止のお申し出のない限り、引き続きニュースをご送付申し上げます。
★著作権法により、本紙の無断複写・転載は禁じられています。
株式会社 少年写真新聞社 〒102-8232 東京都千代田区九段南4-7-16 市ヶ谷KTビルⅠ
http://www.schoolpress.co.jp/

過敏性腸症候群（IBS※）

池袋藤久ビルクリニック 所長　高橋 秀理

IBSの本質は脳腸相関

腸は「第2の脳」と呼ばれるほど、脳と深く関係しています。

人体は精神的ストレスに対して、脳下垂体から副腎皮質刺激ホルモン放出因子を放出して身を守りますが、これは同時に結腸運動を亢進《こうしん》し、腹痛や便通異常を惹起《じゃっき》します。また腸内フローラ（腸内細菌叢《そう》）の乱れや腸内フローラから生み出される短鎖脂肪酸の刺激が内臓知覚として脳へ伝わりますが、このとき腸壁内の神経伝達物質であるセロトニンが便通に関与します。さらにセロトニンは、脳内ではメンタルに関与しています。つまり脳で感じたストレスが腸へ向かって伝達され、腸が病んだ情報がまた脳へのストレスになるという悪循環が、過敏性腸症候群（IBS）です。

症状には個人差が大きい

IBSでは消化管運動異常・消化管知覚過敏・心理的異常が基本で、腹痛・腹部不快感・便通異常が主な症状ですが、そのほかにも不安感・放屁・疲労感・抑うつなどの多彩な症状が現れます。

腹痛に関しては、食事により誘発され、排便で一時的に軽快することが多く、睡眠中には出現しません。便通異常には、下痢型・便秘型・交代型に大きく分けられてはいますが、腹部膨満や放屁が中心で紛らわしい場合や、途中からタイプが変わる場合もあります。ただし、全身状態の悪化はないため、もしも血便・体重減少・貧血などがあれば、ほかの疾患を考慮します。

診断にはゆっくり話を聞くことが重要

腹痛を伴う下痢を繰り返す・排便後に一時的軽快・頻回便意はあるが粘液便ぐらいで残便感が強い・症状は午前中が中心で夕方に軽快・休日には症状が軽減・トイレに行けない環境のときには症状が悪化するなど、特徴的な症状を聞くだけでIBSはおおよその診断が可能です。

中学生の6％・高校生の14％に認められるありふれた疾患ですが、症状の似ている慢性腸疾患（潰瘍性大腸炎・クローン病）との鑑別が重要です。

若年者の治療は生活指導が基本

IBSは命に関わることもないが、完全に治ることもなく、経過が長くかかる疾患です。患者にはそのことを理解してもらい、病気と上手に付き合うことを治療の目標とします。

治療には薬物療法・生活療法・心身医学的アプローチがあります。まずは規則正しい生活リズムと運動です。起床時間と朝食時間を守ることは体内時計の確立に有効です。ウォーキングなどで同じリズムで無心になって体を動かすと、自律神経が優位に働き、胃腸の動きが整います。

食事に関しては、食物繊維と腸内細菌を整える発酵食品・乳酸菌が望まれます。水様性食物繊維は便秘型・下痢型ともに有用ですが、不溶性食物繊維は腸管刺激が強いので、下痢型では増悪する場合があります。薬剤は下痢に対してセロトニン受容体拮抗薬《きっこうやく》、便秘には下剤、腹痛には鎮痙剤《ちんけいざい》と、対症的に使用しますが、高校生に対しては積極的にはお勧めしません。

まとめ～上手に付き合うには～

授業中に毎回トイレに行く許可をとるのは、精神的に負担が大きいので、「両手を上げれば保健室に自由に行ってもよい」というルールを担任が考案したところ、安心感のためトイレに行く必要がなくなった児童・生徒の話を聞きました。ゆがんだ脳腸相関を整えるのは、周囲を巻き込んだ人間力なのです。

※Irritable bowel syndrome

少年写真新聞
Juniors' Visual Journal
2017年1月8日発行
第581号付録
©少年写真新聞社 2017年

高校保健ニュース

★定期刊行物は終わる期間を予定しない刊行物です。年度が替わりましても、購読中止のお申し出のない限り、引き続きニュースをご送付申し上げます。
★著作権法により、本紙の無断複写・転載は禁じられています。
株式会社 少年写真新聞社 〒102-8232 東京都千代田区九段南4-7-16 市ヶ谷KTビルⅠ
http://www.schoolpress.co.jp/

予想以上に深い熱傷となることが多い低温熱傷

日本大学医学部　形成外科
准教授　副島 一孝

低温熱傷（低温やけど）とは、英語でmoderate temperature burnというように短時間の接触では問題とならない44℃～50℃程度の中等度の温度の熱源に長時間接触することで生じる熱傷です。動物実験による報告では、44℃の熱源に6時間接触すると皮膚の壊死《えし》が生じるとされます。低温熱傷の原因熱源としては冬季の暖房器具によるものが多く、湯たんぽ、電気あんか、温風ヒーターなどによるものは下腿《かたい》の受傷例が多くみられますが、電気カーペットや床暖房の上で寝てしまうことによる大転子部や仙骨部、後頭部、顔面などの受傷例もみられることがあります。また、使い捨てカイロを皮膚に直接当てて使用することで受傷することもあります。

低温熱傷の特徴は、受傷初期には軽症に見えても、時間経過とともに予想以上の深い熱傷であることが明らかとなることが多いという点です。初期には発赤程度であっても、実は深達性II度熱傷やIII度熱傷（掲示用写真ニュース参照）であることもめずらしくありません。II度熱傷であっても、通常の熱傷のような水疱《すいほう》を形成せず、外見上の所見だけでは正確な熱傷の深さを診断することが難しいことが少なくないのです。診断には問診が重要であり、湯たんぽや電気カーペットなどの暖房器具での受傷であることが聴取できれば容易です。しかし、患者自身が低温熱傷と自覚していないことも多く、原因不明の潰瘍として治療を受けていることもあるので注意を要します。

なぜ低温熱傷は深い熱傷となりやすいのか

低温熱傷は心地よいと感じる程度の熱源に長時間接触して受傷するので、熱さや痛みを感じにくく、皮膚の深い部分、時には脂肪層まで組織が損傷してしまいます。電気あんかや湯たんぽなどを寝具の足元に入れて就眠し、熟睡してしまって痛みを感じないまま受傷することもあります。特にサーモスタット（温度の調節装置）が付いていない湯たんぽは注意が必要です。

また、熱源への圧迫が加わると低温熱傷を生じやすくなるとされます。圧迫により局所の血管の循環障害が生じると、血流による熱希釈機能、熱放散機能が低下して、熱が局所に蓄積して深部の組織が損傷してしまいます。電気カーペットの上で熟睡してしまうと、仰向けでは仙骨部や後頭部、横向きでは大転子部や顔面などの圧迫されやすい部分に低温熱傷を生じます。また、糖尿病患者では糖尿病性末梢《まっしょう》神経障害により局所の知覚が鈍麻しているので、重傷の低温熱傷を受傷しやすいとされます。飲酒や睡眠導入薬服用後に暖房器具に接して就眠することも危険です。

最後に

高校生が低温熱傷を受傷する機会としては、冬季に深夜まで勉強していて、そのままこたつの中や電気カーペットの上で寝入ってしまった場合、湯たんぽや電気あんかを寝具の中に入れて入眠した場合、使い捨てカイロなどを皮膚に長時間接触させていた場合などが想定されます。その場合、初期にはたいしたことはないと自己判断して放置してしまうことがあります。低温熱傷に関する知識を教育することで、熱源を皮膚に長時間接触させないように注意を喚起し、もしも低温熱傷を受傷した場合には、自己判断せずに医療機関を受診するように啓蒙《けいもう》することが大切です。

2016年度 年間連載「スマホ・SNSの現在」

第6回 ゲームアプリ「ポケモンGO」について知っておきたいこと

【千葉大学教育学部　教授・副学部長　藤川 大祐】

7月に公開されたスマートフォン（以下、「スマホ」）用アプリ「ポケモンGO」。公開当初の熱気は落ち着いてきた感がありますが、ポケモンが多く出るらしき公園に人が集まったり、ポケモンGOで遊んでいた人が事故や事件に遭ったり、深夜徘徊による補導の増加など、さまざまな現象が起きています。今回は、このポケモンGOを取り上げます。

Q.１　ポケモンGOはなぜこれほど話題になったのですか？

ポケモンGOは、米グーグル社から独立したナイアンティック社と、任天堂などが出資している株式会社ポケモンとが、共同で開発したスマホ用ゲームです。ナイアンティック社は2013年に「イングレス」というゲームを公開しており、このイングレスの仕組みがポケモンGOでも使われています。

イングレスやポケモンGOは、「位置情報ゲーム」と呼ばれGPS（全地球測位システム）によってスマホ端末の位置を特定し、AR（拡張現実）によってその場の風景とゲーム世界とを重ね合わせた表現をしています。ポケモンGOは、世界中のさまざまな場所に行き、その場に隠れている（ことになっている）ポケモンをつかまえてコレクションし、自分がもっているポケモンを鍛え、「ジム」と呼ばれる場所でほかのポケモンと闘わせるなどして遊ぶゲームです。

ポケットモンスター（以下ポケモン）は、1996年にシリーズ最初のゲームソフトが発売されてから現在まで、世界中で人気のある作品で、アニメーションにもなっています。ポケモンには、収集、分類、闘い、冒険といった子どもにとって魅力的な要素が多く含まれている上に、対戦をしてもポケモンや人が死ぬことはありません。その意味では、安心感があるすぐれた子ども向け作品であるといえます。このポケモンという作品が、実際にさまざまな場所を歩き回って遊べる位置情報ゲームとなり、しかも（一定年齢以上であれば）多くの人が持っているスマホで遊べるゲームとなったことから、大人気となりました。

ほかの多くのゲームとは異なり、ポケモンGOは、歩いて出かけなければ楽しむことができません。しかもかなり多くの人が遊んでいるので、ポケモンGOについて話をしたり、家族や友人と一緒にポケモンGOをしに出かけたりといったことにもつながります。また、ゲームに必要なアイテムをもらえる「ポケストップ」には、現実世界の特徴ある建造物やオブジェが指定されていることが多く、ポケストップを探して歩くことで地域を再発見することもできます。こうしたことから、ポケモンGOで遊ぶことは、運動不足解消やストレス解消にも有効と考えられます。

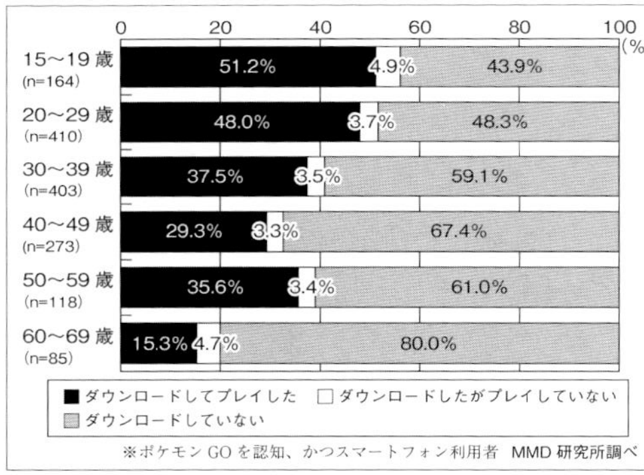

図１　ポケモンGOのプレイ率（年代別）

出典　https://mmdlabo.jp/investigation/detail_1589.html

このように、ポケモンという作品の魅力と、外出を楽しくする位置情報ゲームという仕組みとが組み合わさったことで、ポケモンGOは、ほかに類を見ないほどの人気ゲームとなったと考えられます。

なお、MMD研究所※が今年7月25日～26日に行った調査では、図１のように15～19歳では約半数の人がポケモンGOをプレイしていると回答しています。

Q.２　「ポケモンGO」の利用に関してどのような問題がありますか？

ポケモンGOのような位置情報ゲームがこれほど流行したことは過去に例がなく、新たな問題が生じています。

まず、外でゲームに夢中になることに関連する問題があります。

歩きながらポケモンGOで遊ぶ「歩きスマホ」の問題に加え、自転車や自動車を運転しながらスマホを操作して遊ぶ危険運転の問題があります。

ポケモンGOにはポケモンが出現すると振動や音で通知される仕組みがありますので、動くときには画面を見ず、通知に気づいたら周囲を確認して立ち止まり、遊ぶといった配慮が求められます。

運転中の使用に至ってはとんでもないことですが、死亡事故も発生しています。子どもより大人のマナーのあり方が深刻に問われるべきです。

また長時間、外で歩き回ることにより、熱中症等の問題が生じることも考えられます。本号が出るのは秋ですが、天候によっては水分補給なく長時間歩き回ることによって熱中症等の状況に陥る可能性があります。また、寒い時期には、身体を冷やしてかぜをひくことにも注意が必要となります。

これら以外にも、立入禁止の場所に入り込んだり、ゲームで遊ぶことがふさわしくない宗教施設等の場で遊んでしまったりすることが懸念されていますし、ポケモンGOをきっかけに声をかけて誘拐したり、ポケモンGOに夢中になっている人が盗難や暴行の被害に遭ったりするといった犯罪被害が生じることも考えられます。

Q.３　「ポケモンGO」に関して学校や家庭でどのような指導が必要でしょうか？

「ポケモンGO」は大人気のゲームですが、ゲーム機でなくスマホ（一部タブレットでも使用可能）で遊ぶゲームであり、すべての子どもが遊んでいるわけではありません。ですから、少なくとも学校においては、「ポケモンGO」に特化した指導をするのでなく、「ポケモンGO」をきっかけにあらためて安全や健康についての指導をするとよいでしょう。

たとえば、歩きスマホや自転車スマホなどによる交通事故の危険性、暑い日に外にいる際の熱中症の危険性、知らない人から声をかけられることに関する危険性などについて、健康教育や安全教育として扱う機会を設けるとよいでしょう。

また、家庭においては、「ポケモンGO」のようなゲームで遊ばせるのであれば、安全や健康について保護者が責任をもち、子どもとよく話し合う必要があります。状況によっては、学校から保護者に対して、この種のゲームで遊ばせることについての注意喚起を行う必要があるかもしれません。

なお、私が関わっている「安心ネットづくり促進協議会」という団体では、図２の５項目を『「ポケモンGO」で遊ぶときの５つのお願い』として公表しています。こうしたものも参考にしていただけるとありがたいです。

その１：歩きスマホはダメ、しっかり前を見て歩こう

○画面に夢中になっていると思わぬ事故を招きます。周囲にはきちんと注意しましょう。
○モンスターが現れたら震えて知らせてくれる機能を使いましょう。震えたら周りを確認してから立ち止まり、他人の邪魔にならないところで操作しましょう。

その２：必ず“安全な場所”で遊ぼう

○道路や人の気配がないような場所では、遊ばないようにしましょう。
○危険な場所や治安が悪い場所にうっかり立ち入らないよう、気をつけて遊びましょう。

その３：危険！知らない人からの誘いは断ろう

○ポケストップやジムで偶然出会った人に誘われても、ついて行ってはいけません。
○情報交換サイトやその他の交流サイトで、ゲームにかこつけて「会おう」と誘われても、安易に会いに行ってはいけません。（良い情報をくれる人が良い人だとは限りません）

その４：個人情報に注意しよう　※注：13歳未満の登録には、保護者の協力が必要です。

○トレーナー登録するときには、本当の名前がわからないニックネームを使いましょう。
○写真を撮るときには、場所が特定できるものが写っていないかどうか注意しましょう。

その５：ルールやマナーを守って使おう

○立ち入りが禁止されている場所や区域には、絶対に入ってはいけません。
○その他、建物や場所により決められたルールやマナーを守りながら遊びましょう。

図２　安心ネットづくり促進協議会のHPに掲載されている「スマートフォンを安心・安全に使うために『ポケモンGO』で遊ぶときの５つのお願い」

※モバイルマーケティングデータ研究所。

少年写真新聞
Juniors' Visual Journal
http://www.schoolpress.co.jp/
株式会社 少年写真新聞社
〒102-8232 東京都千代田区九段南4-7-16市ヶ谷KTビルⅠ
TEL 03（3264）2624 FAX 03（5276）7785

高校保健ニュース

No.581
2017年（平成29年）
1月8日号
494.35 火傷
2416
平成7年9月12日第3種郵便物認可 2017年1月8日発行 第581号 旬刊 毎月3回（8・18・28日）発行 1か年定価17,640円 ★定期刊行物は終わる期間を予定しない刊行物です。年度が替わりましても、購読中止のお申し出がない場合、引き続きニュースをご送付申し上げます。

重症化しやすい低温やけどに注意

低温で熱さや痛みに気づかぬうちに皮膚の深部まで損傷します

低温やけどの例

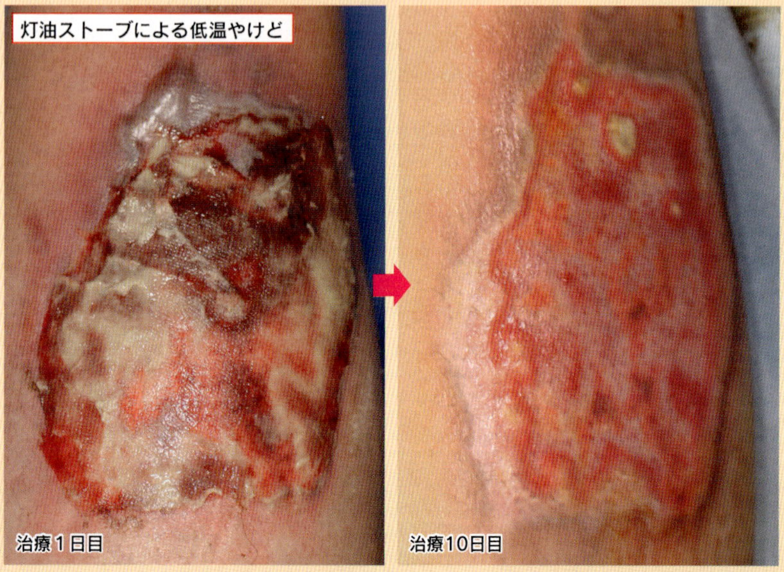

糖尿病患者の事例。糖尿病で神経障害を併発すると、皮膚の感覚が鈍るため、低温やけどを起こしやすいといわれています。

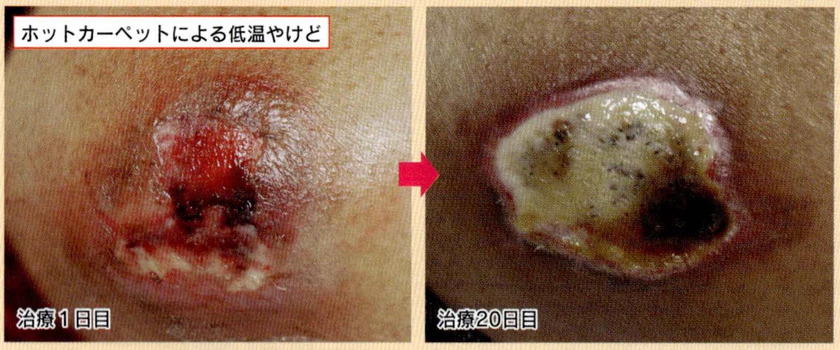

ホットカーペットの上で眠ると、圧迫された部分の血流が悪くなり、低温やけどを起こしやすくなります。

熱傷（やけど）の深さと治療の目安

	やけどの深さ	やけどの痕	治療期間
Ⅰ度熱傷	表皮	一時的	数日
浅達性Ⅱ度熱傷	表皮～真皮の浅い部分	色素沈着	1～2週間
深達性Ⅱ度熱傷	表皮～真皮の深い部分	軽度の痕	3～4週間
Ⅲ度熱傷	表皮～皮下組織	痕が残るケロイド	2か月以上

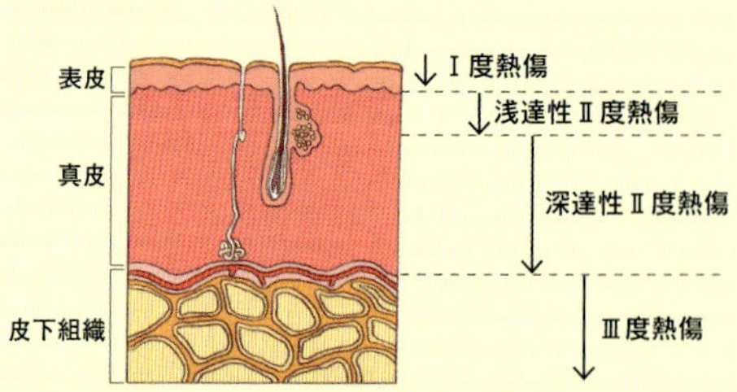

長時間にわたって熱源に接触して起こる低温やけどの場合は、皮下組織に達する重症となることも少なくありません。

低温やけどかなと思ったら

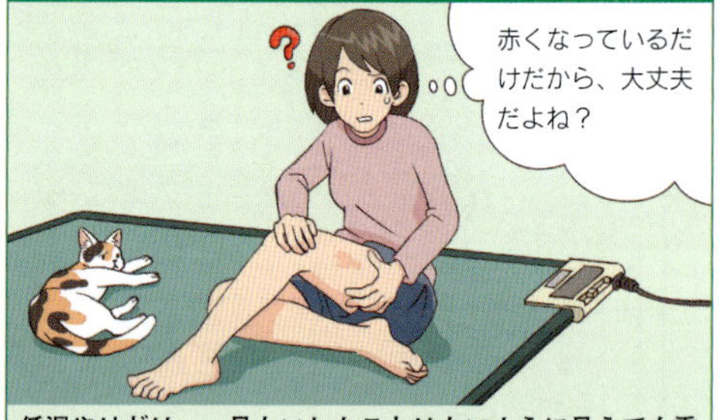

低温やけどは、一見たいしたことはないように見えても重症の場合があるため、すぐに医療機関を受診しましょう。

低温やけどを予防するために

44℃の低温でも起こるやけどです

温度	やけどを起こす接触時間
44℃	6時間以上
45℃	3時間以上
46℃	1時間30分以上
47℃	45分以上
48℃	23分以上
～51℃	温度が1℃上がるごとに低温やけどになる時間が半分になる

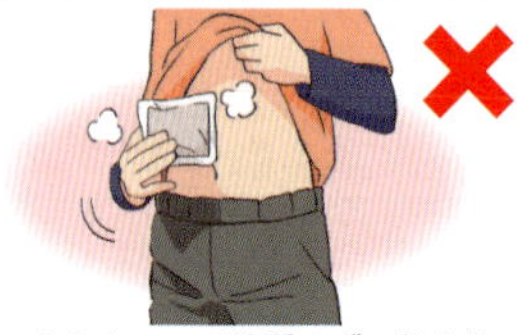

熱く感じないからといって油断せず、熱を持つ器具を使う際には肌に直接触れないようにしましょう。

うたた寝に注意！

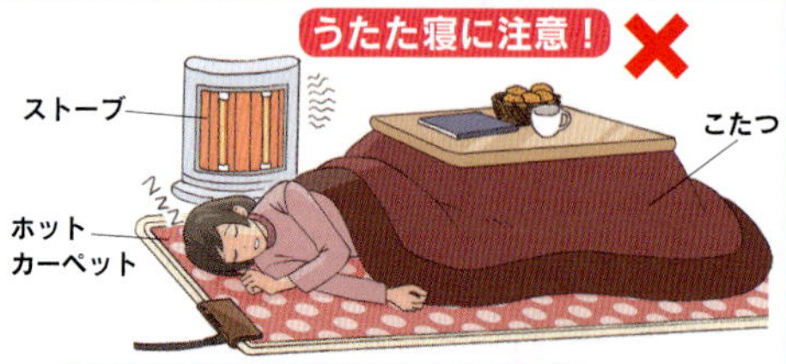

就寝前には電源を切りましょう

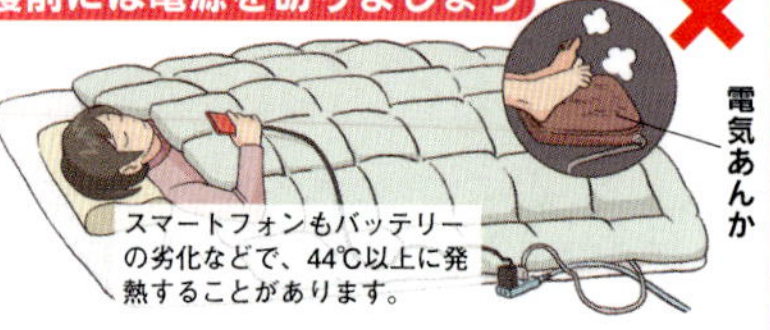

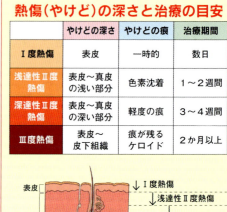

熱を持つものは肌に触れないように注意し、電源を切りましょう。

触れただけでは温かく心地よいと感じる温度でも、体の同じ部分に長い時間触れることでやけどを負ってしまうことがあり、これを低温やけどといいます。

熱さや痛みに気づきにくいため、皮膚の深部まで損傷を負って、重症化することが少なくありません。

低温やけどを防ぐために、熱源が長時間、体に触れないように注意し、就寝する前に電源を切るようにしましょう。

指導 日本大学 医学部 形成外科学系 形成外科学分野 准教授 副島 一孝 先生

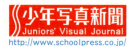

少年写真新聞
Juniors' Visual Journal
http://www.schoolpress.co.jp/
株式会社 少年写真新聞社
〒102-8232 東京都千代田区九段南4-7-16市ヶ谷KTビルⅠ
TEL 03（3264）2624 FAX 03（5276）7785

高校保健ニュース

No.584
2017年（平成29年）
2月8日号
平成7年9月12日第3種郵便物認可 2017年2月8日発行 第584号 旬刊 毎月3回（8・18・28日）発行 1か年定価17,640円 ★定期刊行物は終わる期間を予定しない刊行物です。年度が替わりましても、購読中止のお申し出がない場合、引き続きニュースをご送付申し上げます。

496.32 角膜の疾患 2416

スマートフォンの長時間利用などで 若年層に増加するドライアイ

気になる症状があるときは、まず医師の診察を受けましょう

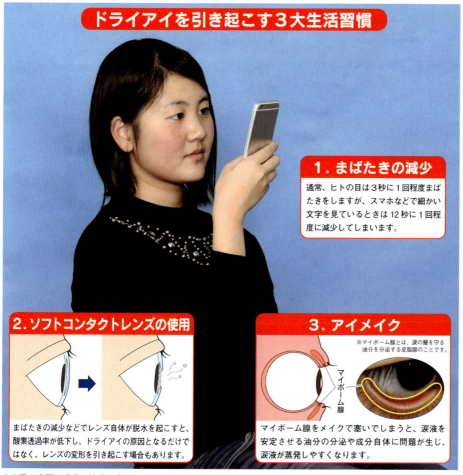

ドライアイを引き起こす3大生活習慣

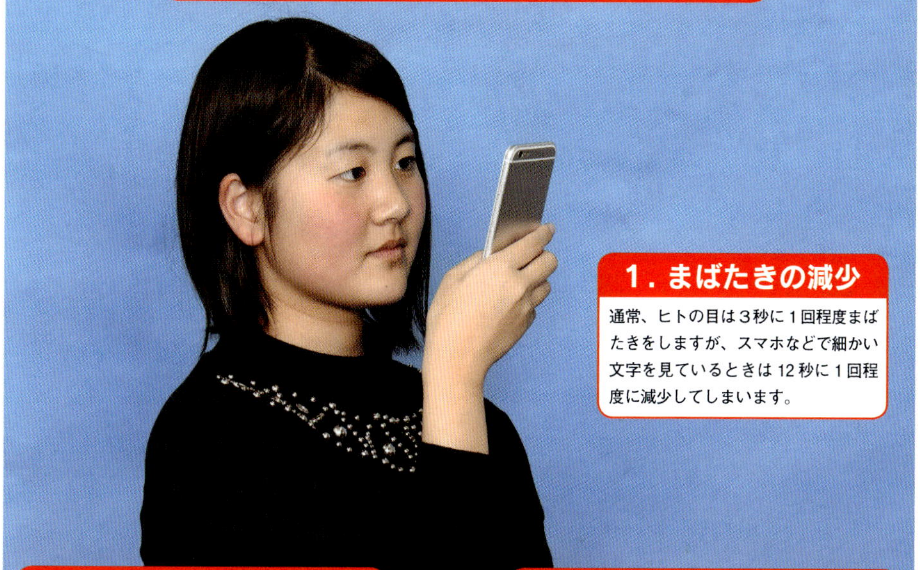

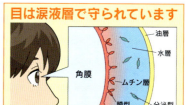

1. まばたきの減少

通常、ヒトの目は3秒に1回程度まばたきをしますが、スマホなどで細かい文字を見ているときは12秒に1回程度に減少してしまいます。

2. ソフトコンタクトレンズの使用

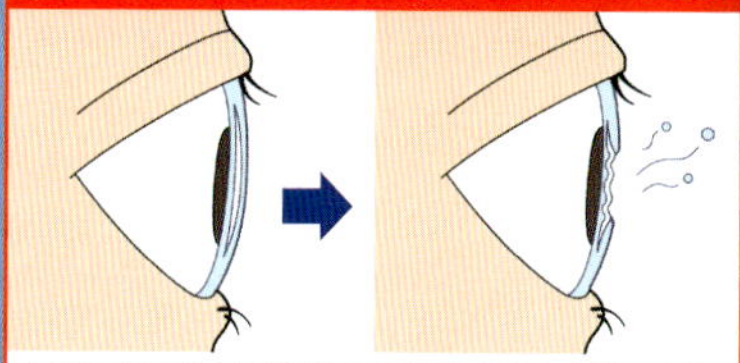

まばたきの減少などでレンズ自体が脱水を起こすと、酸素透過率が低下し、ドライアイの原因となるだけではなく、レンズの変形を引き起こす場合もあります。

3. アイメイク

※マイボーム腺とは、涙の層を守る油分を分泌する皮脂腺のことです。

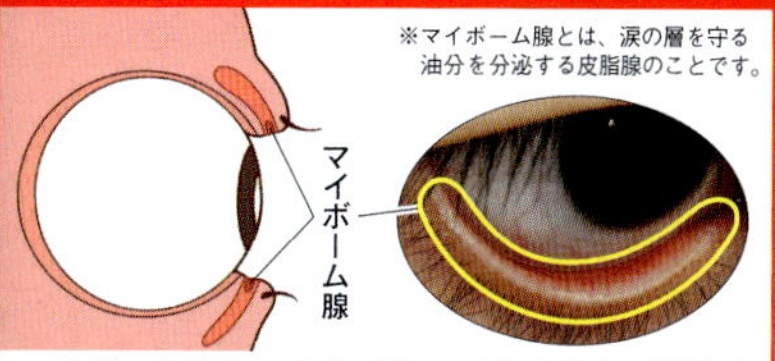

マイボーム腺をメイクで塞いでしまうと、涙液を安定させる油分の分泌や成分自体に問題が生じ、涙液が蒸発しやすくなります。

人の目の表面は通常、油層、水層、ムチン層から成る涙液層によって保護されていますが、この涙液層に、質的あるいは量的に問題が生じた場合をドライアイといいます。

目は涙液層で守られています

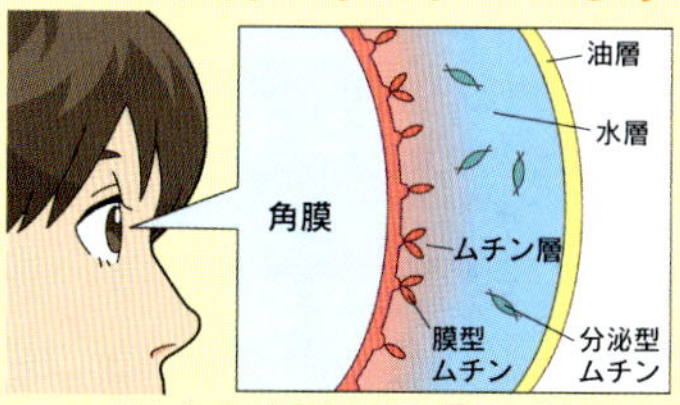

※ムチンとは水層と目の表面の間を取り持つ成分です。

油層、水層、ムチン層という3つの層からなる涙の層（涙液層）が、目の表面を守っています。

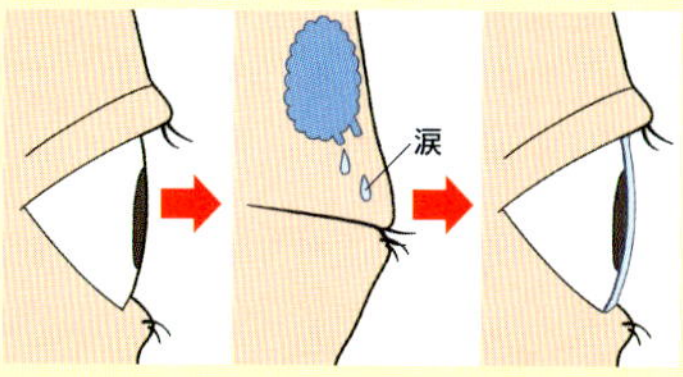

まばたきは、涙の分泌とともに、涙を角膜全体に広げ、涙の膜を作る役割を持っています。

ドライアイを起こしている目

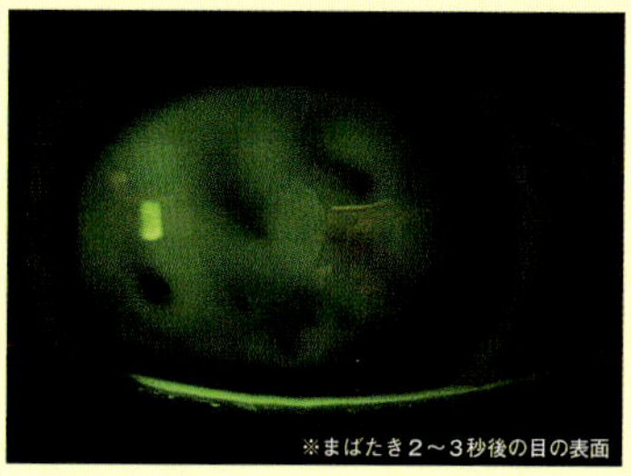

※まばたき2～3秒後の目の表面

涙液層の不安定化が起き、その結果、目の表面から涙液が蒸発しやすくなります。

人の目は、涙液層という液体の層によって乾燥や異物、感染などから守られており、涙液の分泌が減少したり、涙液層の安定が保たれなくなったりすると、ドライアイの原因となります。

若年層では、スマートフォンなどの画面を凝視することでまばたきが減り、涙が分泌されにくくなることが原因となる例が多いです。

原因は人によりさまざまなので、思い当たる症状があるときは眼科を受診しましょう。

指導 新宿眼科クリニック 院長 坂田実紀 先生

ドライアイの症状

- ☐ 目が乾いている感じがする
- ☐ 目が痛い
- ☐ 目がかすむ
- ☐ 目がごろごろする
- ☐ 光を見るとまぶしい
- ☐ 目が疲れやすい
- ☐ 目が赤くなりやすい
- ☐ 涙が出る
- ☐ 目やにが出る
- ☐ 目が重い感じがする

このような症状をよく感じる場合は、ドライアイの可能性があります。

ドライアイかなと思ったら

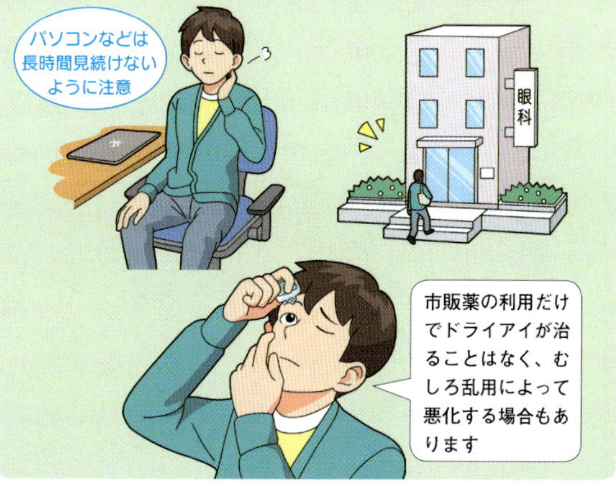
パソコンなどは長時間見続けないように注意
眼科
市販薬の利用だけでドライアイが治ることはなく、むしろ乱用によって悪化する場合もあります

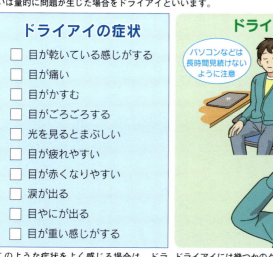

ドライアイには幾つかのタイプがあるため、目を休ませても改善しない場合は眼科診察を受け、タイプに合った治療や指導を受ける必要があります。

少年写真新聞 Juniors' Visual Journal
2017年2月8日発行
第584号付録
©少年写真新聞社 2017年
高校保健ニュース
★定期刊行物は終わる期間を予定しない刊行物です。年度が替わりましても、購読中止のお申し出のない限り、引き続きニュースをご送付申し上げます。
★著作権法により、本紙の無断複写・転載は禁じられています。
株式会社 少年写真新聞社 〒102-8232 東京都千代田区九段南4-7-16 市ヶ谷KTビルＩ
http://www.schoolpress.co.jp/

若者に多い涙液蒸発亢進型《こうしんがた》ドライアイについて

新宿眼科クリニック
院長　坂田 実紀

涙の動態と涙液層

涙は、「涙腺」という場所で作られます。瞬目（まばたき）のたびに一定の量の涙が目の表面に送り出されて目の表面を潤すわけです。涙の約10％程度は眼表面上から蒸発すると考えられていますが、あとの90％は目頭の近くに存在する「涙点」という穴から排出されて、涙小管、涙道を通り、鼻腔へと排出されていきます。

目の表面は、この涙を含む涙液層によって乾燥や異物、感染などから守られています。

涙液層の最外層には、上下のまつげの内側に存在するマイボーム腺から分泌される油層、その下に液層（水分+分泌型ムチン）、角膜（黒目）の表層に接する膜型ムチンが存在すると考えられています。

ドライアイの概念

あらゆる涙液（質・量）の異常が起きることで涙液層の安定性が低下し、角膜や結膜の表層の水ぬれ性が低下することで、角結膜の表層に傷や炎症が起きる、これらが悪循環を繰り返すことがドライアイであると考えられています。

若い方に多く見られるドライアイの原因として、いくつかの生活習慣が考えられます。

まず第一に、パソコン、携帯電話などを日常的に使用する生活では、瞬目回数が無意識に減ってしまうことが挙げられます。

正常な人であれば平均14～15回/分程度の周期的な瞬目が起こります。瞬目には、車のワイパーのように眼表面に涙を均一に押し広げる役割や、不要な物質を涙点を通じて除去する役割、定期的な涙液の交換を保つ役割があります。瞬目が減り、目を開けている時間が長くなれば眼表面からの涙液蒸発量も亢進してきます。

第二に、ソフトコンタクトレンズの利用者にもドライアイの人が増えています。高含水性（水分を含む割合が高い）の素材も多いことから、レンズ自身からの水分蒸発も亢進し脱水された状態となります。最近はシリコンハイドロゲル材質のような高酸素透過性でドライアイに強いものもありますので、レンズ材質選びは大切です。

第三として、アイメイクにも注意が必要です。過剰な目のふちへの化粧は、マイボーム腺自体を化粧品で閉塞させてしまうため、マイボーム腺からの油の分泌機能を妨げてしまうことになります。

ドライアイの治療

市販の点眼薬の効用は、ほとんどの場合水分を外部から補給するくらいの作用です。また、多くの点眼薬は防腐剤や安定化剤が含有されているため、むやみに使用することで、症状を悪化させる可能性もあります。

日本では、現在どこの涙液層に問題があるかで治療の点眼薬を使い分けるというのが専門医の治療法ですから、ドライアイの症状がある場合は眼科を受診することが大切です。

また涙液層に関係するマイボーム腺に治療の必要がある場合も、閉塞傾向なのか、分泌が亢進してしまう脂漏性なのかという、診断が必要です。

マイボーム腺については、一般的にはまず、温めてマッサージをして、清拭《せいしき》することが効果的です。

少年写真新聞 Juniors' Visual Journal
2017年3月8日発行
第587号付録
©少年写真新聞社 2017年
高校保健ニュース
★定期刊行物は終わる期間を予定しない刊行物です。年度が替わりましても、購読中止のお申し出のない限り、引き続きニュースをご送付申し上げます。
★著作権法により、本紙の無断複写・転載は禁じられています。
株式会社 少年写真新聞社 〒102-8232 東京都千代田区九段南4-7-16 市ヶ谷KTビルＩ
http://www.schoolpress.co.jp/

思春期のメンタルヘルスと医療受診のタイミング

日本橋サンクリニック 院長　戸所 綾子

思春期とは

子どもから大人への過渡期である思春期は、身体的には二次性徴が始まり、性差の違いやホルモン変化などが著しくなる時期です。心理的な面では自我の目覚め、アイデンティティーの確立など、複雑な発達課題に直面する時期でもあります。進学や就労といった生活環境の変化も相まり、緊張やストレスを感じる場面も多いため、メンタルヘルスの問題も生じやすく、ときに身体症状遷延の原因にもなります。

気分障害（抑うつ状態、躁《そう》状態）

うつ病をはじめとする気分障害では、成人の場合、「抑うつ気分」や「意欲低下」などの症状で発症することがあります。しかし思春期の場合は、初めからこのような気分の問題として症状が語られることは少なく、原因不明の腹痛、頭痛、登校拒否やひきこもりのほか、非行や過食や自傷行為などの身体・行動面の症状として現れる傾向があります。

気分障害の場合は薬物療法や認知行動療法などの治療が有用となります。

不安障害（社会不安、パニック障害等）

電車などの公共機関や学校で誘因なく出現する動悸《どうき》や呼吸苦、発汗などの自律神経症状や、周囲の視線が極度に気になる等の症状があるために、日常生活の遂行がままならなくなり、不登校につながることもあります。

薬物療法や認知行動療法、曝露《ばくろ》反応療法などを組み合わせた治療で、症状の緩和と生活の適応度向上を目指すことができます。

睡眠覚醒リズム障害（不眠、昼夜逆転）

入眠困難、中途覚醒、早朝覚醒、熟眠感の欠如などの不眠症状のために日中の眠気を生じ、日常生活への支障を来したり、長期休みに不規則な生活リズムが固定化してしまい、新学期に是正が困難となるケースがあります。

必要な睡眠時間には個体差もあるため、おのおのにとって適切なリズムを確立した生活パターンの構築が重要になります。また、気分障害や不安障害に伴う不眠の場合や、不規則リズムのリセットが必要な場合は、一時的に薬物療法が有効となります。

その他

認知発達の凸凹による学業面や対人面での苦手さに起因した二次障害として、上記の症状が出現することもあります。知的水準が高く、それまで明確な診断に至らなかったケースでも、学業面や社会場面などで、周囲からの要求水準が上がることで顕在化してくることがあります。

また、過敏性腸症候群や、摂食障害なども思春期のストレスをきっかけに起こることが多いトラブルです。

毎日の規則正しい食生活、睡眠リズムが保持されているかどうか、また、本人に楽しく精神運動エネルギーを注ぐ対象（部活、趣味、家族や友人との団らんなど）があってそれらに取り組めているかどうかという点も、介入の必要性を判断する上での大切なポイントになります。すぐの治療が必要でなくても、早めの相談が安心感につながることもありますので、上記の症状が思い当たる場合は、心療内科、精神科などの思春期外来へ、月経異常、体重減少が著明な場合は併せて婦人科などへの受診相談をお勧めします。

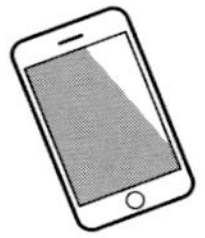

2016年度 年間連載「スマホ・SNSの現在」

第7回 動画投稿サービスの特徴

【千葉大学教育学部教授・副学部長　藤川 大祐】

スマートフォンには高機能のカメラが搭載されており、静止画だけではなく動画でも高画質のものが撮影できます。そして、一般の人が撮影した動画を投稿して公開するサービスの利用が広がっています。今回は、こうした動画投稿サービスについて取り上げます。

Q.1 「ユーチューバー」とはどのような人たちですか？

今年春、小学生の将来の夢に「ユーチューバー」が挙がったというニュースが話題になったことがありました。ユーチューバーとは、動画投稿サービスYouTubeに動画を投稿し、そこで広告収入を得て生活している人のことをいいます。音楽やダンス、メイクなどの特技を見せたり、通販サイトで大量注文したものを紹介したりと、ユーチューバーが投稿する動画は多様です。

動画の投稿だけで儲かるのかという疑問が生じるかもしれません。実際、動画投稿による広告収入で生計を立てることは、容易ではないはずです。YouTubeなどのサービスで得られる広告収入の額ははっきりしませんが、１回の再生あたり0.1円から0.3円くらいという説があります。生計を立てるためには、毎月コンスタントに100万回くらい再生される必要があります。

もちろん、人気のユーチューバーはこれより多くの再生回数を得ているわけですが、ユーチューバーとして生計を立て続けるのは、有名プロ野球選手として生活できるようになるのと同じくらい難しいと考えてよいでしょう。

しかも、安易に再生回数を稼ごうとすると、違法行為や迷惑行為を行って動画を撮影するということになりかねません。小学生がお年玉を開封する様子の動画を投稿したところ、誰からいくらもらったかを言うことが批判されて炎上したことがあったり、ゲームを違法ダウンロードしてプレイしている様子を小中学生が投稿したところ炎上したことがあったりと、さまざまな問題が起きています。そもそもYouTubeのアカウントは13歳以上に限定されており、小学生が動画を公開することはルール違反でもあります。ユーチューバーへの道は甘くないということを、子どもたちには理解してもらわなければなりません。

Q.2 動画SNSとはどのようなものですか？

YouTubeは動画を公開して楽しむものであり、TwitterやInstagramに動画をアップすることはありますが、こうしたものとは別に、近年、動画の投稿を中心としたSNSが人気を集めています。

15～19歳を対象とした調査で、現在利用しているSNSとしてMixChannelとVineがそれぞれ10%以上の人から挙げられています（表）。

MixChannelは女性の利用者が多く、地域別では西日本の利用者が多いことが表からわかります。Vineは男女の違いが小さく、やや東日本の利用者が多いといえます。これらはどのようなものなのでしょうか。

まず、Vine（バイン）から見ていきましょう。Vineとは最長６秒のループ動画を共有できるSNSで、2013年にスマートフォン用アプリとして提供開始となりました。スマートフォンのカメラで撮影した最長６秒の動画が、ひたすら繰り返される形で再生されます。撮影時には、画面上で一時停止もできるので、１秒から２秒ずつ撮影してつなぐ動画を作ることも可能です。このサービスは、提供開始前に米Twitter社に買収されているので、Twitter社のサービスということになります。Vineの動画がTwitterで宣伝されることによって広がります。

Vineでの人気動画はさまざまあるものの、いわゆる面白動画にVineらしさが見られます。たとえば、少し前にVineに独特の面白動画を投稿して人気者となった大関れいかさんという人がいます。大関さんの動画は、小学校教師にありそうな場面や、交際中の男女などのふとした瞬間を豊かな表情でコミカルに表現するものです。こうした面白動画は、男女問わず人気があるようです。（大関れいかさんは、私が番組委員をつとめるNHKEテレの高校講座「社会と情報」にレギュラー出演中です。）

Vineをめぐっては、中学生が自ら喫煙している動画を公開して炎上するなどの問題が出始めています。今後も、面白さを安易に追求することで問題ある動画が投稿される危険があります。

他方、MixChannel（ミックスチャンネル）は日本の企業であるドーナツ社が2013年に開始したサービスで、Vineより少し遅く始まっています。最大10秒の動画を投稿し、共有できるものです。MixChannelは「リア充」動画アプリともいわれ、恋人同士の様子や学校の友人たちとの共同作業の様子などが多く投稿されています。黒板アニメーションなど、コマ撮りした静止画をパラパラ漫画のように見せるアニメーション作品もあります。Vineは基本的にカメラ撮影で動画を作るのに対して、MixChannelはスマートフォン内にある写真などの素材を組み合わせて動画を作ることが多いのが特徴です。

MixChannelでは、高校生カップルなどがキスしたり抱き合ったりする動画が多く投稿されており、そうしたカップルの姿を好意的に受け止めている利用者が多くいます。しかし、こうした動画に対し、自分たちは肯定的に受け止めていても、就職活動などの文脈では否定的に見られることが考えられます。たとえば、教育実習を希望する学生がキス動画を公開していたら、実習先の小学校や中学校で問題になる可能性があります。

スマートフォンの普及で動画が手軽に扱えるようになり、新たな人気サービスが生まれるとともに、常識やモラルが問われる事態が生じています。利用する子どもたちには、自分が発信した情報が今身近な人にどう受け止められるかだけではなく、時間がたって多様な人が目にした場合にどのような影響があるかということまでを意識できるようになってもらわなければなりません。

表　15～19歳の人が利用しているSNS（地域別）

		n	LINE	Twitter	Facebook	Instagram	MixChannel	Vine	Snapchat	その他	現在利用しているSNSはない	わからない
全体		533	93.8%	74.9%	37.5%	34.0%	11.1%	12.2%	4.9%	0.6%	2.1%	0.8%
男性	北海道	16	100.0%	62.5%	37.5%	25.0%	6.3%	6.3%	6.3%	0.0%	0.0%	0.0%
	東北地方	15	86.7%	73.3%	33.3%	20.0%	0.0%	20.0%	0.0%	0.0%	0.0%	0.0%
	関東地方	86	88.4%	72.1%	39.5%	25.6%	2.3%	17.4%	2.3%	0.0%	4.7%	1.2%
	中部地方	64	98.4%	65.6%	37.5%	15.6%	6.3%	12.5%	3.1%	0.0%	0.0%	0.0%
	近畿地方	49	98.0%	65.3%	40.8%	24.5%	4.1%	8.2%	6.1%	0.0%	0.0%	0.0%
	中国地方	10	100.0%	80.0%	40.0%	0.0%	0.0%	0.0%	0.0%	0.0%	0.0%	0.0%
	四国地方	2	100.0%	100.0%	50.0%	0.0%	0.0%	0.0%	0.0%	0.0%	0.0%	0.0%
	九州地方	25	84.0%	68.0%	40.0%	24.0%	0.0%	16.0%	4.0%	0.0%	0.0%	12.0%
女性	北海道	13	100.0%	69.2%	30.8%	46.2%	7.7%	15.4%	7.7%	0.0%	0.0%	0.0%
	東北地方	16	93.8%	81.3%	25.0%	31.3%	12.5%	12.5%	0.0%	0.0%	6.3%	0.0%
	関東地方	85	92.9%	87.1%	36.5%	52.9%	15.3%	12.9%	9.4%	3.5%	3.5%	0.0%
	中部地方	53	92.5%	77.4%	37.7%	34.0%	17.0%	5.7%	3.8%	0.0%	1.9%	0.0%
	近畿地方	46	97.8%	84.8%	26.1%	52.2%	32.6%	8.7%	6.5%	0.0%	2.2%	0.0%
	中国地方	19	94.7%	73.7%	47.4%	63.2%	26.3%	26.3%	0.0%	0.0%	5.3%	0.0%
	四国地方	8	100.0%	50.0%	37.5%	25.0%	0.0%	12.5%	0.0%	0.0%	0.0%	0.0%
	九州地方	26	92.3%	80.8%	50.0%	46.2%	19.2%	7.7%	11.5%	0.0%	0.0%	0.0%

出典　株式会社ジャストシステム「10代限定！ SNS利用実態調査」（2015年12月）

少年写真新聞
Juniors' Visual Journal
http://www.schoolpress.co.jp/
株式会社 少年写真新聞社
〒102-8232 東京都千代田区九段南4-7-16市ヶ谷KTビルI
TEL 03（3264）2624　FAX 03（5276）7785

高校保健ニュース

No.587
2017年（平成29年）
3月8日号
平成7年9月12日第3種郵便物認可　2017年3月8日発行　第587号　旬刊　毎月3回（8・18・28日）発行　1か年定価17,640円
493.7　精神医学　2416

さまざまなストレスにさらされる思春期

ストレスは心身の不調を引き起こすこともあります

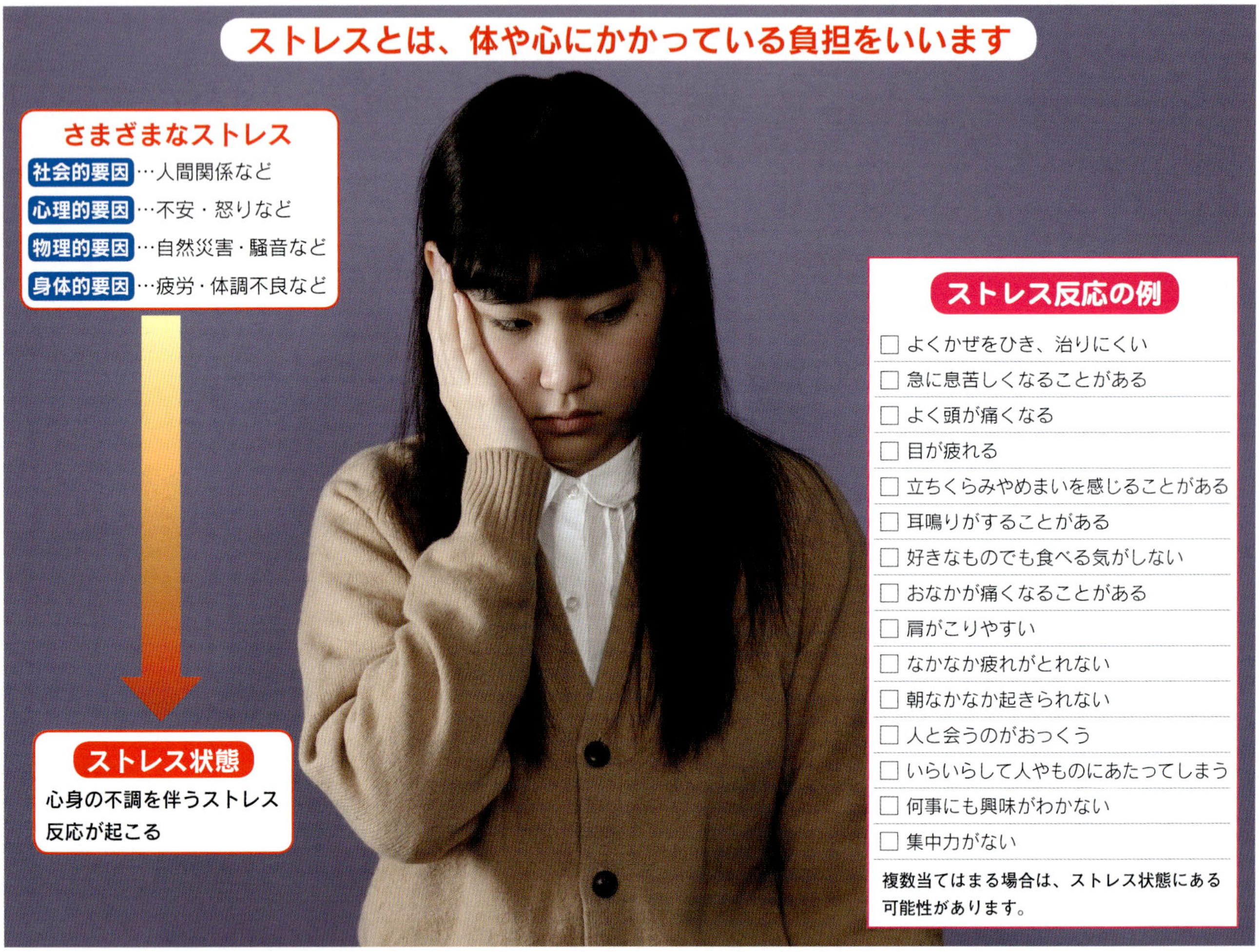

ストレスとは、体や心にかかっている負担をいいます

さまざまなストレス

- **社会的要因**…人間関係など
- **心理的要因**…不安・怒りなど
- **物理的要因**…自然災害・騒音など
- **身体的要因**…疲労・体調不良など

ストレス状態

心身の不調を伴うストレス反応が起こる

ストレス反応の例

- □ よくかぜをひき、治りにくい
- □ 急に息苦しくなることがある
- □ よく頭が痛くなる
- □ 目が疲れる
- □ 立ちくらみやめまいを感じることがある
- □ 耳鳴りがすることがある
- □ 好きなものでも食べる気がしない
- □ おなかが痛くなることがある
- □ 肩がこりやすい
- □ なかなか疲れがとれない
- □ 朝なかなか起きられない
- □ 人と会うのがおっくう
- □ いらいらして人やものにあたってしまう
- □ 何事にも興味がわかない
- □ 集中力がない

複数当てはまる場合は、ストレス状態にある可能性があります。

日常生活の中にあるさまざまなストレスの要因が積み重なり、ストレス反応となって心身の不調が起こることを「ストレス状態」といいます。

思春期はストレスを抱えやすい時期

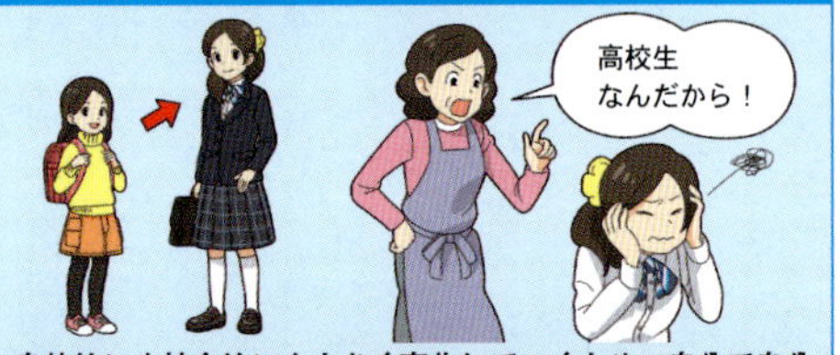

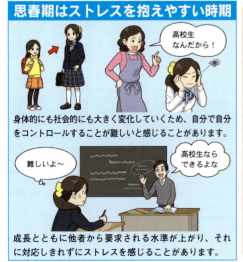

身体的にも社会的にも大きく変化していくため、自分で自分をコントロールすることが難しいと感じることがあります。

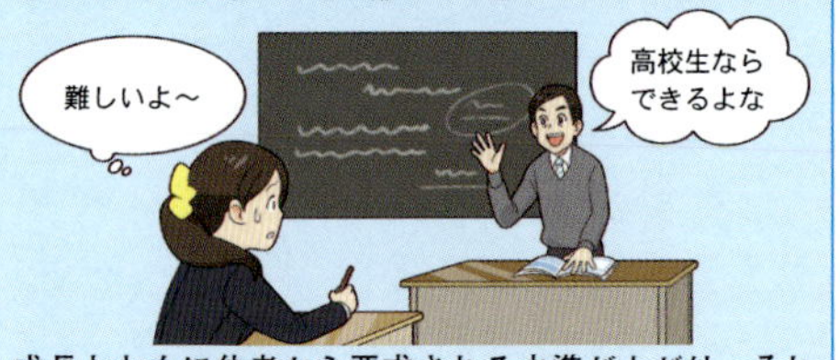

成長とともに他者から要求される水準が上がり、それに対応しきれずにストレスを感じることがあります。

ストレス状態への対処法

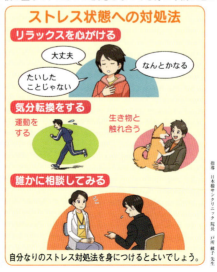

リラックスを心がける

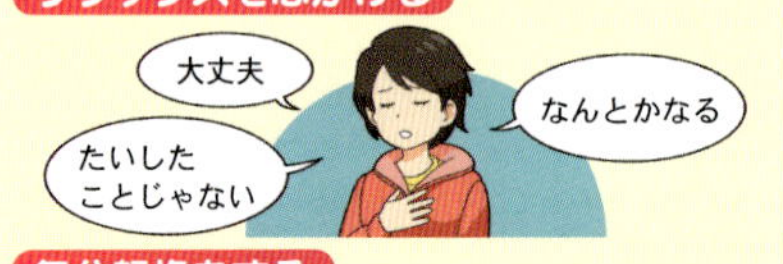
大丈夫
たいした
ことじゃない
なんとかなる

気分転換をする

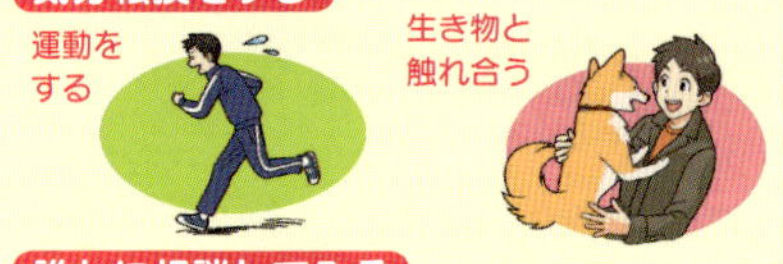
運動を
する
生き物と
触れ合う

誰かに相談してみる

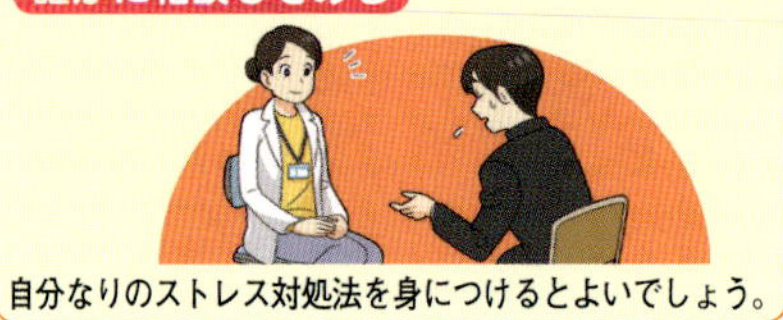

自分なりのストレス対処法を身につけるとよいでしょう。

思春期は、二次性徴による肉体的な変化とともに、自我が確立し人間関係が複雑化するなど、社会的・精神的にも変化する時期です。

そのため、ストレスを抱えやすい時期でもあり、ときにはストレス反応として、心身の不調を引き起こす場合もあります。

ストレスは、一人で抱え込んでしまうと増大することがあるため、信頼のできる人に相談してみるなど、自分なりの対処法を見つけることも大切です。

指導　日本橋サンクリニック 院長　戸所 綾子 先生

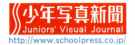

スマホ時代のネットリテラシー①

SNSでの人との付き合い方

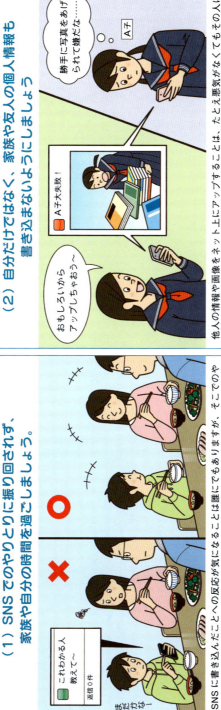

（1）SNSでのやりとりに振り回されず、家族や自分の時間を過ごしましょう。

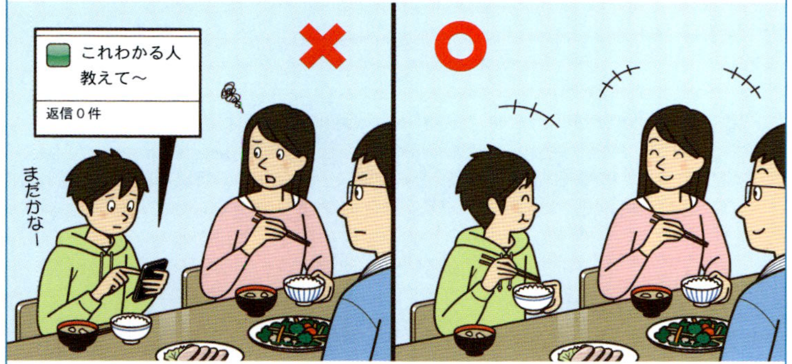

SNSに書き込んだことへの反応が気になることは誰にでもありますが、そこでのやりとりに振り回されずに時間を区切って利用することが大切です。

（2）自分だけではなく、家族や友人の個人情報も書き込まないようにしましょう

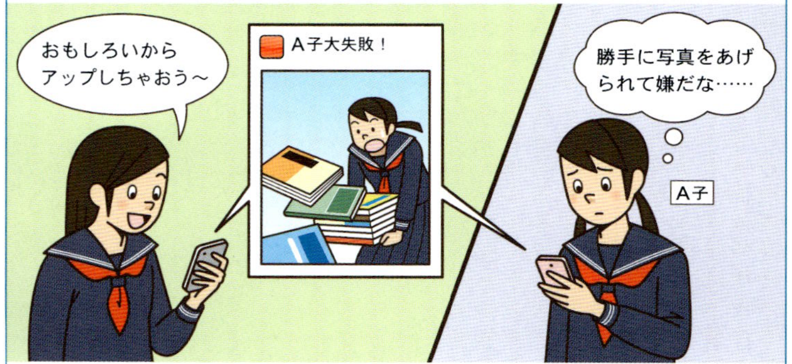

他人の情報や画像をネット上にアップすることは、たとえ悪気がなくてもその人にとっては迷惑となる可能性があるため、無断で行うのはやめましょう。

SNSとは

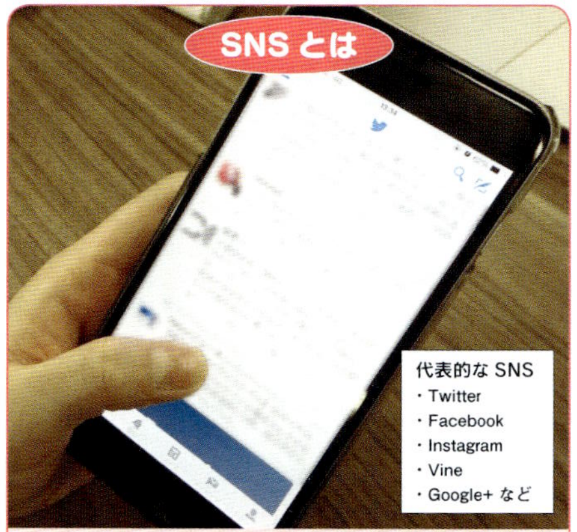
代表的なSNS
・Twitter
・Facebook
・Instagram
・Vine
・Google+ など

インターネット上で人と文字や写真、動画で交流できるサービスのことで、スマートフォンの普及とともにその数も増加しています。

（3）自分の書き込みに責任が持てるか考える癖をつけましょう

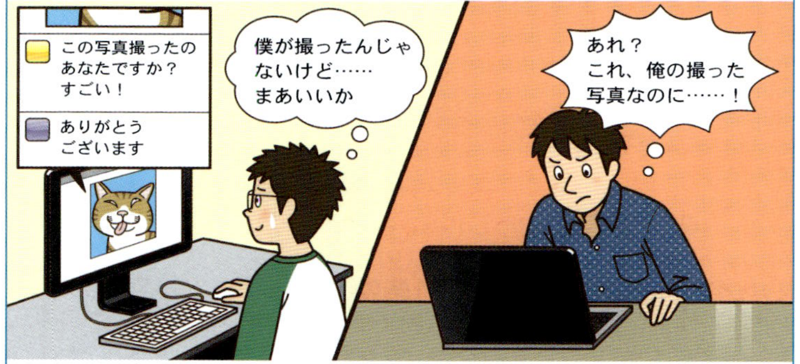

誰かに迷惑をかけたり、著作権に触れたりする内容を書き込むことで、自分だけでは責任のとれない状況を引き起こす可能性もあります。

（4）丁寧な言葉を選び、誤解を招きそうな表現は避けましょう

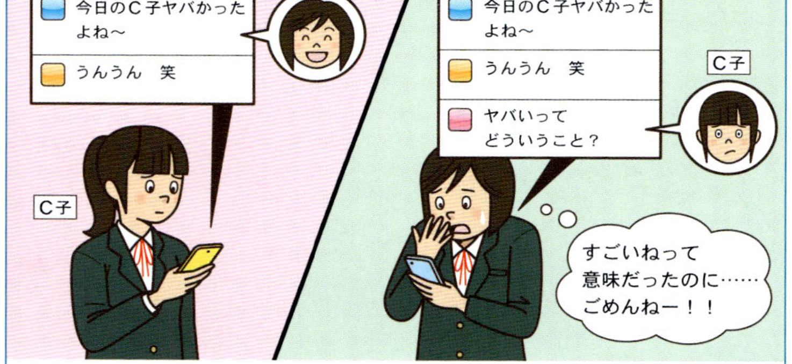

言葉だけではなく声や表情などでも情報を伝えることができる対話と違い、文字だけでは受け取り方もさまざまですから、丁寧に伝えること、確認することが大切です。

携帯電話やスマートフォンの普及により、インターネット上で人と交流できるサービス「SNS」を利用する人は増加しています。

SNSには、多くの人とやりとりができる利点もありますが、軽率な書き込みで、人を傷つけたり、思わぬトラブルを招いたりすることもあります。

SNSを利用する際は、自分の書き込みの公開範囲がどこまで及ぶかを意識して行動し、大切なことは面と向かって伝えましょう。

指導 千葉大学教育学部 教授 藤川 大祐 先生

※SNS…Social networking service

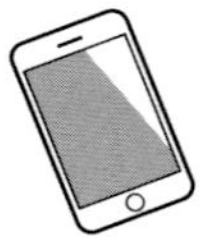

2016年度 年間連載「スマホ・SNSの現在」

最終回　出会いにつながるサービスの特徴

【千葉大学教育学部教授・副学部長　藤川 大祐】

スマートフォンの普及とともに、ネットサービスがきっかけとなる児童買春や児童ポルノなどの事件が増加しています。本連載最終回となる今回は、出会いにつながるサービスの特徴を取り上げます。

Q.1　スマートフォンの普及で、児童買春や児童ポルノ等の犯罪被害の状況はどう変化していますか？

警察庁の発表によれば、出会い系サイトやコミュニティサイト（出会い系サイト以外の双方向サービス）に起因する児童買春等の事犯の被害者数は図1のようになっており、2013(平成25)年以降、コミュニティサイトに起因する被害が増加の一途をたどっています。

この種の事件につながるサービスといえば、不特定多数の異性と関わることができる出会い系サイトが想起されるかもしれません。しかし、出会い系サイトは、出会い系サイト規制法という法律によって、利用者が18歳以上であることの確認が義務づけられるなどの規制がなされており、被害は大きく減少しています。

他方、コミュニティサイトは2008(平成20)年の調査開始から出会い系サイトより被害者が多く、各種対策の効果が見え始めた2011(平成23)年から2012(平成24)年にかけて、いったん被害の減少が見られました。しかし、スマートフォンが中高生に普及した2013(平成25)年から再び被害が増加し、その後は毎年過去最高を更新しています。

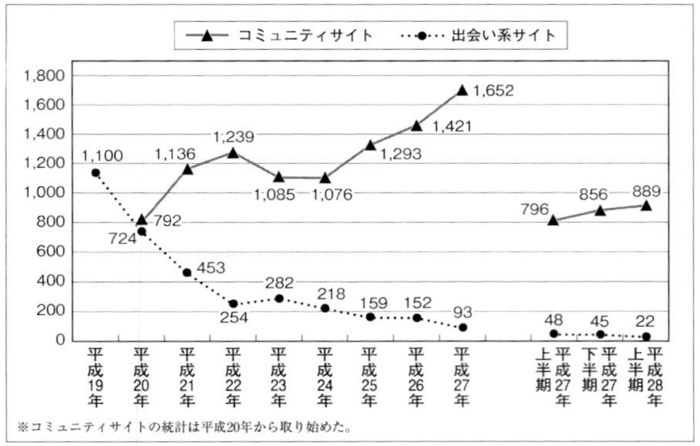

図1　コミュニティサイト及び出会い系サイトに起因する事犯の被害児童数の推移（ここで言う児童は18歳未満の者）

出典　警察庁広報資料「平成28年上半期におけるコミュニティサイト等に起因する事犯の現状と対策について」（平成28年10月20日）

Q.2　どのような種類のサービスが、児童買春などの被害につながっていますか？

コミュニティサイトに起因する事犯を、サイトの種類別に見てみましょう（図2）。サイトの種類ごとに増減が異なっているのがわかります。

かつて被害が多かったのは、「ゲーム、アバター系」でしたが、大手の「モバゲー」や「グリー」が出会いにつながる投稿に対する監視を徹底するなど、各事業者が被害を未然に防ぐ取り組みを進め、現在では被害はほとんどなくなっています。

これに代わって、2013(平成25)年頃から被害が急増したのが「ID、QRコード交換系」です。これはもともとLINEなどの連絡先であるIDを交換して友達をつくろうというものでしたが、一部のサービスでは児童買春などにつながる投稿が多く、事件が増える大きな要因となりました。現在ではLINEが18歳未満の利用者がIDを利用できなくする等、対策が進んでいます。なお、QRコード（二次元バーコード、右図参照）を表示させることによって友達をつくることもできるため、最近ではQRコードを知らせるサービスもあり、注意が必要です。

図3　QRコードの例
（これはLINE用ではありません。スマートフォン等のバーコードリーダーアプリで読み取ってみてください）

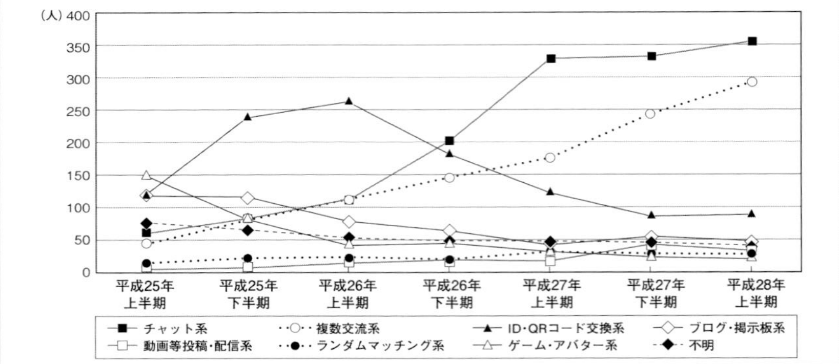

図2　主なコミュニティサイト種別の被害児童数の推移

チャット系：面識のない利用者同士がチャットにより交流するサイト／**複数交流系**：広く情報発信や同時に複数の友人等と交流する際に利用するサイト／**ID・QRコード交換系**：LINE、カカオトーク、スカイプ等のIDを交換することにより交流するサイト／**ブログ・掲示板系**：趣味やカテゴリー別のコメント、日記等を掲載し、それを閲覧した利用者と交流するサイト／**動画等投稿・配信系**：動画や画像、音声等を投稿、配信し、それを閲覧した利用者と交流するサイト／**ランダムマッチング系**：ランダムにほかの利用者と結び付き、その利用者と交流するサイト／**ゲーム・アバター系**：主にゲーム等のキャラクターやアバターとしてほかの利用者と交流するサイト／**不明**：サイトやアプリを特定するに至らなかったもの

出典　警察庁広報資料「平成28年上半期におけるコミュニティサイト等に起因する事犯の現状と対策について」（平成28年10月2日）

種類別で現在最も被害に多くつながっているのが、「チャット系」です。これは、位置情報を活用して、近くいるチャット（文字でのおしゃべり）の相手を探しチャットができる、スマートフォン用アプリのことです。地理的に近くにいる人を探して1対1で連絡がとれるため、児童買春等に使われやすくなっています。こうしたアプリでは18歳未満利用禁止をうたってはいるものの、チェックがなされない場合が多く、18歳未満の人が利用して被害に遭うことが多くなっています。

そしてもう一つ、「複数交流系」でも被害が多くなっています。これは、Twitter、Facebook、LINEといった世界規模の多機能なサービスを指します。ここ数年、Twitterでの被害が多くなっています。Twitterでは、「#援交」「#援助交際」といったハッシュタグ（検索用文字列）を含む投稿が多く見られ、こうした投稿を検索した後、1対1のメッセージである「ダイレクトメッセージ」で連絡を取り合うことが多く行われているようです（図4）。

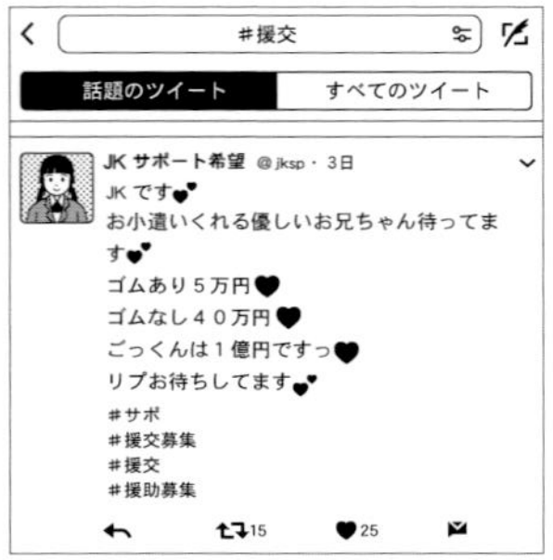
#援交
話題のツイート
すべてのツイート
JKサポート希望 @jksp・3日
JKです
お小遣いくれる優しいお兄ちゃん待ってます
ゴムあり５万円
ゴムなし４０万円
ごっくんは１億円です
リプお待ちしてます
#サポ
#援交募集
#援交
#援助募集
15
25

図4　Twitterアプリで「#援交」という文字列で検索した画面の例（実際の投稿をもとにした架空の例です）

このように、状況はいたちごっこであり、被害につながりやすいサービスで対策が進むと、別の種類のサービスで被害が生じるということが繰り返されています。事件の暗数（明るみに出ていない件数）も多いと考えられ、この種の犯罪については今後も警戒が必要です。

新連載　子どもの生活リズムとからだ

第1回　子どもの生活リズムに関する実感と事実！

日本体育大学体育学部健康学科 教授　野井 真吾

子どもの生活リズムを心配する声

「子どもの生活リズムとからだ」と題する連載名が物語っているように、子どもの生活リズムの乱れやそれに起因するからだの不調が心配されています。読者のみなさんの中にも、それらを心配している方が多いのではないでしょうか。そのような心配が中学校のみなさんだけのものでないことは、私たちの調査でもうかがうことができます。

私たちは、ほぼ5年に1度のペースで子どもの「からだのおかしさ」に関する保育・教育現場の〝実感〟を蒐集《しゅうしゅう》しています。「子どものからだの調査」、通称「実感調査」と呼ばれるこの調査では、子どもの「からだのおかしさ」に関する問題事象を提示して、それぞれの事象に対する対象者の〝実感〟を回答してもらっています。ここでは、最新2015年調査の結果をご覧いただきたいと思います。

表１には、「最近増えている」という回答が多かったワースト10の項目を学校段階ごとに示しました。ご覧のように、生活リズムの問題に起因すると考えられる「休み明けの体調不良」（小学校10位、中学校10位）や「夜、眠れない」（中学校４位、高等学校２位）がワースト10（全70項目中）内にランクされています。また、それらの項目ほど直接的とはいえないものの、「すぐ〝疲れた〟という」（小学校５位、中学校５位、高等学校３位）や「平熱36度未満」（小学校７位、中学校２位、高等学校５位）もランクインしています。このような結果は、そのような子どもたちが実際に存在するといったことに直結するわけではないものの、生活リズムの乱れや睡眠問題を心配する声が学校現場に広がっていることを示唆しています。

つまり、子どもの生活リズムやそれに起因すると予想されるからだの不調を心配しているのは、中学校のみなさんだけではないのです。

いま、子どもの睡眠と健康は……？

では、子どもたちはどのような生活、どのような睡眠状況にあるのでしょうか。

日本学校保健会の「児童生徒の健康状態サーベイランス事業報告書」によると、1981年から2012年までの31年間で中学生の就床時刻は男子が32分、女子が35分遅くなり、睡眠時間は男女とも51分も短くなっています。また、世田谷区教育委員会が2015年３月に区内の公立中学校に在籍するすべての中学生を対象に実施した調査では、「朝起きられない」、「寝つきが悪い」、「夜中に目が覚めやすい」といった睡眠問題を有している者が男子で59.4%、女子で64.6%にも達しています。同調査では、インターネット依存傾向を有する中学生が男子で19.2%（うち、病的使用5.2%、不適応的使用14.0%）、女子で26.2%（うち、病的使用7.8%、不適応的使用18.4%）、気分調節不全傾向を有する中学生が男子で7.0%、女子で8.3%に上り、それらの問題を有する者は睡眠問題を有している者が多い様子も報告されています。

つまり、生活リズムの乱れに起因すると考えられる睡眠問題は、インターネット依存やうつ傾向といった健康問題とも関連しているというわけです。

表１　「最近増えている」という"からだのおかしさ"の実感・ワースト10（2015年調査）

小学校（n=518）		中学校（n=256）		高等学校（n=164）	
1. アレルギー	80.3%	1. アレルギー	81.2%	1. アレルギー	78.7%
2. 視力が低い	65.6%	2. 平熱 36 度未満	70.7%	2. 夜、眠れない	68.9%
3. 授業中、じっとしていない	65.4%	3. 首、肩のこり	68.0%	3. すぐ「疲れた」という	62.8%
4. 背中ぐにゃ	63.9%	4. 夜、眠れない	67.2%	3. 首、肩のこり	62.8%
5. すぐ「疲れた」という	62.9%	5. すぐ「疲れた」という	66.4%	5. 平熱 36 度未満	61.6%
6. ボールが目や顔にあたる	60.6%	6. 体が硬い	59.8%	6. うつ傾向	59.1%
7. 平熱 36 度未満	59.3%	7. 不登校	59.0%	7. 腹痛・頭痛を訴える	57.3%
8. 絶えず何かをいじっている	58.1%	8. 腹痛・頭痛を訴える	57.8%	8. 腰痛	55.5%
9. 皮膚がカサカサ	57.7%	9. 視力が低い	57.4%	9. 症状説明できない	54.9%
10. 休み明けの体調不良	57.1%	10. 休み明けの体調不良	57.0%	10. ちょっとしたことで骨折	52.4%

注：養護教諭による回答。　出典：野井真吾ほか（未発表資料）

起床時の低体温傾向と生活リズム

睡眠問題に象徴されるこのような生活リズムの乱れは、1980年代以降、話題になっている低体温傾向の子どもの存在とも無関係ではありません。

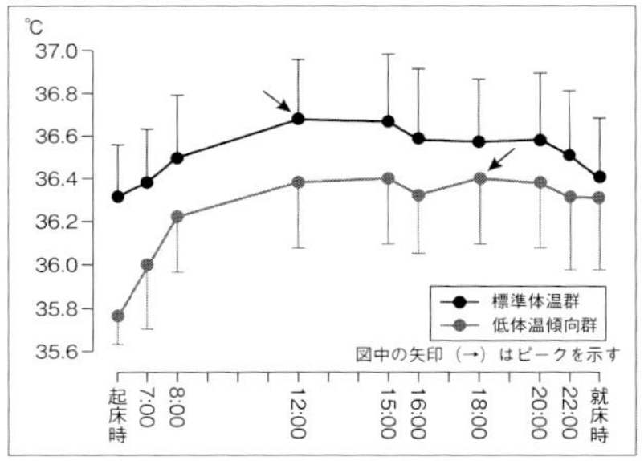

図1　健康中高生・男子における腋窩温《えきかおん》の日内変動

出典：Noi S, Ozawa H and Masaki T "Characteristics of low body temperature in secondary school boys" *International Journal of Sport and Health Science*. 1, 182-187, 2003

図１は、起床時の体温が36℃台の標準体温群とそれが36℃未満の低体温傾向群との１日の体温変動を示したものです。

この図が示すように、低体温傾向群の体温レベルは、①１日を通して標準体温群ほど高くならず、②それがピークに至る時間も標準体温群より遅い時間にずれ込み、③就床時になっても起床時のレベルまで下がってこない様子がわかります。

そもそも、体温はからだの活動水準を表すといわれています。ですから、低体温傾向の子どもたちは、１日を通してからだの活動水準が十分に高くなってこないため、不活発な生活を送っていることを心配させます。しかも、そのピークが遅く、夜は低下しきらないわけですから、朝は眠い目をこすりながら無理やり起床し、夜も眠くないのに無理やり床に就くという生活を送っていることも心配されるのです。当然、そのような生活の影響は、通学意欲にも影響します。起床時の通学意欲を両群で比較したところ、低体温傾向の子どもたちは通学意欲が低い様子も示されたのです。

つまり、生活リズムの乱れに起因すると考えられる睡眠問題は、低体温傾向といった健康問題とも関連しているというわけです。

とりわけ、元気がない休日明け

一方で、「午前中、元気がない子が多い、中でも、心配なのが土日明けの月曜日の午前中」ということも、保育・教育現場の先生方からよく聞く言葉です。

このような〝実感〟に導かれて、小学３・４年生を対象に水曜日から木曜日と日曜日から月曜日にかけての唾液メラトニン濃度を比較したことがありました。結果は、図２の通りです。

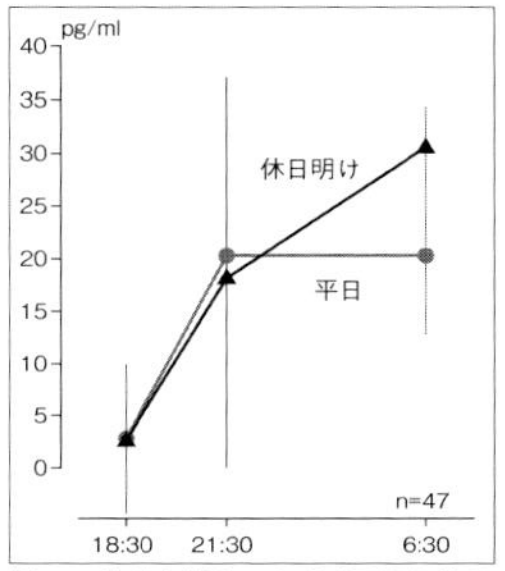

図2　健康小学生における平日と休日明けのメラトニン・リズム

出典：Noi S. and Shikano A. "Melatonin metabolism and living conditions among children on weekdays and holidays, and living factors related to melatonin metabolism," *School Health*, 7, 25-34, 2011

ご覧のように、月曜日の朝（休日明け）は木曜日の朝（平日）に比して、明らかに多くのメラトニンが分泌していたのです。つまり、休日明けはいつも以上にきつい朝を迎えているというわけです（メラトニン濃度が高い＝まだ眠気が残っている、と考えられる）。これでは月曜日の授業中に居眠りをしてしまう子どもがいるのも、保健室でいびきをかいてしまう子どもがいるのも、ある程度うなずけるのではないでしょうか。

つまり、日本の子どもの生活リズムの乱れは、休日明けに一層顕著であるともいえるわけです。

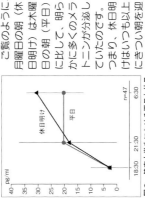

中学保健ニュース No.1658 付録 2016年（平成28年）６月８日発行

スマホ時代のネットリテラシー②

ソーシャルゲームに依存していませんか？

ソーシャルゲーム（携帯ゲーム）依存の始まり

四六時中気になる

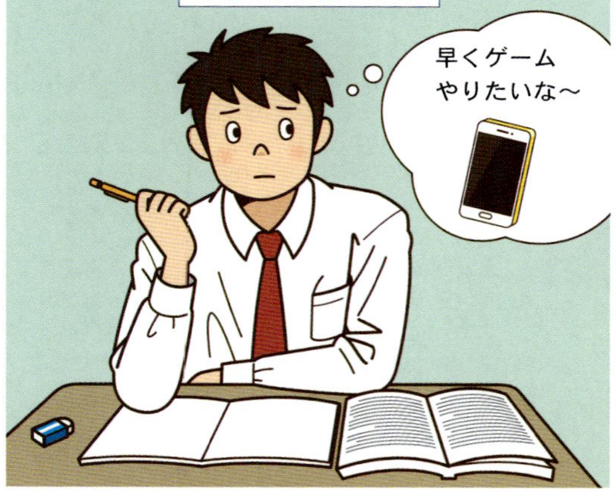

無意識にスマホや携帯を見ている

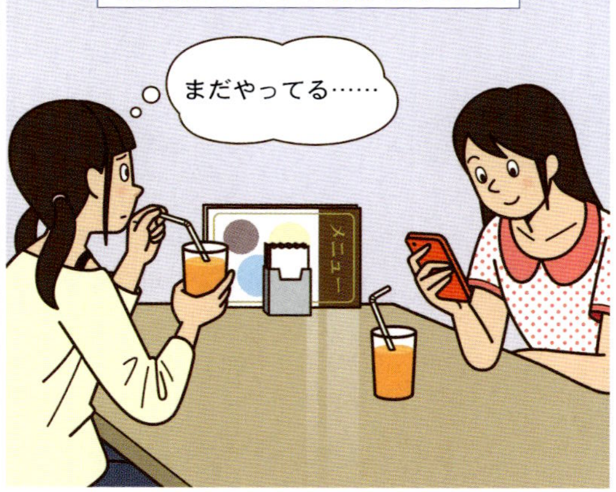

ゲーム内のアイテムが欲しくて仕方なくなる

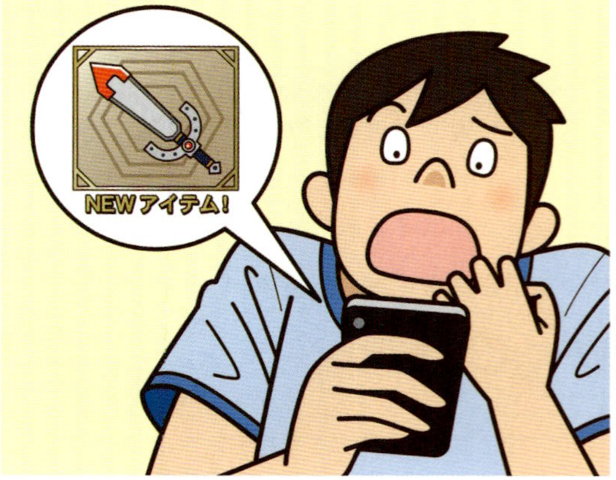

ほかの人と自分を比べてしまう

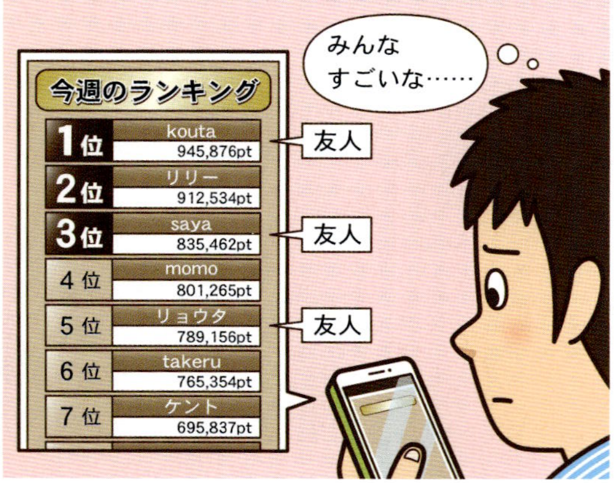

ソーシャルゲームとは

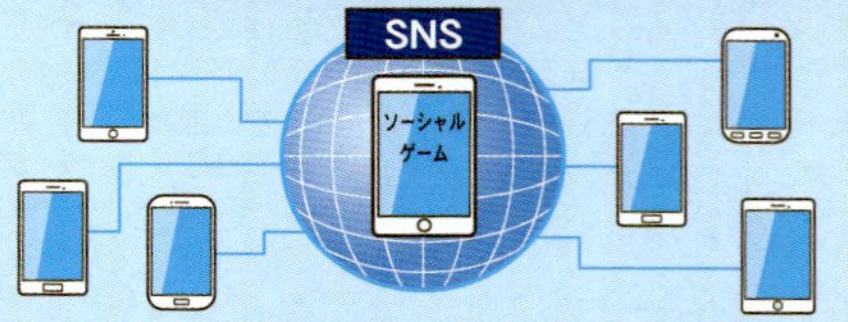
SNS
ソーシャルゲーム

本来は SNS 上で提供されるゲームのことを指しますが、近年ではスマホ上で利用できるオンラインゲームも含んで使われています。

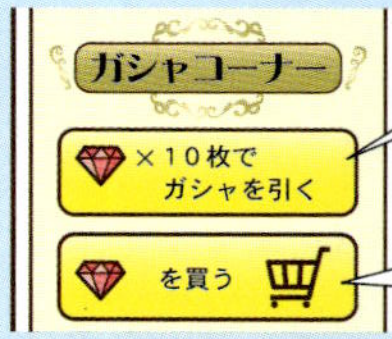

アイテムなどをもらえる“くじ”を引くにはポイント類が必要

そしてそのポイント類はお金で買える仕組みになっています

基本は無料で遊べますが、ゲームを有利に進められるアイテムを手に入れるには、お金がかかるようになっています。

SNS上で提供されるゲームの総称をソーシャルゲームといい、近年はスマホ上で利用されることが増えています。

ソーシャルゲームの多くは、ネット上で他者と競うことができるようになっていて、クリアすることがないため、いつまででも続けられるようになっています。

遊んでいないときもゲームのことが気になる「依存」状態にならないように、使い方を客観的に見直してみましょう。

指導 千葉大学教育学部 教授 藤川大祐 先生

依存せずに利用するために

時間を区切って遊ぶ

もうちょっとだけ……
×
今日はもうゲームをしたから勉強をしよう！
○

ゲームをやらずにいられなくなるのは「依存」の状態です。

お金がかかるものについては必ず親に相談をする

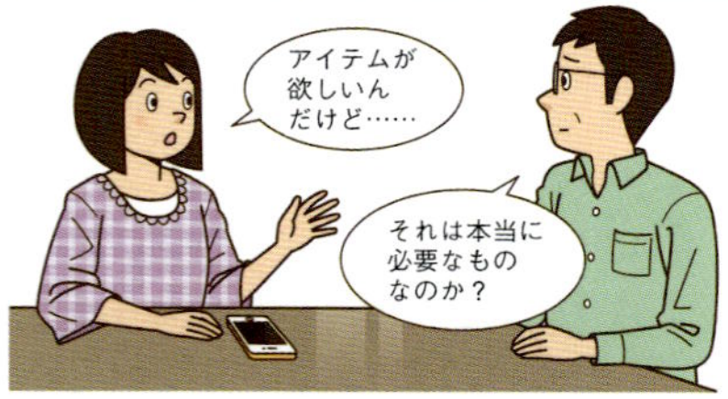
アイテムが欲しいんだけど……
それは本当に必要なものなのか？

ソーシャルゲームにお金を注ぎ込んでしまう人がいることが、社会問題にもなっています。

時間の使い方を見直してみましょう

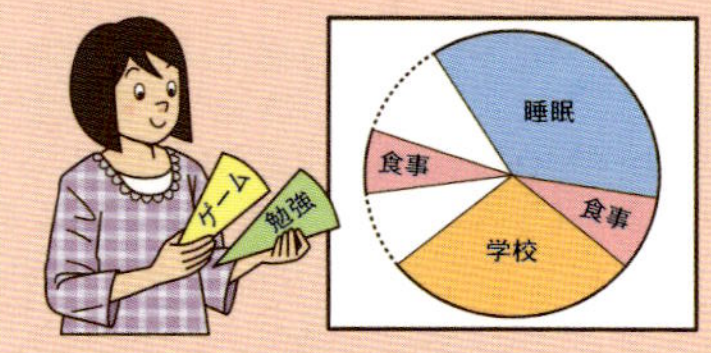

１日の中でどの程度の時間をゲームに費やしているか、客観的に見つめ直してみましょう。

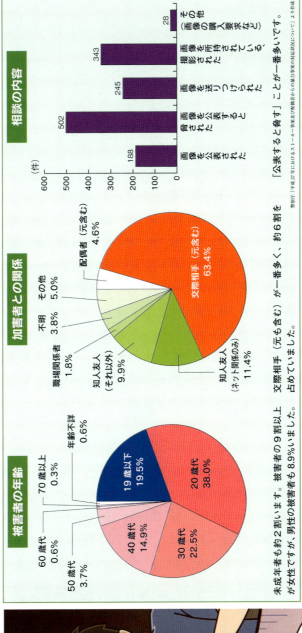

スマホ時代のネットリテラシー③

“リベンジポルノ”に気をつけて

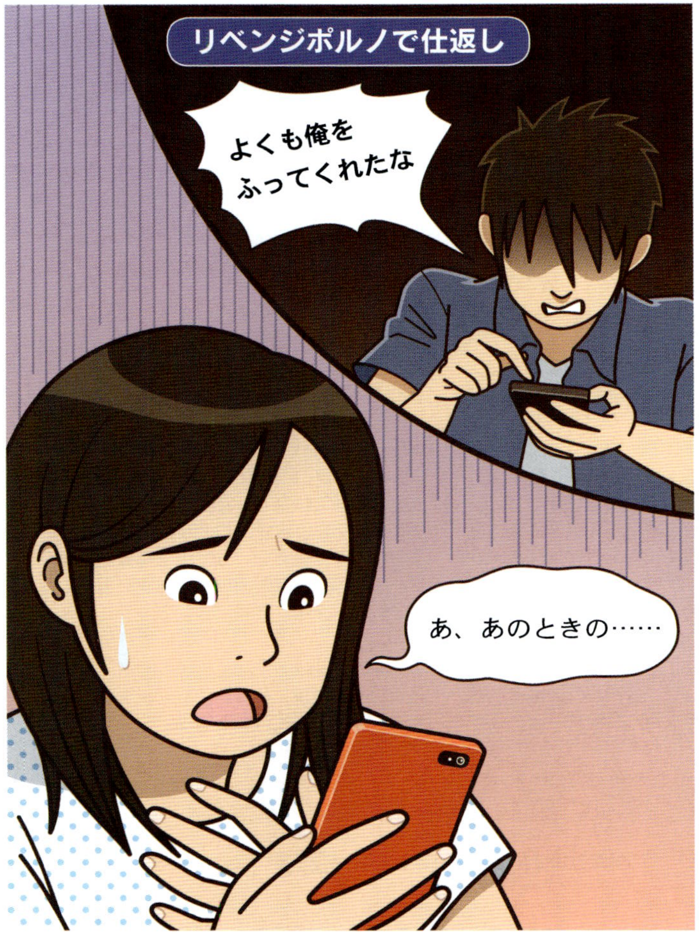
リベンジポルノで仕返し
よくも俺を
ふってくれたな
あ、あのときの……

未来の自分を守るために、プライベートな画像を撮られそうになったり、送ってくれと頼まれたりしても、「NO」と言える強さを持ちましょう。

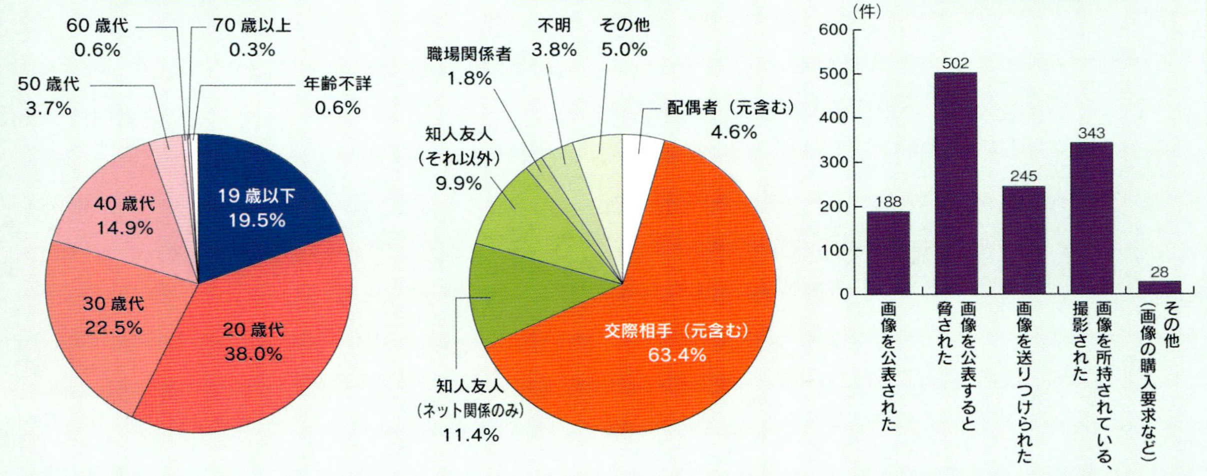

未成年者も約２割います。被害者の９割以上が女性ですが、男性の被害者も8.9%いました。

交際相手（元も含む）が一番多く、約６割を占めていました。

「公表すると脅す」ことが一番多いです。

警察庁「平成27年におけるストーカー事案及び配偶者からの暴力事案の対応状況について」より作成

付き合っている人に撮られたり、頼まれて送ったりした、裸の写真などの画像を、別れた後、腹いせにネット上に公開される〝リベンジポルノ〟を知っていますか。

インターネットは、広く世界につながっているので、画像は拡散して、取り消すことができません。「好きだから」とか「嫌われたくないから」といった軽い気持ちで撮ったものが、取り返しのつかない結果になることがあるのです。

指導　千葉大学教育学部 教授　藤川 大祐 先生

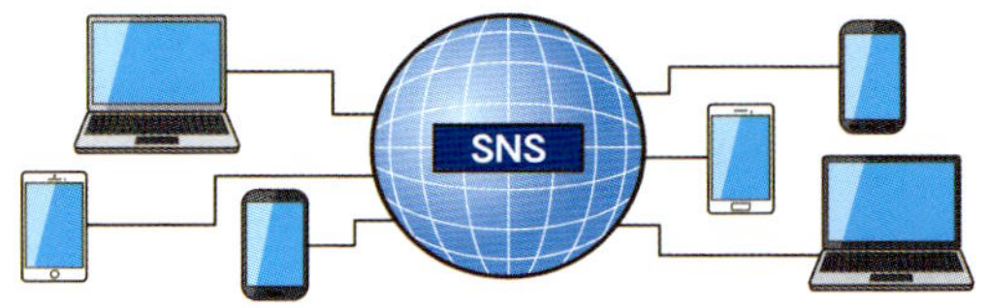
SNS

世界とつながっている意識を持とう

自分にそんなつもりがなくても、スマートフォンやパソコンの向こう側は世界中につながっているのです。

リベンジポルノは犯罪です

公表罪　第三者が撮影対象者を特定できる方法で、私事性的画像記録（物）を不特定若しくは多数の者に提供し、又は公然と陳列した者

例）インターネットに公表、写真のばらまき行為など▶３年以下の懲役又は50万円以下の罰金

公表目的提供罪　公表させる目的で、私事性的画像記録（物）を提供した者

例）インターネットに公表させる目的で特定の者に画像を提供する行為など

▶１年以下の懲役又は30万円以下の罰金

参考「あなたは大丈夫？考えよう！インターネットと人権（改訂版）」公益財団法人 人権教育啓発推進センター

連載 子どもの生活リズムとからだ

第2回 睡眠の重要性と子どもの可能性

日本体育大学体育学部健康学科 教授　野井 真吾

前回は、子どもの生活リズムの乱れに対する現場の実感とその実態を、低体温傾向や休み明けに元気がない子どもの存在も踏まえて紹介いたしました。

一方で、生活習慣病をはじめ多くの病気の発症が生活習慣と密接に関連していることは広く認識されています。とはいえ、よっぽどのことがない限り、睡眠不足が原因で突然死に至る子どもはいません。そのため、軽視されがちなのが「睡眠」といえます。ましてやゲームやスマートフォン（スマホ）に夢中になっていたり、受験を控えていたりする中学生ともなると、一層ないがしろにされてしまいます。

そこで今回は、そんな子どもたちに伝えていただきたい「睡眠の重要性と子どもの可能性」を紹介してみたいと思います。

睡眠もダイエットです！

最初は、寝ないでダイエットに励んでいる子どもたちに伝えていただきたい情報です。

図１をご覧ください。この図は、BMIと夜間の平均睡眠時間との関係を示したものです。対象は、米国人です。ご覧のように、８時間より少ない場合は、睡眠時間が短くなるほどBMIが増加しています。この研究では、睡眠時間が少なくなるほど「レプチン」というホルモンが減って、「グレリン」というホルモンが増す様子も示されています。そもそも、レプチンは食欲を落とし、グレリンは食欲を増すといわれています。そのため、睡眠時間が短い状態では、空腹感や食欲が増して増量してしまうというわけです。

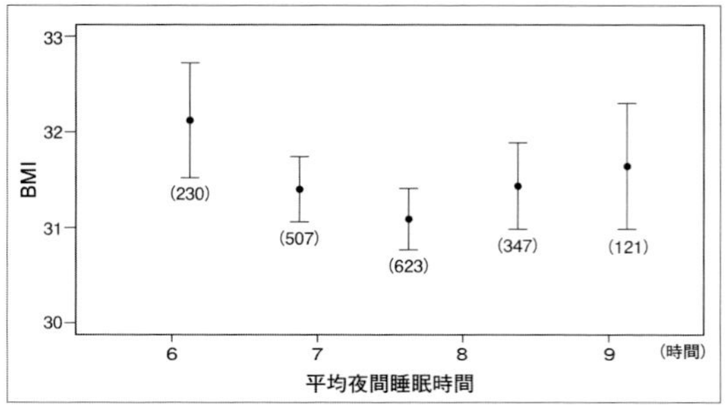

図１　BMIと平均夜間睡眠時間との関係

出典：Taheri S, Lin L, Austin D, Young T, Mignot E "Short Sleep Duration Is Associated with Reduced Leptin, Elevated Ghrelin, and Increased Body Mass Index." *PLoS Medicine* 1(3): e62, 2004

つまり、寝ないでダイエットに励んでいる子どもたちは無駄な努力をしているのかもしれません。そんな子どもたちには、睡眠も結果的にダイエットになることを伝えてあげてくだされればと思います。

睡眠も勉強です！

次は、寝る間も惜しんで試験勉強に没頭している子どもたちに伝えていただきたい情報です。

この研究では、半日前に覚えた記憶がどれくらい思い出せるか、ということを４つのグループで比較しています。結果は、図２の通りです。はじめに、この図の左に描かれているWake（朝９時に記憶した後、12時間の覚醒時間を経て夜９時にテストをしたグループ）とSleep（夜９時に記憶した後、12時間の睡眠時間を経て朝９時にテストをしたグループ)をご覧ください。ご覧のように、Wakeに比べてSleepの方がたくさん想起できたことがわかります。

ただ、この実験に限らず、多くの実験は日常生活とはかけ離れた環境下で行われるものです。そのためこの研究では、日常生活により近い状態ということで、12時間の覚醒もしくは睡眠時間後、先の実験の後にさらに続けて別の記憶課題も設定しました。この図の右に描かれているWake-IとSleep-Iがその結果です。ご覧のように、先にご覧いただいたWakeやSleepと比較してみると、別の記憶課題もこなしたWake-IやSleep-Iの方が低い想起率になっています。半日前の記憶の想起を妨害するような課題もこなしたわけですから、当然の結果といえるでしょう。そして、日常生活により近い状態といえるWake-IとSleep-Iの比較では、WakeとSleepの比較以上に大きな想起率の差が認められたのです。

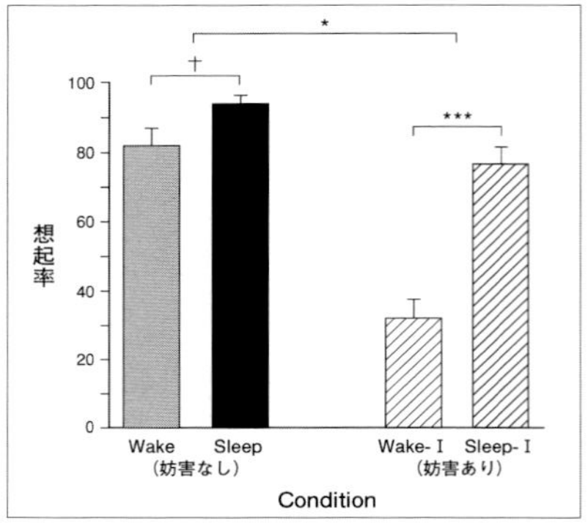

図２　４条件下における12時間後の想起率

出典：Ellenbogen JM, Hulbert JC, Stickgold R, Dinges DF, Thompson-Schill SL "Interfering with theories of sleep and memory: sleep, declarative memory, and associative interference." *Current Biology* 16:1290-1294, 2006

そもそも、睡眠はからだの疲れだけではなく、脳の疲れをとることにも、昼間の記憶を定着させることにも役立っています。そのため、睡眠不足で脳が疲れ、記憶の定着もままならない状況では、せっかくの勉強が無駄になってしまいます。もっというと、眠たい目をこすりながら、頑張って机に向かうというやり方は、とても科学的な勉強方法とはいえないということです。

つまり、睡眠時間を削って試験勉強に頑張っている子どもたちは持っている力を十分に発揮できていないのかもしれません。そんな子どもたちには、睡眠も勉強にとって大切であることを伝えてあげてくだされればと思います。

睡眠も練習です！

最後は、睡眠時間を削ってスポーツの練習に没頭している子どもたちに伝えていただきたい情報です。

この研究は、米国・スタンフォード大学のバスケットボール選手を対象に行われました。研究では、実験に参加したバスケットボール選手の普段の睡眠状況を２～４週間測定した後、「最低10時間はベッドに入るように」との指示をして、さらに５～７週間の睡眠状況を測定しました。すると、どうでしょう。驚くほどの変化があったのです。

合計282フィート（約86m）の折り返し走のタイムは１秒近くも早くなるし、フリースローも、スリーポイントシュートも、ともに成功率が10%近くもアップ、さらに、感情プロフィール検査では活気が向上して、疲労、緊張、混乱が減少していました。

やったことは、単に「10時間睡眠」を心がけただけです。もちろん、大学生ですから授業があります。また、心がけたからといって10時間も眠れない人だっています。そのため、「10時間睡眠」を指示された期間でも、実際の睡眠時間は平均８時間28分でした。それでも、普段の平均６時間41分より２時間近く長い睡眠時間になっていたわけです。

また、「10時間睡眠」を指示された期間も、普段と同じように、バスケットボールの練習も行っているわけですから、その間の練習効果とも考えられます。ただ、プロのサッカー選手でも１回の練習は90分間程度です。ウォーミング・アップの時間を加えても、せいぜい２時間程度です。それ以上はからだも、脳も疲れてしまって練習効果があがらないからです。それだけでなく、疲れも残ってしまいます。ようは、練習は効果的に行った上で練習以外の時間をどのように過ごすかがポイントというわけです。

つまり、睡眠時間を削ってスポーツの練習に汗を流している子どもたちは、持っている力を十分に発揮できていないのかもしれません。そんな子どもたちには、睡眠も大切な練習であることを伝えてあげてくだされればと思います。

このように考えると、生活リズムが乱れて睡眠不足の様相を呈している日本の子どもたちは、持っている力を十分に発揮できていないのかもしれません。と同時に、まだまだ可能性を秘めていると考えられるわけです。

連載　子どもの生活リズムとからだ

第3回（最終回）子どもの元気を育む快眠生活のヒント

日本体育大学体育学部健康学科 教授　野井 真吾

本連載では、低体温傾向や休日明けに元気がない子どもの存在とも関係する生活リズムの乱れが心配されていること、そして、睡眠不足問題が種々の能力を十分に発揮できない子どもの存在とも無関係でないことを紹介してきました。まさに、「早寝・早起き・朝ごはん」が叫ばれているゆえんだと思います。ただ､わかってはいるけれどできないのが｢早寝」であり、「早起き」であり、「朝ごはん」でもあります。

このようなことから、最終回では心配されている子どもたちの生活が「早寝・早起き・朝ごはん」になってしまうような取り組みのヒントを紹介したいと思います。

キャンプ生活は子どもの眠りを改善します！

まずは、下図をご覧ください。この図は、

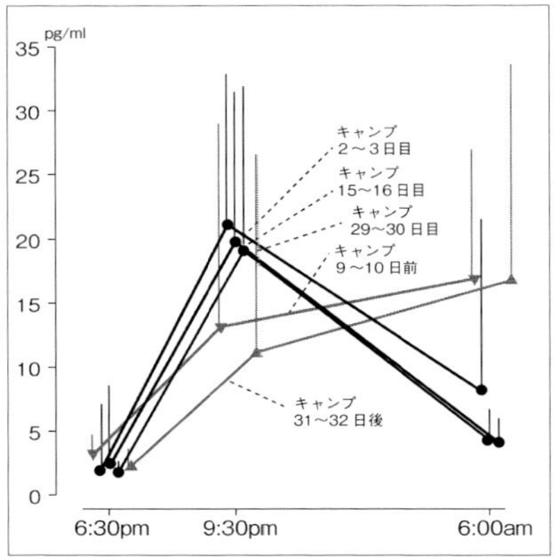

図　長期キャンプ（30泊31日）中およびその前後の唾液メラトニン濃度の経時的変化

出典：野井真吾ほか「長期キャンプ（30泊31日）が子どものメラトニン代謝に及ぼす影響」『発育発達研究』41，36-43，2009

小中学生を対象として行われた30泊31日という長期キャンプ中と、その前後の唾液メラトニン濃度の経時的変化を示したものです。ご覧のように、キャンプ中（2～3日目、15～16日目、29～30日目）はキャンプ前（9～10日前）よりも9:30pmのメラトニンが増して、6:00amのメラトニンが少なくなる様子を観察することができます。

メラトニンは眠りのホルモンと称されています｡つまり､キャンプ前の生活では9:30pmよりも6:00amの方が眠たい様子を物語っています。いかがでしょうか。このような事実は、みなさんの“実感”とも合致しているのではないでしょうか。でも、キャンプ中は夜と朝のメラトニン量が逆転しているわけですから、子どもの眠りの問題を改善するといえそうなのです。

そもそも、夜間メラトニンの分泌は朝や昼に光を浴びると促進され、夜に光を浴びると抑制されることがわかっています。また、昼間の運動や規則的な食事摂取、時刻を意識するような生活が大切であることもわかっています。一方で、キャンプ中の子どもたちは起床するや否や、朝日を感じながら朝ごはんの準備をします。昼も太陽を感じながら種々のプログラムでからだを動かします。当然、3度の食事もほぼ決まった時間にとります。そして夜は、街中とは異なる暗環境に包まれます。つまり、キャンプ生活そのものが子どもの「早寝・早起き・朝ごはん」をつくり出し、元気を育んでいるといえそうなのです。

そうはいっても、「日本中の子どもは、みんな長期キャンプをやるべき」と主張しているわけではありません。そのような提案はあまりにもナンセンスです。実際、幼児を対象にした別の研究では、「お散歩」に出かけた日は出かけなかった日に比べて、その日の夜のメラトニンが増して、翌朝のメラトニンが少なくなることもわかっています。要は､｢長期キャンプ」や「お散歩」のエキスをどのように日常生活に応用するかが大切ということです。

人間だって動物です！

ただ、先に示した図には、せっかく改善したメラトニン・リズムがキャンプ後（31～32日後）には、元に戻ってしまう様子も示されています。このような事実も、子どもたちからの大事なSOSです。すなわち、「リズムを整えたくても整えにくい生活環境があるんだよ」といった子どもたちの言い分を見事に示してくれています。子どもにしてみれば、リズムを乱したくて乱しているのではなく、乱れやすい環境があるというわけです。

考えてみれば、人間だって動物です。動物は、「動く物」と書くように「活動」しなければ動物になれません。ヒトはそれを昼間に行うことに決めて進化してきました。でも、活動をしたら「休息」する必要があります。ヒトはそれを夜に行うことに決めて進化してきました。ただ、昔は時計などありません。ヒトは、それを太陽で区別することにしました。そのため、ヒトの体は太陽を感じたら活動に必要なホルモンが分泌し、暗やみを感じたら休息に必要なホルモンが分泌するように仕組まれています。

「身体活動不足」な現代

翻って、高度経済成長期以降の日本では、便利で快適な生活が現実のものになりました。また、バブル経済期以降の日本では、固定電話を探さずとも、いつでもどこでも通話やメールができるようになりました。机の上に多くの資料を広げずとも、1台のスマートフォンで種々の情報を検索することができるようにもなりました。便利で快適すぎるこのような生活は、好きなことややりたいことに没頭できる環境を整えてくれました。ただ、結果として「身体活動不足」をつくり出すことにもなってしまったのです。そればかりか、昼夜を問わない「活動」と、身体的・精神的な「寛容」を排除し、「束縛」を生み出すことにもなってしまいました。

事実、一言も「早寝・早起き・朝ごはん」をいわれないキャンプ中はそれが実現し、毎日のように「早寝・早起き・朝ごはん」をいわれているキャンプ前後はそれが実現できないという図の結果は、まったく皮肉な事実といえないでしょうか。

「光・暗やみ・外活動」をスローガンに！

とはいえ、「早寝・早起き・朝ごはん」が大事なことは間違いありません。ただ、取り組みのスローガンとしては必ずしも適切でないようにも思います。

だって､「早く寝なさい」､「早く起きなさい」といわれても、なかなか眠れない日や起きられない日は、おとなだってあります。それは、子どもも同じです。これでは、どんなにいってもいうことを聞かない子どもに対して、保護者の方がイライラしてしまいます。また、「早寝・早起き・朝ごはん」の大切さは子どもも知っています。ですから、「そんなのわかってるけど、できないんだよ」と、子どももイライラしてしまいます。こうなると、どちらにも不幸な取り組みになってしまいます。

だとすれば、スローガン自体を「光・暗やみ・外活動」に変更してみてはいかがでしょうか。外活動をすれば、ほどよく疲れます。それだけではありません。光を浴びてしまうことにもなります。そして夜は、いまより少し暗環境を意識してみてください。きっと、メラトニンが分泌するはずです。メラトニンが分泌すれば「早寝」になります。早寝になれば「早起き」になります。早起きになればおなかもすいて「朝ごはん」も食べられるようになるというわけです。

現代日本の子どもたちは多忙を極めています。そんな子どもたちが少しだけ頑張ればできそうなスローガンとしても「光・暗やみ・外活動」がオススメだと思うのです。

中学保健ニュース No.1668 付録　2016年（平成28年）10 月 8 日発行

スマホ時代のネットリテラシー④

ネットでのいじめ 自分ならどうする？

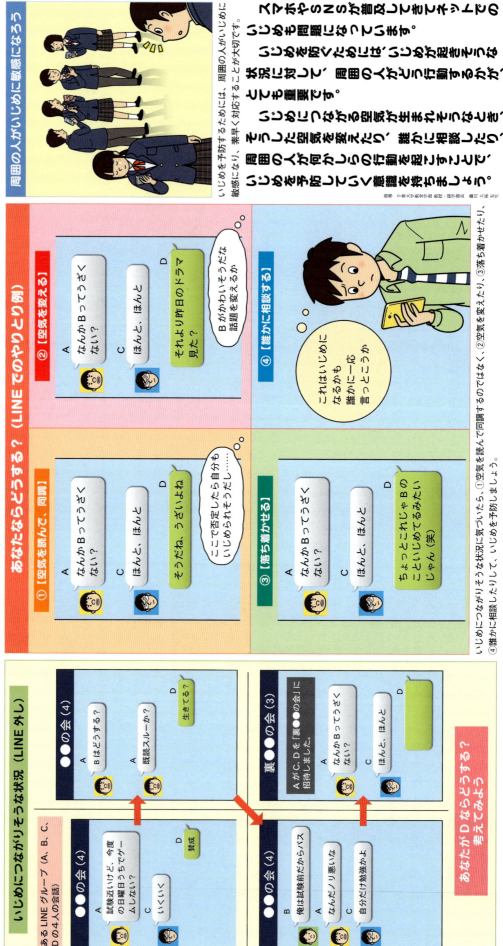

いじめにつながりそうな状況（LINE 外し）

ある LINE グループ（A、B、C、D の４人の会話）

●●の会（4）
A 試験近いけど、今度の日曜日うちでゲームしない？
C いくいく
D 賛成

●●の会（4）
A B はどうする？
A 既読スルーか？
D 生きてる？

●●の会（4）
B 俺は試験前だからパス
A なんだノリ悪いな
C 自分だけ勉強かよ

裏●●の会（3）
A が C、D を「裏●●の会」に招待しました。
A なんか B ってうざくない？
C ほんと、ほんと
D

あなたが D ならどうする？
考えてみよう

あなたならどうする？（LINE でのやりとり例）

①【空気を読んで、同調】
A なんか B ってうざくない？
C ほんと、ほんと
D そうだね、うざいよね
（ここで否定したら自分もいじめられそうだし……）

②【空気を変える】
A なんか B ってうざくない？
C ほんと、ほんと
D それより昨日のドラマ見た？
（B がかわいそうだな 話題を変えるか）

③【落ち着かせる】
A なんか B ってうざくない？
C ほんと、ほんと
D ちょっとこれじゃ B のこといじめてるみたいじゃん（笑）

④【誰かに相談する】

いじめにつながりそうな状況に気づいたら、①空気を読んで同調するのではなく、②空気を変えたり、③落ち着かせたり、④誰かに相談したりして、いじめを予防しましょう。

周囲の人がいじめに敏感になろう

いじめを予防するためには、周囲の人がいじめに敏感になり、素早く対応することが大切です。

スマホやSNSが普及してきてネットでのいじめも問題になっています。

いじめを防ぐためには、いじめが起きそうな状況に対して、周囲の人がどう行動するかが、とても重要です。

いじめにつながる空気が生まれそうなとき、そうした空気を変えたり、誰かに相談したり、周囲の人が何かしらの行動を起こすことで、いじめを予防していく意識を持ちましょう。

指導　千葉大学教育学部 教授・副学部長　藤川 大祐 先生

スマホ時代のネットリテラシー⑤

ネットストーカー被害に遭わないために

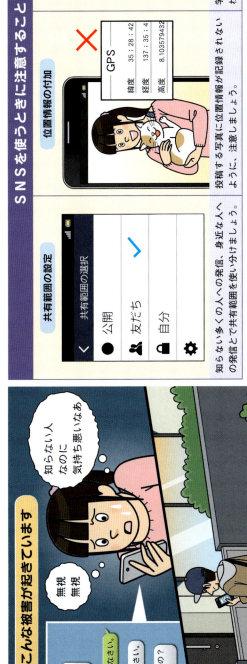

こんな被害が起きています

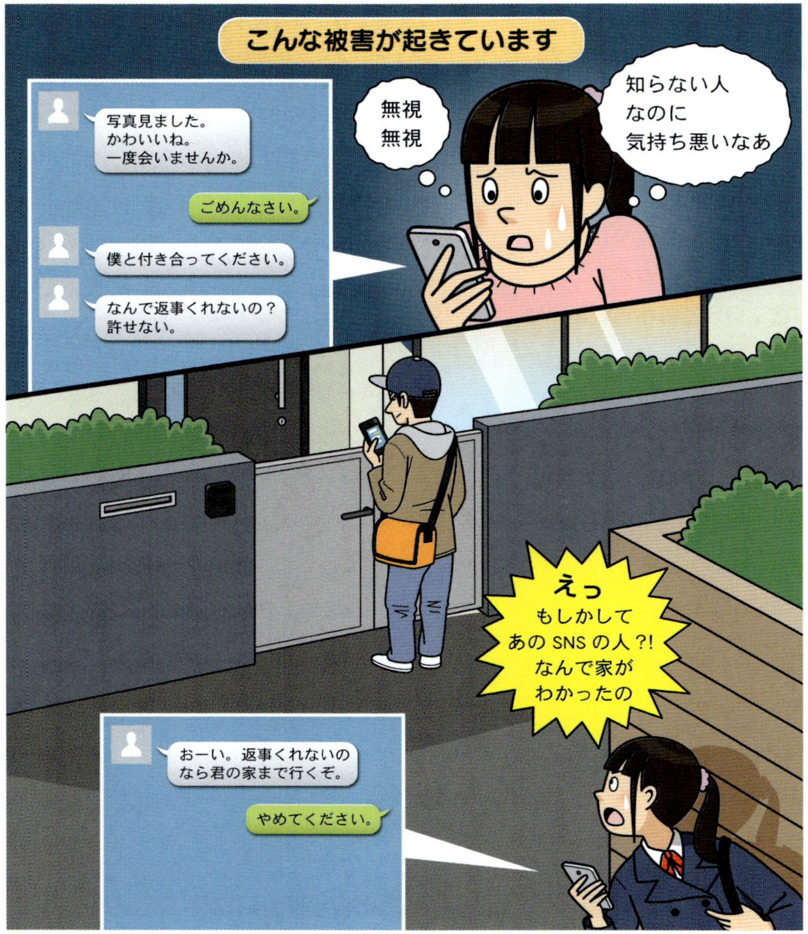
写真見ました。
かわいいね。
一度会いませんか。
ごめんなさい。
僕と付き合ってください。
なんで返事くれないの？
許せない。
無視
無視
知らない人
なのに
気持ち悪いなあ
えっ
もしかして
あの SNS の人?!
なんで家が
わかったの
おーい。返事くれないの
なら君の家まで行くぞ。
やめてください。

面識のない人からプライバシーを監視していることがわかるメッセージやコメントを送られたり、直接会うことや交際を執拗《しつよう》に迫られたりすることが起きています。住所を特定されて押しかけられる事例も。

ＳＮＳを使うときに注意すること

共有範囲の設定

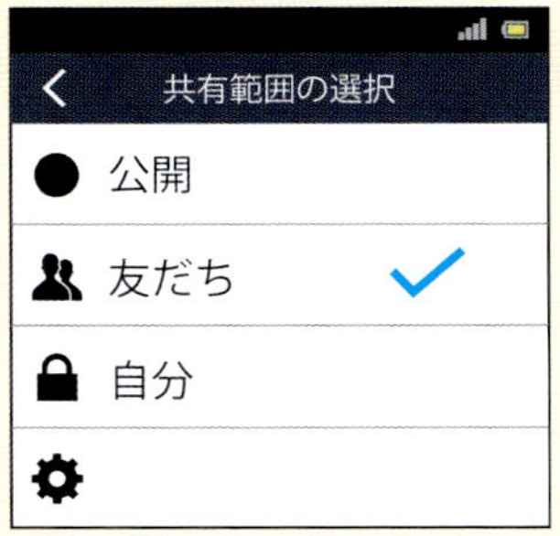
共有範囲の選択
公開
友だち
自分

知らない多くの人への発信、身近な人への発信とで共有範囲を使い分けましょう。

位置情報の付加

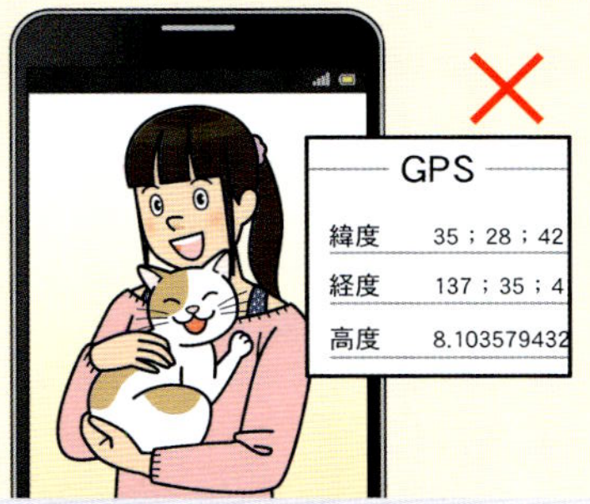
GPS
緯度 35；28；42
経度 137；35；4
高度 8.103579432

投稿する写真に位置情報が記録されないように、注意しましょう。

個人が特定される情報

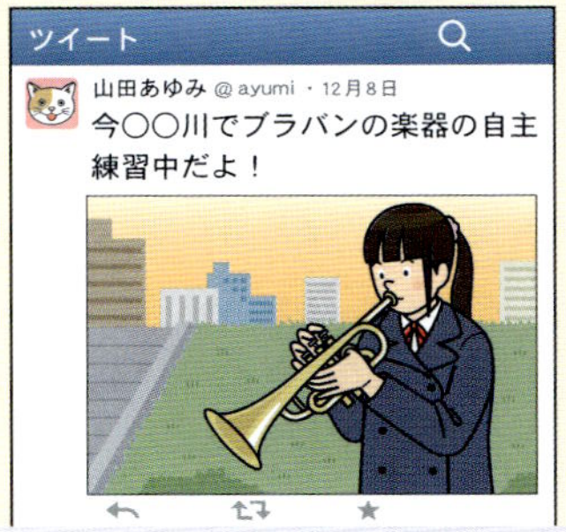
ツイート
山田あゆみ @ayumi・12月8日
今○○川でブラバンの楽器の自主練習中だよ！

学校がわかる制服、住所、予定などのプライベートがわかる書き込みは広く公開しないようにしましょう。

ＳＮＳの情報から、プライベートな行動を監視したり、面会や交際を迫るメッセージを送ったりするなど、人との距離感を踏み越えてしまうネットストーカーが問題になっています。

ＳＮＳを使う際は、個人情報がわかる投稿や写真の取り扱いに十分注意し、思わせぶりな返事はしないようにしましょう。

もし、怖いと感じる書き込み等があったら、証拠として保存し、身近な大人や行政の窓口、警察などに相談しましょう。

指導 千葉大学教育学部 教授・副学部長 藤川大祐先生

自分の身を守るために

直接会おうと言われても会わない

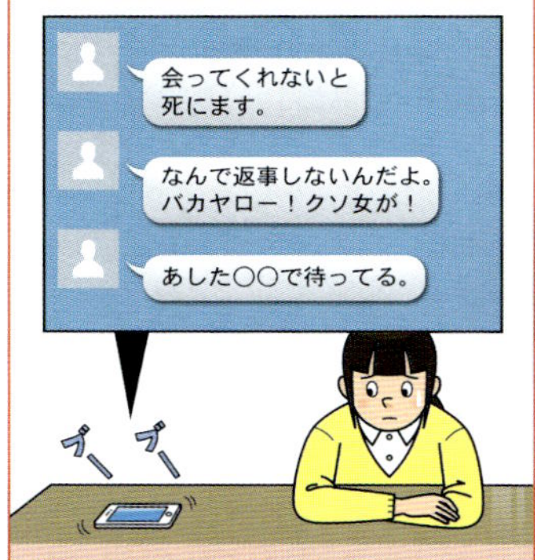
会ってくれないと
死にます。
なんで返事しないんだよ。
バカヤロー！クソ女が！
あした○○で待ってる。

相手と直接会うのは危険な場合も。住所を知られて不安なときは単独行動を避けます。

身近な大人・警察・行政機関などに相談する
（書き込み・着信履歴を保存しておく）

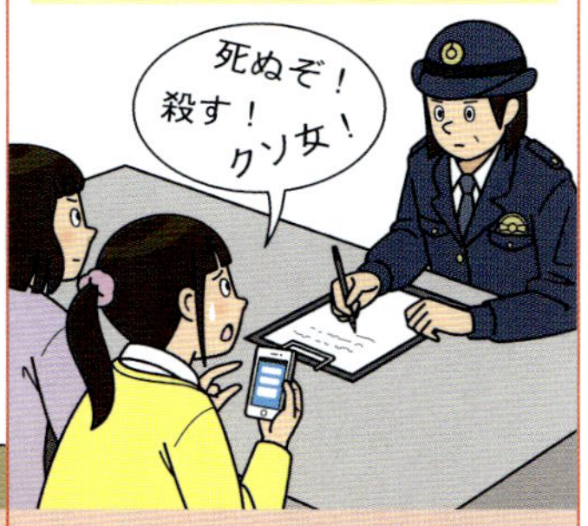
死ぬぞ！
殺す！
クソ女！

怖いと感じたら一人で抱え込まずに相談しましょう。警察は相手に警告ができます。

新連載 豊島区立中学校における

骨密度測定事業の取り組み

第1回 骨密度測定事業とは

豊島区学校医会 会長　猪狩 和子

はじめに

東京都豊島区では、平成22年度より、区立中学校に在籍する中学校2～3年生を対象に、区教育委員会、学校医、学校歯科医、学校薬剤師、養護・栄養教諭、校長などの各部会協力のもと、学校保健会事業として骨密度測定事業を行っています。

近年、最大骨量を獲得する思春期における良質なカルシウムの摂取が、将来の骨粗鬆症《こつそしょうしょう》の発生頻度を下げる有用な方法であるとの研究報告があり、この時期の十分な骨量形成が患者数約1000万人といわれる骨粗鬆症の予防につながると考えられます（図1）。

また、小児の骨折、特に平易な場所でのけがや骨折の増加も指摘されています。そこで、骨密度を測定して、測定結果を生徒や保護者へフィードバックし、その結果をもとに養護・栄養教諭による食生活、運動・生活習慣について骨密度を上げるための保健指導を行っています。大切なこの時期に高い骨量を獲得して、将来の骨粗鬆症を予防するための取り組みです。

順天堂大学医学部小児科、整形外科の協力を得て、豊島区学校保健会、学校医、医師会、行政（豊島区）、大学が連携し、長期的に共同研究を行うまたとない機会に恵まれました。

測定結果を集計し、骨密度と食事・運動・生活習慣、新体力テスト（スポーツテスト）評価、肥満度などとの関連性を検討しました。また、区立小学校、ジュニアサッカーチームの骨密度や体組成も測定して、解析・考察を加えて養護教諭研究会や全国学校医大会などで毎年演題発表を行っています。

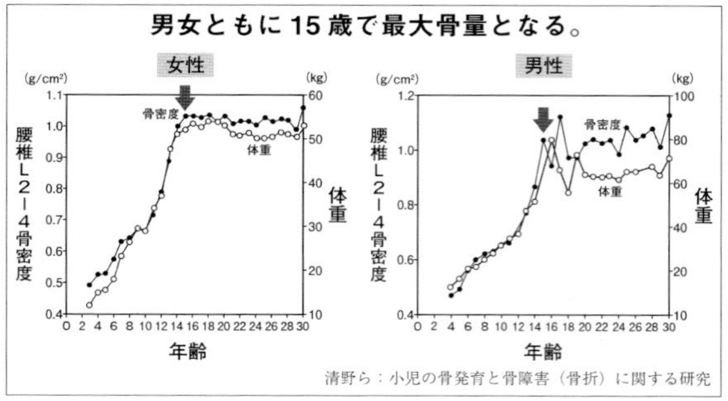
男女ともに15歳で最大骨量となる。
女性
男性
(g/cm²)
(kg)
腰椎L2－4骨密度
体重
骨密度
年齢
清野ら：小児の骨発育と骨障害（骨折）に関する研究

図1　最大骨量を獲得する思春期

骨密度測定事業を始めた経緯

中学生骨密度測定事業は、平成21年度までは、東京都の学校給食用牛乳供給事業の一環として、牛乳の持つ機能性や有用性の理解と普及、飲用定着化を目的として実施していました。しかし、事業仕分けなどの影響により平成22年度は急きょ中止されました。

ですが、本事業は食育や生活習慣の見直しなどが成長期における保健指導に有効であることや、豊島区の中学校教育研究食育部会が研究テーマを「骨密度測定後の栄養指導」としていることから、学校より事業の継続要望がありました。そこで、豊島区学校保健会で協議した結果、骨密度測定後、測定結果に基づいた個別の効果的な保健指導と事業検証のための研究対象とすることで、継続実施することになりました。

測定の方法

対象者は、豊島区立中学校の生徒8校（累計男子4239名、女子4406名）で、平成22年9月～平成27年11月に測定を実施しました。

骨密度は、豊島区学校医会が豊島区学校保健会に寄贈した超音波骨量測定装置(GE社製、A1-1000EXPRESS)という装置を用いて、踵骨《しょうこつ》を測定します（写真）。

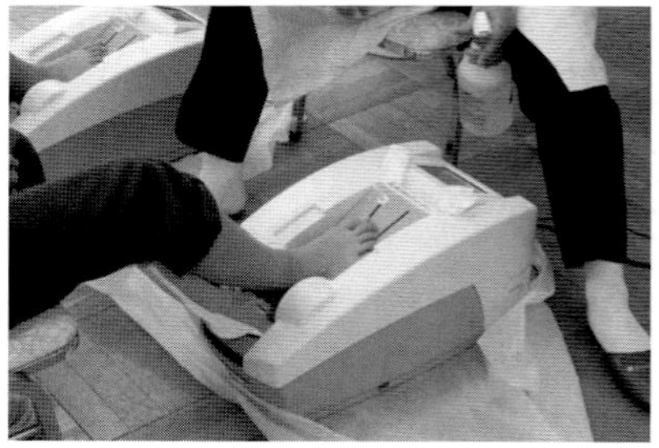

超音波骨量測定装置

この装置は超音波を利用して、骨周囲の軟部組織を含めて骨幅と骨内透過時間を測定し、「スティフネス」と呼ばれる骨密度指標を算出します。それとともに各対象者の性別、年齢に従って健常日本人の平均スティフネス値と比較した割合（%）「スティフネス同年齢比較」が表示されます。「スティフネス」は、骨量測定のゴールデンスタンダードである二重エネルギーX線吸収法（DXA）と高い相関があり、X線の被曝《ひばく》もないので、骨密度の指標として一般検診のほか、小児のスクリーニングに広く使用されています。骨密度測定は、臨床検査技師1名が実施します。

結果の解析とアンケート調査

骨密度測定結果は、図2に示すチェック表と「骨密度測定結果報告書」を用いて生徒・保護者へフィードバックし、両者から感想と改善点について記述してもらい、その後の栄養指導や保健指導などに生かしています。

また、骨密度測定の前後では、図2に示す生活習慣（食事、睡眠、運動、便通等）アンケートを実施します。

測定値は学校ごとに取りまとめ、豊島区学校保健会に提出していただき、集計します。データは豊島区学校医会を中心に協力大学と連携し、解析を行います。6年間の集計結果をまとめ、年度別、学年別、男女別の骨密度推移、低骨密度傾向にある者の割合、骨密度と栄養・運動・生活習慣・部活動、新体力テスト（スポーツテスト）評価、肥満度などとの関連性を検討しました。さらに区立小学校やジュニアサッカーチームの骨密度、体組成を測定し、運動歴や筋肉量との関係なども検討しています。

本事業は平成24年にNHKの番組「首都圏ネットワーク」でも放映され、注目されました。次回からは、これらの測定結果や考察、保健指導や保健学習への活用についてご紹介していきたいと思います。

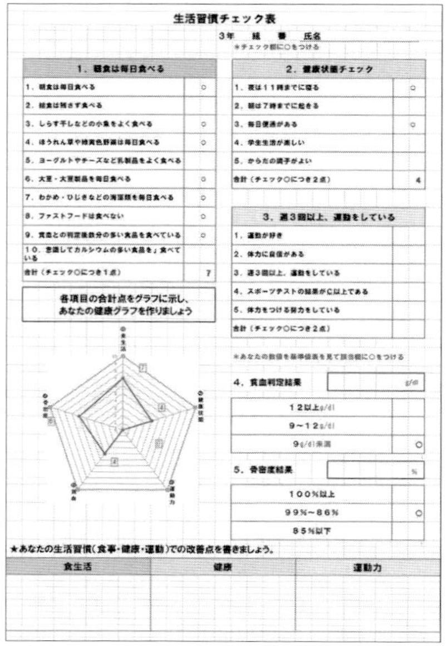
生活習慣チェック表
3年　組　番　氏名
＊チェック欄に○をつける
1．朝食は毎日食べる
1．朝食は毎日食べる　○
2．給食は残さず食べる
3．しらす干しなどの小魚をよく食べる　○
4．ほうれん草や緑黄色野菜は毎日食べる　○
5．ヨーグルトやチーズなど乳製品をよく食べる
6．大豆・大豆製品を毎日食べる　○
7．わかめ・ひじきなどの海藻類を毎日食べる　○
8．ファストフードは食べない　○
9．食事との刊定係数分の多い食品を食べている　○
10．意識してカルシウムの多い食品を」食べている
合計（チェック○につき1点）　7
2．健康状態チェック
1．夜は11時までに寝る　○
2．朝は7時までに起きる
3．毎日便通がある　○
4．学生生活が楽しい
5．からだの調子がよい
合計（チェック○につき2点）　4
3．週3回以上、運動をしている
1．運動が好き
2．体力に自信がある
3．週3回以上、運動をしている
4．スポーツテストの結果がC以上である
5．体力をつける努力をしている
合計（チェック○につき2点）
各項目の合計点をグラフに示し、あなたの健康グラフを作りましょう
＊あなたの数値を基準値表を見て該当欄に○をつける
4．貧血判定結果　g/dl
12以上g/dl
9～12g/dl
9g/dl未満　○
5．骨密度結果　%
100%以上
99%～86%　○
85%以下
★あなたの生活習慣（食事・健康・運動）での改善点を書きましょう。
食生活
健康
運動力

図2　生活習慣チェック表

【参考文献】
1）Yamazaki　K, et al. "Ultrasound bone densitometry of the oscalcis in Japanese women." *Osteoporosis International*, 4(4)：220-225,1994

連載 豊島区立中学校における

骨密度測定事業の取り組み

第2回　中学生の骨密度測定の結果

豊島区学校医会 会長　猪狩 和子

前回は、東京都豊島区の学校保健事業として行っている中学生の骨密度測定について、事業を始めた経緯、実際の実施方法についてお伝えしました。第2回では、豊島区立中学校8校の生徒を対象として得た測定結果と、新体力テストなどとの関連性について検討した結果をご紹介したいと思います。

結果は、「骨密度測定結果報告書」（図1）で生徒・保護者にフィードバックしています。これには、スティフネス値（骨密度指標）と、健常日本人の同年齢、同性別の平均骨密度を100%として比較した割合である「スティフネス同年齢比較」が表示されています。

また、強い骨を作るためには、カルシウム豊富な食品の摂取と、適度な運動が必要なことと、中学生男子・女子における1日のカルシウム目標摂取量についても記しています。

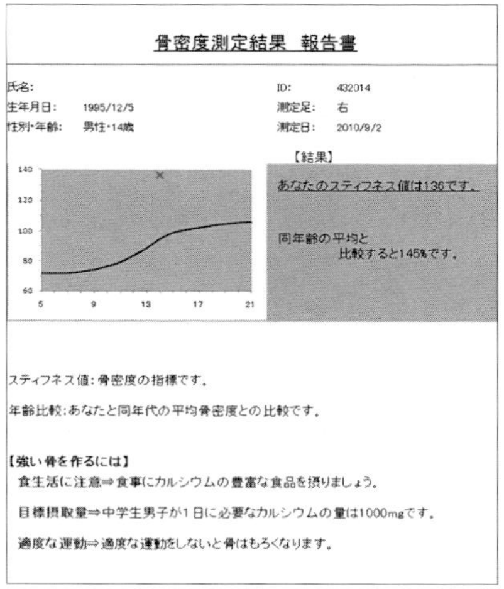
骨密度測定結果　報告書

氏名:　　ID: 432014
生年月日: 1995/12/5　　測定足: 右
性別・年齢: 男性・14歳　　測定日: 2010/9/2

【結果】
あなたのスティフネス値は136です。
同年齢の平均と比較すると145%です。

スティフネス値：骨密度の指標です。
年齢比較：あなたと同年代の平均骨密度との比較です。

【強い骨を作るには】
食生活に注意⇒食事にカルシウムの豊富な食品を摂りましょう。
目標摂取量⇒中学生男子が1日に必要なカルシウムの量は1000mgです。
適度な運動⇒適度な運動をしないと骨はもろくなります。

図1　骨密度測定結果報告書

学年・男女・年度別での検討結果

平成22～26年度の「スティフネス同年齢比較」を用いて、低骨密度傾向(90%未満)にある者の割合を出したところ、近年は低骨密度傾向にある者の割合が減ってきています(図2)。高骨密度傾向（110%以上）にある者の割合も徐々に増えてきており、われわれの骨密度測定を通した保健教育の成果が認められつつあると感じています。

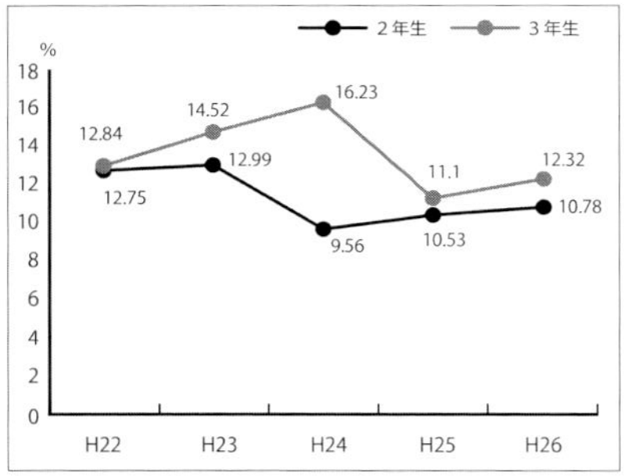

図2　低骨密度傾向（90%未満）にある者の割合（男女合計）

また、学年・男女別での検討では（平成23～25年度の測定結果）、2年生より3年生に、女子より男子に低骨密度傾向にある者の割合が多い傾向がみられました（図3）。女子より男子に多い傾向は各年度でも変わりませんでした。

新体力テストと骨密度との関連性

次に、生徒の新体力テスト（スポーツテスト）の評価と骨密度の関連性について検討しました。AからEまでの評価のうち、男子のA判定と女子のE判定の数が少なかったので、グループを〈AB〉〈C〉〈DE〉の3グループに分けて比較をしました。その結果、新体力テスト判定で〈AB〉の評価の者は、男女とも骨密度年齢比99以下が少なく、130以上の者が多いことがわかりました(図4)。

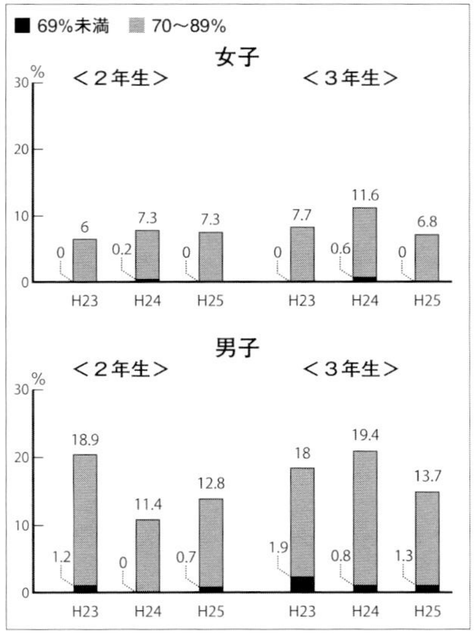

図3　低骨密度傾向（90%未満）にある者の割合（学年・男女別）

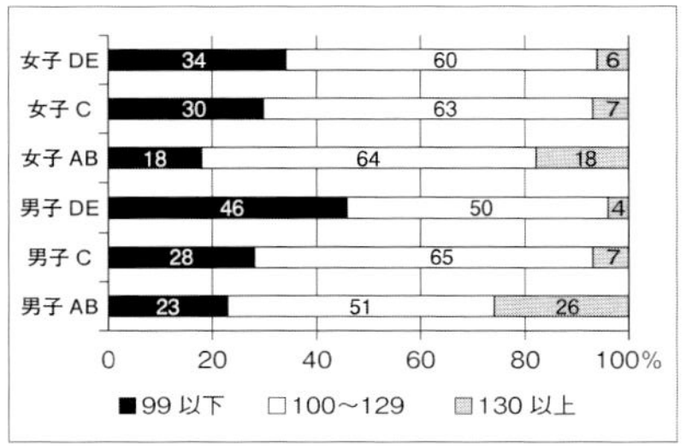

図4　新体力テストの評価と骨密度の関連性

さらに新体力テストの評価と骨密度の平均値を比較してみると、男子では、評価が良い者の方が有意に骨密度が高い傾向がみられましたが、女子には有意差はみられませんでした(図5)。男子では、運動と骨密度は強い相関を示しますが、女子では運動よりもほかの要因、たとえば、ホルモンや栄養、生活習慣、遺伝などとの関連が強いと想像されます。今後、これらの要因について明らかにしていきたいと思っています。

体格と骨密度の関連性

また、男子では身長が高い群が、女子では肥満度が高い群が、骨密度が高い傾向にあることがわかりました(図6)。新体力テストの評価が〈AB〉と良い群で、骨密度が平均未満にある女子の特徴としては、肥満度が低くやせていることがわかりました(図7)。

次回も引き続き、測定結果と部活動や生活習慣などとの検討結果について、ご紹介していきたいと思います。

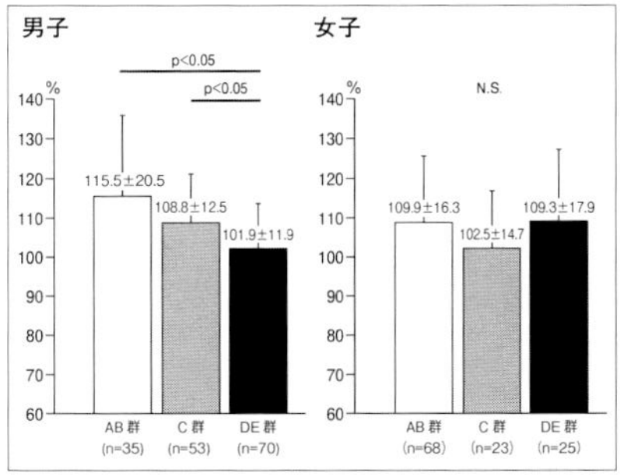

図5　新体力テストの評価別にみた骨密度の平均値の比較

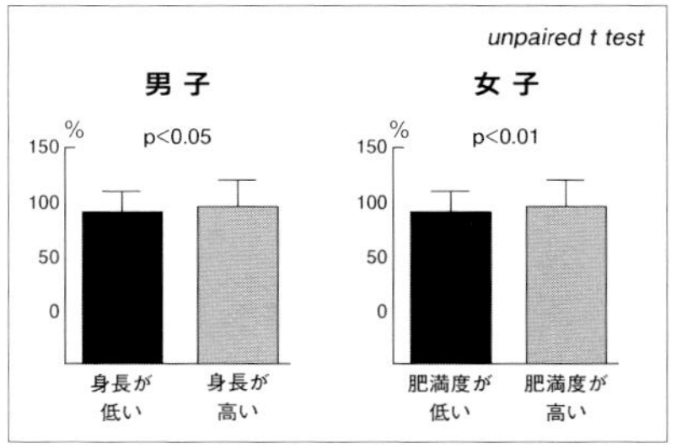

図6　骨密度と体格の関連性

スポーツ判定	AB	CDE
骨密度平均未満（人）	14	69
骨密度平均以上（人）	106	52

chi-square test:Odds ratio 10.05

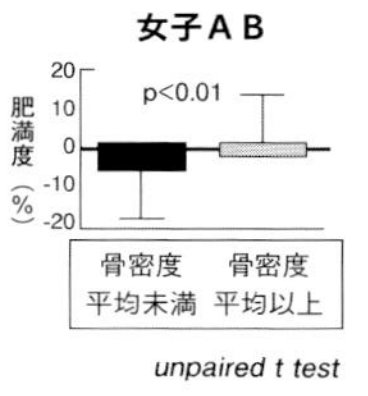

図7　運動ができるが骨密度が低い女子の特徴

スマホ時代のネットリテラシー⑥

スマホの長時間利用について考えてみよう

こんな生活をしていませんか？

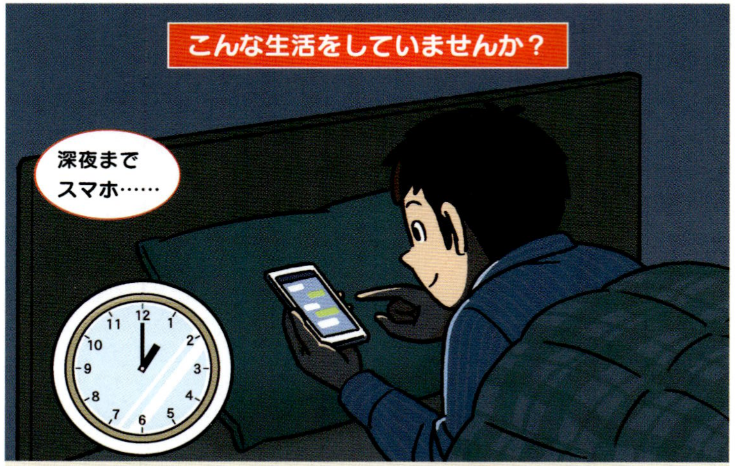

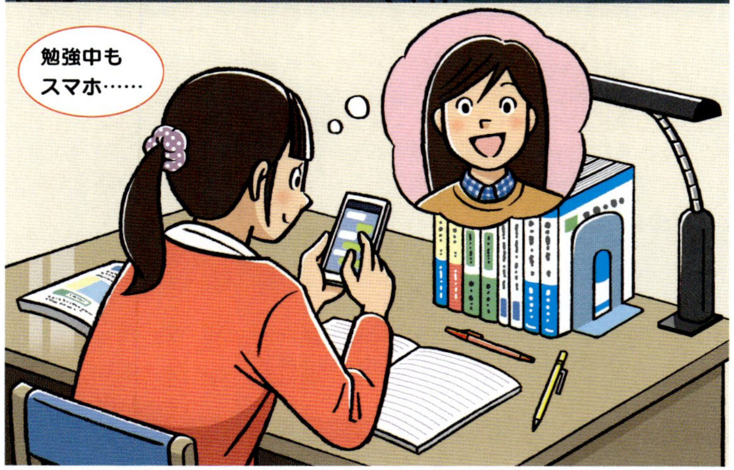
勉強中も
スマホ……

本来、睡眠や勉強にあてていた時間をスマホにばかり使うようになれば、体調や成績にも悪影響を及ぼします。

データで見るスマホ長時間利用者の実態

スマホの長時間利用者は、午前中に強い眠気を感じている人が多い

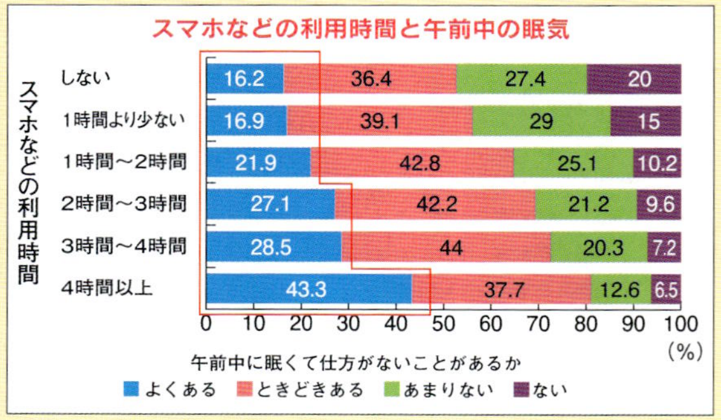

文部科学省「睡眠を中心とした生活習慣と子供の自立等との関係性に関する調査（平成26年）」より、中学生の回答

スマホの長時間利用者は、テストの平均正答率が低い

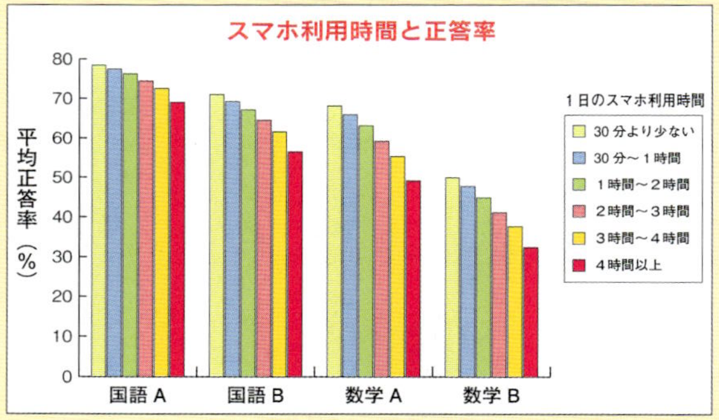

文部科学省「全国学力・学習状況調査（平成28年度）」より作図、中学3年生の回答

スマホは便利な反面、楽しいからと長時間利用しているとさまざまな問題が起こります。

スマホは便利な面もありますが、利用時間が長いと、いろいろな問題が起きてきます。

各種調査から、スマホの長時間利用者ほど午前中に強い眠気を感じていて、成績も低くなることがわかっています。

スマホに振り回されるのではなく、スマホを上手に使いこなすために、適切な利用時間について一度考えてみましょう。

指導 千葉大学教育学部 教授・副学部長 藤川 大祐 先生

スマホの利用時間についてルールを決めよう

（例）
友人同士で利用時間を決めておく

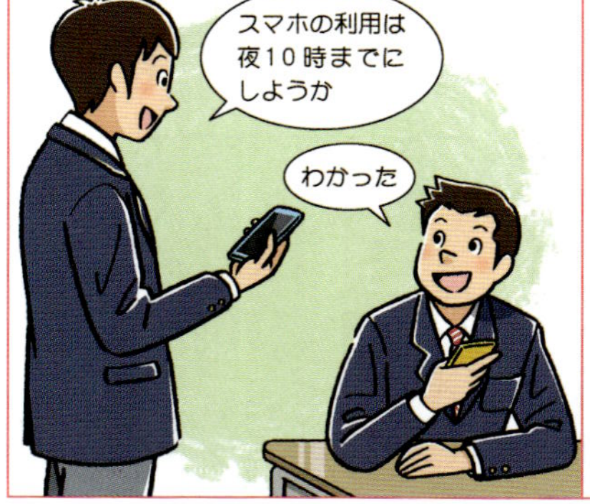
スマホの利用は
夜10時までに
しようか
わかった

（例）
家のルールで遅くまでスマホを使えないことを周りに言っておく

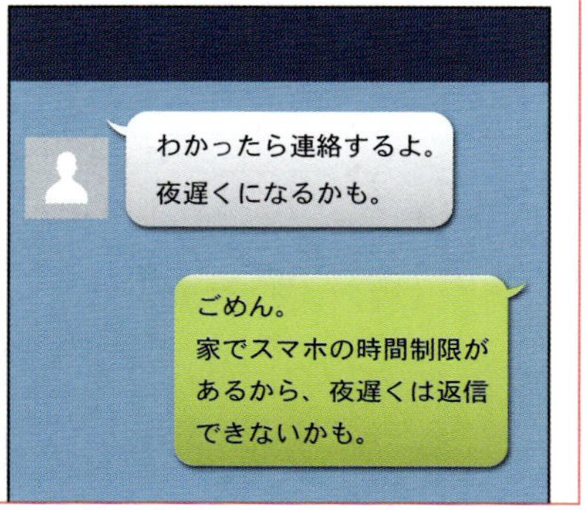

自分なりのルールを決めたり、友人と一緒にルールを考えたりしてみましょう。

保健室常掲用

平成29年度版は平成30年２～３月頃ご購読校様へお届けいたします。

平成28年度
学校保健統計調査速報

文部科学省学校保健統計調査速報より

区分	身長（cm）平均値												体重（kg）平均値											
	12歳		13歳		14歳		15歳		16歳		17歳		12歳		13歳		14歳		15歳		16歳		17歳	
	男子	女子	男子	女子	男子	女子	男子	女子	男子	女子	男子	女子	男子	女子	男子	女子	男子	女子	男子	女子	男子	女子	男子	女子
全国	152.7	151.9	159.9	154.8	165.2	156.5	168.3	157.1	169.9	157.5	170.7	157.8	44.0	43.7	48.8	47.2	53.9	50.0	58.7	51.7	60.5	52.6	62.5	52.9
本校																								
北海道	153.9	152.9	161.1	155.3	165.9	156.8	168.5	157.2	170.1	157.2	170.9	157.8	45.5	45.0	50.5	48.0	55.5	50.3	60.1	53.1	62.0	53.1	64.4	54.0
青森	154.0	152.4	161.5	156.0	166.2	156.8	168.9	157.7	171.0	157.3	171.0	157.5	46.2	45.1	51.9	49.5	55.9	52.3	60.1	53.1	62.8	53.9	63.9	53.8
岩手	153.4	152.5	161.2	154.5	165.8	156.0	168.6	156.8	169.0	157.4	171.0	157.0	45.5	45.3	51.5	47.9	55.6	50.5	61.5	53.0	62.5	54.0	65.5	54.0
宮城	153.8	152.6	160.6	155.4	165.6	156.5	169.2	157.0	169.5	157.3	170.9	158.0	46.1	45.6	50.5	49.0	55.1	50.9	59.6	52.2	60.8	53.1	63.0	53.1
秋田	154.9	152.5	162.0	156.2	166.6	157.1	168.6	157.5	170.3	158.2	171.3	158.2	47.2	45.1	51.7	48.9	56.4	51.6	60.4	52.5	62.5	54.1	65.1	54.2
山形	153.1	152.8	161.3	155.6	165.8	157.1	168.5	157.7	170.3	158.0	171.4	158.8	44.9	45.2	50.5	48.1	54.7	51.3	60.1	52.7	61.8	53.7	64.0	54.1
福島	153.7	152.0	160.7	155.1	165.2	156.2	168.2	156.5	170.0	157.0	170.6	157.5	46.2	44.9	50.5	48.3	54.8	51.1	60.2	52.2	61.6	53.2	63.2	53.1
茨城	152.8	152.0	159.7	154.5	165.0	156.2	167.9	157.0	169.6	157.3	170.9	157.8	44.9	45.0	49.3	47.8	54.2	50.0	60.0	52.8	61.3	54.0	62.2	53.3
栃木	152.6	151.5	159.7	154.5	165.1	156.3	167.8	156.5	169.5	157.2	170.4	158.0	44.5	44.7	49.4	47.9	54.5	50.8	59.6	52.4	61.5	53.0	62.9	54.3
群馬	152.4	151.5	159.3	154.2	164.8	156.1	167.6	156.8	169.1	157.5	170.0	158.2	44.8	44.0	48.9	47.3	54.4	50.4	59.8	52.4	62.2	53.8	61.9	53.6
埼玉	152.6	151.9	159.8	155.0	165.2	156.8	168.9	157.6	170.3	158.0	170.8	158.0	44.1	43.2	48.2	47.0	53.2	50.2	59.3	51.8	60.0	52.7	62.8	53.0
千葉	153.0	152.0	160.0	154.8	165.9	156.7	168.4	157.4	170.3	157.8	170.5	158.5	43.6	43.7	48.5	46.6	53.8	50.1	58.9	51.3	60.3	52.4	62.2	52.9
東京	153.2	152.6	160.7	154.9	165.9	156.9	168.6	157.4	170.4	158.1	171.3	158.3	43.7	43.5	49.5	47.1	54.2	49.7	58.1	51.2	60.0	52.0	62.6	52.5
神奈川	152.6	152.2	160.0	154.9	165.1	157.2	168.5	157.3	170.3	157.8	171.0	158.2	44.1	43.7	48.3	46.6	53.5	49.8	58.1	51.0	60.3	52.2	61.7	52.9
新潟	153.7	152.3	161.2	155.5	166.0	157.0	169.0	157.6	169.9	157.8	171.4	158.2	44.7	43.4	49.7	47.2	54.3	49.7	58.0	52.1	60.2	52.5	62.4	53.7
富山	153.1	152.3	160.7	155.6	166.1	157.2	168.8	157.4	171.0	157.6	171.1	157.8	44.1	43.7	49.3	47.4	54.6	49.9	60.2	52.4	61.6	52.1	62.7	52.8
石川	152.9	152.3	160.5	155.6	166.2	156.4	168.5	157.0	170.3	158.3	171.8	157.6	44.3	44.2	48.8	47.4	54.4	49.9	59.2	51.6	61.1	53.0	64.4	52.7
福井	152.9	152.5	160.3	155.0	165.5	157.2	168.8	157.2	170.2	157.8	171.7	158.1	44.1	44.4	49.2	47.0	54.4	50.2	60.2	52.6	61.6	53.1	64.3	52.5
山梨	152.0	151.1	159.6	154.8	165.1	156.2	167.8	156.8	169.5	157.0	170.5	157.8	43.6	43.4	49.0	47.4	53.9	50.0	58.4	50.8	60.6	52.9	62.7	52.6
長野	151.6	151.2	159.0	154.8	165.0	156.1	167.4	156.7	169.7	157.5	170.4	157.3	42.7	42.9	48.4	47.5	54.2	49.9	57.5	51.6	60.8	52.7	61.5	52.6
岐阜	152.7	151.5	159.6	154.5	164.6	156.3	168.1	156.7	169.6	157.0	170.6	157.5	43.9	43.3	48.3	47.3	53.3	49.5	57.9	51.0	59.9	51.4	62.3	52.1
静岡	151.8	151.7	159.6	154.5	164.7	156.1	167.7	156.9	169.1	157.1	170.0	157.4	43.2	43.1	48.3	46.8	52.6	49.4	58.4	51.4	60.2	52.5	61.6	52.9
愛知	152.3	151.4	159.2	154.8	165.0	156.5	168.4	157.1	170.0	157.7	170.6	157.7	43.2	43.0	47.7	46.4	53.0	49.8	58.0	51.6	60.2	51.8	61.9	52.6
三重	152.2	151.7	159.8	155.0	165.0	156.3	167.7	157.2	170.2	157.6	170.7	157.6	43.3	43.2	48.1	46.0	53.3	49.2	57.3	51.3	61.3	52.2	62.5	52.3
滋賀	153.1	152.0	159.5	155.4	165.5	157.1	168.7	157.6	170.2	158.1	171.8	158.3	43.2	42.4	47.8	47.0	53.8	49.4	59.4	51.8	60.5	53.0	63.1	53.3
京都	153.0	151.8	159.9	155.3	165.7	156.9	168.7	157.5	170.3	158.1	171.4	158.3	43.5	42.9	48.3	46.7	53.1	49.9	59.0	51.9	60.6	52.6	62.6	52.8
大阪	152.1	151.6	159.4	155.1	165.4	156.3	168.3	157.1	169.9	157.8	170.7	158.0	43.4	43.2	48.4	47.1	54.0	50.1	58.6	51.7	60.2	52.7	62.4	53.1
兵庫	152.4	152.1	159.3	155.0	165.0	156.5	168.1	157.2	169.5	157.7	170.4	158.2	43.5	43.2	47.6	47.4	53.4	49.8	57.1	51.0	59.3	52.6	61.5	52.4
奈良	153.0	152.0	160.7	155.4	165.5	156.8	168.4	157.3	170.7	157.5	170.8	158.0	43.5	43.2	49.5	47.3	54.1	49.8	59.0	51.2	60.1	51.7	62.2	53.0
和歌山	152.7	151.6	159.7	155.0	165.1	156.2	168.7	157.3	170.0	157.1	171.1	157.4	44.0	43.9	48.9	47.4	54.0	50.2	59.5	51.1	61.2	52.6	63.4	52.7
鳥取	152.3	152.0	160.1	154.8	165.7	156.5	167.5	156.9	170.5	157.5	171.1	157.8	42.9	43.7	48.8	47.3	53.6	49.2	57.5	51.1	60.1	52.5	62.3	52.3
島根	151.5	151.2	158.6	154.2	164.8	155.7	167.6	156.4	169.8	156.7	169.8	157.5	42.6	43.2	47.2	46.8	52.6	49.4	57.7	51.3	61.7	53.1	62.4	52.4
岡山	152.7	151.4	159.3	154.3	164.5	155.8	167.9	156.5	168.9	156.7	170.1	157.0	43.4	43.2	48.2	46.6	53.0	49.4	57.7	51.8	59.9	51.2	62.3	52.6
広島	151.9	151.3	158.8	154.3	164.3	156.0	167.7	156.7	169.1	156.8	170.0	157.2	42.6	43.2	48.1	47.2	53.4	50.0	57.4	50.5	59.2	52.1	62.0	52.3
山口	152.2	151.3	158.5	154.6	164.5	155.8	167.6	156.7	168.7	157.4	170.1	157.4	44.4	44.0	47.2	47.4	53.6	50.0	57.6	51.0	58.9	51.6	62.1	51.5
徳島	152.7	151.7	160.5	154.4	165.3	156.0	168.1	156.3	169.5	156.4	170.1	156.7	44.7	44.2	50.1	47.5	54.2	50.4	59.0	51.8	61.8	52.0	63.7	52.8
香川	152.2	151.8	159.4	154.4	164.6	155.8	167.6	156.6	169.6	156.6	170.1	157.6	44.2	44.2	48.7	47.2	53.7	49.9	59.5	52.2	60.2	52.2	62.0	53.2
愛媛	152.2	151.6	159.7	154.1	164.7	155.6	167.8	156.1	169.0	156.8	170.0	156.8	44.4	43.8	49.4	47.1	54.4	50.0	58.5	50.9	60.2	52.8	62.6	52.3
高知	152.8	151.7	159.9	154.1	164.3	155.6	167.4	156.6	168.7	156.7	169.6	157.2	43.8	45.2	49.2	47.9	53.5	49.9	59.1	51.9	60.4	53.2	62.4	52.1
福岡	152.1	151.6	159.3	154.3	164.8	156.5	167.9	156.6	169.6	157.2	169.8	157.2	43.6	43.7	47.6	46.6	53.6	49.9	58.6	51.5	60.2	53.0	61.9	52.6
佐賀	152.7	151.7	159.5	154.8	165.2	156.4	167.7	156.6	170.2	157.0	170.7	157.0	44.4	44.4	49.2	47.8	54.2	50.1	60.1	52.7	62.1	52.5	63.1	53.0
長崎	152.6	152.0	158.8	154.7	164.7	156.1	168.7	156.9	169.9	157.5	170.5	157.9	44.1	44.1	47.8	47.6	53.6	49.8	60.4	53.4	61.9	53.1	63.3	52.8
熊本	152.9	151.7	159.5	154.8	164.7	155.9	168.2	156.9	169.4	157.7	170.1	157.2	45.0	44.5	49.2	47.6	53.9	50.1	58.9	52.4	60.8	53.2	63.4	53.4
大分	152.5	151.2	159.5	154.3	164.6	156.5	168.2	156.1	169.5	157.2	170.4	156.9	44.7	44.0	49.0	47.8	54.0	50.7	60.0	52.0	62.2	53.4	63.6	52.7
宮崎	152.0	151.1	159.3	154.6	164.2	156.2	167.6	156.8	168.8	157.2	170.0	157.2	43.8	44.0	49.4	48.0	53.7	50.4	58.8	52.8	61.5	53.6	62.8	53.2
鹿児島	152.0	151.6	159.1	154.2	164.6	156.2	167.7	156.9	169.6	156.8	170.3	156.8	43.3	44.5	48.9	47.1	53.0	50.5	58.3	51.9	60.3	52.4	62.9	52.7
沖縄	151.7	151.3	159.1	153.5	164.0	155.1	166.9	154.9	168.4	155.4	169.0	155.9	44.1	44.9	49.1	47.2	54.1	49.8	57.7	51.1	60.3	51.3	62.4	51.9

※平成28年度から座高が廃止され、身長と体重のみが公表されたため、昨年度までとレイアウトを変えています。

連載

豊島区立中学校における 骨密度測定事業の取り組み

第3回（最終回） 中学生・小学生の骨密度測定の結果

豊島区学校医会 会長　猪狩 和子

前回は、東京都豊島区立中学校８校の生徒を対象として行った骨密度測定結果の学年・男女・年度別での検討、新体力テストの評価や体格などとの関連についてご紹介いたしました。それらによれば、２年生より３年生に、女子より男子に低骨密度傾向の者が多いこと、新体力テストの評価が高い者は骨密度の低い割合にある者が少なく、骨密度が高い割合にある者が多い傾向などがわかっています。

今回も引き続き中学生の測定結果、さらには豊島区内の小学生を対象に測定した結果も加えて、ご報告したいと思います。

生活習慣と骨密度の関連性

中学校（１校）の１学年の中学２年時と中学３年時の２回の測定結果から、骨密度（スティフネス値）年間増加率を算出し、生活習慣アンケートとの関連を検討したところ、骨密度の年間増加率は男子より女子に多く（図１）、睡眠不足や運動不足であると答えた者の年間増加率は低い傾向にあることがわかりました。

また、骨密度測定結果と給食、牛乳摂取量との関連を検討したところ、あまり牛乳を飲まない男子生徒は、男子平均に比べて骨密度がかなり低い傾向にあり、たくさん飲む男子生徒は平均より高い傾向がみられました。さらにたんぱく質や野菜などのカルシウムの吸収を助けたり、骨を作る食材を多く含んでいる給食をたくさん食べる生徒は、より骨密度が高いことがわかりました（図２）。

運動習慣と骨密度の関連性

また、生徒の所属している部活動と骨密度測定結果の関連を調べてみたところ、運動部、中でもバスケット、テニス、バドミントン、バレー部などの、重力に逆らってジャンプをするスポーツを行っている生徒で骨密度が高い傾向がみられました（図３）。

さて、東京都豊島区では、平成22年９月より現在におけるまで、学校保健会事業として区内中学生の骨密度測定を継続していますが、区内小学生を対象にした測定も数回実施しています。その結果についてもここでご紹介したいと思います。

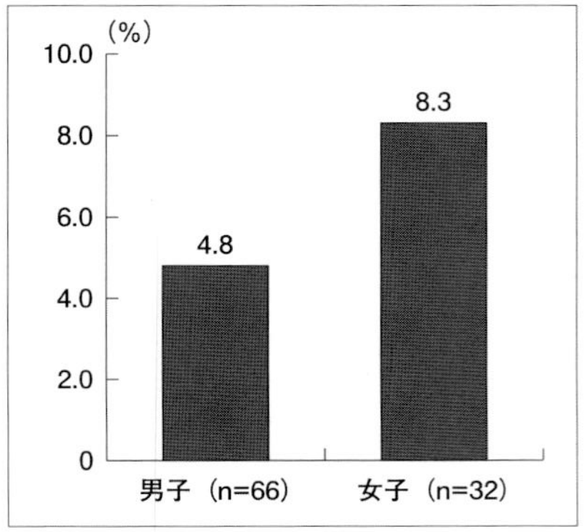

図１　骨密度（スティフネス値）年間増加率

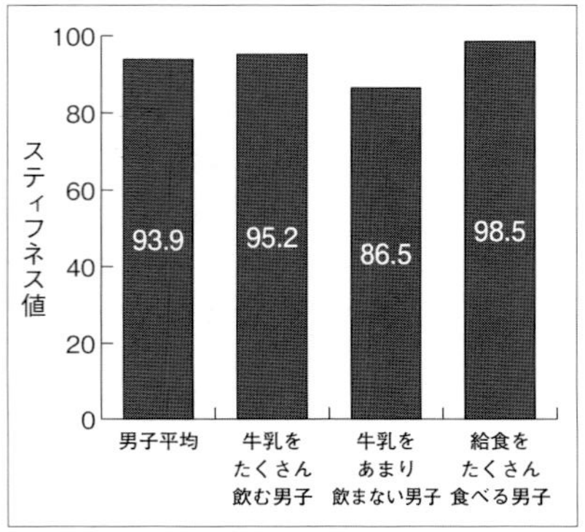

図２　骨密度（スティフネス値）と給食（牛乳）摂取量との関連

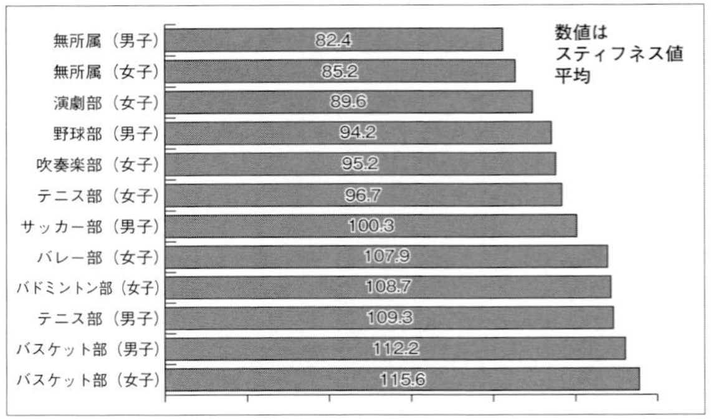

図３　部活動別骨密度測定結果

平成24年４～平成25年１月にかけて、豊島区内の小学校１校の男子35名とジュニアサッカーチームの小学校６年生男子89名を対象にした骨密度測定を行いました。彼らの骨密度を比較すると、特に日頃運動をしていない子ども（非運動群）より、ジュニアサッカーチームに所属している子ども（運動群）において、優位に骨密度が高いことがわかりました。（図４）

筋肉量と骨密度の関連性

また、平成25年１月には、３日間かけて豊島区立小学校６年生の男女（男子35名、女子31名）の体組成と骨密度を測定し、その関連を検討しました。結果は、男女とも筋肉量が多い群で骨密度が高い傾向がみられました（図５）。

既出の論文から中・高校生の時期に運動をしていた成人は、まったく運動習慣のない成人よりも骨密度が高いことがわかっています。成長期での運動は、カルシウムや良質なたんぱく質の摂取や睡眠と並ぶ骨密度を上げるために重要な要素の１つですので、ぜひなんらかの運動習慣を持つようにしてほしいと思っています（また、カルシウムの吸収を助ける日光を適度に浴びることも大切です）。

豊島区立中学校では、骨密度測定の結果を基に、養護教諭が食生活や生活習慣についての保健指導を行ったり、生徒たちが学芸会等で発表するなどの保健学習に活用しています。

今後も骨密度と生活習慣の追跡調査を行い、最大骨量を獲得する中学生時期に骨量を高め、将来の骨粗鬆症《こつそしょうしょう》を予防することができるように、総合的な「食育」ができる環境づくりを推進していく予定です。

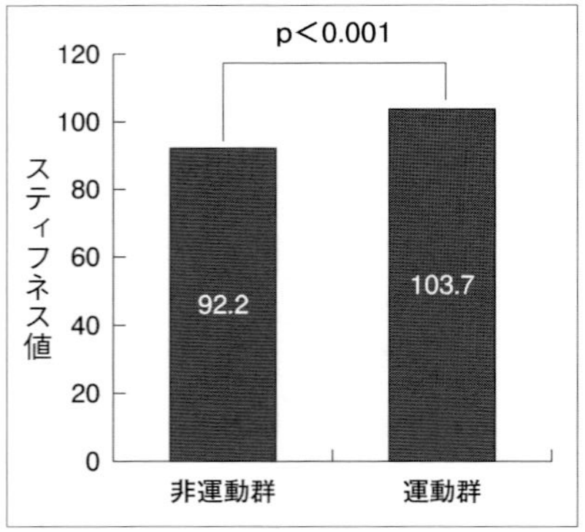

図４　小学校６年生男子の運動習慣と骨密度との関連

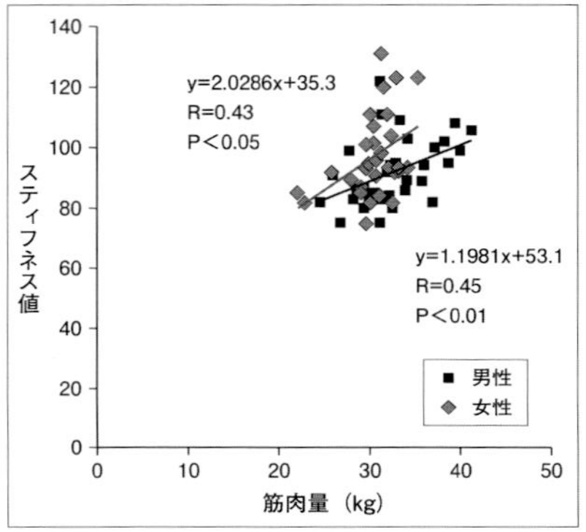

図５　小学６年生の筋肉量と骨の関係

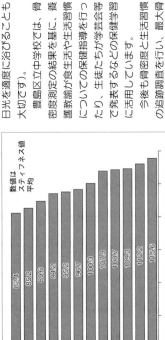

新連載 呼吸にまつわる深〜い話

息育指導を始めよう

第1回 アトピーなどのアレルギーの病気に対して

みらいクリニック院長　今井 一彰

初めまして！ 私は、福岡市は博多駅前で、内科のクリニックを開業している今井一彰と申します。今回の連載のテーマである「息育」をメインとして、日々診療に当たっている医師です。これから数回にわたり「呼吸にまつわる深〜い話」をお届けします。

呼吸とは

さて、皆さんは呼吸というとどんなことを思い浮かべますか？ 腹式呼吸、肺呼吸、丹田呼吸などと答える方が多いと思います。

人間に限らず、動物は呼吸を始めることで生を迎え（ヒトだと産声を上げるといいますね）、呼吸を止めることでこの世を後にします(息を引き取るわけです)。寝ているときも、食事をしているときも、24時間絶え間なく呼吸をし続ける必要があります。

呼吸とは、酸素を取り込み、二酸化炭素を排出することです。植物も、気孔を通して呼吸をしています。この呼吸には、体の外とのやりとりである外呼吸と、細胞レベルでのやりとりの内呼吸に分けられます。今回の連載では、そのうちの外呼吸、さらに口呼吸《くちこきゅう》についてのお話をしていきます。

口呼吸とは

口呼吸（専門的には「こうこきゅう」といいます）は、文字の通り、口を通じて外呼吸をすることです。ヒトは、しゃべるというたぐいまれな能力を身につけたと同時に、口呼吸というやっかいな問題を持ってしまいました。ヒトとDNAがほとんど同じといわれるチンパンジーですが、しゃべることはできません。よって口呼吸はしません。

この口呼吸という用語、最近よく耳にすることが増えてきました。私が最初にこの言葉に出会ったのは、もう15年以上前になります。「人はどうして病気になるのだろう」という疑問を持ったことがきっかけでした。

一般的なかぜ、インフルエンザ、中耳炎、副鼻腔炎などであれば、細菌やウイルス感染が原因だとすぐにわかりますが、潰瘍性大腸炎やクローン病、うつ病、IgA腎症といった病気は「原因不明」といわれています。でも、原因のない病気はないはずです。また、これらは若い人たちにも増えている病気です。はっきりした原因はなくとも、引き金になりやすい習慣があると私は考えています。それが口呼吸です。

もしも口呼吸が、気管支ぜんそくやIgA腎症、アトピー性皮膚炎といった一見まったく関係ない病気を引き起こしているとしたら、どうでしょうか。

アトピー性皮膚炎の驚きの原因

高校２年生(17歳)のＪ君は、高校に入学してからひどい手の湿疹に悩まされるようになり、当院を受診しました。手のひら全体が真っ赤に炎症を起こし、かゆみもあり、かきむしったためなのか、あちこちで出血した痕がかさぶたのようになっています。アトピー性皮膚炎と診断しました。こうも炎症がひどいと何も握れないほどです。

こんなとき、医師は「探偵」にならなければなりません。事件の真犯人を追及していくのです。その場の症状に対処しながら、同時にその〝黒幕〟は何だろうかと頭をひねります。

ここで皆さんも探偵になってください。高校に入ってからということですから、何か新たに始めたことに着目します。探偵は、しつこい事情聴取が得意です。給食から弁当になった、校舎が変わった、通学経路が変わった、教科書や制服が新しくなった、などなどいろいろな犯人像が浮かんできます。原因の検索は面倒なのですが、実はこれが治癒への一番の近道だったりします。すると、吹奏楽部に入ったことがわかりました。探偵の直感がビビビと頭の中で響きました。「真犯人は吹奏楽に違いない！」

吹奏楽は、口呼吸です。鼻で吹く楽器は、まれですし、普通吹奏楽部では使いません。運動部でも口呼吸になりがちですが、強制はされません。しかし、吹奏楽は間違った体の使い方を要求されるのです。人体生理的には間違っていても、楽器の使い方としては正しいからやっかいです。たまたま彼の母親が当院にかかっており「薬を使わずに治したい」と相談を受けました。そこで、私が彼にした〝治療〟は、部活動の後に、「あいうべ体操」をすることでした。

あいうべ体操とは？

あいうべ体操とは、口呼吸を鼻呼吸に変える口の体操です。口を閉じたときにベロの先が歯の裏に付く（低位舌といいます）間違った状態を、ベロをストレッチすることで上あごにぴったりと付くようにさせる（これが正しいベロの位置）体操です。

舌も四肢の筋肉と同じように横紋筋（随意筋）ですから、自分の意志で動かすことができます。腸や血管などに分布する意志とは無関係に動く平滑筋とは違います（こちらは不随意筋といいます)。手足の筋肉も使わなければ衰えていくように、舌筋も使わなければ衰えます。舌筋の筋力が低下すると、低位舌になり、さらに口輪筋の筋力も低下するため口を閉じたままにしておきにくくなります。

３週間後、元気に受診してきた彼は、つるりと綺麗になった手のひらを見せてくれました。

今回のアトピーは、口呼吸が口腔内の乾燥を引き起こして、それが扁桃《へんとう》など免疫の異常につながったことが原因だと推測されます。

あいうべ体操のやり方

さて、このあいうべ体操、名前の通りに、「あー」「いー」「うー」「べー」という動作を順番に行うという、ただそれだけです(図１)。この４つの動作を１セットとして、１日30セットを目標に実践するとよいでしょう。

シンプルな体操のわりに、真面目に取り組むと意外なほど疲れるのも、この体操の特徴です。慣れるまでは無理して30セットを一気に行わず、２〜３回に分けて行いましょう。場所や時間帯は問いません。入浴中やトイレの中、通学途中など、いつでもどこでも気がついたときに実践してください。声は出しても出さなくてもよいでしょう。むしろ大切なのは、しゃべるときよりもしっかりと大きく口を動かすことです。

顎関節症があったり、顎に痛みを抱えていたりする場合は、回数を減らすか、または「いー」「うー」の動作だけを試してください。思春期になると人目も気になります。教室でやる場合は、それぞれが口元を隠しながら行うと大丈夫！

こんな感じで、次回以降もお付き合いいただければ幸いです。この連載を通して、先生方が見守っている生徒たちが、元気に楽しい学校生活を送ることができるヒントになればこんなにうれしいことはありません。

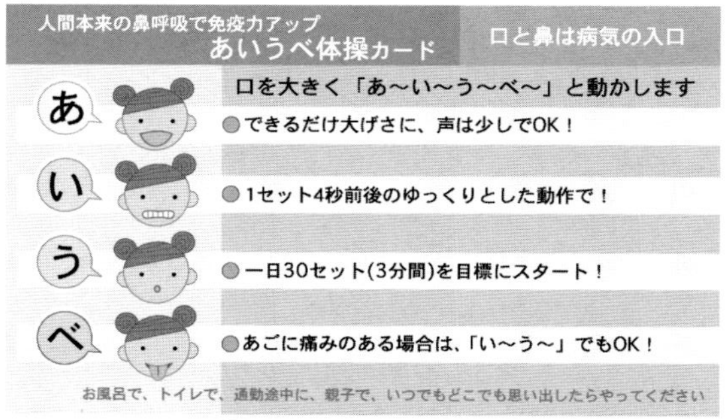
人間本来の鼻呼吸で免疫力アップ
あいうべ体操カード
口と鼻は病気の入口
あ
い
う
べ
口を大きく「あ〜い〜う〜べ〜」と動かします
●できるだけ大げさに、声は少しでOK！
●1セット4秒前後のゆっくりとした動作で！
●一日30セット(3分間)を目標にスタート！
●あごに痛みのある場合は、「い〜う〜」でもOK！
お風呂で、トイレで、通勤途中に、親子で、いつでもどこでも思い出したらやってください

図１　あいうべ体操カード※

※みらいクリニックのホームページ http://mirai-iryou.com からダウンロードできます。

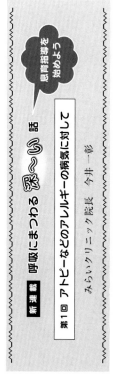

連載　呼吸にまつわる深〜い話　息育指導を始めよう

第2回　インフルエンザなどの呼吸器の病気の予防にも

みらいクリニック院長　今井 一彰

第２回は、「あいうべ」体操の「い」に当たる「イ」ンフルエンザ予防や呼吸器の病気と口呼吸の関係についてお話したいと思います。

万病のもとと言われるかぜ、できればひきたくありません。病気になると自分はもちろん大変ですが、家族や周囲の人にも負担をかけてしまうことがあります。

子どもたちの学力を守るために一番必要なことは、「学校を休まない」こと。そのためにはまず一番身近なかぜを予防することです。かぜやインフルエンザの予防というと「手洗い」と「うがい」がセットになっています。学校によっては、教室内の換気をするために休み時間ごとに窓を開けるなんてこともあります。

でも、こんなに対策を立てて、毎年毎年行ってきても、どうしてかぜやインフルエンザにかかる子どもは減らないのでしょう。不思議に思ったことはありませんか。やり方が不十分だからなのでしょうか。それともやり方の方向性が間違っているからでしょうか。

あいうべ体操でインフルエンザが減った

実は、あいうべ体操を導入してから、インフルエンザの罹患率《りかんりつ》や子どもたちの休みが減ってきている学校がたくさんあります。

広まったきっかけとなったのは、ある小学校（当時全校児童600名）の３年生にあいうべ体操を導入したところ、その学年だけインフルエンザの罹患率が下がったという事実でした。「これなら全校生徒に導入してみたらいいかもしれない」とやってみたところ、劇的に罹患率が下がり、導入以降、学年閉鎖はもちろん、学級閉鎖も起きていません。また、岐阜県関市の板取小学校では、あいうべ体操を導入して児童の欠席日数が半分になりました（図１）。

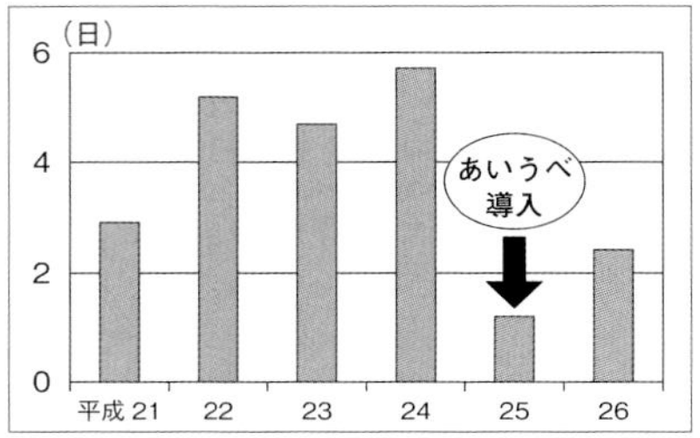

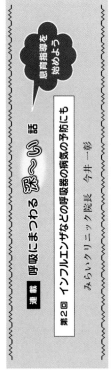

図１　岐阜県板取小学校あいうべ体操導入前後の平均欠席日数の変化

手洗いとうがい、実はこの2つには決定的な難点があります。何だと思いますか？　それは「水が必要」なことです。大切なことなのですが、水がないとできないのが一番の欠点です。その点、あいうべ体操には、道具が必要ありません。いつでもどこでも、そして一斉にできますから時間も手間もかかりません。

鼻腔の温度と唾液量に変化

同じ教室内にいても、かぜにかかる生徒とそうでない生徒がいるのはどうしてでしょうか。実は、かぜにかかるかどうかは、汚れた室内空気よりも鼻腔の温度が大切だという論文が昨年出ています※。これによれば、鼻腔温が低い生徒はかぜにかかりやすいといえます。

口呼吸は口腔内の温度を下げて、顔面の温度も下げます。あいうべ体操は鼻で息を吸います。鼻呼吸は脳温が上がらないよう、脳を冷やせますし、呼気のときに熱を体外に逃がさないような構造になっています。さらに、あいうべ体操で表情筋や舌筋を動かすことにより、顔の血流が増えます。それが鼻の温度を上げます。あいうべ体操を20回行うと、1時間後にはだいたい２℃前後鼻の温度が上がることがわかっています。これがかぜ予防に一役買っています。

インフルエンザもいろいろなかぜと同じく、ウイルスによって引き起こされますから、しっかりと鼻で呼吸することが予防に一役買っているといえます。

また、あいうべ体操を継続すると、唾液量が増えることがわかっています（図２）。唾液の中には、リゾチームやIgA抗体、ラクトフェリンといった免疫物質が豊富に含まれています。口は外界と接する最前線ですから、病原微生物などの侵入を防ぐためです。水がないときには、唾液で口中を潤すことができますね。

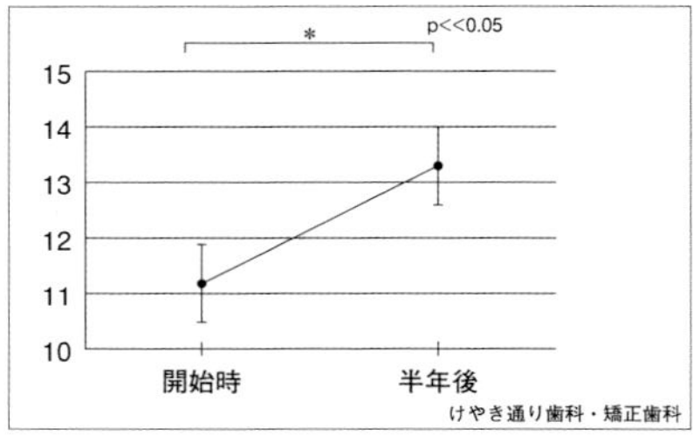

図２　あいうべ体操後の唾液量変化

危ない？部活動

実は部活動にも要注意です。絶えず走り続けるサッカーやバスケットボールといった部活動は口呼吸を促進します。またスポーツだけではなく、第１回でも紹介した吹奏楽、合唱なども口呼吸を強制させる部活動です。大切な試合や発表会の前になると、決まってかぜで体調を崩す生徒はいませんか？　普段から口で息をしている生徒と思われます。

受験生も、直前にかぜをひいてしまってはそれまでの努力が水の泡です。受験生がかぜをひかないとっておきの方法を紹介します。それは、就寝前のマウステーピング、つまり口に縦に１本テープを貼って寝るのです。だいたいかぜを引いたり、喉がやられたりするのは、夜間です。朝起きたときに「ああやられた」と気がつきます。これは寝ている間に口を開けているから。どんなに室内に加湿をしても、口が開いていればもとも子もありません。ドラッグストアには専用の口閉じテープが売られています。

子どもの口呼吸チェック

ここで子どもたちの口呼吸チェックをやってみましょう。まず30秒間口を閉じて、楽に鼻呼吸ができることが第一の関門。呼吸が苦しかったり、鼻水の音が大きかったりする生徒は鼻の治療も平行してやった方がよいかもしれません。そして、図３を見てください。これらに２つ以上当てはまれば、「慢性口呼吸病」の疑い大です。最後の富士山型の上口唇は写真を参考にしてください。唇の機能がしっかりと獲得されていない（つまり口を閉じることが難しい）証拠です。

そして多くの場合、低位舌を伴います。低位舌は舌背が硬口蓋（上顎）にぴたりと付いていない状態のこと。舌が正しい位置にあると口呼吸ができません。試しに、舌を上顎に付けた状態で軽く口を開いて、口呼吸をしてみてください。鼻呼吸にしかならないはずです。呼吸経路の違いは、舌位置の違いなのです。これがかぜをひかない体作りに大切です。

この位置に舌を持ってくるのが、あいうべ体操の一番の目的です。

子どもの口呼吸チェック

- いつも口を開けている
- いびきをかく
- 鼻炎がある
- 顎に"梅干し"(しわが寄る）ができる
- 口臭がある
- いつもだるさ、倦怠感を訴える
- 富士山型の上口唇

図３　子どもの口呼吸チェック

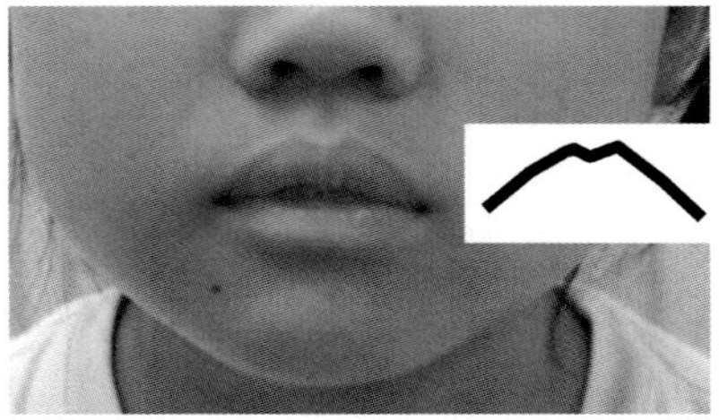

写真　富士山型の上口唇

※E.Foxman et al."Temperature-dependent innate defense against thecommon cold virus limits viral replication at warm temperature in mouse airway cells."*PNAS* Vol.112(3):827-832.2015

連載　呼吸にまつわる深〜い話　息育指導を始めよう

第3回　うつ病などの心の病気への別視点

みらいクリニック院長　今井 一彰

今回は、「あいうべ」体操の「う」に当たる「う」つ病などの心の病気と口呼吸の関係についてお話ししたいと思います。

ちょっと難しくなりますが、呼吸は二重支配といって自律神経と随意神経によってコントロールされています。寝ているときや意識していないときは、自分ではコントロールできない自律神経が働き、そして会話のときなどは随意神経が働いています。呼吸は唯一自分で調節できる自律神経だといわれるゆえんです。ということは、自分で自律神経を知らず知らずのうちに乱している可能性もあるわけです。

口呼吸がうつ・不登校を引き起こしていた

さて、第1回で、吹奏楽が原因でアトピーを発症した男子生徒のエピソードをご紹介しましたが、とある県で講演した際にもこのお話をしました。すると、講演の終了後に、ご婦人が私の元へ走り寄ってきて「孫娘が高校でクラリネットを始めてから不登校になったんです。一度診てやってください」と切実に訴えてきたのです。

後日、その生徒が祖母の紹介により当院を受診されました。特に思い当たる原因もないまま、朝起きられなくなり、遅刻が増えるようになったといいます。その後、不登校からうつと診断され、このままでは留年するかもしれないと心配しています。

その子の表情は、締まりがなく開いた口、乾燥した口唇。そう、いわゆる〝ポカン口〟になっていました。このポカン口も口呼吸の1つのタイプです。さっそく口呼吸改善のため、あいうべ体操と口テープ（第2回7月8日号参照）を指導しました。すると、一か月もすると一人で朝起きて学校に行けるようになりました。それまでは、目覚まし時計程度ではまったく起きることができなかったのに、セット時間前に起床することができるようになったのです。そして、留年することなく、元気に卒業式を迎えることができました。

不思議ですね。彼女には「うつ」という診断名がついていたのです。診断名とは何なのでしょうか。深く考えさせられるケースです。この症例では、クラリネット演奏により強制的口呼吸状態ができていて、それが心身によくない影響を与えていたのです。

気分調査票を用いた大学生へのアンケートからわかること

ここで、気分調査票という質問紙を用いて大学生を対象に行われたアンケートの結果を紹介したいと思います。

これによると、「普段から口呼吸をしている」と答えた学生は、抑うつ度、疲労感が高いことがわかります(図1)。また、口が開き気味の学生も閉じている学生より、抑うつ度、疲労感が高くなっています（図2）。これにはさまざまな理由が考えられますが、その1つとして体の熱のリサイクルが挙げられます。

寒いときに吐く息は、鼻からの呼息、口からの呼息、どちらが白くなるでしょうか。口からですね。私たちも経験的に、手を温めるときには口からの息を手に当てるでしょう。鼻息で手を温める人はそういるもんじゃありません。

口から吐く息の方が、温度、湿度ともに鼻からの息よりも高いことがわかっています。つまり、口呼吸では体の熱、水分が奪われやすく、エネルギーの損失が大きいのです。

メンタル面の問題を抱えている生徒がいましたら、彼らの口唇の形を見てみてください。例の富士山型（第2回7月8日号参照）だったり（中高生で富士山型はかなりの重症）、厚ぼったく締まりがなかったりすることがあります。その場合は、まず口呼吸の改善を試みることをおすすめします。

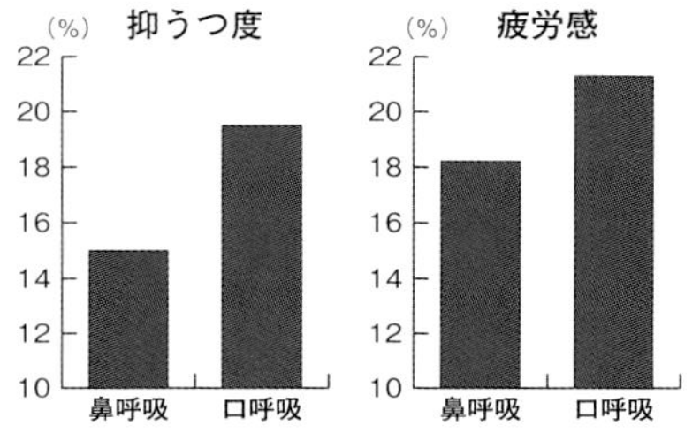

図1　口呼吸・鼻呼吸と、抑うつ度・疲労感の関係

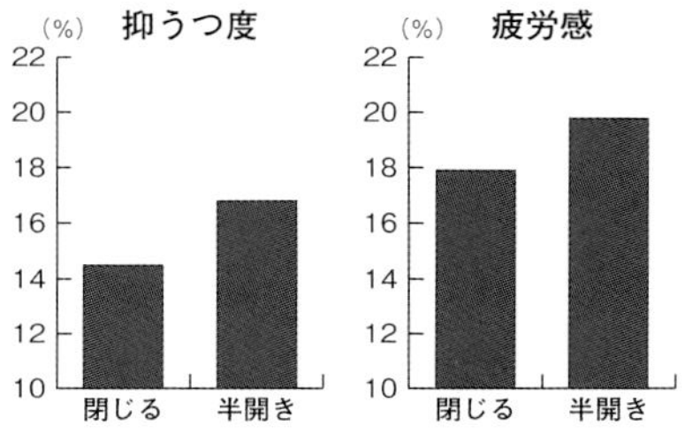

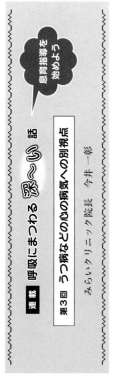

図2　口の状態と、抑うつ度・疲労感の関係

坂野雄二ら「新しい気分調査票の開発とその信頼性・妥当性の検討」『心身医学』34(8), 629-636, 1994-12-01

抗うつ薬にためらいがあった生徒の事例

もう一例、紹介しましょう。16歳のときに、不登校になった女子生徒です。ある出来事がきっかけで、学校を休みがちになり、定時制高校に転校したものの、そこでも登校できませんでした。診断名はうつ病。抗うつ薬が投与されました。しかし、本人も家族も服薬にためらいがあり、当院を受診してきたのです。

このような場合、私はメンタルな部分にアプローチしません。ともかく大きく表情筋を動かすこと（もちろんあいうべ体操です)、そして、口を閉じて鼻呼吸を意識すること、この2点のみを強調します。

初診から4か月たち、2学期になりましたが、彼女はもう学校を休まなくなりました。一度も精神面のアドバイスをしなかったにもかかわらず、うつは改善しました。

彼女の診断名は正しかったのでしょうか。症状は心身の変化の結果であって、原因ではありません。それは診断名も同じです。診断名に病気の原因が書いてあるわけではなく、症状を勘案した結果にしかすぎません。病名が一度付けられると、それに引きずられてしまい、その対処方法ばかりに目が行きがちになりますが、なぜそれが起こったのかという原因の追及も大切です。

呼吸がメンタル面に与える影響

パニック障害や過換気症候群も口呼吸がきっかけで起こることがあります。鼻呼吸の欠点は、大量の空気を取り込むことができないことです。運動時や高熱を発しているときなどの大量の酸素が必要な場合は、どうしても口呼吸になってしまいます。体に酸素が必要な場合なら問題ないのですが、平常時にこれが起こると大変です。

呼吸は、酸素を取り入れて二酸化炭素を排出することです。血中の二酸化炭素が少なくなると、血液はよりアルカリ性に傾きます。これが血中カルシウムなどに影響し、過呼吸症候群の際に起こる手足のしびれ（テタニー）につながります。ですから、現在は間違った方法として禁止されていますが、以前、過呼吸が起きたときにペーパーバッグ法といって自分の呼気を再度吸わせたのは、血中の二酸化炭素を増やすためだったのです。

発作の際に、口を閉じて大量の換気ができなくすると程なく、過呼吸やパニック症状は落ち着いてきます。当院には、パニック症候群、過換気症候群の方も受診されますが、このことをお伝えすると数週間から数か月のうちに症状が改善することが大半です。呼吸は自分でコントロールできる唯一の自律神経ということがよくわかる出来事です。

だるかったり、年中かぜをひいていたりして、いつもなんとなく調子が悪い子どもがいたら、まず口唇の状態を観察してみてください。それが解決のヒントになることもあります。

ちなみに鼻性注意障害という病名もあります。これは、副鼻腔炎や慢性鼻炎により鼻閉状態が続き、情動不安や多動を生じるものです。鼻閉が改善したら心身の状態が改善することがありますから、鼻閉というストレスがメンタル面にも影響を与えることをぜひ知ってください。

連載 呼吸にまつわる深〜い話

息育指導を始めよう

第４回（最終回） 便秘などのおなかの病気への対処法として

みらいクリニック院長　今井 一彰

４回にわたり、この連載にお付き合いくださりありがとうございました。いよいよ最後となる今回では、「あいうべ」体操の「べ」に当たる「便秘」などのおなかの病気と口呼吸の関係についてお話しします。ここまで来ると、どんな病気が出てこようとも驚かないぞという方もいますね。でもこれは、呼吸が生命活動全てに影響を及ぼしていることを考えると、むしろ当たり前のことなのです。

あいうべ体操で痔《じ》が治る

私は、ほぼ毎週末、各地で息育の講演をしています。先日講演後にあるご婦人が「あいうべ体操で夫の痔が治りました」と喜びの報告をしてくれました。

あいうべ体操で咀嚼筋《そしゃくきん》、表情筋を動かし、唾液の分泌が促された結果、便秘が改善し、トイレにこもっていきむ時間が軽減され、痔の改善へとつながったのです。

便秘は消化管の出口である直腸、肛門で起こります。これには消化管の入り口である「口」が密接に関係しています。おなかの手術後には「ガス」が出たことを食事開始の目安にしますが、ガムをかむと、ガスが出るまでの時間が早くなります。入り口が動けば、出口も動くのですね。

ところで、近年増えてきている病気に潰瘍性大腸炎やクローン病といった炎症性腸疾患があります。国内では15万人近くの潰瘍性大腸炎の患者がいて、毎年5000人ずつ増加しているといわれています。炎症性腸疾患は、ポピュラーな病気になりつつあります。中学生くらいから発症し、数十年にわたって悩まされる人も少なくありません。私はこの病気の増悪因子の１つに口呼吸があると考えています。

治療が怖いという20代男性

４年前から下痢、血便に悩まされていた20代男性が当院を受診してきたのは晩秋のことでした。彼はその年に就職し、ストレスの多い日々を送っていました。下血は、１日に４・５回あり、赤く染まる便器を見るたびに憂鬱《ゆううつ》になります。高校生のときにクローン病※と診断されましたが、今は治療を受けていないということでした。症状がひどくなることよりも、治療の方が怖いと感じています。一度投薬を受けたのですが、副作用で往生した思い出がよみがえります。だからできるだけ薬を飲みたくないのだといいます。

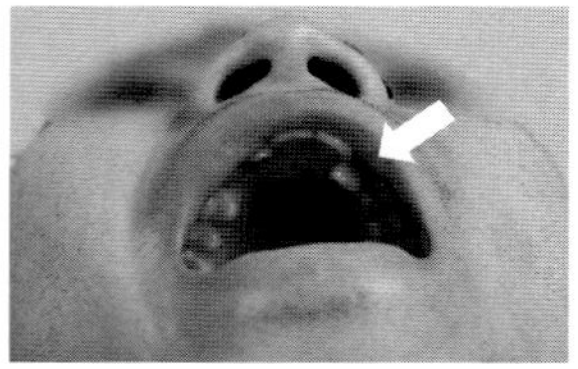

写真１

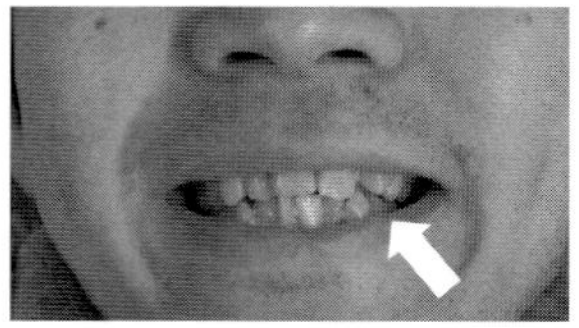

写真２

彼の口の中を見てみると、左上２番の歯が口腔側に倒れ込んでいることがわかります（写真１）。前歯を「いーっ」とした状態では、左側の歯が全体的に倒れ込んでいるように見えます（写真２）。このような場合「うつぶせ寝」をしている可能性があるのですが、実際、彼もうつぶせで寝ていました（左側臥位）。

うつぶせ寝は、口呼吸の危険因子の１つで、このように歯列不正や顔面のゆがみを引き起こします。白血球、炎症反応も高値であり、ずっと炎症が続いていることがわかります。下血のために貧血も見られます。

私が施す治療はあいうべ体操、そして口テープです。なんとかの一つ覚えですって？　貧血が著明ですから、鉄剤のみを投薬しました。まずは害のない治療から行い、これでダメなら次を考えるのです。

それから半年たちましたが、まだまだ仕事のストレスも多く血便が続いていました。しかし、ここで諦めずにあいうべ体操と口テープを続けました。すると、１年後には血便もなく、血液検査もほぼ改善（図１）。体調もよくなり、体重も増えました。鉄剤の服用も中止することができました。

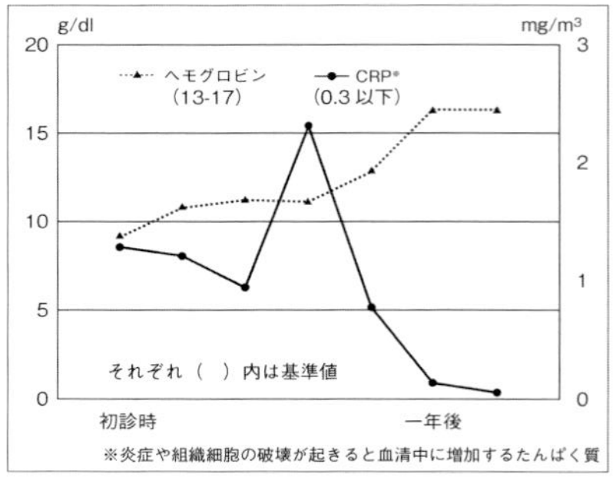

図１　クローン病の20代男性 血液検査の経過

仕事を休めない50代男性

もう一例をご紹介します。もう20年以上クローン病で苦しんでいる50代男性です。これまでに３回手術をしました。手術部位が癒着して腸閉塞になり、何度も入退院を繰り返しています。自営業のため、入院すれば収入が途絶えてしまいます。このたびの入院は長引き、４回目の手術が行われることになりました。彼の腹部の傷あとからはこれまでの手術の遍歴がみてとれます。

ところが彼は入院中、手術を待っている間にあいうべ体操のことを知り、「ダメ元」で試したところ、みるみるうちに腹部症状が軽快して手術を回避できました。それどころか検査結果も改善して、服薬が必要ないくらいまでに回復したのです。私が指導して治療したわけではなく、彼自身の取り組みでの結果です。当院を受診したときには、すっかり元気になっていました。

たった２例で何が言えるのかと思う方もいるでしょう。これらの症例はほんの一例です。今はエビデンス（証拠）に基づく医療の時代です。この証拠集めは、最初の一例から始まります。口呼吸の弊害のエビデンスを私も蓄積しているところです。

現代の病気とは

一昔前の病気は、ある意味治療は楽でした。中耳炎や副鼻腔炎などの感染症なら抗生剤投与と、患者は医師の指示に従っておけば病気は治っていました。ところが、自己免疫疾患や病気とまではいえない状態（未病ともいわれます）、ADHDや自閉症などは、同じ病名を診断された人や同じ病態にある人でも、それぞれに原因も対処も違い、一筋縄ではいかないことが多くなりました。また、ちまたには情報があふれ、患者は何を選択していいのか迷います。患者と医師の関係は、様々な承諾書などに阻まれて、信頼どころか相互不信の状態からスタートする始末です。

医療はたしかに発達しました、でも人々が「健康である」と心から実感できたり、病気を心配しなくてよくなったりという状態であるとはいえません。こういうときこそ、足元の食や呼吸を見直して、病気にならない体作りを目指したいものです。

呼吸というと、気管支ぜんそくや肺炎、結核といった肺の話と思われがちですが、この連載では、呼吸の入り口である口と鼻にスポットを当ててお話をしてきました。息育とは、「呼吸筋、口腔筋を鍛え舌を正常な位置に保持し、正しい鼻呼吸で生活すること。そして、よりよい発音や健康に役立てること」です。私は、特に口呼吸への対策としての意義を持たせています。

近年、小学生にも歯周病が見られます。歯周病は、通常20歳以降に出現するものでした。それが、小学生でとなると、小児生活習慣病といわざるを得ません。ほかの生活習慣病が小児でも広まったように、歯周病も低年齢化が進んでいます。口呼吸が、歯肉炎になりやすかったり、歯周病を悪化させたりしているとの報告もあります。

視点を変えて、体、病気を見直したことで、目の前にいる子どもたちの悩みの一端が見えるようになれば、私としてもこんなにうれしいことはありません。最後は、お決まりの言葉で締めます。「あいうべ〜」

加藤熈「日常生活の歯周病治療における問題点〜とくに口呼吸と歯周病の関係について」『歯科時報』27:16-24,1973
加藤熈、百海均「口呼吸と歯周疾患」『デンタルハイジーン』8(5):446-57,1988

※口から肛門までのすべての消化管の粘膜に炎症や潰瘍を起こす指定難病（医療費助成対象疾病）

新連載 # 火山噴火時に起こり得る健康影響

第１回　火山の基礎知識

国立保健医療科学院 健康危機管理研究部　石峯 康浩

火山活動が活発化？

2014年に長野県と岐阜県の県境にある御嶽山で噴火災害が発生して以来、神奈川県の箱根火山、熊本県の阿蘇火山、鹿児島県の口《くちの》永良部《えらぶ》島《じま》火山《かざん》などで噴火が相次ぎ、火山に関連する報道が増えています。そのため、2011年に起きた東北地方の巨大地震の影響等で、最近、火山活動が活発化しているのではないかと不安に思う方々がいるようです。しかし、日本は活動的な火山が集中する環太平洋火山帯の中に位置していて、元々火山噴火が多い国です。1986年の伊豆大島火山（東京都）、1990年代前半の雲仙火山（長崎県）、2000年の有珠山《うすざん》火山《かざん》（北海道）と三宅島火山（東京都）の噴火など、住民避難が実施された火山災害だけでも10年に一度くらいの割合で発生しており、実際は最近、急に増えたということではありません。

御嶽山の噴火災害では、レジャーとして登山を楽しんでいた多数の方々が噴火口に近づきすぎて被害が拡大し、死者・行方不明者が合わせて63人と戦後最多になってしまったことで社会に大きなインパクトを与えました。このため、その後は比較的小さな噴火についても気象庁がきめ細かく情報発信をするようになりました。この影響で火山がニュースで取り上げられることが多くなっています。しかし、火山の専門家が大規模とみなす噴火（噴出物の合計が１億立方メートルを超えるもの）は、1929年の北海道駒ヶ岳火山の噴火以降、100年近くも日本国内で起きていません。同程度の噴火は、それまでは100年に４・５回程度の頻度で発生していたため、むしろ異常なほどに静穏な時期が続いていると指摘している専門家がいるくらいです。

全国に110の活火山

日本列島は活発な火山活動によって作られた島々の集まりなので、火山も全国、至る所に存在します。その中でも、今後も噴火をする可能性が高い火山を活火山と呼び、気象庁では現在、図１に示す110火山を活火山として選定しています（活火山かどうかは常に検討が重ねられており、気象庁は過去に何度か活火山を追加しています。1975年当時は77火山しかなく、最近でも2011年に北海道の天頂山《てんちょうざん》と雄阿寒岳《おあかんだけ》が追加されました）。

活火山の中には、鹿児島県の桜島火山のように１年間に数百回もの噴火を毎年、繰り返す火山もありますが、最近数百年間に噴火の記録がない火山も数多く含まれています。なぜなら、気象庁が活火山を定義する目安が「概ね過去１万年以内に噴火したという地質学的な証拠がある」というものだからです。そのため、火山周辺に住んでいる住民が誰も噴火を経験したことがないという火山の方が多いくらいです。

このような事情があるため、火山災害では、どのような状況になったときに何をするべきか、過去の経験に基づいて判断することが困難です。したがって、事前に火山に関する基礎知識をしっかり身につけておくことが非常に大切なのです。

図１を見てもらうとわかりますが、活火山は北海道から東北、関東北部にかけてと伊豆諸島ならびに九州にたくさんあります。逆に、近畿、中国、四国地方にはあまり多くありません。そのため、これらの地域に住んでいる方々は、私には関係ないと思ってしまいがちですが、そうとも言い切れません。今から約100年前の1914年に桜島火山が大噴火を起こしたときには、図２（p.12）に示したように、九州一円だけでなく中国、四国地方から関東、東北地方まで全国の広い範囲で火山灰が降りました。

2010年にアイスランドで大規模な火山噴火が発生したときには、ヨーロッパ中の上空に火山灰が飛散した結果、イギリスやフランスばかりでなく、約3000キロメートルも離れたイタリアの空港まで閉鎖となって10万便近い航空便が欠航になりました。このような事態は日本でも十分に起こる可能性があります。

火山灰とは？

火山噴火で飛行機が飛べなくなるのは、火山灰を吸い込むとジェットエンジンが止まってしまうからです。火山灰は〝灰〟とは呼ばれているものの、木や紙の燃えかすとは全く異なるものです。火山噴火の勢いでマグマ（とけた岩石）が粉々に砕かれることでできるもので、窓ガラスの破片によく似た二酸化ケイ素を主成分にした粒子が大量に含まれています。そのため、高温のジェットエンジンの中では再びドロドロにとけ、フィルターの目詰まりを起こしてしまいます。そして、エンジン内部で空気が流れなくなるので、エンジンが止まってしまうのです。火山灰は飛行機のエンジンを止めてしまうほどのものなので、人間が吸い込むと健康への影響が懸念されます。この点に関しては、次回、詳しく紹介します。

危険な火山ガス

火山噴火では、火山灰とともに有毒な火山ガスが出る点にも注意が必要です。特に危険なのは、硫化水素や二酸化硫黄、塩化水素、二酸化炭素などの成分です。2000年の三宅島噴火の際には、高濃度の二酸化硫黄を含む火山ガスが大量に放出されて、深刻な健康影響が懸念されました。そのため、約４年半にわたって三宅島の全島に立入規制措置がとられました。居住地区で５ppmを超える非常

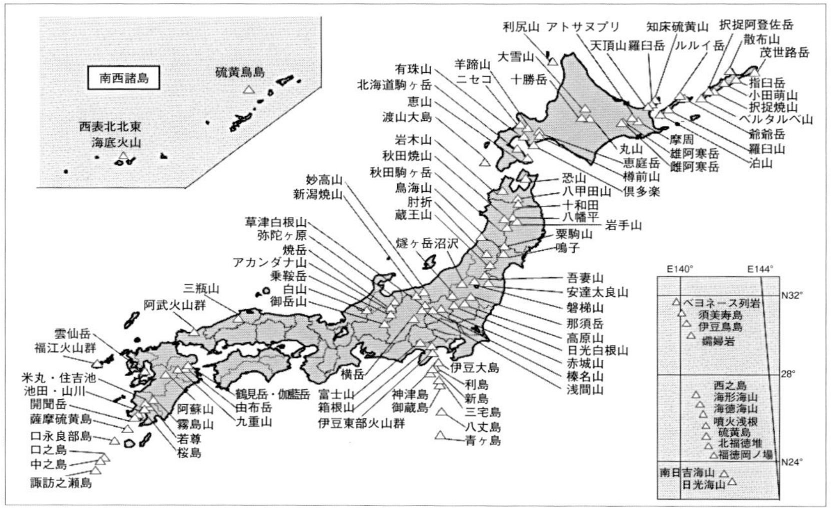

図１　我が国の活火山の分布（気象庁ホームページ）

（216 ページに続く）

連載
火山噴火時に起こり得る健康影響

第２回（最終回）　火山灰と火山ガスの健康影響

国立保健医療科学院 健康危機管理研究部　石峯 康浩

火山灰の健康影響

前回は、火山に関する基礎知識についてご紹介しましたが、今回は、特に火山灰と火山ガスの健康影響について説明し、併せて基本的な対処方法をご紹介します。

火山が噴火すると、火口からモクモクと噴煙が立ち上り、周囲に火山灰を撒《ま》き散らします（写真）。火山灰が降ると視界が悪くなり、昼間でも真っ暗になることがあります。火山灰はとけた岩石が粉々に砕かれた細かい砂粒なので、毒性はあまり強くありません。よほどの大噴火を間近で体験しない限り、窒息や中毒症状を引き起こす心配はありません。しかし、火山灰を吸い込むと、喉の不快感や息苦しさが生じることがあります。特に、ぜんそく等の呼吸器の持病がある方は発作を引き起こすことがあるので警戒が必要です。呼吸器以外では直接、火山灰に触れる目や皮膚に炎症を引き起こす可能性があります。

呼吸器疾患の実例

1980年に米国のセントヘレンズ火山が大噴火したときには、100キロメートル以上も離れた町でぜんそく発作による救急外来の患者が、噴火後１週間にわたって前年同期の約４倍に増加したという報告があります。気管支炎やCOPD（慢性閉塞性肺疾患）の患者の多くも症状が悪化したそうです。一方で、1955年以降、毎日のように噴火を繰り返している鹿児島県にある桜島火山の周囲では、顕著な健康被害は報告されていません。これは噴火規模の違いが主な原因だと考えられます。

セントヘレンズ火山の火山灰の放出量は１日で５億トンだった一方、桜島火山では多い月でも１か月の積算量が100万トン程度です。このように、一口に火山噴火といっても放出量は数桁も違うので、火山が噴火した場合には、その規模や影響範囲について、しっかりと情報を把握することが重要です。

また、人体への影響が大きいのはPM2.5に分類される2.5ミクロン以下の微小な火山灰だと考えられているので、PM2.5の測定値も迅速に確認して、大気環境基準を参考にしながら対策を検討することも必要です。

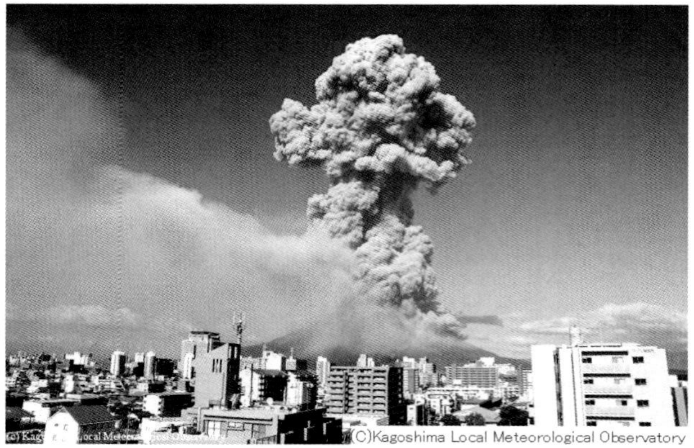
(C)Kagoshima Local Meteorological Observatory

写真　2013年8月18日の桜島火山の噴火（鹿児島地方気象台ホームページより）

火山灰への対処方法

火山灰は毒性がそれほど強くないとはいえ、必要以上に浴びない方が賢明です。火口から数キロメートル以内では火山灰に混ざって数センチメートル以上の噴石が飛んできて、当たると大けがをする可能性があります。また、火山灰が飛散していると見通しが悪い上、自動車はスリップしやすくなるため、交通事故の危険性も増えます。噴火中は、できるだけ屋内にとどまり、外出が必要な場合には十分な安全確認を行いましょう。

桜島火山周辺では、火山灰対策にマスクを着用することはあまり多くないようですが、火山噴火を体験したことのない地域では、児童や生徒には降灰中はマスクを着用することを勧めてください。ただし、復旧作業・清掃作業等の従事者以外は防じんマスクである必要はなく、一般的なガーゼマスクや花粉症用のマスクで問題ないと考えられます。健康に悪影響があるほどの高濃度の火山灰が飛散しているというのは、ほとんどの場合、火砕流などのより危険な火山現象で被災するリスクが大きい状況だと考えられます。そのため、防じんマスクを手配するよりも避難を優先させるべきだからです。

一方で、子どもは大量の砂ぼこりを浴びることへの警戒心が薄く、道路の路肩などに吹きたまった火山灰をわざと巻き上がらせて遊ぶ可能性があります。このような活動によって不必要に火山灰を浴びることは避けるように指導する必要があります。

火山灰が目に入ると、角膜を傷つける可能性があります。火山灰は硬く鋭利な表面をしているため、一般的なちりやほこりよりもはるかに危険です。コンタクトレンズを着用している場合は、レンズと角膜の間に火山灰が挟まって強い痛みを引き起こすので、事前に外しておくことをお勧めします。子どもの場合、目に入った異物を指でこすって取ろうとする傾向が強いので、水で洗い流すように指導してください。まばたきを繰り返すことも効果的だと教えてあげるとよいでしょう。

皮膚に付着した火山灰で炎症を引き起こす方もいます。報告事例はあまり多くありませんが、金属アレルギーの方は特に注意が必要だといわれています。

火山ガスの健康影響

活発な火山活動中に健康影響が問題になることが最も多い火山ガス成分は、二酸化硫黄です。熊本県の阿蘇火山では、1990年代に火口付近を見学していた観光客がガス中毒で死亡する事故が相次いだため、監視体制を整え高濃度の二酸化硫黄ガスが観測された場合は立入規制をするなどの対策を講じています。伊豆諸島の三宅島でも、2000年の噴火以降、大量の火山ガスが放出されて、島内の居住地区で５ppmを超える二酸化硫黄がたびたび観測されたため、2000年９月から約４年半にわたって全住民が島外避難を余儀なくされました。

二酸化硫黄に特に警戒が必要なのは、ぜんそく等の呼吸器の持病がある方です。気管支が炎症を起こしている場合、0.2ppmから0.5ppm程度の濃度で発作を引き起こす危険性があります。健康な人でも５ppmを超えると息苦しさを感じたり、目や鼻、喉に刺激を感じたりします。二酸化硫黄は水に溶けやすいので、ぬれた布で口と鼻を覆うことで呼吸器系への悪影響を大幅に軽減することができます。

硫化水素も火山ガスに含まれる危険なガスです。火山ガス中毒による死亡事例が最も多い成分で、1971年に草津白根山近くのスキー場で６人が死亡したのをはじめ、箱根、霧島、安達太良山《あだたらやま》等の活火山近くで、登山者や温泉客等が死亡する事故がたびたび報告されています。温泉施設の保守作業中に死亡事故が発生するケースも頻発しています。

硫化水素は、低濃度の場合、卵の腐ったような特徴的な臭いがしますが、20ppm以上の健康に悪影響が生じる濃度では臭覚が麻痺《まひ》して臭いを感じなくなる点に注意が必要です。空気より少し重く、くぼ地にたまりやすい性質があります。高濃度の場合、一瞬で意識を失ってしまうため、過去の中毒事故でも、急に倒れた家族や同僚を助け出そうとした人が一緒に犠牲になる事例が多く見られます。硫化水素中毒が疑われる場合は、不用意に近づかず、消防署等の専門の資機材を備えた組織に急いで救助を要請することが大切です。

新連載　災害時における生徒の心のケア

第１回　災害直後の心のケア

武蔵野大学人間科学部人間科学科 教授　藤森 和美

災害を体験するということ

自然災害は、暴風、豪雨、豪雪、洪水、高潮、地震、津波、噴火その他の異常な自然現象により生ずる被害を指します。日本は全国どこでもいつでも、災害の被害に遭うことを想定していないといけないと思います。特に学校に生徒がいるときに災害が発生したことを考えると、避難行動から家族の安否確認まで、学校の果たすべき仕事は計り知れません。

生徒にとって災害を体験した際に、学校の役割は非常に大きいものです。日常の安定を奪われた生徒にとって、多くの時間を過ごす学校が早く再開し、そこで安全で安心した生活を提供されることが大事なことになります。

「トラウマ」という言葉はとても有名になりましたが、からだのけがと違って、心のけがの応急手当の方法は、まだあまり知られていません。災害を体験すると普段は生徒を守るべき立場の大人たち自身が恐怖や不安、大きな喪失感に見舞われてしまいます。その大人たちの姿を見て、生徒は災害体験の恐怖のうえに、頼りにしている大人への信頼が揺らいでしまいます。まず、学校では先生方が落ち着いて対応するために、災害の被害体験が心に与える影響についてよく理解することが大事です。

サイコロジカルファーストエイドとは

災害後の心の応急手当を「サイコロジカルファーストエイド」といいます。災害やテロの直後に生徒、思春期の人、大人、家族に対して行うことのできる効果のある心理的支援の方法を、必要な部分だけ取り出して使えるように構成したものです。

これは、トラウマ的出来事によって引き起こされる初期の苦痛を軽減すること、短期・長期的な適応機能と対処行動を促進することを目的としています。その原理および手法は次の４つの基本的規格を満たしています。

①トラウマのリスクと回復に関する研究結果に合致する
②災害現場への適用が可能で、実用性がある
③生涯発達の各段階に適切である
④文化的な配慮がなされており、柔軟に用いることができる

災害時にこの支援を実施できる人は、学校の中では学校教員であり、養護教諭はその中でも大きな役割を担います。被災した生徒のからだと心の両面から健康を支えていくためには、何をしたらよいのでしょうか。ときには学校が避難所になることもあり、その支援にも役立ちます。まず、次の指針を掲げましょう。

- ●被災生徒に負担をかけない共感的な態度によって、人と人の信頼関係を結びます。
- ●当面の安全を確かなものにし、被災生徒が物心両面において安心できるようにします。
- ●情緒的に圧倒され、取り乱している被災生徒を落ちつかせ、見通しが持てるようにします。
- ●今どうしてほしいのか、何が気がかりなのかを、被災生徒が支援者に明確に伝えられるように手助けします。また、必要に応じて周辺情報を集めます。
- ●被災生徒が今必要としていることや、気がかりなことを解決できるように、現実的な支援と情報を提供します。
- ●学校ができることとできないことを明らかにし、（必要なときには）被災生徒をほかの支援チーム、地域の支援システム、精神保健福祉サービス、公的機関などに紹介します。
- ●災害の心理的衝撃に効果的に対処するために役に立つ情報を提供します。

災害後によく見られる反応

災害を体験した後の心理的衝撃は、心身に多様な反応を引き起こします。下記の反応は強い被害に直接的にさらされた生徒ほど強く出ますが、そのような強烈な体験をしたなら当然出る反応でもあります。生徒たちには、「このような反応が出ることは、普通のことなんだよ」と教えてあげ、しだいに弱まってくることも同時に伝えます。

このとき、目の前の生徒だけではなく、その背景にある家族にも目を向けて支援を考えていくことが大事であると考えます。学校で支援できることは限られていることもあります。学校ができる支援の限界も意識しつつ、一方でその他の社会資源を丁寧に提供する努力を惜しまないことです。

教職員が取り組むこと

まず、自分自身の衝撃の受け方や、心身の反応を振り返りましょう。大人とはいえ、自分が被災していたならば、大きな衝撃を受けて当然です。さらに生徒や関係者に死者やけが人がいることもあるでしょう。

生徒に対応するとき、教職員が自分の気持ちを整理しておくことが大事です。事前に精神保健の専門家であるスクールカウンセラーや精神科医などの助けを借りて、生徒に対応するときの心構えの研修を受けるとよいでしょう。さらに、自分が困ったときに相談できる専門家との連携も大事ですので、一人で問題を抱え込まないようにしましょう。

現場では、教職員がストレス解消として身近に手に入るお酒、タバコなどを過剰摂取する事案も少なくありません。このような対処法は、その場しのぎの対応となり、健康に悪影響を来し問題行動につながります。管理職の教員も責任の重さから、飲酒量が増えたという話も東日本大震災では聞きました。教職員自身が自分の健康を保つためにも、努力や周囲の配慮が必要なのです。

災害後によく見られる反応

からだの反応

- 食欲がなくなる。あるいは食べ過ぎる。
- 寝つきが悪くなる。何度も目を覚ます。
- 嫌な夢を見る。夜泣きをする。
- 暗くして寝ることを嫌がる。
- 何度もトイレに行く。おねしょをする。
- 吐き気や腹痛、下痢、便秘になる。
- めまい、頭痛、息苦しさなどの症状を訴える。
- ぜんそくやアトピーなどのアレルギー症状が強まる。
- かぜをひきやすくなる。

感情・情緒の反応

- イライラする。機嫌が悪い。
- 急に素直になる。
- 一人になること、見知らぬ場所、暗い所や狭い所を怖がる。
- 少しの刺激（小さい物音、呼びかけなど）にもびっくりする。
- 突然興奮したり、パニック状態になる。
- 現実にないことを言い出す。
- 落ち込む。表情が乏しくなる。ぼーっとしている。

行動・注意の反応

- 赤ちゃんがえり（お漏らし・指しゃぶり・これまで話せたことばが話せないなど）。
- 甘えが強くなる。
- わがままを言う。ぐずぐず言う。
- 今までできていたこともできなくなる（食べさせてほしがる　トイレへ一人で行けない）。
- 大人が見えないと泣きわめく。
- そわそわして落ち着きがなくなる。
- 反抗的になる。
- 乱暴になったり、暴力をふるったりする。
- 話をしなくなる。話しかけられることを嫌がる。
- 遊びや勉強に集中できなくなる。
- 集団活動に適応できなくなる。
- 大人びた振る舞いで、過剰に人の世話をする。（注意：懸命に人の世話をし、役立つことをしているので、周囲にとても見逃されやすい。過剰に動き回って世話をしている生徒は、内心では自分が褒めてもらいたいと強く願う、また世話をしてもらいたい気持ちがある）

連載 **災害時における生徒の心のケア**

第2回 生徒と保護者の心のケア

武蔵野大学人間科学部人間科学科 教授　藤森 和美

生徒への心理教育

急性ストレス反応については、教員から生徒に向けて、その発達段階に応じてわかりやすく説明することが大事です。ただし、その発達には差があります。

全国クライシスレスポンスチームが使用する具体的な心理教育資料例※では、小学校低学年、小学校高学年、中学・高校の段階に分けて示されているので（全国精神保健福祉センター長会ホームページ、2015）、こうしたものを参考に資料を作成するとよいでしょう。この資料は主に教員・保護者用のものですが、災害だけではなく、事件、事故、さまざまな危機場面に対応できて応用がきき、急ぐ時にとても便利です。

教室では、担任の先生がより具体的に、子どもたちの気持ちや心配を聴いてあげるようにしましょう。全員が同じように言葉にできるわけではありませんが、一部の生徒が話を独占してもそのことを制止したり、参加者全員に話させようとしないことです。誰かが話すことで、話してもよいのだ、自分も同じだなあと感じるだけで効果はあります。教員自身も怖い思いや、不安な気持ちを持つことがあると話してあげましょう。そういう気持ちを感じることが弱いことや恥ずかしいことではないと理解してもらうのです。さらに、そのような気持ちになったときに、誰かに相談しましょうと、対処の仕方を教えます。話すだけではなく遊びが許されるなら遊ぶ、絵を描く、本を読む、ゲームをしてもよいのです。

けれども生徒の遊びを無理やり何か作品にしようと指導することは、好ましくありません。生徒の自由な気持ちの表出を受け止め、周囲の大人が「いつでも相談相手になるよ」という温かい気持ちを伝え続けることです。素直な気持ちを表出できる環境が、安心できるという状態なのです。

ときに、はしゃいで物を壊したり、友達を執拗《しつよう》にからかったり、動き回って落ち着かなかったりする生徒が出てきます。これは、不安の現れなので、みんなの前で厳しく叱るのではなく、個別にゆっくりと話を聞きましょう。「自分や他人の心と身体を傷つけない」ことを約束して、身体的暴力や言葉の暴力は許さないという毅然とした態度は示すべきです。

養護教諭は、身体的な訴えをしてきた生徒の反応を受け止め、丁寧に対応します。災害の影響だけにとらわれると、本当の病気や真の原因を見逃すこともあります。以前の様子と、新しく出てきた反応を比べ、しっかりと観察しましょう。まずは、医療的対応をきちんとしたうえで、心理的な影響かどうかを見極めることが求められます。また、不眠や不規則な食事、衛生面での問題についての情報などを、学校から生徒とその保護者に対して発信して教育することが求められます。避難所などでの集団生活が続くと、衛生教育は欠かせないものです。水がなくてもできる消毒などを、子どもが知っていると家族にそれが浸透していく利点もあります。

保護者への心理教育

災害によって大きな損害を受けた保護者は、避難生活の見通しや生活再建の困難な壁にぶつかります。中には、家族の死や怪我、家屋の損壊、失業など過酷な状況に立たされる人もいることでしょう。そのような状況で、子どもは非常に大きな無力感を感じます。自分は役に立たないと、思ってしまうかもしれません。また、子どもの意志とは別に転居、転校という選択肢を選ばざるをえない可能性もあります。

やはり子どもにとって、家族は最も身近なお手本です。保護者の苦悩が直接的に子どもに跳ね返る状態は好ましくありません。

学校から保護者に、積極的に生徒の心身の健康状態に対する配慮を求める、資料や研修会、個別相談などの情報を発信しましょう。保護者が孤立しないように働きかけることが、ひいては生徒の安心につながります。

また、災害以前から抱えていた問題があるとすれば、そのことが被災体験を通してより顕在化することもあります。災害前には、隠れていた問題が出てくることもあるでしょう。保護者の中には、子どもの不適応や問題行動の全ては災害がきっかけと強く主張する人がいます。しかし保護者を受容することと、言い分を鵜《う》呑《の》みにすることは意味が異なります。専門家と連携しながら、生徒や保護者の抱える問題の解決にあたることが重要で、ケース会議などを積極的に利用すべきでしょう。

PTSD （外傷後ストレス障害）

急性期のストレス反応は、おおむね１か月を経過すると段々と消えてくるものです。人間は心と身体を災害前の元の状態に戻そうとします。しかし、あまりに強烈な体験や身近な人の突然の死は、1か月を経過しても残り、PTSDとなります。新しく米国精神医学会の出した診断基準（DSM－V）では、主要な症状が下図に示すような４つの症状になりました。これまでは、侵入、回避、過覚醒だけだったのが、「認知や気分の陰性変化」が追加され、精神活動の低下が注目されました。

またPTSDだけではなく、うつ病や心身症、不眠症などが出てくる場合もあります。いずれにせよ、医療機関との連携は重要であり、学校教育場面だけで対応しなければと背負い過ぎない考え方が大事で、そのためには平時から外部専門支援機関と情報交換を怠らない努力が求められます。

災害と発達障害

突然、大声を出したり興奮したりしてしまうパニックは、自閉症児によく認められるものです。自閉症児は、普段と違う状況に対して敏感で不安が強くなる特性があります。災害、体験はまさしく非日常ですから、自閉症児がパニックを起こすことは、極端にいえば当然のこととさえいえるでしょう。避難生活がいつもの生活と違うことの理由や、毎日の生活の予定などを、子どもが理解できる範囲で子どもに繰り返し説明してあげるのもよいでしょう。なお、パニックそのものに対しては、それを無理に抑えようとする対応は、逆効果になることが多いので、本人の気持ちをなだめるような言葉かけを行いながら、ともかく、その場から危なくない違う場に離し、あとは落ち着くまで放置しておくのがよいでしょう。一人の空間と時間も必要です。

被災体験により元の学校に戻れず、転校を余儀なくされることもあるでしょう。環境の変化は、誰にもストレスがかかることです。発達障害を持つ子どもはそれ以上に環境の変化に敏感で不登校などになりやすくなります。転出先と転入先の学校で連絡をとり合い、子どもの理解に努めましょう。

PTSD を引き起こすトラウマ体験と PTSD の４つの中核症状

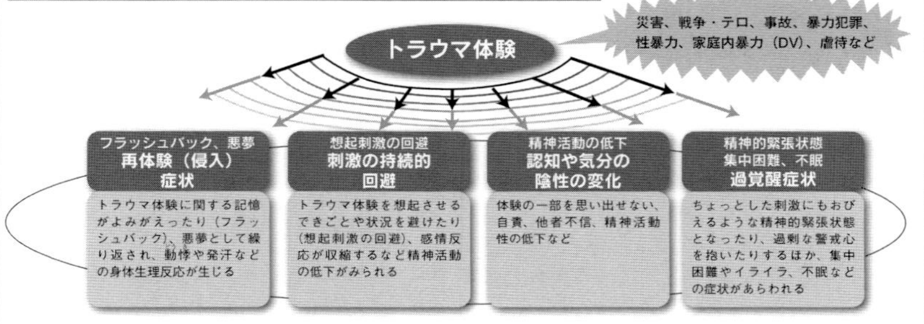

図

※（参考資料）全国精神保健福祉センター長会、2015　こころだってけがをするんだよ　被災者向け、小学校低学年保護者向け、小学校高学年保護者向け、中学生・高校生保護者向け．http//www.zmhwc.jp/news_kokoronocare.html

連載

災害時における生徒の心のケア

第3回（最終回）中長期支援とは

武蔵野大学人間科学部人間科学科 教授　藤森 和美

急性期から中長期へ

災害発災後、「中期」とは電気、ガス、水道などのライフラインが復旧し、生活にある程度の安定が得られるようになった時期以降を大まかに指しています。一般的には、災害発生から１か月たったころを指すことが多いようです。ただし災害の種類や被災規模によって、また地域によって大きく異なります。被害が甚大で、復旧、回復が遅れている場合には、災害発生から２～３か月後と考えたほうがよいこともあります。

災害直後の「急性期」から「中期」までは、被災者同士の絆も強く、協力体制ができて、外部からの支援もたくさん入って「ハネムーン期」と呼ばれる状態になります。しかし、この状態は長くは続きません。それは、個々の被害の程度が異なっており、復興の資源の差が明確になり、被災者の中に格差が広がるからです。

一方、災害発生直後から休まずに働き続けてきた被災地域の行政職員、保健師、看護師、医師、学校教職員など支援者の疲労やストレスはピークとなります。このように被災者でありながら支援者でもあるという方々に、心身の不調が生じることが多くなるのです。東日本大震災のあとの学校管理職の研修会では、余震が続き、疲労からも不眠が重なり、高血圧やアルコールへの依存が見受けられました。疲れや不眠に対処しようと、合法的で日常的な方法を使うことはよくあります。しかしアルコールやタバコの乱用は健康を崩すだけなく、飲酒運転や不祥事などの問題行動を引き起こしかねないと、管理職に注意を喚起しました。養護教諭は生徒だけではなく、教員の心身の健康にも配慮が必要です。

「長期」とは、新たに定着した生活の開始以降の時期を概ね指し、１～２年後とされることが多いようです。災害だけではなく事件や事故の被害でも、その頃になるとメディアの取扱量はほとんどなくなり、社会の関心はほかのことに移ってしまうのが現状です。東日本大震災クラスの大規模災害では、まだ仮設住宅に入居している方々も多くおり、長期的支援は現在も続いていますが、被災地以外での報道量は激減しているのが現実です。

生徒の心と身体

時間経過とともに、徐々に日常生活が落ち着いてきます。ただし、生徒の被災状況はさまざまで、災害の悲惨な体験への曝露《ばくろ》も個々に違います。被災前の生活レベルに戻っていける生徒と家族が増える一方で、その影響から逃れられない生徒と家族がいます。災害を体験すると生徒が大切だと感じている周囲の大人への影響も大きく、大人が自責感や孤立感を感じていて、生徒に心身の不調があっても気づかなかったり、気づいていても大人は隠したり、相談しないことがあります。

また災害そのものではなく、避難所や仮設住宅での暮らしなどの生活の激変、被災後の不自由な生活状況から引き起こされる二次的なストレスにさらされた結果として、心身の調子を崩す生徒も出てきます。北海道南西沖地震後の健康調査では、仮設住宅に住む生徒と、被害が少なく自宅に住む生徒を比較すると次のような項目において、仮設住宅の生徒にストレスの特徴が認められました（藤森ら、1999）。

仮設住宅に住む小学生は「家で遊ぶことが多くなった」「自分は家族の役に立っていない」と訴える反面、「元気に生活している」と答える児童が85％もいて、自宅群より多く元気と答えました。そこからは津波災害の直接被害というより、仮設に住む児童は周囲の大人たちに子どもながらに心を砕いていることが読み取れます。「元気に生活している」子どもが多いということは、教員が子どもたちに、ついつい気軽に掛けがちな「元気にしてる？」という問いかけはあまり意味を持たないことも示していると言え、具体的でわかりやすい質問を投げかけることが重要だと思われます。例えば「しっかり睡眠がとれているか聞く」など、養護教諭の身体的な側面からのアプローチが生徒の健康不調を見つけるのに役立ちます。

仮設住宅に住む中学生は、二次性徴期で反抗期など発達課題も抱えつつ自分の将来の進路に悩み、身体的に大人同様の症状（頭痛、腹痛）が出ていました。さらに集中力の低下が見られ、成績低下などが危惧されました。イライラや不満がたまりやすく、問題行動にもつながるために、こうした状況には気をつけなければならないでしょう。

平時のかかわり

この時期の心理状態は、被災によって直接出てきた心理的問題、元来からの心理的問題、そして被災後の不自由な生活から出てきた心理的問題が入り混じっています（下図）。

被災以前からの心理的問題の存在を明らかにしようとするあまり、被災者の自責感や罪悪感を刺激するようなことは、決してしてはいけません。それらを厳密に区別する必要はなく、あいまいなままでも見守り、支援していく態度が求められます。ただし、災害はトラウマ体験、トラウマ体験はすべて心の病気になる、という考えにとらわれてはいけません。PTSDという疾病概念だけに振り回されることは危険ですが、もしそのような訴えが続くなら、早い段階で専門医療機関との連携を取りましょう。

（引用文献）
藤森和美編『子どものトラウマと心のケア』誠信書房.1999

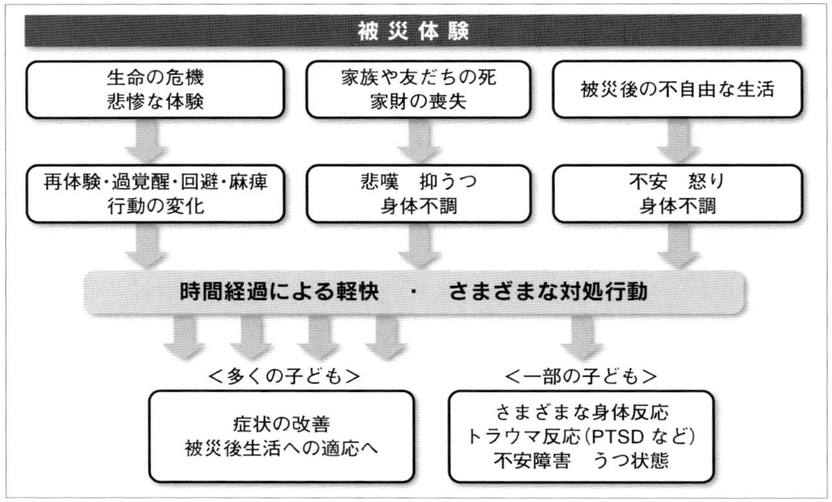

図　被災した子どもの心理状態

新連載 **摂食障害　気づく・つなぐ・ささえる**

第１回　摂食障害の早期発見へ向けた関わり・体制づくり

香川大学医学部 看護学科 教授　渡邉 久美

学校現場での周囲からの働きかけの重要性

　思春期に発症することの多い摂食障害は、回復までに長い期間を要します。専門的治療を行える病院は限られているため、保健、医療、福祉の各専門職が、家族と協働しつつ、本人の回復を支援していくことが望まれます。早期発見から回復までの各時期において、連携の要としての役割が養護教諭に期待されています。多くの養護教諭が、キャリアの中で一度は摂食障害を疑う児童生徒に出会うことになるかと思いますので、いざそのときになってどのような対応をとるべきかを考えておきたいところです。

　摂食障害は、入院治療のみで治る病気ではありませんし、医療者が子どもやその家族との信頼関係を築くにも時間を要します。「否認の病気」といわれるこの病気の人は、周囲から、やせや食行動の異常を指摘されても認めません。また、一緒に暮らしている家族でさえ、子どものやせに気づくことができなかったり、思春期の子どもに「自分で治せるから大丈夫」といわれて対応が遅れることもあります。

　その一方で、養護教諭の迅速な初期対応によって、治療へのつなぎが円滑に行われることがあるのも事実です。養護教諭が把握することのできる血圧、脈拍、成長曲線などのデータや子どもの学校での様子などの客観的データは、診断の上で重要な情報となります。この病気に苦しむ子どもにとって〝周囲の大人による気づき〟が、回復への第一歩へとつながるのです。

摂食障害の早期発見に向けた校内の啓発活動

　学校での気づきを高めるためのチームづくりには、校内の啓発活動、初動時の担任との連携、受診時からの病院との連携など、子どもの育ちに関わる関係者を巻き込んだ継続的な関わりが求められます。多忙な日常業務の中で養護教諭一人が全て背負い込んで、途中で息切れをしないためにも、理解者や協力者を関わりの早い段階から得ていくようなスキルも大切になります。

　まず、担任に摂食障害への関心を高めてもらうことで、早期発見に結びつけることができます。気づきのきっかけを調べた調査では、健康診断はもちろんのこと、「急激なやせ」や「教師らの情報」も上位を占めています。担任向けに摂食障害の病態や症状を説明し、急激なやせがある生徒の確認を依頼していきましょう。食事量、教室での変化（急な成績の上昇、孤立）や体育の様子（過度な頑張り、静止時の足踏み）なども、担任が注意することで得られる情報です。気になる生徒には担任から声をかけてもらい、その後に養護教諭が面談をする場合や、養護教諭が担任の先生の相談を受けて生徒に声をかけていく場合など、状況に応じて柔軟に対応していくとよいと思います。

　部活動で顧問の先生に「体を絞るように」などと言われたことがきっかけとなり、過度なダイエットに励む生徒もいるので、顧問や体育の教師に正しい知識を伝えていきましょう。拒食期でやせている時期に過活動となり、一時的に勉学や運動の成績がよくなることがあるので要注意です。学校医や近医との連携では、定期健康診断の身体測定値から、やせの子どもを把握して、成長曲線を作成することで、共通認識しやすくなります。健康相談の機会を利用して、校医から本人に状態を伝えてもらうとよいでしょう。もし、校医とのコミュニケーションが難しい場合は、校長に働きかけていく方法もあります。そのほか、養護教諭が日頃発行している保健だよりを通して、学校全体への啓発を行うことができます。

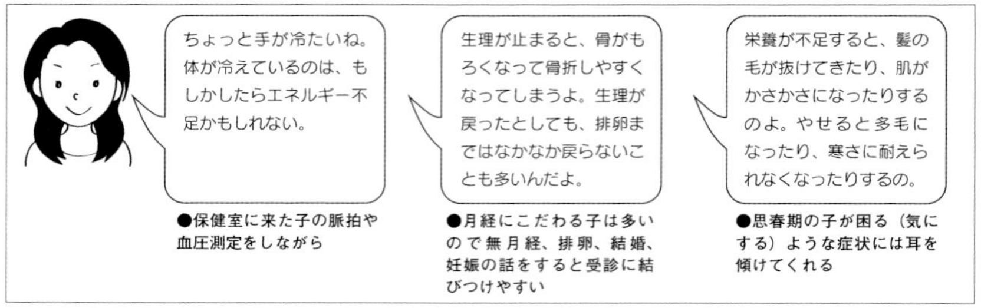

図１　身体の状態に目を向けてもらうための声かけのヒント

摂食障害の子どもとの初期の関わり

　本人との初期の関わりでは、関係づくりを基盤としながら、やせの影響を知ってもらう必要性がありますが、最初はやせの危険性を本人に説明しても、あまり耳を傾けてもらえないかもしれません。心配のあまり「このままでは死んでしまうよ」と説得したくなるかもしれませんが、説得や脅しはあまり効果的ではありません。関係性が十分できた上で最終手段として使うときもありますが、基本的には気持ちを受容し、「あなたの力になりたい」という寄り添いの姿勢、つらい部分が少しでも楽になるようにという視点で伝えます(図１)。

　保健室での身体観察は、まず、脈拍・血圧測定、皮膚状態の観察から始めるとよいでしょう（図２）。体重測定は、やりがいにして症状が進む場合もあるので、この点に注意しながら、可能であれば行っていきます。

　摂食障害の子どもの心の根底は、自分に対する自信のなさや、ありのままの自分には良いところが全くないという無価値観が支配しているとされています。食べ物のことで覆い隠されているこれらの不安は、信頼できる周囲の他者の存在によって、徐々に見え隠れするようになり、やがて激しい感情となって表出されていきます。ありのままの自分を認め、理解してもらい、受け入れてもらえる他者との関係の中で自己肯定感を高めていく体験を積み重ねることが大切となるため、養護教諭は回復過程の伴奏者として、小さな成長を伝え、SOSの受け皿となる関係性ができれば理想でしょうか。

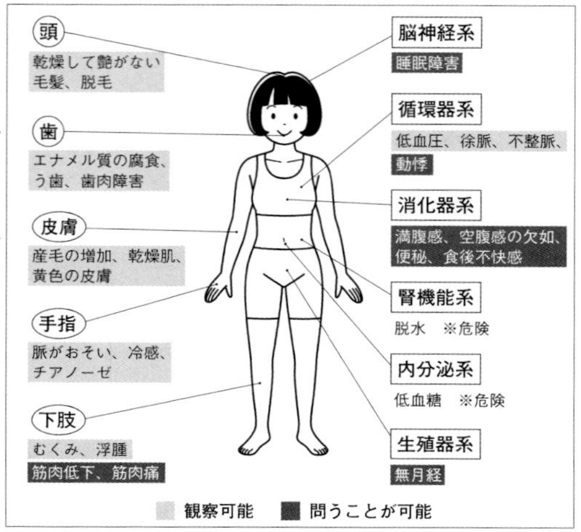

図２　保健室でできる身体の観察

参考文献　コミュニティー家族ケア研究会「摂食障害の子どものこころと家族ケア～保健室でできる早期介入～」2013

連載 **摂食障害　気づく・つなぐ・ささえる**

第2回　学校と医療の連携に向けて

香川大学医学部 看護学科 教授　渡邉 久美

摂食障害の子どもの回復には、学校と医療の連携が欠かせません。しかし学校から見ると、病院の敷居は少し高いと感じるかもしれません。第２回では、摂食障害を疑う児童生徒を見つけた場合、医療とどのように連携をとればいいかをお話ししたいと思います。

医療機関を勧める時期

摂食障害の子は、体調を尋ねても「大丈夫です」などと答え、最後までしんどいと言わないことが多く、やせて過活動になることから、病院を受診するタイミングが遅れがちになります。病院側では、こんな状態になる前に受診できなかったのかと言うくらい、生命の危機状態で入院となるケースも少なくありません。

本人やご家族が受診を拒否することも少なくなく、医療につなげること自体が難しいのですが、普段の生活の中で急激な体重低下を認め、全く飲食ができない、立てない、歩けない、ふらつき、倒れるなどの状況に陥ったら、すぐに病院を受診するようにしていくのが目安です。標準体重のマイナス30％、やせが目立ち、徐脈（60/min未満）、初潮後であれば3か月無月経、低血圧、いつもと違う精神状態（不眠、いらいら、じっとしていられない）なども医療機関の紹介が必要な状態です。本人や家族が受診に積極的ではない場合も、養護教諭の関わりで医療につなげていただければと思います（図１）。

医療につなげていくまでの保護者への対応

摂食障害かどうかの診断は医師が行いますが、仮に養護教諭から「摂食障害が疑われ、受診が必要です」と伝えられても、すんなり本人や家族が受け入れるとは限りません。受診には家族の理解と協力が必須ですが、家族の反応は様々です。「うちの娘は、そんな病気ではありません」と拒否されることもしばしばです。しかし中には摂食障害のパンフレットを養護教諭と一緒に見て、「この症状は娘に当てはまります。摂食障害なのですね」とすぐに受け入れられる方もおられます。

ケースバイケースですが、保護者に受診を勧める際には、身体的な問題として伝えていくとよいでしょう。例えば、「低体重、徐脈、無月経があり、何か病気が隠れている可能性がありますので、一度、検査してもらいましょう」という具合です。

養護教諭や担任からの指摘で、初めて我が子の問題に目を向けるようになる保護者もおられます。子どもの症状に全く気づいておらず、普段通り元気にしていることを疑っていない場合などは、なかなか説得に応じないこともあります。

子どもの保健室への来室記録を活用するなどして、子どもが困っている事実や学校での状況を伝えて、家庭での状況を学校にも教えてもらえるようにできるとよいでしょう。何よりも、家族と担任、養護教諭との関係を普段から良好に保っておくことが重要ですが、保健だよりに〝いつでもご相談ください〟と書いておくことで、心理的にも立ち寄りやすくなります。また、受診を拒絶する保護者は、背景に自身の問題を抱えていることもあるので、焦らず、学校の職員間での意思統一を図りながらすすめていきましょう。

体重が低下すると身長が伸びなくなるので調べてもらおう（成長曲線から低体重、低身長を伝えるのもよい）。

月経不順があるなら、ホルモン検査をしてもらおう。

やせると、心臓も脳も胃も縮んでしまうから、心臓や脳や胃を調べてもらおう。

図１　本人の医療機関受診への勧め方の例

受診時の標榜診療科の特徴について、SeDocの「保健ニュースプラスα」コーナーにて紹介しています。ぜひご覧ください。

医療機関との連携

医療機関を受診させるときには、学校から手紙で身体状況、受診に至った流れや本人・保護者の納得状況（本人は病気だと思っていないが、体育の教師から運動禁止を指示されて、しぶしぶ受診に納得したなど）を連絡します（図２）。本人、保護者がどのような思いで受診してくるかを医師が知ることができると、治療の導入がスムーズになります。

また、養護教諭の先生がご苦労される点の一つに、子どもの心の問題を扱ってくれる病院の少なさが挙げられます。養護教諭は学校に一人ですが、唯一の保健の専門職として、校内にとどまらず、地域のネットワークづくりの役割まで期待されています。医療が細分化している中、苦労して病院につなげても、摂食障害の治療経験がない病院では「食べたら治る」と説明され、専門的治療につなげられない場合も実際にあります。

紹　介　状

いつもお世話になっております。
下記生徒についてよろしくご高診のほどお願いいたします。

名前：〇〇　A子　　性別：女　　年齢：16歳　　学年：〇〇高等学校１年生

家族：父（小学２年生時に離婚）、母（塾の講師）、兄（高校３年生）、祖母

発育歴：発達上の問題はなかったが、人見知りを良くする方だった。幼少時より何でもよくできて人気者の兄と比較されることも多かった様子。（母親弁）

学校での友人関係：クラブは陸上部に入部し、大会に向けて部員と共に頑張っていた。クラスで一番仲の良かった友人との関係がこじれたことがきっかけとなって、最近は休み時間もクラスの人達の輪の中に入って行くことができず、学校にいづらい感じがすると悩んでいる。

内科検診での指導：徐脈(P＝53)低血圧(92／68mmHg)、皮膚の黄色味、やせが気になると、養護教諭に指導があった。

経過：中学２年生の時に体重が急に増加し、友達から「ぽっちゃり体型」、男子学生から「デブ」と言われ、ショックを受けたため、毎日、朝夕１時間走って体重を減少させた。食事は、以前は大盛りで食べていたが、友達と食べて帰ったから要らない等と言って、食べなくなった。体重は減少し、部活や勉強での成績が向上した。高校に入学するまで走り続けており、月経も止まっているとの事。
内科校医よりの指摘から、母親への連絡、本人との面談、母親が来校して話を聞くなどの経過を経て、受診を勧めた。母親は本人の食行動をダイエットと思っており、あまり深刻に受け止めていなかったようだが、家族の離婚問題が影響しているのではないかと自責感も抱いている様子で、病気を理解し、受け止めようとしている。

身長体重の変化

	小１	小２	小３	小４	小５	小６	中１	中２	中３	高１
身長	112.5	118.5	124.1	129.8	137.8	145.1	152.3	154.6	154.2	153.5
体重	21.2	29.8	26.1	30.1	33.4	36.9	46.7	51.1	42.1	37.7

平成〇年〇月〇日

〇〇高等学校　養護教諭　〇〇　B美

図２　学校からの紹介状（例）

診療経験が豊かな病院が近くにない場合は、子どもの心身の育ちに関わる診療所の先生と普段から顔の見える関係で、相談できる体制をつくっておくと安心です※。

また、私たちの調査では、養護教諭が求める社会資源として、医師以外にも、医療の前段階で気軽に相談できる窓口や、保健師と一緒に本人と家族に関わる仕組みへの要望がありました。そのほか、医師の理解、摂食障害の当事者の居場所、多職種が参加できる学習会、情報発信、社会への啓発などを求める声もありました。市町村によって社会資源は異なりますが、この病気に理解のある看護職や教育関係者などとのつながりを、各地域で構築していけるとよいでしょう。

校内でのカウンセラーとのつながり

スクールカウンセラーと保健室との連携は信頼関係抜きには始まらず、校長などの管理職の理解を得た組織的な取り組みと、日頃からの個別の関係形成に努めたいところです。

スクールカウンセラーは、学校の教員と異なる立場で関わるため、子どもは、担任や養護教諭に言わない心の内を見せることがあります。思春期には、自分で相手を選んで助けを求めるようになるので、その子にとっての社会資源は多い方がよいでしょう。ただ、スクールカウンセラーは、学校に常駐していないことが多く、その守秘義務からも、連携が難しい側面があります。しかし、うまくやっている学校では、教員と同じ職員室に机を置いて交流の場を設け、連携しやすい環境下でチーム内守秘義務を促進する雰囲気づくりに努めているところもあります。それぞれの見解や立場はありますが、学校という現場では、学校の教育理念のもと、教師側が必要とする情報の共有や相互の情報・意見交換により、共通認識のもとで支援していくことが、結果的に子どもの育ちにつながるのではないでしょうか。

次回は摂食障害の家族の理解と、養護教諭による家族支援の例を解説します。

※　子どもの心相談医一覧（公益社団法人 日本小児科医会）
http://www.jpeda.or.jp/soudanimeibo02.html

引用・参考文献　コミュニティー家族ケア研究会「摂食障害の子どものこころと家族ケア～保健室でできる早期介入～」2013
監修：渡邉久美、高宮静男、岡田あゆみ

連載 摂食障害 気づく・つなぐ・ささえる

第3回 家族の心理と家族支援について

香川大学医学部 看護学科 教授　渡邉 久美

家族支援の必要性

摂食障害の子どもの家族の方に、早期受診ができなかった理由を尋ねると、「軽いダイエットと思い、これほどまで重症とは思わなかった」「本人が食べていると言うので信じていた」といった声が聞かれます。本人は家族が尋ねても「大丈夫」「元気だから」の一点張りですし、病気の初期には成績が上がり活動的になるので、家族は病気ではないことを願う心理の方が強く働くのです。徐々に症状が進行して受診に至る際には、周囲から「なぜ、今まで気づかなかったのか」などと言われ、家族は自責の念にかられていることが少なくありません。

一般に精神科の初診では、本人と家族がこのような多くの葛藤を経てきたことを受け止め、受診してくれたことへのねぎらいをしっかりと行っていきます。学校の保健室に相談に訪れた家族にも、子どもが病気ではないことを祈りつつも半信半疑な気持ちを抱く不安を汲《く》み、共感的に思いを傾聴し、援助関係の形成に努めていただければと思います。家族は病気を治していく上での協力者ですが、一方では自己批判にさいなまされ、子どもへの対応に困難感を抱く、援助を必要としている存在でもあるからです。

摂食障害は、家族の育て方のために発症する病気ではありませんが、家族や周囲は「原因探し」「犯人探し」をしがちです。しかし、最初から原因を探っても、かえって傷つくだけで問題解決になるとは限りません。家族の気持ちに寄り添いながら、"回復への道のりを一緒に考えていきましょう"という姿勢で関わることができればよいと思います。

関わりの中で「この子がわがままなんです」と自分を擁護し、子どもを心配していないかのように思える母親もいますが、その背景には、母親自身が孤独で援助を必要とし、とても子どもを助けられる状況になどないことが多くあるようです。

摂食障害の典型的経過と家族への関わり

摂食障害という病気は理解が難しく、専門家の間でも様々な考え方があります。当然、家族もこの病気をどう捉えたらいいのか、子どもにどう接したらいいのかがわからずに、困惑します。

摂食障害になる子どもは、幼少期より真面目で手のかからない子だったといわれることが多くあります。しかし、その子に理解不能な行動が出現し（例えば、夜中に起きて冷蔵庫の食べ物をこっそり食べたり、家族にたくさんの食事を食べさせようとしたりするなど）、家族の生活は大きく影響を受けます。子どもに振り回されることもしばしばで、家族が回復への支援者になるには、この病気を理解していく必要があります。

典型的経過について見ていきましょう(図)。〔無理の時期〕から〔拒食期〕にかけて、薄々病気の兆しに気づきながらやり過ごしてきた家族は、子どもの体の衰弱を目の当たりにして、摂食障害を何とか治そうと、どうやったら食べてくれるのかあれこれ考えて努力していきます。しかし、この時期、子どもは「食べなさい」と言われても食べられないため、「家族は自分の本当のつらさをわかってくれる存在ではない」と感じてしまいます。家族は必死になり病院を訪れますが、入院により安堵《あんど》し、中には医療者任せになってしまう方

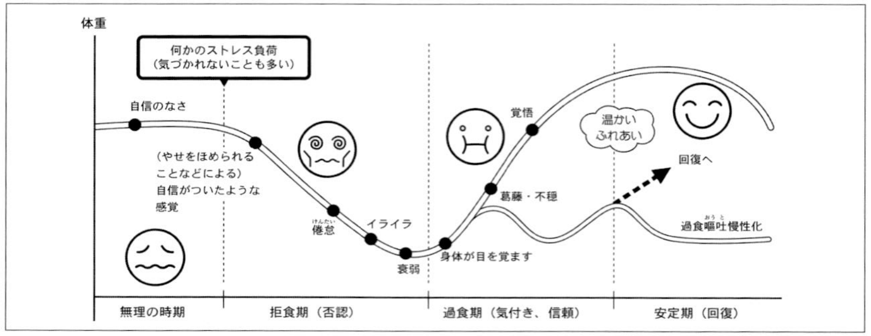

図　摂食障害の典型的経過　（村上、Sigmanから改変：高宮に一部加筆）

もいます。家族が病気を受け入れ、一度に理解していくことは難しいことなので、焦らず疑問に対応しながら、知識を伝えていくとよいでしょう。

ある母親は、いくつかの医療機関の受診を経て、「子どもの中にいる"摂食障害の悪魔"がそうさせている」という理解ができて、初めて「悪魔に負けないよう、この子と一緒に闘うんだ」という覚悟ができ、病気に向き合えるようになったとおっしゃられていました。〔過食期〕で体重が増えてくると、家族は良い変化と捉えますが、やせていたい本人にとってはとてもつらい時期です。周囲から見ると十分やせているのですが、太った自分は醜く無価値で、食の衝動を抑えられないみじめな存在といった考えに支配されています。

ある母親の事例

養護教諭に定期的に相談に来ていたある母親は、〔過食期〕に子どもの機嫌が悪く、怒りっぽくなり、ある日子どものイライラが最高潮に達し、自身も積もるものが噴出して、娘とバトルになったと憔悴《しょうすい》しきっていました。摂食障害には自分の感情に気づきにくいという失感情症がありますが、体重が戻り、感情が戻ってくると、多くは怒りの感情が表出されていきます。母親は自分の言葉や態度のせいと考えて落ち込みますが、誰かを責めても何も生まれません。母親のつらさを受け止めながら、どう母親を支えていけるかを中心テーマに、話をしっかり聞いていくとよいでしょう。

子どもを病気にしようと育てる家族はいません。批判することなく、母親の置かれた立場の理解に努め、父親の協力度合いやほかのきょうだいの様子など、家族関係や家族員の状況も把握していきたいところです。その上で、もしも、"幼少期の頃に我慢してきたことを、ハンガーストライキのように食べないことで主張するのが摂食障害"とするなら、これまで抑圧してきたものを言葉で主張できることの意味について一緒に考えることが、病気の理解を助け、母親の自己洞察につながるかもしれません。

摂食障害の一般的な症状や経過を知り、病気がさせていることと、思春期にどこの家庭でも起こる出来事とを分けて捉えることも有効です。前述の母親は、こうすることである程度の見通しを持つことができました。また、自分の対応に原因があるのではないことを養護教諭から保証され、自分と子どもやきょうだい、夫との関係を客観的に見つめて状況を整理し、少し前向きな気持ちになることができました。

このようなエピソードが繰り返され、そのたびに家族は揺れ動きます。根気強く不安を受け止めながら伴走してくれる人の存在は、家族にとって欠かすことができません。いつしかその揺れが小さくなれば、摂食障害の子どもも安定していきます。このような経過を経て、家族も子どもも病気を通して成長できたと感じ、摂食障害という病気になったことが意味のあることだったと受け入れていきます。

参考文献　コミュニティー家族ケア研究会「摂食障害の子どものこころと家族ケア～保健室でできる早期介入～」2013
監修：渡邉久美、高宮静男、岡田あゆみ

連載 **摂食障害 気づく・つなぐ・ささえる**

第4回（最終回） 回復に向けた校内・校外連携における養護教諭の役割

香川大学医学部 看護学科 教授　渡邉 久美

長期的な視点を持つ

摂食障害の発症は、ちょうど中学校や高校の進級や進学の時期と重なることが多いので、体調不良にもかかわらず、無理な登校をすることもしばしばです。なかなか医療機関につなぐことができず、はらはらしながら見守らざるを得ない時期もあるでしょう。

摂食障害になるきっかけや治り方は、人によって様々ですが、回復には数年単位の時間が必要で、病院受診後もすぐに良い変化があるとは限りません。医療機関にかかっても状態が改善せず、登校できない場合もあります。焦らず、慌てず、諦めずの精神で、初動から校内外のチームで関わり、本人や家族を支援するバトンをつないでいけるような長期的視点が大切になります。

主治医と養護教諭との連携の意義

子どもの健康観察や学校生活での様子の情報は、医療者が治療において子どもを理解する助けになるので、まずは電話や手紙などで、病院に連携をとりたい旨を伝えてみましょう。ご存知の通り、守秘義務の観点から保護者の了承を得ておく必要があるので、保護者には、医師の治療方針や学校生活での注意点の確認を行うことで、生徒への生活支援が行いやすくなることを理解してもらいます。保護者も、学校側から「医師にどのようなことを言われたか」「治療方針は」などと細かく尋ねられても、答えるのが負担になることもありますし、保護者を介していると、意図せずして主治医の意向と異なることが学校に伝わってしまう場合もあります。しかし、直接連携をとることで混乱を防ぐことができます。

養護教諭が関与する前に入院となるケースもありますが、その場合も、担任らと協働して窓口を統一した上で、主治医に病院での様子を尋ね、学校側としてできることがないかを問い合わせてみるとよいでしょう。養護教諭が医療チームに関わることで、再入院や病状の再燃が防げたとの報告があります※。病院関係者にとって、養護教諭という学校の保健専門職は大変心強い存在と言えます。

また、保護者が協力的な場合はあまり連携に困ることはないのですが、そうでない場合や教員との関係づくりが難しい場合には、尚更、周囲の連携によるサポートが求められます。それぞれの意見や考えが異なることもありますが、摂食障害の子どものことを中心に考えて、関係者の理解や協力が得られるように、動きたいところです。

通院治療中の校内における環境調整

通院治療中の学校生活では、身体状況（BMI、徐脈、血圧など）を考慮しつつ、体育や学校行事への参加において、無理をさせないように調整していきます。教科の授業における配慮が必要な場合がありますので、担任との連携は欠かせません。可能なら養護教諭が中心となり、関係者に摂食障害の簡単な説明を行うなど、学校内で勉強会を開催するとよいと思います。多忙な業務の中でおのおのが無理なくできる方法を模索してみてください。

担任以外にも、学年団や保健主事、教頭、スクールカウンセラー、学校医など、様々な立場から摂食障害の子どもとその家族と関わりを持てる人たちで一度集まって、現状の整理、方向性の確認をしたいところです。学校行事や進路指導の進め方など、子どもの心身の状況に合わせた対応のためには、医療機関からの情報をもとに、校内での検討の機会をつくることが有効です。

また、修学旅行など、宿泊行事への参加については、「児童生徒、保護者、医療機関、学校」で打ち合わせができるように調整していきます。一般的には、よほどの生命の危機状態にない限り、本人が行きたいと希望すれば、その希望を尊重する方向で支援します。特に食事や入浴への対応は、本人の希望・主治医のアドバイスを踏まえて、不安が少ない状態で参加できるように配慮していきましょう。

入院中の医療連携の意義

摂食障害の入院期間は、入院のタイミングや目的にもよりますが、半年以上の時間をかけて治療していくことも少なくありません。中には家族にとってのレスパイト（休養）の意味で入院する場合もあり、入院治療の経緯はケースによって異なります。

いずれにしても、病院での様子を知り、子どもや疾病への理解を深めることで、治療の妨げにならないような関わり方や話題に配慮することができます。例えば、日頃から過剰適応タイプで、学校では「いや」と言えなかった子が、入院中は激しく医師や家族に抵抗する姿から、学校での緊張感や疲労感に気づかされたりします。

また、入院中、子どもへの面会自体が制限される場合もありますが、面会できる場合は、「会話中で本人に言ってはいけないことはないだろうか」と気にされることと思います。その際も、それぞれ個別に背景や状況が異なるので、その子に合った対応について医療者に尋ねてみましょう。一般的には「食べること」や「体型」についてのアプローチを避けますが、そのほかに、学校の話題に触れてよいかどうかなどを確認し、学校への反発を示している時期には、学校の話題には距離を保つようにします。

復学時（治療継続）の支援

復学時には、教職員が生徒の現状を把握できるように、医療機関からの情報を伝え、学年団や部活動顧問らと、どのような対応をとるかを具体的に打ち合わせます。昼食時、体育などの活動時の過ごし方、言葉かけの方法などで、教員が困らないようにしましょう（「ふっくらしたね」などの体型に関する表現を避ける、「待っていたよ」「困ったらいつでも相談してね」など、信頼関係をつくるための声かけをする）。

退院や体重増加が摂食障害の治癒ということではなく、学校生活を送りながら、治療は継続します。体重が回復しても、心の成長は同じようにはいきません。むしろ、体重が回復した後の周囲の温かい支えが重要になります。できれば、子どもの受診の機会を利用して、手紙等で主治医へ学校での様子を報告して心身の状況を情報交換したり、注意する点があれば、指示を受けたりしましょう。摂食障害の子どもに関わる職種間で情報を共有し、一貫した関わりを続けることは、保護者の安心と信頼関係の形成につながります。その結果、保護者から協力が得られやすくなり、子どもの回復につながっていきます。また、周囲の支援者が、摂食障害という病を通して表現されている思い（つらさ）をくみ取り、心の響きを感じていくことは、子どもの心を癒し、回復と成長を助けるでしょう。回復したある元摂食障害児の方は「先生が何も言わず、一緒に食べてくれたのがうれしかった」とおっしゃられています。

穏やかにそっと寄り添うケアもあれば、不穏などのSOS時に応えられるケアも必要です。多くの人の息の長い関わりの中で、最も身近で子どもの生活や思いを把握し、家族やその地域を理解して成長を見守ることができるのは、養護教諭冥利につきるのではないでしょうか。

※ 高宮静男ほか「小児神経性無食欲症治療における養護教諭の役割」「心身医学」44(10)：783-791,2004

参考文献　高宮静男ほか：「小児摂食障害予防における養護教諭による学校内での啓発活動」「心身医学」47(3):213-218,2007
コミュニティー家族ケア研究会「摂食障害の子どものこころと家族ケア～保健室でできる早期介入～」2013

新連載　**思春期の自殺予防**

第１回　支援者が理解しておきたい自殺問題の現状と課題

岩手大学大学院教育学研究科 教授　山本 獎

はじめに

わが国は、いわゆる先進国の中で、最も自殺率の高い国の一つです。内閣府の発表によると、自殺者数が３万人を越えたのは1998年のことであり、それは交通事故死者数の５倍超となる深刻なものでした。2006年には自殺対策基本法が制定されるなどの対策が講じられ、2010年には減少に転じ、2015年には24,025人となっています。図１は、法制翌年の2007年と比較した2015年の減少の様子を年代別に示したもので、最も減少した50代では2007年の43.5%減となり、平均でも30%減となっています。しかし、改善には年代差があり、未成年者と高齢者には改善が全く見られません。

思春期の自殺の実態

内閣府の統計によれば、未成年者の2015年の自殺者は554人であり、全自殺者に占める割合は2.3%と小さいとはいえ、社会に与える衝撃が極めて大きいことが特徴となっています。特に高校生の241人、中学生の102人、小学生の６人については、当人や遺族の無念はもちろんですが、教職員にも「何かできたのでは」という後悔があったはずです。小中高校生の自殺はこの３年間、320人、330人、349人と増加傾向にあり、また児童生徒数の減少を考慮すると自殺率は上昇していると考えられます。

ところで、これを文部科学省の統計と比較すると、実態を捉えることの難しさが見えてきます。図２は2014年の実態把握の状況を示したもので、内閣府は暦年で、文部科学省は年度での集計であり多少の差異が生じることはやむを得ませんが、統計上の不突合では収まらない差が見られます。この傾向は2000年以降特に顕著であり、学校が自殺問題を扱うことの難しさを表す一例といえるでしょう。

教職員に期待されること

しかしそれでも、学校は児童生徒の自殺予防の中心的な役割を果たすことが期待されています。それは、学校に課された新しい課題ではありません。自殺予防とは、保護しケアすることに加えて、成長を促す取り組みと言えます。目前にある課題や困難を正しく評価し、自らの反応を自覚しながら、適切な対処行動をとることによって事態をコントロールする力を、児童生徒に獲得させる過程です。またその獲得を支援するための環境整備の取り組みです。その詳細はこの連載で後述しますが、その過程や取り組みは、日頃教職員が行う子どもたちに課題を与え、その克服をマネジメントして成長に至らせようとする教育活動と同じなのです。

ただ、日常の教育と異なるのは、自殺を遂行されてしまったら、当該者への支援の機会は二度と与えられないという点です。普段子どもたちは失敗から学びますが、自殺問題では「成功」すれば後がないのです。そこで確実な自殺予防のために、①心理教育を含む「未然防止」、②早期発見を含む「危機対応」、③事案発生後の周囲へのケアである「事後対応」の３つの局面があることを理解しておきたいのです。

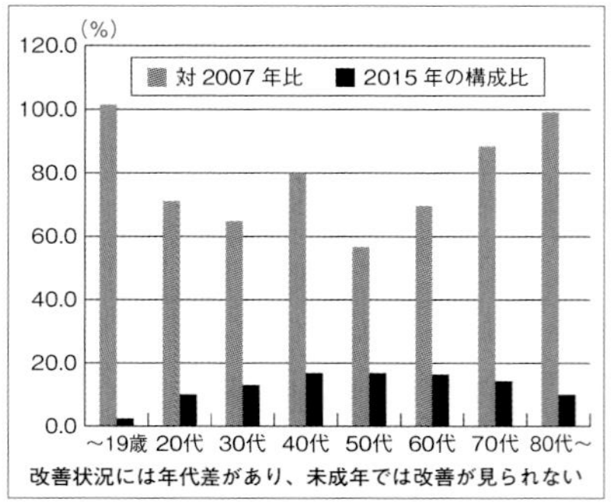

図１　年代別自殺の改善状況
(2007年を100としたときの2015年の状況)
内閣府「平成27年中における自殺の状況」より作成

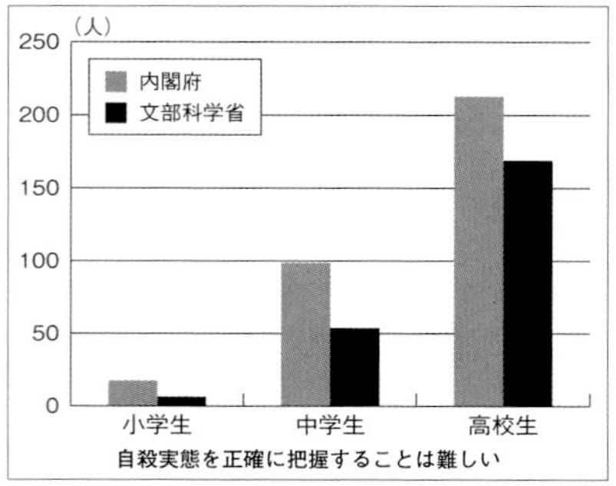

図２　内閣府と文部科学省の自殺把握の差異
内閣府「平成27年中における自殺の状況」
文部科学省「平成26年度「児童生徒の問題行動等生徒指導上の諸問題に関する調査」結果について」より作成

学校を支援する行政資料

そうした学校の取り組みを支援するために、文部科学省は、児童生徒の自殺予防に関する調査研究協力者会議を設け、2009年には「教師が知っておきたい子どもの自殺予防」を、2010年には「子どもの自殺が起きたときの緊急対応の手引き」を作成しています。2014年には、学校における自殺予防教育導入の手引きとして、「子供に伝えたい自殺予防」を取りまとめ、「子供の自殺が起きたときの背景調査の指針（改訂版）」を公表しました。自殺予防のために自校で何ができるかを検討する際には、有益な資料となることでしょう。

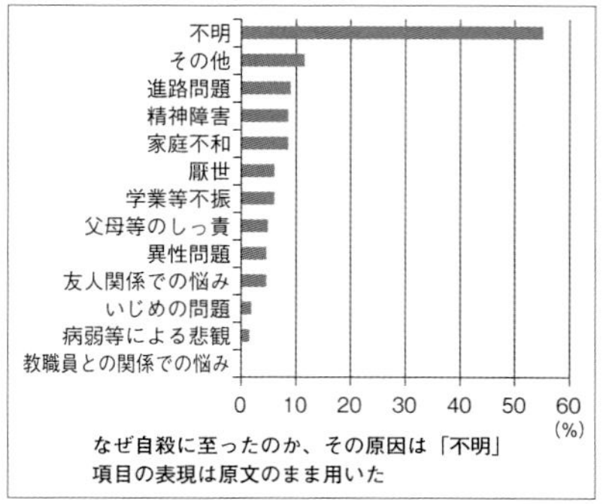

図３　自殺した児童生徒が置かれていた状況
文部科学省「平成26年度「児童生徒の問題行動等生徒指導上の諸問題に関する調査」結果について」より作成

自殺の原因とは

学校を支援する行政資料には、毎年発表される「児童生徒の問題行動等生徒指導上の諸問題に関する調査」の結果も含まれます。危機対応のためには、何が自殺の原因となるのかを知り、それにさらされている子どもを抽出する必要があるからです。文部科学省は、この調査において「原因」に当たるものについて、「自殺した児童生徒が置かれていた状況」としてまとめています。その結果を図３に示しましたが、残念ながら、「不明」ばかりで有益な情報を提供してくれません。

自殺事案が発生すると、社会の注目は「いじめがあったのか？」の一点に集まることが多いのですが、自殺予防の観点からは不足の多い捉え方です。困難な事実が直ちに人を自殺に追い込むわけではありません。その困難は「直接の契機」です。自殺を理解するためには、それまでに「蓄積された背景」の関与を考えなくてはなりません。几帳面過ぎる性格も背景です。悩みを打ち明けることができる人的資源の有無も、心だけでなくからだの健康状態も、考え方の癖も、本人を刺激する周囲に起きた自殺事案も背景なのです。その「蓄積された背景」が大きければ、「直接の契機」は周囲に気づかれない些細《ささい》で「不明」なことであったとしても、その合計が「原因」となるのです。別の言い方をすれば、「直接の契機」が何であれ、自殺以外の対処行動を選択することができれば、それが予防となるということです。

自殺の予防のために

だから私たちは「蓄積された背景」を小さくするための方法を学ぶのです。それは、心理教育を含む「未然防止」に役立つことでしょう。そして「蓄積された背景」と「直接の契機」の合計としての「原因」が大きくなっていないか、そのサインを見逃さないための方法と、いざというときの介入方法を学びます。それは、早期発見を含む「危機対応」に役立つことでしょう。さらに「事後対応」としてのケアの方法を学ぶのです。それは、自殺が伝染病であることを理解した上で、その連鎖を断つことに役立つでしょう。

連載 **思春期の自殺予防**

第2回 自殺の契機と背景 ―ストレスモデルによる理解―

岩手大学大学院教育学研究科 教授　山本 獎

はじめに

自殺の原因は「直接の契機」と「蓄積された背景」で構成されています。

例えば周囲が自殺の原因を「受験に失敗したこと」や「いじめられたこと」と捉えている場合、これらは「直接の契機」にあたります。人に負荷を課すものであることから、これをストレッサーと捉えることもできます。そのストレッサーを上手に扱えるか否かは、その人が備えるストレスマネジメントの力によるのです。

その力は自殺の原因を考える上での「蓄積された背景」と重なる部分も多いことから、これらについて、本稿ではストレスモデルを用いて考えてみることにしましょう。

ストレスモデルで捉える自殺の契機と背景

臨床上のストレスモデルで注目すべき点は、「ストレッサー」、ストレッサーに対する「認知的評価」、意図的な改善の工夫である「対処行動」、マネジメントに失敗したときに生じる「ストレス反応」の4つです。この4点と自殺との関係について考えてみることにしましょう。

（1）ストレッサー

私たちの日常は「挑戦するストレッサー」と「耐えるストレッサー」であふれています。前者はスポーツの大会や入試などが好例ですが、昨日よりも少し難しい学習課題に取り組ませることもこれにあたります。学校教育は、課題や目標という名前で生徒にストレッサーを与え、これを克服させることで成長を促していると言えるのかもしれません。後者は日頃感じられる不安や焦燥、劣等感などに耐えることを強いるものです。それはしばしば人間関係に由来するものであったり、欲求阻害に関係するものであったりします。「耐えるストレッサー」は「挑戦するストレッサー」に比べて、周囲から気づかれにくく、自殺との関係では注意が必要です。また、ストレッサーの中には、虐待やいじめなど、克服することよりも除外することに主眼が置かれるものもあります。同時にその記憶自体もストレッサーとしてはたらくことに留意しなくてはなりません。記憶も自殺の原因になり得るのです。

（2）認知的評価

同じストレッサーでも、人によりそれが大きく見えたり小さく見えたりすることが知られています。例えば悪口を言われた場合、「自分もすることだから」と考えられる人にとっては小さく見えますが、大きな影響性を感じた場合には「たいへんなことが起きた」と見えるでしょう。

また、友人とけんかをした場合などは「仲直りできる」という統制感を感じられるか否かによって見える大きさは異なります。

思春期にある生徒には、初めて扱う課題も多く、ストレッサーの大きさを正しく判断するのは難しいことです。大人には些細《ささい》に見えるものであったとしても、それに圧倒されてしまうことも多いはずです。また、折り合いをつけることにも不慣れであり、世の中は納得できないことだらけです。この納得感も認知的評価に影響しているといわれています。

これらは極端な二者択一傾向など、その人の性格によって一層強く現れます。現実、つまりストレッサーが人を困らせるのではなく、現実に対する思い込みが人を困らせるのです。

（3）対処行動

ストレッサーにさらされた際、人は克服するばかりではなく、少し妥協をしながら目標を調整したり、気分転換を図ったり、時には少し棚上げにしたり、その処理過程で多くの工夫を重ねます。これらはいずれも対処行動（コーピング）と呼ばれる取り組みです。しかし思春期の年代では、まだ妥協することに慣れていません。

幼い頃には目標を高く持つことや、すべての人と仲良く助け合うこと、完璧になることを求められることが多くあります。実際には中学生の頃くらいから、現実はもう少し柔軟なものであることに気づき始めますが、誰も表立ってそれを教えてはくれません。生徒の中には、それに気づけずに、あるいは気づいてしまったために絶望する者もいるのです。また、その絶望を自殺という方法で解決しようとする生徒も現れます。それは誤った方法ではありますが対処行動の一つであり、さらに自殺しかないという対処行動のレパートリーの極端な狭さも、その行動化を促進させます。

（4）ストレス反応

ストレッサーの大小にかかわらず、認知的評価が適切に機能し、有効な対処行動を選択することができれば、ストレス反応は小さいものになります。ストレッサーは戦う相手ではなく、これらを用いて、上手に流すものだといえるでしょう。その流れが滞れば、思考・感情・行動・身体の4つの側面にストレス反応が生じることになります。例えば早朝覚醒や食欲不振は身体に現れたストレス反応です。

この中で、自殺との関連で特に注目したいのは、「思考」に現れるものです。自責や絶望、「私が居なくなった方がみんなのため」という無価値感はその例です。自殺は孤立の病と呼ばれることがありますが、この孤立や孤独の感覚もストレス反応なのです。「『いつも』『みんな』『ぜんぜん』わかってくれない」など、全てをひとくくりにするような表現は、思考に現れるストレス反応をよく示すものです。また感情面に現れる反応では、不安に加えて強烈な怒りなども、自殺との関連が指摘されています。

自殺の危険因子

ストレッサーの処理を滞らせるような認知的評価・対処行動・ストレス反応のパターンは、自殺の原因となる「蓄積された背景」ですが、以下のことも注意すべき蓄積です。

《自傷行為・自殺未遂》誰よりも優先して注意すべきは、自傷行為や自殺未遂の経験者です。リストカットについて「本当に死ぬ気はない」と考えるのは軽率です。自らの身体を痛めつけるという対処行動のパターンが常態化することに加えて、その痛みや苦痛になれていることも自殺の行動化に影響します。その意味で過食や嘔吐《おうと》・拒食などの摂食上の問題や、けんかや飲酒・酩酊《めいてい》など生徒指導上の問題も要注意です。自殺未遂は行動に既に着手しているのですから、事の軽重にかかわらず、その危険度は極めて高いといえます。建物の2階からの飛び降りで「自殺未遂としては高さが足りないのでは」などとその真意を推察しかねたとしても軽視できません。また、事故やけがが多くなることや自身の病気治療の無関心にも注意が必要です。

《喪失体験・イメージ》重要な人物の死は人に悲哀を与えるだけでなく、「居なくなる」ことのモデルとなり、自殺という選択肢を提供することにもなります。「居なくなる」ことは死によるだけではなく、親の離婚・恋人や友人との別れによっても生じます。機会や目標、価値観の喪失や「誰も助けてくれない」というサポート源喪失のイメージも同様です。

おわりに

このほかにも、うつ病や統合失調症など心の病も危険因子となります。また、自閉スペクトラム症の子どもの中には認知的評価に偏りがある場合もあり、注意欠陥・多動症の子どもの中には衝動の抑制に課題がある場合もあり、この点で注意が必要です。「直接の契機」と「蓄積された背景」による自殺の原因に関する知識は、自殺の心理を理解しそのサインを捉えることに役立ちます。そしてその未然防止のために生徒に何ができるのかを考えるヒントを提供してくれます。

連載　**思春期の自殺予防**

第3回（最終回）予防教育とハイリスクの生徒への介入

岩手大学大学院教育学研究科 教授　山本 奬

はじめに

本年4月に施行された改正自殺対策基本法は、学校に困難な事態や強い心理的負担を受けた場合の対処の仕方を身につけるための教育や、心の健康の保持に係る教育を行うことを求めています。そして文部科学省が、「児童生徒の自殺予防に係る取組について」(2016) などを通知しているとおり、学校は児童生徒の自殺を防止するための措置を講じなければならないのです。

体制づくり

学校が、まずすべきことは組織と計画を作ることです。後述するストレスマネジメント教育は保健主事や養護教諭、保健体育科教諭を中心として企画されることが多いようです。また、ハイリスクの生徒を支援するためには、スクールカウンセラーや教育相談担当やいじめ問題担当などによる取組やリスク管理が必要になります。これに、屋上への通路の施錠やベランダの構造の改善、校内の包丁·工具·薬品の適切な保管など、ハード面のリスク管理を含めて考えると、取組の組織化や計画的な点検がいかに大切かがわかります。

生徒の状態に応じた支援

生徒に対する働きかけは、全生徒を対象とする自殺予防教育、自殺が心配される生徒への対応、自殺の危機に直面している生徒の安全確保の3つのレベルを想定する必要があります。

（1）自殺予防教育

あらかじめ全ての生徒を対象に実施する自殺予防教育は、自殺対策基本法が求める「心の健康の保持に係る教育」と「困難な事態や強い心理的負担を受けた場合の対処の仕方を身につけるための教育」の両面から構成することが大切です。

《ストレスマネジメント教育》前者は、自身が直面する課題に気づける力と、それに対処できる力を育てようとするもので、前号で解説したストレスマネジメントに関するものもその一つです。それは困難な事態にならないようにコントロールする力ということもできます。そしてたとえコントロールできなかったとしても、自身のストレス反応や認知的評価に現れた危機に気づくことによって、援助を求める行動につなげようとするものです。

《援助要請行動》その援助を要請する行動が、後者の困難な事態における対処の仕方の一つなのです。いのちの危機とは何か、誰に援助を求めることができるのか、その視野を広げることを試みますが、同時に「自殺の話をするのは恥ずかしいことだ」「変な人だと思われる」などの誤解を解くことも要点となります。具体的な授業例としては、文部科学省等の「子供に伝えたい自殺予防：学校における自殺予防教育導入の手引」(2014) が参考になるでしょう。そこでは、生徒間の相互支援の視点が指摘されています。

生徒が誰より相談しやすいのは、教師でも親でもなく友人です。希死念慮を告白された生徒が、友人の危機に気づき、そのつらさを理解し、信頼できる大人につなげることができれば、そのいのちを守ることができるという発想です。友人の訴えに慌てないように心の準備をさせることも、この教育の要点なのです。ただし、事業実施にあたっては保護者を含め関係者の合意形成が不可欠です。

（2）自殺が心配される生徒

学校教育は、全体指導と個別支援の組み合わせで展開されることが多いのですが、それは自殺予防でも同じです。前号で触れた「直接の契機」に強くさらされた生徒も、「蓄積された背景」に課題がある生徒も、個別支援の対象です。「死にたい」「消えてしまいたい」などの否定的な表現はもちろんですが、肯定的な発言・態度の減少にも注意が必要です。

文部科学省は「教師が知っておきたい子どもの自殺予防」(2009) で、死の可能性が語られた場合の対応として、①Tell：言葉に出して心配していることを伝える、②Ask：「死にたい」という気持ちについて率直に尋ねる、③Listen：絶望的な気持ちを傾聴する、④Keep safe：安全を確保する、の4点からなる“TALKの原則”を示しています。

実際の場面では、「自殺はいけない」などの「べき」を強調することよりも、気持ちに注目することが大切です。たとえば「『つらい』から『死にたい』」という訴えを、「『死にたい』と言いたくなるほど『つらい』」と理解し伝え返すことで、「感情」を扱い、自殺以外の「手段」について話し合うことが可能になることもあります。さらに生徒の視点から話を聴くことで、たとえば「楽になりたい」「思い知らせてやりたい」など、死ぬことで得たいと思っている核心部分を理解できることもあります。そして、率直に「心配している」「死んでほしくない」と伝えることも有効です。それは「私」の気持ちや望みを「あなた」に伝えるものであり、「私」と「あなた」の「関係」を強調し孤独感を緩和する工夫なのです。

（3）自殺の危機に直面している生徒

上述の「自殺が心配される生徒」に対する目標は、自殺以外の手段でも望むものが得られることに気づいてもらうことであり、本節の「自殺の危機に直面している生徒」への介入のねらいは、TALKの原則の④にある安全を確保し、自殺をさせないことです。現実の介入では、自殺が心配される生徒と、危機に直面している生徒との境は曖昧ですが、最も避けたいのはその判断を教師が一人で行うことです。いずれの生徒も、自殺対策の校内組織で状況を査定し、介入効果を検討し、そのステージを管理することが必要です。

そしてその介入もチームで行うことになります。しかし､生徒から「秘密にしてほしい」といわれて対応に困ることも珍しくありません。このときの要点も既に述べた「得られるもの」という点検です。秘密にすることで何が得られると考えているのかを生徒とともに点検することで、そのこだわりを解消させることが可能です。さらにチームで動く場合、たとえば「スクールカウンセラーに会ってみましょう」ではなく､「スクールカウンセラー“にも”会ってみましょう」と表現することが大切です。前者には「見捨てられた」と思わせる危険性が含まれていますから、「私はこれからも支援し続ける」というメッセージを伝えなければなりません。それが信頼されて告白された教師の責任です。

また、この段階では「今度生まれ変わったら」など非現実的で空想的な表現が用いられることがあります。それは危険な兆候であると同時に、なりたい姿・状況を述べているのですから、何を求めているのかを理解する好機でもあります。

おわりに

これまで、第1回では自殺に関する現状と原因の捉え方を、第2回ではストレスモデルで自殺の「原因」を、本号では自殺予防の要点について考えてきました。しかし不幸にして自殺事案が発生してしまった場合には、ご遺族をはじめ周囲の生徒や保護者、教職員、関係機関、地域や報道機関への対応が必要になります。それは、納得を得るための取組であり、心理的ケアの取組であり、後続の自殺を防ぐ取組であり、今後に向けての再発防止策策定の取組です。私たちは自殺予防に加えて事後対応についても考えていかなければなりません。

新連載 学校現場での化学物質過敏症への対応

第1回 化学物質過敏症とは

医療法人高幡会大西病院　院長　小倉 英郎

はじめに

「化学物質過敏症」とは、ある化学物質の曝露を受けた後、当初よりも極微量の化学物質に曝露されるだけで、頭痛、咳嗽《がいそう》、呼吸困難などの種々の症状が出てくる状態をいいます。初回の化学物質曝露の程度にもよりますが、ある一定期間の曝露後に発症することが多く、シックハウス症候群がその典型です。そして、最初に曝露された化学物質以外の様々な化学物質にも反応するようになるという特徴があり、日常生活に多大な支障を来すようになります。

本稿では2回にわたり化学物質過敏症についてわかりやすく解説し、学校現場での具体的対応について考えてみたいと思います。

化学物質過敏症の歴史

表1に示したように、化学物質過敏症はまだまだ歴史の浅い病気です。日本ではシックハウス症候群として知られるようになって20数年を経たにすぎません。このため、正しい認識を持った医師は少なく、しばしば、更年期障害や精神疾患と誤診されることもあります。本症への理解が社会一般に浸透することが望まれています。

化学物質過敏症とシックハウス症候群

シックハウス症候群は室内環境に起因する健康被害全般を指すため、化学物質のみならず、ダニ、カビなどのアレルゲンによるアレルギー疾患やレジオネラなどの病原微生物による感染症も含まれます。また、特殊な状況下では中毒の可能性もあり得ます。

しかし、中毒やアレルギー・感染症は従来の医学により診断可能です。

狭義のシックハウス症候群は家屋や備品から揮発する化学物質に関連して発症する化学物質過敏症を指します。筆者らの化学物質過敏症外来受診患者を対象とした研究では、狭義のシックハウス症候群の52.4%が化学物質過敏症に進展していました。したがって、狭義のシックハウス症候群は化学物質過敏症の発症パターンの一つと考えることができます。

また、新規発症患者を病型別に検討してみると、2007年以降はシックハウス症候群として発症する患者が減少して、化学物質過敏症として発症する患者が増加していることが明らかになりました。これは2002年の室内化学物質濃度指針値の設定が、業者に浸透していって、シックハウスの発症が徐々に少なくなり、そのことが臨床現場に反映された結果であると考えます。

広義のシックハウス症候群、狭義のシックハウス症候群および化学物質過敏症の関係を図1に示しました。

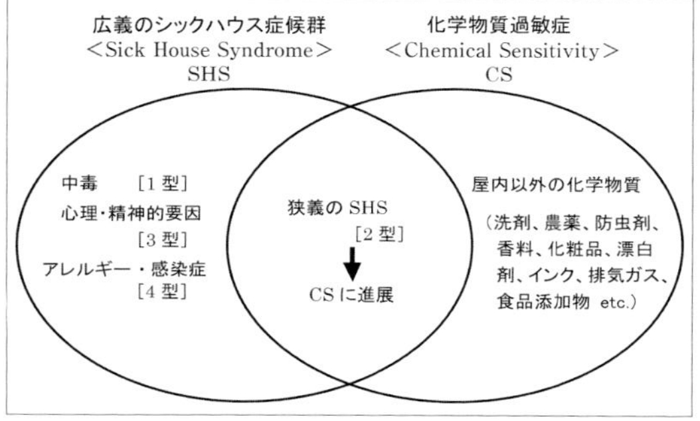

図1　シックハウス症候群と化学物質過敏症の関係

多彩な症状

発症の仕組みに関しては不明な点が少なくありませんが、本症の研究者や専門医の間では、空気中の微量の化学物質が呼吸により肺から吸収されて、血液を介して中枢神経系に到達し、様々な症状を呈すと考えられています。化学物質が脳に影響をおよぼすため、非常に多彩な症状を呈すことになるのです（表2）。

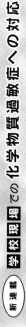

化学物質の人体への害は、従来型の中毒と化学物質過敏症の2つに分類されます。中毒では一定濃度以上の曝露でほとんどの人が発症します。一方、化学物質過敏症患者は、一般健康人では反応しない極めて低レベルの化学物質の曝露に反応し、症状を来します。同じ環境下にいても発症するのはごく一部の素因のある人だけなのです。

1962＜年＞	セロン・G・ランドルフ、環境汚染病の提唱
1970年代	シックビルディング症候群（欧米）
1987	臨床環境医学会、多種化学物質過敏症（MCS）を提唱
1990年代	シックハウス症候群（日本、上原）
1996	国際化学物質安全性計画会議、MCSを本態性環境不耐症と定義
1997	北里大学の石川、MCSの暫定診断基準作成
1998	ミラー、MCS患者問診票（QEESI）を開発
1999	米国国立衛生研究所MCSを定義
2001	高知市の中学校の新築校舎使用でシックスクール症候群発生
2002	厚生労働省、室内空気中化学物質濃度（13種とTVOC）の指針値等を提示
2003	改正ビル衛生管理法、店舗、学校等の新築、増改築時、FA濃度測定 改正建築基準法、24時間換気システムの設置などの義務付け
2004	シックハウス症候群が保険病名に
2009	文部科学省、学校保健安全法で学校環境衛生基準（2002）を改訂 （ホルムアルデヒド、トルエン、キシレン、パラジクロロベンゼン、エチルベンゼン、スチレンの定期測定） 化学物質過敏症が保険病名に（10/1）

表1　化学物質過敏症の歴史

鼻症状	鼻汁　鼻閉　臭い過敏　鼻粘膜刺激感・瘙痒《そうよう》　鼻出血
眼症状	結膜充血　結膜刺激感・瘙痒　結膜乾燥　眼痛　羞明　流涙　目のかすみ　視力低下　開眼困難
耳症状	耳鳴り　耳が詰まる　耳痛・瘙痒　めまい　聴力低下　音に過敏
呼吸器症状	咳嗽　喀痰《かくたん》　息切れ　喉頭違和感　胸痛　くしゃみ　嗄声《させい》　過呼吸　呼吸困難
消化器症状	悪心　嘔吐《おうと》　下痢　便秘　腹痛　腹部膨満　咽頭痛・違和感　咽頭浮腫　嚥下《えんげ》違和感　胸焼け　食道痛　口腔内乾燥　味覚鈍麻
循環器症状	動悸《どうき》　立ちくらみ　不整脈　血圧上昇　浮腫　顔面紅潮
腎・泌尿器症状	頻尿　排尿困難　尿意鈍麻
皮膚症状	皮膚の疼痛《とうつう》・掻痒　発疹　湿疹　蕁麻疹《じんましん》　発汗
筋・関節症状	筋力低下　筋肉痛　関節痛
精神・神経症状	頭痛　頭重感　しびれ感　興奮　不眠　イライラ感　気分不良　集中力低下　記憶力低下　意欲低下　精神不安定　意識障害
婦人科症状	月経異常
全身症状	脱力　倦怠感《けんたいかん》　微熱　悪寒

表2　化学物質過敏症の症状

「シックハウス症候群診療マニュアル」厚生労働科学研究費補助金（健康安全・危機管理対策総合研究事業）シックハウス症候群の診断基準の検証に関する研究、相澤班作成から一部改変・引用

連載 **学校現場での化学物質過敏症への対応**

最終回 学校現場での対応

医療法人高幡会大西病院　院長　小倉 英郎

はじめに

前回、化学物質過敏症について総括的に述べました。今回は診断法と具体的対応について述べますが、留意点としては、患者の化学物質に対する過敏度は様々であるということです。学校現場では、患者本人や家族とよく相談をして、対策のレベルを決めていただきたいと思います。

診断方法

1987年に米国臨床環境医学会が多種化学物質過敏症を提唱し、米国を中心に専門医間では本症の存在は認識されていましたが、化学物質過敏症が国際的なコンセンサスを得たのは、1999年に開催された米国NIH※後援のアトランタ会議での“1999年合意”以降です。

“1999年合意”とは、アトランタ会議において、本症を定義するための６項目が示され、臨床環境医89名の合意事項として決議されたものを指します（表１）。1999年合意事項は本症の特徴をよくとらえたものですが、合意事項４や６は発症から２～３か月以上の経過観察によりはじめてわかる場合もあることに注意が必要です。

1. 慢性疾患である
2. 再現性をもって現れる症状を有する
3. 微量な物質の曝露《ばくろ》に反応する
4. 関連性のない多種類の化学物質に反応する
5. 原因物質の除去で改善または治癒する
6. 症状が多臓器にわたる

表１　多種化学物質過敏症、1999年合意事項

日常生活に多大な支障

本症患者の多くは自宅や職場の新築、リフォーム、家具の購入あるいは殺虫剤や農薬に曝露されたことを契機に発症しますが、その後、合成洗剤、柔軟剤、整髪料、香水、化粧品など、身近な化学物質に反応するようになります。

特に、他人の衣服に残留する合成洗剤、柔軟剤にも反応する場合などは、人の集まるところには行けなくなってしまうなどの不都合があります。公共交通機関は利用できず、スーパーマーケット、コンビニエンスストア、家具売り場、本屋、電気屋などに入ることもできなくなります。

事例からの検討

７歳６か月の男児です。９月末より学校の耐震工事が始まりました。10月12日から頭痛、全身倦怠感《けんたいかん》、結膜充血・瘙痒《そうよう》を来し、ふらふらして授業が受けられずに帰宅せざるを得ませんでした。自宅に帰ると１時間程度で症状は改善し、その後も症状を認めませんでした。しかし、学校に行くと上記症状を反復するため、当科を受診し、化学物質過敏症（シックハウス症候群）と診断しました。

元々、保存料などに使われる安息香酸に過敏症があるため、両親は素早く対応され、22日から隣の小学校に転校し、症状は軽快しました。教育委員会が実施したアンケート調査では、在校生100人中30人が有症状でした。

この30人中29人は中毒に近い状態と考えられます。１名が化学物質過敏症を発症したのですが、教育委員会の全面的な協力により事なきを得ました。

周囲の協力の重要性

一般的な化学物質過敏症対策を表２にまとめました。これらを参考として学校現場の対策を検討してください。

児童・生徒・教師の衣服の残留洗剤、香料、制汗剤などが問題になりますし、各種行事では多くの人が集まりますので注意が必要です。

◆まずやるべきこと
1. 化学物質からの回避
   転居（大丈夫な生活空間の確保）、転職、配置換え
2. 化学物質量の低減化
   換気（上から給気、下から排気が理想だが……）
   ベイクアウト（あらかじめ熱で揮発させる。トルエン、キシレンには有効）
   建材の検討、再工事
   封じ込め（コーティング）
3. 化学物質曝露を避ける
   家具の持ち込みは慎重に
   合成洗剤、柔軟剤、漂白剤、防虫剤等の使用を控える

◆有効な可能性が考慮されるもの
1. 運動と入浴
2. 食品添加物を避ける
3. 浄水器、ミネラルウォーター、蒸留水の使用
4. 増悪時の酸素投与

◆有効かもしれないもの
1. 肝疾患治療薬（グルタチオン、タウリン）、解毒薬（アセチルシステイン）
2. ビタミン剤

表２　一般的な化学物質過敏症対策

特に体育館、音楽室は気密性が高く要注意です。

運動会では白線に反応する子もいました。トイレの芳香剤は使用しないようにし、手指消毒薬·洗剤なども化学物質過敏症の子どもたちが使用できるか確認してください。インクに反応する子も多いので、教科書、プリント類はあらかじめ配布して天日に干して成分を揮発させておくなどの配慮も必要です。

以上のように、化学物質過敏症の子どもの場合、普通学級で授業を受けることは学校側の対応としても困難な場合が多く、特別支援学級を設置する必要性が生じることがあります。

また、担任が身につける衣服や整髪料などもよく問題になります。原則、石けん洗剤とし、整髪料や化粧品は使用を控えてください。これで不調の場合は訪問教育となりますが、意外な落とし穴としては、教師が通勤途中で接した排気ガスの衣服への残留で、それによって入室を拒否されたケースもあります。

プライバシーの問題を口にする向きもありますが、いやしくも義務教育に関わる教諭としては職業上の責務と考えるべきでしょう。

おわりに

アレルギーなどのほかの疾患にも共通しますが、病気の発症には内因と外因が関与します。化学物資過敏症の発症には素因（内因）のみならず、環境要因（外因）も重要です。あまり素因が強くなくても、環境要因が強ければ本症を発症します。

化学物質過敏症は数十年前にその存在が知られるようになって以降、患者数が増加しています。さらに今後も環境汚染の進行により、本症の加速度的増加が懸念されます。国家規模、地球規模での対策を講じる必要があります。

※National Institutes of Health（アメリカ国立衛生研究所）

新連載

抗菌薬を知って正しく使うために

第１回　抗菌薬の基本を理解する

兵庫県立こども病院 救急総合診療科　梶原 伸介

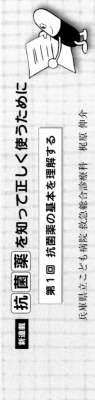

抗菌薬は「細菌」に効く薬

「抗菌薬」を知っていますか？「抗生物質」と呼ばれることも多いと思います。皆さんも今までに内服したり、注射してもらったりしたことがあるのではないでしょうか。では、「抗生物質」とは何をしてくれるお薬なのか答えられますか。簡単に言うと、ばい菌を殺してくれるお薬です。

「ばい菌」とは、辞書によると「人に有害な微生物の総称」とされています。微生物とは、顕微鏡を使わなければ見えないような小さな生物のことで、体の大きさや構造によって、「細菌」「ウイルス」「真菌（カビのことです）」「原虫（寄生虫など）」など、いくつかの種類に分けられます。

抗菌薬は、このうちで「細菌」だけに作用します。「ウイルス」や「真菌」には抗菌薬は効きません。つまり、抗菌薬は「細菌」を殺すお薬、さらに言うならば「細菌」による感染症を治療するお薬です。

ばい菌が体の中に侵入し、そこで増殖して人体に悪影響を及ぼすことを感染症と呼びます。感染症が起こると、様々な症状が出ますが、中でも多いのが発熱です。発熱以外では、感染症が起こった臓器に関係した症状が出ます。肺炎ならばせきが、中耳炎ならば耳の痛みや耳だれが、胃腸炎ならばおう吐や下痢の症状などが出ます。細菌による感染症は、ときとして命に関わることもあります。

抗菌薬は、これらの原因となっている細菌を殺すことで、感染症の治療をしてくれるのです。

細菌について

抗菌薬について詳しくお話しする前に、細菌についてお話ししましょう。なぜなら、抗菌薬を理解するためには、細菌を理解することが不可欠だからです。

細菌は1～10マイクロメートルほど、これは顕微鏡で1000倍に拡大してようやく見えるくらいの大きさです。地球上の至る所に棲《す》んでおり、原核生物という核膜を持たない単純な構造で分裂して増殖します。

細菌は多くの種類が知られていますが、実際に人体によく感染症を起こすものは限られていて、ほとんどは無害です。実は人間の体内にも常に存在しています。これを常在菌と呼びます。

常在菌は通常は無害であり、ときには体内環境を整えたり、ほかの病原菌の侵入を防いだりしてくれます。細菌感染症は、これらの常在菌もしくは外部から侵入した細菌が、何らかの原因で人体を傷害することによって起こるのです（表１）。

抗菌薬が効かなくなった菌を耐性菌といいますが、実は近年徐々に増加し、問題になっています。これについては次回で詳しくご説明したいと思います。

抗菌薬の種類と使い分け

現在使用されている抗菌薬は、いくつかの系統に分けられています。フレミング博士の発見したペニシリンを基としたペニシリン系、ペニシリンと似た構造を持つセファロスポリン系、カルバペネム系、マクロライド系、キノロン系、アミノグリコシド系、テトラサイクリン系、グリコペプチド系などです（表２）。

細菌の名前	引き起こす主な感染症
黄色ブドウ球菌	皮膚感染、骨髄炎、心内膜炎
肺炎球菌	肺炎、中耳炎、髄膜炎
インフルエンザ桿菌《かんきん》	肺炎、中耳炎、髄膜炎
溶連菌	咽頭炎
大腸菌	尿路感染、腹膜炎
緑膿菌《りょくのうきん》	尿路感染、肺炎、菌血症

表１　感染症を起こす代表的な細菌

これらの抗菌薬にはそれぞれの特徴があります。どのような違いがあるのでしょうか。

臨床的に重要な点としては、まず体内における動態の違いです。これは内服にするか、注射にするか、１日何回投与するかなどの投与法に関係します。

次にどのような細菌をカバーできるかの違いです。これをスペクトルと呼びます。抗菌薬は、それぞれ得意な守備範囲があります。特定の菌には強い抗菌力を持つものの、ほかの菌には全く無効という抗菌薬もあります。

さらに臓器移行性の違いも重要です。感染している臓器に届かなければ意味がないからです。特に脳は薬が届きにくいため、髄膜炎などでは脳への移行性を考慮しなければなりません。ほかには、どのような副作用があるかなども重要な要素になります。

では、これらの抗菌薬はどのように使い分けられているのでしょうか。抗菌薬の使用を決定する要素は３つあります。患者さんの年齢や基礎疾患などの状態、ターゲットとする菌、そして感染している臓器です。

まず患者さんの状態に関してですが、年齢は大きな要因です。同じ感染症でも、年齢によって原因となる細菌が異なってくるからです。また患者さんの基礎疾患の有無も重要です。免疫の異常や解剖学的な構造の異常、体内の異物などがあると特定の菌に感染しやすくなるからです。さらに患者さんの状態が重症である場合は、初期治療でより多くの細菌をカバーする抗菌薬を使用する必要があります。

次に感染臓器と原因となる細菌です。感染を起こしている臓器にしっかりと届き、なおかつターゲットとする細菌に有効な抗菌薬でなければならないからです。

感染症の診断は難しい

抗菌薬を適切に使用するためには、ターゲットとする細菌か、感染を起こしている臓器を明確にしなければなりません。つまり、感染症を診断するということは、感染の標的となっている臓器および感染を起こしている微生物を突き止めるということなのです。そしてこれが実は難しいのです。

感染症で最も多い症状は発熱です。しかし、発熱だけでは診断することができません。発熱とほかの症状の組み合わせによって感染臓器を推定していくのです。そのため、熱だけの症状の場合、診断をすることが非常に難しくなります。また、熱とほかの症状があったからといってもそれが感染症とは限りません。

さらに感染症であったとしても、抗菌薬の効かないウイルス感染症だったということもあります。実際、小児の発熱の大部分は、抗菌薬の効かないウイルス感染症なのです。ですので、まず感染臓器を特定し、その臓器から適切な検体を採取します。そして、培養などを行うことによって原因となる細菌を同定し、やっと診断に至ります。

このように抗菌薬を適切に使用するためには、抗菌薬が有効な細菌感染症であることを診断し、それに対して適切な薬を適切な方法で投与する必要があります。

これが行えていないと、抗菌薬が効かない耐性菌を生み出すだけではなく、患者さんに対して副作用のリスクを負わせたり、また逆に状態を悪化させたりすることもあるのです。

抗菌薬の一般名	系統	ターゲットにする細菌	使用する主な感染症
アンピシリン	ペニシリン系	溶連菌、肺炎球菌など	咽頭炎、肺炎、髄膜炎
セファゾリン	セファロスポリン系	黄色ブドウ球菌	皮膚感染、骨髄炎 心内膜炎
セフォタキシム	セファロスポリン系	肺炎球菌、大腸菌	肺炎、尿路感染 髄膜炎
アジスロマイシン	マクロライド系	マイコプラズマ	マイコプラズマ肺炎
ミノサイクリン	テトラサイクリン系	リケッチア マイコプラズマ	ツツガムシ病 マイコプラズマ肺炎
ゲンタマイシン	アミノグリコシド系	大腸菌、緑膿菌など	尿路感染、心内膜炎
バンコマイシン	グリコペプチド系	ＭＲＳＡ	骨髄炎、心内膜炎
メロペネム	カルバペネム系	MRSA 以外の多くの細菌	重症感染症
レボフロキサシン	キノロン系	多くの細菌	肺炎、尿路感染など

表２　主に使用される抗菌薬

連載 抗菌薬を知って正しく使うために

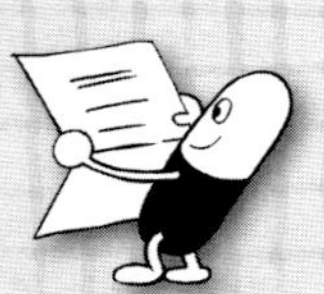

第2回 なぜかぜに抗菌薬を使ってはいけないのか

兵庫県立こども病院 救急総合診療科　梶原 伸介

耐性菌を取り巻く状況

抗菌薬（抗生物質）が効かなくなった「耐性菌」という細菌が世界的に広がりつつあり、現在大問題になっています。WHOはすでに2011年の世界健康デーで「耐性菌と戦う」をテーマとし、“No Action Today, No Cure Tomorrow”（今日行動しなければ、明日の治療はない）というキャッチフレーズを掲げていました。

問題になっている耐性菌には、MRSA(メチシリン耐性黄色ブドウ球菌)などのほかに、VRE(バンコマイシン耐性腸球菌)や MDRP（多剤耐性緑膿菌《りょくのうきん》)、カルバペネム耐性菌があります。特にカルバペネムは現在使用されている抗菌薬の中で最もスペクトル（どのような細菌をカバーできるか）の広い「最終兵器」的な抗菌薬です。今のところ、これに替わる新規の抗菌薬が開発されているという報告はありません。これらの耐性菌が蔓延《まんえん》し、重症感染症を起こしたら……考えるだけでも恐ろしいことです。そして、これらの菌は日本でも見られ始めています。

このまま耐性菌が増加していくと、近い未来には抗菌薬が使えない世界になってしまうかもしれません。

なぜ耐性化するのか、どのように広がっていくのか

耐性菌はなぜ出現するのでしょうか。それは「抗菌薬を使うから」です。細菌は生物である以上、生命を脅かすものに対して身を守る方法を編み出します。耐性菌が出現するのは自然の摂理ともいえます。

細菌が耐性を獲得する際に見られるメカニズムには、細菌が抗菌薬を破壊もしくは不活化する場合、抗菌薬の作用部位を変化させる場合、抗菌薬の菌体内への侵入を阻害する場合、抗菌薬を菌体外に排出する場合などがあります。

耐性を獲得した細菌は、細胞分裂によって増殖する方法あるいはプラスミドという外来性の遺伝子によって耐性遺伝子を伝達する方法で増加し、広まっていきます。

細胞分裂は細菌の基本的な増殖方法です。細菌の増殖は非常に早く、適切な環境では数時間で倍になります。耐性菌にとって増殖しやすい環境とは、周囲にほかの菌がいないという状況です。抗菌薬の使用によって感受性のある菌が死に絶えた結果、競合相手のいなくなった耐性菌が増殖してしまいます。これを「菌交代現象」と呼びます。

プラスミドとは細菌の細胞内にある染色体とは別の遺伝子であり、これにより、細菌は細胞分裂しなくても隣接したほかの菌に対して耐性遺伝子を受け渡すことができます。

このように増殖した耐性菌が周囲に広がっていくこと、これを「伝播《でんぱ》」といいます。細菌はそれ自体、移動能力を持たないので、伝播するには乗り物が必要です。細菌の伝播の原因の一つは人の手であるとされています。特に医療現場では耐性菌を伝播させないために、手を洗い消毒を行う手指衛生が非常に重要です。

耐性菌を増やさないためには？

抗菌薬には「Use it, lose it(使えば失う)」という格言があります。抗菌薬は使用する限り、一定の確率で耐性菌を生み出すという意味です。抗菌薬が現代医療に不可欠なものである以上、我々は可能な限り耐性菌を増やさないための努力が必要です。その努力とは、抗菌薬の適正使用および耐性菌を伝播させない感染コントロールにほかなりません。

抗菌薬を適正に使用するために必要なことは、第１回でご説明したように、感染している臓器および原因となっている細菌を明らかにし、それに対して適切な種類、適切な量、適切な方法、適切な期間で抗菌薬を使用することです。

適切な種類の抗菌薬とは、感染臓器に確実に移行し、さらに標的とする細菌に有効な抗菌薬です。そして、可能な限り標的とする菌以外は殺さない抗菌薬、つまり「スペクトルの狭い」抗菌薬でなければなりません。実際の診療では、最初は広いスペクトルの抗菌薬を使い、原因菌が判明すれば狭いスペクトルに変更する「de-escalation」という方法が推奨されています。しかし、これはなかなか行われていないのが現状です。

理由としては、効いている薬を変更することがためらわれること、そしてスペクトルの広い薬＝強い薬という思い込みがあるからです。しかし、カルバペネム系などのスペクトルの広い薬を漫然と使用していると、それに対して細菌が耐性を獲得したり、菌交代現象が起こったりします。

抗菌薬の量も重要です。特に日本では外国に比べて少ない量が使用される傾向にありますが、量が少ないと効果不十分となったり、耐性菌ができやすくなったりします。

投与方法では１回量や１日の投与回数が重要であり、薬ごとに違っています。

抗菌薬の投与期間は、感染した臓器や原因となる細菌で変わってきますが、それぞれに最適な期間はある程度決まっています。投与期間は短すぎても長すぎても耐性菌の原因となります。短すぎると効果不十分であったり、再発したりします。

医療者が不適切な抗菌薬の投与を控え、耐性菌伝播を防ぐことはもちろんのことですが、患者もこうした抗菌薬についての正しい知識を持ち、医師にむやみに抗菌薬を求めない、処方された抗菌薬は自己判断で中止したり、指示なしで内服したりしないといったことが重要です。

抗菌薬でかぜは治らない

かぜをひいたから抗菌薬を内服するということが、これまではごく普通に行われてきました。しかし、かぜはウイルス感染によって起こる熱、せき、鼻水などを主症状とした症候群です。抗菌薬は細菌だけに作用し、ウイルスには効かないと第１回でお話ししましたね。抗菌薬は無効のはずです。それなのに、なぜかぜに抗菌薬が使われてきたのでしょうか？

理由の一つは、かぜとほかの細菌による感染症との鑑別が困難な場合があることです。しかし、より大きな理由は、抗菌薬を使うことでかぜの症状を緩和したり、細菌感染の合併を予防できるのではないかと期待されたためです。しかし、近年の医学研究によって、抗菌薬を使用してもかぜ症状の改善や二次感染予防の効果は得られず、かえって副作用による有害事象が増えることが明らかになっています。

かぜは病院を訪れる最も多い原因の一つです。かぜに抗菌薬を使わないようにする、これだけで耐性菌の減少に大きく貢献するであろうことは想像に難くありません。これまで行われてきた慣習を変えることは非常に勇気が要ります。しかし、抗菌薬を未来に残すためには、今行動をしなければなりません。医師はかぜに抗菌薬を処方しないこと、患者はかぜで抗菌薬を求めないことを、勇気を持って今実行すべきなのです。

日本でも、今年薬剤耐性対策行動計画が策定され、2020年までに抗菌薬の使用量を2/3までに削減する数値目標が掲げられました。学校の保健教育でも、こうした知識をぜひ伝えていただきたいと思います。

※第３回は昨年から始まった世界抗菌薬啓発週間の取り組みについて、同病院の笠井正志先生にご執筆していただく予定です（2017年３月８日号）。

連載 **抗菌薬を知って正しく使うために**

第3回（最終回）薬剤耐性菌の拡大を防ぐには？ －正しい知識を知り、広めよう－

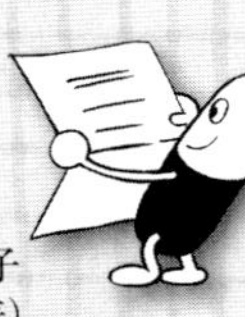

兵庫県立こども病院 感染症科 笠井 正志　東北大学医学部 高橋 揚子
(Smile Future JAPAN 代表)

連載第１回、第２回（2016年11月８日号、12月８日号）では、抗菌薬（抗生物質）は細菌に効くものであり、ウイルス感染であるかぜには効かないこと、適正に使用されないと抗菌薬が効かない「耐性菌」が増えてしまうこと、すでに耐性菌は世界的に広がりつつあることについて兵庫県立こども病院の梶原伸介先生に解説していただきました。今回は、これらの問題への対策として感染症科医師の笠井正志先生を中心に始まった市民への啓発活動についてご紹介します。

未来の子どもたちに抗菌薬を残すためにアクションを

WHOは2015年から11月の第３週目を“WORLD ANTIBIOTICS AWARENESS WEEK”（WAAW:世界抗菌薬適正使用啓発週間）として定めました。本邦でもそれを受け「SAVE antibiotics, SAVE children」を合い言葉に、筆者（笠井）を含む感染症専門家たちが、勝手連的に（大学医学部、医学系の専門学会や、厚労省や医師会などの巨大組織ではなく）抗菌薬の適正使用に関する啓発活動を地道に進めています。

2015年の活動は、それなりに反響もありましたが、感染症の専門家のイベントだけにとどまってしまったという反省から、2016年の啓発週間(11月14～20日)では、「すそ野を広げる」ことを目標に、開業医、保護者、市民をターゲットに定めました。そして専門家の卵であり、若いパワーにあふれる医学生が、市民と医療従事者の間の橋渡し役としてふさわしいと考え、活動を託しました。以下にその内容をご紹介します。

かぜ予防と抗菌薬の正しい服用を学ぶ親子向けワークショップの実施

2016年11月20日、東北大学医学部学生が中心となり、子どもたちの健康を考え社会活動をする団体として結成された「Smile Future JAPAN（スマイル・フューチャー・ジャパン）」は、「さよならバイキンだいさくせん－この冬、風邪知らず。－」と題したワークショップを東北大学星陵キャンパスで開催しました。対象は小学校までの子どもとその保護者です。「抗菌薬はかぜには効かず、正しく使うことが大切だ」ということを主なメッセージとして、様々な形で楽しく学べるように５つのブースを用意し、スタンプラリー形式で回ってもらいました（右図）。

イベント当日は、幼児から小学生までの親子約90名が参加しました。参加者の子どもたちの年齢は様々でしたが、皆積極的に参加し、２時間飽きずに、５つのブースを楽しそうに制覇していました。特におはなし劇や、ゲーム、マスク作りでは、保護者と一緒に協力しながら取り組んでいる様子が見られました。参加者の子どもたちは、各ブースで繰り返し形を変えて取り上げられている“感染予防”や“かぜに抗菌薬は効かない”というメッセージを、遊びながらしっかり捉えていたようで、イベントの最後には５歳くらいの子どもでも寸劇を見ながら「手を洗わないとかぜひいちゃうんだよ」、「かぜに抗生物質くん効かないからあっち行って」という声が飛んだり、クイズをしながら「おくすりは最後まで飲まなくちゃいけないってさっき習った！」と理解している様子が見られたりしました。

保護者への事後アンケートでは、「子どもと一緒に楽しんで勉強できました。子どもにもわかりやすく、これからは自分でも手洗いなど気を付けてくれると思います！」「ためになるお話が聞けて、大人も勉強になりました。子どもたちも医学や薬学へ興味をもったと思います。また参加したいです。」などの声が聞かれました（原文ママ）。

また、多くの先行研究※1～4と同様に、イベント参加前には約60％が「かぜに抗菌薬は効かない」ということをよく知らなかったと答え、「かぜのときに抗菌薬を飲みたいと思う」「今までに抗菌薬を残したり、それを違うときに飲んだことがある」と答えていました。しかし、イベント参加後には95％が「かぜには抗菌薬を飲みたい」とは「思わない」と回答し、「具合がよくなっても抗菌薬を飲み切る、あるいは医師・薬剤師に相談する」と抗菌薬の正しい使い方を認識される方が増えました。その後、しばらくたってから「イベント参加後も、家で手洗い体操を見ながら※5毎日楽しく手洗いしている」という方もおられ、イベントの効果が継続している様子も見受けられました。

当初は、子どもには楽しんでもらい、保護者に抗菌薬の正しい使い方を知ってほしいと考えて、企画しましたが、実際には子どもたちも楽しみながら学べたようで、十分学びの効果を見て取ることができました。シンプルなメッセージを、様々な形で親子が楽しく学んでもらったこと、限定した人数でも直接伝えたことがよかったのではないかと思います。

「Smile Future JAPAN」は、今後もこのような活動を全国の学校や病院で行っていく予定です。くすり教育に取り入れたいという先生がいらっしゃいましたら、ぜひお問い合わせください。

問い合わせ先：Smile Future JAPAN
(E-mail:smilefuture.sendai@gmail.com)

【参考文献】

※1：Kim SS et al.. Public knowledge and attitudes regarding antibiotic use in South Korea. *Journal of Korean Academy of Nursing*.41(6):742-9,2011
※2：McNulty CA et al.. The public's attitudes to and compliance with antibiotics. *Journal of Antimicrobial Chemotherpy*. 60(Suppl1):i63-8, 2011
※3：くすりの適正使用協議会 「中学生の母親の、医薬品の適正使用に関する意識・知識調査」2014年1月
※4：内閣官房・厚生労働省意識調査 「抗菌薬（抗生物質）は、風邪やインフルエンザに効果がないって知ってる？」http://polls.dailynews.yahoo.co.jp/domestic/25663/result

図 「さよならバイキンだいさくせん」５つのブースの内容

① おはなし・劇ブース「かぜひきくんを救え」

どうしてかぜをひくのか、かぜに抗菌薬は効かず、使うと耐性菌が生まれる原因になること、かぜの一番の治療法は温かくして休むことだということを、寸劇や感染症科医師との対話で伝えました。

③マスクブース「マスクでおしゃれにへーんしん」

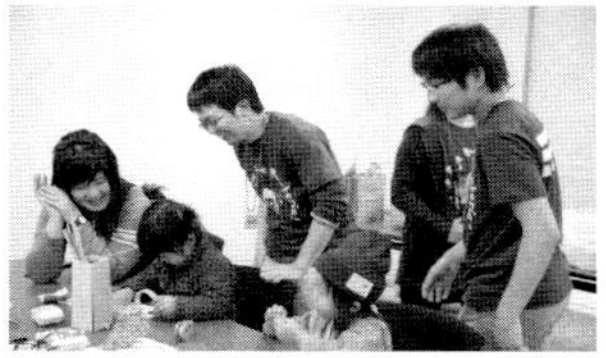

デモンストレーションを通じてマスクをつける重要性を伝えたほか、シールやモール・マスキングテープなどを使ってデコレーションマスクを作り、マスクを好きになってもらいました。

② 手洗いブース「おててのばいきん、ばいばいきん」

蛍光塗料で、洗い残しやすい部分を目で見てもらい、「手洗い体操」で正しい手の洗い方を実践しました。

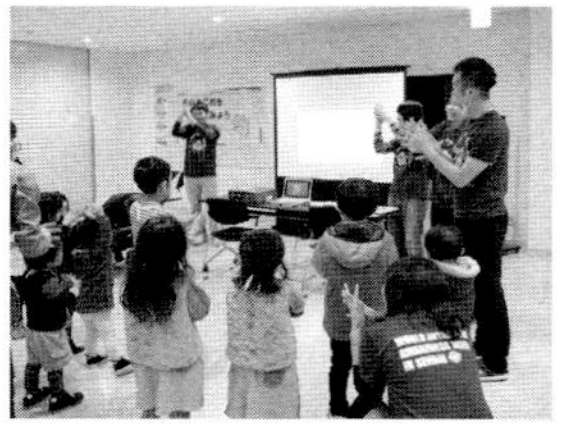

④ お医者さん体験ブース

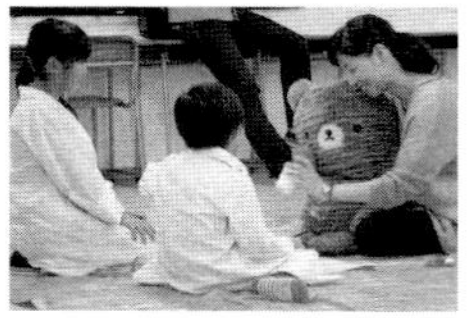

医療への恐怖を払拭することも目的として、白衣を着たり、聴診器を使ったり、ぬいぐるみの患者さんのかぜやインフルエンザを診察したりなどの体験をしてもらいました。

⑤ おくすりブース「ばいきんバスターズ」

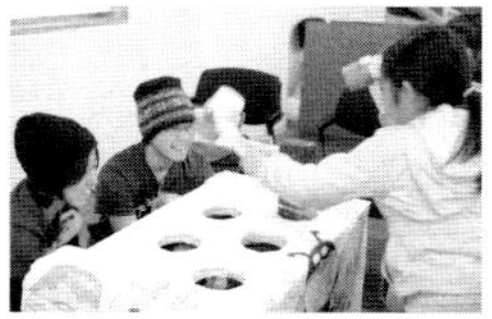

抗菌薬に関するクイズや飲み合わせのパズル、抗菌薬ハンマーを使ったもぐらたたき（細菌は倒せるが、ウイルスには効かない）といったゲームをしました。

※5　東北大学病院オリジナルてあらいうた「おててテトテト」DVDを配布しました。YouTubeでも公開しています。

新連載　思春期にも発症する難治性頭痛　**脳脊髄液減少症**

第1回　脳脊髄液減少症とはどんな病気か？

山王病院脳神経外科 副部長　高橋 浩一

脳脊髄液減少症とは？

数年前、ある県で開催された、養護教諭を対象とした学会で、学童期に発症した脳脊髄液減少症に関する講演をさせていただいたときのことです。講演後に、１人の女性養護教諭の先生から「本当に、本当に、ありがとうございます」と何度も、丁重な感謝の言葉を頂きました。訳を尋ねると、その先生が勤める県立高校の男子生徒O君の原因不明の体調不良の経過や症状が、脳脊髄液減少症と似ていて、今後の治療に期待を持てたからだそうです。

O君は、野球部の練習中に、強風で倒れてきた防球ネットの支柱により後頭部を強打し、その後から頭痛、嘔気《おうき》、右手のしびれ、歩行障害などの体調不良が出現し持続しました。県内の大きな病院という病院を受診したにもかかわらず、診断は原因不明、もしくは精神的な問題と判断されました。野球部で活発に活動していたO君が、一転して、１年以上も登校不能な状態となったのです。回復の手段は全く見つからずに、本人や家族はもちろん、その養護教諭をはじめ、学校関係者も頭を悩ませていました。

その養護教諭は、学会後にO君に脳脊髄液減少症ではないかと話をしました。今までにO君は、何度も大きな病院に行っては、診断がつかずに、時には、医師から「学校に行けないなら、この病院ではなくて、ちゃんとした精神科の病院に行きなさい」などと、傷つく言葉を投げつけられたこともあって、病院受診に対して、大きな抵抗がありました。しかし、養護教諭の説得もあって、受傷から１年９か月後に筆者の勤務する山王病院を受診しました。そして、特殊な検査により脳脊髄液減少症と診断して、ブラッドパッチという治療（硬膜の外側に自分の血液を注入し、髄液が漏出している部位を塞ぐ治療法）を行うと、O君は治療直後から頭痛や嘔気が軽減し、手足に力が入るようになりました。その後も、みるみる体力を回復させて、約２年ぶりの就学復帰を果たしたのです。

この脳脊髄液減少症とは、脳と脊髄の周囲に存在する髄液と呼ばれる液体が減少することによって、頭痛やめまい、嘔気、倦怠感《けんたいかん》、目の異常などの症状が出現する疾患です。しかし脳脊髄液減少症は、血液検査やMRIなどの画像検査で異常を示すことが少なく、長らく保険適用されませんでした。平成28年４月に、ようやく脳脊髄液減少症に対する治療が保険適用されましたが、医学界では未だに懐疑的意見や反対意見が少なくない状況です。

脳脊髄液減少症は成人に多く発症しますが、O君のように思春期に発症する症例も存在します。

症状

脳脊髄液減少症小児例（15歳以下）で、最も多く認められた症状は頭痛です。頭痛は、立位や座位で悪化し、横になると軽減する傾向にあります。症状には強弱の波があるものの、連日出現します。ほかに、めまい、嘔気、倦怠感、頸部痛《けいぶつう》、睡眠障害（朝が極端に弱くなって起きられない）、肩の痛み、背部痛、腹痛などを訴える症例が比較的多く存在しました。また光がまぶしいなどの視覚異常、耳鳴り、記憶障害、腰痛、微熱などを訴える症例にも、たびたび遭遇しています。

諸検査にて異常を認めないため、起立性調節障害や自律神経失調症、統合失調症をはじめとした精神疾患などと診断される場合が少なくありません。当然ですが、元々の原因が脳脊髄液減少症である場合は、これらに対する治療を行っても、効果はほとんど期待できません。

また、家族発生例、兄弟発生例、つまりお兄さんが脳脊髄液減少症の場合、弟も同様な症状を持っているというようなことが、少なからず存在しています。

しかし実際の診療では、症状を正確に伝えられない子が多く、学校や友人関係での強い悩みを抱えることにより、暴力的になる、パニックや過換気に陥るなど、精神疾患との鑑別が困難な症例も存在します。

原因

外傷が原因と考えられる症例が半数弱で、受傷内容として、スポーツ外傷や交通事故が多くを占めます。衝撃を受けると、首が一瞬、大きく曲がり、髄液の入っている空間が狭くなり、その結果、髄液の圧力が瞬間的に高まり、髄液が漏れ出て発症すると考えられています。

外傷が原因の内、約1/3の症例は学校内での受傷です。受傷内容としては、部活動中のけがや生徒同士の接触、転倒や転落、尻もちなどです。受傷部位としては頭部、頸部、背部、腰部といった体の真中に近い場所の外傷が多く、受傷から発症するまでの期間は、受傷１日以内が最も多いですが、数日経ってから発症する人もいて、平均すると受傷後５日です。

一方で、衝撃のような直接的な原因がなく発症する「原因不明」症例が半数以上存在します。誘因なく発症し、徐々に症状が悪化していく症例も決して少なくありません。

診断

脳脊髄液減少症に対する診断として、頭部MRIでの硬膜増強効果、脳の下垂などの所見が広く認識されています。しかし、若年者の脳脊髄液減少症症例の場合、頭部MRIで特徴的な所見を示す症例は少数です。また「MRミエロ」（脊髄造影）という検査も診断に有用ですが、やはり、特徴的な所見を示す症例は、それほど多くありません。

そのため、現時点では脳脊髄液減少症の診断には髄液の流れを見る「RI脳槽シンチグラフィー」、「CTミエログラフィー」という腰椎穿刺《せんし》（針を刺すこと）を伴う検査を行い、髄液漏出像などの所見にて確定診断しています。

子どもの脳脊髄液減少症患者数は？

脳脊髄液減少症の患者数に関して、アメリカでは、年間２万人に１人が発症し、小児期発症例はまれと報告されています。一方、当山王病院では、平成28年９月現在で、15歳以下の脳脊髄液減少症症例は、250例以上で、決してまれとは感じていません。この差の理由は、脳脊髄液減少症の診断の基準と、認知度の違いだと感じています。

診断に至る症例数には地域差があって、脳脊髄液減少症・子ども支援チームの事務局がある千葉県や、脳脊髄液減少症に関する講演をさせていただいた地域からは、比較的多くの患者が受診されて、診断に至っています。

また、ある地域の小さな町の児童が、脳脊髄液減少症と診断され、治療で回復しました。すると、口コミで脳脊髄液減少症の存在を知って、立て続けに数人の児童が、脳脊髄液減少症を心配して当院を受診し、脳脊髄液減少症の診断を得て、治療で回復されたのです。単純な人口比から推定すると、大都市では、もっと多くの脳脊髄液減少症患者が存在しているのかもしれません。つまり、脳脊髄液減少症を患っているのだけれど、診断に至らずに、ほかの診断名にて経過観察されている症例が、決してまれではなく存在しているのではないかと思います。子どもの正確な脳脊髄液減少症症例数は、現段階では不明です。

脳脊髄液減少症の診断・治療にたどり着いた子どもたちの多くは、保護者自らが病名を探し当て、専門医を受診しています。本当は脳脊髄液減少症という病気なのに、「怠け病」といわれるのは、とても酷なことだと思います。診断技術や認知度向上によって、多くの子どもたちが適切な診断と治療が受けられることを切に願っています。

連載　思春期にも発症する難治性頭痛　**脳脊髄液減少症**

第2回（最終回）脳脊髄液減少症の治療と生徒への対応

山王病院脳神経外科 副部長　高橋 浩一

脳脊髄液減少症の治療

脳脊髄液減少症の治療は、まずは、安静＋水分補給、場合により点滴などの保存的加療（手術以外の治療）です。

中学２年生の男子生徒M君が、サッカー部活動中にボールが後頭部に当たり、一瞬、意識を失い、脳震盪《のうしんとう》と診断されました。その7日後から、立位や運動で悪化する頭痛、頸部《けいぶ》痛《つう》などの症状が進行し、就学不能となりました。受傷３週間後に筆者の勤務する山王病院外来を受診、数日間の入院による安静＋点滴を施行すると、頭痛などが消失しました。数か月後にはサッカー部に復帰し、ハードな練習をこなしています。

この症例のように保存的加療は、経過から脳脊髄液減少症が疑われた場合、確定診断に至らなくても、試すべき治療です。特に発症早期の症例では保存的加療で治癒する症例が少なくありません。筆者が推奨する点滴方法は、体重40kg以上で大きな合併症がなければ、乳酸化リンゲル液、生理食塩水などの細胞外液系点滴500mLを、１時間以内の早い速度で施行することです。

保存的加療での効果が乏しい症例に対しての有効な治療法が、平成28年４月より保険適用として認められたブラッドパッチ（自家血硬膜外注入療法）です。これは、患者本人の血液を、注射器で髄液漏出部位の近くの硬膜という髄液を包む膜の外側に注入する治療です。注入した血液が固まって、ふたのような状態となり、結果として髄液の漏出を治します。治療は基本的に局所麻酔で行います。自分の血液を使用しますので、輸血のような副作用はありません。ブラッドパッチ治療最年少症例は、７歳の小学生です。また15歳以下症例に対するブラッドパッチ治療回数は、平均で２回弱です。

脳脊髄液減少症の治療予後

重症度を以下のように定義し、発症から５年以内にブラッドパッチ治療を受けた症例を検討しました。

グレード0：症状なし
グレード1：就学可能
グレード2：就学できない日がある
グレード3：就学不能
グレード4：寝たきり

結果は、治療前、グレード３:が26%、グレード４が23%と、脳脊髄液減少症の子どもの約半数が登校不能な状態でした。グレード１:は８%にすぎず、多くの子どもが就学に大きな支障を来していました。

これがブラッドパッチ後には、グレード0が38%、つまり約４割が完治しました。またグレード１:が23%、グレード２:が31%で、グレード0、1、２を合わせると92%となります。ブラッドパッチにより９割以上の子どもが何らかの形で就学可能な状態に改善しています。一方で、発症から治療までの期間が10年以上経過した症例では、有効率は半分程度にとどまっており、早期の診断が重要と考えています。

脳脊髄液減少症を疑う症状

脳脊髄液減少症を疑う症状を挙げます。

①誘因がなく、または外傷をきっかけに、立位で悪化傾向にある頭痛に加えて、めまい、疲れやすい、嘔気《おうき》などが出現し、数週間以上持続する。
②症状は、ほとんど連日出現する。
③起立性調節障害や自律神経失調症、精神疾患などと診断されていても、治療効果が乏しく、治療の限界を感じる。
④症状は、水分補給や点滴で、一時的に緩和される。
⑤運動で悪化する。
⑥通常ではない、難治性のむち打ち症。
⑦外傷や事故をきっかけに、人が変わった。

このような症状を呈する子どもたちに接した場合には、脳脊髄液減少症を念頭に入れるべきと思います。

脳脊髄液減少症が疑われる場合

脳脊髄液減少症が疑われる子どもたちに接した際には、「安静＋水分補給」によって症状が改善するかどうか、見極めることが重要です。また、動くことで症状が悪化する場合には、脳脊髄液減少症の可能性を考慮してみましょう。そして脳脊髄液減少症を疑う要因が持続する場合は、本症について理解のある医療機関への受診が望ましいです。

脳脊髄液減少症の認知度は、まだまだ低いので、病院で「脳脊髄液減少症ではない」、「そんな病気は存在しない」などと言われ、診断までに遠回りした子どもたちが結構います。

上記のM君も、体調不良当初、自宅近くの病院を受診しましたが、「気持ちの問題だから、もっと動くように」と指示されました。しかし、軽快するどころか動くたびに頭痛は悪化しました。ほかの病院を受診しても、「脳には異常なし」「精神的要因」などと判断されて、治療には結びつきませんでした。このようなケースが決して少なくないため、現状では、医療機関の選択が大切です。

一方で、脳脊髄液減少症の診断やブラッドパッチを施行できる医療機関は限られています。しかし点滴であれば、全国どこでも施行可能です。脳脊髄液減少症を疑う要因があるが、近くに対応医療機関がない、受診まで時間がかかる、もしくは受診をためらうような場合は、近くの医療機関に相談して点滴の効果を試してみるのもよい方法かと思います。

脳脊髄液減少症と診断された場合

脳脊髄液減少症と診断された子どもたちには、体調不良時に「安静＋水分補給」で状態が回復する症例が少なくありません。具体的な応急処置として、保健室で水分補給をさせつつ、横になって休息させるといった対応法があります。また授業中の水分補給を認めている学校も存在します。

しかし脳脊髄液減少症は、教育の現場や一般社会での認知度も低く、脳脊髄液減少症の子どもは病気のつらさに加え、理解されないという苦しさを味わっています。体調不良で学校に行けないにもかかわらず、「不登校児」と判断され、「怠けるな」と怒られて、心を痛めている子ども、家族が後を絶ちません。「学校に行きたくても行けなかった」といった言葉を口にする、脳脊髄液減少症を克服した子どもが少なくありません。外見上、なかなか症状のつらさがわかりにくい疾患ですが、病気への理解を示すことが大切です。

最後に

全国の約12.6万人の不登校児の中に、脳脊髄液減少症の子どもたちが間違いなく存在しています。病気を患っているにもかかわらず、「なまけ病」などと判断されるのは非常に酷と感じています。

平成28年秋に日本医療研究開発機構における「脳脊髄液減少症の非典型例及び小児例の診断・治療法開拓に関する研究」、第１回班会議が開催され、極めて建設的な意見が交わされました。日本の医学界も、脳脊髄液減少症の診断・治療成績改良に向けて進み始めたなと感じています。同時に、本症の認知度上昇のためには、教育機関の理解が大きな力となり得ます。教育関係の方々はもちろん、周囲への呼びかけなど脳脊髄液減少症周知への協力をお願い申し上げます。

新連載 口腔アレルギー症候群とは

第1回 花粉症と関連性がある食物アレルギー

藤田保健衛生大学医学部 小児科 教授
坂文種報徳會病院アレルギーセンター 副センター長 近藤 康人

口腔アレルギー症候群（Oral Allergy Syndrome:CAS)とは、花粉症のある患者が、新鮮な果物や生野菜を食べている最中あるいは食べた直後に、口腔(口唇、舌、口蓋）から喉にかけての異常感覚(ピリピリやイガイガ)やかゆみ、耳の奥のかゆみ、口唇や口蓋粘膜に軽度の腫れを来す疾患で、即時型食物アレルギーの特殊型に分類されています。

口腔アレルギーが起こるメカニズム

私たちの体には、有害な細菌やウイルスなどの病原体から体を守る「免疫」という働きがあります。この「免疫」が本来無害であるはずの食べ物に対して、過敏に反応してしまうようになった状態を食物アレルギーといいます。食物アレルギーの臨床型分類の中で最もよく知られているのが、即時型食物アレルギーです。

即時型食物アレルギーにおいて、中心的な役割を担う免疫物質はIgE抗体です。

例えば、即時型食物アレルギーの代表である卵や牛乳アレルギー患者には、卵や牛乳に特異的に反応するIgE抗体が存在します。体内で産生されたIgE抗体は、血液中を流れて皮膚や粘膜にいるマスト細胞の表面にあるIgEレセプターに結合し、アレルゲン(アレルギーを引き起こすたんぱく質）の侵入に備えて待機しています（この状態を感作と呼んでいます)。

アレルゲンが体内に侵入するとIgE抗体がアレルゲンと反応し、IgEレセプターを介してマスト細胞が活性化され、脱顆粒《だつかりゅう》（顆粒状の物質を細胞外に放出すること）によりヒスタミンなどの化学伝達物質が放出されます。それによりじんましん、かゆみ、くしゃみ、鼻汁、せきなどのアレルギー反応が誘発されます。これが即時型食物アレルギーの病態です（図1）。

口腔アレルギー症候群も即時型食物アレルギーに属しますが、食物に対するIgE抗体が存在するのではありません。花粉アレルゲンと類似したたんぱく質を有する植物性食品が体内（口腔内）に侵入した際に、花粉症患者に存在する花粉に対するIgE抗体が、その食品を花粉アレルゲンと間違って認識してアレルギー症状が起こるのです（交差反応といいます)。そのため、通常の食物アレルギーとは異なった以下の3つの特徴を有し、特殊型と呼ばれています。

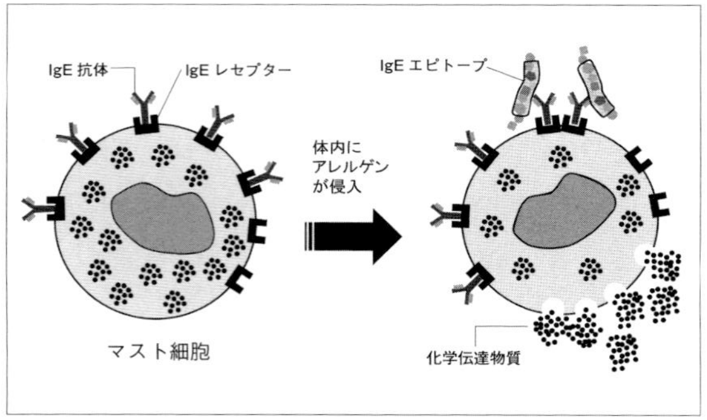
IgE 抗体
IgE レセプター
IgE エピトープ
体内に
アレルゲン
が侵入
マスト細胞
化学伝達物質

図1 即時型食物アレルギーの病態

口腔アレルギー症候群の特徴

①症状は、口腔局所に限局する

通常、口腔アレルギー症候群の症状は口腔内のみです。卵や牛乳アレルギーなどの即時型食物アレルギーでみられるような、全身に広がる皮膚症状（じんましんやかゆみなど）や呼吸器症状（せき、くしゃみ、鼻汁など）を伴いません。

その理由として、口腔アレルギー症候群を起こすアレルゲンは卵や牛乳などの食物アレルゲンと異なり、消化液にさらされると容易にアレルゲン性を消失してしまうからです。

少し詳しく説明しましょう。IgE抗体が認識して結合するアレルゲンの特定の構造単位をIgEエピトープと呼びますが、卵や牛乳アレルギーのIgEエピトープが線状のエピトープであるのに対し、口腔アレルギー症候群に関連するIgEエピトープは構造的なエピトープです。構造的エピトープは線状のエピトープに比べて、消化酵素や加熱処理の影響を受けやすいとされています（図2）。

ただし、口腔アレルギー症候群でも原因食品の搾りたてジュースや豆乳などを一度に大量に摂取すると、消化器症状（吐き気や腹部の不快感）や呼吸困難を訴える場合があるので注意が必要です。このような消化器症状の出現頻度は、卵や牛乳などの即時型食物アレルギーで約20%であるのに比べ、10%程度と少ないです。

また、意識障害や血圧低下を伴うアナフィラキシーショックに関する頻度も、即時型食物アレルギーでは約10%であるのに対し、口腔アレルギー症候群では2%未満でほとんどみられないことが報告されています。これら全身症状が口腔アレルギー症候群でみられる機序は十分には解明されていませんが、消化酵素で処理しきれないアレルゲンが症状誘発に関与していると考えられています。

②アレルゲンは加熱に弱い（缶詰などは食べられる）

即時型食物アレルギーの代表である卵や牛乳アレルギーの患者が、カステラやクッキー、パンなどの卵や牛乳の加工食品にアレルギーを起こすのに対し、口腔アレルギー症候群の患者は、新鮮な野菜や果物そのものにアレルギーを起こすのみで、果物のジャムや缶詰、調理された野菜には通常アレルギーを起こしません。

その理由として、卵や牛乳、小麦などのアレルゲンと異なり、口腔アレルギー症候群を起こすアレルゲンは、加熱によるたんぱく質の立体構造変化でアレルゲン性を失いやすいためと考えられています。

③花粉症との関連性がある

口腔アレルギー症候群は、花粉症との関連性が証明された食品が知られており（p216.

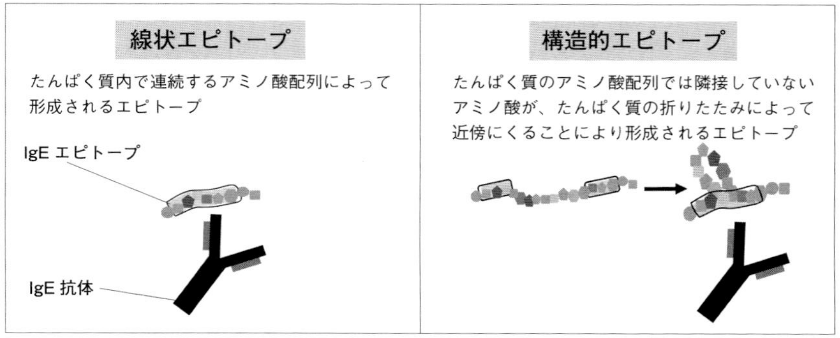
線状エピトープ
たんぱく質内で連続するアミノ酸配列によって
形成されるエピトープ
IgE エピトープ
IgE 抗体
構造的エピトープ
たんぱく質のアミノ酸配列では隣接していない
アミノ酸が、たんぱく質の折りたたみによって
近傍にくることにより形成されるエピトープ

図2 線状エピトープと構造的エピトープ

（216ページに続く）

連載 口腔アレルギー症候群とは

第2回（最終回） 診断と対処

藤田保健衛生大学医学部 小児科 教授
坂文種報徳會病院アレルギーセンター 副センター長　近藤 康人

口腔アレルギー症候群とは、花粉アレルゲンと類似したたんぱく質を有する植物性食品が体内に侵入した際に、その食品を花粉アレルゲンと間違って認識して起こるアレルギー反応です。

①通常の食物アレルギーと異なり、口腔内のみで起こる。②原因アレルゲンは加熱に弱いため、ジャムや缶詰、調理した食品は食べることができる。③花粉症（特にカバノキ科花粉）を有している。という3つの特徴があれば、口腔アレルギー症候群が強く疑われます。

口腔アレルギー症候群の診断

血液検査や皮膚試験で診断を行いますが、現時点では感度の良い検査キットがありません。そのため、新鮮な果物や野菜そのものを使用した皮膚試験（写真）で原因食品を診断します。血液や皮膚の検査でもはっきりしない場合は、病院で実際に食べてみて調べる検査（経口負荷試験）で診断します。最近では、アレルゲンを人工的に作製する（リコンビナントアレルゲン）技術が進歩し、一部の食品に限られますが、口腔アレルギー症候群の血液検査に応用され始めています。

学校でできる予防策

①口腔アレルギーのある児童生徒の把握と除去対応

口腔アレルギー症候群の場合、口腔違和感を生じる食品でも、のみ込んでしまうと症状は自然に消えることが多いです。ただし、一部の症例で腹部症状や喉の狭窄感《きょうさくかん》、呼吸困難などを生じることがあり、その機序が十分に解明されていないことから、集団生活では安全性を重視し、違和感を訴えた食品（果物や野菜）は除去対応が必要です。しかし多くの場合、果物の加工食品（ジャムや缶詰）や調理した野菜は摂取しても問題ありません。

一方、後で述べるラテックス-フルーツ症候群の場合には、重篤な全身症状を伴うことがあります。また、加熱調理した食品でもアレルギーを起こす場合があることから、果物や野菜でアレルギー反応を起こす子どもがいたら、どの食品に対して、どのようなアレルギー症状があり、加熱調理品や加工食品は食べられるかなどについて、家族または主治医から食物アレルギー調査票などで情報を収集しておく必要があります。食べられない食品が多種にわたる場合は、アレルギー専門医を受診して整理してもらう必要があります。

また、過去にアナフィラキシーを起こした子どもがエピペン® を携帯している場合は、あらかじめ、どのような場合に使用するのか、学校で緊急対応マニュアルを作成し、シミュレーションしておく必要があります。

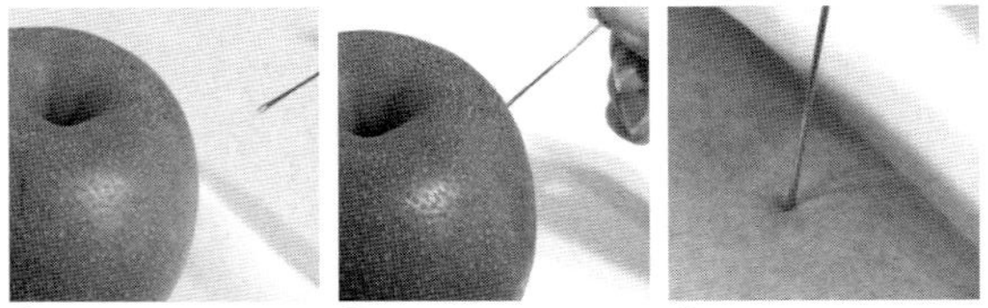

①　②　③
果物を刺した（①-②）特殊な針（バイファケイテッドニードル）を、皮膚に垂直に押し付け（③）、15分後に出現した膨疹の大きさを測定する

写真　プリックプリック試験

②誤食時の初期対応

口腔内に原因食品が残っている場合は、吐き出させるようにします。すでにのみ込んでしまっているケースでは無理に吐き出させず、水でうがいをさせて様子を観察してください。

症状が軽度の場合、例えば口唇の腫れや、強い口腔違和感を訴える場合は、抗ヒスタミン薬の内服によってある程度症状が緩和されます。内服薬は30分程度で効果が出現しますが、その間は注意深い経過観察が必要です。

③緊急時の対応

呼吸困難を訴える場合は、救急病院への搬送が必要です。第一発見者は患者から離れず、ほかの先生の応援を要請し、介助係（エピペン® の準備やエピペン® 使用時の介助）、連絡係（救急車の手配や、管理者、保護者への連絡）、記録係（エピペン® 使用や抗ヒスタミン薬の内服時間、継時的な症状の変化の記録）、誘導係（生徒の誘導や救急隊の誘導）などを指示し、病院搬送時に同行してください。

腹痛を訴えるケースでは、全身状態を観察しつつ、アナフィラキシーの兆候（意識もうろう、ぐったり、失禁、脈が弱い、顔色不良などの緊急性が高い症状）がみられたら、エピペン® の使用、もしくは病院への搬送などの迅速な対応が必要です。

ラテックス-フルーツ症候群でみられる果物アレルギー

ラテックス（天然ゴム）アレルギー患者の一部（30～50％）が、果物や野菜などを食べた際にアレルギーを生じる場合があり、ラテックス-フルーツ症候群（Latex-Fruit Syndrome：LFS）と呼ばれています。

ラテックスアレルギーのアレルゲンは、ゴムの木の樹液中のたんぱく質です。天然ゴム製品と接触する機会の多い職業従事者に発生しやすい疾患であることから、小児の発症は少ないと考えられます。しかし二分脊髄症などの先天奇形を有するといった理由で、頻回のゴム医療器具による処置や手術を行っている症例においては、ラテックスアレルギーを発症するリスクがあります。

ラテックスアレルゲンに対してIgE抗体を有するラテックスアレルギー患者は、植物性食品である果物や野菜に含まれるラテックスアレルゲンと構造が類似したたんぱく質に交差反応※を起こすことがあります。

口腔アレルギー症候群でみられる症状が口腔に限局した症状のみであるのに対し、LFSでみられる症状は多彩です。口腔局所のみにとどまるものから全身の皮膚症状を伴うものまで幅広く、LFSの約10％にアナフィラキシーの報告があります。

このようにLFSの症状が多彩である原因はまだよくわかっていませんが、おそらくいろいろなたんぱく質がアレルゲンとして関与し、それぞれのたんぱく質の特質によってアレルギー症状が変わるのだと考えられます。

その中でもヘベインというたんぱく質に対するIgE抗体を有する者は、重篤な症状を起こすと考えられます。なぜならヘベインは加熱処理や消化酵素に対する抵抗性を有しているためです。

非常に多くの種類の食品が原因として報告されている（下表）中で、特に報告頻度の高いアボカド、バナナ、栗、キウイがアレルギーを起こすハイリスク群の食品として知られています。これらの原因として前述したヘベインの関与が知られています。

最後に

最近、児童生徒に口腔アレルギー症候群の新規発症例が増えてきています。これまで問題なく食べられていた果物や野菜であっても、子どもが食べている最中に違和感を訴えたら、無理に食べさせずに摂取を中止して医療機関への受診を勧めてください。

	食品
ハイリスク群	バナナ　アボカド　栗　キウイ
ハイリスクではないが原因食品となりうる食品	パパイヤ　ジャガイモ　トマト　桃　イチジク　ピーマン　ジャガイモ　西洋梨　メロン　イチゴ　レタス　グレープフルーツ　パイナップル　セロリ　クルミ　ヘーゼルナッツ　アーモンド　多種スパイスなど

表　ラテックスアレルギー患者に合併しやすい食物アレルギー

※あるアレルゲンに対するIgE抗体が別のアレルゲンにも反応すること

新連載

学校での色覚検査

前編　色覚とは？

公益社団法人 東京都医師会 学校医会理事
公益社団法人 東京都眼科医会 学校保健担当常任理事　古野 史郎

再び積極的になった色覚検査

色覚検査が学校保健安全法の施行規則の一部改正によって再び積極的に行われることになりました。平成15年以降学校における定期健康診断の必須項目から削除されたことによって、色覚検査を受けないまま卒業して就職や進学時に困難に直面したことや、色覚に対する意識の低下など、学校においての様々な問題が生じてきたためです。

色覚は、網膜にある２種類の視細胞のうち錐《すい》体細胞によってつかさどられています。錐体細胞には赤い色を感知する赤錐体、緑色を感知する緑錐体、青い色を感知する青錐体の３種類があり、目の中に入ってきた光に対して、いくつの赤・緑・青錐体が、どのくらいの強さで感知したかによって、すべての色を判断します（Young Helmholtzの三原則）。

このほかに網膜視細胞には桿《かん》体細胞があります。桿体細胞は明るさのみを感知しており、網膜のこれら２つの細胞の働きによって明るい色、暗い色を判断します。

色覚の遺伝形式は伴性劣性遺伝で、性染色体の遺伝子によって決まります。黄色人種よりも白色人種のほうが色覚異常の割合が多いともいわれ、肌の色と同様に人種によって多少の違いがあるといわれます。人類が遺伝を繰り返すうちに生じた違いと思われます。

色覚を正常と異常に分けることへの疑問

日本人の男子の約５％に、女子の約0.2％に先天性の色覚異常があるとされています。しかしこの人たちは異常なのでしょうか。見方を変えれば、正常といわれる95％を占める多数派の人の色感覚に対して、少し違った色感覚を持った少数派の人たち（マイノリティー）である、とは考えられないでしょうか。

日本眼科学会は2005年の眼科用語集で、色覚の分類として、１型（赤の感度が低下している）、２型（緑の感度が低下している）、３型（青の感度が低下している）とし、程度の分類も１色覚（一つの種類の錐体のみ機能）、２色覚（２種類の錐体のみ機能）、異常３色覚（３種類の錐体があるがその一つが不完全）と無機質な用語を使用することで差別感を排除することに努めてきました。文部科学省も「色覚の特性」という言葉を使って配慮しています。

しかし多数派を「正常」と呼んでしまう限り、これに対する言葉は「異常」となってしまうことになり、少数派が異常と呼ばれてしまうことに違いはありません。筆者は以上のような疑問を常に持っています。「色覚のマイノリティー」「色覚の弱者」などの用語もあります。皆様はどうお考えになるでしょうか。しかし、用語の問題は簡単には変更できません。本稿では混乱を避けるために用語はそのままに正常、異常、１型、２型、３型、１色覚、２色覚、異常３色覚の言葉を使わせていただきます。

色覚検査の意義

色覚検査を行う意義は、色覚異常を持つ本人においては、自覚しにくい個々の色覚の特性を知ることにより、社会生活で不利益を被らないようにしてもらうことです。さらに、残り95％の正常色覚の人にとっては、色覚異常を持つマイノリティーの人たちの特性をよく理解して、その人たちにとって住みやすい社会の構築に向けてみんなで協力するためにあるのではないでしょうか。

文部科学省は学校保健安全法施行規則の一部改正において、「①学校医による健康相談において、児童生徒や保護者の事前の同意を得て個別に検査、指導を行うなど、必要に応じ、適切な対応ができる体制を整えること、②教職員が色覚異常に関する正確な知識を持ち、学習指導、生徒指導、進路指導等において、色覚異常について配慮を行うとともに、適切な指導を行うよう取り計らうこと等を推進すること。特に、児童生徒が自身の色覚の特性を知らないまま不利益を受けることのないよう、保健調査に色覚に関する項目を新たに追加するなど、より積極的に保護者等への周知を図る必要があること。」としました。

この中で強調されたことは、学校において教職員全員で色覚に対する正しい知識を共有して、学校生活の中で色覚異常を持つ児童生徒に対する配慮と指導を行うようにとあります。

ここで適切な指導とは何でしょう。本人に対する将来の職業の選択に向けての進学指導、職業選択のアドバイスはわかりますが、学習指導、生徒指導は色覚に問題がある児童生徒にどのように行うのでしょうか。むしろ色覚異常を持つ児童生徒に対する配慮を、教職員全員が正常色覚の生徒に指導するべきところです。

本人においては、自身がその特性をよく理解して、生涯を通じて学習して問題を回避するすべを身につけることが大切になります。そのためには、本人が全国にいる同じような色覚の特性を持った方からの助言を受けることも、よい方法といえるでしょう。

一方、色覚の異常がない人は、色覚に問題を抱える人に対してどのように行動したらよいのでしょう。少なくとも学校生活において不利益を生じないように、様々な面から色の使い方に気を配る必要があります。いわゆる、カラーユニバーサルデザイン・カラーバリアフリーの実践です。このような行動を実践するための指導をすることが大切になります。しかし、言葉や例を挙げて説明するのも大変難しく、説明を聞いても日常生活でどのように実践していくか判断することは難しいのが現実です。このプリントは問題がないか、この色遣いは問題がないか、と判断に困ることが多々あることでしょう。あまりに神経質になると、色使いに制限が多すぎて不自然で快適さを損ねてしまいます。

色のシミュレータ

そのようなときに役立つスマートフォンなどの無料アプリ「色のシミュレータ」があります。iPhone、iPad、Androidなどのデバイスに無料でダウンロード可能で、カメラ機能を対象物に向けるだけで様々なタイプの色の見え方を表示してくれます。プリントの色使いや、様々な色による掲示物にかざして瞬時に問題の有無を判断できます。学校職員が全員このアプリを用いてチェックすることが日常的に行われると、学校におけるカラーバリアフリー、カラーユニバーサルデザインに大変役に立つでしょう。

我々の診療所でも、保護者の方への説明にこのアプリを使って見え方の実際を見ていただき、説明に役立てています。口で説明するより早く、正確でわかりやすく、保護者の方にもスマホをお持ちならその場でダウンロードして、家庭での問題解決に役立てていただくように指導しています。

NPO法人 カラーユニバーサルデザイン機構

最後にNPO法人カラーユニバーサルデザイン機構についてご紹介します。このNPO法人は、代表者岡部正隆自らが色覚異常を持つ東京慈恵会医科大学医学部解剖学講座の教授であり、色覚に対する問題提起を行い、様々な活動を続けています。東京都眼科医会学校保健学術講演会、東京都医師会学校医会の主催する第41回学校医大会においても講演なさっています。学校におけるカラーユニバーサルデザインについてなど、様々な疑問についてもぜひご相談くださいとのことでした。

次回は学校における色覚検査の実際についてご説明する予定です。

連載 学校での色覚検査

後編　色覚検査のポイント

公益社団法人 東京都医師会 学校医会理事
公益社団法人 東京都眼科医会 学校保健担当常任理事　古野 史郎

色覚検査の実施

前回に引き続き、色覚検査の学校での実施方法について、そのポイントをご説明いたします。

平成26年４月の学校保健安全法施行規則の一部改正に伴う文部科学省の通知を受けて、既に平成28年度から学校における希望調査としての色覚検査を実施されている自治体が多いと思われます。この通知では、色覚に関する保護者への周知を図ること、教職員は色覚に関する正しい知識を持ち、色覚異常の児童生徒に適切に配慮することなど、学校現場に対する指導も示されました。

平成14年以降、色覚検査が学校の健康診断の項目から削除されていたため、色覚検査を受けないまま過ごしてしまった人が平成27年には大学を卒業しています。そのため、現状では希望調査をなるべく多くの児童生徒に受けてもらうための移行措置が必要になります。移行措置後は色覚検査を一生のうち最低１回は受けられるように、計画を立てて行っていくことになります。移行措置の対象学年は、小学校、中学校、高等学校など、節目ふしめで行うことで全員がカバーできるように希望調査を計画する必要があります。特に高校ではすべての学年に希望調査を行っても既に就職・大学進学して色覚検査の機会を逃した人が過去５年分生じています。眼科学校医、各自治体の教育委員会と十分に協議して無理のない、しかも可能な限り漏れのない計画を立てる必要があります。

希望調査表の作成・配布方法

紙幅の都合上、希望調査表の内容について詳しくご説明できませんが、平成27年度改正の公益財団法人日本学校保健会「児童生徒等の健康診断マニュアル」(文部科学省スポーツ・青少年局学校健康教育課監修）の59ページに沿った希望調査表を配布していただければよいと思います。この文面は、日本眼科医会と文部科学省の次官が協議して作成したものです。各自治体で決めた移行措置時の対象学年に配布し、多くの保護者の理解を得てなるべく多くの希望者を募ることを期待します。

学校での検査結果のお知らせは、封書にして個人に渡し、プライバシーの保護に配慮してください。また、診療所での検査結果の報告書の学校への提出は、保護者の判断に任せるのがプライバシー保護の観点からはよいと考えています。学校においては児童生徒の色覚情報が十分に集められないことが憂慮されますが、各学年に色覚に問題を抱える児童生徒がいることを前提として、学校における色覚バリアフリー、カラーユニバーサルデザインを実践していただくことが重要と考えます。

色覚検査の実施計画

１年間かけて、なるべく少人数ずつ、プライバシーの保護に気をつけて検査を行う方法が推奨されます。定期健康診断の時期は養護教諭の仕事量も多く、運動器検診などの新しい項目も増えているので、その時期を避けて行うのもよいでしょう。

場所の準備と色覚検査表

できるだけ個室で、検査の話し声などが検査を待っている児童生徒などに聞こえない条件が理想的です。ただし理想的な個室が確保できずやむを得ない場合は、パーテーションなどで区切った空間で行うのも仕方がないかもしれません。検査室には一人ずつ入室させ、検査が済んだら次の児童生徒を入れるようにしてください。

色覚検査では照明が大きく影響します。直射日光のない北側の窓際の昼光が理想的ですが、昼光色の蛍光灯下でも可とされています。電球色電球下では誤読の可能性が増します。

色覚検査表は石原色覚検査表Ⅱコンサイス版（14表）を使用してください。

検査の実際

検査表を机の上に置き、被験者の視線に垂直になるように、75cm離した距離から読んでもらいます。このとき検査面に光が反射しないように注意してください。なお、眼鏡使用の場合は装用させてください。検査面には決して触れないようにしてください、指紋の油が付くと色あせを起こして劣化します。検査表は５年ごとに新規更新することが理想です。教育委員会に予算を組んでもらえるように配慮してください。

表の判読は0.5秒あれば十分なはずです。２～３秒の提示で次々に読んでもらいます。決して訂正したり、念を押したりせずに淡々と検査を進めてください。まず第１表から第８表を順に読んでもらい、ついで14表から11表と遡って読んでもらいます。14表から11表まではサークルの切れ目を答えてもらいますが、色の違って見える切れ目は、時間を掛けると正常の人でも２か所あるようにも見えてきます。瞬時に切れている方向を１か所答えてもらうようにしてください。正常であればすべて上で切れています。

結果の判断

誤読１表までは、正常と判断します。誤読２表またはそれ以上の児童生徒には眼科診療所でのさらなる検査が必要です。ただし学校での色覚検査はあくまでもスクリーニング検査です。診断ではありませんので「色覚異常の疑い」として受診勧告をしてください。

検査結果のお知らせと診療所からの報告

検査結果は封書で保護者あてに出すことで、プライバシーを守り、本人に劣等感を与えない配慮にもなります。検査結果のお知らせの文面は先の「児童生徒等の健康診断マニュアル」60ページにひな型があります。診療所からの報告書もこのひな形に記載されていますが、学校への報告は保護者の判断でなされるため、すべて報告されるとは限りません。

診療所では、石原色覚検査表Ⅱ国際版38表とパネルＤ－15を使用してさらに詳しく検査し、場合によってはＳＰＰ－Ⅰ標準色覚検査表、Ｔ.Ｍ.Ｃ Color Vision Test（東京医科大学式）なども参考にして、色覚異常の種類と程度を判定します。医師は、その結果をもって、保護者の方と、場合によっては、本人に説明して指導を行います。その際に学校への報告についてもお話しして、学校での配慮をしてもらう方がよいかなどについても説明します。そのうえで保護者の判断で学校に報告するか否かを決めていただきます。

診療所で、アノマロスコープ（色覚精密検査装置）による検査をできるところはほとんどありません。都内でも５～６の病院でしか行われていません。全国的にも非常に少ないのでアノマロスコープの検査が必要か否かの判断は、眼科診療所が行うことになります。実際はほとんどのケースで必要はないはずですが、必要な場合には診療所から紹介していただきます。最初からアノマロスコープでの検査を希望して受診することを避けるように、保護者に周知していただけるとよいでしょう。

学校現場での対応

学校においては、色覚に問題を抱える児童生徒が必ずいるとする考えに基づいて、教職員全体で色覚についての知識を深め、進路指導、職業選択などの相談にも対処できるように心がけていただきたいと思います。また、色覚バリアフリー、カラーユニバーサルデザインに関する知識を持ち、色覚に問題のある児童生徒に学校生活で不利益が降りかかることのないように努めていただきたいところです。前回も紹介した、アプリ「色のシミュレータ」もぜひ学校現場で活用していただき、参考にしてもらうと新たな発見があると思います。

リレー連載　男性養護教諭がいる保健室

第1回　異なる課題を抱えた生徒への対応を通して

名古屋市立天白養護学校 養護教諭　市川 恭平

二人の生徒の対応

口数が少なく家でリストカットを繰り返してしまう女子高校生と、外で粗暴な行為をして警察のお世話になってしまった男子高校生。異なる課題を抱え、見た目も真逆な二人の生徒の対応を始めたときには、まさか二人の間に共通点を感じることになるとは思いもよりませんでした。

学校紹介

本校は、小学部・中学部・高等部と6歳から18歳までの子どもたちが約150人在籍する知的障害を対象とした特別支援学校です。養護教諭は二人配置で、特に配慮が必要な場合を除き、性別による明確な役割分担はありません。「イケメンゴリラ」で有名な動物園に近い本校周辺は、自然にも恵まれ、たくさんの昆虫とふれ合えるのどかな場所です。

力を入れる相談活動

今年度より赴任した本校で、私が特に力を入れているのは、高等部生徒への相談活動の工夫です。高等部には、通常の中学校特別支援学級の卒業生と、特別支援学校中学部の卒業生が入学します。特別支援学級で学んできた生徒の中には、一見どこに特別な課題があるのかがわからないような生徒もいます。

本稿では、その中から2人の生徒を取り上げます。彼らとの関わりを通して私が日々学んでいることや、仕事の様子を垣間見ていただけたらと思います。なお、プライバシー保護のため、設定を事実より一部改変しております。

体調不良で来室したAさん

Aさんは、高等部3年生の女子生徒。4月に体調不良で来室した彼女。ふと両腕を見て、思わず全身に力が入るのを感じました。生傷が絶えないのです。体調不良について聞き取りをしようとすると、うつむいて、なかなか話そうとしません。しばらく待っていると、「寝たい」と彼女はつぶやきました。

その後、体調不良で来室するたび、たわいもない話を投げかけながら両腕の手当を続けました。そのたびに、私は「こうしないとやっていられないぐらいつらい気持ちがあるんだね。無理はしなくていいけど、いつか話してくれたらうれしいな」と声を掛け続けました。

6月のある日、Aさんは「もう耐えきれない」といった表情で来室し、保健室のベッドに倒れ込みました。まだ、腰を据えて話せる信頼関係ではないと考えた私は、『気づいてる？こころのSOS』（名古屋市）というパンフレットを枕元にそっと置きました。それを手に取ったAさん……。しばらくすると、ベッドからすすり泣く声。思わず駆け寄る私。学校生活のつらさ、彼氏との別れ。Aさんが初めて私に身の上話を語り始めました。

下校後、担任は「今年に入って私以外の先生、特に男性教師とはなかなか話さなかったのに、市川先生には話せたんですね。よかった」とほっとした様子。しかし、その後Aさんとはじっくり話せないまま1学期が終わりました。

2学期、イライラした様子でなかなか授業に参加できないAさんを見て、私は手紙のやりとりを始めました。これは、名古屋市教育センターの教育相談担当指導主事より、相談の手段は「言葉」だけではないとご指導いただいたこと、また、スクールカウンセラー（以下、SC）より、面と向かって話すのが難しい場合、「物を媒介にしたコミュニケーション」がよいとご指導いただいたからです。

なかなか話せなかったAさんですが、手紙では丁寧な返事が届きました。そして、10通ほど文通をした後に、彼女はまた、保健室のベンチに倒れ込み泣き始めました。手紙の蓄積があるので、それを会話の種にして、話を深めながら「卒業したら、楽しいことはたくさん待っている。かわりに自分で判断して生きていくという責任がついてくる。考える力を一緒につけていこう」と、私がAさんに最も伝えたかったメッセージを直接話しました。「うざい」と私の肩を小突いたAさん。でも、顔は笑っていました。

登校が続かないBさん

Bさんは、高等部2年生の男子生徒。興奮が抑えられず暴力をふるってしまうこともある生徒です。そんなBさんと始業式にて対面。予想外に彼は礼儀正しく「Bです。よろしくお願いします」と頭を下げました。しかし、彼は登校が続きませんでした。「学校の勉強なんてくだらん」「友達と遊んでいた方が楽しい」と言います。他校の友達と遊んで過ごす時間に居心地の良さを感じ、それに変わる（超える）環境がBさんにないのではと考え、「でも先生はBさんの顔を見られるのがうれしいよ」と必死で伝え続けました。それでも週に多くて2、3日の登校。短時間、保健室で話をして早退。学校では共通理解を図りながらの対応ではあるものの、進展がなく焦りを感じる教職員。そこで、SCに相談をしました。すると、やはり「物を媒介にしたコミュニケーション」を提案されました。「何か一緒に活動しながらだったら、彼の内面に入り込んだ話ができるかもよ」

これは効果抜群でした。掲示物の色塗りや部品づくり、新しく購入したテーブルの組み立て、そして将棋。彼は「先生の仕事を子どもにやらせるのはよくない」と言いながら取り組み、夢中でいろんな話をするようになりました。夢中になりすぎて、早退時間がいつもより1時間遅くなったことも。小学生のときの家族のこと、将来やりたい仕事。彼の孤独さを感じ、抱きしめてやりたくなる内容から、希望につながる話まで盛りだくさんでした。話に夢中になって、とうとう私は将棋で1敗。しかし、こんなにうれしい負けはありませんでした。

介入方法も背景も実は類似

小中学校を特別支援学級で育った子どもの中には、家庭の基盤が不安定で、「認められた」「大切にされた」経験が乏しく、「どうせ私なんて」と投げやりになっている子もいます。Aさん、Bさんのように、矛先が自分の外に向かったり中に向かったり、見た目は大きく違いますが、根っこにある心の弱さは同じではないかと思います。

私はかつて「もう駄目かもしれない」と保健室に倒れ込んだ級友を、正面から支えにいった高校の養護教諭に憧れて今に至ります※。

その先生の背中にはまだまだ遠く及びませんが、今、関わっている子どもたちは、そのときの私の決意を試してくれている気がします。

知的障害が軽度な子どもたちは、自分の気持ちがわかる、人の気持ちに気づく力がある反面、考え、判断する力が未熟である場合が少なくありません。それによって深く傷ついている場合もあります。考え、判断する力の成長を支え、2人をはじめ、どの子も「人生の主人公」として自らたくましく生きていこうと前向きになれるような相談活動を、今後も続けていきたいと思います。

※参考文献
川又俊則・市川恭平著『男性養護教諭がいる学校―ひらかれた保健室をめざして』かもがわ出版刊、2016

リレー連載　男性養護教諭がいる保健室

第2回　発言集～男性養護教諭の日常より～

兵庫県加古川市立浜の宮中学校　養護教諭　梅田裕之

ある日の保健室

「先生!! オレ、保健の先生になるわ！」

ある日のこと、進路に悩む3年生Aくんが勢いよく保健室の窓ごしに宣言しました。

同じく3年生で、陸上部だったけどけがに苦しんだBさん。保健室の入り口に座り込んで、「あーあ。お父さんが保健の先生だったらよかったのになあ。アタシ、結婚するならダンナは保健の先生がいいなあ」

ここは、男性養護教諭がいる保健室。“保健の先生に性別は関係ない”ことが当たり前になった本校では、ほかではあまり聞かれないようなやりとりが交わされます。

養護教諭になるきっかけ

僕は教育系の大学を出たものの、進路が定まらず、市内の中学校で不登校担当の臨時職員をしていました。学生時代にはなじみのなかった保健室に改めて接し、来室生徒の多さ、ニーズの多様さに驚きました。

「あ、その顔（色）はダメ。ベッドに直行！」合唱コンクール前、Cさんが来室しました。当時の養護教諭は、その子の顔を見るなり、上のせりふを言いました。1時間近く休ませた後、ベッドで何事かを話します。ベッドから出てきたCさんは、来室時とは打って変わって、晴れ晴れとした顔に。「まるで魔法みたいだ」そう思わずにはいられませんでした。後で聞くと、リーダー的立場で合唱練習を引っ張っていた彼女。学級の思いが一つにならず、分裂の危機に悩み、睡眠不足に陥っていたそうです。そういった個々の背景を瞬時につかみ取り、体と心の両面から回復・解決に向かわせる養護教諭の仕事は「なんてカッコイイ仕事なんだろう」と憧れを抱きました。

とは言うものの、“養護教諭＝女性の職業”は自分自身でも当然だと思っていた常識。そんなときに来室したのがD君でした。「先生！ソフトボールで突き指したんやけど、みてくれへん？ 先生は保健の先生やんな？」と僕にいいました。

自分の常識がただの偏見だったことに気づかされた瞬間であり、子どもたちは性別よりもこちらの“個（キャラクター）”を見て関わりをつくろうとするんだという、現在にもつながる考えが生まれた瞬間でもありました。

その後は通信制の大学で養護教諭の免許を取り、臨時講師として5年、現在は正規職員になって4年目を迎えました。そのうち半年間を除いては全て女性養護教諭の方との複数配置で、渡り歩いた学校は小中合わせてのべ6校になります。市内の養護教諭会の先生方には、臨時講師時代からあたたかい応援で支えていただきました。何より心強く、励みになりました。

これまで

「本当に大丈夫ですか!?」「保護者から文句出ないの？」臨時講師の不安定な時期、“知らない”大人の方々からは、様々な心配をされました。マイノリティーであることの自覚や将来性の担保（＝信頼の獲得）は自分で行っていくしかないことに気づかされました。

特に、新しい学校に赴任した際には、配慮が必要だと考えています。生徒や先生方に「男性の養護教諭」について想像がつきにくいと予想されるからです。とりわけ初対面の子に対しては、「保健室に用はあっても、自分に対して、話をしにくい子もいるだろう」という視点で臨んでいます。性別に関係なく、なかなか話を切り出せない生徒への対応のきっかけとして「今、困っていることはあるか」「（複数配置の）ペアの先生を呼んだほうがよいか」「自分が視診してもよい部位か」など、子どもが不安に思うと予測される部分の解消を先に行えるように心がけています。

このように、職務を行うにあたっては、多かれ少なかれほかの男性養護教諭の方々と同じような工夫を行ってきました。しかし、“男性だから”追い詰められ、どうにも困ったという経験は今のところありません。

昼休みにちょっと休憩しに来た1年生Eさん。「小学校までは女の保健の先生しかおらんかったけど、中学校からは男の先生もおるんやと思った」とのこと。

当初はこちらも身構え、細やかな配慮を考えます。しかし、子どもたちは驚くほどすぐに、自然に受け入れてくれているようです。

1日出張の翌日、複数配置のパートナーがつぶやきました。「昨日、Fくん（真面目だけど少し悩みがちな野球部のキャプテン）がずっと梅田先生を訪ねてきていました。あの“男性養護教諭の替えの利かない感じ”は何なんだろう」

生徒は保健室を利用するにあたって、複数配置2人のうち、どちらが自分の課題解決に向いているかをうまく使い分けています。

そして、現在

「最初は『えー！？』って思ったけど、一緒に働いてみたら『普通やん』て思った」と、転任前に在任中の価値観の変化をお話しいただく先生や、「保健の先生？ あー体育ですか。でもそれっぽく見えないなあ」というエピソードを残してくれる出入りの業者さんも少なくなり、自然に受け入れてくださる大人が増えてきたことをありがたく思いながら、毎日を過ごしています。結婚し父親になったからか、最近では保護者の方と子育ての相談（されたり、したり）もよく行うようになってきました。

「男性だから保健室でも父性的な関わりが多いんでしょう」と言われることがあります。そういう方もいるかもしれませんが、自分の場合は少し違います。同僚の女性陣からは「子どもとの関わりもそうだけど、梅ちゃんは中身がおばちゃん寄りだからねー」と言われます。基本的に僕は僕でしかないつもりですが、外からはそう見えるようです。やはり“個（キャラクター）”なんだろうなと改めて思います。

市内の養護教諭会をぐいぐい引っ張るベテランのG先生はおっしゃいます。「私なんてさー現場に入った頃はモノも言えない“乙女”だったのよ。そういう人間がほかの先生たちに肩を並べて発言していこうと思ったら、おっちゃんの皮をかぶるしかなかったのよねー。で、今に至るんだけど。逆に梅ちゃんは、おばちゃんの皮をかぶってるってのがおもしろいよね」

常識という名の偏見や性別役割的意識の壁に、時に打ちのめされそうになることもあります。でも日常の子どもたちの自然な声や、当たり前として認めてくれる大人たちに支えられて今があります。それが続く限りは父性・母性にとらわれず、自分らしくこの仕事を続けていこうと思う毎日です。

冒頭のAくんBさんには続く言葉があります。まずBさん。「（ダンナは保健の先生がいいな）だってけがのことも、（女の子としての）自分のこともわかってくれそうやもん」

次にAくん。「（保健の先生になるわ！）だってオレが見るときいつも暇そうやもん！」

異性間の相互理解の大切さを知るきっかけとなり、将来の職業選択のモデルにもなり得ている現在の立場をありがたく思いつつ、Aくんに語りかけるのでした。「あのな、保健の先生の仕事っていうのはな……」。

リレー連載　男性養護教諭がいる保健室

第3回（最終回）　男性が目指すことができる職業

大分県立鶴崎工業高等学校 養護教諭　北田 瞬

存在を知ってもらうということ

まず、ご多忙の中読んでいただいている全国の養護教諭の先生方と関係の先生方に感謝を申し上げたいと思います。男性養護教諭は2015年の学校基本調査によると国公私立の学校で53人（本務者）となっていますが、まだ認知度は低いというのが現状です。

男性の養護教諭に対してまだまだ賛否はあるかもしれませんが、私は存在を知ってもらうことが何よりも大切だと考えています。そして、「男性が目指すことができる職業」という認識が広がっていくことを願っています。

私が養護教諭を目指した理由

高校生の頃に社会で倫理という科目があり、そこで心理学という学問があることを知り、興味を持ったことが始まりです。大学で心理について学びながら、所属していた手話サークルでのイベントやボランティア活動で多くの人と関わる中で「人と関わり、人の役に立つ仕事がしたい」と思うようになりました。将来カウンセラーになることを考えていた頃に、母校の高校で養護教諭として3週間の教育実習をさせてもらうことになりました。保健室で生徒の悩みを受け止めるうちに抱えきれなくなり、食事が喉を通らなくなりました。生徒の妊娠、人格障害、親からの虐待に性的暴力の被害。生徒の背負う悩みは重く、養護教諭とはなんて大変な仕事なのだろうと痛感しました。何か生徒の力になりたいと思っていたのに、自分自身も元気でいられない状態でした。しかし、そんな中にあって「人のあたたかさ」や「人は支え合っていくもの」ということを強く深く感じました。このとき養護教諭という職業に感銘を受け、「絶対に私はこの仕事をする」と決めました。

また、そこで恩師となる養護教諭の先生との出会いがあったことにより、現在の私がいます。実習中に恩師は「男性と女性、2人の養護教諭がいることはこれからの保健室にとってとても素晴らしいことだと思う。できることが広がる大きな可能性を秘めている」と言われ、「ぜひ、県で第1号の男性養護教諭になってほしい」と最大限のエールをいただきました。実習生としての現在も未来もすべてひっくるめて肯定していただけたからこそ、私は私として「養護教諭を目指してもいいんだ」と心から思えるようになったのです。それが、「男性でも採用してくれるところへどこへだって行こう」という行動の原動力となり、現在に至っています。

学校現場での様子

私の勤務校は834名の生徒が在籍する工業高校で、生徒の男女比はおよそ8対2、養護教諭は女性と男性1名ずつの複数配置校です。部活動の加入率は8割を超えていて、とても活発です。それゆえに大きなけがもあり、病院で治療する生徒も少なくありません。また、資格取得に力を入れていて、3年間皆勤を目指し達成する生徒がとても多くいます。

保健室での執務は、1人がけがの処置をするときにもう1人が記録を行うというように、そのときの流れで必要な役割を互いに行います。初めは、自分がうまく呼吸を合わせられるか気にしていましたが、今は全く違和感がありません。複数配置はいろいろなやり方があると思いますが、養護教諭として必要な「目配り・気配り・心配り」を日常的に行うのでこのスタイルもいいなと感じています。生徒からの相談については基本的に養護教諭2人で聴きます。生徒の希望があるときなど、初めは1人で聴くこともありますが、生徒の信頼と了承を得て、次のときからはもう1人の養護教諭も一緒に対応するようにしています。

高校に勤務するようになって8年、生徒の「心の健康」がとても気になります。悪いときには互いに指摘し、つらいことがあっても励まし合い、支え合い、ともに成長していく。そんな人間関係がクラスの中に、学校の中に、あるのだろうか。よい人間関係をつくっていくことを考えるプログラムなどを高等学校でも実施していく必要性が、今後ますます出てくるのではないかと感じています。

生徒や同僚からの印象

昨年4月から異動になり赴任した現在の高校で、生徒や同僚に「男性養護教諭について最初どう感じたのか」を尋ねてみました。生徒の印象は「男性の養護教諭でも違和感がない」「女性の先生より話しやすい」「保健室は男性の先生も女性の先生もいてくれた方がいい」といったものでした。同僚は「男性もいるんだなと思いました」「驚くことは不思議となかった。それより約20年ほど前に男性看護師と会ったときの方が衝撃的でした」と言い、女子が在籍しているクラス担任に「不安に感じることはなかったですか？」と質問すると、「男性だからという不安はなかった。初めて会った教員に不安を感じるとしたら、年齢が若く経験が少なそうなときです。男性で養護教諭だから、ということについては特に何も考えなかった」という返答でした。

男性養護教諭ならよく尋ねられる「メリットやデメリット」については、「養護教諭の女性と組んだ複数配置という形が理想的だと思う。男性というメリットを発揮できるのではないだろうか。1人で配置されるとデメリットもあると思う。例えば、日本は男性用のトイレや浴場の清掃を女性が担当しても問題はなく、逆だと受け入れられないという風潮がある。養護教諭も身体測定時に、女性養護教諭が男子生徒の上半身を見ても問題はなく（男子生徒としては問題あるかもしれないが便宜上仕方ない？）、逆は受け入れられない、そういうデメリットは存在するのでは」という率直な意見をいただきました。

たしかに、できないこと・困難なことはあると思います。しかし学校とは組織であり、チームとして対応していくという視点で考えると、自分1人で絶対にやらないといけないということはとても少なく思えてきます。

男性養護教諭として思うこと

私は大分県で養護教諭として働き始めて8年目となります。この間、「養護教諭を目指したいと言っている男子生徒がいる」という声をたまに聞くようになりました。それは一つには「県内に男性養護教諭がいる」「男性でも養護教諭になれる」という認識が、子どもに関わる大人の間に広がってきていることも要因ではないかと思っています。

ここ数年、小学校に講師として呼んでいただく機会に恵まれています。将来の仕事を考えるときに、性別により制限されることがあるのかという授業です。そこで、自分が養護教諭を目指した理由やこれまでの経過を話し、やりたいことを見つけてチャレンジしてほしいというメッセージを子どもたちに伝えています。こうしたことは出会った子ども、子どもの保護者、その学校の教員などの多くの人に「男性養護教諭がいる」ということを知ってもらうことができるとても貴重な機会であり、そうやって子どもたちの未来に多くの選択肢を示すことが大人としての大事な役割だと思っています。今後、男性の養護教諭が増えていくことを楽しみにしています。

新連載 **子どもの慢性疲労**

第1回 小児慢性疲労症候群の脳を観る

理化学研究所ライフサイエンス技術基盤研究センター　健康・病態科学研究チーム　水野 敬

小児慢性疲労症候群とは

不登校児童・生徒の約80%が小児慢性疲労症候群と診断されるという報告※1もあるほど、慢性疲労症候群とは身近な疾患概念です。実際の有病率は、0.2%～2.3%と報告されています。3か月以上継続的な疲れに悩まされている子どもは、日常生活を意欲的に送ることができず、ちょっとした軽作業でもすぐに疲れやすく、行動低下が起こり、なかなか行動に回復の兆しが見えません。すなわち、易疲労性と疲労回復力の低下が特徴的な症状です。

医学的な視点で、遺伝的要因と環境要因、どちらが小児慢性疲労症候群の発症に強く影響するのかを検討した結果、決して遺伝的要因の影響度が高いということはなかった、との研究報告もあります。つまり、数か月以上も慢性的に疲れるような生活を送ることにより、誰でも慢性疲労症候群を発症してしまう危険性があることを意味しています。

慢性疲労により低下する認知機能

私たち研究チームは、慢性疲労症候群の子どもたちが、どのような認知機能が低下しやすいのかを、いくつかの認知機能検査を行い調べました。その結果、注意を配分する能力（注意配分力）や注意を切り替える能力（注意転換力）、つまり、注意制御力が特に低下しやすいことがわかってきました。

注意配分力を調べる課題として「仮名拾いテスト」を用いました(図１左)。これは、元々認知症のスクリーニングテストとして開発されたもので、紙面上に平仮名だけで書かれたある童話を２分間黙読しながら「あ、い、う、え、お」を見落とさないように、これらの母音に〇印をつけるテストです。単に母音を拾い上げるだけではなく、同時に物語の内容理解も必要となります。つまり、二つのことを並行して同時に行う二重課題であり、注意の適切な配分が必要となります。結果、慢性疲労症候群の患児は健常児に比べ、母音の拾い上げの成績と物語の内容理解の成績双方とも低いことがわかりました。

さらに、私たちは注意転換力を調べる課題としてmATMT(modified Advanced Trail Making Test)のE課題を用いました(図１右)。この課題では、ディスプレー上に呈示された１～13の数字とあ～しの平仮名を交互に押す（1→あ→２→い→…→し→13）必要があります。子どもたちは、なるべく速く正確に数字、平仮名の順にボタンを押すことを要求されます。

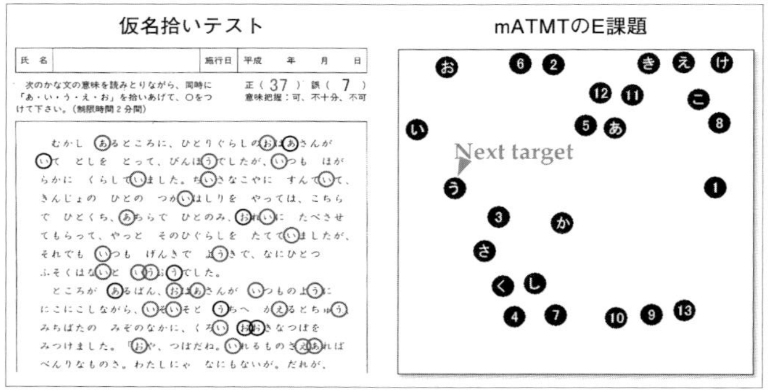

図１　注意制御力を調べる課題

慢性疲労症候群の患児では、すべての数字と平仮名を押し終えるまでに、健常児よりも長く時間がかかることがわかりました。しかしながら、認知行動療法と抗うつ薬を用いた併用療法を６か月間行うことで、健常児と同程度まで早く押し終えることができるようになり、治療により注意転換力が改善することもわかりました。

脳機能の発達を妨げる慢性疲労

さらに、300名の健常児集団(小学４年生～６年生の148名と中学１年生～３年生の152名）においても、疲労と注意制御力の関係を調査しました。ここ数週間の精神的・身体的疲労度を自己記入式の「チャルダー疲労質問票※2」により算出し、分析した結果、中学生においては、疲労度が高いほど仮名拾いテストとmATMTの課題成績が低く、注意制御力が低下していることがわかりました。

これらの結果は、注意制御力の低下は慢性疲労症候群の患児に特異的にみられる認知機能の障害なのではなく、思春期に疲労の問題を抱えるすべての子どもたちに共通して起こり得ることを意味します。

もう一つ強調して述べたいことは、注意制御力は小学生から中学生にかけて著しく発達するという点です。中学生の時期に疲労蓄積によって注意制御力が低下することは、思春期に発達すべき脳機能が、慢性疲労により障害されることを示唆します。

小児慢性疲労症候群の脳では何が起きているのか？

さらに、私たちは小児慢性疲労症候群患児の注意制御力低下の神経メカニズムを探るため、機能的磁気共鳴画像装置（fMRI）を用いた研究を行いました。平均年齢13歳の患児と健常児に、MRI装置の中でパソコン画面に映し出した仮名拾いテストに取り組んでもらい、遂行中の脳活動状態を調べました。

一般に、言語機能を有する課題を遂行するためには、脳の左半球を中心とした活動を要します。テスト遂行中、健常児は主に左側の脳のうち、前頭葉の一部である下前頭回背側部と頭頂葉の一部である上頭頂小葉を活性化させていることがわかりました。一方、小児慢性疲労症候群の患児は、健常児と同じ左側の下前頭回背側部と上頭頂小葉を活性化させているだけではなく、左右の脳の前頭葉の一部である中前頭回や前帯状回も活性化させていることがわかりました（図２）。つまり、患児は左側の前頭葉だけではなく、右側の前頭葉も活性化させることで何とか課題を遂行していることがわかったのです。しかしながら、この脳の過活動は、軽作業でも疲れやすい、つまり易疲労性につながり、極めて非効率的な脳活動パターンであることを示唆します。

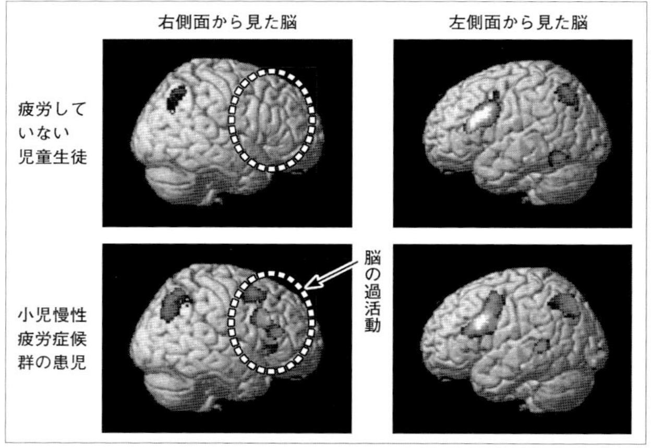

図２　仮名拾いテスト遂行中の脳の活動状態（fMRI）

また、健常児においても、チャルダー疲労質問票により算出した疲労度が高ければ、左側の下前頭回背側部の活動が高まっていたことから、疲れていない子どもに比べて、疲れている子どもは脳の過活動がみられ、非効率的な活動状態にあることが考えられます。

※1　Joudoi, T., Kawatani, J., Miike, T.: Childhood chronic fatigue syndrome and school phobia in junior high students in Japan. Bulletin of the IACFS/ME. 17(3): 107-114. 2009.

※2「もっと休みたいと思うことは？」や「なかなか集中できないことは？」など11項目の質問で構成され、４段階（３：強い疲労、２：普通の疲労、１：弱い疲労、０：疲労なし）で回答を求める調査法

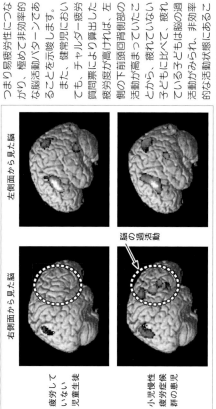

連載 子どもの慢性疲労

第2回 （最終回） 小児慢性疲労症候群の発症を防ぐ

理化学研究所健康生き活き羅針盤リサーチコンプレックス推進プログラム・健康計測解析チーム　水野 敬

疲労と学習意欲の関係

小児慢性疲労症候群の特徴の一つとして、学習意欲低下が挙げられます。私たち大人もそうですが、慢性的に疲れていると、ルーチンワークは何とか遂行できても、もう一歩踏み出して学業や仕事を進めようと思う意欲はなかなか湧いてきにくいものです。

意欲を喚起するためには報酬感が重要ですが、小児慢性疲労症候群の患児は、報酬の感受性[※1]が低下している可能性があるのではないかと考え、その神経科学的メカニズムについてfMRIを用いて追究しました。

平均年齢14歳の患児と健常児を対象に、金銭報酬を伴うカードめくりゲームに取り組んでもらい、遂行中の脳活動状態を調べました。結果、患児と健常児いずれも、高い金銭報酬を得た場合（高報酬）には、線条体（尾状核と被殻）と呼ばれる脳領域が活性化していることがわかりました。一方、低い金銭報酬しか得られなかった場合（低報酬）は、患児の被殻の活性度が健常児に比べて低下していることがわかりました（図1）。

さらに、この被殻の活性度が、疲労症状の程度や普段の学習において十分な評価・成績が得られているか（学習による報酬感）の程度と相関しているかを調べたところ、疲労の症状が強いほど、または学習による報酬感の程度が低いほど、低報酬獲得時の被殻の活性度が低いことが明らかになりました。

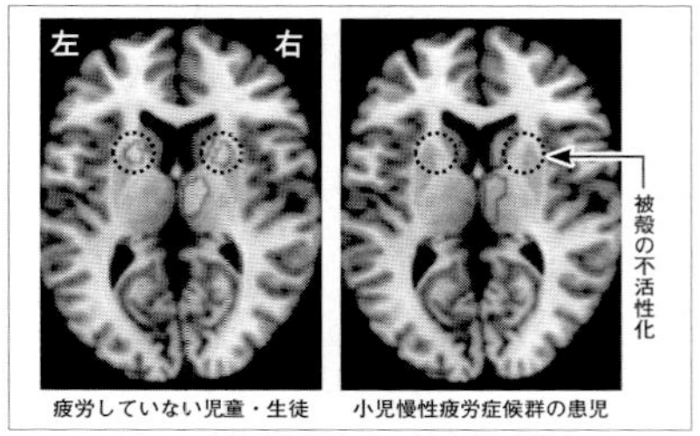

図1　低報酬獲得時の線条体活性度

以上により、小児慢性疲労症候群患児の学習意欲低下には、低報酬知覚時に線条体が活性化されない状態、つまり報酬の感受性の低下状態が関係していることがわかりました。

線条体はやる気のもととなるドーパミンを作り出すドーパミン神経が豊富に存在する脳領域であり、報酬知覚時のドーパミン神経の活性低下が意欲低下と関連している可能性が推察されます。今回の結果から、今後、ドーパミン神経系を標的とする小児慢性疲労症候群の治療の可能性も考えられています。

追跡研究（コホート研究）から

私たちは、子どもたちの疲労や意欲に関する脳科学研究のみならず、慢性疲労や学習意欲低下を引き起こす危険因子（生活習慣の因子など）を明らかにするために、アンケートを用いた大規模追跡研究も行っています。

科学技術振興機構社会技術研究開発事業、研究開発領域「脳科学と社会」、研究開発プログラム「脳科学と教育」タイプⅡ、研究開発プロジェクト「非侵襲的脳機能計測を用いた意欲の脳内機序と学習効率に関するコホート研究」において、2006年から2年間にわたり、小学校高学年生（4～6年生）と中学生（1～3年生）を対象に、疲労の実態調査を実施しました。

慢性疲労や学習意欲低下の危険因子を明らかにするためには、追跡研究（コホート研究）を要します。私たちは、同じ児童・生徒1,000名近くを対象に、6か月ごとに計5回の追跡調査を行いました。さらに、学校の協力を得て児童・生徒にアンケートに回答してもらいました。

小児慢性疲労症候群の予備軍は多数

2006年の約2,000名を対象とした初回調査では、9％の小学校高学年の生徒、19％の中学生が1か月以上続く疲労状態にあることがわかりました。

疲労している児童・生徒の生活習慣の特徴は、平日の睡眠時間が短いことでした。小学6年生から中学1年生にかけての移行期に平日の睡眠時間が約1時間も短くなることがわかりました。そして、5回にわたる追跡調査の結果でも、小学校6年生から中学1年生に進学する際に、必ず平日の睡眠時間が約1時間短くなっていました。これは、「中1ギャップ」と呼ばれるこの移行期に十分な睡眠をとれないことで、心身が休息できずに疲労が長引く中学生が増加することを示唆します。

本研究プロジェクトの共同研究機関である熊本大学医学部附属病院発達小児科（現:小児科）の調査では、小児慢性疲労症候群の患児は、小学生よりも中学生の方が圧倒的に多いこともわかっています。

これらのことから、睡眠不足を引き金として疲労が蓄積した児童・生徒は、いつ小児慢性疲労症候群になっても不思議ではありません。特に、小学校から中学校の移行期の睡眠時間の急激な短縮現象に目を向け、小学生の時期から、睡眠不足に関わる生活習慣についての指導が必要です。

追跡調査からも、平日の睡眠時間が8時間未満の児童・生徒は、8時間以上の睡眠時間をとっている児童・生徒に比べ、2年後に1.7倍の確率で疲労度が高くなりました。

睡眠時間を十分にとることは、疲労の蓄積を防ぐために重要な生活要素であるという結論が得られました。

家族の関わりと慢性疲労

疲労増大に関わる危険因子をさらに調べていくと、興味深い結果が得られました。

本調査の質問票の中に、「家や学校でがんばって勉強したとき、家族はほめてくれますか？」という質問項目を設けていました。すると、初回調査時に、家族からほめられたと感じていない児童・生徒は、ほめられていると感じている児童・生徒に比べ、2年後に疲労度が高くなる確率が1.7倍であることがわかりました。また、「平日（学校のある日）の家族みんなといっしょに過ごす時間は、1日でどのくらいですか？」という質問項目についても同様の検討を行ったところ、平日に家族みんなで過ごす時間が1時間未満の児童・生徒は、1時間以上過ごしている児童・生徒に比べて、疲労度が高まるリスクが1.6倍であることもわかりました。このことから、慢性疲労を防ぐためには、睡眠時間を十分に確保することも肝要ですが、家族の関わり方の影響も大きいということが言えます。

日頃から家族とコミュニケーションがとれる時間があり、学習面でもほめられ、支えられていると感じることができる状態、つまり保護者などの親密な関係者から受容されている感覚、「他者受容感」が満たされていることが重要です。

慢性疲労を予防するために

小児慢性疲労症候群は、誰でも発症してしまう可能性がある疾患です。不規則な生活パターンを改め、夜更かしをしない生活を心がけることが必要ですが、これは個人、あるいは家族単位だけで実現していくことは困難だと感じています。子どもたちがしっかりと眠れて、休むことができる環境が重要であるという認識を、社会全体が強く持つことが必要と切に感じます。

また、子どもの睡眠だけではなく、家族と過ごす時間や家族からほめられる機会などの家族との密接な関わり習慣が、小中学生の疲労蓄積を防ぐためにも重要であるということは、大人の生活時間や働き方、睡眠習慣も同時に考えていくことの必要性を示しています。

本稿で紹介したアンケート調査の知見は、約10年前のものであるため、現在の小中学生のライフスタイルを鑑みた慢性疲労または慢性疲労症候群の危険因子を改めて明らかにする必要があります。そこで、私たちは2015年から、小中学生だけではなく高校生も含めた数千人規模の新たなコホート研究を開始しました。本研究を通じて、現代社会を生きる小中高生が、慢性疲労および慢性疲労症候群に陥ることを防ぐための方策を提案し、家庭、教育現場および社会と協同で子どもたちの健康増進に貢献していくことで、子どもたちの健康社会を実現していきたいと考えています。

※1　報酬感の得られやすさのことを指す。低報酬を獲得した際に報酬感が得られやすい場合は報酬の感受性が高いことを示し、報酬感が得られにくい場合は報酬の感受性が低いことを示す。

新連載　性教育に生かしたい生殖医療

前編：妊孕力《にんようりょく》

熊本大学大学院生命科学研究部 産科婦人科学 准教授　大場 隆

妊娠が成立する仕組みと妊孕力

妊娠できる能力のことを妊孕力といいます。

ヒトの排卵は月経の約２週間前に起きます。排卵された卵子の寿命は約24時間、一方膣《ちつ》内《ない》に射精された精子は、最大１週間程度妊娠を成立させる能力があるので、最も妊娠しやすい時期は排卵の直前ということになります。20歳前後のカップルが排卵日の２日前に避妊しないで行った１回の性交渉によって妊娠が成立する確率はおおよそ50%です。

一方、避妊しないで性交渉を繰り返しても妊娠に至らない場合は、そこに何らかの妊娠しにくい原因があるはずです。健康なカップルが妊娠を希望して性生活を行うと、６か月以内に65%、１年で80%、２年で90%が妊娠に至るとされています。１年たっても妊娠しない場合は不妊症と診断し、妊娠しにくい原因を調べて治療することが推奨されています。

不妊症の原因は多彩です。「嫁して三年、子無きは去れ」という言葉をご存じでしょうか。不妊の原因は全て女性側にあり、結婚して３年たっても子どもが授からない場合は離縁の理由としてよい、という意味ですが、今ではこのようなことを信じている産婦人科の医者は誰もいません。不妊症は、男性、女性それぞれ同程度に問題があることがわかっています。

高齢妊娠と妊孕力

妊孕力は例えば喫煙などのさまざまな理由で低下しますが、全てのカップルにとって関係することは、加齢です。

高齢妊娠とは35歳以上の妊娠出産のことで、40歳以上の場合を特に超高齢妊娠ということもあります。超高齢妊娠では、20代の女性と比較して、早産率が1.7倍、妊娠糖尿病の危険が約４倍、前置胎盤※の危険が約10倍に上昇する、いわゆるハイリスク妊娠となりますが、高齢妊娠、出産における最大の問題点は、そもそも妊娠が難しい、妊孕力が低いということです。

受精するための細胞、配偶子

精子や卵子といった受精するための細胞を、配偶子といいます。配偶子のもとになる細胞は、受精の３週間後には胎児の体内で作られ始め、胎児が女の子の場合、卵子は胎齢５か月のころに約700万個に増えます。胎児が男の子の場合、精子はその後も新たに作られますが、卵子の数が増えるのはここまでです。大人の精巣は配偶子を作る臓器、卵巣は配偶子を保存する臓器だといえるでしょう。しかし卵子はいつまでも保存できるわけではありません。卵子の数は、女の子が生まれる頃には約100万個、月経が始まる頃には数10万個に減っており、その後は１月あたり約千個の割合で減っていきます。20歳の女性が排卵する卵子は約20年前に作られた細胞であり、40歳の女性が排卵する卵子は約40年前に作られた細胞なのです。

ひとつの遺伝子を一皿の料理のレシピに例えるとすれば、染色体は遺伝子が詰め込まれたレシピ本のようなものです。ヒトはそれぞれの細胞の中に１番から22番まで大きい順に番号のついた22組の常染色体と１組の性別に関わる性染色体を持っています。ヒトの細胞の核にある遺伝子のセットは全23巻のレシピ全集のようなもので、すべての細胞はこれを２セット持っていますが、配偶子が作られるときに染色体のセットは半分になります。この過程を減数分裂といいます。

減数分裂に不具合があって、染色体数が偏った卵子ができる場合があります。染色体の数が足りない場合は重大な症状が現れますので、妊娠が成立しないことがほとんどです。染色体が多い場合もほとんどは流産となり、比較的小さな染色体が過剰になった場合だけ、胎児は生き続けて染色体異常を持った子どもとして生まれてきます。

体外受精・胚移植にみられる加齢と妊孕力の関係

高齢女性が妊娠しにくく流産しやすいことは、さまざまな統計で明らかになっています。体外受精・胚移植による妊娠率は、女性の年齢が上昇するとともに減少し、一方で流産率は加齢とともに上昇します。そもそも体外受精・胚移植を受ければ必ず妊娠するというものではなく、20代後半の最も妊娠しやすい時期でも１回の体外受精で妊娠する率は30%に届きません。この妊娠率は女性が30歳を過ぎたころから少しずつ低下し、40歳で約８%、45歳では0.8%にまで低下します。さらに運よく妊娠したとしても42歳を過ぎた女性の妊娠は半数以上が流産に終わってしまい、子どもが授かる確率（生産率）はさらに低いものとなります。

例えば28歳の女性では、１回の体外受精・胚移植における生産率は21.8%です。残る78.2%の方が２回目の体外受精を受けてそのうちの21.8%が成功して、と単純計算していくと、７回目までには80%の確率で少なくとも１人の子どもが生まれることになります。ところが42歳の女性では42回が必要で、１回あたりの経費を30万円とすると体外受精の費用は１千万円を超えてしまいます。さらに高齢では加速度的に経費が上昇し、45歳の女性では６千万円以上かかる計算になります。高齢になってからの体外受精・胚移植の厳しさがおわかりいただけるでしょうか。

高齢妊娠と染色体異常

流産率の上昇と同じく、染色体異常児を出産する割合もまた女性の加齢とともに上昇します。このことは次回に詳しく説明します。

男性の加齢と妊孕力

これまで女性の加齢の話をしてきましたが、それでは男性の加齢は関係がないのかというとそうではありません。卵子の年齢が同じである場合、生産率は父親の年齢が５歳上昇するごとに26%減少します。さらに父親が高齢であるほど、子どもが自閉症や統合失調症となる確率や、小児がんで亡くなる確率が、わずかではありますが上昇することが報告されています。

ヒトの精子は常に新しく作り続けられます。このことによって、女性のような配偶子の老化、という事態は避けられますが、男性では年齢上昇とともにDNA複製の誤り、すなわち遺伝子変異に由来する流産や病気のリスクが上昇する可能性があります。先ほどのレシピ全集の例えを借りれば、女性が加齢するということは、いったん開きかけた本のページを数十年後に再びめくろうとしているようなものであるのに対して、男性の加齢はコピーを繰り返したページがだんだん読めなくなるようなものといえるでしょう。

まとめ

女性が社会の中で自立して生きたいように生きることと、出産育児をすることが両立できる社会は理想的ですが、世の中はそう簡単ではありません。少なくともどちらを優先させるか、自分の意志で選ぶことができる社会が望ましいはずです。

ヒトも卵巣も若返ることはできません。高齢になった女性がなかなか妊娠しないために産婦人科を受診されたときには、時期を逸していることが多いのです。

子どもを持つのを先送りする人生もありだと思います。しかしそれは、女性が高齢になって妊娠出産しようとするときにどのような問題が生じるか、ということを若いうちに知った上で自己決定されるべきことでしょう。

※胎盤の位置が通常より低く、子宮の出口を覆っている状態。

新連載　骨粗鬆症《こつそしょうしょう》の発症予防　思春期までの生活習慣が決め手

第1回　骨粗鬆症とはどんな病気？

国際医療福祉大学臨床医学研究センター 教授
山王メディカルセンター・女性医療センター長　太田 博明

はじめに

日本は65歳以上の高齢者が人口の約27%を占め、約3,400万人の高齢者を抱える世界一の超高齢社会となっています。さらに2025年には高齢化率が30%を超え、75歳以上の後期高齢者が前期高齢者（65～74歳）より数%多く、5人に1人が75歳以上となると予測されています。

後期高齢者が多くなると、骨・関節・筋肉などの運動器の障害が増え、骨折・転倒と関節疾患が急増し、要支援・要介護に至る最大の要因となります。運動器の障害により、要支援・要介護になる、もしくはそうなるリスクの高い状態をロコモティブシンドローム（運動器症候群、ロコモ）[1]といいます。ロコモになると、運動器を構成する骨、関節軟骨、椎間板、筋肉、神経系などの機能低下がみられ、歩行機能の障害、日常生活動作（ADL）※1や生活の質（QOL）※2の低下に直結します（図1）。ロコモの主要原因疾患の1つが骨粗鬆症です。

70数年前、閉経した女性は腰や背中が曲がり、腰背痛と身長低下を来す[2]ことが知られていました。そして、そのような症状の原因となる骨粗鬆症は、女性ホルモンであるエストロゲンの低下によって女性がかかる病気と一部では言われていたものの、1980年代までは一般的に年のせいであるとされていました。1991年になって、その原因は低骨量によるもので、1992年には骨折がなくても骨粗鬆症と診断できるようになり、1994年に初めて病的疾患として認知されました。つまり骨粗鬆症は古くから言い伝えられてきましたが、病気としては新しいものなのです。

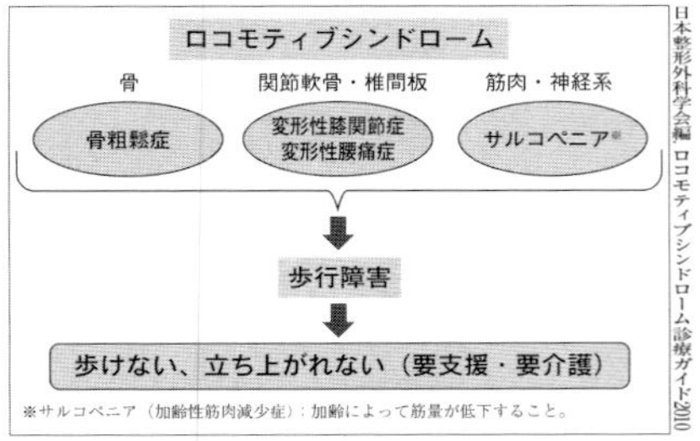

図1　ロコモティブシンドロームの概念　日本整形外科学会編 ロコモティブシンドローム診療ガイド2010 改変

骨粗鬆症の原因と分類

骨粗鬆症とは骨が粗く鬆《す》が入り、骨折リスクが増加する疾患です。罹患《りかん》するのが閉経後の女性がほとんどであることから、その原因としては、エストロゲンの低下によるものと考えられていましたが、高齢者がかかる病気であることから、加齢も原因と考えられるようになりました。また、女性ばかりではなく、各種の生活習慣病、例えば糖尿病や慢性腎臓病などに罹患《りかん》した男性も罹患することから、生活習慣病も原因の1つに加わりました。そして、閉経後の女性が罹患する閉経後の骨粗鬆症をはじめとした原発性骨粗鬆症と、糖尿病や慢性腎臓病などの生活習慣病由来の続発性骨粗鬆症に大きく2分されるようになりました。

骨粗鬆症の症状

骨粗鬆症は高齢期に発症しやすい慢性疾患で、silent disease（沈黙の疾患、静かなる病気）ともいわれています。自覚症状がほとんどないまま、密かに進行していき、無症候期間が長いのが特徴です。自覚できる症状としては、背中や腰が疲れるとか重たいといったことがありますが、2足歩行と立位で過ごす人類がしばしば経験する腰背痛ですから、症状が重くないと見逃されてしまいます。そして、ある日突然骨折し、骨粗鬆症と診断される場合が多いのも特徴です。「最近、背中や腰が曲がってきた」、「2cm以上身長が縮んだ」と思ったら、すでに骨粗鬆症による背骨の骨折を起こしている可能性があります。

※1　ADL　activities of daily living
※2　QOL　Quality of Life

しかし、背骨を骨折していても、3分の2は自覚症状がないといわれています。50歳以上の日本人女性の場合、生涯に37%（3人に1人以上）[3]が背骨の骨折を起こすといわれ、脚の付け根（大腿骨《だいたいこつ》）の骨折も22%（5人に1人以上）[4]の確率で起こり、骨粗鬆症による骨折は珍しいことではありません（図2）。

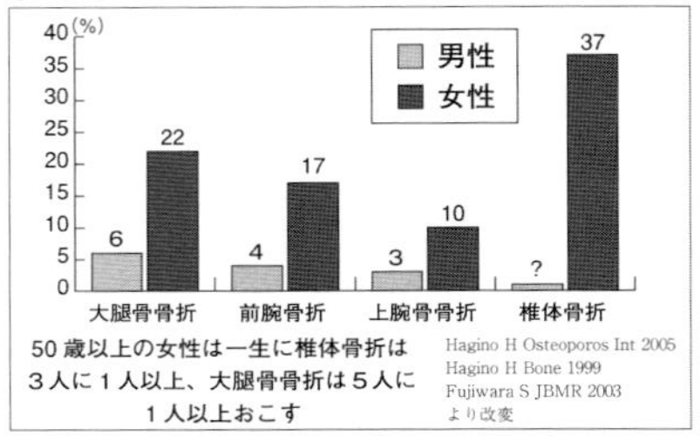

図2　日本人の50歳の男女における一生に骨折する確率

骨粗鬆症の患者数

日本における骨粗鬆症の患者数は男女合わせて約1,300万人と推計されていますから、人口の約10%にあたり、10人に1人が罹患するcommon disease（よくある病気）なのです。しかし、今の高齢者は昔の高齢者よりも身体機能の若々しい方が多いため、ついつい自分はまだ年をとっていない、骨粗鬆症にかかったり、骨折したりするはずはないと思いがちです。また、栄養にも気をつけ、しかも適度な運動もしていると自己管理に自信を持っている方が多く、検診を受ける方が少ないことが問題となっています。骨粗鬆症の早めの診断には骨密度検診が欠かせません。

骨粗鬆症に対する意識調査

50歳以上の閉経後の女性約3,000名に行った最近の調査[5]でも、ほぼ全ての回答者(99.8%)が骨粗鬆症について認識しており、76.6%は「どのような病気か詳しく知っている」と回答しています。例えば「骨がスカスカになる(91.0%)」、「骨がもろくなり、ちょっとしたことで骨折しやすくなる（88.2%）」、「骨折して寝たきりの原因にもなる(76.0%)」などです。しかし一方、「糖尿病などの生活習慣病と関連がある(12.9%)」、「放っておくと悪化し、寿命が短くなる(19.3%)」、「骨折しても痛みや自覚症状がないことがある(34.7%)」、「治療をすると骨折をある程度防ぐことができる(45.7%)」など、重要な情報が十分に知られていません。また3人に1人は骨粗鬆症の検査を「一度も受けたことがない」と回答、50代女性ではその割合が2人に1人まで増加、また身近な人で骨粗鬆症になった人がいながら、検査を受けたことがない人は20%以上もいます。自分にも十分に起こり得ることの自覚が必要です。

骨粗鬆症による骨折の連鎖

過去に骨粗鬆症による骨折を起こしたことがあると、2次骨折（次の骨折）を来しやすいことが知られています。次々と骨折を起こす「ドミノ骨折」を防ぐには、初めて骨折を起こした時点からの対策が重要となります。最近では生活習慣病を合併している方にドミノ骨折が多く見られることがわかってきました。骨粗鬆症による骨折の中で、最も寝たきりになりやすいといわれている大腿骨近位部の骨折は、80歳以上で急増しているという報告[6]があります。しかし、骨粗鬆症を早めに察知するには60歳代における骨折の連鎖を来しやすい背骨の骨折を見逃さないことが重要です。

骨貯金の重要性

骨量は18歳頃にピークとなり、40歳代半ばまでほぼ変わりません。特に18歳以下は適正体重の維持、カルシウムなどの栄養素の適切な摂取、運動習慣によって効果的に骨を貯金して、将来の骨粗鬆症を予防することが大切です。骨粗鬆症予防は思春期における骨貯金が決め手となります。高校生までの備えが高齢になってからのわが身を守ります。

次回は骨作りの仕組みと骨貯金の増やし方についてお書きします。

文献

1）日本整形外科学会編『ロコモティブシンドローム診療ガイド2010』P46 文光堂刊, 2010
2）Albright F, Smith PH, Richardson AH: Postmenopausal osteoporosis: Its clinical features. *The Journal of the American Medical Association* 116: 2465-2474, 1941
3）Fujiwara S, Kasagi F, Masunari N, et al. Fracture prediction from bone mineral density in Japanese men and women. *Journal of Bone and Mineral Research*. ;18(8):1547-53. 2003
4）Hagino H, Yamamoto K, Ohshiro H, et al. Changing incidence of hip, distal radius, and proximal humerus fractures in Tottori Prefecture, Japan. *Bone*. ;24(3):265-70. 1999
5）http://www.pfizer.co.jp/pfizer/company/press/2015/2015_02_27_02.html
6）Orimo H, Yaegashi Y, Hosoi T, et al. Hip fracture incidence in Japan: Estimates of new patients in 2012 and 25-year trends. *Osteoporosis International*. 2016 Jan 5. [Epub ahead of print]

連載 **骨《こつ》粗《そ》鬆《しょう》症《しょう》の発症予防**　思春期までの生活習慣が決め手

第２回　骨作りの仕組みと骨発育のスパート、そして最大骨量の獲得

国際医療福祉大学臨床医学研究センター 教授
山王メディカルセンター・女性医療センター長　太田 博明

はじめに

骨には硬くて壊れにくいというイメージがあると思いますが、実際、体の中で歯に次いで硬いのが骨です。そのため、例えば頭蓋骨は脳を、肋骨《ろっこつ》は心臓や肺を守るというように、大切な臓器を保護する役目を果たしています。そして骨は二本足で歩く時に体を支え、手足の運動をつかさどっています。

骨は子どもの頃に体とともに成長した後、変化がないように思えますが、実は活発に代謝をしている生きた組織なのです。古くなると壊され、また新しく再生されて約１年で７割が入れ替わります。例えば成長期の子どもの場合、体に２年前の骨はなく、高齢者であっても５年前の骨はありません。効率よく動けるように、変化する体重に合わせて、最適な強さと重さを保つために、常に代謝を繰り返しているのです。

骨の新陳代謝－骨は生きている－

骨には体を支え、臓器を守る役割のほかに、カルシウム(Ca)を貯蔵し、細胞や血液中に供給する役割があります。供給されたCaは神経の伝達や筋肉の収縮などに利用されます。人体の構成成分としてのCaは、成人男性の場合で約１kgを占めています。骨の主成分はリン酸Caで99%は骨や歯に含まれています。残りの１%(約10g)がイオンとなって血液や細胞に存在しています。この１%のCaイオンが正常な生命活動に不可欠な役割を担っています。

骨が古くなったり、あるいは血液中のCaが足りなくなったりすると、骨の表面に破骨細胞がくっつきます。破骨細胞は強い酸性の物質を分泌し、古い骨を削って中のCaを引き出し、血液中に流します。この骨の破壊は骨が溶けるので「骨吸収」と呼ばれます。

削られた部分に今度は骨芽細胞が働き、Caを塗り固めるように骨を作っていきます。これを「骨形成」といいます。破骨細胞で削られた穴が埋められていくと、新陳代謝のサイクルが終わります。「骨吸収」に要する時間は約４週間、「骨形成」に要する時間は約４か月、合わせて５か月で古い骨を削って、新しい骨に生まれ変わります。

骨吸収と骨形成の割合が同じで、バランスがとれた状態であることを「カップリング」しているといい、骨の健康は保たれています。また、成長期では骨吸収よりも骨形成が盛んですので、骨形成が上回り、骨量は増加していきます。一方、骨吸収に骨形成が追いつかない、アン・カップリングの状態では、骨が削られたままで十分に補填がなされず、穴が開き、細く弱くなってしまいます。これがある一定期間続いて、骨量が低下し、一定レベルを下回るようになったものを「骨粗鬆症」といいます。

骨発育のスパートは２回ある

骨量の急激な増加を〝骨発育のスパート〟といい、幼児期（１～４歳）と思春期の２回あります。思春期のスパートは、女児では10～14歳、男児では12～16歳と、女児の方が２歳早く始まり、早く終わります。

出生時に50cmであった身長は１年後には1.5倍の75cm、４年後には２倍の100cmに到達します。男性の成人身長を170cm、女性のそれを160cmとすると、乳幼児期に男女ともに身長の60%前後が形成されているのです。つまり、思春期の成長スパートを上回る成長を乳幼児は示しています。以上は身長の発育スパートですが、身長の増加に伴い、骨発育も同時にスパートし、骨量の約半分は幼児期に獲得されるといわれています。そして残りの半分は最大骨量(Peak Bone Mass:PBM)に達する18歳までに獲得されます。

一方、年間あたりの骨量の最大獲得時期（骨発育のピーク）は女児では12.5歳、男児は1.6年遅れて14.1歳にある[1]といわれ、女児では10.5～14.5歳の計４年間で成人骨量の26%を獲得する[1]といわれています（図１）。骨発育のピークは女児が11歳、男児が14歳と３年の差があります[2]。

なお、身長も骨発育のスパート、ピークと極めて類似します。女児は11歳で身長のスパートをし、この前後で男女の平均身長が逆転します。これに対し、男児は２年ほど遅れた13歳で身長のスパートを迎えます。そして成人身長に達するのは女児で15歳、男児で17歳です[3]。

骨発育に作用する因子

思春期における骨発育に作用する因子として成長ホルモン(Growth Hormone)とインスリン様成長因子(Insulin-like growth factor)-1の影響が大きく、また女児の思春期以降は女性ホルモンのエストロゲンによる作用が加わります[4]。女児の思春期進行に伴い増加するエストロゲンは、骨発育因子であると同時に強力な骨端線閉鎖作用があるため、骨量の発育が完成する前に身長や骨体積の完成をもたらします（図２）。

身長のスパート年齢、最大成長率を示す年齢、成人身長に達する年齢、これらはいずれも女児が男児よりも２年ほど早く迎えます。女児が男児よりも身長の成長が早い原因は明確ではありませんが、思春期開始時に成熟し、男性ホルモンのアンドロゲンを分泌し始める精巣に対して、卵巣は出生後早期に完成しており、思春期前よりエストロゲンがわずかに分泌されている影響であろうと考えられています[5]。なお、わが国の2012年（平均初経年齢12.0歳）の腰椎骨密度に関する調査[6]では、PBM（最大骨量）は18歳で獲得されており、より高いPBMを獲得するには少なくとも18歳以前の介入が必要であると推測されています。

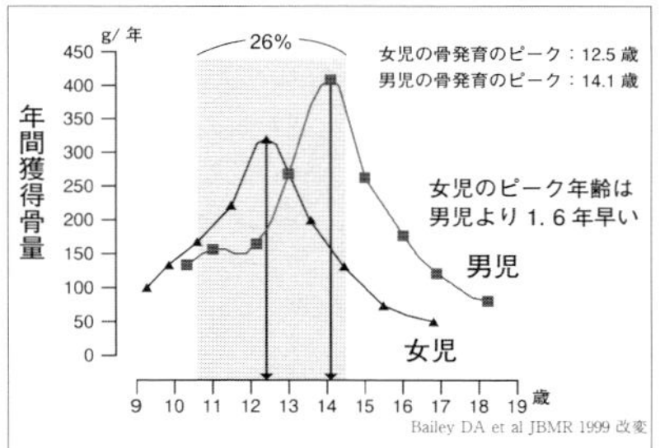

女児の骨発育は 12.5 歳を頂点に前後２年間 10.5 ～ 14.5 歳の計４年間で成人骨量の 26% を獲得する

図１　思春期における年齢別・性別骨量の獲得情報

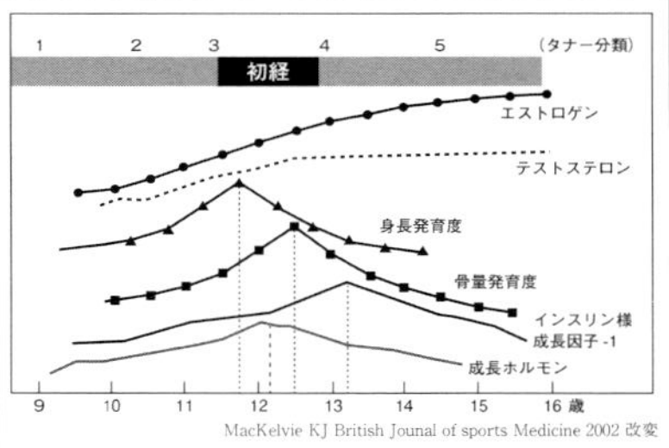

図２　思春期における身長・骨密度の加齢変化に対する性ホルモン・成長因子の関与

文献
1) Bailey DA, McKay HA, Mirwald RL et al. "A six-year longitudinal study of the relationship of physical activity to bone mineral accrual in growing children: the university of Saskatchewan bone mineral accrual study." *Joural of Bone and Mineral Research.* 14(10):1672-9, 1999
2) 西山宗六、井本岳秋「日本人小児骨塩量の基本的発達の研究」「ホルモンと臨床」43:853-6, 1995
3) 文部科学省「平成12年度学校保健統計報告書」
4) MacKelvie KJ, Khan KM, McKay HA. "Is there a critical period for bone response to weight-bearing exercise in children and adolescents? a systematic review." *British Jounal of sports Medicine.* 36(4):250-7, 2002
5) 大山健司「思春期の発現」「山梨大学看護学会誌」3:3-8, 2004
6) Orito S, Kuroda T, Ohta H et al. "Age-related distribution of bone and skeletal parameters in 1,322 Japanese young women." *Jounal of Bone and Mineral Metabolism.* 27(6):698-704, 2009

連載 骨粗鬆症《こつそしょうしょう》の発症予防 思春期までの生活習慣が決め手

第3回（最終回） 骨貯金は18歳までに！！

国際医療福祉大学臨床医学研究センター 教授
山王メディカルセンター・女性医療センター長　太田 博明

はじめに

第2回の連載で骨量の急激な増加を「骨発育のスパート」といい、幼児期（1～4歳）と思春期（女児：10～14歳、男児：12～16歳）の2回あることをご説明しました。

成人の骨量の半分は幼児期に、残りの半分は思春期以降、最大骨量に達する18歳までに獲得されます。特に、骨発育の2回目のスパートである思春期の4年間には、最大骨量の26%が獲得されます。

若い頃に骨量を獲得しておくと、高齢になって骨量を喪失しても〝骨の貯蓄率〟すなわち骨貯金があるため、骨粗鬆症に罹患《りかん》せずにすむ可能性が高くなります。あるいは、骨粗鬆症に罹患する時期を遅延することができ、重症化や骨折を回避することが可能になるかもしれません。

従って、骨貯金は思春期の骨発育のスパートから最大骨量に到達する18歳までに、いかにたくさんの骨量をためるかが最も重要です。

骨貯金のMAXを最大骨量 (Peak Bone Mass:PBM)という

わが国の女性2,062名（平均初経年齢12.0歳）を対象とした我々の調査[1]により、PBMは18歳で獲得されており、より高いPBMを獲得し、骨貯金を貯えるには少なくとも18歳までの介入が必要であることが判明しています。

そして日本骨代謝学会の調査[2]によって、腰椎の骨量は45歳から減少が始まることがわかっています。このうち、20～44歳を腰椎骨量の若年成人平均値(Young adult mean:YAM)といいます。腰椎とともに骨量の評価部位として重要な大腿骨《だいたいこつ》骨量のYAMは、原発性骨粗鬆症の診断基準（2012年度改訂版）[3]において、我々の調査研究[1]から20～30歳とされています。このことは、大腿骨は腰椎よりも15年早い、30歳から骨量低下が認められるということを表します。

次に最大骨量の決定因子のうち、最も大きなものは遺伝的な要因で、60～80%[4]を占めるといわれています。その他にも性、機械的ストレス、ホルモン、栄養、リスク因子が関与するといわれています（図1）[5]。なお、遺伝的な要因が最大で、その候補遺伝子は複数あるといわれていますが、未だ明確にされていません。

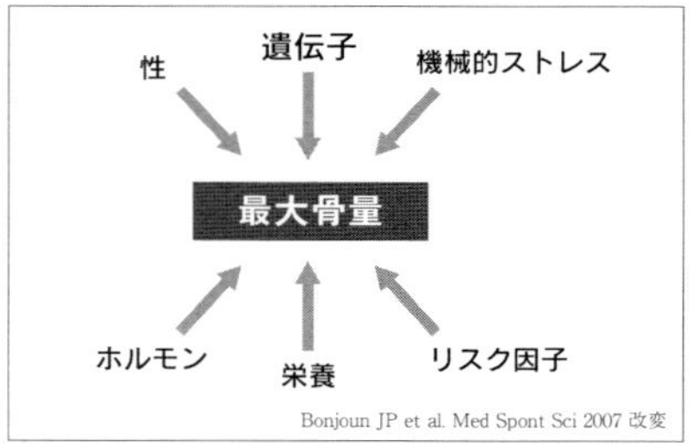
性
遺伝子
機械的ストレス
最大骨量
ホルモン
栄養
リスク因子
Bonjoun JP et al. Med Spont Sci 2007 改変

図1　最大骨量の決定因子

女児の骨量獲得には初経発来の有無が関与する

思春期における骨発育に関与する因子として、第2回に示したように成長ホルモンとインスリン様成長因子の影響とともに、性ホルモン（女児ではエストロゲン、男児ではテストステロン）の影響がより大きいとされています。そこで、既にPBMに到達した約21歳を対象とした初経前後および現時点の生活習慣による腰椎骨量に対する影響因子について、我々は検討[6]しました。

その結果、運動に関して、初経前では運動強度や1回あたりの時間が、初経後ではハイインパクトな垂直荷重系の運動が骨量に影響することがわかりました。また21歳の現時点では体格指標(Body mass index:BMI)が骨量獲得に影響することが判明しています。高い骨量を獲得するためのBMIの管理目標は、腰椎骨量が+1SD（標準偏差）以上を呈するBMI、すなわち12～15歳ではBMI 21.1、16～19歳ではBMI 22.9が望ましいと考えられます。やせていると骨に対する荷重刺激が十分ではないので、骨貯金ができにくいのです。

エストロゲンという女性ホルモンはその受容体(Estrogen receptor:ER)に結合してホルモン作用を発現します。思春期前期ではエストロゲンが低値で、ERの発現も十分ではないので、荷重刺激があっても骨芽細胞数が増えず、骨量も増えません。しかし、初経を迎えてエストロゲン分泌が増量し、ERがより発現すると、荷重刺激が骨量の増加に寄与します[7]。従って、初経が発来している方が運動等の刺激に対して、より反応がよくなるのです。

そこで我々は、初経発来者における運動強度と骨量との関係について検討[8]しました。運動の強度を「のんびり」、「息がはずむ程度」、「激しく」と3つに分けて、その骨量を比較したところ、「のんびり」では骨量の平均値に達せず、「息がはずむ程度」では平均値を少し上回り、「激しく」では平均値を十分に上回っていました。このことから初経発来後の思春期には「激しく」運動しないと骨貯金は十分にできないことが判明しています。

また、中高校生における運動の種類別の腰椎骨量を比較したところ、陸上·ランニング·ジョギングとバレエ・ダンスが最も高い骨量を有しており、その他の運動では骨貯金があまり獲得できていませんでした（図2）。

さらに食事に関しては、朝食欠食の経験者は朝食を欠食したことがない人と比べて、腰椎の骨量が低いことが示されています。このことは朝食欠食によって、骨貯金を維持・向上する栄養素が不足することを表しています。

おわりに

子どもの頃から思春期にかけての成長期（10～16歳）は骨量が最も増える時期です。しかし、ダイエットのために栄養不足になったり、ホルモンバランスが崩れたりすると、若い年代でも骨量が増えないばかりか、減少することもあります。成長期はしっかり骨の貯金をして、将来骨粗鬆症になりにくい体をつくることが大切です。

まず、偏食をしないで栄養バランスのよい食事をすることが大切です。また若いうちに運動していた人は骨量が高く、骨折が少ないこともわかっています。運動の習慣をつけさせましょう。さらに、成長ホルモンの分泌を促すためには睡眠を十分にとること、できるだけストレスを発散させるように心がけることも大切です。

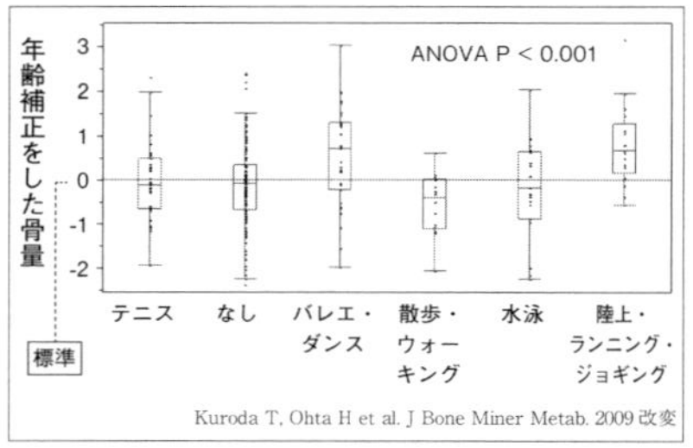
年齢補正をした骨量
ANOVA P < 0.001
3
2
1
0
-1
-2
標準
テニス
なし
バレエ・ダンス
散歩・ウォーキング
水泳
陸上・ランニング・ジョギング
Kuroda T, Ohta H et al. J Bone Miner Metab. 2009 改変

図2　運動の種類別の腰椎骨量

文献

1）Orito S, Kuroda T, Ohta H et al. Age-related distribution of bone and skeletal parameters in 1,322 Japanese young women. *Journal of Bone and Mineral* Metabolism. 27(6):698-704.2009
2）原発性骨粗鬆症の診断基準（1996年度改訂版）
3）原発性骨粗鬆症の診断基準（2012年度改訂版）
4）Ondrak KS, Morgan DW. Physical activity, calcium intake and bone health in children and adolescents. *Sports Medicine.* 37(7):587-600.2007.
5）Bonjour JP, Chevalley T, Rizzoli R, et al. Gene-environment interactions in the skeletal response to nutrition and exercise during growth. Medicine and Sports Science. 51:64-80.2007.
6）Miyabara Y, Onoe Y, Ohta H et al. Effect of physical activity and nutrition on bone mineral density in young Japanese women. *Journal of Bone and Mineral Metabolism.* 25(6):414-8.2007.
7）Lee K, Jessop H, Suswillo R, et al. Endocrinology: bone adaptation requires oestrogen receptor-alpha. *Nature.* 424(6947):389.2003.
8）Kuroda T, Onoe Y, Ohta H et al. Influence of maternal genetic and lifestyle factors on bone mineral density in adolescent daughters: a cohort study in 387 Japanese daughter-mother pairs. *Journal of Bone and Mineral* Metabolism. 2009;27(3):379-85.

新連載 高校生の年代のてんかん

第１回　知っておきたい基礎知識

静岡てんかん神経医療センター 統括診療部長　久保田 英幹

疫学

てんかんは子どもの病気と思われがちですが、実際にはあらゆる年齢の人が発病する可能性があります。てんかんの発病率（人口10万人に対して１年間に罹患《りかん》する人数のこと）は、０歳児で高く、20歳くらいまで徐々に低下しその後ほぼ一定になりますが、65歳を過ぎると再び増加します。調査によっては75歳以上では０歳児より高いという報告もあります。このことから、てんかんは小児期と高齢期に多く発病する病気だということがわかります。

また、全年齢を通したてんかんの有病率（ある時点でてんかんの治療を受けている人の割合）は、先進国では約0.8%と推定されています。したがって日本にはおよそ100万人の患者がいると推定されています。てんかんとは特別な病気ではなく、とても一般的な病気なのです。

累積発病率とは、その年齢でてんかんと診断されたことのある人の割合です。20歳では約１%、75歳を過ぎると３～４%に達します(図１)。

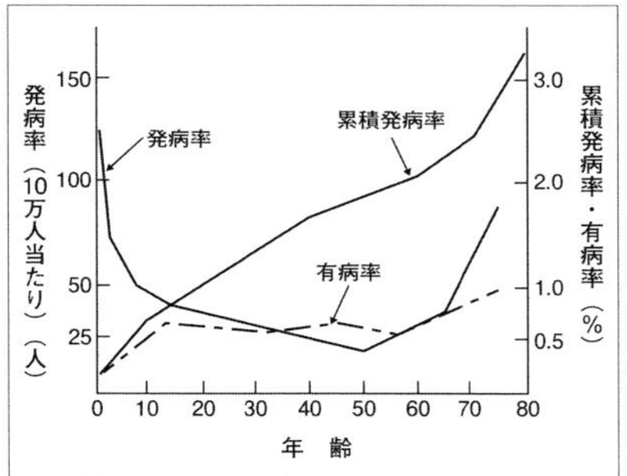

中野隆史「てんかん類型と疫学　Ⅰ.てんかん類型とその特徴 G. 成年期、老年期のてんかん」
松下正明総編集「臨床精神医学講座9-てんかん-」p.265-72，1998

図１　てんかんの発病率、累積発病率及び有病率

てんかん発作とは

てんかん発作とは、大脳の神経が一時的に過剰に活動した結果現れる、様々な症状のことです。過剰な活動が大脳の一部から始まる部分発作と、最初から両側半球の広範な神経を巻き込む全般発作に分けられ、全発作の６割が部分発作です。

発作のタイプを分類するのは診断の第一歩で、その６～７割は正確な症状の聴取で決まります。発作診断は治療薬の選択に直結するので重要です。医師は患者を前にして肝心の症状を目にすることができませんから、目撃した人の発作の観察が診断の決め手となります。以下に発作の特徴を簡単に記します。

《部分発作》

大脳は見る、聞く、話す、手足を動かす、感じるなどの機能を部位ごとに分担しています。部分発作の症状は、過剰な活動が起こった部位が本来持っている機能に関連して現れます。たとえば後頭葉にある視覚中枢に発作が始まると、星のようなピカピカ光るものが見えたり、反対に突然見えなくなったりするなど、視覚に関連した症状が起こります。

そのような過剰な活動が大脳の一部にとどまっているうちは意識が保たれており、これを単純部分発作といいます。

過剰な放電が脳内に広がるにつれて意識が障害されるようになる段階を複雑部分発作といい、単純部分発作で始まり複雑部分発作に進展する場合と、最初から意識の曇りから始まる場合があります。

過剰な放電が脳全体に広がると全身のけいれんに進展します。これを二次性全般化といいます。

《全般発作》

全般発作は症状と発作時の脳波の組み合わせで次の７種類に分けられます。

（１）欠神《けっしん》発作：突然意識を消失し、数秒から十数秒後に突然回復し、何事もなかったようにすぐにもとの活動に戻る。

（２）非定型欠神発作：意識消失の始まりと回復が欠神発作ほどはっきりせずだらだらしており、持続も数十秒と長引くことが多い。

（３）ミオクロニー発作：体の一部、時に全身が一瞬（おおよそ0.1秒間）ピクンと跳ねるように動く。

（４）強直《きょうちょく》発作：全身が硬直するのが基本だが、寝息が乱れるだけ、目を見開き肩がすくむ、大きな声とともに全身が固くなり、立っていると倒れるなど程度は様々。

（５）間代《かんたい》発作：ガクンガクンと全身に規則的に力が入ったり抜けたりする。

（６）強直間代発作：強直けいれんに間代けいれんが続く発作で、かつて大発作とも呼ばれていた。

（７）脱力発作（失立《しつりつ》発作）：突然全身の力が抜け、重力に抗することができず、激しくバタンと倒れる危険な発作。

てんかんの分類

周産期の障害、脳の形成異常、脳炎、頭部外傷、脳血管障害など、脳の障害に伴って発病したてんかんを症候性てんかん、脳に異常がなく発病には体質の関与が高いてんかんを特発性てんかんといい、前者は治りにくく後者は治りやすいという特徴があります。

てんかんの種類	特発性	症候性
部分	100%	35%
全般	70%	20%

平成3年、厚生省、「難治てんかんの病態と治療に関する研究班による多施設共同研究」より

表１　てんかんの分類ごとの治癒率

てんかんは、発作の種類で２つに（部分vs全般）、原因で２つに（症候性vs特発性）分類され、てんかんはそれぞれを掛けた４つに大きく分類され、症候性部分発作てんかん、特発性全般てんかんなどと呼ばれ、治癒率に違いがあります（表１）。

治療と予後

てんかんの治療の基本は抗てんかん薬による薬物療法で、70～80%の人が薬で発作が抑制され通常の生活を送ることができます。抗てんかん薬は発作のタイプに従って選択されますが、発作と薬剤の組み合わせが適切でない場合、発作が止まらないだけでなく、かえって悪化させることもあります。発作が止まらない場合には、早い時期に専門医（小児神経科医やてんかん専門医など）の受診を勧めます。

適切な診断と治療にもかかわらず発作が抑制されない場合、外科手術が検討されます。外科手術を行っている医療機関は日本てんかん学会のホームページで公表されています。

てんかんの長期予後を図２に示しました。20年以上の経過を見ると、５年以上発作が抑制されている人が約70%、発作が止まり薬をやめられた人、つまり治癒した人が約50%、その差から、服薬さえしていれば発作が抑制されている人が約20%であることがわかります。

正しい診断と適切な治療を受ければ、てんかんは治る病気なのです。

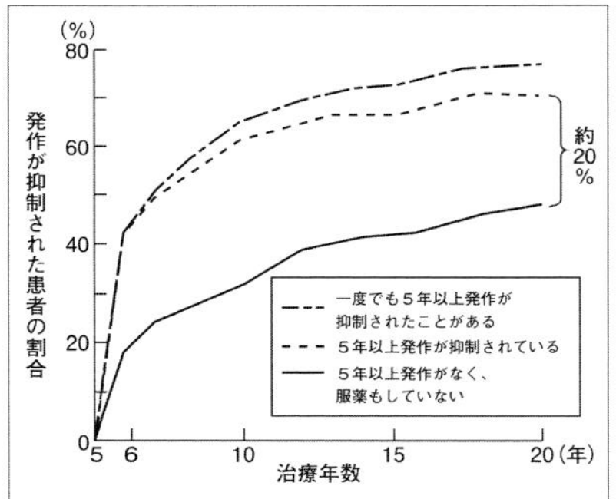

Annegers JF "Remission of Seizures and Relapse in Patients with Epilepsy" *Epilepsia* 20(6):729-737, 1979を改変

図２　てんかんの長期予後

連載 高校生の年代のてんかん

第２回（最終回）学校生活の留意点

静岡てんかん神経医療センター 統括診療部長　久保田 英幹

前回はてんかんの基本的なことを記しました。今回はやや実用的なことがらを取り上げます。

医療機関との連携

てんかんに限らず、慢性疾患に罹患《りかん》している生徒の健康管理において学校と医療機関（診療担当医）との連携は、リスクを最小限にとどめながら最大限授業に参加するために重要です。理想的には医療面と生活面の両者に関する情報の交換があるといいのですが、てんかんに関して標準化された管理表は存在しないため、どのような形での情報提供があるかは、主治医個々の考え方によっているのが現状です。

そのため特別支援学校などでは独自に連絡票を作成し、年々更新しています。連絡票に必要な情報を図に示しました。

氏名		年　組
診断		
発作：症状と頻度	①発作型（　　　）前兆：なし・あり（内容：　　　） 具体的症状： （日・週・月・年）1回以上	
	②発作型（　　　） 具体的症状： （日・週・月・年）1回以上	
発作の起こる時間	覚醒時　睡眠中　両方 ｜ 誘発因子 ｜ 睡眠不足　過労　緊張　ほっとした時　その他（　　　）	
発作時の対応	様子を見守る　転倒に注意　動作や仕草をむやみに抑制しない、危険なものを遠ざける　その他（　　　）	
特別な対応	なし あり　発作が（　）分・回続いたら　坐薬を使用 発作が（　）分・回続いたら　病院に搬送 その他（　　　） 坐薬の種類（　　　） 搬送先（　　　）	
処方		
その他		

図　情報の共有（医学的管理）（連絡票の例）

発作への対処

てんかん発作の主な対処法は次の通りです。

《冷静に見守る》体をゆすったりたたいたりすることは意味がありません。意識の状態を確認するために声を掛け続けるのは合理的です。危険なものを持っている場合には手から放します。教師が慌てると、生徒は必要以上に発作を大変なことと受け止めます。

《倒れる発作》頻度が多い場合には、階段など危険な場所では手をつなぐなどして転倒による外傷を予防します。発作が起こった場合にはしっかり支え、ゆっくり横にします。

《けいれん発作》周囲にある危険物を遠ざけ、頭の下にタオルなどを差し込みます。発作後、唾液や異物の誤嚥《ごえん》予防のために顔を横に向けるか側臥位《そくがい》（横を向いて寝ている状態）にします。

《自動症をともなう発作》発作中に無意識に起こる動作や仕草を自動症といいます。自動症は無理に制限しません。歩き出したら止めないで安全な方向に誘導します。周囲のものをいじるような場合には、ものを遠ざけます。制限すると無意識のうちに抵抗されてけがにつながることがあります。

《割り箸やスプーンを口の中に入れない》発作により舌や口腔粘膜をかんで出血することがありますが、窒息するようなことはありません。割り箸やスプーンを口の中に入れてそれを防ごうとすることで、逆に口腔内を傷つけることがあります。

《発作後》ぼんやりしていたり寝たりしてしまう場合にはそのまま様子を見て、完全に戻ったのを確認してから元の活動に戻ります。帰宅や受診の必要はありません。

《発作の様子の観察》始まり方、症状の変化、発作後の回復の様子などを記録して、受診に役立てます。

《受診を考慮する場合》頭部を強く打って頭蓋内出血が疑われるとき、眼球を強く打って視力障害や眼球運動障害が出現しているとき、傷からの出血が止まらないときなどには受診を考慮します。

《てんかん重積状態》けいれんが５分以上続く場合や、けいれん以外の発作が30分以上続く場合と、発作と発作の間に意識を回復することなく発作が30分以上連続することをてんかん重積状態といいます。重積状態になったら、医師の指示を確認し、必要なら坐薬を挿入するなどして救急搬送します。

てんかん重積時の坐薬の挿入に関しては、平成28年２月に文部科学省から指示が発出されています。骨子は、（1）坐薬使用の必要性と挿入の際の留意事項に関して書面による医師の指示があること、（2）児童生徒の学校への具体的依頼があること、（3）挿入時には本人の確認、使用法の順守、手袋の使用に留意すること、（4）坐薬使用後医療機関を受診させること、です。

進路指導

てんかん発作の頻度や症状により個々に検討します。たとえばドイツの職業適性ガイドラインによると、発作が２年以上抑制されているか、発作中に意識が保たれていて姿勢や行動のコントロールが可能な発作や、意識を失い行為は途絶するものの姿勢が保たれている（転倒しない）発作が年２回以下であれば、高齢者の介護や管理部門、製図、精密機械操作、組み立て作業、溶接、ドリルやプレスの機械操作は可能で、高所作業も３m以内であれば落下に対する特別な措置がなくても可能とされています。

免許や資格に関して、てんかんが欠格事由とならないものに国家公務員、地方公務員、教員、調理師、栄養士、建築士、自動車整備士、社会福祉士などがあります。反面、航空機に乗り組んでその運航を行おうとする航空従事者（操縦士、航空士、機関士、通信士）は、てんかんの既往があると従事できないので、てんかんは絶対欠格です。それ以外の資格・免許について、てんかんは相対的欠格事由となります。銃刀剣所持は５年、運転免許は２年の発作抑制が条件として明記されていますが、それ以外の免許・資格の可否は医師の判断によります。

なお特別な理由がない限り、就職の面接時での健康状態や持病に関する質問は公正採用選考に反する行為で、病気の告知は本人の判断に任されています。

病状に合わせた進路指導の重要性がここにあります。

自動車運転免許

卒業後の就職に備えて運転免許を取得する生徒には深刻な問題です。

発作が過去２年以内に起こったことがなく、医師が「今後、X年程度であれば，発作が起こるおそれがない」旨の診断を行った場合に運転免許は許可されます。例外として、意識障害をともなう発作が２年以上抑制されており、かつ１年以上意識障害と運動障害をともなわない発作が日中出現している場合と、２年以上夜間睡眠中に限って発作が出現している場合にも許可されます。

免許申請、更新時に半年以内に上記期間を満たすと判断される場合、条件を満たすまで免許交付の（新たに免許を取得する）場合は交付の保留、更新の場合は停止となり、条件を満たした後に交付、更新されます。

それを満たさない場合は、免許交付の場合は拒否、更新の場合は取り消しとなります。

詳しくは都道府県の運転免許センターに設置されている運転適性相談窓口に相談するように指導してください。

てんかんは、高校生になってから発病する人も少なくありません。病気の見通しを踏まえた安全と教育の機会の両立、免許・資格に関する情報提供などが適切になされることが必要です。

新連載　高校生の年代における　ドライアイの原因と予防

第１回　ドライアイはなぜ起こるか

東京女子医科大学眼科 臨床教授　高村 悦子

ドライアイは、眼の不快感が続き、時には、勉強や日常生活に支障をきたす疾患です。ドライアイを引き起こす要因として、長時間VDT（visual display terminal）作業を続ける職場環境や加齢がその原因として挙げられてきました。しかし最近、大規模な疫学調査で、日本の高校生にもドライアイが多いことがわかってきました[1)]。ドライアイの症状はさまざまであるためドライアイと気づかず、自己判断で市販薬を継続使用して、かえって悪化してしまう場合も少なくないのが現状です。ここでは、涙と眼の粘膜との関係、ドライアイの症状、ドライアイを引き起こす要因について、述べたいと思います。

ドライアイとは

ドライアイとは「さまざまな要因による涙液および角結膜上皮の慢性疾患であり、眼不快感や視機能異常を伴う」[2)]と定義されています。眼の表面の粘膜である角膜や結膜の上皮は涙で守られていますが、ドライアイになると、この涙を保つためのバランスが破綻し、眼の粘膜は肌荒れのような状態になり、眼の不快感や、時には見えにくさといった視機能の異常まで引き起こすことになります。

ドライアイを起こす要因には、さまざまなものがありますが、そのメカニズムを理解するためには、まず、眼の表面の粘膜と涙の関係を理解しておくことが必要です。

涙液層の構造と涙液の分泌

眼の粘膜（結膜、角膜）を覆う涙液層は、油層と水/ムチン層（液層）の二層構造となっています。涙液の大部分を占める液層は、涙腺から分泌された水分に、結膜の胚細胞から分泌された分泌型ムチン（MUC5AC）という粘液が混ざり、ゲル構造を形成しています。その表面には、まつげの生え際の内側に並ぶマイボーム腺の開口部から分泌された油が油層を形成し、涙の蒸発を防いでいます。角結膜上皮の表面には、膜型ムチン（MUC1,4,16）が発現しており、これが極性のある水分子の正に荷電した部分を引き付け、涙液層の安定化に貢献しています（図１）。

涙腺からの涙液の分泌や排出は瞬き（瞬目）とともに行われています。涙の分泌は開瞼時《かいけんじ》に瞼《まぶた》が眼の表面をこする、ごく弱い感覚を感知し、三叉《さんさ》神経を求心路とし、脳幹を経由し、涙腺神経（副交感神経）が涙腺のムスカリンM３受容体を刺激することで行われています（図２）。閉瞼時に内眼角の内側にある涙点から古い涙は吸い込まれ、開瞼とともに新しい涙の水分が眼表面に塗りつけられるということを繰り返しています。

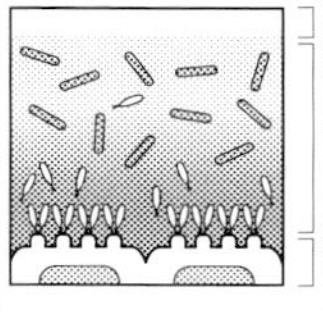

図１　涙液層の構造

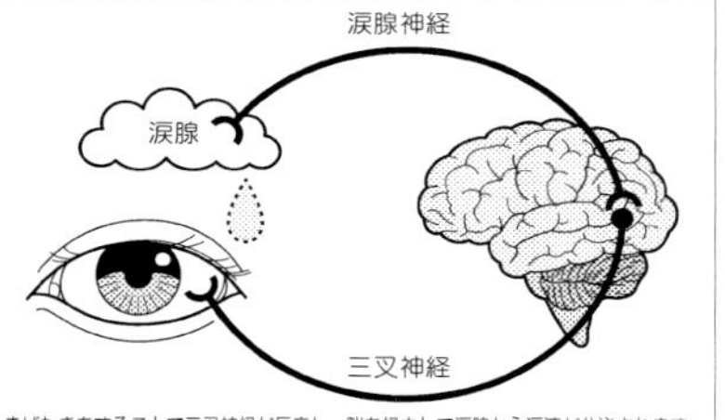

図２　涙液分泌のメカニズム

ドライアイの原因

ドライアイは、涙腺の異常による水分不足、粘膜の異常によるムチンの発現や分泌の異常、瞬目のパターンがずれることで起こる涙液の蒸発亢進《こうしん》など、さまざまな要因で起こります。

高校生が起こしやすいドライアイの要因としては、パソコンやスマートフォンなどのディスプレイ画面を長時間見ることが挙げられます。瞬きは通常１分間に約20回（３秒に１回）行われていますが、スマホやパソコンの画面などの、細かいものを注意深く見る場合は、約５回（12秒に１回）と回数が減ります。眼を開いている間は眼表面から涙液が蒸発しているので、眼を開いている時間が長くなるほど、眼の表面は乾燥しやすくなります。

もう一つ高校生にみられるドライアイの要因として、コンタクトレンズ装用があります。コンタクトレンズは使用している間、角膜の知覚がやや鈍感になるため、反射で分泌される涙の量が減少しています。その上、コンタクトレンズについた汚れは、眼の粘膜に炎症を起こす原因となり、眼表面のムチンや涙液の性状が変化し、ドライアイを悪化させる要因になります。また、就寝中に薄く眼が開いてしまう人がいます。寝ている間は、涙の分泌がないので、眼の表面が乾燥し、起床時に異物感や乾燥感を訴えます。

ドライアイの自覚症状

ドライアイでは、眼の不快感としての様々な症状を訴えます（表１）。「眼が乾く」という症状より、「眼が疲れやすい」、「目がゴロゴロする」、「眼が開いていられない」、といった眼の不定愁訴と思われる症状が多いのが特徴です。ドライアイの症状は、眼表面が乾燥しやすい湿度の低下する季節、９月ごろから悪化する場合が多いようです。

一方、ドライアイでも冷たく乾いた風や煙が多い室内では、突然大量の涙が出ることがあります。これは、眼表面を保護している涙液膜が不安定なため、風や煙が刺激になり、反射性の涙液分泌が起こるためです。

また、視力検査では、良好な視力が得られても、「何となく見えづらい」、「物がかすんで見える」、「まぶしい」といった視機能に関連した訴えもドライアイの症状の一つです。「長時間見つめているとぼやけてくるが瞬きをすれば改善する」、といった症状です。角膜上を覆う涙液層は、厚みを均一に保つことで、きれいな光学面を形成し、はっきり見えることに貢献しています。しかし、ドライアイでは、角膜上の涙液層が不安定なために次の瞬きまで整った光学面を維持できず、見え方にも異常を感じることになります。ドライアイによっておこる「眼の疲れ」は、眼表面を被う涙液の安定性低下に伴う視機能への影響を調節によって代償することが関係していることがわかってきました。

ドライアイは、直接失明につながる疾患ではありませんが、眼の不快感が、眼を開いている間中続くため、勉強に集中できず、特に試験勉強の時期にいらいらする原因にもなります。これらの自覚症状、特に眼の疲れを訴える場合は、眼の使い過ぎや全身の疲労の一症状と片付けるのではなく、眼科でドライアイを含めた眼の疲れの検査を受けることをすすめてください。

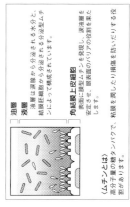

- 眼が疲れやすい
- 眼が乾いた感じがする
- 眼がショボショボする
- 眼がゴロゴロする
- 眼が重たい感じがする
- 眼が痛い
- 眼が開いていられない
- 眼が赤くなりやすい
- 物がかすんで見える
- 光をまぶしく感じやすい
- 理由もなく涙がでる
- 眼がかゆい
- なんとなく眼に不快感がある
- 眼やにがでる

表１　ドライアイの自覚症状

参考文献
1）Uchino M. et al "Japan ministry of health study on prevalence of dry eye disease among Japanese high school students." American Journal of Ophthalmology 146:925-929, 2008
2）島﨑潤（ドライアイ研究会）「2006年ドライアイ診断基準」『あたらしい眼科』24：181-184、2007

連載 高校生の年代における **ドライアイの原因と予防**

第２回（最終回） ドライアイのセルフケアと治療法

東京女子医科大学眼科 臨床教授　高村 悦子

ドライアイの誘因とその対策

ドライアイを起こしやすい環境といえば、乾燥と風です。高校生の日常生活を見直してみると、ドライアイを起こしやすい誘因や悪化要因がたくさんあることに気づきます。

ドライアイの誘因として頻度の高いものに、コンピュータ作業、コンタクトレンズ装用、エアコンがあげられていますが、これは高校生の日常生活でも同様です。風が吹くと洗濯物が乾きやすかったり、ドライヤーで髪が乾いたりするのと同様に、乾燥して、風が強い環境では、眼の表面も乾きやすくなります。

湿度の高い環境では何も症状がなくても、乾燥した環境、即ち冬季やエアコンの除湿をかけた部屋、扇風機の風の影響などで、ドライアイの症状が悪化します。

そのようなときは加湿器の使用や入浴を勧めてください。猛暑の夏は、エアコンの効いた室内で過ごすことが多くなるため、夏でもドライアイが悪化することがあります。熱中症予防には、エアコンや扇風機は必要ですが、勉強や読書の際には、エアコンの風が直接顔に当たらない場所で行う、といった工夫が必要です。

視環境を整え、自然な瞬《まばた》きを

スマートフォンやコンピュータの画面など、集中してものを見るときには、瞬きの回数が減り、その間に涙が蒸発して、眼が乾きます。ドライアイの予防には、こういった作業の合間には、意識的に瞬きをして時々休憩することが大切です。

また、視力が悪いのに適切な眼鏡を使用していない場合も同じことが起こります。よく見えないと無意識に瞬きの回数が減り凝視するからです。このような場合は、適切な眼鏡をかけることで凝視が減って自然な瞬きに戻れば、ドライアイの症状も改善するでしょう。

乾燥した環境でも、勉強やコンピュータ作業に集中したいときには、眼鏡の周りにフードをつけたゴーグル型のドライアイ専用眼鏡の使用を勧めています。眼周囲の湿度を上げ、風よけにもなるため、ドライアイの自覚症状を改善するのに有効です。また、つるのところに保湿用の小さい水のタンクがついている眼鏡も開発されています。

マイボーム腺（眼の表面に油を分泌し、涙が蒸発するのを防ぐ役割をもつ皮脂腺）開口部も含め眼周囲を清潔に保つこともドライアイの症状改善のためには必要です。洗眼後、眼瞼《がんけん》（まぶた）をあたため、ぬるま湯で眼瞼縁を洗うといった方法も効果的です。最近では、涙と同等の浸透圧やpHに調整した目元用のシャンプーもあります。

コンタクトとレンズは正しい使い方と定期検査が大事

コンタクトレンズはきちんと手入れをしないと、レンズの表面に汚れが残ってしまいます。高校生では、２週間タイプの使い捨てソフトコンタクトレンズの使用頻度が高いのではないでしょうか。装用感も悪くなく、価格も手頃ですが、２週間清潔に使用するためには、装用後のこすり洗いを片面約20～30回ずつ、その後消毒液につけるという手順を毎日行う必要があります。これを怠ると、レンズに汚れが残り、ドライアイの悪化だけではなく、アレルギー性結膜炎や、ときには重症な角膜感染症を起こすこともあるのです。コンタクトレンズの正しい使い方を守らず、眼の具合が悪くなってから眼科を受診するのでは遅すぎます。コンタクトレンズ装用を開始したら、３か月に１度は眼科での定期検査を受けるように勧めてください。

カラーコンタクトレンズは高校生の女子に人気がありますが、おしゃれ用に作られたものは、材質が粗悪で、眼に障害を起こした事例も多数報告されています。このようなレンズは、眼にとっては異物に等しいと思います。夢中になっている女子にこの危険性を納得してもらうのはなかなか難しいのですが、コンタクトレンズは化粧品などと異なり、直接眼に触れる医療機器であることを理解させていただきたいと思います。

市販点眼薬の乱用は危険

ドライアイの症状があると、何か目薬をつけたくなります。簡単に入手できるのは、ドラックストアで売っている市販薬でしょう。

しかし、市販薬は、処方薬と異なり薬効のある有効成分は入っていません。血管収縮作用や抗ヒスタミン作用などの限られた薬品を低濃度であれば入れることはできますが、処方薬のような効果は期待できません。そのかわり、添加物の基準は緩く、これが、くせになるつけたときのスキッとした感覚を醸し出しているのだと思います。

一方、処方薬は、ドライアイの症状や所見を改善する効果や安全性が科学的に証明されています。添加物や防腐剤は、眼表面に対する安全性を考慮し、必要最小限の濃度にする工夫がなされています。

したがって、ドライアイの症状があり、何か点眼薬をつけたい場合、まず市販薬としては、防腐剤無添加の人工涙液を勧めています。人工涙液は、塩化ナトリウム、塩化カリウムを主成分とし、涙液とpHや浸透圧を類似させた電解質の溶液です。涙液層の水分の補充や、涙液の働きとしての眼表面の洗浄を目的として用います。点眼薬に防腐剤として用いられることの多いベンザルコニウム塩化物が角結膜上皮に対しても影響を及ぼす可能性があることから、防腐剤無添加の人工涙液[1]を勧めています。種類は多くありませんが、使いきりタイプの防腐剤無添加の人工涙液などは、残液の汚染の心配がなく、より安全に使用できるといえるでしょう。

ドライアイの治療は処方薬で

ドライアイの治療には、眼の表面を覆う涙液層を安定化し、症状を改善する効果のある点眼薬を用います。日本には、ドライアイの治療薬として保険適用となったものが３種類あり、ドライアイの病態を考え、点眼薬を選択して処方されます。

精製ヒアルロン酸ナトリウム点眼液（ヒアレイン®点眼液）は、ヒアルロン酸が、高分子で水を引きつける作用があることから、涙液を眼の表面に長時間保持することでドライアイの治療薬として効果を発揮します[2]。

ジクアホソル点眼液（ジクアス®点眼液）は、角結膜上皮のP2Y2受容体を刺激し、上皮細胞から水分子を、また、結膜杯細胞から水分を保持する役割をもつ分泌型ムチンであるMUC5ACの分泌を促す、ムチン/水分分泌促進点眼薬です[3]。

レバミピドは胃粘膜のムチンを増加させ、胃粘膜保護や治癒促進作用があり、また、抗炎症作用とともに胃炎や胃潰瘍の治療薬として古くから汎用されている薬剤です。レバミピド点眼薬は、胃粘膜と同様、眼表面の粘膜の保護や、ムチンの分泌を促します。

これらの点眼薬はドライアイの治療薬として大変有効なものです。ドライアイが少しでも疑われ、人工涙液を２週間程度使用しても症状が改善しない場合は、眼科で診察を受け、症状に応じたドライアイの点眼薬を処方してもらうことをお勧めします。

《参考文献》
1）高村悦子、ほか：「ドライアイに対する防腐剤無添加人工涙液の有用性」『日本コンタクトレンズ学会誌』35：312-316、1993
2）Simmura S. et al "Sodium hyaluronate eyedrops in the treatment of dry eye." *British Journal of Ophthalmolmology* 79:1007-1011, 1995
3）Takamura E. et al. "A randomised, double-masked comparison study of diquafosol versus sodium hyaluronate ophthalmic solutions in dry eye patients." *British Journal of Ophthalmology* 96:1310-1315, 2012

新連載 高等学校現場における養護教諭の役割と法的責任

第１回 学校教育活動中の事故と学校の法的責任

国士舘大学 法学部 教授　入澤 充

学校が法的責任を負う根拠

独立行政法人日本スポーツ振興センターが毎年発行している『学校管理下の災害』平成27年版（平成26年度データ）によれば、高等学校・高等専門学校の教育活動中に死亡した生徒の数は11名（男９名、女２名）、内課外活動を含む運動中に死亡した生徒は７名います。死因別では、突然死が６名、頭部外傷２名、溺死１名、溺死以外の窒息死１名、電撃死１名となっています。

このような事故が発生した場合には事故原因を巡って、時には訴訟に至ることもありますが、訴訟になった際に裁判所は、「教育活動の一環として行われる学校の課外のクラブ活動においては、生徒は担当教諭の指導監督に従って行動するのであるから、担当教諭は、できる限り生徒の安全にかかわる事故の危険性を具体的に予見し、その予見に基づいて当該事故の発生を未然に防止する措置を執《と》り、クラブ活動中の生徒を保護すべき注意義務を負うものと言うべきである。」（最高裁平成18年３月13日第二小法廷判決、最高裁判例検索ホームページ）という理由を根拠として、判決を出していきます。

この危険予見・回避義務を怠り生徒に被害が生じたら、当然に学校側は法的責任を負うことになります。法的責任の内容は、刑事責任と民事責任両方ありますが、教育活動中の事故で体罰以外は刑事責任を問われることは滅多にありません。しかし、指導者たちが明らかに教育上の責任を果たしていなかったとか、社会的な問題となっているのに適切な対応をとらずに生徒が被害にあった場合には、刑事責任が追及されることもあります。例えば、熱中症が予想されるのに放置して活動を続けさせた、迅速な対応を執らなかったために生徒の生命が奪われた等ということが明らかになった場合には、刑事責任を問われる可能性があります。

このことから、学校は、学校教育活動中及びそれと密接に関連する学校生活において、生徒たちの生命・身体の安全配慮義務、注意義務を課せられていることを、まずは確認しておきたいと思います。

そこで本連載は、私が養護教諭の先生方から法律相談を受けた事例や、高等学校の教育活動中、訴訟になった事例等を検討していきたいと思います。その目的は、養護教諭が学校事故を防ぐために管理職者や教科担当教員らとチームを形成し、安全・安心、かつ快適な学校をつくっていく「要」として存在していることを明らかにすることにあります。

養護教諭の役割

まず、基本的な認識から入りますが、教員は、教育基本法９条に基づき教育の仕事に邁《まい》進《しん》しなければなりません。養護教諭は学校教育法37条12項を根拠として、学校保健安全法によってその職務を遂行していくことが求められています。平成20年１月17日に出された中央教育審議会答申では「養護教諭は、学校保健活動の推進に当たって中核的な役割を果たしており、現代的な健康課題の解決に向けて重要な役割を担っている。」とし、「メンタルヘルスやアレルギー疾患などの子どもの現代的な健康問題の多様化により、医療機関などとの連携や特別な配慮を必要とする子ども」が多くなってきていると指摘しています。答申は、このような現代的課題に養護教諭が応えるための環境整備が必要であるとも述べています。

養護教諭は、学校規模によって複数配置されているところもありますが、多くの学校は一人で職務を果たしているのが実態だと思います。そのような環境は子どもの現代的な健康問題に対応するには不十分であることは間違いありません。先の答申は、現代的な健康課題の対応をするために「学級担任等、学校医、学校歯科医、学校薬剤師、スクールカウンセラーなど学校内における連携、また医療関係者や福祉関係者など地域の関係機関との連携を推進することが必要となっている中、養護教諭はコーディーネーターの役割を担う必要がある。」とも述べています。

毎年、養護教諭の先生方の研修会に伺う機会がありますが、そこで出されてくる子どもの多様な問題（いじめ問題、時には教職員のメンタルヘルス、保護者の無理難題要求、人間関係の諸問題）に養護教諭が奮闘している姿を見たり聴いたりするたびに、「コーディネートをする余裕はあるのだろうか」という率直な疑問を持って帰ることが多いのが現実です。

チームとしての学校のあり方

そのような中で2015（平成27）年12月21日に中央教育審議会（以下、中教審）は、「チームとしての学校の在り方と今後の改善方策について」という答申を出しました。答申は養護教諭について、先の答申と同じように学校の中でコーディネーター的役割がるとして、それは「養護教諭は、児童生徒等の身体的不調の背景に、いじめや虐待などの問題がかかわっていること等のサインにいち早く気付くことのできる立場にある。」からだとしています。

しかし、ほかの教職員の積極的な協力がなければ「いち早く気付くこと」はできないでしょうし、また気がついたとしても担任や生徒指導教員等と連携がとれていなければ見逃してしまうこともあるのではないでしょうか。

かつて、ある高校の養護教諭から、「進路に悩む生徒が、担任に『保健室に行って相談してこい』と言われたと来室したので話を聴いたところ、何度か自傷行為をしていたことがわかり、担任とも話し合ったが有効な手だてが見つからないでいる。万が一、生徒の行為が大事に至ってしまった場合、学校側の法的責任は問われるのだろうか？」という相談を受けたことがあります。

この相談を聴いていたときに、私は、担任は生徒が自傷行為をしていることを知っていて保健室に行けと、いわば養護教諭に「丸投げ」をしたのではないかと思いました。

生徒たちが抱える悩み事は、まずは担任が聴き取り、そしてプライバシーに十分配慮をしながら養護教諭、保健主事や生徒指導担当等と解決策を考えていかなければ、「チーム学校」として的確な対応ができるはずがありません。チームをつくっていくときにはそれぞれの立場でリーダーシップを発揮し、さらにメンバーシップを高めていくことで強い組織が生まれていきます。

生徒が安心して安全に学校生活を送ることができ、保護者から信頼される学校が強い組織だということができますが、養護教諭の皆さんには、学校安全、保健の「要」としての役割を果たすことが要求されていることを確認して、第１回目を終えることにしたいと思います。

連載　高等学校現場における養護教諭の役割と法的責任

第２回　熱中症事故と法的責任

国士舘大学 法学部 教授　入澤 充

熱中症事故は刑事責任も

今年2016年５月25日の日本経済新聞は、「市に411万円賠償命令　部活中に熱中症で後遺症　大阪地裁」の見出しで、中学校のバドミントン部の練習中に熱中症で脳梗塞を発症し、後遺症が残った当時中学１年生の女性（18歳）が市に対して行った損害賠償請求訴訟で原告勝訴の記事を掲載しています。

このような、部活動中に部員が熱中症にかかり、後遺症が残ったり死亡したりする事故が多くなっていることを、特に部活動の顧問は認識しておく必要があります。熱中症は暑熱環境に馴化《じゅんか》していない中で発症しますが、部活動中の熱中症で死亡や重篤な事態に至ってしまうのは、顧問らの熱中症に対する知識のなさや初期対応の稚拙さが主要原因です。部活動中の熱中症事故は訴訟になる例も多く、刑事、民事の両面から法的責任が追及されることもあります。

公立中学校の野球部員が熱中症で死亡してしまい、顧問が刑事責任を追及された事件で裁判官は、「被告人は、大学の体育学部において運動生理学の専門教育を受け、保健体育の教員として生徒に熱中症について教えるとともに、教育委員会などから再々熱中症についての注意を喚起されるなどしていたものであって、熱中症の発生機序や発症時の対処方法などには相当程度の知識を有していたと認められるにもかかわらず」炎天下で、部員の健康状態への配慮に欠け、適切な救護措置を執《と》らなかった注意義務の懈怠《けたい》は、激しく非難されても仕方がないとして、罰金40万円の有罪判決を出した例もあります（横浜地裁川崎支部平成14年９月30日判決、最高裁判例検索ホームページ）。

校内研修の充実を

私が担当しているスポーツ法学の授業を体育学部で行うときは、熱中症事故と法的責任についてかなり時間を割いて講義をしています。学生たちは、対処の仕方などについては的確な答えを出しますが、学校部活動では必ずしも体育の教員たちが指導者になるわけではなく、他教科の教員が指導者になっている例が多いでしょう。その場合には、スポーツ法学やコーチング論、スポーツ心理学、スポーツ栄養学、運動生理学などの、指導者に必要な専門的知識を学んでいることは少ないのではないでしょうか。

スポーツには内在する危険がありますので、安全な部活動を推進するためにスポーツ指導上必要とされる知識などについて、体育科教師や養護教諭が中心となって毎年定期的に研修を行う必要があります。多忙を理由に、口頭あるいはペーパーで注意を促すのでは効果がありません。かつて高校の部活動指導者に「運動部活動と指導上の法的責任」について研修を行ったところ、終了後、口々に「顧問を辞めたくなった」という残念な感想が返ってきたことがありました。しかし、校内研修を適切に実施し、熱中症事故対応などの訓練をしておけば、安心して指導はできるはずです。

生命身体の安全配慮は教師の重大な教育責任

2015年に熱中症事故事件で学校設置者に損害賠償を認めた二つの注目すべき高裁判決があります。

一つ目は、１月22日に出された大阪高裁判決、二つ目は５月29日に高松高裁で出された判決です。両方の裁判は地裁段階ではいずれも学校側の過失を認めず被害者である高校生が敗訴となっていました。

前者の判決は、季刊教育法187号（2015年12月発行、エイデル研究所）で特集が組まれていますのでぜひとも参考にしてください。被害者のご両親の心の叫びを聞くと、学校側の的確かつ誠実な事故対応が重要だということがわかります。

今回は、後者の判決から熱中症事故を防ぐために養護教諭、顧問などが果たさなければならない安全配慮義務、注意義務について考えてみましょう。

本件は、高校２年生の野球部員A君が練習中に倒れ、病院に搬送後死亡してしまった事案です。事故当時、養護教諭は県高校総体の救護のため不在でした。なお、下記の判決文はLEX／DBインターネットTKC法律情報データベースより引用しています。

A君が練習中に倒れた際に、監督（教諭）は「保健の先生を呼んで来い、携帯を持って来い」とほかの部員に指示し、応急処置としてA君に冷たい麦茶を飲ませようとしたのですが、「A君の呼吸は荒く麦茶を飲めるような様子ではなかった」のです。その次に監督は「本件事故の日が６月上旬であったこととそのときの体感温度から、A君が熱中症であることを疑わず、むしろ過呼吸を疑い、A君を移動させず、その場でベルトを外し、横向きにさせて呼吸が楽にできる状態を取らせた。職員室から教頭ほか３名の教職員がA君のそばに来たが、誰一人熱中症を疑った者はおらず、救急車が到着するまでA君に対して熱中症の応急処置は取られなかった」と判示します。

判決は、熱中症に関する知見を示した上で、監督が熱中症に関する書籍などを通して「熱中症の知識を習得し、熱中症予防運動指針の内容も理解していた」と認定した上で、「監督は、部活動の実施により部員の生命・身体に危険が及ばないよう配慮し、危険を防止するとともに、何らかの異常を発見した場合には、その容態を確認し、必要に応じて、運動の禁止、応急処置、医療機関への搬送等の措置を取るべき一般的注意義務を負っていた。そして、監督は、このような注意義務の一環として、部活動の実施により部員が熱中症に罹患《りかん》することがないよう配慮し、危険を防止するとともに、熱中症を予見させる異常の発見に努め、何らかの異常を発見した場合には、部員の容態を確認し、必要に応じて、運動の禁止、応急処置、医療機関への搬送等の措置を取るべき熱中症に関する一般的な安全配慮義務を負っていたといえる。」等々の理由で、学校設置者に損害賠償の支払いを命じました。

部員の訴えには虚心坦懐《きょしんたんかい》に耳を傾けること

部活動指導者は、部員全員を平等に扱うという名目で体力的に弱っている部員にも強制的に練習メニューに従わせようとする傾向があります。「身体が痛い」とか「調子が悪い」などと訴えがあると、「さぼっている」とか「下級生にできてお前にできないのは何だ」というような態度を取りがちになります。しかし、部員から「苦しい」とか「つらい」とかの訴えがあったときには虚心坦懐に彼らの声を聞き、適切な対応をとることが重要です。勝利のみにこだわるのではなく、スポーツの意義、取り組んでいるスポーツの楽しさを理解させることも、顧問としての大切な資質能力であることを強調しておきたいと思います。

連載 高等学校現場における養護教諭の役割と法的責任

第３回 部活動指導のあり方

国士舘大学 法学部 教授　入澤 充

事故対応は体制と態勢の整備を

ある私立高校の養護教諭の先生から「部活動の顧問をしているが、もし私が部活動指導中に保健室に生徒が急病で来たときに不在の場合、どのような問題が生じるか」という質問をいただいたことがあります。そのときは、迅速な対応がとれるような体制と態勢の整備をしておくことが重要です、と答えました。「体制」とは、全校で事故対応ができる環境整備を図り、シミュレーションをしておくこと。「態勢」とは、教職員一人ひとりが事故に対応する心構えを持っておくことを意味します。

この二つの「タイセイ」で学校事故を未然に防止し、万一事故が発生したときには迅速な対応ができるようにしていくことが肝要です。

部活動の目的

当時は養護教諭の皆さんが部活動の指導をしているという認識が私にはなかったため、先のご質問に少々戸惑いましたが、別の養護教諭の研修会で部活動について担当をしているか否かたずねてみたところ、数人の方が担当をしていると話してくれたことがありました。改めて養護教諭の皆さんがスポーツ、文化両面で部活動指導をしている実態がわかりました。

部活動については平成21年３月に告示された高等学校学習指導要領総則に「生徒の自主的、自発的な参加により行われる部活動については、スポーツや文化及び科学等に親しませ、学習意欲の向上や責任感、連帯感の涵《かん》養等に資するものであり、学校教育の一環として、教育課程との関連が図られるよう留意すること。（以下略）」という記述があります。

このように、教育課程外の活動ながら教育目的達成の一環として行われている学校部活動を、私は優れた日本の教育文化であると思っています。日常の教科の授業以外で生徒が自主的、自発的に参加し、自治的に計画して目標に向かって活動することは社会的能力を育成するという面でも価値があります。

このような意義をもつ部活動ですが、以前からかなり大きな問題が指摘されてもいます。目的とかけ離れた実態が存在するということです。

指導者の行き過ぎた指導、スポーツ部活動での勝利を求めるあまりの体罰、暴言を含む暴力的指導、長時間練習、教科とのアンバランス、過度の上下関係など、様々な問題が指摘されているにもかかわらず、解決されずに今日に至っている事実があります。

部活動の問題点

スポーツ部活動中の体罰や暴言は、しばしば部員を苦しめ、果てはつらさのあまり自死に至るケースもありました。直近ではバスケットボール部の顧問の体罰を苦にして主将が自殺をしたことが大きな社会問題になりました。体罰問題は1980年代に社会問題となっていましたが、スポーツ部活動中の体罰は注目されませんでした。それは、スポーツは指導者の有形力（物理的な力でもって相手を攻撃すること）を伴う厳しい指導は当たり前だという考え方が指導者及び部員にもあり、また世論も当然だろうと受け止めていたからです。

実際に、スポーツ部活動中の指導者の厳しい指導に耐えられなくなった女子高校生が自殺をした損害賠償請求裁判で被告側は、部活動は「学校教育活動ではなく社会教育活動であって、学校教育が目的とする人格の完成を目指す活動というよりも、より優秀な運動選手としてどこまで自分の才能を伸ばせるかということを目的とするものである。」と抗弁し、続いて練習について「当然に厳しい指導や練習が前提とされているので、指導者と選手との関係においては、指導者の選手に対するある程度のしっ責あるいは有形力の行使も鍛えるための一手段として許容されており（このような指導者と選手の出会いがスポーツの社会における条理である。）」（岐阜地裁平成５年９月６日判決、学校事故・学生処分判例集、ぎょうせい）と主張していた例もあります。

この判決文を読んだときの衝撃は今でも忘れません。現在では、このような抗弁は全く通用しないことは当然です。

スポーツ基本法の理念

2011年に制定されたスポーツ基本法は「スポーツは世界共通の人類の文化であり、人々の権利である」と定めています。さらにその前文では「他者を尊重しこれと協同する精神、公正さと規律を尊ぶ態度や克己心を培い、実践的な思考力や判断力を育む等人格の形成に大きな影響を及ぼすものである」とも述べています。部活動指導者はぜひともスポーツ基本法を一読していただきたいと思います。

私は、10数年前から部活動の問題点について調査をしています。毎年大学生たちに中学、高校時代の部活動経験のアンケートをとっているのですが、10年前と比べて確実に体罰が減少している結果が出ています。ですが完全にはなくなっていません。

体罰に代わって増えているのは暴言です。「バカ、死ね、辞めろ」という暴言はかなりの学生たちが受けていました。聞くに堪えない言葉が部員に浴びせられている実態がありました。私が最もひどいと思ったのは「殺すぞ」でした。学校教育目的達成の一環として行われている部活動で生命を軽んじる暴言は論外です。技術的にうまくいかない、結果が出ないようなときに指導者は暴言を吐くのでしょうが、このような行為は教師の資質能力に関わるものであるといえます。暴言を受けて中には発憤したという学生もいますが、体罰よりも心に傷が残るという学生の方が多いのです。

部活動指導に必要な資質能力は、取り組んでいるクラブの歴史、内容、ルール、意義などを理解することです。そして、部員個々人の能力や体力を把握し、常にベストコンディションを維持させるための工夫を部員とともに考え、大会や試合になったら十分に能力を発揮できる環境を整備することだと思います。何よりも大切なのは部員一人ひとりに考えさせることです。指導者の経験と勘だけを押しつけて指導をしたら部員の自主性や自発性は育ちません。

学習指導要領に示された内容を実現するためには、部活動指導者は、スポーツ部活動であれば、スポーツ法学、運動生理学、保健学、栄養学、心理学、コーチング論、事故に対する救急処置方法等々を学んでおくことが理想です。先生方も多忙なこととは思いますが、例えば養護教諭の皆さんが年に数回、部活動指導者に対して上記のような研修企画を行うなど、学校全体で学習の機会をつくることができるとよいでしょう。

優れた日本の学校文化を健全に育てていくためにも生徒の自主性や自治性を大切にする部活動であることを考えていきませんか。

連載 高等学校現場における養護教諭の役割と法的責任

第４回 日常の健康管理

国士舘大学 法学部 教授　入澤 充

学校事故と死亡事故

独立行政法人日本スポーツ振興センターが毎年発行している『学校管理下の災害－基本統計』に、年間の学校事故災害給付件数が公表されます。これによると平成26年度統計（最新版、平成27年11月）の小学校、中学校、高等学校（高等専門学校を含む）における死亡事故は51件と報告されています。中からいくつかの例を紹介します。

高校２年男子生徒の事例「合宿初日、本校のプールでクロール練習中に、コースロープに寄りかかり苦痛を訴えた。ただちに教諭がプールサイドに引き上げた。本生徒の様子から救急車を要請し、病院に搬送する。緊急手術を受けたが、翌日死亡した。」

高等専門学校３年男子生徒の事例「陸上競技会の1500m出場予定で、準備運動を行い、ジョギングを約20分（約４km）、ダッシュ（100m×約５本）をした。出走準備中に左足のけいれん、左手のしびれ、頭痛が起こり、急きょ大会出場を断念した。両親が競技場に来ていたので家の車で病院に行く途中に、容体が悪化、すぐに救急車で近くにある病院に搬送、緊急検査、緊急手術となった。治療を受けていたが、意識障害のまま、数ヶ月後に死亡した。」

高校２年男子生徒の事例「体育の授業後、４時限の始業時に２分ほど起立して話を聞いた後に着席しようとしたところ、突然崩れ落ちるように倒れ、意識障害・呼吸障害・チアノーゼが生じた。すぐに保健室に運び、救命処置を行い、救急車で医療機関に緊急搬送した。ICUで治療を受けたが、数日後に死亡した。」

高校２年男子生徒の事例「普段通りの部活動の終盤に行われているインターバルトレーニングの最中、５本目を走り終わった後、突然うずくまり意識を失い救急搬送された。集中治療室で治療を受けるが、数日後に死亡した。」

上記のような、いわば突発的な事故について法的責任が問われることは少ないと思いますが、対応方法を巡っては法的責任が問われる可能性もあります。

例えば、高校３年女子生徒が「体育の授業で校外持久走（約2.7km）を実施していた。教員２名で指導していた。事前の健康観察では体調不良等を訴える生徒はいなかった。準備運動後、全員がスタートし、巡回指導係の教員がスタートから約650mの地点で『頭が痛い』と訴える本生徒を発見した。５m～６m離れた軒下に移動させ、『先生が戻るまで休んでいるように』と伝え、後方の巡回指導を行った。本生徒が休んでいた地点に戻ったときには、横に倒れた状態だった。声かけには微《かす》かに反応したが、他の教員に連絡し救急車を要請した。救急車が到着するまでの間、本生徒のケアをしているとき、倒れた際にできたと思われる右側頭部の瘤《こぶ》を両教員が確認している。救急車で病院に搬送、他の病院に移送し治療を受けたが、数日後に死亡した。」（平成24年度『学校管理下の災害－基本統計』）という事例などは、事後措置義務違反が問われるかも知れません。

学校保健安全法に基づく健康診断と自己管理

上記の事例内容とは全く異なるものですが、私立高校の生徒が体育授業中に行われた持久走完走後に急性心不全で死亡した裁判事例から、学校側の対応について考えてみましょう。原告両親は、生徒が死亡したのは、学校側及び集団検診を実施した会社の過失であると主張し、学校と検診をした会社の過失責任を追及しました。ここでは学校側の過失責任のみ取り上げます。

裁判で原告は、学校側の過失について、学校側は定期的に健康診断を行い、その結果に基づき「疾病の予防処置を行い、又は治療を指示し、並びに運動及び作業を軽減する等適切な措置をとらなければならない」（提訴当時は学校保健法７条、現在は学校保健安全法14条）のに、それを怠ったと主張しました。さらに「被告学園は、在学契約に基づき、生徒に対し、二次検査ないし精密検査を行う必要があり、その結果が出るまでは持久走等の運動には参加させない措置をとるべき安全保護義務が生じているにもかかわらず、履行補助者である被告会社の過失により、その義務の存在を認識することなく、平成３年１月８日、漫然と生徒を持久走に参加させた義務違反がある。」というのです。

裁判所は、「一般に、児童、生徒の生命、身体に危険を及ぼす可能性のある授業を実施するに当たっては、教師及びその使用者である学校には、対象となる児童、生徒の能力に応じ安全を考慮した指導をしなければならない」とした上で、「本件においては、被告学園には、ペースランニング2000m走という生徒の身体に負担のかかることが予測できる種目の実施に先立って、これに参加する生徒の生命、身体に危険の生じないよう事故を未然に防止すべく生徒の事前の健康を正しく把握する義務があるというべきであり、そのためには平素から健康診断等を実施し、不測の事態が生じないよう常に児童生徒の健康状態を認識するべき義務が存するものということができる。」と判示しました。この前提を基にして本件について「亡生徒は、健康で積極的であり、本件事故に至るまで、学校生活において、学校関係者らに亡生徒の病的状態を推測させるものは何もなかったことが推認でき、また被告学園としては、中学１年当時（昭和62年４月）及び高校１年時（平成２年５月）の健康診断において、被告会社から、心電図検査及びレントゲン検査の結果について、異常を認めない旨の通知を受けて」いて、内科検診で聴打診検査でも特段の異常な所見は発見されていなかったのであるから、学校側に過失はないとして原告の請求を棄却したのです（東京地方裁判所平成７年３月29日判決、TKC法律情報データベース）。

裁判所の判断基準

学校事故裁判では、学校・教師の法的責任は、生徒らの生命身体の安全配慮義務を怠った場合や注意義務を怠り被害が生じた、つまり、危険予見・危険回避義務を怠った、生徒らが危険な行為をしているときに制止しなかった、生徒らの指導監督をしなかったなどが明らかな場合に追及を受けます。そして、その判断は、個々の事故発生時の状況、事故後における生徒の行動・態度、生徒の年齢・判断能力、予想される障害の種類・程度等の諸事情を総合して行われますので、危険が内在する教育活動等を実施する前には、必ず事前指導、活動中指導の徹底が重要になってきます。

定期的な健康診断は、教育基本法や学校教育法の趣旨からも必ず実施をしなければなりません。万が一身体に過重負担となるような運動は禁止という結果が出たらその生徒には運動には参加しないように指導を徹底する等の措置が必要になります。

連載 高等学校現場における養護教諭の役割と法的責任

最終回 いじめ問題と学校の責任

国士舘大学 法学部 教授　入澤 充

いじめへの対応

学校でのいじめが社会問題になってきたのは1970年代後半からですが、1984年から1985年にかけては毎月のようにいじめによる自殺が起こっていました。学校でのいじめによるトラブルは中学生が多かったのですが、現在は高校生にまで及ぶようになっています。学校でのいじめはクラス担任がその兆候をいち早く把握できるはずですが、文部科学省は養護教諭にいじめの「兆候を読み取る技能」を求めています。

文部科学省は2006年に「いじめ問題への取組の徹底について」という通知を出しています。その別添「チェックポイント」では、いじめの把握に当たって「スクールカウンセラーや養護教諭など学校内の専門家との連携に努めているか」という項目を設け、各教育委員会や学校に取組の強化を求めています。つまり､この通知で養護教諭は「いじめ問題」の専門家として位置付けられているのです。

その根拠は、1997年の保健体育審議会答申「生涯にわたる心身の健康保持増進のための今後の健康に関する教育及びスポーツの振興の在り方について」にあります。答申は、新たな養護教諭の役割として「近年の心の健康問題等の深刻化に伴い、学校におけるカウンセリング等の機能の充実が求められるようになってきている。この中で、養護教諭は、児童生徒の身体的不調の背景に、いじめなどの心の健康問題がかかわっていること等のサインにいち早く気付くことのできる立場にあり、養護教諭のヘルスカウンセリング（健康相談活動）が一層重要な役割を持ってきている。」と明示しています。さらに続けて「養護教諭の行うヘルスカウンセリングは、養護教諭の職務の特質や保健室の機能を十分に生かし、児童生徒の様々な訴えに対して、常に心的な要因や背景を念頭に置いて、心身の観察、問題の背景の分析、解決のための支援、関係者との連携など、心や体の両面への対応を行う健康相談活動」であるというのです。いじめ問題の発生で養護教諭の職務が広がっていることがわかります。

いじめ防止対策推進法

これといった有効な手だてがないためにいじめはいっこうに減少しません。そのような中、2011年に起きた大津市の中学生いじめ自殺事件をきっかけに文部科学省は2013年にいじめ防止対策推進法を制定し、法律でいじめ問題に対応をするという強い姿勢を示すのです。

法律第１条の目的は「いじめが、いじめを受けた児童等の教育を受ける権利を著しく侵害し、その心身の健全な成長及び人格の形成に重大な影響を与えるのみならず、その生命又は身体に重大な危険を生じさせるおそれがあるものである（以下略）」と、いじめは自殺につながるという認識を示しています。そして､13条で各学校に「いじめ防止基本方針」制定を求め、15条で「いじめの防止」のための措置を講じるように定めたのです。

法律が制定されたからいじめがなくなるわけではありません。ただ、この法律によっていじめへの対応の不手際は社会的にも許されないという学校への「圧」がかかってきているともいえるでしょう。

いじめ裁判

いじめ自殺による損害賠償請求裁判は、その多くが学校側の過失を認める内容になっています。そこで2016年３月30日に神戸地方裁判所から出された高校生いじめ自殺事件の判決を取り上げ、高校でのいじめへの対応を考えてみましょう（第一法規法情報総合データベースより引用）。

高校生（Ａ君）は、複数の同級生から「ムシ」と呼ばれたり、教室内にあった蛾の死体をＡ君の椅子の上に置かれ、その椅子に座ったＡ君のズボンに蛾がついてしまったり、被告Ｘ、Ｙらから金平糖や消しゴムのかすを投げ付けられたりする嫌がらせを受け、遂に自死に至ってしまいました。Ａ君の両親は、学校設置者及び加害者の同級生らに対して損害賠償請求訴訟を提起しましたが、裁判所は、被告同級生等はＡ君を「ムシ」呼ばわりするだけではなく､「Ａ君を見下し、その容姿をあざ笑うかのような発言のほか､同人が「虫」のような存在であることを本人はもとより他の生徒にも強く印象づける言動が含まれていたこと、そして、その被告少年らの言動は１学期が終了するまでの約３か月間にわたって､機会ある毎《ごと》に」執拗《しつよう》に繰り返していたと認定します。そしてＡ君が自死を選んだのは「助けを求める友人も身近にいない状況で被告少年らから本件いじめ行為を受け続け、ひどい孤立感、無価値感にさいなまされ、これからも永遠にこうした強い怒りや苦しみが続くものと思い込みを深め、自殺以外の解決方法は思い浮かばない心理的な視野狭窄《きょうさく》の状態に推認される」と判示します。

ここで思い出されるのは、2007年に出された東京高裁判決です。この裁判は中学３年生の男子生徒（Ｂ君）が同級生らからいじめを受けて自殺をし、両親らが損害賠償請求を起こした控訴審ですが、裁判所はＢ君を「自死にまで至らせた重要な契機の一つとなったのは」同級生らの暴行だが「理不尽な暴行を阻止せず、これによるＢ君の被害の継続を放置した級友の卑怯な態度も、それ自体がいじめとして、Ｂ君が孤立感を深め、自死に至った一つの原因となったと推認することができる。本件は、先に見たように、暴行を加えた者だけではなく、被害者の陥った状態を放置した級友の卑怯な態度も、いじめの大きな要素であり、あえて言えば、被害者以外の級友のすべてが加害者と言ってよい事例である。」（東京高裁平成19年３月28日判決、判例時報44ページ以下）と判示するのです。

学校からいじめをなくすためにはクラスの中に「正義感」を醸成していくことが一つの課題となりますが、先の東京高裁判決が言うように「いじめは、その事実を明らかにしても、いじめから逃れられるとは限らない。かえっていじめを増幅する結果となることが多い。被害者は、被害を耐え、これを抱え込む途を選ぶことが多い。いじめの被害の拡大は、加害者によるものだけではなく、いじめに対して適切な措置を講じ、いじめの害を取り除く技能を備えた者を欠くために生じることもある。」という壁に突き当たります。

そこで、例えばクラスの中に正義感を醸成するために、東京高裁の言う「いじめの害を取り除く技能」を備えた職員の育成を考えてみてはいかがでしょう。

そして、その研修企画を養護教諭の先生方が担うのはいかがでしょう？　過重な負担となることは十分に承知していますが、そういった取組が、子どもの成長発達権を保障する場である学校で、悲劇をこれ以上繰り返さないために、必要なのではないかと考えます。

新連載　大学生の視点から見る　デートDV

第1回 デート DV は身近な問題

宮崎公立大学人文学部 教授　四方 由美

はじめに

デートDV（親密な関係にある若者の間の暴力）は、大学生にとって身近に存在する問題であるにもかかわらず、自分とは関係のないことだと考えてしまう学生は少なくありません。交際経験がある人の4人に1人が被害を経験しているといわれるデートDVは、そこから抜け出せず生涯にわたって苦しめられる人もいる深刻な問題です。私は、彼らに少しでもこの問題を知り考えてもらいたいという思いから、担当する講義にてデートDVを取り上げています。ここでは、その実践を紹介いたします。

身近な問題としての視点

ジェンダー論の授業では、まず「恋人からの暴力～死にいたる愛～」[※1]を視聴します。これは、19歳で恋人に殺されたモニカという女性の実話をもとに作られたドキュメンタリー映像で、若者たちが暴力的な関係に陥らないようにするための教材としての目的を持った作品です。映像の後半では、殺されたモニカの母が娘の悲劇を繰り返さないように訴えながら、＜7つの問いかけ＞をします。

＜7つの問いかけ＞
・身体的暴力を受けたことは？
・言うことを聞かないと別れると脅されたことは？
・異性と話すのを禁じられたことは？
・外出先を報告させられたことは？
・からだのことで侮辱されたことは？
・友達の前でゴミ扱いされたことは？
・セックスを強要されたことは？
（どれか１つでも当てはまればDVの可能性があります。）

学生たちは、映像の内容に衝撃を受けながらも、これは海外で起こった特別な事例であり、７項目のうちいくつかが当てはまったとしてもDVとはいえないと思うようです。身体的暴力ですら「理由があれば仕方がない」ととらえる人もいますが、「１つでも当てはまればDVの可能性があります」というセリフを引用しながら、相手の尊厳を傷つける行為が暴力であること、また、暴力は親密な関係の中でエスカレートすることなどを説明すると、「こういう目に遭っている友達がいる」「高校生のとき付き合っていた彼（彼女）との関係がそうだった」「自分もそうかも……」と身近な問題としてとらえる視点に変わってきます。

続いて、『デートDV　防止プログラム実践者向けワークブック』[※2]より、「あなたのデートDV理解度チェック」「女の子へ　彼の暴力的態度の見分け方」「男の子へ　自分が暴力的な態度をとっていないかチェック」などのワークシートを使ってチェックを行うと、自分が被害者／加害者になってしまう可能性を想定するようになります。

大学生とデートDV

学生たちは、「暴力」とされることが広範囲にわたっていることを意外だと感じるようです。暴言や束縛、物を壊す、望まないセックス、避妊をしないなども、相手を尊重せず、支配しようとする行為であり暴力ですが、「暴力とは思わなかった」という意見が多いのです。逆に言えば、これは暴力に甘い（鈍い）感覚で日常を過ごしていることのあらわれです。こうした認識の甘さが被害につながるといえるでしょう。

「嫌ならなぜ逃げないのか」という疑問も出ます。この疑問に対しては、「暴力のサイクル理論」（レノア・ウォーカー・モデル）[※3]を用いて、緊張期（緊張が高まる）→爆発期（暴力が起こる）→開放期（ハネムーン期）が繰り返され、暴力から抜け出せない場合があることや、暴力によって自尊心を傷つけられたり、家族や友人から孤立させられたりした結果、暴力から逃れる判断ができなくなることなどを説明しています。

ただし、学生たちには、恐怖心をあおるだけでは解決にはなりません。日頃から暴力や自分を侵害されることに敏感になること、暴力を見逃さないことが大切だと伝えています。また、被害に遭ったら一人で抱え込まず、誰かに相談すること、とりわけ専門家の助言を得ることを勧めています。

とはいえ、大学生の場合、被害に遭ったとき、その暴力から逃れることは大変難しいといえます。高校生までと違って一人暮らしを始める学生も多く、恋愛関係における親密性も高まります。「ちょっとおかしい」と思っても第三者に相談をするきっかけがつかめない人もいます。さらに、恋愛至上主義ともいえる風潮は、恋人がいないことをハンディーととらえさせ、「この人と別れたら誰とも付き合えないのでは」といった気持ちにさせられるようです。その結果、「好きなら我慢してもいい」と自分を納得させたり、「NOと言って彼の機嫌を損ねてはいけない」と思い込む女子学生もいます。ジェンダーの問題を背景とした深刻な状況が見てとれます。

また、制度面でも課題があります。2013年のDV防止法改正において保護される被害者の範囲が広がりましたが、同居しない交際相手からの被害者については依然対象外です。大学生に多いSNSなどのインターネット上の被害についても、ストーカー規制法ですら対象外となっています。

男子学生も被害に
誰も被害者・加害者にならない取り組みを

他方、被害は男性から女性への暴力だけではありません。デートDVは、女性から男性への被害も多く報告されており、とりわけ暴言や束縛などの被害の割合は高いのです。そして、深刻なことに、男性被害者にとっては、まだまだ相談しにくい状況（相談するのは男らしくない、恥ずかしいなどがあるほか、被害を自覚していない）がみられ、改善が必要です。加えて、デートDVは、レズビアンやゲイのパートナー間でも起こっています。男性も女性も、誰もが加害者にも被害者にもならないように、当事者意識を持って向き合うことが重要です。

昨年度は、マス・コミュニケーション論の講義を通して、地元企業やNPOの協力のもとにデートDVを題材とした県の人権啓発CMの制作に学生たちが関わる機会を得ました。学んだ知識を防止・啓発のために役立てることができただけではなく、制作の過程で改めて考える機会が持てたことは大変有意義でした。次回で詳しく紹介いたします。

《参考文献》
※1アニー・オダナヒュー監「恋人からの暴力　死にいたる愛」，カナダ国立フィルム省，2000
※2山口のり子著『デートDV　防止プログラム実践者向けワークブック　相手を尊重する関係をつくるために』梨の木舎，2003
※3レノア・ウォーカー著／斎藤学監訳・穂積由利子訳『バタード・ウーマン　虐待される妻たち』金剛出版，1997

連載　大学生の視点から見る **デートDV**

第2回（最終回）CM制作を通して学ぶ「デートDVは人権問題」

宮崎公立大学人文学部 教授　四方 由美

取り組みの経緯

第1回（7月8日号）でご紹介したように、昨年度、本大学における授業（マス・コミュニケーション論）の中で、デートDV（親密な関係にある若者の間の暴力）を題材とした人権啓発CMを制作する機会を得ました。この取り組みは、宮崎県が行っている「じんけんアクションプロジェクト」の一環で、大学生とNPO団体、県内企業（CM制作のプロ）が協力して人権啓発CMをつくり、テレビやインターネットで県民に発信するというものです。広告代理店である株式会社UMKエージェンシーの協力のもと、「デートDVは人権問題」というテーマで、学生自らがメッセージを考え、コマーシャル素材を企画・立案し、撮影にも参加しました。

専門家による講義

CM案の作成にあたっては、まず、宮崎県内でDV被害者の支援を行う特定非営利活動法人ハートスペースMの共同代表の1人である財津美千代さんに、講義をしていただきました。財津さんは、誰もが暴力を受けず、自分が自分らしくいられる状態が望ましいこと、「束縛を愛情と勘違い」すること、「愛しているなら相手のいうことを聞くべき」といった恋愛の思い込みはデートDVをエスカレートさせてしまうことなどを、具体的にレクチャーされました。

続いて、制作プロダクション「ぬるま湯と情熱の間」の代表である井上英一ディレクターに、制作表現に関する講義をしていただきました。30秒という限られた時間にどのくらいの情報が盛り込めるか、また、直接的な暴力表現を用いずに伝える手法、などのアドバイスをもらいました。技術的なことよりも「自分が伝えたいこと」を中心に立案することが重要で、それが結果として視聴者に伝わるものになるということでした。

大学生の企画・立案

学生たちは、すでにパブリック・サービス・アナウンスメント（公共広告／PSA）について学んでいたので、これらの講義を受けて比較的スムーズに啓発CMの立案作業にとりかかることができました。

グループまたは個人で、「タイトル」「取り上げるトピック」「自分たちの意見に反対の意見とその理由、反対意見に対する自分たちの反論」「誰に見てほしいか」「必要な機材」などを企画シートに記入し、状況設定やセリフを書き込んだ「絵コンテ」を作成しました。205名の受講生から100以上の案が提出されました。

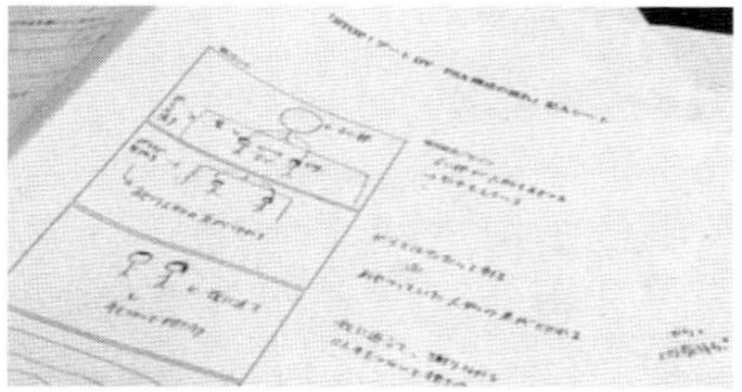

トピックとしては「束縛」や「強制」を扱った案が多く、操り人形（操り人形で恋人の言いなりになる女性を表現したもの）や、鳥かご（鳥かごの中に閉じ込められていた女性が、鳥になってかごから飛び立つ様子を描いたもの）など、アイデアをきかせたモチーフでデートDVを表現したもの、学食での会話（被害者／加害者の両方の立場からセリフと心の声を表現）を題材としたものなど、様々な案がありました。いずれも彼ら自身の経験や人間関係からインスピレーションを受けたもので、大学生の等身大の感覚が反映されたものだといえるでしょう。そして、それだけに、こうした被害が彼らの身近にあることがうかがえます。

選考の結果、花を女性の心に見立た作品「こころの花」が選ばれました。

「本当は友達ともっと遊びたい」「本当は髪を切りたい」という女性の本音に対して、「今どこにいるんだ」「お前には似合わない、俺がいないとダメな奴だ」という交際相手の声が交互に聞こえる中、画面に映る女性の手に持っている花がだんだんと散っていく様子が描かれています。そして、「枯らしていませんか？　大切な気持ちを」と視聴者に呼びかけるという構成になっています。

立案した学生らは、「自分の勝手な行動が場合によっては相手を傷つけていることをわかってほしい」「映像がデートDVを考えるきっかけになれば」と思いを語っています。

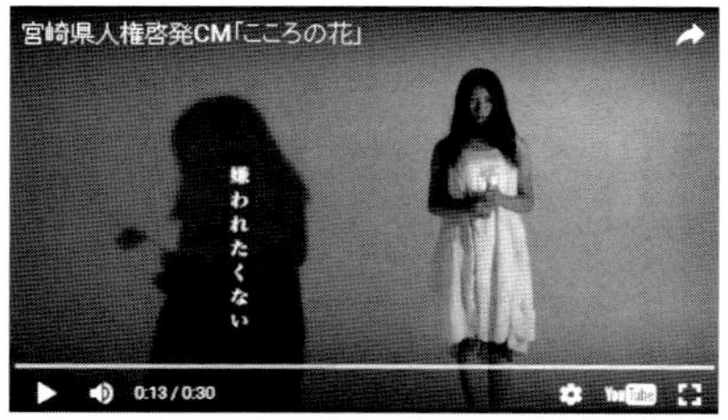

宮崎県人権ホームページより（http://www.m-jinken.jp/modules/content002/index.php?id=1）

発信を通しての学び

制作過程において、受講者全員で細部にわたる意見交換を行いました。例えば、第一版でつくっていただいた映像では、「それは本当に愛ですか？」という字幕が入っていましたが、「愛なら我慢すべき」と暴力を肯定してしまうのではないかとして削除しました。また、完成版での「大切な人はモノじゃない」という字幕も、当初は「あなたの恋人は、あなたのモノじゃない。」でしたが、「誰かのモノ」であることを連想させるとして、変更したものです。見る人に誤解を与えないように、とりわけDV被害を肯定的に捉えられることがないように細心の注意を払いました。出演者も学生から選び、希望者は撮影にも立ち会いました。

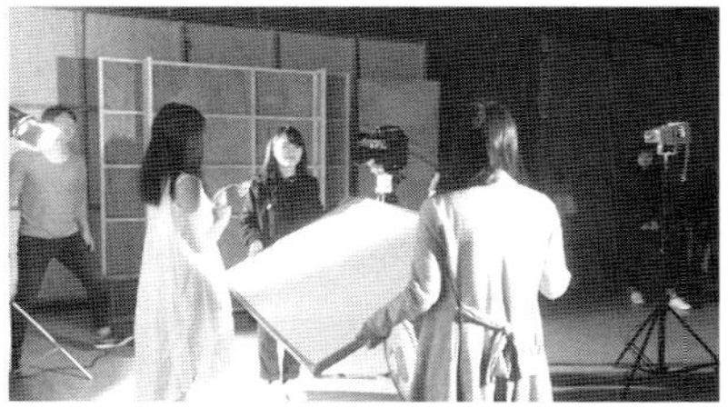

これらの過程を通して、学生たちのデートDVへの理解がより深まったと考えます。先生方は日々ご経験のことと思いますが、学んだことを多角的に考え、自ら発信することにより、知識が自分のものになるからです。

一方で、反省点もあります。デートDVの被害者には男性も多くいると第1回で言及しましたが、このことをCMで伝えるのは難しく、起案に至りませんでした。短い時間でメッセージを伝えるCMは、視聴者に瞬時に状況を理解してもらわなくてはなりませんので、まだ一般に認識されていないことは描きづらいのです。結果として「デートDV被害者＝女性」というイメージが再生産されるのは本意ではありませんが、「DVは誰もが被害者にも加害者にもなりうる、だからこそ当事者意識を持って向き合わねばならない」ことを伝えるのは、次回の課題にしたいと思います。

《参考文献》
・鈴木みどり編『Study Guide　メディア・リテラシー　【ジェンダー編】』リベルタ出版，2003
・鈴木みどり監修、制作協力FCT市民のメディアフォーラム「スキャニング・テレビジョン日本版1　ビデオ・テクスト1〜9」株式会社イメージサイエンス，2003

新連載 光線過敏症とは

第1回 多形日光疹

ひふのクリニック人形町 院長　上出 良一

光線過敏症とは

強い日光に長時間さらされれば、誰でも皮膚はヒリヒリして赤くなり、ひどいときは水ぶくれになります。これは日焼け（サンバーン、日光皮膚炎）で、普通の反応です。一方、健常人では何ら異常を生じない程度の光線曝《ばく》露《ろ》を受けた皮膚に、紅斑などの異常な反応が生じる場合を、光線過敏症と呼びます。そのような病的状態を呈する疾患には幾つかの種類があります。発症機序は遺伝性、代謝性、光アレルギー性、光毒性など、疾患によりさまざまです。

個々の光線過敏症には好発年齢があり、乳幼児では色素性乾皮症、骨髄性プロトポルフィリン症、種痘様水疱症《すいほうしょう》、10～40歳代では多形日光疹、日光蕁麻疹《じんましん》、中年では薬剤性光線過敏症、晩発性皮膚ポルフィリン症、高齢者では慢性光線性皮膚炎が起こりやすくなります（図1）。

今回解説する多形日光疹は光線過敏症の中で圧倒的に頻度が高いもので、白人では20%近くの人々が経験するとされていますが、皮膚色の濃い日本人では4%程度で、女性患者が多い傾向にあります。

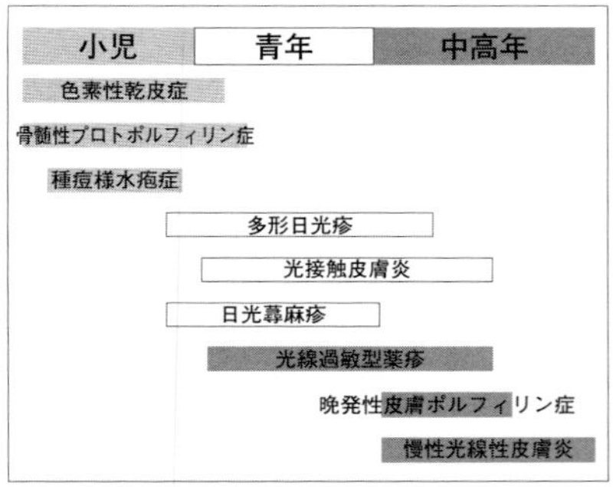

図1　光線過敏症の好発年齢

多形日光疹の症状

思春期から青年期の女性に好発し、3～7月にその年最初の強い日光曝露で生じ、毎年季節的に繰り返します。紫外線の強い地域への海外旅行などで生じることもあります。典型的な例では日光の当たった日の夕方頃から、腕の外側や手の甲が痒《かゆ》くなり、小さな赤いブツブツ（丘疹）が密集して出てきます（写真1、2）。丘疹型が最も多いのですが、多形といわれているように赤く腫れるだけ（紅斑）のことや、大きくて痒いしこり（痒疹）、皮下出血（紫斑）などもまれにあります。いろいろな形で生じますが、個人個人では出てくる皮膚症状は一定です。

顔は普段から日光にさらされていることと、女性では日焼け止めの入った化粧をしている人も多いので、めったに出ません。逆に顔だけ赤くなるとか痒くなる場合は、光線過敏症以外を考える必要があります。

最も出やすい部位は前腕の外側や手の甲です。胸の衣類から出るデコルテ部分や首も出やすい場所です。一方、露出していても日光が当たりにくい顎の裏や、髪の毛の長い人のうなじなどには出ません。腕時計をしていた部分を避けて症状が出ているかについても確認します。下腿《かたい》や足の甲にも生じますが、履物で覆われた部分は出ません。

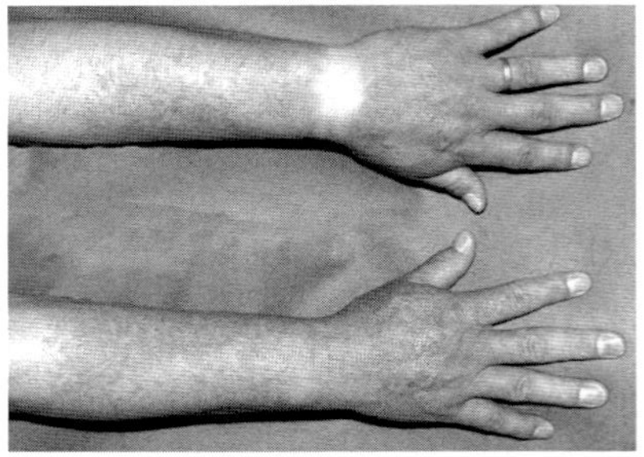

写真1　多形日光疹　両前腕伸側、手背に多発した紅色丘疹。腕時計部には生じていない

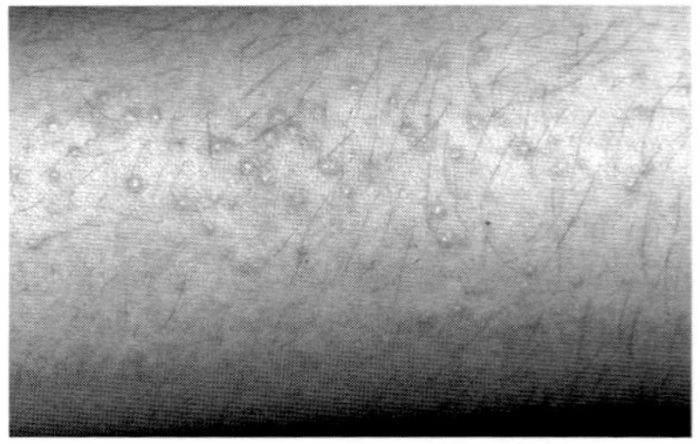

写真2　紅色丘疹の拡大写真

毎年4月から9月頃まで、日に当たると繰り返し出ますが、面白いことに夏になるとむしろ出にくくなる馴《な》れ現象（ハードニング）がみられることがあります。このことは治療上重要な考慮点で、治療の項で述べます。

放っておいても数日で良くなることが多いのですが、痒くて引っ掻《か》いてしまい、悪化させると1週間以上も症状が続くことがありますので、早めに治療する必要があります。乾《かん》癬《せん》、アトピー性皮膚炎などのほかの皮膚病が、ときに光線曝露で悪化することがあり、その原因として多形日光疹が基礎疾患として存在することがあります。

多形日光疹の病因

多形日光疹は簡単に言うと、紫外線で変化した皮膚成分に対するかぶれ（接触皮膚炎）です。内因性遅延型光アレルギーに分類されます。症状を起こす紫外線がA波かB波かは人により異なります。日焼けを起こすくらいの強い紫外線曝露で生じるのは当然ですが、普通は日焼けしない程度の曝露でも生じます。

病因には明らかになっていない部分もありますが、皮膚に存在する何らかの成分に紫外線が当たることでアレルゲンに変化し（光アレルゲン）、それに対して接触アレルギーを起こす、自己免疫的接触アレルギーが考えられています。皮膚にアレルゲンが存在する場合、普通は免疫反応が起こりますが、紫外線照射を受けた皮膚ではアレルゲンを認識しなくなることがわかっています。その結果、アレルゲンに対する免疫反応を起こさない免疫学的寛容が誘導されます（光免疫抑制）。

普通の人では、紫外線が当たった皮膚では光免疫抑制が起こるため、アレルギー感作が起こりにくくなっています。しかし、何らかの理由で紫外線による免疫抑制を生じにくい人では、産生された光アレルゲンに対して免疫反応を起こしてしまい、多形日光疹を生じるという説があります。

多形日光疹の治療

基本的には接触皮膚炎ですので、ステロイド外用剤が有効です。痒みが強いときには抗ヒスタミン薬を併用します。再発防止には紫外線防御を行います。帽子、衣類による被覆や露出部にはサンスクリーン剤を塗布します。しかし、症状を恐れて過剰な紫外線防御を続けると、症状は生じませんが色白の皮膚になってしまい、かえって紫外線に敏感になり、わずかな紫外線にも反応してしまいます。

皮膚症状はステロイド外用で抑えることができますので、よほどひどい症状が出ない限り、むしろ気にしないで過剰な紫外線防御をせず、少しずつ紫外線を浴びて皮膚の色を濃くし、皮膚を馴らすのが実生活には有用です。先に述べたハードニングを誘導するわけです。毎年の最初の強い日光曝露に注意することは、覚えておきましょう。

連載 光線過敏症とは

第2回 日光蕁麻疹《じんましん》

ひふのクリニック人形町 院長　上出 良一

蕁麻疹とは

蕁麻疹は極めてありふれた皮膚病で、皮膚科を受診する患者の約5％を占めるとされていますが、一般内科や救急外来などを受診することも多く、実際はもっと頻度が高いと思われます。ほとんどの人が一生に一度は経験するといわれている症状です。

しかし、その70％は原因不明の特発性蕁麻疹で、原因が明らかな蕁麻疹はわずか30％です。原因が明らかな蕁麻疹は、機械刺激・圧迫、寒冷、日光などによる物理的蕁麻疹や、食物・薬剤などによるアレルギー性蕁麻疹が多く、そのほかにまれですが、コリン性蕁麻疹、運動誘発性蕁麻疹、非ステロイド系消炎鎮痛薬に対するイントレランス（不耐性）、接触蕁麻疹などがあります。驚くことにIgE抗体が関与したⅠ型アレルギーによる蕁麻疹は全体の数％以下と、思いのほか少ないことを知っておく必要があります。

蕁麻疹の症状は原因が何であれほぼ同じです。定義は「膨疹、すなわち紅斑を伴う一過性、限局性の浮腫が病的に出没する疾患であり、多くは痒《かゆ》みを伴う」とされています。すなわち蚊に刺されたような赤いミミズ腫れが突然現れ、痒みを伴います。何もしなくても数時間、長くて1日以内で痕を残さず自然に消えます。あちこちに出没するので、「ずっと出ている」と思ってしまう患者さんもいますが、ある1か所のミミズ腫れがどう変化するかを見ておく必要があります。

痒くてどうしてもかいてしまうと思いますが、不思議と消えた後に掻き傷などは全く残りません。逆に数日以上蕁麻疹が出ていない皮膚を爪などで掻いてみると、数分でその部位に線状に盛り上がったミミズ腫れが生じることがあります。皮膚描記症といわれ、蕁麻疹ができやすい人でよく見られます。

蕁麻疹の機序は、皮膚の毛細血管の周囲にある肥満細胞という丸い細胞に何らかの刺激が加わると、ヒスタミンという物質が放出されて、そばにある毛細血管や末梢神経に存在するヒスタミン受容体1という部分に結合し、その結果、毛細血管が広がって緩み、そこから血液の水分が皮膚内に漏れ出し、皮膚が赤く盛り上がる（膨疹）というものです。また末梢《まっしょう》神経が刺激されて痒みの感覚が起こります（図）。

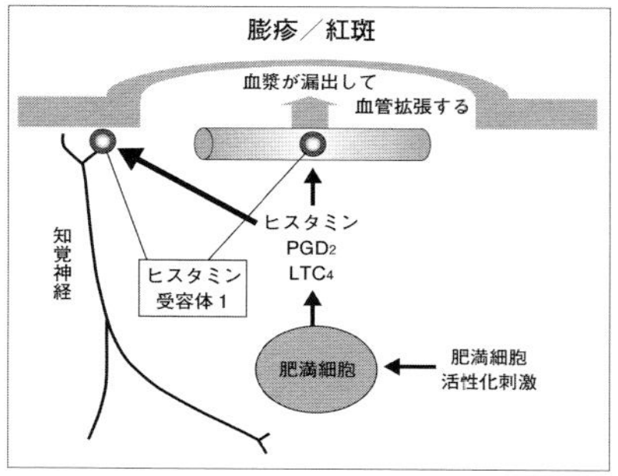

図　蕁麻疹のメカニズム

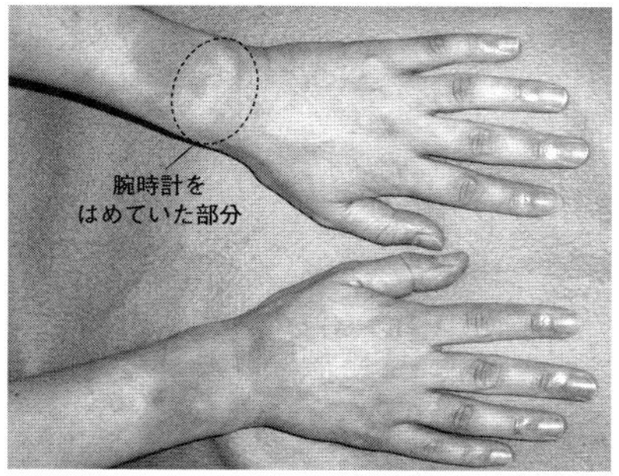

写真　長袖から出た部分の皮膚に、日光曝露後蕁麻疹が生じた。左手首の腕時計をはめていたところには生じていない。

蕁麻疹の原因は多数ありますが、肥満細胞を刺激してヒスタミンを出すというところは共通しています。このことから蕁麻疹の治療は原因を避けることと、あらかじめヒスタミン受容体1をブロックする抗ヒスタミン薬を飲んでおき、症状が生じるのを予防するということになります。

日光蕁麻疹

今回のテーマの日光蕁麻疹は、日光に当たった部分だけに蕁麻疹が生じる物理的蕁麻疹のひとつです。ある日突然発症することが多く、日光に当たると数分から数十分以内に露光部に一致して、痒みと赤い腫れ（膨疹）が生じます（写真）。日陰に入ると10～20分で跡形もなく消えるのが特徴です。したがって医療機関を訪れたときには症状がみられませんので、スマートフォンなどで撮っておいた写真を見せていただくと診断の参考になります。なりやすいのは若い人で、男女差はありません。命に別状はないものの、屋外の活動は日々避けられませんので、患者の悩みは大変大きいものがあります。

日光蕁麻疹の機序

もともと皮膚内にある何らかの物質が光線を吸収してアレルゲンに変わり、それに対してIgE抗体が産生されて、Ⅰ型アレルギー反応を起こすと考えられています。外から体内に入った物質が原因になることはほとんどありません。したがってアレルゲン除去は難しく、アレルゲンを作り出す光線が皮膚に入り込まないようにするのが治療上大切になります。

蕁麻疹を起こす光線の波長は、光線過敏症の中では珍しいのですが、可視光線のことが多く、時に紫外線、あるいは可視光線と紫外線に敏感になるケースがあります。日光蕁麻疹の症状ある人の作用波長を推定するには、試しに日焼け止めを上腕の全周にたっぷり塗り、前腕を晴れた昼間に10分程度日光に当てます※。当たっている最中に日焼け止めを塗った上腕にも痒み、紅斑、蕁麻疹が出れば反応を起こす波長（作用波長）は可視光線ということになります。日焼け止めが有効な場合は紫外線が作用波長と考えますが、長時間当たれば症状は多少出ます。

日光蕁麻疹の治療

まず、日焼け止めが有効な場合は作用波長は紫外線ですので、屋外活動の際は日焼け止めを常用します。一方、日焼け止めが効かない可視光線が作用波長の患者では、紫外線防御をすると皮膚色がどんどん白くなり、かえって蕁麻疹が出やすくなってしまうのです。薄い衣類で蕁麻疹が生じない程度の防御をしつつ、むしろ少しずつ紫外線を浴びることでメラニン産生を促し、皮膚色を茶色くするほうが防御能が高まり、生活の質が上がります。医師とよく相談のうえ、遮光の具体策を決めてください。

蕁麻疹の70％を占める原因不明の特発性蕁麻疹では、一般的に抗ヒスタミン薬内服がよく効きます。しかし、日光蕁麻疹をはじめとして物理的蕁麻疹では、抗ヒスタミン薬で症状を抑えきることは非常に難しく、膨疹が生じるまでの時間が多少伸びる程度です。しかし、まったく無効なわけではありませんので、眠気の少ない第二世代といわれる抗ヒスタミン薬を朝、外出1～2時間前に通常の2倍量内服するのがよいと考えられます。夜は飲む必要はありません。

日光蕁麻疹は一生続くことはまずありませんが、治るのに10年単位の年月がかかることがあります。先に述べたように、日光に敏感だからといって外に出なかったり、過剰に日焼け止めをつけて防御し続けたりすると皮膚の色が白くなり、かえって蕁麻疹が出やすくなります。あまり気にせずちょっと痒くなったらすぐに日陰に入るなどの生活習慣で過ごすほうが、生活の質を落とさずに済みます。

※筆者のホームページ（http://atopy.com）の光線過敏症の項に、よく見られる光線過敏症の簡単な自己検査法（光線照射テスト）を掲載していますので、参考にしてください。

連載 光線過敏症とは

第3回（最終回） 薬剤性光線過敏症

ひふのクリニック人形町 院長　上出 良一

薬剤性光線過敏症

内服、注射、坐薬《ざやく》などで全身投与された薬剤で、皮膚に異常な反応を生じた場合、薬疹と呼ばれます。また、皮膚に外用された薬剤による異常な皮膚反応は、薬剤性接触皮膚炎と呼ばれます。薬剤によっては投与されただけでは何ら異常な皮膚症状を起こさないのに、日光曝露《ばくろ》が加わって初めて症状が出ることがあります。全身投与された薬剤による場合は光線過敏型薬疹、外用された薬剤による場合は薬剤性光接触皮膚炎と呼ばれます。

光線過敏型薬疹では全身に薬剤が分布していますので、日光に曝露された部位すべてに紅斑、丘疹などの皮疹が生じます。一方、薬剤性光接触皮膚炎では薬剤が接触した部位に日光が当たって生じますので、薬剤が接触していない部位では原則、日光が当たっても何ら変化は生じません。

光線過敏型薬疹と薬剤性光接触皮膚炎を合わせたものが薬剤性光線過敏症です。光線過敏症の中では、多形日光疹、日光蕁麻疹《じんましん》に次いで多く経験します。薬剤性光線過敏症のメカニズムとして、①光毒性反応、②光アレルギー反応、③光線過敏症状を示す全身性疾患（エリテマトーデス、ポルフィリン症、ペラグラなど）の誘発があります。

薬剤性光線過敏症の第一段階は全身投与あるいは外用された薬剤が皮膚に分布した後、薬剤そのもの、あるいはその代謝産物が光を吸収して一連の光化学反応を起こすことです。この光線を吸収する分子をクロモフォアと呼びます。光化学反応により直接的に細胞が障害されるのが①の光毒性反応です。

一方、②の光アレルギー反応は、上で述べた光化学反応の過程で、薬剤が皮膚内のたんぱく質と結合して完全抗原となり、それが免疫系に認識されると感作が成立します。光アレルギー反応は抗原形成に光線が関与することが必要な点以外は、通常のアレルギー反応と同じです。光アレルギー性を示す薬剤はほとんどの場合、長波長紫外線(UVA、320-400nm)に反応します。

光毒性がある薬剤は開発の段階でチェックされ、普通は製品化されません。したがって薬剤性光線過敏症は、ほとんどの場合光アレルギー性のメカニズムで起こります。

光線過敏症を起こす薬剤

薬剤すべてが光線過敏症を起こすわけではありません。ごく一部の薬剤に限定されますが、薬剤の使用頻度は変わっていきますので、光線過敏症を起こす薬剤は時代とともに変遷します。

例えば、古くよりサルファ剤による光アレルギー反応やフェノチアジン系向精神薬、チアジド系降圧利尿薬、スルフォニル尿素系経口糖尿病薬、グリセオフルビンなどが光線過敏症を引き起こす薬剤として知られていました。その後、非ステロイド系消炎鎮痛薬であるピロキシカムやそのプロドラッグ（体内で代謝されてから効果を表す薬）であるアンピロキシカムによるものが多発し、10年以上前にはニューキノロン系抗菌薬によるものが多発しました。最近増えたのは、降圧剤の配合薬中に含まれる降圧利尿薬であるヒドロクロロチアジドによる事例です（写真1）。

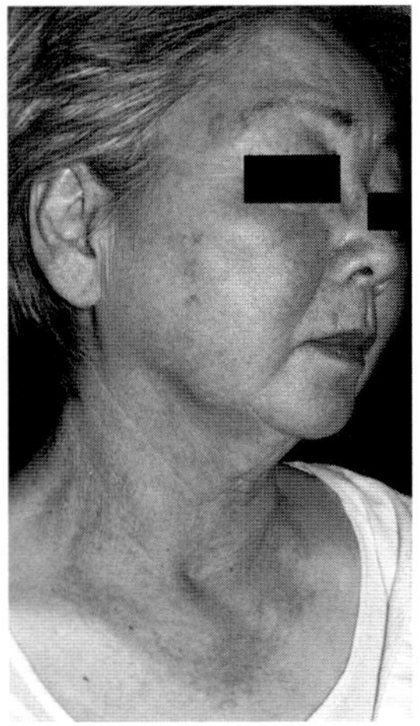

写真1　ヒドロクロロチアジドが配合された降圧剤による光線過敏型薬疹。露光部に一致した紅斑、腫脹《しゅちょう》、落屑《らくせつ》がみられる。

また、ケトプロフェンが配合された湿布薬による薬剤性光接触皮膚炎も多発しています（写真2）。光線過敏症を生じる頻度が高いため、処方医師、薬剤師から日光に当たる部位には使用しないよう注意が促されます。パッケージにもその旨大きく記載されていますが、不注意で露出部に貼ってしまったり、家族から譲り受けたために注意書きに気づかず使用してしまって発症した事例も1/3くらいあります。

光線過敏型薬疹の症状

薬剤を摂取してから早い場合は数時間で生じることもありますが、普通は2～3日から2週間、時に半年以上内服を続け、日光に曝露されていると生じます。皮疹の特徴は明瞭に日光露出部位に一致していることです。症状は紅斑、浮腫、丘疹、小水疱《しょうすいほう》、色素沈着などが見られます。臨床形態は多様ですが、紅斑、丘疹がほとんどです。

顔では前額、頬部、鼻尖、耳前部に強く皮疹が生じる傾向がありますが、女性の場合は化粧によって日光に直接当たることが少ないからか顔面の発疹の程度はたいてい軽度です。そのほか項部（首の後面）、前胸V字部、前腕伸側、手背などにも生じます。衣服、手袋、腕時計、装身具で被覆された部位や、露出部であっても日光が当たりにくい部位（下顎裏面、頭髪の生え際、皮膚皺壁内《しゅうへきない》など）では皮疹が見られません。

ただし光線過敏性が強い場合には薄いシャツなどを通して非露光部にも発疹が生じることがあります。

薬剤性光接触皮膚炎の症状

薬剤が外用された部位に光線が当たって生じます。現在多発しているのは前述のケトプロフェン湿布によるものです。注意が喚起されているにもかかわらず、誤って腕や背部の露出部に貼って、日光に当たると湿布の四角い形に皮膚が赤く腫れあがり、かゆみが強く、症状が高度な場合は小さな水膨れも生じます。薬剤が皮膚内に長期間停留するため、貼るのをやめて数か月しても日光に当たるたびに赤く腫れることがあります。

薬剤性光線過敏症の治療

まずは原因薬剤を中止し、衣服、帽子、手袋を着用し、露出部にはUVA領域まで遮断する広波長域サンスクリーン剤（SPF50+、PA++++）を塗布し、紫外線防御を厳密に行います。皮疹に対しては症状の軽重、部位に応じてステロイド外用剤を選択し、塗布します。重症例ではステロイドの短期内服を追加することもあります。日光遮断は薬剤中止後最低2週間は必要です。

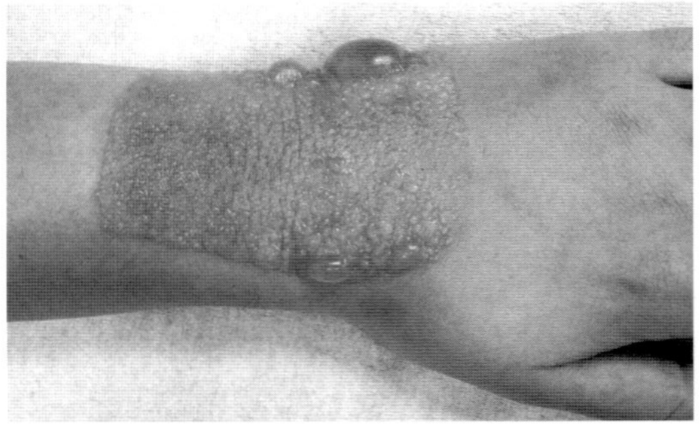

写真2　ケトプロフェン湿布による光アレルギー性接触皮膚炎。貼った部位に一致して長方形に浮腫性紅斑、小水疱が見られる。

通常、発疹は原因薬剤中止、光線防御を行えば2週間程度で消退しますが、光線過敏症状に気づかずに長期間内服、光線曝露を続けていると、内服を中止しても光線過敏症状が持続することがあります。またまれですが、不可逆的な色素沈着、色素脱失を残し、光線性白斑黒皮症に至ることもあります。

新連載　高校生のひきこもりへの対応

第1回　高校生のひきこもりの現状

山岡 和夫（ひきこもり家族自助会 とやま大地の会代表）

はじめに

高校生を含む15歳～19歳の「ひきこもり等の状態にある若者」について論じます。高校生のひきこもりを考える場合には、

（１）高校の在籍者で不登校傾向にある生徒
（２）不登校を経て高校を中途退学した生徒
（３）中学卒業後に就職も進学もしなかった若者
（４）定時制・通信制高校等に転入学した生徒
（５）高校を中途退学した生徒が定時制・通信制高校等に編入学した場合

まで含めて考える必要があると思います。

「ひきこもり等の状態にある若者」については、山梨県ほかいくつかの県のひきこもりに関する実態調査にならい、次のように定義します。

（１）社会的参加(仕事・学校・家庭以外の人との交流など)ができない状態が6か月以上続いていて、自宅にひきこもっている状態のもの。
（２）社会的参加ができない状態が6か月以上続いているが、時々買い物などで外出することがある者（ただし、重度の障がい、疾病等で外出できない者を除く）。

とやま大地の会との出会い

私は35年間、県立学校に勤め、後半17年間は、定時制・通信制高校で教鞭《きょうべん》をとりました。私が赴任した1995年は、定時制・通信制高校が大きく変わりつつある時期でした。

戦後、就業等のために全日制高校に進学できない勤労青年に、後期中等教育の機会を提供するというのが、定時制・通信制高校の役割でしたが、近年では不登校・中途退学経験者等への学び直しの機会を提供するなど、困難を抱える生徒の自立支援等の面でも大きく期待されるようになりました。

勤務した高校では、昼働いて夜学ぶ夜間定時制の生徒や、紡績工場で働きながら学ぶ昼間定時制の生徒が減少する一方、学年による教育課程の区分を設けない課程(単位制)が昼間部(昼間単位制)において設けられ、中学時代や他の高校で不登校を経験した生徒が多数入学し、生徒急増期が始まった時期でした。

私は昼間部(昼間単位制)の担当となり、入学後も不登校傾向のある多数の生徒をどのように支援していくか、職員全体で模索し続けていました。学校外にも学びの場を求め、研究会や不登校の親の会などへ積極的に出かけていきました。

2001年３月に発足した、ひきこもり家族自助会「とやま大地の会」[※1]ともその過程で出会いました。参加当初は、教員経験を生かして、協力会員として何か役に立つことができるのではないか、また、勤務校に入学してくる生徒に対する支援のヒントを得ることができるのではないかという気持ちを持っていました。それが参加を重ねるにつれ、例会で語られる話をともに聴き、深い学びとその場にいることの貴重さを感じるようになり、今年で16年目となりました。

ひきこもりと不登校

次に、高校の不登校生徒数及び中途退学者とひきこもりの関係について考えてみます。

島根県、山形県、山梨県が、ひきこもり等に関する実態を把握し、施策立案に生かすために、県内の担当地区を持つ民生委員・児童委員に対するアンケート調査を実施しました。いずれも80%近い回答を得て、実態調査報告書として公表しています。

図１は島根県、山梨県の報告書から作成したものですが、ひきこもりに至った経緯は特に10歳代では、「不登校」であると回答する割合が高く、20歳代、30歳代においても、一定割合で不登校がひきこもりにつながっていることが明らかになりました。このことは「ひきこもりの評価・支援に関するガイドライン」[※2]中の「不登校のうちには本ガイドラインで定義したひきこもりと関連性が強い一群が確実にあると考えています」という一文を裏付けています。

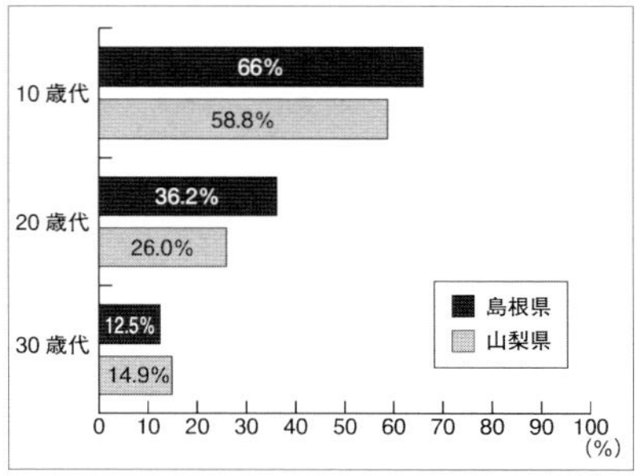

※３、４により作成

図１　ひきこもりに至った経緯（不登校と回答）

また2009年には、内閣府が高等学校中途退学者及び中学校不登校生徒の緊急調査[※5]を行っています。その調査結果（表１）から、中途退学後約４年が経過した現在の状況及び中学校不登校生徒の中学校卒業後約４年が経過した現在の状況として、「仕事にはついておらず、学校にも行っていない」と答えた人がそれぞれ20.8%、16.5%で、高校中退や中学校不登校は少なくない割合でひきこもりにつながっている可能性がうかがえます。

	学校に行っている	仕事をしている	仕事をしながら学校へ行っている	仕事にはついておらず、学校にも行っていない
高校中退者	17.3%	47.6%	8.3%	20.8%
中学校不登校生徒	39.4%	26.6%	7.3%	16.5%

※５の図１、図９より作成

表１　高校中退者と中学校不登校生徒の現在の状況

高校生の不登校は義務教育と違って、留年や中途退学につながりやすいものです。表２で不登校のうち中途退学した生徒の割合は28.3%、原級留置（留年）になった生徒の割合は 8.5%となっています。

		高校計（人）
中途退学	不登校生徒数 (A)	53,154
	そのうち中途退学に至った者 (B)	15,058 (28.3%)
原級留置	不登校生徒数 (A)	53,154
	そのうち原級留置に至った者 (B)	4,494 (8.5%)

※６の〔５－４〕図より作成

表２　不登校のうち中途退学・原級留置になった生徒数

また、表３（p.217）をみると、不登校経験がある生徒が定時制で31.3%、通信制高校で14.6%在籍していること、図２（p.217）で現在の学校が「１校目」が定時制78.8%、通信制49.7%であることから、定時制・通信制課程が、中途退学した生徒、原級留置になった生徒等の学び直しの場になっていると思います。

《引用・参考文献》
※１　富山県「ひきこもりと向き合う～家族へのヒント～」、2013
※２　厚生労働科学研究費こころの健康科学研究事業「ひきこもりの評価・支援に関するガイドライン」
※３　島根県健康福祉部「ひきこもり等に関する実態調査報告書」、2014
※４　山梨県福祉保健部「ひきこもり等に関する調査結果」、2015
※５　内閣府「平成21年度版青少年白書 特集 高校中退者・中学校不登校生徒のその後と地域における支援」3.高等学校中途退学者及び中学校不登校生徒の緊急調査の結果から、2009
※６　文部科学省初等中等教育局児童生徒課平成26年度「児童生徒の問題行動等生徒指導上の諸問題に関する調査」について、2016
※７　公益財団法人全国高等学校定時制通信制教育振興会平成23年度文部科学省委託事業「高等学校定時制課程・通信制課程の在り方に関する調査研究」、2011
※８　山形県子育て推進部「困難を有する若者に関するアンケート調査報告書」、2013

（217ページに続く）

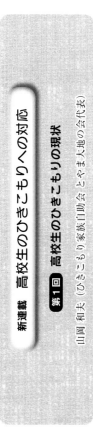

連載　高校生のひきこもりへの対応

第2回　発達障害とひきこもり

山岡 和夫（ひきこもり家族自助会 とやま大地の会代表）

今回は「とやま大地の会」会員の協力を得て、不登校やひきこもる本人を支えてきた家族から伺ったお話をもとに、学校現場に求められるひきこもりへの対応について考えてみたいと思います。（※事例に関しては、プライバシーに配慮した変更を加えています。）

町田市保健所の調査から

東京都町田市が「ひきこもり者支援体制推進事業」を「町田市新５ヵ年計画(2012年度～2016年度)」の重点事業と位置づけ、2012年に「町田市 若年者の自立に関する調査」を一般市民(20歳～64歳の市民から2000人を無作為抽出)と、民生委員及び主任児童委員(244人)を対象に意識調査を行い、調査報告※1を公表しています。

その中で、「不登校から、ひきこもりにつながらないために、学校からの支援は必要だと思う」という設問に対し、一般市民意識調査では83.2%(そう思う51.3%、少しそう思う31.9%)、民生委員・主任児童委員調査では90.4%(そう思う64.1%、少しそう思う26.3%)という高い割合で、学校の支援の必要性を感じていると回答しています。筆者は、調査結果から、学校現場に在学中だけではなく卒業等で学籍を離れた後も含めた支援の役割を求める、地域からの期待が読み取れると考えています。

アスペルガー症候群と診断されたKさん（DSM－5※2では自閉スペクトラム症）

（1）概要

Kさんは大学時代に不登校・ひきこもりを経て、精神的につらい状況から、本人から受診を申し出、そこでは精神疾患の診断を受けました。入院加療しましたが、顕著な治療効果は見られず、本人、家族、主治医が相談して退院しました。

退院後は、家族の理解と支援もあり、自宅療養により徐々に回復し、外出できるようになりました。

あるとき、インターネットで、フリースクールや発達障害児(者)支援等に幅広く取り組む民間団体のHPを見つけ、その団体が運営するカフェを訪ねました。カフェに通う間に、特別支援教育士の資格を有する支援者(運営責任者)から、会計を手伝うように依頼されたこともあり、次第に居場所を見出していきました。また、通ってくる若者たちと交流し、悩みを相談することもできるようになりました。

やがて支援者から発達障害に詳しい医師の受診を勧められ、医師からアスペルガー症候群（当時）の診断と説明を受け、本人・家族とも納得することができました。この時、Kさんはすでに30代でした。

Kさんはその後も、公的な相談機関に自ら定期的に通い、日常生活の心配事を軽減していきました。また、カフェでの交流で知った就労継続支援事業所の面接を受け、情報処理関係の仕事を始めて、現在では数年が経っています。

最近では、仕事に関連する技能大会で上位入賞を果たし、主治医からは「落ち着いてきたね」と言われているそうです。

（2）保育所から大学時代まで

保育所に通っていた頃は、担当の保育士から「ほかの子と遊ばないで、絵を描いていますよ」と言われるような子どもでした。

小学校へ入学した頃は「変な音が聞こえるから、小学校へは行かない」と言って、家族は理由がわからずに困ったそうです。学校では、大勢で遊ぶことやチームで何かに取り組むということが苦手でした。心配になり、小児科医に診察してもらいましたが「勉強がよくできるんだね。でも、人付き合いも大事だね」と言われただけでした。

中学時代は学習成績が良く、保護者面談などで担任の先生に会っても、褒められた記憶しかないそうです。

高校は県内有数の進学校に入学しました。自宅では、あまり勉強しているようには見えませんでしたが、理系科目の成績は特に優秀でした。学校生活では、運動会のピストルの音、みんなで一緒に声を出す応援の練習を嫌がり登校を渋りました。

しかし、担任の先生からは「心配なことはありません」と言われるだけでした。欠席は３年間で10日ほどでした。

大学受験では、本人が希望した県外の理系の国立大学を受験、合格し入学しました。大学１、２年生のときは、学生寮から通学していましたが、３年生になってアパートに移ると、次第に部屋にひきこもるようになりました。両親は心配で何度も様子を見に行きましたが、Kさんは部屋には入れてくれることがありませんでした。

その後も両親は保健センターに相談するなどの手立てを尽くしましたが、ひきこもりが深刻になり、Kさんを説得して自宅に帰ることになりました。

（3）Kさんの事例から考えること

Kさんの母親は、Kさんの学生時代を振り返り「体育大会などの学校行事への参加を嫌がるのには理由がありました。後に聴覚過敏があるとわかったわが子にとって、体育大会の応援練習は、特に苦しい活動の一つであったようです。身体的・感覚的に苦痛を感じても、保健室へ行くとは限りませんから、当時は気づかれることもありませんでした。ただ、専門家である中学や高校の先生方には、気づいてほしかったと思っています」と話していました。

和歌山県発達障害者支援センター・顧問の小野は自閉スペクトラム症(Autism Spectrum Disorder:以下 ASD)について、「ASD の子どもたちは、基本的にはとても不安が強い子どもたちである。その理由として、先が読めないために、何が起こるかも予想がつかず、さまざまなことが突然降りかかってくるように感じられるからである。」「感覚過敏が存在すれば、さらに不安や不快を増すことになる。彼らを指導する立場にある、教員を含む専門家は、子どもたちが有する特性を察知して、さらに隠されているかもしれない症状を予測しながら、支援にあたることが肝要である。」※3と述べています。

反省を込めて、高校で理科を担当していた筆者の経験を紹介します。

毎年、音の可聴域についての説明をするため、低音部の20Hz付近から高音部の20,000Hz付近の音を聴くという実験を、実験用低周波発振器とスピーカー等を使用して行っていました。その折に、低音部や高音部で、不快を訴える生徒がいました。その中には、聴覚過敏の生徒もいたのではないかと思います。不快を訴える生徒に気づいたときに本人から話を聞き、養護教諭や担任に伝え、話題にすることが必要だったのではないかと感じています。

公立小学校教諭の竹井は、「発達障害はもとより、支援が必要とされる子どもを支えていく視点から考えると、現代の学校には、一人の教師で解決できる問題はないのではないかと思う。」※4と述べ、保護者や学校内外の関係者を含めた話し合いにより理解を深め、適切な働きかけをする重要性を指摘しています。

筆者は、思春期・青年期にある高校生は、本人も含めた話し合いにより、発達障害への理解と共通認識に基づく支援が必要であると考えています。

次回は、ひきこもりを経験した若者の声に耳を傾け、学校現場に求められるひきこもりへの対応を考えたいと思います。

《引用・参考文献》
※1　町田市保健所「『若年者の自立に関する調査報告』～ひきこもる若者たちを地域で支えるために～」P.9～114、2013
※2　精神障害の診断と統計マニュアル（Diagnostic and Statistical Manual of Mental Disorders）の第5版
※3　小野次朗「自閉スペクトラム症のある子どもの理解と支援～DSM-5における変更点を中心に～」『特別支援教育研究』No.708、P.2～7、2016
※4　竹井明夫「『気になる子』をみんなで支える」『教育』No.848、P.83～89、2016

連載　高校生のひきこもりへの対応

最終回　不登校・ひきこもりからの立ち上がりを支えるために

山岡 和夫（ひきこもり家族自助会 とやま大地の会代表）

最終回となる今回は、ひきこもり経験のある若者と、高校で多数の生徒に関わってきた方々のお話を紹介し、私見を述べたいと思います（事例に関しては、プライバシーに配慮した変更を加えています）。

学校内に居場所があればいいと話すYさん

（1）中学から高校卒業まで

Yさん（現在30代後半男性）は生きづらさを感じ、中学２年生の頃から学校を休みがちでした。学校生活では、部活動にやりがいを感じていましたが、３年生になって部活動が終了する夏頃から登校できなくなりました。

高校進学は全日制高校を受験して合格しましたが、１日も登校せずに退学し、翌年、単位制の定時制高校に入学しました。

母親の運転する車で登校することもありましたが、学校に近づくと気が重くなり、車から降りずに戻ったり、早退したりすることがありました。１年次（単位制では１年生ではなく１年次という）では、平均すると週に１回程度の登校で、１科目のみ単位修得できました。登校すると玄関の近くにある保健室に立ち寄り、養護教諭に挨拶するのが習慣になりました。養護教諭はいつも気さくに挨拶を返してくれるので、楽しみなひと時だったそうです。

２年次からは登校できる日が多くなり、毎週１回のロングホームルーム（LHR）にも出るようになって、３年次では文化祭等の学校行事にも参加しました。さらに、３年次では単位を多く修得し、大学入学資格検定(現：高校卒業程度認定試験)にも何科目か合格し、合格科目を修得単位に加えることができる制度の活用などもあり、４年次で卒業できるめどが立ちました。

毎日４限終了後にショートホームルーム（SHR）がありましたが、SHRに出るようになってしばらくは気軽に話せる人がいないため、読むでもないスポーツ新聞を広げていたそうです。しかし担任は、それを察してか軽く注意をするだけでした。やがてクラスに慣れた頃には、打ち解けて級友と雑談を楽しみ、担任に相談もできるようになりました。

４年次は、人数の少ないクラスでしたが、授業で一緒になったことのある級友が多く、語らいを楽しむことができたそうです。この頃も、保健室には登校するとほぼ毎日顔を出していましたが、いつも誰かがいて卒業まで一番楽しく交流できた居場所だったといいます。

担任からは、大学進学も可能だと言われ、大学祭を見学し雰囲気を経験したうえで隣県の４年制大学を志望校に決めました。

（2）大学入学から現在まで

大学は高校と同じ単位制だったので、受講の仕方がよく理解でき、スムーズにスタートすることができました。大学近くのアパートから通学することになり、１年生のときには不安が強い時期もありましたが、そんなときは家族が来て支えてくれました。２年生からは週末は自宅に帰るようにしたことで気持ちが安定しました。友人もでき、学生生活を楽しみ４年間で卒業しました。

大学卒業後は地元で就職し、自宅から通勤しましたが、短期間で退職しました。退職後しばらく自宅にひきこもり状態になりましたが、家族の理解ある支援もあり、自宅での療養期間を経て、現在は就労継続支援事業所で働いています。

（3）登校が“嫌”なのではなく“無理”な状態がある

Yさんに「今振り返ってみて、高校に望みたいことは何か」という質問をしたところ、以下のような返事をもらいました。

「生きづらさを感じて学校へ登校するのがつらい日がある生徒にとっては、いつも自分を受け入れてくれた保健室や、よく理解してくれる担任の先生がいるHR教室のような“居場所”が学校内にあることが大切」、「生きづらさを抱え、状態が悪いときは通学・通勤どころか通院すらできない苦しい時期もありましたが、自分は生きることを選びました。不登校、ひきこもりには意味があることを理解してほしい。登校が“嫌”なのではなく、“無理”な状態があることをわかってほしい」。

生徒と接する時間が少なくなっている高校教師

現在の高校の様子を知りたいと思い、富山県の養護教諭のリーダー的存在であるお二人に話を聞きました。

「教育現場での実感として、校務が年々多忙になり、担任をはじめ教師全体が生徒と接する時間が少なくなっていると感じます。また、一人ひとりの生徒ともっと積極的に関わることが必要なときであっても、十分な関わりが持てない、コミュニケーションスキルが低い教師もいます。

一方で、家庭の貧困だったり、人間関係をつくるのが苦手だったりという、家庭や学校生活で困難のある生徒も増えています。一人の教師や学年会などの校内の教員組織では解決できないと感じることもあり、そうした場合、スクールカウンセラー（以下 SC）やスクールソーシャルワーカー（以下 SSW）などが加わり、検討や支援をすることが必要だと思います。しかし、全日制（県立）高校では、SCは１校あたり年間10数時間の配置と限られており、学期末に行われる保護者面談の日に合わせて相談希望を募るなどの、工夫をした対応をしているのが現状です。SSWの場合は、必要な場合に各学校からの要請で教育委員会から派遣されることになっており、日常的に校内の問題を相談し、関わってもらうのは難しさがあります。

養護教諭の配置は大規模校でも基本的には一人です。仕事をするにあたり、“子ども（生徒）の体と心を一体としてとらえること”と“つながりとぬくもり”を心がけていますが、早朝から夕方まで来室が絶えることなく、健康診断、保健指導、救急処置に加え、心の健康問題に関する生徒や教員の個別相談にも対応して、昼食や休憩時間も確保しにくい毎日を過ごしています」。

高校に求められること　～終わりにかえて～

神戸大学名誉教授の広木克行は、「登校拒否・不登校の背景にあるのは、個人の尊厳が本当に学校の中で守られていないということです」、「不登校の子どもが求めていることは、安全と安心が守られる場所との出会いです。私たちが“居場所”と言ってきたものです。そしてもう一つ大事なものが、苦しみをわかろうとしてくれる人との出会いです。自分の思いを真剣に聞いてくれる人、一緒になって考えてくれる人です」[※1]と指摘しています。

この指摘を高校生のひきこもりへの対応のヒントとして、学校現場に求めたい対応を挙げてみます。はじめに必要なことは、一人ひとりの個人の尊厳が、高校生活の各場面で守られているか、振り返りを行うことだと思います。「学校改革ー安全・安心・信頼の学校づくりという視点から、行事、授業、生徒指導、教育相談などのあり方を見直していく」[※2]ことです。

そのような見直しの積み重ねが、生きづらさを感じ、頭痛や腹痛を含めた様々なシグナルを出しながら、学校へ行けなくなる限界まで一人で頑張っている生徒への気づきにもつながると思います。教師の「休憩・休息時間も確保しにくい毎日」という状況を改善したうえで、高校が、「卒業、転学、退学した生徒やその家族が、苦しいときには相談に来校することができ、不登校・ひきこもりからの立ち上がりを支える場」[※3]であることを願って拙文を終わります。

引用・参考文献

※1　広木克行「子どもの立ち上がりを支えるとは“伴走者になった親たちに学んで”」『登校拒否・不登校問題 全国連絡会ニュース』No.123 p.3-9,2016

※2　春日井敏之「不登校・ひきこもりへのネットワーク支援のために」春日井敏之ほか編『ひきこもる子ども・若者の思いと支援 自分を生きるために』p.209-210,2016

※3　井口真紀「高校を拠点としてできることースクールソーシャルワーカーから」青木道忠ほか編著『ひきこもる人と歩む』新日本出版社刊、p.141-154,2015

新連載

予防接種の目的と効果

第１回 日本における予防接種の歴史ともたらされた変化

川崎医科大学 小児科 教授　中野 貴司

予防接種とは

予防接種は、ワクチンを用いて行う感染症予防の手段で、私たちの身体に、感染症を防ぐ抵抗力（免疫）が付与されます。ウイルスや細菌で起こる感染症の中には、予防接種で防げるものが多くあり、それらをワクチン予防可能疾患（VPD※1）と呼びます。

ワクチンには、生ワクチンと不活化ワクチンの２種類があります。「生ワクチン」は、生きたウイルスや細菌の病原性を弱めてつくられます。生ワクチンを接種すると、弱毒ウイルスや細菌が体内で増殖するため、接種後しばらくして、その病気の症状が軽く出ることがあります。麻しん・風しん混合※2、BCG、水痘《すいとう》ワクチンなどが生ワクチンです。「不活化ワクチン」は、ホルマリンなどで処理をして、毒力や感染力をなくした病原体やその成分（病原体が産生する毒素など）で製造します。生ワクチンのように体内では増殖せず、通常は数回以上の接種が必要です。ジフテリア・百日咳《せき》・破傷風・ポリオ混合（DPT-IPV※3）、日本脳炎、インフルエンザワクチンなどが不活化ワクチンです。

定期接種と任意接種

「定期接種」とは、予防接種に関する規定を定めた法律（予防接種法）により対象年齢や接種回数が定められ、自治体による公費負担で実施されるものです。定期接種以外には、個人の希望により接種する「任意接種」があります。ただし、任意接種だからといって、その有効性や安全性に問題があるわけではありません。病気の予防手段としては、どちらも大切です。わが国では、欧米諸国と比べて定期接種がはるかに少ない時代がありましたが、近年は多くのワクチンが定期接種に加えられました（表１）。

定期接種	任意接種
ヒブ（Hib）ワクチン	ロタウイルスワクチン
肺炎球菌ワクチン（小児）	おたふくかぜワクチン
B 型肝炎ワクチン	インフルエンザワクチン（小児）
DPT-IPV ワクチン	A 型肝炎ワクチン
BCG ワクチン	狂犬病ワクチン
麻しん・風しん混合（MR）ワクチン	髄膜炎菌ワクチン
水痘ワクチン	黄熱ワクチン
日本脳炎ワクチン	など
DT ワクチン	
ヒトパピローマウイルス（HPV）ワクチン	
インフルエンザワクチン（高齢者）	
肺炎球菌ワクチン（高齢者）	

表１　定期接種と任意接種のワクチン

予防接種法の変遷

わが国が劣悪な衛生環境にあった終戦直後の1948年、予防接種法は制定されました。戦禍で荒廃した国全体に感染症が蔓延《まんえん》しており、社会を守るために、人の間ではやる病気を防ぐことが必須と考えられ、予防接種は国民に義務づけられたのです。接種費用の個人負担はありませんでしたが、自治体ごとに会場を設定して接種が行われ、接種を受けない者に対しては罰則も課した強制的な制度でした。

時代の推移とともに、予防接種法は改定され、1976年には「健康被害救済制度」が新しく導入されました。これは予防接種後に起こった体調不良に対して金銭的な救済を行うものです。予防接種は個人、ひいては社会を病気から守るための手段ですが、ワクチンという薬剤の性格上、接種後の副反応（後述）をゼロにすることはできません。当時は副反応問題が社会で大きく取り上げられるようになった時期でもあり、世論に応える形で本改定が実施されました。ワクチンの安全性については、最新の情報を社会全体で共有し、常に評価を受け続ける必要があります。

1994 年の改定では、それまでの“受けなければならない”という「義務接種」から、“受けるように努める”という「勧奨接種」へと変更されました。努力義務はありますが、接種に際して個人の意思が反映できるようになったわけです。また、場所と日時を定めて一斉に行われていた「集団接種」から、かかりつけ医師が個々人の体調を見定めて予診を尽くしたうえで行う「個別接種」が原則となりました。

2013年の改定も大きな変革でした。先進諸国と比べて公的に接種するワクチンの種類が少ない、いわゆる“ワクチン・ギャップ”の解消を目指して幅広い見直しが行われました（現在の定期接種については表１を参照）。

ワクチン普及による成果

（１）Hibワクチンと小児の肺炎球菌ワクチン

両ワクチン導入前は、毎年全国で約1,000人の小児に重篤な細菌性髄膜炎が発症し、その原因菌の内訳はHibが60数%、肺炎球菌が20数%と全体の９割近くを占めていました。2011年から接種費用の全国的な公費助成、2013年４月から定期接種となり、ワクチンは全国の乳幼児に浸透しました。その結果、Hibと肺炎球菌による髄膜炎は著減し、素晴らしい効果が実証されました。Hibによる髄膜炎は、発生がほとんどゼロになるまで制御されました。

（２）水痘ワクチン

水痘は小児期の軽症疾患と考えられがちですが、決してそうではありません。細菌の２次感染、熱性けいれんや肺炎、中枢神経合併症などによりつらい経験をする小児の数は相当数になります。１歳以上３歳未満の小児を対象とした水痘ワクチンの２回接種が定期化され、2015年以降は患者数の大幅な減少が報告されています。

（３）麻しん対策

2016年夏は、わが国で久しぶりに麻しんが流行しました。2007年の流行時は10代～20代（高校生や大学生）の患者数が多かったのですが、幸い今回はその年齢層ではほとんど患者発生がありませんでした。その理由は、MRワクチンの２回接種が普及したためと考えられます。

予防接種のリスクとベネフィット

（１）副反応

ワクチンの接種後に、免疫をつけるという本来の目的とは異なる、私たちの身体に好ましくない症状がときにみられることがあり、これを「副反応」と呼びます。副反応の多くは軽症に経過し、後遺症を残すことなく治りますが、まれに重篤な副反応が起こることもあります。

ワクチンは病原微生物を弱毒化や不活化して製造するので、副反応が起こる可能性を全くゼロにすることはできません。できる限りその頻度や程度を低くして、安全な予防接種を行うための努力が続けられています。また、接種後に、たまたま別の原因により身体に不都合な症状が出現することがありますが、これを予防接種による副反応と区別することが難しい場合もしばしばです。

（２）ワクチンによる予防と自然罹患《りかん》

予防接種で付与される免疫は、病気に自然にかかってできる免疫と比較すれば弱いです。たとえば、麻しんや水痘ワクチンを接種していても、当該疾患に罹患することがときにあります。ただしその場合は、発症予防には不十分であるものの個体に免疫が獲得されているため、軽症に経過する場合も多いのです。

接種してもかかってしまうことがあるなら、強固な免疫をつけるために、ワクチンよりも自然に罹患する方を選ぶという考え方がありますが、それは正しいとはいえません。なぜなら、疾患による重症化や合併症のリスクを背負うことになるからです。疾病による合併症の頻度は、ワクチンによる副反応の頻度よりもはるかに高い場合がほとんどです。

さらに、感染症に罹患すれば他人への感染源となることも忘れてはなりません。VPDは、重症化や合併症の点でリスクが大きいからこそ、ワクチンが開発されたものが多いのです。地域や国全体のワクチン接種率を高め、社会でその病気が流行することを防ぐことは、集団の中で健康弱者を守るためにも大切な事項です。

※1　Vaccine-preventable Disease
※2　Measles & Rubella, MR
※3　Diphtheria & Pertussis & Tetanus & Polio

連載 予防接種の目的と効果

第２回（最終回）予防接種のこれから～期待される効果

川崎医科大学 小児科 教授　中野 貴司

ワクチンがもたらす効果

（１）制御（Control）

予防に有効なワクチンが普及すれば、疾病にかかる患者の数は減少します。すなわち、ワクチンは感染症の制御（Control）に有効な手段であり、国や地域ごとに、目標疾病や数値を設定して対策が行われています。「ワクチンの普及により麻しん（はしか）の患者数を現状の３分の１以下に減少させる」「途上国における乳児死亡を90％減少させる」といった目標設定を耳にしたことがある人は多いと思います。また、わが国ではHibワクチン（髄膜炎という重症疾病を起こす菌の予防ワクチン）や水痘（みずぼうそう）ワクチンが定期接種となり、Hib髄膜炎やみずぼうそうの患者発生が著減したことが近年報告されています。これは、ワクチンによる制御効果です。

（２）排除（Elimination）

排除（Elimination）とは、ある一定地域において、そこに土着した病原体の感染伝播《でんぱ》が途絶された状態のことです。2015年にわが国はWHOから「麻しん排除」の認定を受けることができました。国内ではびこっていた麻しんウイルスが消滅した状態にあることが確認されたわけです。ただし、わが国が排除状態を達成したとしても、海外から麻しんウイルスが侵入する可能性はあります。高い水準のカバー率で予防接種を継続するとともに、患者が発生した際には早く検知して対策を講じないと、感染伝播のサイクルが再構築されてしまうこともあります。海外での流行がなくならない限り、ワクチンをはじめとした対策を継続する必要があります。

麻しんは、アジア諸国をはじめ海外でいまだ流行しており、2016年８月の輸入例を発端として国内患者の多発があったことは、記憶に新しいと思います。幸い今回の麻しん流行は、その後終息に向かいました。2007年の麻しん流行時は、10代～20代（高校生や大学生）の患者が多かったのに対して、今回はその年齢層での罹患者《りかんしゃ》は少なかったのです。その理由として、1990年度以降に出生した世代は、定期接種として２回の麻しんワクチン（麻しん・風しん混合《MR》ワクチン）を接種する機会があったためと考えられています。ワクチンによる予防策の強化は、麻しんを排除し、輸入例を発端とする流行に際しても、私たちを守ってくれました。

（３）根絶（Eradication）

地球上のすべての場所から病原体が消失した状態を、根絶（Eradication）と呼びます。これは、各国や地域での病原体一掃作戦による排除の成功が集大成した結果です。ある病原体が地球上から完全に消滅すれば、患者発生の監視（サーベイランス）やワクチン接種を含む各種対策さえ不要となります。そうすれば、それまでその対策に費やしていた費用をほかの用途に使うことができ、大きな費用対効果を生み出すことができます。すなわち、ワクチンの普及によりひとつの疾病・病原体が根絶されれば、人類は多大な恩恵を得ることができるのです。

天然痘の根絶

これまでに根絶が達成されたのは、ただ一度きりしかありません。有史以来唯一の金字塔、それは「天然痘の根絶」でした。天然痘（てんねんとう）ウイルスによる天然痘（疱《ほう》瘡《そう》や痘瘡《とうそう》とも呼ばれます）という疾病は、1977年にアフリカのソマリアで発生した患者を最後に地球上から姿を消し、1980年に「根絶宣言」が成されました。種痘《しゅとう》という有効なワクチンを地球の隅々にまで普及させ、疾病を完全に消滅させることが可能であることを実証した人類の偉業です。根絶達成がもたらした恩恵は、重症疾患の原因となる脅威の病原体を地球上から完全に消滅させたこと以外に、ワクチンをはじめ全ての天然痘対策を中止できたことにより、高い費用対効果がありました。

根絶達成の条件

根絶が達成されるためには、いくつかの条件を満たす必要があります（表１）。有効なワクチンが存在することはもちろん必須ですが、他にも条件があります。まず、動物にも感染する病原体の場合、根絶は難しいです。豚や鳥に感染するインフルエンザウイルスは、ヒトの患者をゼロにしても病原体は地球上から消滅しません。同じような理由で、体内で持続感染や潜伏感染する病原体の根絶も難しいと思います。ヘルペスウイルス属の水痘・帯状疱疹ウイルスやサイトメガロウイルスが該当します。さらには、政治や世論のバックアップは不可欠です。十分な資金とマンパワーが確保され、人類がひとつの目標に向かって、政治、民族、文化、宗教、経済格差の壁を越えて一致団結しない限り、根絶の達成はあり得ないといえます。

1. 効果のあるワクチンが存在する
2. 病原体が動物に感染しない
3. 持続感染や潜伏感染がない
4. 政治的・経済的なバックアップがある

表１．根絶（Eradication）を達成するための条件

集団免疫効果で社会を守る

（１）個人防衛以外の効果

ワクチンの第１の目的は、接種した個人を感染症から守ることです。接種した本人に免疫がつくことによって、体内に侵入しようとする病原体を跳ね返す力が備わります。しかし、それとあわせて、ワクチンには「集団免疫」という効果があることを忘れてはなりません。

（２）集団免疫効果とは？

集団の中で免疫を持つ人が少数しかいない場合、そこに病原体が侵入すれば感染症の大流行につながります。しかし、多くの者が免疫を持っていれば、病原体はその集団の中で感染伝播のサイクルを樹立することができないため、流行に至らずに済みます。ワクチンを接種した者が守られる以外に、高い接種率の集団の中に居れば、たとえ自らがワクチンを接種していなくても感染症から守られる場合があります。

（３）健康弱者を守る

ワクチンによる集団免疫効果は、同じ社会で暮らす健康弱者をも守ることができるということを理解しましょう。持病などを持つ健康弱者は常に存在します。もし疾病の流行が起これば、彼らは重症化する可能性が高いハイリスク者ですが、自らはワクチンを接種できない者が多くいます。周囲の健常者がワクチンを接種して免疫をつけ、社会で感染症の流行が起こらないようにすれば、彼らも疾病から守られるわけです。

（４）風しん対策はワクチンから

2013年には風しんが流行し、しばしばニュースでも取り上げられました。風しんが流行した際に、最も大きな被害を被るのは妊婦です。妊娠初期に風しんにかかると、非常に高い頻度で子宮内の胎児が「先天性風しん症候群」になることが知られています。これは、聴力障害、視力障害、先天性心疾患などの重荷を生まれながらに与えてしまう病態です。妊婦は自分に免疫がないことがわかっても、妊娠中は生ワクチンである風しんワクチン（麻しん・風しん混合《MR》ワクチン）を接種することができません。妊婦を風しんから守るためには、周囲の者が免疫をつけて、社会で風しんが流行しないようにするしかありません。ワクチンによる「集団免疫効果」は、すべての者が健康に暮らすための「社会防衛」の手段であることを忘れないでください。

新連載　思春期のトラウマケア

第1回　思春期のトラウマの特性とケア

兵庫県こころのケアセンター　亀岡 智美

トラウマ（心的外傷）とは

トラウマ(心的外傷)とは、「自分の力では対応できない圧倒的なできごとを、非常にショッキングかつ恐怖を伴う形で体験した時のこころの傷つき」であると定義されています。表1に示すように、トラウマとなりうるできごとにはさまざまなものがあります。身体外傷が子どもに日常的に認められるのと同様に、トラウマを体験する子どもも決して少なくないことが報告されています。

内閣府発表の「子供・若者白書（平成27年度版）」によると、実際にわが国でも、多くの子どもたちの交通事故や学校管理下の負傷が報告されており、児童買春事犯や出会い系サイト・コミュニティサイトを利用した犯罪などでは、高校生年齢の子どもたちが最も多くの被害を受けています。また、近年注目されている子ども虐待例では、幼少期から受けていた虐待行為によるトラウマが、思春期になってさまざまな問題を引き起こすというものがあります。そのような場合は、学校現場での対応が必要になることもあるため、注意が必要です。

- 自然災害
- 火事や爆発など深刻な事故
- 交通事故（自動車、船舶、鉄道、飛行機などによる事故）
- 有毒物質曝露（毒物、危険な化学物質、放射能などによる被害）
- 身体への暴行、監禁、犯罪被害
- 子ども虐待
- レイプなどの性被害、意に反した極めて不快な性的体験
- 重い病気やケガなどのために苦痛を伴う治療を受けた
- 殺人、自殺、災害、事故などで、人がひどいケガをしたり死んだりした現場を目撃した
- 家族や友人など身近な人をショッキングな形で亡くした

表1．トラウマとなりうるできごと

トラウマによって生じる反応

トラウマとなりうるようなできごとを体験すると、身体面・心理面・行動面に多様な反応が生じます。表2にいくつかの例を挙げていますが、それ以外にもさまざまな反応が認められます。さらに、同じような体験をしている子どもでも、一人ひとり反応のしかたが異なります。

■身体の反応
- 食欲不振、腹痛、下痢、吐き気、頭痛など
- 頻尿など排泄の問題
- かゆみなどの皮膚症状

■こころの反応
- 一人でいるのを怖がる
- 眠れない、怖い夢を見る
- いつもビクビクしている、びっくりしやすい、怒りっぽい
- できごとの怖い場面を急に思い出す
- できごとに関連するものや場所を避ける、できごとのことを話したがらない
- 自分を責める、誰かのせいだと周囲を責める

■生活・行動の変化
- 多動・多弁・集中困難・落ち着きがない
- 反抗、乱暴
- 学習能力の低下
- 以前楽しんでいた活動に興味がなくなる
- ひきこもり、一人で過ごすことが多くなる
- 自分を傷つけるような行動、無謀な行動が見られる

表2．トラウマによって生じる反応

このようなトラウマ反応の大部分は、時間とともに自然に回復していきますが、一部の子どもたちには強い反応が認められたり、反応が長く続いたりする場合があります。強い不安や恐怖、著しい興奮や重篤な睡眠障害、自傷や暴力などが認められ、学校生活に支障を来す状態となった場合には、専門機関への相談が必要です。これらの子どもたちの中には、不安障害や気分障害、PTSD（posttraumatic stress disorder, 心的外傷後ストレス障害）など、さまざまな病態を示すようになることも考えられるため、慎重な見守りが必要となります。

思春期のトラウマ反応の特性

思春期は、心身の急激な成長が認められ、子どもたちの衝動性が高まる時期です。また、自己のアイデンティティーが確立され、ほかの人と自分、集団の中での自分についての関心が高まる時期でもあります。それだけに、トラウマ反応の表現様式にも、思春期ならではの特性が認められることがあります。

まず、思春期の子どもたちは、理不尽なトラウマ体験に対する怒りや恐怖を、反抗的な態度や粗暴な行動で現す傾向があります。周囲への暴力や自分の身を危険にさらすような行動、家出・性的逸脱行動・反社会的行動などが認められることが少なくありません。また、トラウマに起因するさまざまな感情があまりにも強い場合は、それを麻痺《まひ》させるために、アルコールや薬物などの使用に走ることもあります。

一方、思春期の子どもの中には、トラウマに起因する反応がなぜ生じているのかがわからず、「自分がおかしくなってしまった」と思い込んで、誰にも相談できずに一人で苦しんでいるケースもあります。このような場合、周囲に「自分がおかしい」ことを気づかれないように、カモフラージュする術《すべ》を身につけてしまう子どももいます。たとえば、多くの人が一堂に会する朝礼や体育の授業に怖くて参加できない子どもが、サボタージュを装って「くだらないことに参加したくない」と不従順な態度を示す場合や、夜怖くて眠れないので夜遅くまでネットゲームを続ける子どもの場合などです。

従って、思春期の子どもの問題行動や非行行動の背景に、隠されたトラウマ反応を見逃さないことが大切です。

トラウマへの気づきの重要性

こころの傷は、本人にも周囲の人にも見えないものであるだけに、トラウマへのケアにおいては、こころの傷を「見える化」することが何よりも大切です。そのためには、子どもや保護者にトラウマの心理教育を提供することが有用です。すなわち、「あなたがだめなんじゃない。心にけがをしているからうまくいかないだけ」であることをわかりやすく伝える必要があります。

心理教育には、トラウマを体験する子どもは少なくないこと、そしてトラウマを体験した後にどのようなトラウマ反応が起こりうるのかを解説し、そのような反応は自然で当然の反応であることなどが記載されている、冊子や絵本などがよく用いられています※。自らのトラウマ反応への気づきを高め、それを妥当なものであると受け入れられることで、こころの回復力が高まるのです。

※《心理教育に役立つ冊子や絵本》
- こころとからだのケア～こころが傷ついたときのために～ https://www.ncchd.go.jp/kokoro/news/img/kokoro-karada_care_v2.pdf
- 「こわい目にあったアライグマくん」マーガレット・ホームズ作、キャリー・ピロー絵、飛鳥井望、亀岡智美 監訳、一杉由美 訳　誠信書房
- 「ねえ、話してみて！」ジェシー作・絵、飛鳥井望、亀岡智美 監訳、一杉由美 訳　誠信書房

連載　**思春期のトラウマケア**

第2回　大災害・大事件と学校の対応

兵庫県こころのケアセンター　亀岡 智美

学校全体が巻き込まれる災害や事件

残念ながら、近年これまで安全であると信じられてきた学校が大きな犯罪に巻き込まれ、生徒や教職員が殺傷されるという事件が一度ならず起きています。また、校内で大勢の子どもたちが関わる暴力事件が起きたり、ある生徒が校内で自殺した場面を複数の子どもたちが目撃したりするという事件も珍しいことではありません。さらに、地震や津波などの自然災害によって、地域全体が被害を受け、学校が一時休校となったり、避難所として使用されたりするような事態が、日本各地で頻繁に起きています。

今回は、多くの生徒や教職員が被害を受けるような出来事が起きたときに、どのように対処することが望ましいのかを整理してみましょう。

危機時の学校の対応

学校が、大事件や大災害に見舞われたとき、最も優先しなければならないことは、生徒や教職員の安全の確保と被害状況の確認です。これらの出来事は、通常突然予期せぬ形で起こることが多いため、たいていの場合、学校現場にも混乱が認められますが、できうる限り幅広く情報を収集して集約することが重要です。

また、生徒を安全な場所に避難させる必要がある場合、あるいは、多くの生徒が被害現場にとどまらざるを得ないような場合は、生徒が悲惨な場面をできるだけ目撃しないように配慮することも重要です。なぜなら、トラウマとなりうるような出来事を直接体験しなくとも、目撃するだけでもトラウマを被ることがあるからです。校舎が損壊したり、津波が校舎に押し寄せて救助を待つしかないなどの過酷な状況であっても、生徒が被害現場を目撃しないように、集合場所を工夫したり、生徒を座らせる位置や向きに配慮したりすることによって、多くの生徒をトラウマから守った例もあります。たとえ極限状態であっても、あきらめずにベストを尽くすことが大切です。

危機後の学校の対応

＜事実の説明＞

大事件や大災害の後は、当然のことながら生徒や保護者も動揺し、不安が高じて様々な憶測や流言が飛び交うことがあります。このような事態は生徒や保護者の不安や恐怖をさらにかき立ててしまう恐れがあるため、できるだけ早い時期に、学校が把握している事実を生徒と保護者に伝えることが望ましいとされています。この際、連載第１回目（１月８日号）で紹介した心理教育（トラウマとなるような出来事を体験したときに起こりうる反応を紹介し、それが自然な反応であることを伝える）に関する情報を提供することが、生徒や保護者の安心・安全感を高めるために有効です。

＜ハイリスク生徒の見守り＞

実際に被害を受けた子どもがトラウマを被るハイリスクであることは間違いがありませんが、先述のように被害現場を目撃した子どもや、親しくしていた友人が被害者となった子どもなども、大きなトラウマを被ることがあります。

また、今回の被害以前に何らかの配慮が必要であった子ども、たとえば、もともと情緒が不安定であったり不適応が認められたりしていた子ども、何らかの障害や心身の脆弱性《ぜいじゃくせい》を有する子ども、家庭でのサポートが弱かったり逆境的な環境で生活することを余儀なくされたりしている子ども、日本語を母国語としない子どもや性的マイノリティの範疇《はんちゅう》にある子どもたちも、トラウマのハイリスクであるとされています。それだけに、これらの子どもたちに対しては、トラウマについての心理教育を繰り返し実施して回復を促すとともに、さまざまなトラウマ反応が遷延化したり生活に支障を来したりするほど重症化していないかどうかの見守りが必要です。また、生徒とのコミュニケーションを絶やさないようにし、生徒が不安を感じたり困難が生じたりしたときに、すぐに相談してくれるような関係を維持することも大切です。

＜被害による環境変化への配慮＞

大きな事件や災害の後、養育環境や住環境などの変化を余儀なくされる生徒は少なくありません。また、転居などでそれまで親しかった友人と離れてしまったり、それまでの養育者と死別してしまったために、新たな養育者のもとで生活しなければならなくなったりする場合もあります。さらに、家庭の経済環境が悪化したために、生活様式の変更を強いられる生徒もいるでしょう。1995年（平成７年）に発生した阪神淡路大震災の場合でも、震災そのものに対する恐怖のみならず、「住環境の変化」「家族・友人関係の変化」「経済環境の変化」が、生徒のこころに大きな影響を及ぼしていたことが、兵庫県教育委員会の調査によって明らかにされています（表１）。このような環境の変化は、被災後の生徒にとって大きなストレスとなる可能性があることに注意が必要です。

さらに、地域全体が被害を受けた大規模な自然災害の場合などは、地域外からさまざまな人の流入があるため、生徒が虐待や犯罪の被害に巻き込まれるリスクが高まる場合があることにも留意しておかねばなりません。

＜メディアの影響＞

最近テレビやインターネットなどのメディアでは、さまざまなニュースが、一日に何度も取り上げられる形で報道されています。被害現場の映像が繰り返し流されることも珍しくありません。また、学校が事件の現場となった場合、生徒がマスコミの取材を受けることも想定されます。最近はメディア側の自主規制によって、以前よりも配慮がなされるようにはなりましたが、生徒自身にも、繰り返し事件や災害のニュースに触れることの有害性や、取材を無理に受ける必要はないことなどを、あらかじめ伝えておくとよいでしょう。

教職員のメンタルヘルス

大きな事件や災害は、教職員にも大きなストレスとなります。また、教職員自身が被災者となる場合もあります。阪神淡路大震災後に岩井・加藤によって実施された調査※では、震災後に避難所管理業務を多く担った教員ほど、また、個人的な被災状況（自宅の損害、家族のけがなど）が過酷であった教員ほど、多くのストレス症状を抱えていたことが報告されています。生徒のことを第一に考えて、自身の心身のケアを後回しにする教職員が多いのは事実ですが、大変なときこそセルフケアを忘れないことが大切です。

※岩井圭司「学校職員のメンタルヘルス」, 藤森和美・前田正治編著『大災害と子どものストレス』p64-68, 誠信書房, 2011

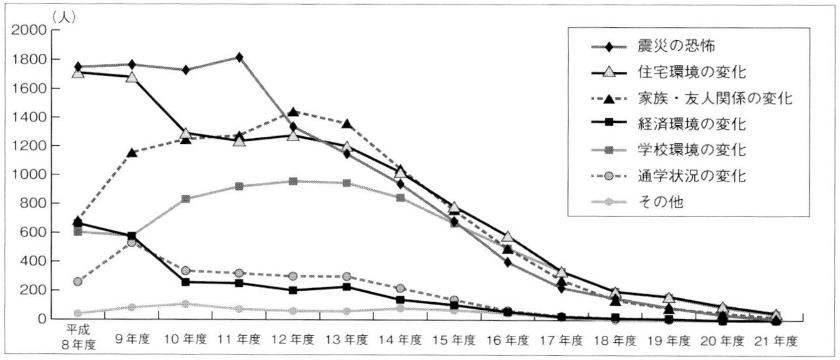

阪神・淡路大震災後の生徒の心の健康　要因別に見た要配慮生徒数の推移

兵庫県教育委員会 「平成21年度阪神・淡路大震災の影響により心の健康について教育的配慮を必要とする生徒の状況などに関する調査」

連載　**思春期のトラウマケア**

最終回　トラウマを抱えた生徒への対応

兵庫県こころのケアセンター　亀岡 智美

子どものトラウマ研究の発展

子どものトラウマに関しての本格的な最初の報告は、1976年に米国チャウチラで起きた集団誘拐事件の被害児童についてのテア博士によるものでした。その後、膨大な数の児童虐待被害児に関する研究が北米を中心に実施され、子どものPTSD（posttraumatic stress disorder,心的外傷後ストレス障害）の概念が大きく進展しました。

一方、米国疾病予防管理センターが1990年代に南カリフォルニアで実施した大規模な調査によって、子ども期に逆境的体験をした子どもは、その後心理社会的発達が阻害され、さまざまな精神疾患に罹患《りかん》するリスクが高まるだけではなく、身体健康や社会適応上の問題を抱えるリスクも高くなることが明らかになりました（図１）。そして、子ども期のトラウマへの早期の気づきと対処が重要であることが強調されるようになりました。

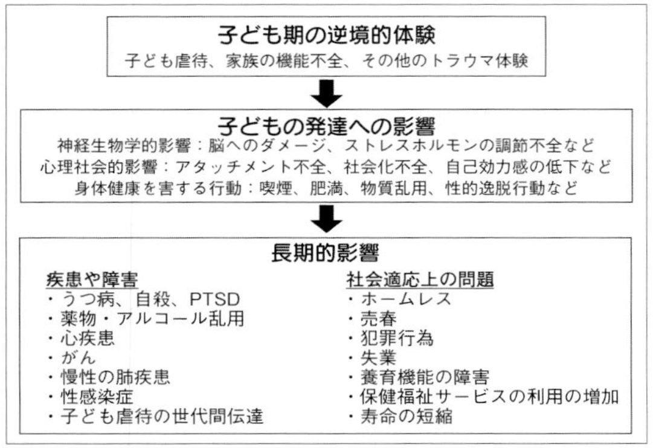
子ども期の逆境的体験
子ども虐待、家族の機能不全、その他のトラウマ体験
子どもの発達への影響
神経生物学的影響：脳へのダメージ、ストレスホルモンの調節不全など
心理社会的影響：アタッチメント不全、社会化不全、自己効力感の低下など
身体健康を害する行動：喫煙、肥満、物質乱用、性的逸脱行動など
長期的影響
疾患や障害
・うつ病、自殺、PTSD
・薬物・アルコール乱用
・心疾患
・がん
・慢性の肺疾患
・性感染症
・子ども虐待の世代間伝達
社会適応上の問題
・ホームレス
・売春
・犯罪行為
・失業
・養育機能の障害
・保健福祉サービスの利用の増加
・寿命の短縮

National Child Traumatic Stress Network：The Childhood Adversity Narratives(CAN)2015. http://www.nctsn.org/

図１　子ども期の逆境的体験の長期的影響

さらに、1990年前後から、子どものトラウマへの心理治療プログラムが開発されるようになりましたが、これらのプログラムに共通しているのは、子ども自身がトラウマについての知識を深め、トラウマによる様々な反応や症状をコントロールできるように支援する点でした。

トラウマインフォームド・ケア

このような流れの中で、トラウマインフォームド・ケアという概念が、国際的にコンセンサスを得つつあります。これは、子どものトラウマにふたをするのではなく、トラウマへの気づきを高め、トラウマの視点からケアを提供しようというアプローチです。すなわち、トラウマ歴とトラウマ反応との関連を知り、トラウマがその子どもの人生にどのような役割を演じているかを明らかにしたうえで、ケアしていこうというものです。

一般的に、トラウマを体験した子どもは、さまざまなトラウマ反応が出現しても、過去の体験に起因するとは気づかず、自責感を強め自己効力感を喪失してしまうことが少なくありません。それだけに周囲の支援者が、まずそのメカニズムに目を向け、適切に対応することが大切です。その上で、子ども本人や養育者などに、正しい情報と適切な対処法を伝えていきます。

そのためには、第２回（２月８日号）で述べたように安全な環境を保障することや、第１回（１月８日号）で述べたようにトラウマの心理教育を提供することが重要となります。このような関わりによって、子どもは自分に生じているさまざまなトラウマ反応は、こころを傷つけるようなひどい出来事を体験したことに関連して起こるものであり、妥当で自然な反応であることを理解することができるようになります。

自己コントロール力の回復

さまざまなトラウマ体験は、非常に理不尽なものであり、子どもの自己コントロール力を奪ってしまうものです。それだけに、子どもの自己コントロール力を取り戻すための支援が不可欠となります。第１回で述べたように、思春期の子どものトラウマ反応には、衝動的で自暴自棄的なものが多いです。これをコントロールするには、子どもがさまざまなトラウマ反応を自分で制御していくことができるという実感を取り戻す必要があります。

そのためにはまず、子どもの行動の背景にある感情に目を向けることが有効です。たとえば、思春期の子どもでは、友人との些細《ささい》ないさかいが過去のトラウマ体験の記憶を想起させ、自分でも理由がわからないうちにイライラしたり動揺したりして、衝動行動に至ることがあります。

このような場合に、子どもの行動を単なる「問題行動」ととらえて、その行動を矯正しようとすると、子どもはますます混乱し「問題行動」はさらにひどくなるかもしれません。このような場合、「あなたがそんなことをするなんて、よっぽどのことがあったに違いない」という姿勢で子どものそのときの気持ちを表出させ、それを共有することが大切です。こうした支援を繰り返すことによって、子どもは自分自身の感情を受け入れることができるようになり、結果的に自己コントロールの欠如による行動化を減少させることにつながるのです。

レジリエンスを強化する場としての学校

トラウマによって傷ついた子どもが回復に向かう際に、それぞれの子どもが有するレジリエンス(回復力)が関係すると考えられています。そして、学校は子どものレジリエンスを強化するうえで、大きな役割を果たすことが判明しています(表１)。

学校は、「いつもの場所」「いつもの先生」「いつもの仲間」「いつもどおりの活動」という予測可能な場を提供することができ、そこで発達促進的なさまざまな取り組みがなされます。その中で、困難な課題にチャレンジしたり、守られた環境で挫折や成功を体験したりすることができます。これらのさまざまな活動を通して、子どもたちは、達成感や満足感を感じたり、自然な感情を表現したりすることができます。そして、その感情を、仲間や養育者ではない信頼できる大人と共有することもできます。そして何より、学校には、トラウマによって傷ついた子どものこころが回復するまでの、時間的猶予が保障されているのです。

学校に本来備わっている、大きなトラウマの癒やし効果を理解し活用することが、子どものこころを守ることにつながると考えられます。

- 養育者、友人、家族、学校、コミュニティのサポート
- 日常生活における否定的な結果を防ぐための社会的な資源
- 家庭、学校、コミュニティでの安全感
- 高い自己評価
- 肯定的な自己効力感
- 人生には意味があるという感覚や目標・夢を持っている
- 特定の領域（芸術・運動・学習など）において才能や技術を有している
- さまざまな適応的で柔軟な対処能力を有している

National Child Traumatic Stress Network：Resilience and Child Traumatic Stress. http://www.nctsn.org/

表１　トラウマ体験後の子どものレジリエンスを強化する要因

新連載　思春期に起こりやすい　貧血

第1回　若年層をとりまく貧血の現状

ナビタスクリニック新宿　久住 英二

貧血とは

貧血とは､血液中のヘモグロビン（血色素）というたんぱく質の量が男性13g/dL及び女性12g/dLを下回っている状態をいいます。ヘモグロビンは酸素の多いところでは酸素と結合し、酸素が少ないところでは酸素を放出する性質があり、酸素を運搬する役割があります。赤血球という細胞の中に含まれますが、色が赤いので、血液の色が赤いのはヘモグロビンのせいです。筋肉にもヘモグロビンと同様の働きをし、同じく色が赤いミオグロビンが含まれます。そのため筋肉も赤く見えるのです。

赤血球は骨盤で作られます。赤血球の寿命は120日で、脾臓《ひぞう》で壊されます。そして赤血球とともに壊されたヘモグロビンから鉄分が回収され、再び造血に用いられます。

ヘモグロビンの失われる量が作られる量を上回ると、量が減り、やがて貧血になります。

赤血球数の調節は、腎臓にある傍糸球体装置という組織が行っています。酸欠状態になるとエリスロポエチンというホルモンを出し、赤血球の造血を刺激します。

貧血の症状

貧血とは、ヘモグロビンが不足して酸素を十分に運べない状態のことをいい、走ったときや階段を上るときの息切れなど、酸素欠乏の症状が出現します。

人体は筋肉や細胞が生きて活動するためのエネルギーを作り出すのに酸素を必要としますから、貧血が悪化すると酸素が不足して臓器の機能が停止し、死亡します。外傷での出血など、急激に起きた貧血では、ヘモグロビンが7g/dL程度で輸血が必要となります。

一方、日々の鉄欠乏が蓄積して数年かかって起きる慢性の貧血では、ヘモグロビンの数値が6や5でも普通に仕事をして、症状に気づかないことがあります。それは、体液量と心拍数を増やし、血液が体内を循環する量を増やして酸素をたくさん運ぶようにするなど、体が貧血による酸素取り込み能力の低下を代償しているからです。体に負担がかかっていることは変わりありません。

一般には、貧血の症状は立ちくらみや目まい感と思われがちですが、それらは血圧調整がうまくいかないことで起きる起立性低血圧や、内耳の機能異常による目まいであることが多いです。

小児期や青少年期の貧血は、もっと深刻で記憶力や注意力などの知能の発達が遅れ、身体の成長にも悪影響が及ぶことが知られています。成長期の貧血は、生徒の一生に影響を及ぼす可能性があり、成人の貧血よりも注意が必要です。

貧血の原因

貧血の原因は、大きく「造血の異常」「消費の異常」に分けられます。前者は造血に必要な鉄やビタミンB_{12}や葉酸が欠乏し、ヘモグロビンが作られなくなることによって起こります。白血病などの骨髄の病気では、赤血球の造血が減るので、貧血となります。消費の異常は、外傷、胃や腸の潰瘍やがんからの出血に代表されます。まれな病態として、エリテマトーデスなどの自己免疫疾患で起きる溶血性貧血（自分の免疫細胞が赤血球を壊す病態）や、肝硬変に伴う脾臓の腫大で赤血球が過剰に壊されることもあります。また、腎臓病でエリスロポエチンというホルモンが出なくなると、腎性貧血という貧血が起きます。

中高校生～40代の女性では、鉄欠乏による貧血が最も多いです。食事中の鉄摂取量が、月経で失われる血液量を補えず、微量の鉄欠乏が蓄積し、やがて貧血になります。食事摂取基準2015年度版では、15～17歳の女性は1日に10.5mgの鉄を摂取すべきとされていますが、国民健康・栄養調査では6～7mgほどの鉄しか摂取できていないのが現状です。

また、スポーツが貧血を悪化させます。多くは、発汗により鉄を喪失し、鉄欠乏性貧血となります。あらゆるスポーツで発生しますが、発汗量の多い長距離走の選手に多い傾向があります。貧血の存在はパフォーマンスの低下に直結しますから、大きな問題です。

若年層における貧血の頻度

日本では、成人を対象に国民健康・栄養調査が毎年実施され、貧血の頻度が明らかになっています。下図にヘモグロビン値が基準（男性13 g/dL、女性 12 g/dL）未満の人の割合を示します（図1）。すでに貧血で薬を服用している人は除外されていますが、女性の場合20代ですでに8人にひとりが貧血の状態です。男女差がありますが、これが60代以上で見られなくなることから、女性の貧血は月経や出産など女性特有の生理現象が原因と考えられています。

米国では National Health and Nutrition Examination Survey という調査が定期的に実施され、乳幼児や青少年も含む貧血のデータが集計されています。

日本の国民健康・栄養調査では、未成年は血液検査の対象外であり、よって日本の乳幼児および青少年では、貧血の基礎的データが不十分です。東京都予防医学協会が定期的にサンプル検査を実施して、報告しています。それらの結果を用いて、下図にヘモグロビン値が基準（男性13 g/dL、女性 12 g/dL）未満の青少年の割合を示します（図2）。

貧血が学習能力、運動能力を低下させることから、成長期にある子どもの貧血は、人生に大きな影響を来すと考えられます。

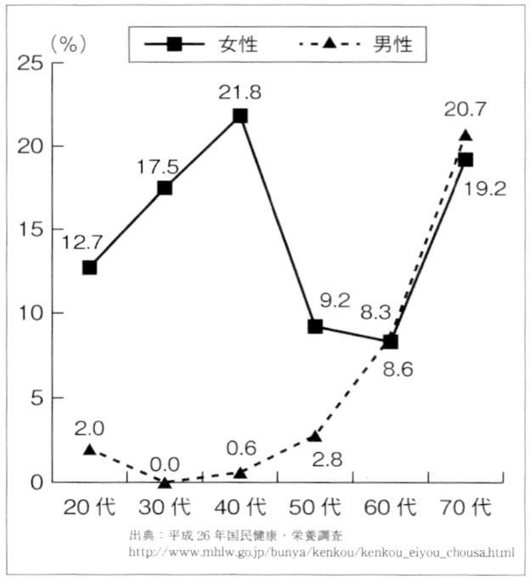

出典：平成26年国民健康・栄養調査
http://www.mhlw.go.jp/bunya/kenkou/kenkou_eiyou_chousa.html

図1　成人における貧血の人の割合

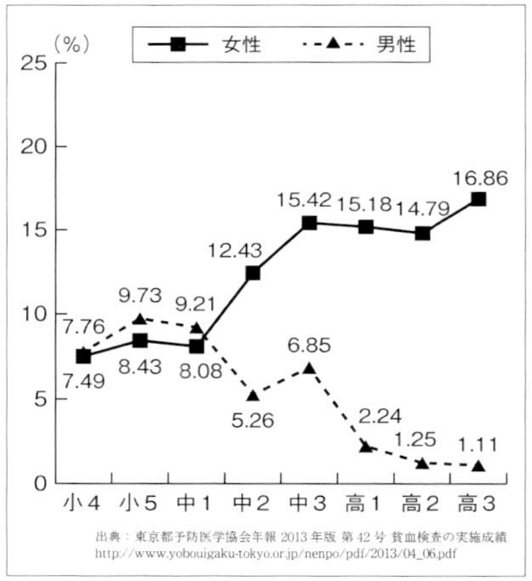

出典：東京都予防医学協会年報 2013年版 第42号 貧血検査の実施成績
http://www.yobouigaku-tokyo.or.jp/nenpo/pdf/2013/04_06.pdf

図2　青少年における貧血の割合

連載　思春期に起こりやすい　貧血

第2回　思春期に起こりやすい貧血の例とその原因

ナビタスクリニック新宿　久住 英二

鉄の体内での分布と必要量

鉄は体内に3g程度存在し、その7割ほどが赤血球中のヘモグロビンに含まれます。食事で摂取した鉄のうち、吸収されるのは1日に1mgでしかなく、1日に1mgが排泄《はいせつ》されます。人体は様々な化学反応を起こして生命を維持しており、その反応にも触媒として鉄が必要です（表1）。

思春期は、体の成長に伴い鉄の需要量が増大し、特に女性では月経発来にともない鉄需要が増大します。赤血球1mL≒血液2mL(≒は近似の意味）に1mgの鉄が含まれます。月経で80mL出血すると、約40mgの鉄を喪失することになります。これを補うことができなければ、体内の鉄はやがて不足し、枯渇します。

	含まれる鉄の量（mg）	比率（%）
赤血球（ヘモグロビン）	2000	67
貯蔵鉄（フェリチン、ヘモジデリン）	1000	27
筋肉（ミオグロビン）	130	3.5
不安定鉄	80	2.2
上記以外の組織中の鉄	8	0.2
輸送中の鉄	3	0.08

出典：Kenneth Kaushansky et al. *"Williams Hematology"*, 9th edition, McGraw-Hill Education

表1　体重70kg、身長177cmの人の体内に分布する鉄の量の平均値

日本人の高校生は食事摂取基準（表2）では、高校生の鉄必要量は男性8.0mg、女性8.5mgであるのに対し、実際に摂取できている量はそれぞれ7.5mg、6.5mgにすぎません。（表3）

ですから、月経のある女子では、特に何もしなくても、普通に暮らしているだけでも月経性の貧血が生じ得ます。月経量が多いか少ないかは、自覚的にはわかりにくいですが、月経2日目に、昼間でも夜用のナプキンを使い、1～2時間おきに交換する必要がある場合は、過多月経を疑ってよいと思います。さらに、この年代では誤ったダイエット、スポーツと誤った栄養指導が貧血の悪化に拍車をかけています。

ゆがんだボディーイメージと誤ったダイエット法

雑誌のモデルや芸能人の体型を理想的と誤解し、ダイエットに励んだ結果、貧血になってしまった女性患者は多いです。肉は太ると誤解し、避けた結果として鉄不足だけではなく、たんぱく質も不足します。鉄は全身の化学反応に必要なため、鉄不足になれば髪は切れやすくなり、肌は荒れます。また、貧血によって全身への酸素供給が低下するため、重要臓器への血流を優先する結果として、体表の血流が減少します。これにより肌は青ざめ、不健康な血色になります。

性別	男性			女性				
				月経なし		月経あり		
年齢等	推定平均必要量	推奨量	耐容上限量	推定平均必要量	推奨量	推定平均必要量	推奨量	耐容上限量
10～11（歳）	7	10	35	7	10	10	14	35
12～14（歳）	8.5	11.5	50	7	10	10	14	50
15～17（歳）	8	9.5	50	5.5	7	8.5	10.5	40
18～29（歳）	6	7	50	5	6	8.5	10.5	40

※過多月経（経血量が80mL/回以上）の人を除外して策定した。

表2　鉄の食事摂取の基準（mg／日）

	男性	女性
7～14歳	6.6mg	6.1mg
15～19歳	7.5mg	6.5mg
20～29歳	6.8mg	6.2mg

「平成26年国民健康・栄養調査報告」より
http://www.mhlw.go.jp/bunya/kenkou/eiyou/h26-houkoku.html

表3　鉄の摂取量（中央値）

鉄が不足すると、胃酸の分泌が低下し、消化吸収能力が低下します。それにより鉄吸収や栄養不足がさらに進行します。たんぱく質不足は骨質を悪化し、骨折しやすくなります。筋肉量も減少し、疲れやすくなる、転びやすくなるなどの影響が出ます。

最終的に、筋肉が少なくて脂肪が多く、しまりのない体になります。見かけ上、手足は細くなりますが、その体つきを美しいと感じる方はどの程度おられるでしょうか。

スポーツの影響による貧血と誤った栄養指導

鉄摂取量不足が土台となり、複数の原因が関与して貧血が進行します。鉄が不足すると、胃酸の分泌が低下し、消化吸収能力が低下するのは通常の貧血と同様です。

（1）行軍貧血

走る、踏み込む、などの練習や競技に伴う足への衝撃により、毛細血管中の赤血球が物理的に破壊され、貧血になります。走る際の地面の硬さ、ストライド、靴のクッション性などが影響します。1回に赤血球が壊れる血液の量は6～40mL程度と少量ですが、度重なることで貧血に至ります。血液検査では貧血以外の検査値異常が出ることはまれです。

（2）汗による鉄分の喪失

汗にも鉄が排泄されるため、大量の発汗で鉄を喪失します。

（3）消化管からの出血

トレーニングにより強いストレスを受けると、胃や腸から出血し、貧血になります。

（4）炎症性サイトカインによる鉄吸収の抑制

激しいトレーニングをするとインターロイキン6という化学物質がリンパ球から放出され、これが腸管からの鉄の吸収を抑制し、鉄が欠乏します。

そして、誤った栄養指導として、陸上の長距離種目では、体の軽い方がタイムが出るため、体重が増えないように、食事を減らすことを指導されるケースがあるようです。また、帰宅するまで何も食べさせない指導もあるようですが、実際は、運動後30分以内の食事が、筋肉内の貯蔵エネルギーを回復させるためにも有効です。

鉄欠乏とは直接関係しませんが、タイムが落ちたので貧血を疑われて受診する方の中には、オーバートレーニングや、エネルギー不足の方が少なからずおられるので、知っておいていただきたいです。

症例

〈症例1：月経が止まった陸上部女子17歳〉

スポーツの盛んな高校に通い、長距離走をしていました。身長155cm、体重40kgで、半年ほど月経が止まっているそうです。過去に2回、足の骨を疲労骨折しています。最近タイムがどんどん悪くなってきたので、監督から受診を指示されました。

検査をしてみると軽度の貧血はありましたが、治療して貧血が改善してもタイムは戻らず、原因はオーバートレーニングと筋肉量の低下と考えました。体重を増やし、月経を回復させるよう、そのためには練習を休むことも考えるべきだと説明しましたが、大会が近い、とのことで本人が拒否。付き添いの母親は「あと少しなので、このまま頑張らせたい」とのことで、適切な療養環境が得られませんでした。定期的な通院を指示しましたが、途中から通院は中断したままです。

〈症例2：サッカーで走れなくなった15歳男子〉

サッカー部に所属し、レギュラーも獲得していました。急に走れなくなって受診。ヘモグロビン8.0g/dLであり、重症の貧血と診断。鉄剤の服用で3か月程度で回復し、元通りプレーができています。

〈症例3：文化部の16歳女子〉

立ちくらみにて受診し、ヘモグロビン8.6g/dLと重症の貧血。月経の出血量が多いようで、鉄剤内服にて貧血を改善した後、低容量ピル服用を開始して経血量を減らしました。以後鉄剤は中止しましたが、貧血は再発せずに過ごしています。

連載　思春期に起こりやすい　貧血

最終回　貧血を予防するには

ナビタスクリニック新宿　久住 英二

貧血を予防するには、貧血の原因を除去すること、そして除去しきれない原因については、再発を予防するための治療が必要です。高校生で起きやすいのは、鉄摂取の相対的不足および鉄喪失の増大による鉄欠乏性貧血です。予防には、食事やサプリメント、処方薬で鉄摂取量を増やし、女性では月経による鉄喪失をコントロールすることが大切です。

食事の改善

はじめに、鉄不足の現状について説明します。平成27年「国民健康・栄養調査」(厚生労働省)による鉄摂取量と摂取推奨量を性別で比較すると、男子高校生では、必要な鉄がとれている一方、女子高校生では、月経過多のない生徒でも１日４～５mg程度の鉄不足を生じていることがわかります。月経量が多い人では、鉄不足はより深刻です。

鉄はさまざまな食品に含まれています。豚レバー（13.0mg/100g）や鶏レバー（9.0mg/100g）の鉄含有量は多いですが、日常的に食べるのは容易ではありません。女性ではレバーの独特の風味を嫌う人が多いため、母親がレバーを好まないと食卓にレバーが上がることも少なく、結果として子どもがレバーを好んで食べるという状況も生じにくい……という状態も少なくないようです。

かつて、ひじきは鉄が多いとされてきましたが、加工方法の変更により、現在のひじきに、鉄は多くありません。

日常的にとりやすい食物の中で鉄含有量が多いのは、牛の赤身肉です。100gあたり３mg程度の鉄が含まれます。肉は太るという誤った知識により、体重やスタイルを過度に気にする女子生徒では、肉を食べないようにしていることがあります。肥満の原因は、かつて脂質が原因であると考えられていましたが、近年では糖質のとり過ぎこそが原因であることが明らかになっています。よって、脂身が少し含まれようと、肉で鉄とたんぱく質をとることで筋肉がつき、貧血が予防されるメリットの方が大きいと考えます。甘い飲み物や食べ物の間食をやめ、食事で肉をとるように、食事を指導する必要があります。

サプリメントも貧血の予防に有効です。諸外国では、日常的に摂取する食物に鉄やビタミン類が添加されています。米国では小麦粉に、中国ではしょうゆに鉄が添加されており、貧血が改善することがわかっています。

また、WHO の鉄欠乏性貧血の予防と治療に関する鉄サプリメントの使用ガイドライン※では、鉄として 60mg、妊娠可能年齢の女性では0.4mgの葉酸も一緒に補充することが推奨されています。

※R. J. Stoltzfus,M.L. Dreyfuss "Guidelines for the Use of Iron Supplements to Prevent and Treat Iron Deficiency Anemia"
http://www.who.int/nutrition/publications/micronutrients/guidelines_for_Iron_supplementation.pdf

月経性貧血の予防

月経による鉄の喪失は、鉄欠乏性貧血が女性に多い原因です。月経量が多い＝過多月経の人は貧血になるリスクが高く、注意を喚起する必要があります。月経が多いかどうかを尋ねるには、「月経血に血の塊が混じることがないか？」とか「昼間に夜用のナプキンをしていないか？」などの質問が有効です。

途中から経血が増えるのではなく、初経時から多めの場合は、自分が過多月経であることに気づきにくいです。高校生では病気によらない過多月経が多いのですが、その治療は医療機関で受ける必要があります。

《漢方》

漢方では、月経過多は「お血（おけつ）」に伴う症状と考えられています。お血を改善するには当帰芍薬散《とうきしょうやくさん》、桂枝茯苓丸《けいしぶくりょうがん》などの漢方薬が有効です。医療機関では漢方エキス製剤という顆粒状《かりゅうじょう》にしてあり、服用しやすい漢方薬の処方を受けられます。

《ピル》

ピルはエストロゲンとプロゲステロンというホルモンの含まれる薬です。子宮内膜の肥厚が少なくなるため、月経の量や期間が短縮します。月経痛やホルモン周期に伴う月経前症候群も改善します。さらに排卵が起きなくなるため、妊娠を避けることもできます。

副作用として、血栓ができやすくなる、乳がんのリスクがわずかに増える可能性がある、などのデメリットがありますが、血栓は肥満者や喫煙者、35歳以上で増えるため、高校生で問題となることは極めてまれです。

ピルは、卵巣がんと子宮体がん（子宮内膜がん）のリスクを大きく低下させます。また月経に伴う体調不良が減り、また月経時期の調節が可能となるため、学業やスポーツが月経で妨げられることがなくなります。

貧血の治療

貧血になってしまった場合は、鉄剤により大量の鉄を体に補充する必要があります。まず最初に血液検査を行い、鉄欠乏の有無を確認してから治療を開始します。

《内服》

鉄剤のシロップ剤、または錠剤を服用して鉄を補充します。ビタミンCを一緒に服用すると吸収率が高まります。ただし、鉄剤の吸収率を高める目的でビタミンC製剤を処方することは健康保険の適用外です。市販のビタミンCサプリメントでも十分効果的です。

４～６か月程度の服用が必要です。一旦貧血が回復しても、原因が除去されない限り、貧血は再発します。そのため、維持療法として鉄剤服用を継続する必要があります。鉄が満たされている状態では鉄の吸収率が下がるため、体内に鉄が過剰にたまる状態＝鉄過剰症にはなりにくく、安全性が高いです。

鉄剤を服用すると、２～３割の方が消化器症状を感じます。鉄不足による胃炎の存在が原因で、胃薬を併用して貧血治療を続けると改善し、そのうち鉄剤だけ服用できるようになる方がほとんどです。私は、鉄剤に対する苦手意識が芽生えないように、最初に鉄剤治療を開始する際は、鉄剤は少量で、胃薬を併用しつつ開始するように心がけています。そのように医師に伝えるとよいでしょう。

《注射》

どうしても鉄剤の内服ができない方、過多月経や不正出血などで貧血の進行が著しい方には、鉄剤を注射することが可能です。

ただし注射は体内に鉄を入れてしまうため、鉄過剰症になりやすいです。そのため、補充の途中で一度採血して治療効果を判定することがあります。

時折、部活のコーチなどから「走れなくなっている。きっと貧血だから鉄の注射をしてもらってこい」と言われて来院する高校生がいます。検査してみると鉄欠乏ではない場合がほとんどです。むしろ、そのようなことを言う指導者は、オーバートレーニングになっていたり、練習後の栄養補給の指導が不適切だったりするために、練習の成果が現れない場合が多いようです。

最後に

貧血は女性の多くが関係する病気です。高校生のうちに月経調節含めて体調はある程度管理することができることを知っておくことは、その後の人生を豊かに過ごす上で重要です。月経の問題を入り口にして、関連する避妊や性感染症についての知識を持ってもらえるとよいと考えています。アスリートの貧血では、鉄だけではなく、たんぱく質摂取が大切なこと、練習後の疲労回復方法について知り、けがをすることなく生涯スポーツが続けられるような体をつくっていってほしいと願います。

新連載 保健室に求められる保護者対応

第1回 発達障がいが関係していると思われるトラブル

大阪大学人間科学研究科 教授　小野田 正利

この連載では、学校現場における「保護者対応」について、特に養護教諭の立場からどのように関わっていけばよいのかを、事例を交えて解説していきます。

コミュニケーションがとれない

〈事例〉

ある日の夕刻に、警察官がいきなり高校にやってきて、担任（A）に事情確認を求め、同時に養護教諭（B）も呼び出された。「何事？」という不安だけではなく、制服姿の警官を見ただけで、二人の教師の心臓はバクバク。「1年3組の山田太郎（仮名）くんの担任はA先生ですよね。けがの手当をしたのはB先生ですね？」「はあ……、そうですが」「実は、太郎くんの親御さんから警察に“被害届”が出されましてね。そのことで少しお話を聞かせていただきたくて……。あっいえ、先生方、そんなに身構えないでください」

その日の昼休みに、けんかではなく数人の生徒が冗談を言い合っている最中に、太郎がバランスを崩して転倒し、ほほにすり傷をつくった。血も垂れたので、その場にいた友人に付き添われて太郎は保健室にやってきたのだった。状態を診てモイストヒーリング（湿潤療法）用のパッドを貼り、A教諭の到着を待って、「一応」太郎と付き添いの友人からけがに至るまでの事実の聞き取りを行って、暴力行為も何もなく偶発的なものであることを確認した、その5時間後のことだった。

帰宅した太郎の顔を見た父親が「どうしたんだ、その顔は？」と激しく詰問し、たいしたことではないので太郎は曖昧に返事をしていただけだったが、父親は嫌がる太郎を引きずるようにして、警察署に出向いて“被害届”を提出したのだ。太郎は身体も小さく幼さも残るところがあり、その場で適切に事実を伝えることができないまま、父親の剣幕に気おされるように「うん……」と言ってしまったらしい。届けが出された以上は、何らかの行動をとらざるをえなくなり、警察署からの来校となった。

その後に学校で話し合いが持たれたが、父親は「いじめだ、暴力だ」と、自分の主張を繰り返す。加害性がないことを担任Aが丁寧に長々と説明しても、途中で話をさえぎり、わかった風もなく怒った感情しか示さない。被害届の撤回ということで合意できたはずなのに、次の回にはまたぶり返される。まとまりかけると「Bの傷の処理が下手なため、傷跡が残った（※実際はほとんど目立たない）、どうしてくれるんだ！」との主張が持ち出される。こだわりの強い父親とのコミュニケーションがうまくとれないまま、話し合いは3時間を超えることもしばしば。4度・5度と話し合いの回数だけが重なり、仲介に入った管理職も含めて、学校側の困り感だけが膨らんでいった。

発達障がいの特性かもしれない

わが子の顔の傷の絆創膏《ばんそうこう》に反応して、病院に連れていくのではなく、警察に出向いて被害届を出す。話し合いを重ねても、なかなか納得していただけないし、長時間にもわたる。前回まとまった話が、次回も持ち出される——これらは、その父親の行動特性を示すエピソードです。読者の養護教諭の皆さんも、ある程度は予測がついたかと思いますが、この父親は何らかの発達障がいの傾向を持っておられるようです。

しかし最初は保護者からのクレーム（苦情）に端を発した小さな問題が、やがてトラブルに発展して紛争状態になっていくと、保護者の特性や置かれている環境がよくわからないため、表に見える言動だけに教師たちは注目してしまい、「自分勝手だ」とか「学校の言うことを聞かない」ということで“モンスター・ペアレント扱い”していくことも少なくありません。この事例では警察への被害届という「特異な行動」が絡むがゆえに、よりいっそう学校側は警戒感を強めます。

いじめ問題がクローズアップされる中で、国もすぐに「被害届を出しなさい」と推奨するようになりました。父親にとっては「わが子の安全第一」ですから、ケガ≒傷害（行為の加害者・被害者）の発生≒処理は警察へ、という思考パターンになっていったのでしょう。

「けんかもいじめもないのに？」

「そんなすり傷程度のことで、なんで被害届？」

こういった学校側の思考がよりいっそう、父親を怪物扱いすることへと進みますから、事態は膠着《こうちゃく》したままになります。

この父親は「わが子思い」なのでしょう。その行動が一般的には奇異に見られますが、その人のビュー（見え方）からはそれが普通なのです。同じように、目に見えない子どもの発熱には無頓着なのに、目に見える血や服装の汚れ・破れには敏感に反応する方もおられます。そのような方は思いこんだら「そうだ」と、決めつけてしまいがちです。「話し合い」という言語による認識がやや難しく、話し合いの内容の場面転換と状況の想像力の駆使は苦手なんだろうと思います。それでコミュニケーションがとりづらい人だと映るわけです。

トラブルを小さくする

「発達障害者支援法」（2004年）ができ、「学校教育法」が改正され、特別支援教育が始まって（2007年4月）10年がたちました。学校現場では、困難を抱えた児童生徒への支援をどうするかが課題とされてきましたが、この困難さや生きづらさは子どもだけではなく、大人も抱えていることは言うまでもありません。「大人の発達障がい」をテーマにした本は、この5年間で数十冊も出版されるようになりました。

「わからずやの保護者」なのか「わからなくて困っている保護者」なのかの冷静な判断が必要です。上記の事例で対応に苦慮する学校側は、実は困り感を抱えている保護者の背景事情を推測したり、心情をくみ取ったりせずに、「学校の論理だけ」を盾にして防戦（説得）しているように思えます。「教師は“理屈”で説明しようとするが、保護者は“思い”で行動する」のですから、すれ違いは多くなります。義務教育の小中学校と違って、高校は特にその傾向が強いように思います。

高校にも特別支援教育コーディネーターの先生がおられますが、養護教諭自身もこういった分野の勉強をされてきていると思います。それらは児童生徒を対象としていますが、同じ配慮は大人である保護者にも必要ですよね。その知識と知恵（向き合い方）を、学校全体で共有すべきだと思います。

事例についての対応のヒントは、学校に来られるときにはあらかじめ電話連絡をもらうこと（学校側の準備）、話し合いの終わりの時刻を決めること（見通しを明らかにする）、図を示し文字を書きながら話し合う（言語情報より視覚情報の提供）、学校側の言いたいことや話し合った結論などは簡単な箇条書きにして渡す（あとでの振り返りが可能）、といった実に簡単な方法で、トラブル状態の改善が見込まれるように思えるのです。

ただし、すぐに効果が現れるわけではありません。生徒と違って保護者は、ご自身の都合や状態に合わせて学校に来られるからです。それでも話し合いの時間が短くなり、来られる回数が減れば、それは「向き合い方」がうまくいっているということなのです。

トラブルは「解消する」のではなく、「小さくする」ことが基本です。

【参考文献】

小野田正利「発達障害が疑われる保護者と学校のトラブル」花園大学・心理カウンセリングセンター「発達障害セミナー講演録」第5号、pp.9-16. 2015年

保健指導の実践記録

健康診断を健康教育としてとらえて

兵庫県尼崎市養護教諭研究会中学校部会

●はじめに

毎年実施している健康診断を限られた時間の中でより充実したものにするために、私たちは事前の準備を行っていますが、子どもたちは自分のこととしてとらえられておらず、受け身的な行事として行っているのが現状です。

学校における健康診断は、生徒の健康の保持増進を図り、学校生活を送るにあたって健康状態に支障があるかどうかについてスクリーニングし、現状を把握するという役割と、健康課題を明らかにして健康教育に役立てるという二つの役割があります。

このことから、子どもたちが生涯にわたり「自分の健康は自分で守る」という自己管理能力を身につけるために、健康診断を健康教育としてとらえられるような支援のあり方を考え、実践しました。

●取り組みの概要

（1）健康診断に関する実態把握

健康診断および健康に関するアンケートを生徒対象に行い、養護教諭間で健康診断に関する情報交換をしました。

対象者：尼崎市内19中学校
各学年１クラス抽出　合計1,816人
保健委員および生徒会役員　379人

〈生徒のアンケートからわかったこと〉

・「自分の体を知るよいチャンス」と思っている生徒は約３割だった
・何を診てもらっているのかわからない生徒が多い
・検診結果のお知らせについて、もらったかどうかわからないと答えている生徒が多い
・結果をもらっても病院に行く時間がない、面倒くさいなどが挙がっていた
・プライバシーを守るよう配慮してほしいという意見が多くあった

〈養護教諭の情報交換より〉

対象者：尼崎市内中学校全養護教諭

・スムーズに検診を終わらせることに気をとられ、相談などに十分な時間がとれない
・事前指導のプリントや治療のお知らせを読んでもらえない
・健康診断の目的を知ってほしい
・歯式の意味をわかって検診を受けてほしい
・検診結果が行動変容につながっていない
・健康診断後の事務処理に時間がかかる

（2）課題別グループ研究

生徒へのアンケートと養護教諭の情報交換の結果を基に実践内容を検討しました。その中で、健康診断は年間を通し様々な場面で健康教育として活用できることがわかりました。

（3）取り組みの様子

①事前指導の工夫

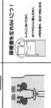

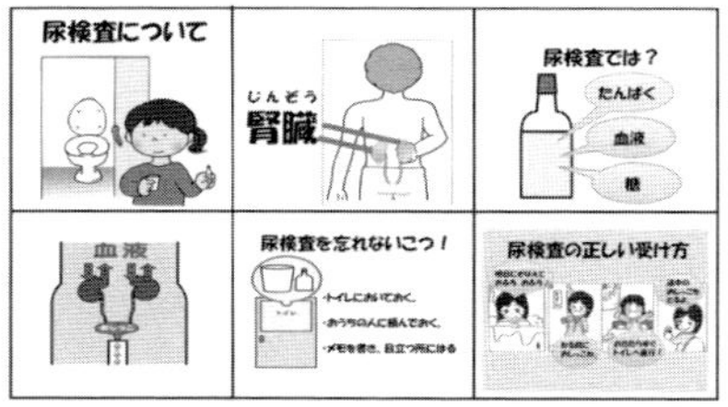

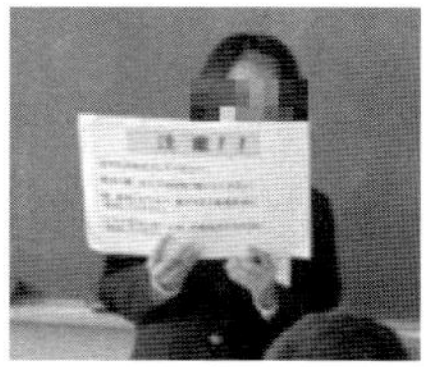
写真１

朝の学活を利用して保健委員が尿検査の前日に紙芝居で事前指導をしました（写真１）。

②検診会場の工夫

検診の項目、見つかる病気の説明、歯式や記号の意味など、待ち時間に読める掲示物を作製しました。また、検診会場でプライバシー保護のため、段ボール紙をついたて代わりに使用しました（写真２）。

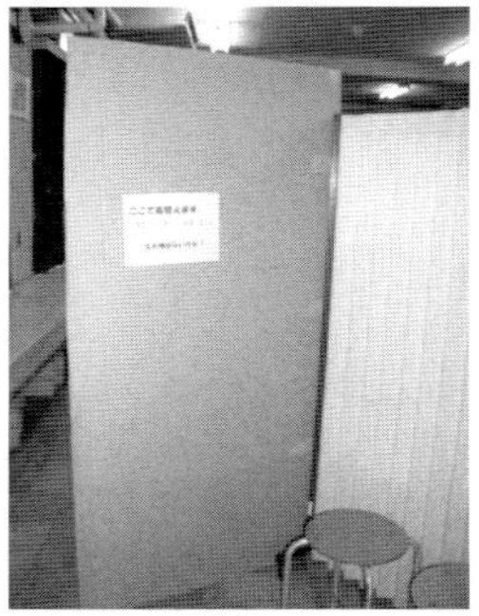
写真２

③個別指導へとつなげる

目の検査表や目の疲労を防ぐためのパンフレットを作成し、視力低下が著しい生徒に対して個別指導を行いました。目の検査表は小学校からの経過がわかり、いつ視力が悪くなったのかを確認することができ、そこから生活面の改善方法を一緒に考え、継続指導をしました。

④校医・専門医と協力して

むし歯・歯周病予防、治療の重要性について理解できるように、校医や歯科衛生士と協力してブラッシング指導などを行いました。

⑤関係機関との連携

尼崎市には、「尼っこ健診」という、小学５年生と中学２年生全員を対象とした無料の生活習慣病予防健診があります。この事業を学校での保健指導につなげ、継続して指導を行えるように、実際の健診会場や保健指導の様子を見学し、保健師との交流会を行いました。

⑥学校行事を通して

身体測定の結果、肥満の生徒が多かった学校は、文化発表会で生活習慣病予防についての舞台発表をしました。

また、身長の悩みや質問が多いことから、学校保健委員会を活用し、小児科専門医を講師に招き、校医、保護者、教職員とともに低身長について学びました。

⑦事務処理の効率化

健康診断の事務処理を効率よくするため、健康診断結果のデータ処理シートを作成し、使い方の研修会を実施しました。

●成果

事前指導の工夫では、掲示物を生徒が繰り返し見ることにより、検診の目的や内容を理解して受けている様子がうかがえました。また、保健委員が事前指導をしたことで、説明する方も聞く方も前向きに検診を受ける姿勢が見られました。

「尼っこ健診」を実施している保健師と連携できるようになり、「尼っこ健診」の実態を知り、子どもたちに啓発、紹介したことが受診率アップの一助になりました。また、健診後の保健指導を学校が引き継いでフォローできるようになりました。

健康診断を実施する上での工夫や課題について他校と情報交換をしたことで、自校の健康診断を評価し見直すきっかけとなりました。他校の方法を取り入れ、より効果的、効率的に健康診断を実施できるようになりました。また、健康診断の結果をいろいろな場面で活用する方法を再確認できました。

検診結果のお知らせ作成ソフトや集計シートなどを利用したことで事務処理が効率化し、生徒の記憶が新しいうちにお知らせを渡すことができるようになりました。それにより、今まで事務処理にかかっていた時間を保健指導などの生徒と関われる時間にあてることができました。

●おわりに

私たち養護教諭は、生徒に「自分の健康は自分でつくることができる」ということに気づいてほしいと願っています。

健康であるための原点は、「自分の体を知る」ことです。健康診断が子どもたちの学びの場となり、健康課題の解決に向けて実践する力を養えるよう、養護教諭の専門性を活かしながら工夫と努力を続けていきたいと思います。

保健指導の実践記録

歯・口の外傷予防と安全教育の推進

埼玉県新座市立第二中学校 養護教諭　原田 晴美

●はじめに

本校は平成25年度、26年度の２年計画で埼玉県歯科医師会より「生きる力をはぐくむ歯・口の健康づくり推進事業」及び「歯・口の外傷予防と安全教育の推進事業に関するモデル事業」の委嘱を受け、むし歯、歯周病予防に加え、歯の外傷予防についての歯科保健活動を進めてきました。

●歯科保健目標

①むし歯や歯肉炎を予防できるように自ら口腔内の清潔を保つ力を身につける。
②歯や口のスポーツ外傷を理解し、自ら外傷を予防しようとする態度を育成する。
③歯や口の健康づくりを通し、自分自身の健康について興味関心を持ち、健康な生活を実践できるようにする。

●実際の歯科保健活動の取り組みについて

（1）ゲストティーチャーによる歯の外傷予防の研究授業

明海大学歯学部の松本勝先生をゲストティーチャーとして招き、歯の外傷予防に関する授業を行いました。生徒に歯が抜けてしまったときの正しい応急手当について質問しました。

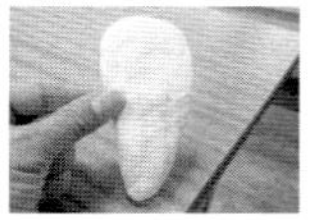

問１「歯が抜けたら、どこを持つか？」（ア、歯の先端　イ、歯の根元）。**問２**「抜けた歯が汚れていたらどうしますか？」（ア、きれいに洗う　イ、洗わずにそのまま　ウ、軽く洗う）。

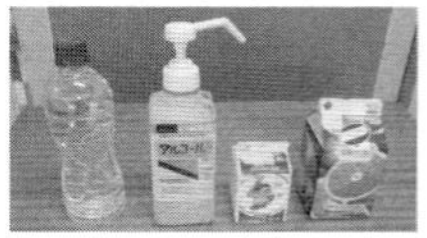

問３「抜けた歯を歯科医に持って行く際何に入れていくか？」（ア、水　イ、アルコール　ウ、牛乳　エ、オレンジジュース）。を投げかけました。

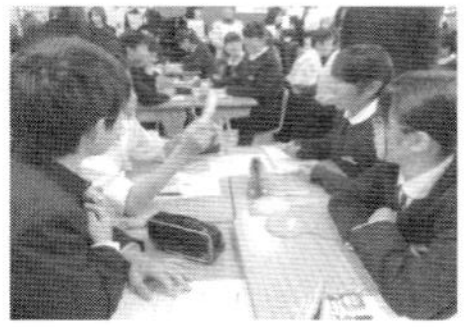

まずは、各自で考えた答えを出し合い、班ごとに答えとその理由を発表しました。

多くの班は正解でしたが、理由については、それぞれでした。

中には、「砂が付いているとばい菌が増殖するため、よく洗った方が良い。アルコールに付けることで殺菌される」と答えた班もありました。

そこで、ゲストティーチャーの松本先生より、歯の外傷についての専門知識と、歯をけがしてしまったときの正しい応急手当について話をしてもらいました。「抜けた歯は先端を持ち､水で軽く砂などを落とす｡根元を持って、しっかりと洗ってしまうと、歯根膜に傷がついてしまい、再植を行うことが難しくなる。そして、抜けた歯は、牛乳か保存液に漬ける。なければ、自分の口の中に入れて、可能なかぎり速やかに、受診する」と説明していただきました。

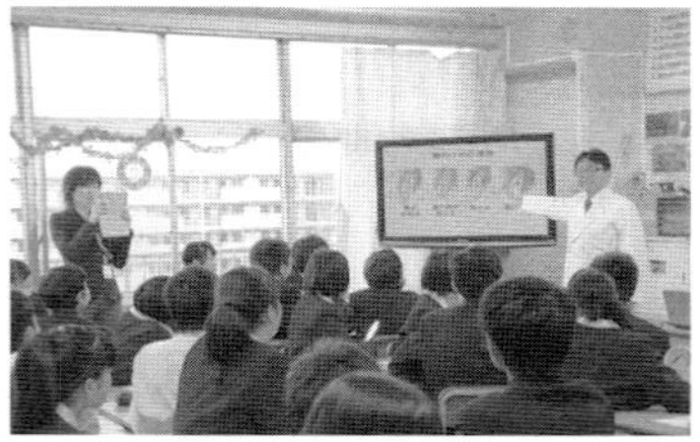

その他、歯の外傷の原因や歯の構造、マウスガードについてご指導いただき、歯の外傷の知識と安全への意識の変化が学習によって得られました。

授業の中では生徒が積極的に授業に参加できるように、生徒の話し合い活動の場を設け、正しい応急手当について班ごとで話し合いを行うことができました。

また、歯に関して安全な生活を意識し実践できるように、ワークシートを活用して安全に生活するための目標を立て、３日間安全に生活できたかの振り返りを行いました。ゲストティーチャーに入ってもらうことで、生徒の関心も高まり、日頃の疑問に思うことも質問ができ、効果的な授業となりました。

（２）歯の専門家による講演

全校生徒対象に学校歯科医からは「むし歯·歯周病、かむことの大切さ」について話をしていただきました。また、明海大学安井利一学長にもお越しいただき、「歯・口の機能とスポーツ外傷について」の講演をお願いしました。また、教職員を対象に明海大学歯学部の松本先生にマウスガードの効用について講話をしていただきました。

（３）部活動でのマウスガードの作製

①マウスフォードタイプマウスガードの作製

歯の外傷予防の取り組みの一環として、学校歯科医や歯科医師会の協力のもと、男子バスケットボール部、女子ソフトボール部、陸上部（砲丸投げ男子選手）を対象に市販のマウスフォードタイプマウスガードの作製を行いました。これは熱湯につけて軟化させて形作るタイプのものです。歯科医師より歯の外傷やマウスガードについて講話を聞いたあと、実際に作製の実習を行いました。

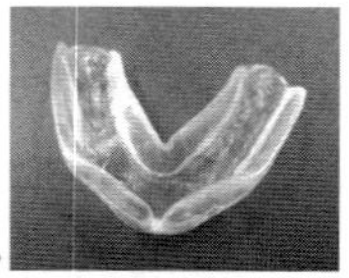

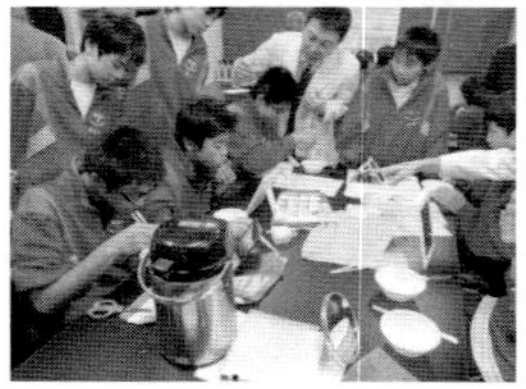

②カスタムメイドマウスガードの作製

マウスフォードタイプのマウスガードの作製後、男子バスケットボール部10名を対象にカスタムメイドマウスガードの作製を行いました。対象生徒一人ひとりの歯型をとり、完成後の調整と使用方法について、歯科医師会の先生方にご指導をいただきました。マウスガード作製により生徒の歯の外傷予防に対する意識が向上するとともに､「力強くプレーできるようになった」「会話がしやすくなった」との意見がありました。しかし、「呼吸がしづらい」「装着の違和感に慣れず、長時間の使用が厳しい」との課題もあがりました。

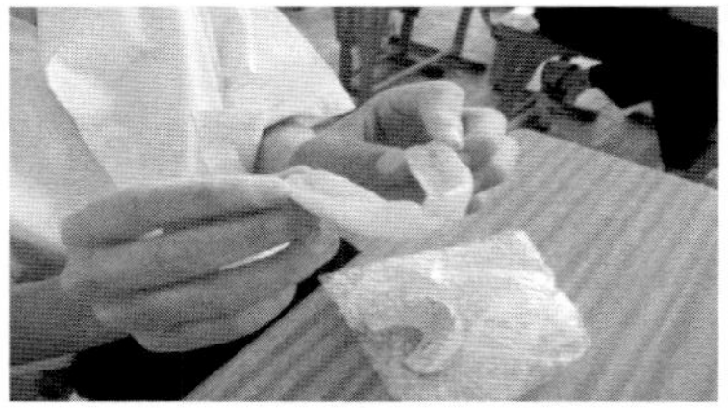

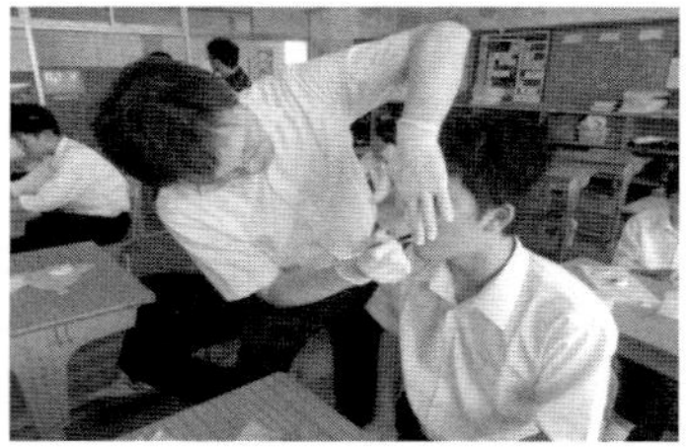

●おわりに

成果としては、生徒が自分自身の歯・口の健康に興味関心を持ち、歯の外傷予防に対する意識が高まりました。しかし、マウスガードの装着に関しては、安全意識は上がるものの、装着の違和感などが気になってしまうなどの課題が残るところです。

これから成長するにつれ、スポーツをする機会も増えてきます。その分、外傷によって歯を失ってしまう可能性も高くなるため、中学生の早い段階から、歯の外傷を予防するための指導が重要となってきます。そのためには、学校歯科医と協力し、歯科保健活動を進めていき、生涯にわたって自分自身の歯の健康を守っていける生徒の育成を目指していきたいです。

保健指導の実践記録

健康アンケートを用いた保健便り

東京都北区立滝野川紅葉中学校 主任養護教諭　石田 純子

●はじめに

本校での保健指導の中心は、保健便りと保健委員会が行う朝礼講話です。保健便りは、学級担任の指導のもと、月初めの朝読書の時間に読んでいます。「効果的な指導ができる保健便りを作りたい」との思いから、保健便りの記事に関連した健康アンケートを行うようになりました。健康への興味・関心を高めるには、生徒の実態や生の声を浮き彫りにする工夫が必要だと考えたからです。

●保健便りと健康アンケートの視点

保健便りはA４判の両面刷りで、表面を生徒向けに、裏面を保護者向けに作成しています。健康目標や保健室で聞かれる疑問やつぶやきを取り上げ、生徒が必要としていることを知らせるようにしています。保護者向けの記事には、生徒が読んでも理解しやすい表現を心がけています。記事の詳細が出来上がったところで、記事の内容が深まるように健康アンケートを作成します。アンケートの質問は、４つの視点から考えます。

①健康に関する興味・関心について
②健康に関する知識や理解について
③健康に関する状況や態度について
④生徒の考えや意見について

質問には、健康課題を自分の問題として捉えられるように、指導の要点を盛り込んでいます。

●アンケートの実施と活用

アンケートは保健便り発行２か月前の委員会で、毎月保健委員を対象に行っています。生徒は真剣に取り組み、健康生活を振り返り、知識や考え方を見直す機会になっています。

アンケートの活用方法は、以下の通りです。

①保健便りに載せる
②健康アンケートの結果を保健指導の重点や要点の整理に活用する
③保健委員会が行う朝礼講話で取り上げる
④掲示物を作って保健室前に掲示する
⑤文化祭の展示で取り上げる
⑥保護者会や学校保健委員会の資料として活用する

●実践例

①カルシウム摂取量アンケート

骨粗鬆症《こつそしょうしょう》予防のためには10代の骨作りが重要なので、食生活からカルシウム摂取量を求めるアンケートを行いました。その結果、85％の生徒がカルシウム摂取基準を下回っていました。本校の骨折率が全国平均の２倍の３％であることから、丈夫な骨作りのための「カルシウムに焦点を当てた食育プログラム」を開始することにしました。内容は、保健便り・給食便りによる保健指導、食生活やカルシウムの摂取状況を振り返る食育アンケート、生徒が考えた骨を丈夫にするメニューの給食と調理実習、保健委員会による朝礼講話、文化祭での展示発表、毎月のカルシウム強化給食と給食放送です。

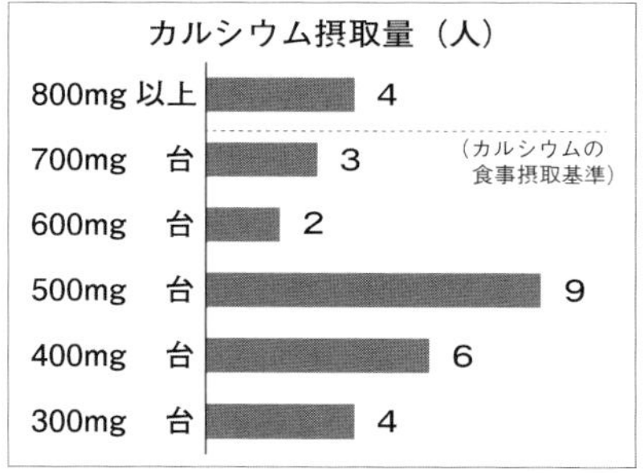
カルシウム摂取量（人）
800mg 以上　4
700mg 台　3
600mg 台　2
500mg 台　9
400mg 台　6
300mg 台　4
（カルシウムの食事摂取基準）

②自尊心に関わるアンケート

中学生の理想体重は、男女ともに標準体重よりも低い傾向があります。また、友だちとの関わり方に悩む生徒と接していると、自尊心と、ポジティブに物事を捉える力を育む必要があると感じます。

そこで、月間健康目標を「自分を好きになろう」と設定し、保健便りで「ボディーイメージ」「自尊心」「孤独力」「心の栄養になる栄養素」「共感的自己肯定感を育む子育て（保護者向け）」を取り上げました。保健便りに載せたアンケートは、次の通りです。

<ボディーイメージについて>
・自分の体が好きか
・太っていると思うか
・太っていると思っていたが、ＢＭＩを計算したら（太っていた・太っていなかった）

<自尊心について>
・自分のよい所をわかっているか
・こういうふうになりたいという将来の自己像を思い描いているか
・思い描いた自己像になれそうだと思うか
・目標に向かって「まずやってみよう」と思うことができるか
・自分を励ます言葉があるか
・大人に言われてうれしかった言葉

<孤独力について>
・ひとりの時間を楽しめるほうか
・友だちと一緒にいないと気がかりになるか
・LINEの返事はすぐに来ないと不安か
・友だちと考えが違っても合わせてしまうか

<心の栄養になる栄養素について>
・電子レンジで温めるだけで食べられる食品をどのくらいの頻度で食べているか
・栄養と心は関係があると思うか

アンケートの結果、「自分の体を好きな人」は４人に１人で、「太っていると思っていたが、実際には太っていなかった人」は３人に１人でした。そこで、保健便りを見ながらＢＭＩと標準体重を計算して、正しいボディーイメージを確認しました。

また「長所をわかっている人」は半数で、「自分を励ます言葉がある人」は15％と少なく、同調圧力が強い傾向の人は４割でした。そこで、「力を伸ばす自尊心の育み方」と「ひとりで過ごす時間の意義」を伝え、保健委員が考えた「自分を励ます言葉」を紹介しました。

保健委員が考えた自分を励ます言葉

「やってみる方が経験になる」
「やってみてから判断しないと」
「努力すれば何かが起きるぞ！」
「努力すれば結果はついてくる」
「マイペースでいいよ」
「人それぞれだし」
「失敗は成功のもと」
「終わりよければすべてよし」
「自分なら絶対できる！もっと自信をもって」
「失敗したからって何なのだ。失敗から学びを得て、また挑戦すればいいじゃないか」

文化祭では「心の健康おみくじ」と銘打って著名人や先生・保護者の名言を展示しています。保健委員による朝礼講話でもセルフペップトーク（やる気を起こす話）を取り上げ、「励ます力で結果を導こう」と呼びかけました。

保護者向けには、子育ての参考に「大人に言われてうれしかった言葉」を紹介しました。また、厚生労働省の定める食生活改善月間だったので、心の健康に関わる栄養素について「インスタント食品を利用する時の微量栄養素の補い方」を紹介しました。

●おわりに

生徒や保護者、教職員の方からの「保健便りはいつも楽しみだ」「読み応えがある」という言葉が励みになっています。

これからも自らの課題に気付ける健康アンケートと楽しく学べる保健便りを作っていこうと思います。

保健指導の実践記録

“がん教育”の講演会を実施して
～「医食同源」「食育」からがん教育を考えて～

元・島根県浜田市立弥栄中学校／現・浜田市立第二中学校 養護教諭　田渕 直子

●はじめに

島根県浜田市立弥栄中学校（前任校）は、浜田市中心部から約20ｋｍ中国山地に入ったところにある、生徒数約40人の小規模中学校です。自然に恵まれ、地域活性化戦略「おいしい村弥栄」として、有機農業に取り組む地区で、平成24年に赴任した私は、地域と連携した「食育」を健康づくりの大きな柱としてすすめてきました。

平成18年にできたがん対策基本法の下、文部科学省では「学校におけるがん教育の在り方」が検討され、平成29年以降〝がん教育〟を全国の学校で展開することを目指しています。このことを踏まえ、私は日本対がん協会に〝がん教育〟の出前授業をお願いしたところ、平成27年度の啓発事業として、弥栄中学校での実施が決定しました。貴重な機会をより有意義なものにするために、これまで取り組んできた食育をベースに、食育から〝がん教育〟を考える、「医食同源」というテーマを決め、〝がん教育〟をすすめることにしました。

●実践の概要

本校では、ＰＴＣＡ研修会（保護者、教職員、生徒が一緒に学ぶ会）として、毎年7月に実施している行事があり、がん教育講演会をこの行事に位置づけました。

＜事前の取組＞

〝がん教育〟についての課題意識をもって講演会に臨むように工夫しました。

保体委員会（生徒会）

保体だよりと掲示物の作製～各家庭の「医食同源」について、心がけていることをインタビューして、まとめました。

ＰＴＡ教養部（保護者）

教養部だよりで、生徒の「医食同源」の取り組みの協力と、ＰＴＣＡ研修会の参加を呼びかけてもらいました。

弥栄給食センター（栄養士）

午後からのＰＴＣＡ研修会は１学期の給食試食会を兼ねて実施することにし、当日の給食献立は、弥栄の食材を使った夏ばて予防レシピになるよう、栄養士さんにお願いしました。

●がん教育公開授業を実施

＜7月3日　ＰＴＣＡ研修会「がん教育」の講演（5・6校時）＞

・演題「がんの秘密を知ろう」
・講師　東京大学　中川恵一准教授
　　　　がん体験者　阿南里恵さん

県庁がん対策室、保健所、市役所、近隣の教職員、メディア関係者、保護者（全体の72％の参加）、浜田市教育委員会教育長、学校医の参加もあり、本校の生徒もあわせて、109人が集い、がんについてしっかり学ぶ良い機会になりました。

中川先生の講義では、生徒に「がんの教科書」冊子を配布しました（内容は以下の通り）。

①2人に1人ががんになる
②がんってなに？
③がんの最大の原因はたばこ
④がんの原因の半分以上が生活習慣
⑤若い女性に増えている子宮頸《けい》がん
⑥がんの早期発見
⑦がんの治療法
⑧がんの痛みは取ろう
⑨がん検診にいこう
⑩命の大切さ～がんに負けることのない社会

その後、阿南さんの体験談を聞き、講演後は、グループワークを実施しました。

がんに関するテーマでグループワークを実施し、発表後、中川先生より指導を受けました。生徒だけではなく、保護者をはじめとする参加者全員も活発にグループワークに取り組み、熱心な話し合いとなりました。

生徒たちの夏ばて予防レシピの作品展示、浜田市地域医療対策課より、がん検診についての説明、パンフレットの配布、学校医から地域医療についての話などがありました。また、本校の図書館司書より、図書館に設置したがん関連図書コーナーの紹介など、おのおのの立場からの話もお願いしました。

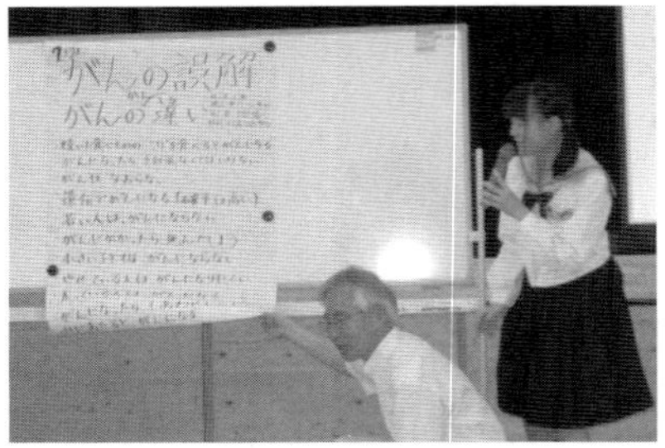

中川先生（左）とグループワーク後発表をする生徒。

＜事後の取組＞

ＰＴＣＡ研修会後、生徒は学級に戻り、感想と講義後の意識の変容を見るために前日にした事前アンケートと同じものを再度実施しました。講義後のアンケートの結果からは、生徒たちの意識の変容が顕著に見られました。

生徒の感想、意識調査結果を、講義していただいた中川先生、阿南さんに送り、保健だより特集号（5枚）を作成し、がん教育の学びのまとめとしました。良い感想が多くみられ、今回の講義により生徒たちは、がんについての正しい知識を得ることができて良かったと思っています。今回の講演は各新聞社の記事になり、また、ＮＨＫや地元ケーブルテレビでも放映されました。近隣の学校では、弥栄中学校での講演会をもとに職員研修を実施されたり、啓発文書を作成配布された学校もありました。また、浜田市報にも取り上げられ〝がん教育〟についての関心が地域に広がる機会にもなったことを喜んでいます。

地域の方々も含め、親子一緒に〝がん教育〟を学んだことは、より一層〝食〟についての関心を深め、「おいしい村弥栄」で取り組んでいる地産地消と「医食同源」が結びつき、地域、学校、家庭における「食育」のさらなる意識向上につながったと思っています。

また、「医食同源」の取組として、２学期は県が推進している「うすあじレシピコンクール」へ全校で参加したり、３学期は浜田市の食育コンクールにも全校で参加、さらに、学習発表会で生徒会、保体委員会がこの〝がん教育〟についての今年度の実践を発表しました。

＜生徒の感想から＞

私は正直、がん＝死というイメージを持っていましたが、そうではないと言う事を知ることができました。がんの早期発見はとても大事で自分の命を大切にしていきたいです。弥栄中は平成24年から食育に取り組んだ結果、一年間の延べ欠席数が140人から８人に減少しました。弥栄中で食に取り組んできたからこそできるがん予防をしていきたいです。大人になったら検診を受け健康な体を作っていきたいと思います。

●おわりに

〝がん教育〟の啓発事業として、中川先生と阿南さんを本校に招いて講演を受けたことは、27年度の一番大きな意義ある取組になったと思います。生徒も保護者も私たち指導する立場の者にとっても、貴重な学びの機会となりました。生活習慣病予防をより意識すること、また、「医食同源」ということを心がけるきっかけにもなりました。これまで培ってきた「食育」のベースの上に、新たな生きる力の積み上げができたことを喜んでいます。中川先生や阿南さんとの出会いは、〝がん教育〟の学びを超え、生徒たちのこれからに大変大きなプラスの刺激を与える機会になったと確信しています。

「がん教育は中学生に早過ぎるテーマか？」と中川先生から問われましたが、平素の生活の中で〝がん教育〟に限らず、大切なことは時期を躊躇《ちゅうちょ》せず、大人は子どもに話し伝える努力をすることが大事だと考えます。健康に関する学びは、日常的に繰り返され定着すべき事柄であり、健康寿命をのばすための大切な〝良識〟であるように感じています。

保健指導の実践記録

自分の健康を自分で守ることができる生徒の育成

～生徒主体で進める健康教育～

元･岐阜市立長良中学校／現･岐阜市立島中学校 養護教諭　中島 文代

●はじめに

岐阜市立長良中学校（前任校）は、岐阜市の北部に位置し、校舎からは金華山や岐阜城が眺望でき、近くには鵜飼《うか》いで知られる長良川が流れています。平成27年度の生徒数は375名、特別支援学級１学級を含む13学級の中規模校です。

本校の健康づくり推進の特色は、生徒会が主体となって健康的な生活を送るための活動を展開していることにあります。生徒自らが活動を生み出し、工夫して取り組むことで、全校生徒の健康と安全に関する知識や実践力を高め、自分の健康を自分で守ることができることにつなげていきたいと考えています。

また、養護教諭や保健主事だけで健康教育を進めるのではなく、健康教育指導委員会が中心となり、全職員による共通理解・共通行動のもとで生徒の命を守ることができるよう、組織的に取り組んできました。

このような特色を生かした活動が評価され、平成27年度、日本学校保健会の「全国健康づくり推進学校表彰事業」において、「最優秀校」に選ばれました。主な取組としては、「防災」、「食育」、「歯科保健」、「生活環境」に関わる活動があり、学校保健安全委員会では、生徒自らが生徒の活動報告を行っています。以下では取組の一部、歯科保健活動について紹介します。

●実践

生徒会健康開発部の取組を中心とした生徒の手でつくり上げる活動

①ヘルスフルプラン（健康日記）

生徒会健康開発部長が「全校生徒が自分の生活を見直し、より健康的な生活習慣を身につけること」を願い、「ヘルスフルプラン」と称する健康日記を作成しました。歯みがきも含めて、より健康的な生活習慣が身につくように一人ひとりが活用し、学級では健康開発部員が結果をまとめ、新聞などで働きかけました。

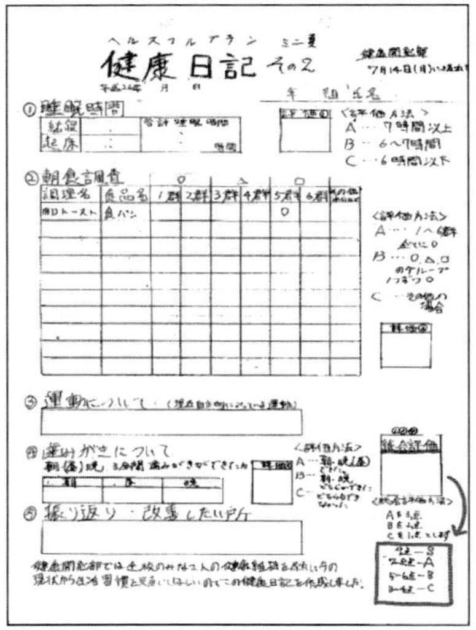

健康日記

②給食後の歯みがき

給食後、各学級で健康開発部員が班の仲間と協力して声をかけ、毎日の歯みがきをしています。全員が確実にみがいているかを確認する表を作ったり、時間を計りながら３分間みがけるように呼びかけたりと、工夫して活動してきた結果、給食後に歯をみがく習慣が定着しています。また、歯みがき後は手洗い場の床がぬれるため、各自がハンカチを使うように呼びかけるとともに、生徒会生活環境部員と協力して、床の水滴を雑巾で拭く作業を毎日行いました。

③歯みがき講習会

健康開発部員が、歯科衛生士さんから歯みがきの重要性やきれいにみがくポイントを教わり、昼の放送で全校に知らせました。学級でも健康開発部員が歯の模型を持ち、学んだ効果的な歯みがきの方法などについて知らせ、実際の歯みがきの場面でも呼びかけました。

自分の歯みがきの方法の見直し

歯科指導の実施にあたっては、昼休み、給食時、朝の活動、帰りの会の時間などを使いました。短時間での指導を実現するため、細かな計画を立てて、学級担任や健康開発部員と協力して進めました。また、指導後は保健便りを発行し、指導内容の確認や家庭への啓発に役立てました。

①カラーテストを使ったみがき残しチェック

朝の活動の時間を利用し、各学級の健康開発部員の進行でカラーテストを行いました。各自、鏡や歯鏡を使い、歯の裏側まで観察し、日頃の歯みがきを振り返ることができました。

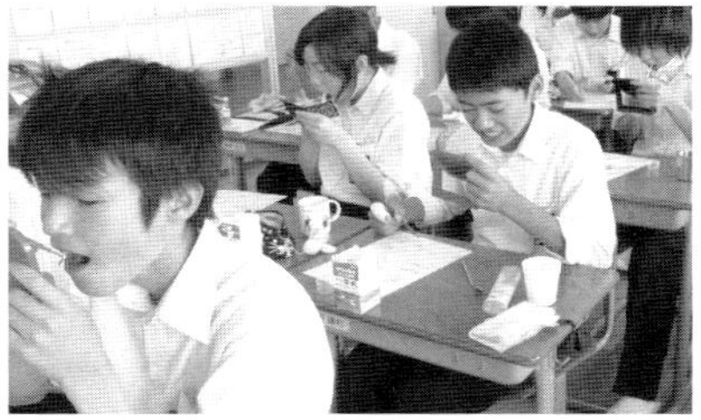

カラーテストの様子

②歯肉炎予防全体指導・歯肉炎改善のための個別指導

帰りの会の時間を使い、全校で歯肉炎予防について学びました。養護教諭のテレビ放送（各クラス、画面を通じての放送）による全体指導後、各学級で学級担任が歯肉の観察を含めた指導をしました。

また、歯科検診の結果、歯肉の炎症があると診断された生徒に対し、昼休みを利用して生活習慣の振り返りを含めた個別の歯みがき指導を行いました。担当の歯科衛生士さんだけではなく、地域の専門家（歯科医院の職員の方など）にもご協力いただき、個々の歯みがきの実態に合わせて、具体的に指導してもらいました。教わった内容は、掲示や保健便りで全校へも広めました。指導の対象になった生徒86名に対する平成27年度第２回の歯科検診では、42名に歯肉の状態の改善が見られました。

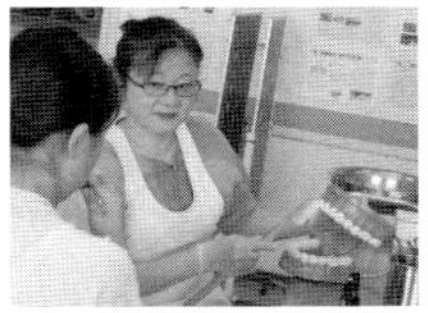

個別指導の様子

●成果と課題

健康開発部のヘルスフルプランの取組、歯みがき指導などにより、健康的な生活習慣への意識が高まり、改善に向けて努力する生徒が多くなりました。第１回歯科検診では、歯肉炎所有者（Ｇ・ＧＯ）が平成26年度の33.3%から27年度20.2%に減少しました。

また、生徒の活動を学校保健安全委員会などで発表し、保護者や地域の方に認めていただけたことが、生徒たちの活動意欲の向上につながりました。

しかし、生徒の意識と実践力には個人差があるため、今後は個別指導の継続実施や小中連携した指導、さらに学校生活と家庭・地域とをつなぐ指導の充実を図っていきたいと考えています。

●おわりに

健康はすべての活動の基盤です。この先も生徒の手で活動をつくりあげることを通して、生涯にわたって、自分の健康は自分で守る力を育んでいきたいと考えています。

保健指導の実践記録

学校保健委員会における防災教育の取り組み

～生徒の危機管理意識の向上を目指して～

静岡県掛川市立城東中学校 養護教諭　鈴木 雅子

●はじめに

前任校の菊川市立菊川東中学校は、生徒数326名の中規模校、在任校の掛川市立城東中学校は生徒数217名の小規模校で、ともに落ち着いた環境のもと、生徒たちはのびのびと勉強や運動に励んでいます。このような中で危機的状況が起きたとき、生徒が自発的にその危機に立ち向かえるように、事前の危機管理（リスク・マネジメント）の研究に取り組みました。今回は生徒の意識を高める取り組みとして行った学校保健委員会について報告します。

●学校保健委員会の目的

平成23年3月11日に起きた東日本大震災には、改めて地震の怖さと防災教育の必要性を考えさせられました。静岡県はいつ起きてもおかしくないといわれている東海地震、さらに、東海地震、東南海地震、南海地震が同時に起こる南海トラフ巨大地震が発生した場合、大きな被害が想定されていて、学校の位置している地区は確実に激震になるといわれています。東日本大震災からの教訓を生かし、自分の命を自分で守り（自助）、周囲へ最善の行動をとることができる（共助）ための知識や行動を身につけてほしいと考えました。そこで、災害時に、中学生としてどのように行動すればいいのか、中学生として何ができるかを考え、自分の命を守ることの大切さを認識するとともに、地域へ積極的に貢献しようとする意識を持つことを目的として、生徒保健委員会が中心となって実施する学校保健委員会で防災教育を進めました。

●実践

1．前任校１年目の取り組み

①テーマ

「災害が起きたとき…私たちにできること１＝応急手当を中心に＝」

②内容

初めに「釜石の奇跡」と言われる釜石市立釜石東中学校の生徒の皆さんの行動を紹介することで、中学生として防災に対する意識を持つことの大切さを訴えました。

そして、応急手当や災害対策について、保健委員会がクイズ形式で発表しました。

さらに、１年生が総合的学習の時間で防災学習に取り組んでいるため、その内容を発表するとともに、１年部の職員が講師となり、防災教育の必要性を発信しました。

【学校保健委員会後の生徒の感想】

災害が起きたときあなたができることは？

＊とにかく逃げる。
＊自分から動き、まわりの人と協力する。
＊自分ができる最大限のことをやりたい。
＊今日知ったこと、学んだことを生かしたい。
＊周りに困っている人がいたら、積極的に助ける。
＊家族で話合いをしたい。
＊地域や学校の防災訓練に真剣に取り組み、災害時に生かしたい。
＊一番大切なのは「自分の命は自分で守ること」。さらに助け合って災害を乗り切ること。

2．前任校２年目の取り組み

①テーマ

「災害が起きたとき…私たちにできること２＝身近な物で応急手当＆心のケア＝」

②内容

１年生の防災学習の発表と、身近な物を使った応急手当について保健委員会がクイズ方式で発表しました。そして、「災害時の心のケア」について、養護教諭が講師となり、その大切さを伝えました。

心のケアについては、パワーポイント資料を作成し、ストレス反応とその対処法や、心のケアで私たちができることを生徒に伝えました。対処法の一つであるリラックス呼吸法は、職員に実演してもらいました。そして、楽しみながら実際に参加者全員で体験しました。

【学校保健委員会後の生徒の感想】

災害が起きたときあなたができることは？

＊まず、まわりの状況を判断できることが大切。学んだことをしっかりと生かしていきたい。
＊ビニール袋の三角巾はナイスアイデアだと思った。
＊自分の服を使って手当てすることは考えもしなかったので、知ってよかった。
＊人の話を聞いてあげることなら私にもできると思うので、災害が起きたときにはやるようにしたい。
＊災害が起きたときは、まず自分の心を安心させ、他の人の心のケアもしてあげたいと思う。
＊ストレス反応を起こしてしまうことは、決して悪いことではないということがわかった。
＊今日教えてもらったことを家族みんなに教える。

3．在任校の取り組み

①テーマ

「災害が起きたとき…私たちにできること」

②内容

応急手当のクイズは実演とパワーポイントを使って楽しく学べるように工夫しました。

在任校では３年生が総合的学習の時間で防災学習に取り組んでいるので、代表生徒が「減災のために、自分たちでできること」について発表しました。

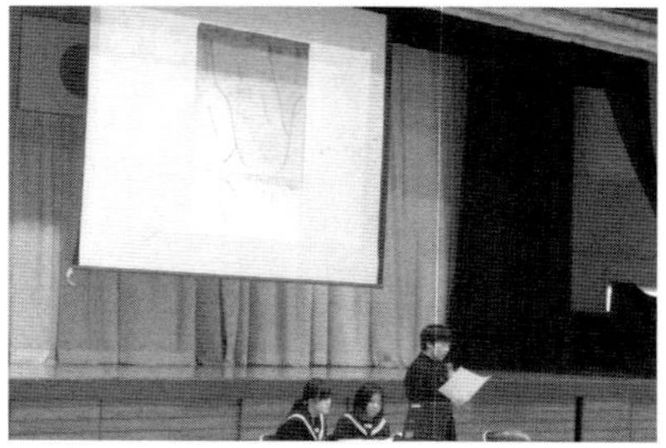

３年生の生徒による発表

そして、東日本大震災時、実際に被災地や避難所を視察された方（現在小学校教頭）を講師として招き、被災地での体験談や防災意識の大切さ、さらに中学生の主体的な防災活動への取り組みの必要性について講話をしていただきました。

【学校保健委員会後の生徒の感想】

災害が起きたときあなたができることは？

＊もし災害が起きたらと考えてみても、今の自分には全く想像がつかない。「人を助ける」人になるためにも、まずは自分の命を最優先に考え生き延びたい。そのためにも防災訓練はしっかりと行い、災害が起きてもパニックにならず、正しい判断をしたい。
＊講師の先生の話はとても興味深く、家でも調べてみた。自分たちもすばやい行動で自分の命を守り、まわりの人も助けたい。
＊災害が起きてからではなく、起きる前の今から準備をすることが、命を守るために一番大事だと分かった。家具の固定や非常食の確認など、今できることはたくさんあることが分かった。
＊今日教えてもらったケガの手当の方法も覚えておいて、地域の役に立てるようになりたい。

●成果と課題

前任校では学校保健委員会で災害時の危機管理を継続して取り上げることにより、中学生としてどのように行動すべきかを真剣に考えたり、具体的な方法について学んだりして、危機管理意識を高めることができました。

在任校の学校保健委員会では、被災地を視察された方の講話を聞くことで、生徒が震災をより身近なこととして捉えることができました。さらに、防災訓練や減災の大切さに目を向け、中学生の役割を自覚することができました。

防災意識の高まりを、防災教育全般に広げていくために、今後も、養護教諭としての専門性や校内組織の中での役割を意識しながら研究に取り組んでいきたいです。そして、生徒の危機管理に対する意識の定着と向上に努めていきたいと思います。

保健指導の実践記録

骨密度測定結果を基にした食育・健康教育

東京都豊島区立駒込中学校 主任養護教諭　田中 睦子

●はじめに

東京都豊島区立中学校では、平成22年度より、骨密度測定を、豊島区学校保健会の事業として行っています。この事業につきましては、豊島区学校医会会長の猪狩和子先生が『中学保健ニュース』2016年5月8日号から3回（6月8日号、7月8日号）にわたる連載で紹介されています。

平成21年度までは、学校給食用牛乳供給事業の方が骨密度測定と保健指導を行っていましたが、事業仕分けなどの影響で、急きょ中止となってしまいました。一生の中で一番、骨量を増やすことができる大事な時期が中学生時代です。将来の骨粗鬆症《こつそしょうしょう》等予防のためにも、何とか続けたいと困惑していたところ、豊島区学校医会が骨密度測定用の機械を2台、豊島区学校保健会に寄贈してくださり、継続できることになりました。とても感謝しております。

豊島区には中学校が8校ありますが、そのうちの2年生と3年生を対象に測定を実施しています。測定後は、それぞれの学校の特色を生かしながら、骨密度測定結果を基に指導や発表を行っています。主な方法は、以下の3つになります。

①栄養士と養護教諭で指導する
②体育科教諭、栄養士、養護教諭で指導する
③文化祭で保健委員会がビデオを作成して発表する

今回は私の前任校(豊島区立西池袋中学校)での実践をご紹介します。

●指導内容・展開例

前任校では、栄養士の先生とT・Tで指導を行いました。対象は2年生、パワーポイントで資料を作成し、授業は50分で3部構成としました。

（1）導入

まず、骨密度測定結果の見方について説明をします。結果を見て、自分の骨の健康状態を理解させます。

（2）展開

第1部は養護教諭による骨についての学習です。最初に本校の結果をグラフで提示し、骨粗鬆症予備軍がどのくらいいるかの問いかけをします。次に、人骨の写真をパーツごとに見せていき、骨の数やその動作、骨の役割（体の構造を支える、臓器を保護する、血液を作る、カルシウムを蓄える）などについて学習をします。骨には、新しい骨を作る細胞と古い骨を壊して血液にカルシウムを送る働きがあることについても学び、その上で骨粗鬆症とは何か説明し、今、なぜ骨密度を高くしておかなければならないのかを理解させます(図1)。

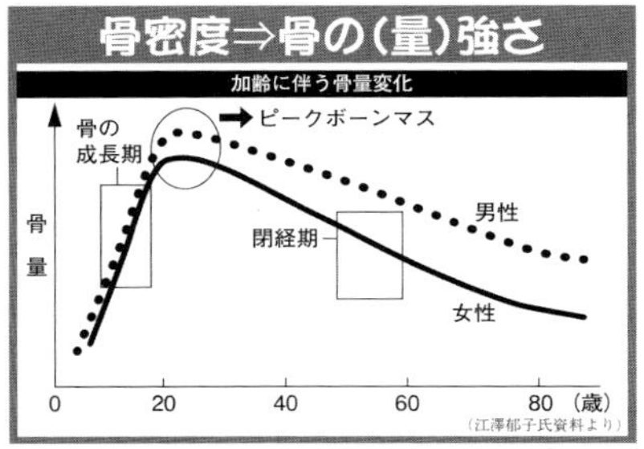

図1　ピークボーンマスの説明についてのパワーポイント資料（最大骨量を獲得するのは15歳）

第2部は、栄養士による食に関する学習です。骨密度を高めるための食生活について、1日にどのくらいカルシウムを摂取する必要があるのか、カルシウムを多く含む食品、カルシウムの吸収を助けるためのポイントは何かなどを学んでいきます。

その際、普段自分たちが食べている給食の写真を見せ、給食はカルシウムを多く含む食材を組み合わせていることを理解させます。しかし、給食を完食しても、1日に必要なカルシウム摂取量の半分しかとれないので、あとの半分は各家庭で摂取することが大切であることを伝えます(図2)。

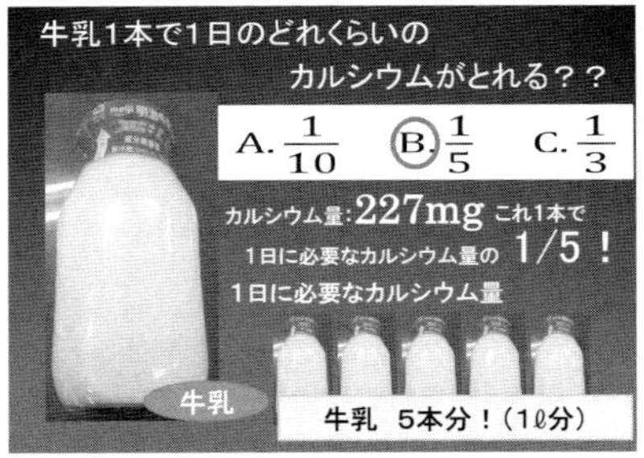

図2　給食の牛乳でとれるカルシウム量についてのパワーポイント資料

第3部は、養護教諭・栄養士が合同で行います。骨密度測定検査結果が良かった男女上位3名に前に出てきてもらい、普段の睡眠時間や運動量、家庭で食べている食事などについて発表をしてもらいます。

●指導後の生活習慣チェック表より

指導後には日頃の生活習慣を振り返りながら、今回学んだことを踏まえて、改善できることを生活習慣チェック表（5月8日号9ページ図2参照）に記入してもらいます。その一部を紹介します（原文ママ）。

〈食生活の改善点についての記述〉
・積極的に骨に良い食事をする
・好き嫌いをしないでバランス良く食べる
・学校から帰ったら毎日牛乳を飲む
・ビタミンDをとる
・大豆製品もとる
・朝ごはんは絶対食べる

〈健康面の改善点ついての記述〉
・規則正しい生活をする
・早寝、早起き、朝ごはん
・夜11時前に寝る
・日光を浴びると皮膚ガンになると聞いていたが、骨を強くするためにはまったく浴びないのも良くないとわかった

〈運動面の改善点ついての記述〉
・体育の時間以外でもストレッチや筋トレをする
・毎日こつこつ運動する
・歩く時間を増やす
・縄跳びなどジャンプ運動する

また、お家の方にも今日学習したことを話して、家族で骨密度アップを目指せるように促しています。

●成果と課題

この事業の最も評価できるところは、自分の骨密度の結果を「知って」、今の自分の体の状態を「思って」、学習して「考えて」、そして「行動する」、この流れが作れるところです。自分の骨密度の結果がわかって、学習することができる。そこが健康教育の視点から見ても、とても有意義であると感じています。

結果が良くなかった生徒の中には「行動」して3年生での結果が改善されているケースもみられます。しかし、中には改善されていないままの生徒がいるのも現状です。

●おわりに

今年度からは区内の4校が1年生も加えての骨密度測定を実施しています。豊島区学校医会、協力大学の先生方には、さらに結果の解析をしていただき、今後も、資料の提供や食育・健康教育に関しての助言をいただけるように、連携を進めていく予定です。

これからも、多くの生徒が、学習したことを自ら行動に移し、丈夫な骨格を備え、生涯にわたり、健康な生活を送ることができるように邁進《まいしん》していきたいと思います。

保健指導の実践記録

手作り教材を活用した保健指導

北海道札幌市立真駒内中学校 養護教諭　品田 亮子

●はじめに

本校は札幌市の郊外に位置し、地下鉄南北線の終点駅に近く、公営住宅やマンション、また一戸建て住宅も多い落ち着いた地域です。生徒の様子は、学力・生活水準ともに平均より高い傾向にありますが、6年前の着任当初は、保健室の来室人数が多く、健康を自分のこととして捉えられない生徒が見受けられました。また、養護教諭が計画実施する保健指導時間も設定されていなかったため、生徒が持つ健康観と養護教諭として生徒に求める健康観との間に、ギャップを感じることも多くありました。

今回は「日々の暮らし方から健康がつくられる」ことを伝えるために、掲示物・保健だよりの作成から、手作りDVD教材を使用しての保健指導へとつなげた取り組みを紹介いたします。

●取り組みの流れ

平成23年度の着任1年目は、保健室前の大きな掲示板にインパクトのある掲示物を作り、実際に触って体験できるような工夫をしました。

目の愛護デーにまつわる「先生のメガネ当てクイズ」(写真①、②)や、マグネットを使い完成できる人体の模型のパズル(写真③)などを、少し時間をかけて作製しました。また、卒業から入学の季節には、お祝いの掲示（写真④）をしました。これは、毎年掲示しており、教職員にも生徒にも毎年好評で、保健室前で記念撮影をしている様子も見られます。

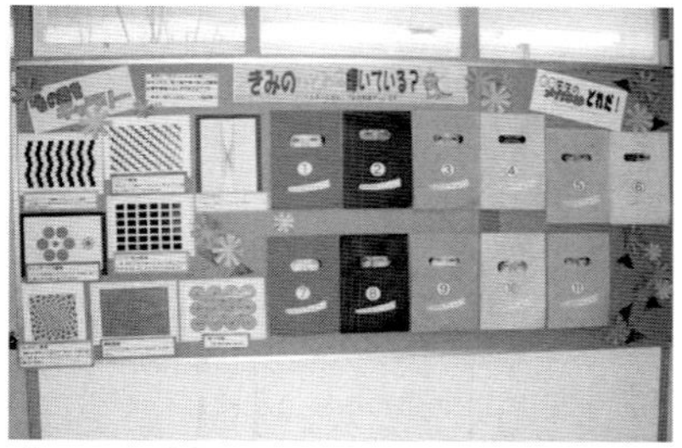

写真①　先生のメガネ当てクイズ

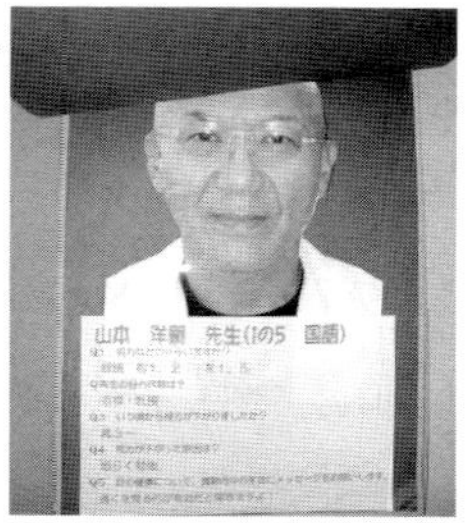

写真②　紙をめくると先生の顔が現れます

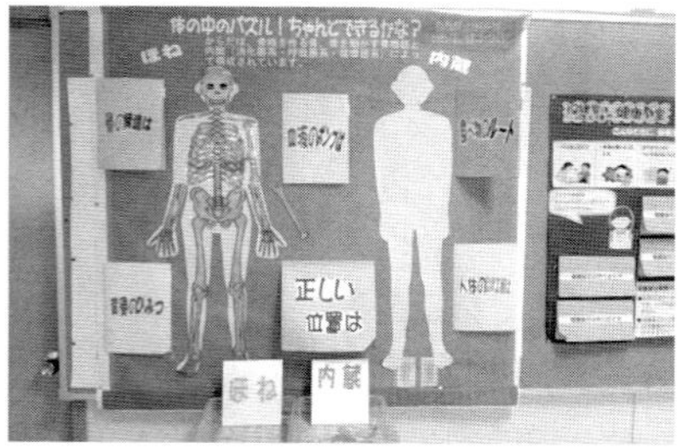

写真③　マグネットを使った体の中パズル

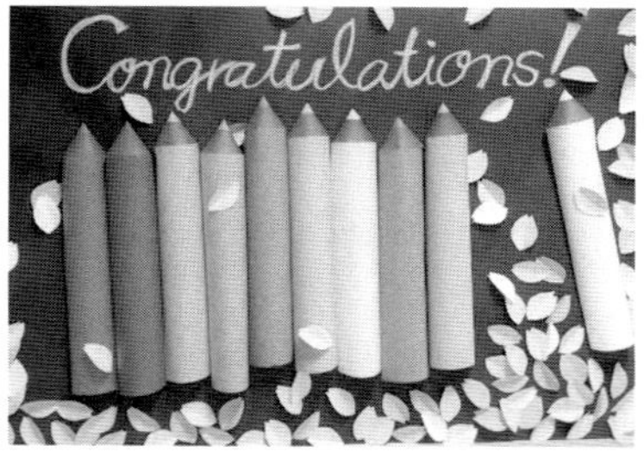

写真④　お祝いの掲示物

2年目からは、校内の特別活動計画担当者と連携を図りながら、年間で1時間、全校一斉の保健指導の時間を確保。手作りDVDを放送後、担任による補足指導をお願いしました。そして、学年ごとのテーマに沿って指導を行えるように三か年を見通して指導計画を整えました。毎年1学期末に、

1年生「おしゃれについて考えよう」
2年生「お酒について考えよう」
3年生「睡眠について考えよう」についての指導を行い、3学期には、1年生のみ、「たばこ」がテーマの指導も行います。同時間に、2・3年生は体育館で薬物に関する講演会に参加します。1年生は年間2回、2・3年生は1回の指導を行うことが定着しています。

●教材作成のポイント

＜掲示物＞

①見て触れて、考えられる題材にする

簡単なクイズでも、可動可能な形式にしています。掲示板表面にスチールペーパーという薄い鉄板を貼り、その上に模造紙や画用紙を重ねて貼ります。少し厚めのシール付きマグネットを、ラミネート加工した掲示物に取り付けると、掲示板上で自由に貼ったり、動かしたりすることが可能になります。

②教職員に協力をしてもらう

教職員にクイズに登場してもらったり、インタビューした内容を掲示したりすると、生徒は興味を持って見てくれます。

＜DVD＞

①必ず実験映像を入れること

少年写真新聞社『保健実験大図鑑』を参考にして実験を行い、その映像を入れています。

・おしゃれ：酢卵に染毛剤を塗り、浸透具合を観察。
・タバコ：タバコ水と水道水を用いたカイワレ大根の発芽状況の観察。
・お酒：マグロの赤身をアルコールに浸したときの変化。

実験結果を目にすることから、科学的な思考が生活の中に生かされるようになると考えています。

②掲示物同様、校内の職員に参加してもらう

メッセージをいただいたり、モデルとして登場したりしてもらいます。

③養護教諭のメッセージを入れる

DVDのエンディングに、1学期の旅行的行事で撮影された生徒の写真を挿入し、音楽とともに養護教諭のメッセージを文字にして流します。メッセージの内容は各学年のテーマにより少しずつ変えていますが、内容は次のようなものです。

●思春期の体は様々な影響を受けやすいこと。
●今できることを精一杯頑張ってほしいこと。
●健康は日々の暮らしからつくられるので、毎日を大切に過ごしてほしいこと。

などを盛り込んでいます。

●取り組み後の変化

健康に関する話題に、子どもたちが興味や関心を示すようになりました。不調やけがで来室しない生徒も、保健室前で掲示物を見たり触ったりしている姿を見ることが増えました。保健室を身近に感じてくれているようです。

DVDを利用しての保健指導を行うようになってからは、生徒の来室人数、特に内科的来室が激減しました。それ以前は、同時に3～5人の生徒が保健室に在室していることも珍しくない状況だったので大きな変化です。

単純に来室人数が減ることが良いわけではありませんが、来室生徒一人ひとりと接する時間が増えたことで、良い循環が生まれているようです。保健指導後の生徒の感想も、前向きな言葉が多く見られました。

●おわりに

生徒の心を動かすことが、保健指導の第一歩です。養護教諭が労力と時間をかけて作成したものは、言葉以上の力を持つのではないかと考えています。掲示物作りや映像編集の技術は、養護教諭としての必須の資質ではありませんが、生徒に思いを伝えるためには有効な手段だと思っています。

生徒を取り巻く環境や健康課題は、時代とともに変化していきますが、学校全体で健康教育に取り組める働きかけを、今後も続けていきたいと思います。

保健指導の実践記録

生徒会保健委員会による歯科保健活動

滋賀県草津市立老上中学校 養護教諭　小杉 雅子

●はじめに

草津市立老上《おいかみ》中学校は、滋賀県南部に位置する、生徒数435人、１年生は５学級、２・３年生は各４学級、特別支援学級が６学級の中規模校です。小学校の児童増加に伴い、平成28年度より校区の小学校が分離され、２小１中になりました。幼稚園も隣接し、幼稚園・小学校とも連携がとりやすく、地域で子どもを育てるという意識が高い地域です。

本校の生徒の健康課題として、歯科健康診断の結果を草津市平均と比較すると、う歯保有率、処置完了者率が１年生時には大差がないものの、学年が上がるにつれて、う歯保有率が高くなり、逆に処置完了者率が低くなるなど、歯の健康に対する意識がなかなか高まらない状況がありました。そのため、保健だよりや掲示物などを利用し、歯や歯ぐきの大切さについて発信したものの、生徒は自分自身の課題ととらえにくく、歯科保健に関する意識が向上しない現状がありました。

そこで、生徒自らが学ぶ機会を与え、学んだことをほかの生徒などに発信し、生徒が互いに刺激し学び合うことで、全校生徒の歯の健康に関する知識の向上、行動変容を期待したいと考えました。また、中学校だけではなく、地域ぐるみで歯科保健の意識の向上を図る必要があると考えました。その活動の核として生徒会保健委員会活動を中心に据え、様々な活動を行いました。

●実践

（１）生徒会保健委員会組織

生徒会本部の下に５つの委員会があり、その中に保健委員会があります。委員長は生徒会の面接などで決定し、各クラスの委員については男女１名ずつで構成され、委員長と合わせて27人で活動しています。

（２）委員会活動による実践について

①歯科保健指導

本市では「歯と口の健康づくり推進事業」で、歯科衛生士による歯肉炎の予防についての学級指導を受けています。保健委員会の生徒は、その学習の中での学びを１学期の終業式で発表しました（「歯の健康について」）。保健委員会の生徒は、自分自身についてだけではなく、全校生徒の口腔内の健康をイメージしながら、何を伝えたらよいかを発信するという視点でより深く学ぶことができました。

②歯の標語、カレンダーの作成

滋賀県歯科医師会が募集している歯の標語に、保健委員会の生徒が応募しています。それを活用し「歯の健康カレンダー」を作製しました。作製したカレンダーは、各教室に掲示するだけではなく、校区の小学校や幼稚園、学校歯科医などに配布しました。学校外にも本校の活動を知ってもらう機会になるとともに、地域へ発信することで、連携を深め、地域ぐるみで歯の健康を考えるきっかけになりました。

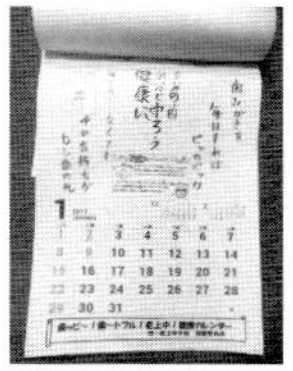

歯の健康カレンダー

③インタビュー活動

いつもの学習とは違った視点から歯の健康について考える機会として、学校外の様々な立場の人にインタビューを行いました。学校歯科医へのインタビューでは、本校の生徒の歯の状態や全校生徒へのメッセージなどを聞きました。栄養教諭へのインタビューでは、歯の健康に良い食べ物とそうでない食べ物、おやつについてなどの自分たちの興味のあることを質問し、栄養面や咀嚼《そしゃく》面から歯の健康について考えました。

校区の動物病院の獣医さんには、動物にとっての歯の大切さについてインタビューを行いました。プリントや専門書を使ったり、病院の犬の歯を見せながらの説明を受け、全ての動物が生きていくためには、歯はとても重要な役割を果たすこと、特に動物はむし歯になったり歯が抜けると死につながるということを知り、生きることと歯が直結していることを学びました。

校区の老人クラブ連合会の会長で「滋賀県の８０２０運動の表彰」受賞者へのインタビューでは、歯の手入れ方法や食生活、歯科定期健診の必要性などの話を聞いたり、８０２０の表彰状を見せてもらい、生徒はとても感銘を受けていました。歯の健康は、今だけではなく自分のライフスタイルに関係する課題であり、生涯を通じて考えていく必要があることを実感できたようでした。

④全校生徒への発信

歯科健診の結果や歯科保健指導、インタビュー活動を通じて学んだことを、１学期の終業式に全校生徒に発表しました。発表する保健委員会の生徒は、自分たちが学んだことを発信する機会があることで、より深く学ぼうとする姿勢が見られ、全校生徒は自分たちの仲間からの発信ということで真剣に聞く姿が見られました。

⑤幼稚園・小学校への出前授業

地域への発信として、保健委員会の生徒が幼稚園、小学校への歯科保健指導を行っています。幼稚園では、むし歯についての紙芝居や、むし歯の写真などを見せながらの、正しいブラッシングの指導という内容です。正しいブラッシング方法は事前に養護教諭から指導を受けました。指導の際には、小さな鈴を歯ブラシに付けて、その鈴が鳴らないように細かく動かすようにという工夫をしました。小学校では、むし歯の紙芝居や実際のむし歯の写真を見せて歯みがきの大切さを伝えたり、自分たちで作った歯みがきしおりをプレゼントしました。

⑥敬老会への参加

地域への歯科保健の発信ということで、学区の敬老会に参加しました。敬老会では、「歯と口の体操」をし、保健委員会で作った「歯の健康カレンダー」を配布しました。生徒の意識の向上はもちろんですが、地域が一体となって歯の健康を大切にしていくことを訴えました。

●成果と課題

歯科保健についての保健委員会の活動を行うなかで、どうすれば自分の健康課題が解決できるか、また全校生徒が健康になってもらうためには何をしたらいいのか、といったことを自らが考えて意識し、自分自身の知識の深まりを実感できるようになったと思います。全校生徒も、生徒自身が自分たちと同じ目線で実際に学んだことであるため、保健委員会から発信された学びを素直に受け止め、知識として深めることができました。また、活動の場を地域に広げることで、地域と連携して健康課題について解決していこうという意識の向上につながっているのではないかと思います。

●おわりに

自分の健康を自分で守るという意識を身につけるということは、歯科保健だけでなく他の健康課題にも通じ、社会に出たときに必ず必要になる力です。生涯を通して、生徒自らが健康に関する課題を見つけ、解決する力を身につけることができるような支援を、学校・地域・関係機関とともに連携しながら、今後も、継続的に組織的に実践していきたいと思います。

保健指導の実践記録

食と歯・口の自律的な健康づくりの取り組み
～「食べ方」を通した歯・口の健康課題解決を目指して～

島根県松江市立玉湯中学校 養護教諭　土江 智子

●はじめに

本校がある玉湯町には、山陰を代表する温泉地である玉造温泉があり、四季を通じて観光客でにぎわっています。

自然豊かな地域にある本校は、全校生徒135名の小規模校です。生徒は人なつっこく、素直で指示されたことや与えられた課題には真面目に取り組むことができますが、集団に入ると、自分の感情を表現することを苦手とする傾向が見られます。

●主題設定の理由

中学生の時期は生涯にわたる健康づくりにおいて重要な時期ですが、小学生の頃と比べて生活リズムが大きく変化し、これまでの健康習慣が崩れたり、健康への関心が薄れたりする傾向が見られます。また、歯・口の健康づくりでは、現在行っているう歯や歯肉炎予防などの改善に主眼を置いた取り組みに加え、「食べ方」を中心とした食育を推進していくことが重要です。

そこで、生徒自身に、自分自身の歯で食べ物を咀嚼《そしゃく》する重要性について理解させ、食べ物をよく噛《か》む習慣づくりが、生涯を通しての健康づくりにつながるという意識を持たせることをねらいとして主題を設定しました。また、保健室経営をはじめ、健康課題への取り組みにおいても、歯・口の健康づくりと食に関わる健康習慣づくりの両方の側面から目標を掲げ、課題解決に臨みました。

さらに、組織的な課題解決を図るため、重点的に取り組む健康課題について教職員間で共通理解を図ったり、学校、家庭、地域の連携体制を生かしたりしながら、実践に取り組みました。

●取り組みの実際

（1）歯・口の健康づくり

①生徒保健委員会の取り組み

「歯の日」のシンボルキャラクターを活用した給食後の歯みがきチェックを行いました。歯の大切さを伝えるポスターの作製、掲示を通して主体的な啓発活動を行いました。

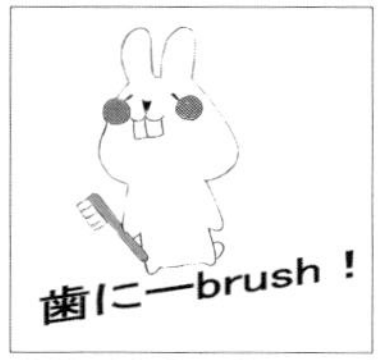

生徒が考案したシンボルキャラクター

②歯・口の健康管理のための取り組み

・フッ化物洗口
　全校生徒を対象に毎週１回実施
・ブラッシング指導
　１年生を対象に、歯科衛生士によるブラッシング指導を実施

③啓発・情報発信

職員室、保健室前やトイレなどに様々な掲示を行い、情報発信に努めました。

（2）食に関わる健康習慣づくり

①「自分で作る弁当の日」の取り組み

１年生を対象に、「バランスのよい弁当メニュー」「カミカミメニュー」について学級活動で指導し、実際の弁当づくりで実践できるようにしました。また、全校生徒を対象に、「噛むかむ度アップ作戦」として５つのポイントを示し、「カミカミ献立」を募集しました。

＜「噛むかむ度アップ作戦」における
５つのポイント＞

・「作戦１」噛みごたえのある食材を使う。
・「作戦２」食材を大きく切る。
・「作戦３」加熱時間を工夫する。
・「作戦４」水分を少なくする。
・「作戦５」食材の組み合わせを考える。

②「生活習慣としての食」を考える取り組み

・技術・家庭科や社会科などと連携した食の学習
・保護者を招待した給食試食会の開催
・「すくすく週間」を活用した生活習慣の振り返り

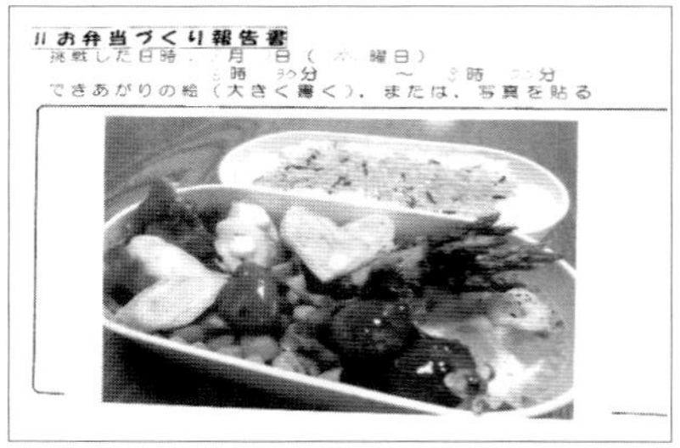

1年生の夏休みの課題「バランスのよいお弁当づくり」

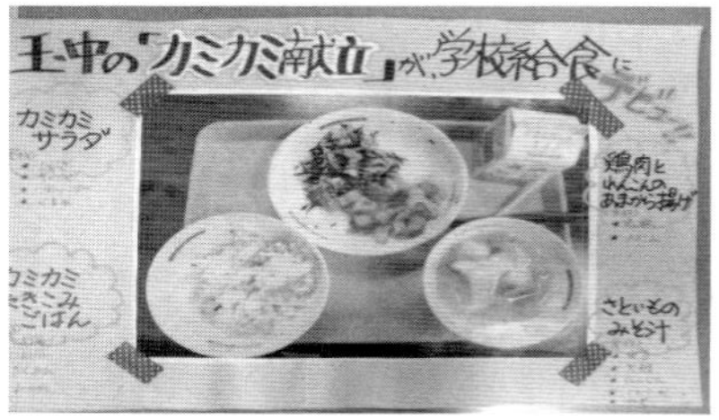

生徒が考案したカミカミ献立

（3）関係機関との連携・情報発信

①保幼小中一貫教育「玉湯まがたま学園」で校区内の児童生徒などの健康課題を共有したり、解決方法を検討したりしました。
②町内の文化祭において、中学校の取り組み内容を掲示物にまとめ、紹介しました。

●成果と課題

（1）歯・口の健康づくりについて

平成27年度は「健全歯」の割合が、前年度より高くなりました。また、歯科衛生士による専門的なブラッシング指導や、シンボルキャラクターを活用した生徒保健委員会の取り組みにより、生徒は歯・口の健康管理に関心をもつことができ、口腔内の健康状況の改善につながったと思います。

今後もブラッシング指導や給食後の歯みがきチェックを継続し、歯・口の健康づくりの取り組みの定着を図りたいと考えています。

（2）食に関わる健康習慣づくりについて

技術・家庭科などの学習を踏まえて食を考える取り組みにつなげたり、弁当の日を通してバランスのよいメニューや噛みごたえのある献立を生徒自身が考える機会を設けたりすることで、日常生活にも結びつけることができました。

今年度は、すくすく週間の結果で、バランスのよい朝食摂取が課題であったことから、朝食づくりの取り組みを展開しており、日常生活の中でさらに実践力を高めていくための働きかけを行っています。

（3）関係機関との連携・情報発信について

「玉湯まがたま学園」として共通する健康課題を明らかにし、校区内で情報交換をしながら取り組んだことで、取り組みの評価がしやすく、改善点もわかりやすくなりました。

地域の行事の場などを活用して取り組み内容をアピールしたことで、家庭や地域へも「食べる」ことと関連づけた歯・口の健康づくりの重要性を普及・啓発できました。

今後も、学校、家庭、地域のつながりを意識し、地域の子どもたちの健康づくりを継続していきたいと思います。

●おわりに

今回の研究主題は、自律的な健康行動ができる生徒の育成であり、特に「食べ方」に主眼を置き、様々な取り組みを行いました。今年度はあらたに、生活習慣における「食」のあり方を、意識して考えられるように働きかけをしています。今後も、これまでの取り組みを継続し、生徒の自律的な健康づくりを支援していきたいと思います。

保健指導の実践記録

学校生活のあらゆる場面で行う保健指導

佐賀県唐津市立第五中学校 養護教諭　牧山 智子

●はじめに

本校は、佐賀県北部にある唐津市の中心部に位置し、市内で2番目の規模を誇る中学校です。早くから様々な中小企業が発達し、近年では交通網の整備・拡大に伴い、宅地化が進み、サービス産業の進行による急速な都市化がみられます。市内でも特に人口密度が高い地域となり、生徒を取り巻く環境の変化は市内随一といえます。

●現状と課題

本校の最重要課題は「生徒指導」で、ほぼ毎日のように問題行動が発生し、生徒指導上多くの困難を抱えています。毎日1割ほどの生徒が遅刻や欠席をし、生活習慣の乱れから来る怠学傾向者も多いという現状です。

給食はミルク給食で、学校で弁当を注文する生徒が2割、あとの8割は自宅から弁当を持参します。しかし、コンビニ弁当や菓子パン持参の生徒も少なくなく、中には登校中に買ってくる生徒もいて、食事かおやつかわからないような昼食の実態も見受けられます。

このような不摂生な生活習慣を見直し、健康生活に目覚めさせるためには「健康意識を高めること」が課題だと考え、学校生活のあらゆる場面において健康を意識させるための保健指導を行うことにしました。

●保健指導の取り組み

(1)校内放送タイムを利用した保健指導

本校には、総合の時間として毎週月曜日に全教師が輪番制で行う放送タイムがあります。教師が選んだ詩やコラムを、生徒が全校放送で朗読し、全校生徒が感想を書くという取り組みです。生徒の学ぶ力、考える力、学力の基礎・基本となる力を育成し、情操の向上を目指すものです。養護教諭の当番の時間は、健康意識を高める保健指導の時間にしたいと考え、放送内容を健康に関することに絞りました。

放送指導は、顔の見えない一方通行の指導になってしまいます。ですが、静かな教室でじっと放送に耳を傾けて自らを振り返れば、自分のあり方や考え方をゆっくりと見つめ直す時間にもなります。

放送後、生徒から「背中曲がってない?」「猫背治したら視力良くなるかなあ?」「よく捻挫するけどロコモ?」など、放送内容に関しての声かけを受けるようになりました。自分の体に興味を持つことが、健康生活への第一歩だと考えて取り組んでいます。

(2)文化発表会での参加型の保健指導

展示物を見るだけの文化発表会ではなく、参加型の保健指導にしたいと考え、体験ブースを設置しました。

・「目について」の取り組み

目に関する掲示物のほか、トリックアートや錯視の写真などを用意して、見え方の不思議を実体験させました。また、視力表を貼り、生徒も保護者も自由に検査できるようにしました。見るだけではなく、体験できるようにすることで大変にぎやかなブースになりました。

・「食と健康のつながり」の取り組み

本校はミルク給食のため、生徒により昼食に偏りがみられます。そこで、「簡単でもバランスのとれた自慢のお弁当」と題し、友達のお弁当の写真を展示することにしました。各クラスの保健委員に写真を撮ってもらい、たくさんのお弁当の写真を紹介しました。文化発表会には保護者の方も参加されますので、お母さん方からも「参考になる」と大変好評でした。

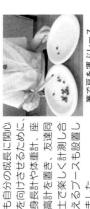

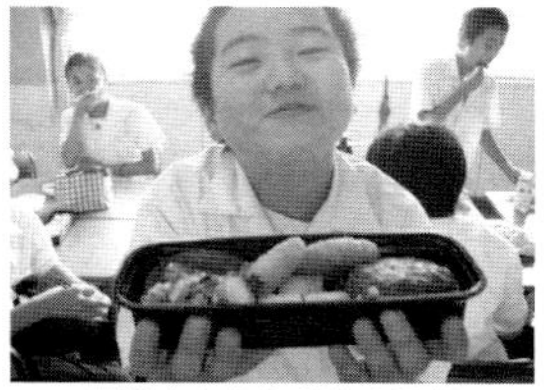

展示されたお弁当の写真

また、食に興味を持たせるために、箸で豆を運ぶタイムレースを実施しました。ほかにも自分の成長に関心を向けさせるために、身長計や体重計、座高計を置き、友達同士で楽しく計測し合えるブースも設置しました。

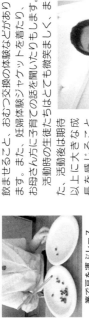

箸で豆を運ぶレース

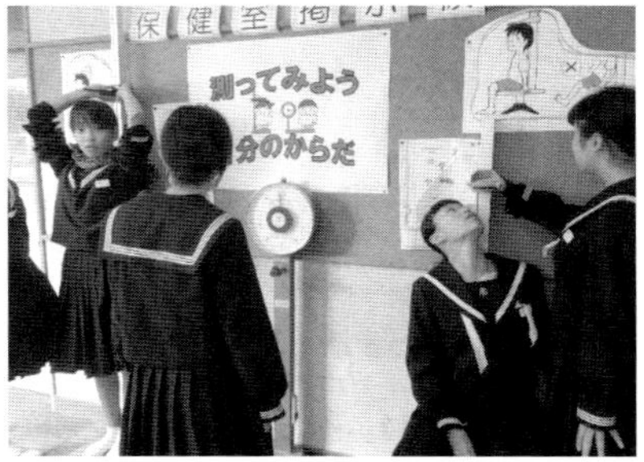

身長や体重を測るブース

また、文化発表会で毎年1年生のステージ発表があり、総合の時間に取り組んだ内容の発表をします。今年は、自分たちが校医の先生から受けた防煙教室の内容を全校生徒へ伝達してくれました。防煙教室で聞いた内容を簡潔にまとめ、クイズを盛り込んだわかりやすい発表でした。普段は講演会などをきちんと聞けない生徒が多い中、生徒からの講話ということで興味を持って聞いてくれていました。

(3)教科及び地域と連携した保健指導

NPO法人唐津子育て支援情報センター事業の一環として、「子育てサロン」があります。子育てサロンとは、地域の赤ちゃんやお母さん方を中学校にお迎えし、3年生と交流する取り組みです。1回ごとに母子40人程度、地域の民生委員、公民館長、主任児童委員さんなどが参加されます。

子育てサロンは、家庭科に位置づけて実施されていますが、その機会を利用し、「生と性の保健指導」としても取り組みました。事前に、誕生学協会からアドバイザーを招いての命の教育や、また、産科医を呼んでの性講話を実施します。その上で「子育てサロン」へとつなげていきます。時間は2時間で、絵本の読み聞かせや一緒に遊ぶこと、ミルクを飲ませること、おむつ交換の体験などがあります。また、妊婦体験ジャケットを着たり、お母さん方に子育ての話を聞いたりもします。

活動時の生徒たちはとても微笑ましく、また、活動後は期待以上に大きな成長を感じることができました。子育てサロンを通し、命の大切さや家族愛、地域愛、そして何よりも自分を大切に思える自己肯定感を高めてほしいと思って取り組んでいます。

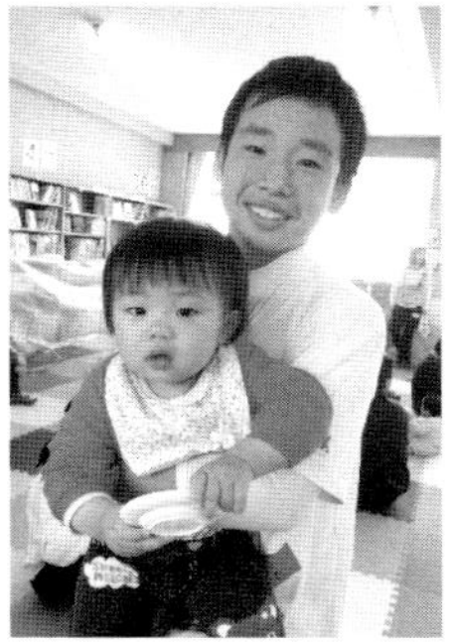

子育てサロンの様子

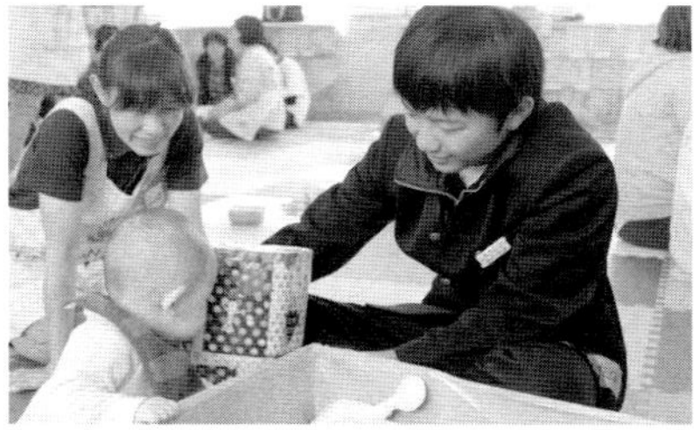

子育てサロンで赤ちゃんと遊ぶ生徒

●おわりに

「学校生活のあらゆる場面で行う保健指導」を目標に掲げ、健康意識を高めるための保健指導に取り組んできました。このほかにも個別の保健指導などを行い、単発的な保健指導とならないようにしているところです。

今後、生徒を取り巻く環境はますます変化し、様々な場面で学校の実態や個に応じた保健指導が要求されてくると思われます。これからも専門性を生かし、生徒の生活に即した保健指導に取り組んでいきたいと思っています。

保健指導の実践記録

東日本大震災から学んだ心のケア

学校・家庭・地域の関係機関との連携を通して

元 福島県いわき市立植田中学校／現 福島県いわき市立植田東中学校 養護教諭　加瀬 丈子

●はじめに

本校（いわき市立植田東中学校）は福島県、茨城県との県境、いわき市南部の太平洋側に位置する生徒数269名、学級数11学級（うち特別支援学級１学級）の中規模校で、21年前にいわき市立植田中学校から分離してできた学校です。

前任校である植田中学校は、現在、生徒数510名、学級数19学級（うち特別支援学級２学級）の大規模校で、私はここでの勤務期間中に東日本大震災を経験しました。

この震災で本市は最大震度６弱を記録し、校舎の一部が損壊しました。続く大津波により、学区を含む海岸付近では死者・行方不明者が多数出ただけではなく、東京電力（株）福島第一原子力発電所の事故により、安全が確認できるまで外出も制限されました。

この災害をきっかけに市内から市外へ1290人が避難し、市外から市内に２万4254人が避難してきましたが、その中には子どもも多く含まれ、現在、本校では12名（4.5％）の生徒が、原子力災害のため、学校教育法施行規則第９条で認められている区域外就学者として通学しています。

この６年間、両校において生徒と関わる中、大震災を経験した子どもたちに、様々な心の健康課題が見えてきました。ここでは、これらの課題を解決するために取り組んできた内容の一部をご紹介します。

●取り組みの概要

震災後６年間の子どもたちの様子を見ると、震災の直接的な影響以上に、震災を機にこれまでの家庭環境や愛着などの問題、発達障害に関連する心の健康問題がより深刻化していることがわかりました。

そこで、子ども一人ひとりの背景を踏まえて行う個別の心の健康問題へのケアとともに、子ども全体に対して行う、心の柔軟性やメンタルヘルスを維持するための集団的な働きかけに取り組みました。

●実践

１．個別の心の健康問題へのケア

植田中学校では緊急派遣されたスクールカウンセラー（以降「ＳＣ」と表記）が、学校所属のＳＣと連携して、学級ミーティングやカウンセリングを実施しました。

また、今回の震災で大切な人を亡くした上に、避難指示のために故郷を離れるという喪失経験のある生徒については、悲嘆反応の有無を継続的に観察しています。何らかの反応が見られる生徒には、誰にでも起こりうる心の状況であることを話して安心させたり、必要に応じてＳＣとの面談を勧め、医療機関と連携した支援につなげたりしています。平成28年11月22日に福島県沖を震源とする地震・津波が発生した際も、避難中の生徒は特に注意をして観察し、心配なストレス反応が見られた生徒についてはＳＣとの面談を行いました。

さらに、メンタルヘルスの不調が心配される生徒一人ひとりの状態や背景を多角的に分析し、対応していくために、スクールソーシャルワーカーをはじめとする、地域の外部機関と連携したサポート体制づくりにも取り組みました。

特に、発達の特性による問題を抱えている生徒についてはＳＣとの面談を行い、必要に応じて学級の中で配慮を行い、医療機関や外部機関につなげて福祉的なサービスを受けることができるように支援することもあります。

「ぴあぐるたいむ（放課後ミーティング）」の実施

震災に伴う避難のため、市外から転入してきた生徒に対し、安全で安心できる環境での話し合いや作業を通して、仲間同士で認め合える関係をつくるために、「ぴあぐるたいむ（放課後ミーティング）」を行いました。その後は、学級で困り感を抱えている生徒と、サポートをする生徒に対象を拡大しました。

内容はアサーション、ソーシャルスキル・トレーニング、ストレス・マネジメントなどで、月１回を目安に実施しました。

中でも「コラージュ」はイメージをつくること自体が癒やしとなるため、生徒が好んで行ったテーマです。この場に限らず、認知の枠組みが変わっていくため、保健室へ来室した生徒に作品を作らせることもあります。

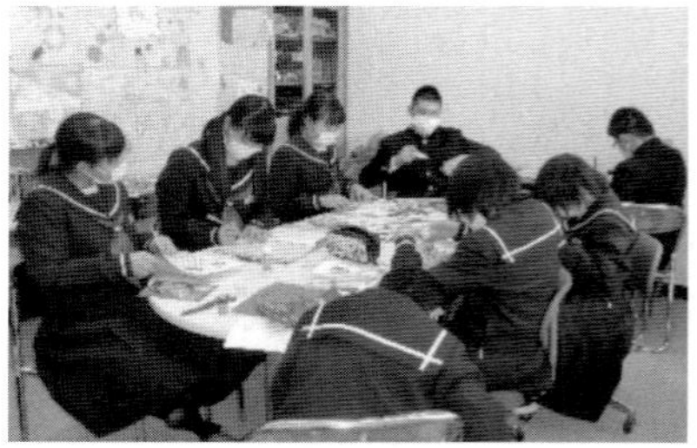

コラージュ制作の様子

２．集団に対する心の健康づくり

意図的に静と動の切り替えを行ったり、気持ちをリセットする訓練として、自律訓練法に呼吸法などを加えたセルフ・コントロール法を朝の時間３分、帰りの時間２分、毎日行っています。

また、阪神淡路大震災後の兵庫県での取り組みを参考に「いのちとこころの授業」を行っています。東日本大震災のような未曽有の災害による不安や悲しみを回避するだけではなく、現実を見つめ、心を整理するために、内容は命の尊さだけではなく、外部講師の震災での死別体験を聞く場も設定しています。命について考えられる絵本も保健室にそろえておき、誰でも自由に手に取れるようにしています。絵本の中で扱う死は、絵と優しい言葉で静かに死と向き合うことを教えてくれ、子どもの死生観を自然に養ってくれます。

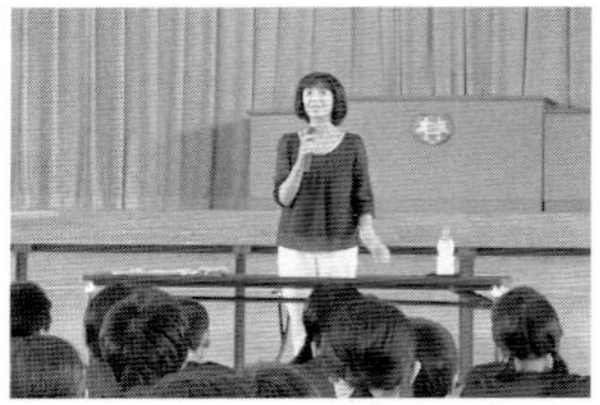

震災体験者によるいのちの教育講演会

一方、利他性、共助の意識を高めることを目的に、近隣校とも協力しながら、トイレ掃除を中心に、ボランティア活動も継続して行っています。

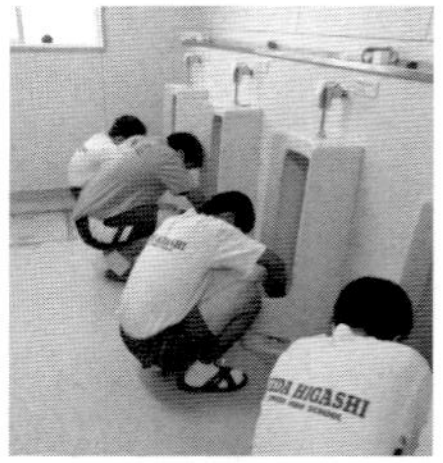

トイレ掃除の様子

●成果と課題

東日本大震災は世界的にも前例のない複合災害であり、多重的・長期的な被害を受けました。特に、急な避難や死別、別離などのような喪失経験のある生徒に対しては、安全な場を提供し、見守られているという安心感を与えることが急務でした。集団に対しては心の柔軟性やメンタルヘルスを維持する取り組みが、またメンタルヘルスの悪化が見られる生徒に対しては教員だけではなく専門家を含めたチームとしての支援が有効でした。

今後は様々な場面でレジリエンス（困難な状況から立ち直る心の柔軟性）を育てていく必要があります。そのために、子どもたちの中に社会規範や自発性、利他性が育ち、人と支え合う関係づくりをしていかなければなりません。養護教諭だからこそできる、こういった働きかけを今後も継続していきたいと思います。

「あの日から５年」ともに歩む仲間とともに（後編）

スクールカウンセラー　千葉 久美子（元：宮城県石巻高等学校養護教諭）

保健室利用の実態から……「いつもそばにいる存在に」

平成22年度から25年度の保健室利用の状況をみると、平成23年の震災を境に、保健室利用の増加は顕著になりました。これは支援の養護教諭が派遣され､常に２人体制（月･火は３人体制）であり、生徒の訴えをゆっくりと十分に聴くことができる体制になっていたのも大きな要因です。

相談の多くは、当初は「行方不明の家族がいる」など震災と直結する問題や、仮設住宅での環境の変化、通学手段、家族関係の変化など、震災が何らかの形で関係するものでした。また、内科的な訴えで来室してはいますが、「眠れない」「漠然とした不安」などのように背景に震災がある生徒のケースが多かったのです。

来室した生徒には、安心して話ができるように、できるだけゆっくりと話を聴いたり、涙を流す生徒には落ち着くまでそばにいたりと、寄り添うことを中心にケアをしてきました。保健室の情報は担任や学年の先生方ともこまめに情報共有に努め、生徒には丁寧な対応を教職員全員で心がけてきました。

体験から伝えたいこと……養護教諭だからこそのつながり

震災から約１か月半後に学校が再開した日、そこで見た子どもたちの笑顔や明るい声は、私たち教職員だけではなく、地域の皆さん・避難所にいらっしゃる方々に希望と未来の光を与えたように感じられました。だからこそ、学校は安心・安全な場でありたいと願う日々です。

現在の石巻地区の養護教諭全員が、震災を現在の学校で過ごしたわけではありません。産休育休をとっていた養護教諭もいて、中には「たいへんな時期に自分は休んでいたと思い、苦しくなる」などといった苦しい思いを胸の内に抱え、深く傷ついている人もいます。それは子どもたちの心に寄り添う保健室であり、養護教諭であるからこそ、深い傷となっていたのだと思います。

また、避難所運営と自宅の被災とで、心身共に疲れ果て、傷つき、当時を思い出すことを避ける養護教諭もいました。しかし、私たちはこの体験を語り合う中で、自分たちの傷に向き合うことをしてきたように思います。全員で震災時の対応を振り返り、学び、整理をしてきました。私たち養護教諭の心の傷は、養護教諭の仲間たちと語り合うことで癒やされ、成長できたものと感じています。

私たちは震災後の混乱をどうにか過ごしてきましたが、その中には多くの養護教諭仲間からの助けがありました。抱えていた思いや傷をわかり合って、助けられたのも、養護教諭仲間からの温かい言葉でした。被災地はまだまだ多くの課題を抱え、子どもたちに関わる環境や心も落ち着かない状況です。保健室が安心できる場所であるように、養護教諭が冷静に温かい眼差しを持っていることが大切だと思います。

そして、養護教諭同士のつながりが、心の支えになり、これからの励みになっていると強く感じています。

養護教諭を目指すA子さんのこと

A子さんは、高校２年生の３月に、あの震災に遭いました。

母親は、今も行方不明のままです。A子さんは、祖父母・父の４人暮らしになりました。家では、決して涙を見せなかったそうです。「私が泣くと、みんな困るから……」と言っていました。

そんな彼女が安心して涙を流せる場所は、保健室です。朝、登校し、「今日、だめそうだから」と担任に話し、保健室で過ごす、そんな日が続きました。保健室では、ひとり掛けのソファがA子さんの定位置でした。保健室を苦しい場所にしないように、根掘り葉掘り聞くことはせず、安心して泣ける場所にしました。教室、保健室を行き来し、部活に参加し、帰宅する、こんな日が続きました。

８月のある日、A子さんは、「保健室の先生になるには、どの大学にいけばいいんですか？」と、唐突に私に問いました。「えっ！」という言葉しか出ませんでした。「保健室に、私のような体験をした人がたくさん来ていて、先生と話すだけで元気になっていくのを見て、私もこの仕事をしたいんです」A子さんの言葉は今でも忘れることはできません。

そして今年度、A子さんは養護実習に本校にやってきました。来室する生徒に丁寧な対応をし、受け持ちのクラスでは、毎朝５分間の保健指導を緊張しながらも、笑顔でやってくれました。この４月からは、養護教諭として働くことになります。A子さんからは、この痛みを抱えながらも、一緒に歩んでいくということを教えてもらいました。

今後の課題

本校の生徒は学区が広範囲なため、被災の状況も様々で、傷の深さも人により大きく異なっています。津波警報や地震の揺れに大きく動揺する生徒がいたり、未だに避難訓練に参加できない生徒もいたりします。

今後の長期的なケアを視野に、被災体験の個人差やその傷の内在化を共有しながら、震災を体験していない教職員も共感的な関わりができるような体制がまだまだ必要のようです。

また、被災した教職員が被災した生徒を支えるという現実がまだまだ続いているため、支援者支援の視点での取り組みが求められます。

保護者の疲弊は慢性的に蓄積しているため、家族の機能が低下し、生徒が心を痛めている事例も増えてきました。関係機関と連携し、保護者を支える活動も広げていきたいと感じています。

震災から５年。私たちの止まった心の時計を少し進めてくれたのは、「学校という日常」と「ともに歩む仲間」でした。今後、この体験を「向き合い、考え、磨く」という視点で、震災から生き抜く力、つながる力に変わることを祈ります。

終わりに

私は昨年の春に定年退職をし、現在は石巻の中学校・高等学校でスクールカウンセラーをしています。担当しているどの学校でも、震災の被害が大きく、未だ不自由な生活を余儀なくされている生徒がいます。

特に震災による家族の機能の低下による様々な問題が、子どもたちを通してみえてきますが、そのような中で、養護教諭は子どもや保護者に丁寧に寄り添い、相談につなげてくださいます。

このような被災地の養護教諭を誇らしく思い、自分のできる支援を今後も続けていきたいと思っています。

多くのご支援に衷心より感謝申し上げます。

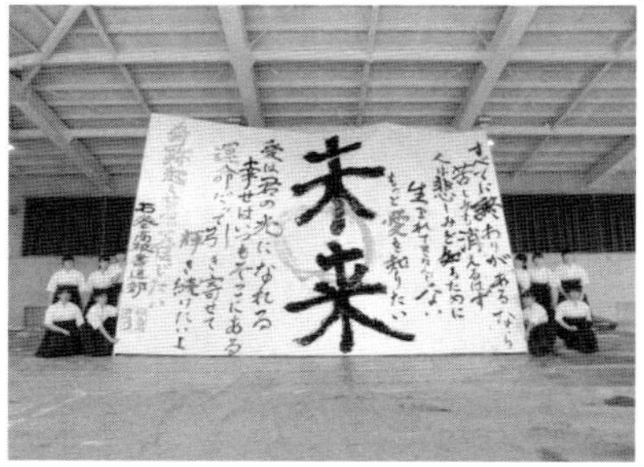

2015年５月、書道部の生徒が制作した復興へのメッセージ

若年者の味覚障害

日本大学医学部附属板橋病院 耳鼻咽喉科 救急担当医長　田中 真琴

味覚とは

味覚は、食事の「おいしさ」を感じる感覚であると同時に、人間にとって有害なものを回避するのにも重要な役割を担っています。

食物に含まれる甘味《あまみ》・塩味・酸味・苦味《にがみ》・旨味《うまみ》のそれぞれの味物質は、舌や喉の味蕾《みらい》にある味細胞の味覚受容体に結合し、電気刺激となって脳に伝えられます。以前は舌の部位ごとに感じる味が異なるという「味覚地図」の存在が言われていましたが、現在では、どの味物質もまんべんなく口の中全体で感じていることが証明され、科学的迷信であることが知られています。脳では、味覚だけでなく、視覚（料理の見た目）・嗅覚（香り）・触覚（舌触り）・聴覚（音）・温痛覚（温度）やそれまでの記憶・経験が統合され、広義の「味・おいしさ」として認識されます。

味覚障害とは

味覚障害は、味覚に何らかの異常が生じる病気です。具体的な症状として、①味の感じ方が鈍くなる（味覚低下）、②味が全く分からなくなる（味覚脱失）、③口の中に何もないのに苦味や塩味などを感じる（自発性異常味覚）、④甘味や苦味だけが分からない（解離性味覚障害）、⑤甘いものを食べても苦いなど、違う味を感じる（異味症）、⑥何を食べても嫌な味になる（悪味症）などが挙げられます。

その中でも多いのが味覚低下と味覚脱失で、約７割を占めています。

味覚障害の原因としては、①亜鉛欠乏性味覚障害（体内の亜鉛が不足しているもの）、②薬剤性味覚障害(内服薬の使用によるもの)、③特発性味覚障害（原因がはっきりしないもの）、④心因性味覚障害（うつ病や神経症など心因的な要素が関連するもの）、⑤全身疾患性味覚障害（糖尿病や肝腎機能障害、消化器疾患、貧血などに伴うもの）、⑥口腔疾患性味覚障害（舌炎や舌苔、口腔内乾燥などによるもの）などが言われています。

これらの原因から、味覚障害の患者は、持病があり、その治療をしている60歳以上の高齢者に多く、その数は増加傾向のようです。一方、若年者の味覚障害はまれといってよいでしょう。筆者が所属する施設の味覚専門外来でも、10歳代の患者は全体の1.5%程度と非常に少ないです。ただし、日常の食生活で認識されていない、軽度の味覚異常は若年者に増加しているとの報告もあります。味覚が低下していることに気づかないと、知らず知らずに、塩分や糖分をとりすぎてしまい、全身の健康にも影響を及ぼす恐れがあります。

若年者の味覚障害

若年者の味覚障害の主な原因は、高齢者の患者とは異なり、食生活のアンバランスと考えられます。ここでは、味覚障害を予防する食生活について述べます。

味覚に関連する微量元素で、重要なものが亜鉛と鉄です。亜鉛は、必須微量元素のひとつで、味を認識する味細胞の代謝に関連しています。日本人の食事摂取基準2015年版によると、高校生（15～17歳）の亜鉛の１日摂取推奨量は、男性で10mg、女性で８mgです。

また、鉄欠乏による舌炎も味覚障害の原因となりえます。鉄の１日摂取推奨量は男性9.5mg、女性7.0～10.5mg（月経の有無による）です。

亜鉛を多く含む食品（１回に食べる量当たりの含有量）を表１に示します。亜鉛というと、牡蠣《かき》を思い浮かべる方が多いかもしれませんが、日々の食卓に上がる肉や米・大豆にも十分量が含まれています。また、亜鉛を多く含む食品は、同時に鉄も含むことが多いです。

亜鉛や鉄は血液の中でたんぱく質と結合しているため、良質なたんぱく質および栄養素の吸収を促進するために、腸内の環境を整える乳製品や発酵食品などの積極的な摂取も推奨されます。亜鉛・鉄・各種栄養素をバランスよく摂取するために、１日にとりたい食品目安量を表２に示します。この分量の合計で概ね、エネルギー 1800kcal、たんぱく質86ｇ、脂質54ｇ、鉄13mg、亜鉛12mgを１日に摂取できます。

意外と知られていないのが、食品添加物の影響です。豆腐凝固剤や麺のかんすいとして使われるポリリン酸類やフィチン酸などは比較的繁用されていますが、亜鉛の吸収を低下させたり、排泄《はいせつ》を促進したりすることが知られています。現代の日本で食品添加物を全くとらないのは困難ですが、過剰な摂取には注意が必要です。

重症な味覚障害を呈する若年者はまれですし、自然に治る場合もありますが、味が分からない症状が２週間以上続く場合は、耳鼻咽喉科を受診させてください。問診・視診・血液検査などで原因を推定し、治療を行います。治療は、亜鉛補充療法を中心とした薬物療法が主体となります。

本来の味覚障害とは異なるのですが、似たような症状を示す疾患に「風味障害」があります。これは、においを感じる嗅覚に異常があるために、実際には味覚は低下していないのに味覚の異常と感じる病気です。若年者では、感冒（かぜ）後やアレルギー性鼻炎、副鼻腔炎などに合併します。味覚以外に嗅覚の異常があるときも、耳鼻咽喉科への受診をお勧めします。

最後に

若年者の味覚障害の原因は、偏食やダイエット、外食の多用など食生活のアンバランスによるものといっても過言ではありません。健全な食生活は、味覚のためだけではなく、成長期の若者の身体づくりすべてに重要なものと考えます。朝食の欠食率の増加や孤食、過度のやせ志向、それとは逆に肥満の増加など、生徒を取り巻く栄養・食生活の様々な問題が指摘されています。生徒本人および保護者の方々に、いま一度食生活の重要性を見直していただく機会になれば幸いです。

１回に食べる量	亜鉛含有量(mg)
牡蠣5個（70ｇ）	9.2
豚レバー60ｇ	4.1
牛もも肉70ｇ	3.3
うなぎのかば焼き１串(120ｇ)	3.2
牛レバー60ｇ	2.3
イイダコ70ｇ	2.2
鶏レバー60ｇ	2.0
カニ50ｇ	1.9
豚肩ロース肉１枚（70ｇ）	1.9
ホタテ貝柱２個（60ｇ）	1.6
豚ヒレ肉70ｇ	1.5
カシューナッツ20ｇ	1.1
アーモンド20ｇ	0.8
ホウレン草100ｇ	0.7

表１　亜鉛を多く含む食品

野菜・イモ類　※350g以上（うち120gを色の濃いもの）	ほうれん草100g（3～4株）
	アスパラガス30g（1～2本）
	トマト120g（大1/2個）
	人参50g
	大根50g
	ジャガイモ100g
	きのこ類50g
魚介類	ブリ80g（切り身１切れ）
肉類	牛もも肉80g
卵類	鶏卵50g（１個）
海草類	ワカメ20g
豆類	納豆50g（1パック）
種子類	アーモンド10g
乳製品	牛乳200g
果実類	バナナ100g（1本）
	イチゴ100g（5個）
主食	白米280g（2膳）
	パン80g（1枚）

表２　１日にとりたい食品目安量

ジカ熱

長崎大学熱帯医学研究所ウイルス学分野 教授　森田 公一

はじめに

ジカ熱（Zika fever）はジカウイルスによる蚊媒介性の急性熱性感染症です。ジカウイルスは1947年にウガンダの「ジカの森」にいたアカゲザルから初めて分離されました。ジカ熱はごく最近までデング熱に似た、熱帯地域のまれな感染症としてあまり注目されることはありませんでした。ところが2007年にミクロネシアで大きな流行が発生し、その後、南太平洋の国々で次々と流行して、ついにブラジルに侵入したウイルスは2015年に100万人を超えると推測される大流行を起こしました。さらに妊娠中に感染した妊婦から生まれた赤ちゃんに小頭症の多発が疑われる事態となっています。

このため世界保健機関（WHO）は2016年2月1日に「国際的に懸念される公衆衛生上の緊急事態」を宣言しました。日本国内にはジカ熱を媒介する蚊が生息しているため、今後わが国でも注意が必要な国際感染症です。

感染様式

ジカウイルスはデングウイルスと同じフラビウイルス科のウイルスで感染様式も同じです。ヤブカ属の蚊が媒介しますが、ヒトの生活域に多く生息するネッタイシマカとヒトスジシマカがもっとも重要です。特に後者は日本にも東北地域から沖縄まで広く生息しており、2014年に東京の代々木公園で発生したデング熱の国内流行もこの蚊が媒介して引き起こしたものです。

アフリカの熱帯雨林ではカとサルとの感染環（森林サイクル）でウイルスが維持されており、ヒト社会ではカとヒトとの間での感染環（都市サイクル）が成立します（下図）。

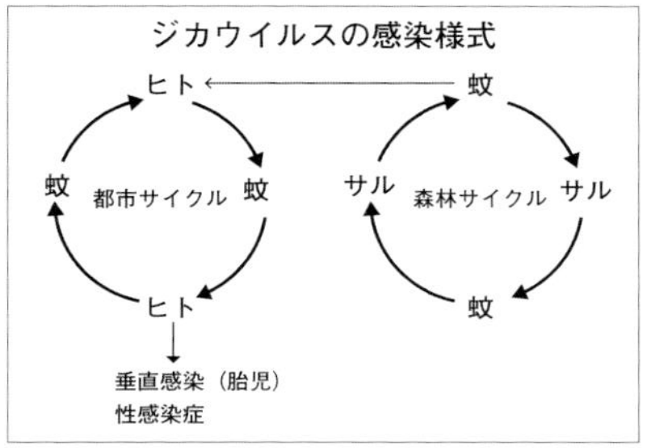

図　ジカウイルスの感染様式

ジカウイルスはヒト－蚊－ヒトの感染サイクルで感染を拡大し、これを都市サイクルという。加えてアフリカの熱帯雨林ではサル－蚊－サルの感染サイクルでウイルスが自然界で維持されていることがわかっていて、これは森林サイクルという。加えて、母子感染（垂直感染）や精液を介した感染も報告されている。

ジカ熱の患者の血液中には発症後、1週間以内のウイルス血症※が出現しますが、尿、精液、母乳中からもウイルスＲＮＡが確認されています。特に精液には最長では発症後62日までウイルスＲＮＡが検出された事例もあり、実際に性交渉による感染が確認されています。さらに妊婦が感染した場合には胎盤を経由した母から胎児への垂直感染が発生しており、小頭症をはじめとする先天性異常を引き起こすことが危惧されている状況です。

世界の状況

ジカ熱は従来、軽症の熱性感染症という位置づけであり、アフリカやアジア各国で患者発生が確認されていましたが全く重要視されていませんでした。しかし、2007年にミクロネシアのヤップ島で6700人の住民のうち推定5000人ほどが感染するという前代未聞の流行が発生し、2013年、2014年には仏領ポリネシアで3万2000人におよぶ流行となり、同じ南太平洋諸島のニューカレドニア、イースター島、クック島、サモアにも拡大しました。そして、これらの地域からウイルスはブラジルに侵入して2015年の始めから流行が拡大し、同年末までに130万人が感染したとの見積をブラジル政府が発表しています。

※ウイルスが血液の中に侵入し、全身へと移動する状態

症　状

ジカウイルスに感染した場合、2～13日程度の潜伏期の後、約20％が発症すると見積もられています。症状は熱、発疹、結膜炎、関節痛、筋肉痛、頭痛、眼窩痛《がんかつう》、消化器症状など、ほとんどは軽症です。これらの症状は熱帯地域で広く流行しているデング熱と同じで確定診断には実験室診断が不可欠となっています。患者の血液中のウイルスＲＮＡを検出すること、あるいはジカウイルスに特異的なIgM抗体を検出することが必須です。また、尿中や精液には血液よりも長期にわたりウイルスＲＮＡが検出されることも報告されています。

ところで、南太平洋諸島やブラジルでは、ギランバレー症候群、脳髄膜炎、脊髄炎などの神経系の症状が確認され、従来考えられていたより重症の症例が報告されています。

小頭症などの先天性異常について

ジカウイルスが発見されてから70年間にわたり、このウイルス感染と先天性異常の関連が疑われることはありませんでした。しかし、2015年のブラジルの大流行では妊娠中に感染した妊婦から小頭症児が多く生まれたとの報告が出され、国際的な緊急事態宣言となりました。ブラジル政府の発表では、流行発生から2016年2月までに4300人以上の小頭症が発生したとのことです。

ただし、小頭症の症例定義は必ずしも標準化されておらず実数よりも多く見積もられているとの意見もあります。しかしながら、小頭症児の羊水や死産した胎児の脳からもジカウイルスが確認されており、小頭症と妊婦のジカウイルス感染の関連性は強いと考えられます。

予防

ジカ熱には治療薬やワクチンはありません。日本で国内発生が確認された場合には、デング熱対策に準じて媒介蚊にかまれないような対応や蚊の発生源を減らすような対策が必要です。学校の敷地内にも媒介蚊であるヒトスジシマカなどが増殖する場所がたくさんあると考えらえます。例えば、敷地内に雨水がたまった容器が放置してあれば、幼虫が発生しやすくなるため、少なくとも1週間に一度は逆さにして水を無くすようにしましょう。

詳しくは、厚生労働省からは「蚊媒介感染症の診療ガイドライン(2016年3月11日第2版)」(http://www.mhlw.go.jp/file/06-Seisakujouhou-10900000-Kenkoukyoku/0000116991.pdf)が発表されていますので、参考にしてください。また、小頭症の予防の観点からは、妊婦は流行地域への渡航については慎重に検討すること、加えて流行地域を旅行した男性は発症の有無にかかわらず帰国後、最低4週間はコンドームを使用することが推奨されています。（厚生労働省、ジカウイルス感染症のリスクアセスメント、2016年4月5日発表）

おわりに

一昨年の東京都で発生したデング熱流行は、熱帯性の蚊媒介性ウイルスが日本の大都会でも流行を起こしうることを如実に示す出来事でした。ジカ熱も同様のリスクを有していることは明らかです。ブラジルではデング熱とジカ熱の流行が同時発生しています。学校保健の関係者の皆様には、このような蚊で媒介される国際感染症情報にも日頃から配慮いただき、準備点検をお願いしたいと思います。

取材　性同一性障害　当事者からのメッセージと学校現場の対応について

インタビュー：任意団体ダイビーノン代表　飯田 亮瑠さん

今回は、性同一性障害（GID：Gender Identity Disorder）のFTM（Female to Male）当事者として、セクシュアリティ講演や人権についてのワークショップ活動をされている飯田亮瑠《あきる》さんにお話をうかがいました。

飯田さんは大学生時代、校内で初めて「自認する性別で生活する権利」について声をあげ、「学籍簿」における氏名と性別表記を変更したという経歴を持っています。

そこで今回は、飯田さん自身の体験談を通し、当事者の立場から見た、学校現場の対応などについての思いをうかがいました。

自認まで

多くの人は生まれたときの身体の性と心の性が一致していますが、中にはそこに違和感を持ったり、一致していないと強く感じたりする人もいて、そのような人のことを、トランスジェンダーといいます。トランスジェンダーの中で、身体的治療を望む人や医師の診断を受けている人などは、医学用語である「性同一性障害」という診断名で呼ばれることもあります。

違和感の強さは人それぞれで違いますが、飯田さんは子ども時代「自分だけではなく、ほかの子も皆、違和感を抱えているのだ」と考えていたそうです。「皆わがままを言わずに我慢しているのだから、自分もそうしなければ」。そう考えて小学生時代を過ごしていたのに、小学校の卒業間近になって、中学校の制服試着の際に、女子の制服を見て喜んでいる女の子たちを見て「もしかして違和感を感じているのは自分だけなのかもしれない」と気づきました。

中学に上がる頃には、既に「女の子が好き」という自覚があり、自分は女性として女性が好きな同性愛者としてではなく、男性として女性が好きであると感じていたそうです。

しかし飯田さんが「GID」という言葉を知ったのは大学生の頃で、中学生であった当時は自分の抱えている感覚に当てはまる言葉を知らなかったために、自分の状況を説明することができませんでした。

小学生の頃から、一人称は「僕」や「俺」を使ってきましたが、そういったことを先生に注意されることもあったそうです。また、高等学校では男子の制服を着て登校できるよう校長先生に直訴をしたこともあったといいます。その要望は受け入れられなかったものの、小学生から高校生にかけて、飯田さんを支えてくれていたのが、いじめや攻撃をしないでいてくれた友人と、笑わず否定せず話を聞いてくれる先生方の存在だったそうです。

後から聞いてみると、そういった先生方の共通点は「セクシュアルマイノリティについて学んだことがあった」「身近に当事者がいた」ということでした。

大学時代

大学１年生の秋頃に受けた、ジェンダーに関する講義で、ついに飯田さんは「GID」という言葉を知りました。「自分のことだ！」と驚き、さらに「言葉があるということは仲間がいるのだ」ということが、大きな希望にもなりました。

しかし、自分が何者かがわかったからといって、すぐに何か状況が変わるわけではありませんでした。

友人との関係では、ニックネームや名字で呼ばれていたものの、テストや公的な書類を提出する際にはフルネームで本名を書かなければならず、ストレスは日に日に増していきました。

大学生活も３年にさしかかった頃、様々なストレスが重なって苦しんでいたときに、学内にいたGID当事者の方と偶然声をかけ合うことができ、その方の紹介で、ジェンダークリニックへ通うようになったそうです。

学校内での通称名使用と性別の変更

ちょうどその頃、講義内での教授のアナウンスで「学内に人権委員会というものがある」ことを知り、それが「学籍簿での通称名使用・自認する性別表記への変更」のきっかけとなりました。

講義では、その人権委員会について「差別やハラスメント、人権侵害を解消・解決するための機関である」、と説明されていました。そこで飯田さんが「差別をする対象が人ではなく、システムでも何とかしてくれるのですか？」と質問をしたところ、具体的に話を聞かせてほしいと教授から声掛けがありました。そして、通称名や性別、使用するトイレ・ロッカー・更衣室、体育、健康診断でのことなど、飯田さん自身が日頃感じていることを教授と共にまとめて、大学や人権委員会に伝えたそうです。訴えがすぐに反映されるわけもなく、大学側からも様々な懸念事項が出され、何度か協議が重ねられました。例えば学籍簿での通称名使用・自認する性別表記への変更では、発行する書類に記載される表記と戸籍上の表記が異なることで不都合が起きる懸念などが大学側からあげられました。

しかし、飯田さんにとって大学側の懸念以上に日常生活の困難が大きかったこと、将来的に戸籍表記を変更する可能性が高かったことから、４年生の卒業間近ではありましたが、学籍簿の変更が行われました。

その後、飯田さんが通っていた大学では環境整備が続けられ、ジェンダー研究センターも開設され、ジェンダー・セクシュアリティ研究の拠点として、また多様な人が安心して繋がれるコミュニケーションスペースとして、賑わっています。

対応にマニュアルはない

しかし、学校現場での対応というものは「性別違和を訴える生徒がいたらこう対応する」などという画一的なものはありません。できないといった方がいいのです。

繰り返しになりますが、GIDと診断された人であっても、その違和感の形は様々であり、しんどさを抱える場面も様々です。学校現場での画一的な対応は新たなストレスを生みかねません。

例えば修学旅行の対応であっても「教師の部屋で眠る」場合もあれば、本人と周囲の生徒の関係性によっては自認する性別の生徒として対応した方がよい場合もあります。

また、飯田さんのように大学の学籍簿における性別を変更したとしても、それが卒業見込証明書に記載された場合、戸籍と異なっていれば、就職活動の際などにあらためて説明を求められる可能性もあります。「将来」も視野に入れた上で、対応を決定していくことが必要になります。

特に、高校生を含む思春期の年代は様々な揺らぎを抱えている時期です。訴える違和感自体が変化する場合もある年頃ですから、なによりもまず「今抱えているしんどさを軽減する」ことを優先し、一人ひとりが求めるものを丁寧に聴き取り、挑戦したり、失敗したりしながら一緒に考えることが大切だということでした。

学校が画一的なガイドラインを作ってしまうことの弊害はもうひとつあり、それは「社会に出たときにはガイドラインがない」ということです。社会でどのように生きていくか、どのようなことが自分にとって重要なことなのかを、試行錯誤する機会は「学校」という場でこそ得られるものです。

飯田さん自身も「セクシュアルマイノリティについて知っていた」先生方が支えになったように、学校現場の先生方には性に限らない〝多様性〟について理解し、相談できる環境、そもそも相談しなくても安心して過ごせる環境、見えづらいしんどさを抱えている生徒にとっても「居心地がよい」環境をつくることを心がけてほしい、ということでした。

■参考文献
飯田さんご出身の国際基督教大学で、ジェンダー研究センターが学内における対応をまとめたガイドブックです。
「ジェンダー・セクシュアリティとキャンパスライフ Vol.1：できることガイド in ICU（ver.1）」
http://web.icu.ac.jp/cgs/2016/04/gscl01v1.html

多汗症とは

金沢医科大学医学部皮膚科 講師　竹田 公信

多汗症とは必要量を超えた大量の発汗のため、日常生活に支障を来す状態をいいます。「ただの汗っかきと思われていたけれど、実は多汗症であった」ということが時にあります。そのため各医療機関より多汗症の啓発活動が現在も行われています。

発汗とエクリン腺について

発汗は体温の調節に重要な役割を果たしています。その他にも皮膚表面の湿度を保つ作用や、外界の細菌やウイルスなどから体を守る作用も持っています。この汗を分泌する腺のことをエクリン腺といいます。この腺は交感神経により支配されており、交感神経が興奮すると汗が増加し、交感神経が抑制されると汗は減少します。私たちが精神的に緊張したときなど、手のひらなどに汗をかくのはこの作用のためです。このエクリン腺は患者と正常な人と比較しても腺の数や分布、形状に差はみられないため、多汗症は機能的な異常といえます。

分類

多汗症には、全身の発汗が増加する全身性多汗症と、体の一部分のみの発汗が増加する局所性多汗症があります。いずれの多汗症も原因不明の場合（原発性）と、ほかの病気に合併して発症する場合（続発性）があります。そのため最初に続発性でないか、原因を探る必要があります。

現在皮膚科を受診される患者の多くは原発性局所性多汗症であり、原因がわからないゆえに治療が困難であることが少なくありません。原発性局所性多汗症では、さらに部位別に掌蹠《しょうせき》多汗症（手掌、足底）と腋窩《えきか》多汗症に分けられています。

ガイドラインについて

今まで本邦では原発性局所性多汗症は治療が困難であるにもかかわらず、難治性の皮膚疾患としてあまり認識されていませんでした。しかし近年、多汗症の患者の重症度に合わせた適切な治療が行われるように、また多汗症に悩む精神的苦痛を改善させることを目的として、2010年に日本皮膚科学会により原発性局所性多汗症診療ガイドラインが作成されました。

欧米では既に同様のガイドラインが作成されており、成果を発揮しています。本邦でもガイドラインが作成されたことにより、患者は全国どこでも統一した診断や治療を受けることが可能となりました。

疫学

本邦の原発性手掌多汗症患者の割合は、人口の約5.3%と非常に高い割合であることが厚生労働省の調査でわかっています。さらに、そのうち何らかの医療機関へ受診する割合は1割以下であるという調査結果もあります。

症状

（1）掌蹠多汗症（手掌、足底の多汗症）

幼小児期や思春期頃に発症することが多く、精神的な緊張時に、手掌や足底に大量の発汗を認める多汗症のことです。重症例では、したたり落ちるほどの発汗がみられ、手足は絶えず湿って冷たいことが多くみられます。軽症例では精神的緊張時のみ手掌、足底に大量の発汗を認め、普段は正常な人と同様に皮膚表面は乾いていることが多いです。また発汗を認める時間帯は昼間に多く、睡眠中は汗をかかないことが特徴とされています。これは睡眠中に大脳皮質の活動が低下するためと考えられています。

（2）腋窩多汗症

腋窩は精神的な緊張要因と温熱要因が重複する特殊な環境下となります。両腋窩に汗をかき、衣類などに汗によるしみができる程度の症状であることが多いですが、人によっては周囲の目が気になり、精神的な苦痛を生じさせることがあります。また腋窩と同時に掌蹠（手掌、足底）にも症状を認めることがあります。

診断

現在、発汗量を測定し重症度を評価する各種検査法があります。これは主に、発汗部位に触れると変色する性質を持つヨードを利用した（1）定性的測定法と、ビニール手袋や密閉したカプセルで皮膚を覆うことで発汗量を計測する（2）定量的測定法の2種に分けられます。

また、本邦での原発性局所性多汗症の診断や重症度判定は、以下の基準を用いて行っています。

（1）診断基準［Hornbergerらによる基準］

局所的に過剰な発汗が明らかに原因のないまま6か月以上認められ、6項目のうち2項目以上当てはまる場合を多汗症と診断します。下表のうち2項目以上を満たした場合は発汗の検査を行い、診断を確定させます。

1. 最初に症状が出るのが25歳以下であること
2. 対称性に発汗がみられること
3. 睡眠中は発汗が止まっていること
4. 1週間に1回以上多汗のエピソードがあること
5. 家族歴がみられること
6. それらによって日常生活に支障を来すこと

（2）重症度判定［Struttonらによる基準］

自覚症状により、4項目の重症度（Hyperhidrosis disease severity scale:HDSS）に分類し、3、4を重症度の指標に用いられています。

1. 発汗は全く気にならず、日常生活に全く支障がない
2. 発汗は我慢できるが、日常生活に時々支障がある
3. 発汗はほとんど我慢できず、日常生活に頻繁に支障がある
4. 発汗は我慢できず、日常生活に常に支障がある

治療

本邦の原発性局所性多汗症に対する治療は、ガイドラインで推奨されている治療法を重症度に合わせて選択されています。

① 塩化アルミニウム外用療法
② イオントフォレーシス療法
③ A型ボツリヌス毒素局所注射療法
④ 胸腔鏡下交感神経遮断術*

*④は手掌多汗症に対して既存の治療で効果がない場合、患者本人が治療を強く希望され、なおかつ代償性発汗（手足の多汗は抑制されるが体に多汗を認める）などについて十分なリスクの説明を受けた上でなければ、施行されることはありません。

おわりに

現在多汗症により日常生活に障害が生じ、そのため精神的な苦痛を受けている患者がいます。

今まで多汗症と汗っかきを区別する基準が曖昧でしたが、多汗症のガイドラインが作成されたことにより、診断基準や重症度判定、検査法、治療法が明瞭化されました。今後多汗症で悩む方々が、少しでも多く医療機関を受診し、適切な診断や治療を受けることが望まれます。

参考文献
安齋眞一, 眞鍋 求「皮膚症状からみた全身疾患 多汗, 無汗（乏汗）」『最新皮膚科学大系18』中山書店,2002
田中智子他「原発性局所多汗症診療ガイドライン」『日本皮膚科学会雑誌』120,1607-1625,2010
大嶋雄一郎「多汗症の治療—ガイドラインに沿って—」『MB Derma』220,41-49,2014

岡山城東高等学校における熱中症対策の取り組み

岡山県立岡山城東高等学校 保健主事　中村 哲

本校について

本校は岡山市中心部より東部に位置する、今年度創立30周年を迎えた全校生徒約1,080人の普通科公立高校です。生徒の興味関心や将来の志望に応じて、人文社会学類・理数学類・国際教養学類・音楽学類の４学類コースに分かれて専門性を深めています。平成26年度より「スーパーグローバルハイスクール（SGH）」の指定を受け、グローバルな人材の育成に取り組んでいます。

また、校訓の「進取・協同」のもと、文武両道を目指し、特に部活動では陸上競技部やバドミントン部がインターハイへ出場し、テニス部、合唱部、吹奏楽部などが中国地区大会へ出場しています。

熱中症を未然に防ぐ取り組みについて

本校では毎日、保健主事が保健室で生徒の来室状況を確認して、必要に応じて担任や部の顧問、相談課と連携を図れるように取り組んでいます。とりわけ熱中症に関しては、発症の恐れがある時期には、関係部署と連携を密にするなどして、未然に防ぐ取り組みを行っています。

以下に、実際に本校で行っている内容を紹介します。

ソフト面での熱中症対策

（１）日頃より体育の授業での注意喚起

各年次の最初の授業や種目ごとのオリエンテーション時に熱中症に触れ、体操服は気候や天候に応じた着こなしをすることを伝えるとともに、授業内での水分補給や帽子の着用を積極的に促しています。

（２）職員全体への注意喚起

気温・湿度が高くなる時期には職員朝礼で保健主事より熱中症に関する注意喚起を促しています。特に定期考査開けの部活動では、体力の落ちた生徒が活動することを考慮して指導してほしい旨を伝えます。

（３）生徒への注意喚起（HRでの連絡やインフォメーションボードの活用）

ホームルーム（HR）では、保健室から示された熱中症予防に関する情報提供を保健委員が行います。また、生徒が確認するインフォメーションボード（廊下の天井からつり下げられたモニター）に熱中症に関する注意の連絡を表示して、意識させるようにしています。

（４）熱中症対策委員会について

熱中症対策委員会は、主として文化祭（本校では「翠緑祭《すいりょくさい》」と呼んでいます）の体育の部における熱中症予防対策を話し合う委員会です。参加者は管理職・保健主事・生徒課・厚生課・事務室の代表で、予防対策とそれに伴うレンタル機器の確認を行います。既存の用具では賄えないものはレンタルするようにしています。

ハード面での熱中症対策

本校では熱中症の発症が懸念される箇所へ、様々な物を配置しています（下表）。

その他にも、創立30周年記念として設置

設置物	設置箇所
熱中症計	武道場、アリーナ（ダンス部が活動）、体育館、グラウンド
大型製氷機	体育館入り口
テント（常設）	グラウンド
ウォータークーラー	グランド１機、体育館横１機、HR 教室前７機

された雨天練習場のおかげで、以前より大勢の生徒が日陰で休むことができるようになりました。

また、屋内の活動でも熱中症を発症するので、教室だけではなく、音楽活動を行うレッスン室にもエアコンが整備され、室温を調節できるようになっています。

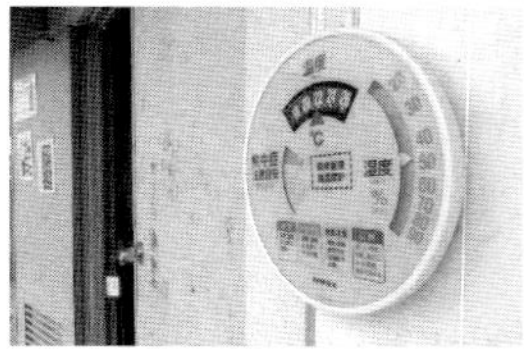

熱中症計
目で見て生徒や指導者が熱中症に対する注意をしやすい環境を整えています。

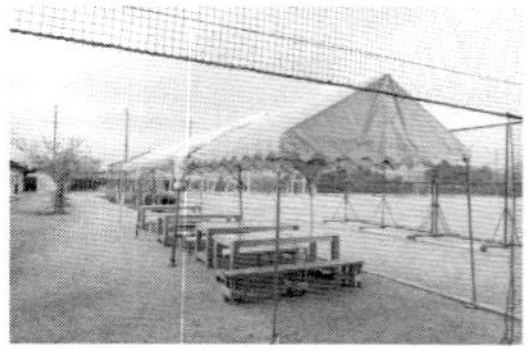

テントの設置
休憩やミーティングの際に多くの生徒が利用しています。

文化祭・体育祭（総称「翠緑祭」）に特化した熱中症対策

本校では毎年９月上旬に文化祭と体育祭を合わせた「翠緑祭」（総称）を行っています。その際の注意点として、文化祭の疲労を軽減させるためにも続く体育祭を連続で行わず、文化祭と体育祭の間は１日休日を挟むようにしています。

文化祭で体育館やアリーナなどの冷暖房設備がないフロアを使用する際には、大型扇風機を設置し、室温の上昇を抑えるように配慮しています。

体育祭の予行の際、競技上の注意や競技説明に関しては、体育館のスクリーンでパワーポイントを用いて行うことで、炎天下での熱疲労を避けることができます。これには天候に左右されないというメリットもあります。

また、前日までに熱中症予防に関する内容について保健委員や担任より連絡を行います。体育祭当日に熱中症が発生した場合の中断・中止のガイドラインは、教職員と生徒へ周知しておきます。生徒へも周知することで、生徒自身が、中止させないように体調管理を意識するようになりました。なお、注意すべき既往歴のある生徒へは、出場種目に関するヒアリングを行い、不安要素があれば出場を制限するなどしています。

体育祭当日の会場では、生徒応援席と保護者席にテントと扇風機ミスト（レンタル）を設置するように工夫しています。さらに、冷房完備の食堂を生徒・一般来場者ともに休憩用のスペースとして使用できるようにし、その際は係の教員が待機しています。

その他にも、救護テントでは、塩あめの配布、スポーツドリンクや冷水を準備して自由飲水を可能にするなど、生徒の体調管理のサポートを行っています。

さらに保健委員が「水分補給TIME」の横断幕を持ち、応援席を巡回しながら声かけを行い、放送委員の生徒には、競技の合間に水分補給を行うようにアナウンスしてもらうなど、生徒からの注意喚起も取り入れています。

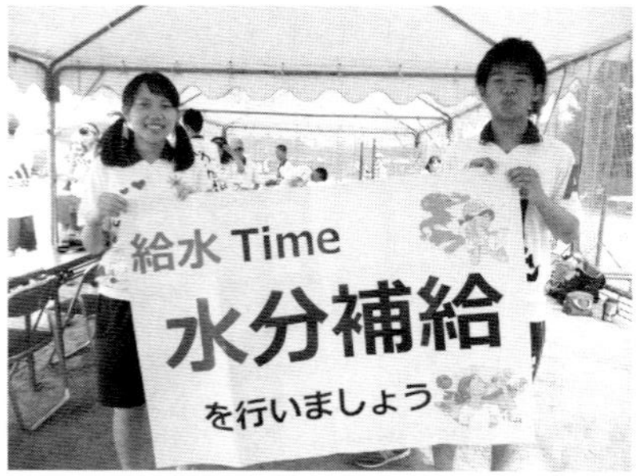

現状と今後

平成28年度、本校における熱中症による救急搬送は０件でした（６年連続）。疑わしい症例もありましたが、いずれも軽度であり、休息後、授業や活動に復帰できる状態でした。復帰した際は、経過観察を行うようにしています。

熱中症対策の取り組みは効果のあるものと考え、今後も続けていきたいと考えています。

2016年（平成28年）4月18日発行　少年写真新聞社　中学保健ニュース第1653号付録

養護教諭と編集部を結ぶQ&A

Q 危険ドラッグの代用になり得るとして、新たに指定薬物として指定された笑気ガスとはどのようなものですか？

回答　横浜薬科大学 薬学部 臨床薬学科 病態生理学研究室 教授　篠塚 達雄 先生

A 笑気ガスは一酸化二窒素（別名：亜酸化窒素）といい、麻酔薬や鎮痛薬として使用されたり、食材をムースにするため使われてきたりしたものです。これらを小型のボンベに詰めた「SIVA GUS」という製品の乱用が、ここ数年の間にイギリスなどのヨーロッパを中心とした若者の間で広がりました。陶酔作用を得るとして乱用されますが、イギリスでは窒息による死亡例も報告されています。

日本国内の実害報告はありませんが、インターネット上で「自転車のタイヤの補填ガス」として出回っているとして、平成28年2月18日に医薬品医療機器法※に基づき指定薬物として新たに指定されました。危険性は、危険ドラッグの方がはるかに勝りますが、覚醒剤などと比べて安価で手に入ることで、青少年の間で乱用が危惧されます。

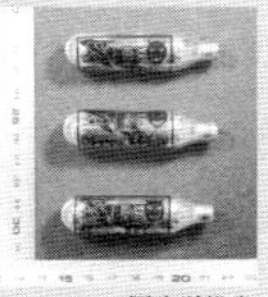
厚生労働省

※医療品、医療機器などの品質、有効性及び安全性の確保等に関する法律

2016年（平成28年）9月8日発行　少年写真新聞社　中学保健ニュース第1665号付録

養護教諭と編集部を結ぶQ&A

Q 以前、小麦加水分解物が含まれた美容石けんが原因で重度のアレルギーを発症した事故※がありましたが、元々小麦アレルギーを持っている人以外も、小麦加水分解物が含まれる化粧品などには注意が必要なのでしょうか？

※「旧茶のしずく石けん」によるアレルギー

回答　昭和大学医学部 小児科学講座 講師　今井 孝成 先生

A 原因となった石けんには、小麦の加水分解物が保湿効果を期待されて含有されていました。この成分が経皮的に小麦の感作を誘導し、現時点で約2,000名の小麦アレルギー患者の報告が集積されています。これらの患者は元々小麦アレルギーを持っていなかったのに発症しています。石けんは約400万個販売されたといわれていますので、発症率は決して高いわけではありません。しかし、化粧品などからの経皮的な感作による食物アレルギーの発症にはすべての人に対して注意が必要です。食品成分の含まれる化粧品などを皮膚や粘膜部分に定期的にぬったり、触れたりすることは極力避けましょう。

2016年（平成28年）9月28日発行　少年写真新聞社　中学保健ニュース第1667号付録

養護教諭と編集部を結ぶQ&A

Q 結核感染（発病はしていない）がわかった場合、どのような治療が行われますか？また、治療中は学校生活で気をつけるべきことはありますか？（食事や運動など）

指導　公益財団法人結核予防会結核研究所 対策支援部 企画・医学科　末永 麻由美 先生

A 結核に感染したことがわかると、潜在性結核感染症として治療を開始します。治療は通常イソニアジド（INH）を使用し、６か月または９か月内服します。感染源となった患者がイソニアジド耐性の結核であった場合や、イソニアジドの内服で副作用が出た場合には、リファンピシン（RFP）を使用することもあり、その場合は４か月または６か月内服します。潜在性結核感染症として治療すると、結核の発病を50～70％程度予防し、その効果は10年程度続くとされています。

治療中は特に日常生活の制限はありませんが、十分な睡眠とバランスのよい食事を心がけ、熱やせき、食欲の低下などの症状が出た場合は、早めに医療機関への受診を勧めましょう。また、治療に長期間かかるため、内服を怠りがちになりやすいので、確実に服薬が行えるように家庭や学校で服薬を見守り、支援をしていくことが大切です。

2016年（平成28年）10月18日発行　少年写真新聞社　中学保健ニュース第1669号付録

養護教諭と編集部を結ぶQ&A

Q 力任せに通しているわけではないのに、デンタルフロスを使うと毎回出血します。使用をやめた方がいいですか？

回答　丸森歯科医院 院長　丸森 英史 先生

A 痛みがないのに出血するようだと、歯肉炎の状態だといえます。それでもフロスの使用は続けて大丈夫です。歯肉炎の原因は歯と歯の間や、歯肉との境目にたまった歯垢《しこう》です。それが取れれば歯肉も引き締まってきます。歯ブラシの毛先を上手に使ってブラッシングをした後、フロスを丁寧に使うことを数日続ければ、出血は治るはずです。それでも改善しない場合には、歯科医に相談してください。また、歯肉炎対策として、歯肉そのものをブラッシングしたり、歯周ポケットの深くまで歯ブラシを突っ込んだりする必要はありません。歯肉退縮の原因になるのでやめましょう。

●すぐに配れるデータ集●

「危険ドラッグ」についての中学生の意識・乱用の実態

国立精神・神経医療研究センター精神保健研究所
「飲酒・喫煙・薬物乱用に関する全国中学生意識・実態調査」(2014) より編集部にて作成

国立精神・神経医療研究センターが、2014年10月中に全国240校の中学校全生徒を対象に行った調査（129校より55,707人の有効回答）では、109人（0.2%）が危険ドラッグ※の使用経験があると回答しました。入手可能であると答えた者は9,921人（17.9%）で、2012年調査の8,519人(15.6%)よりわずかに多くなっています。また、危険ドラッグ乱用経験者は、大麻・覚醒剤乱用経験が高いことが認められ、「喫煙→有機溶剤・危険ドラッグ→大麻・覚醒剤」ないしは「喫煙→危険ドラッグ→大麻・覚醒剤」という新たな乱用の流れの出現可能性が示唆されました。現在は規制強化により、危険ドラッグの入手は困難となりましたが、今後も注視していくことが望まれます。

※調査報告では、新呼称に変更する前に調査用紙を準備していたため、「脱法ドラッグ」となっています。

●「危険ドラッグ」を1回でも使ったことのある者（109人）の内訳

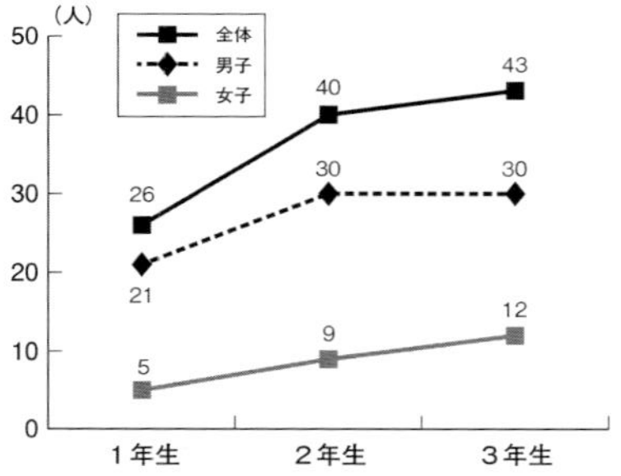

●「危険ドラッグ」の入手可能性（全体）

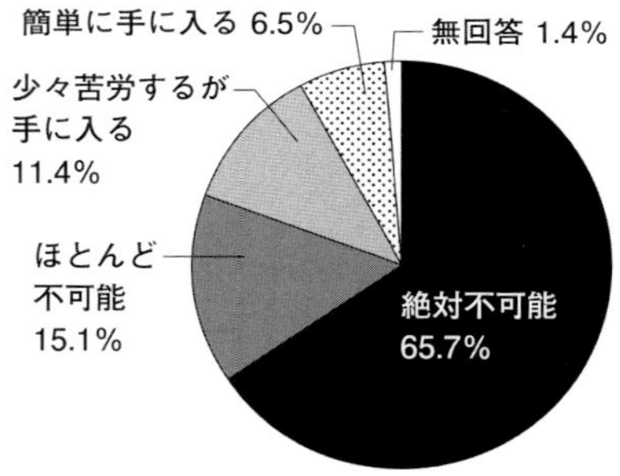

●「危険ドラッグ」乱用経験と、大麻乱用経験との関係（全体）

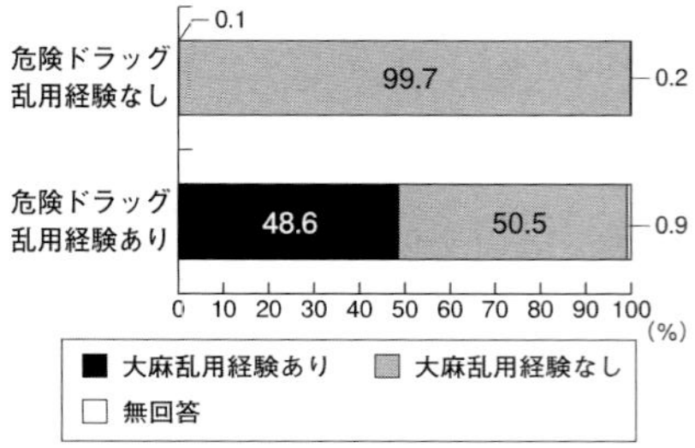

●「危険ドラッグ」乱用経験と、覚醒剤乱用経験との関係（全体）

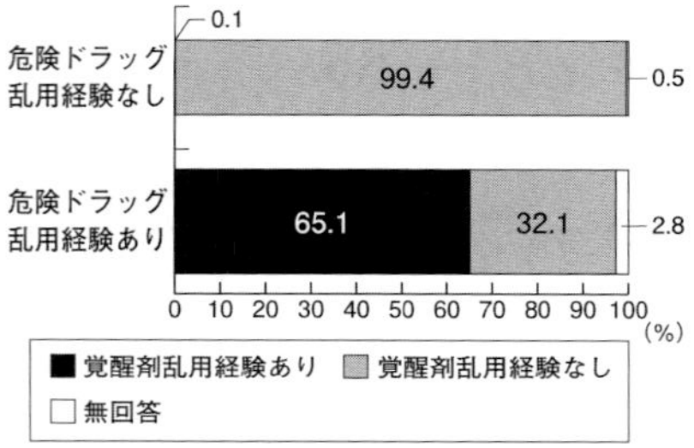

●すぐに配れるデータ集●

喫煙の状況

（厚生労働省「平成26年 国民健康・栄養調査」より）

喫煙をしている人（20歳以上）の割合は、全体で19.6%で、男性が32.2%、女性が8.5%です。年代別でみると、男女とも30代が最も多くなっています。現在喫煙をしている人の中で、タバコをやめたいと思っている人は全体で29.2%。男性で26.5%、女性で38.2%です。タバコは一度吸い始めると依存が生じやめることが難しくなるので、まずは喫煙をしないような動機づけを強めていくことが重要だと考えられます。

●現在習慣的に喫煙している者の割合の年次推移（20歳以上、平成16～26年）

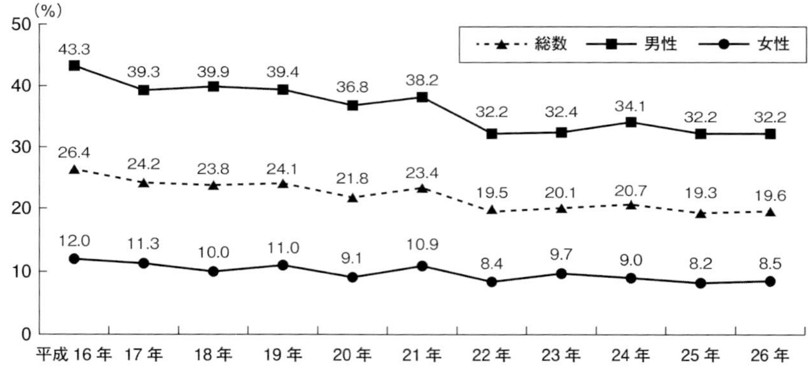

●現在習慣的に喫煙している者の割合（20歳以上、性・年齢階級別）

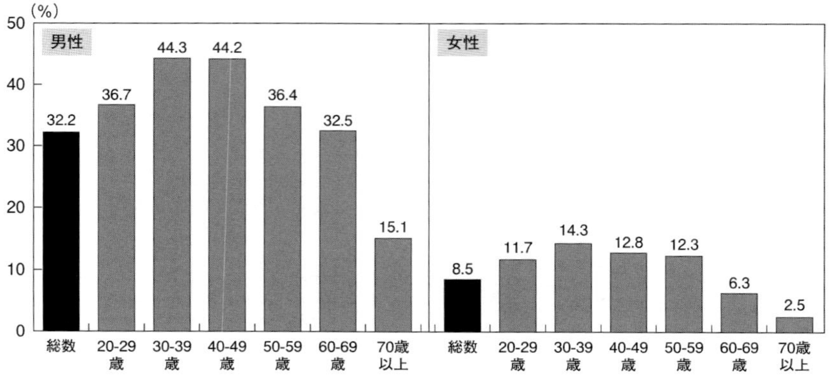

●すぐに配れるデータ集●

公立小中学校における空調（冷房）設備設置状況

文部科学省「公立学校施設の空調（冷房）設備設置状況調査の結果について」より編集部にて作成

近年の猛暑日増加による熱中症対策を背景に、全国の公立学校施設において徐々にエアコンが普及してきています。文部科学省の調査では、2014年4月時点でエアコンを設置している公立小中学校は全国で約29.9%で、前回調査が行われたその時より3年半前に比べて、設置率が11%上昇しました。しかし、都道府県別に見ると設置率に大きな差があるのが現状です。電気代などの経費負担の問題もありますが、導入後に生徒の集中力が増したとの声もあり、平均気温の上昇も言われる中、多くの子どもたちが適温の学習環境で過ごせるような配慮が益々必要になってくると予想されます。

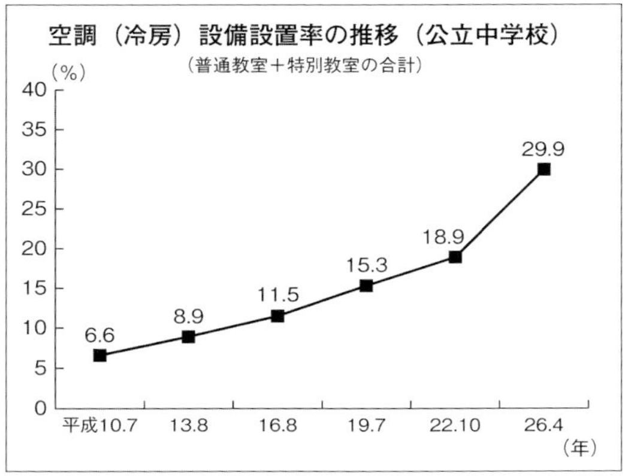

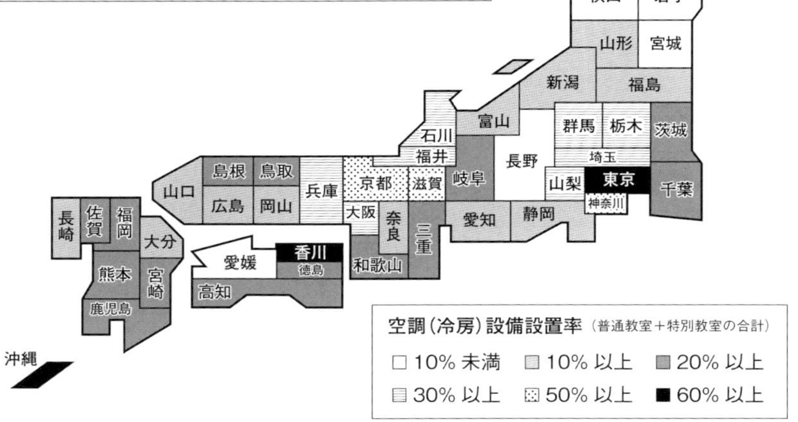

●すぐに配れるデータ集●

就寝時刻と体調の関係

「睡眠を中心とした生活習慣と子供の自立等との関係性に関する調査」（文部科学省、平成27年3月）

学校がある平日の就寝時刻と、「午前中体調が悪くなることがあるか」という質問の回答結果を照らし合わせると、就寝時刻が遅い人ほど午前中体調が悪い人が多く、就寝時刻が早い人ほど、そうしたことがない、と答えています。午前中体調が悪いと、勉強やほかのさまざまな活動への影響も懸念され、早く寝ることが大切ということがデータからもわかります。

中学生

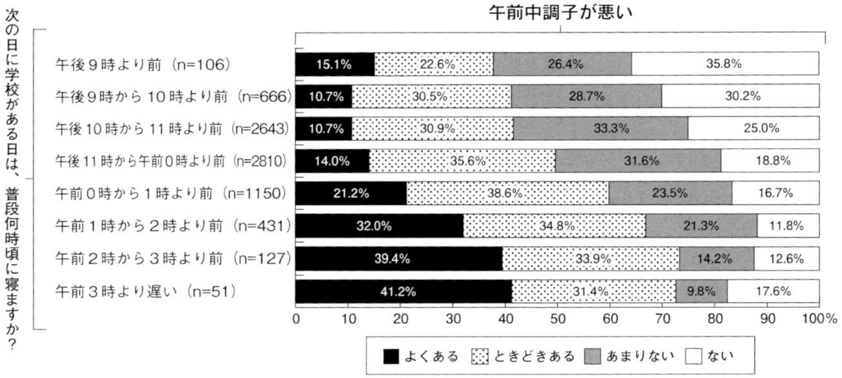

高校生

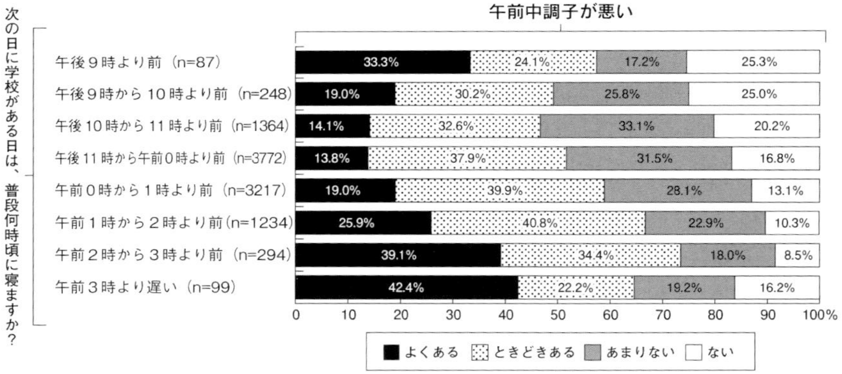

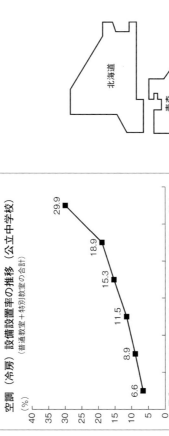

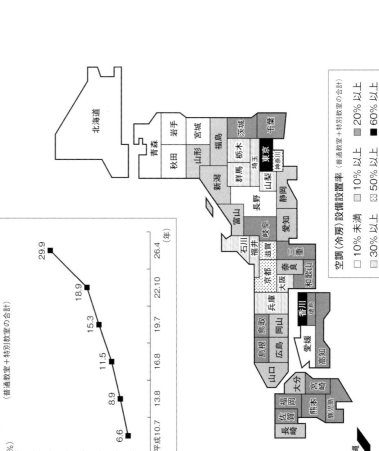

●すぐに配れるデータ集●

「裸眼視力1.0未満の人」の割合の推移

文部科学省「学校保健統計調査」(平成 27 年度) より

裸眼視力1.0未満の人の割合は、昭和60年頃より増え始め、中学校では平成24年度に最も多く、高校では平成25年度に最も多くなっています。また、父母世代と比較してみると、子どもの世代は全体的に視力が低下してきていることがわかります。近年、スマートフォンなどのIT機器が普及し、近見作業が増えてきていることが関係しているかもしれません。スマートフォンやゲームなどで目を酷使することは控え、適度に休ませることが大切です。

「裸眼視力1.0未満の人」の割合

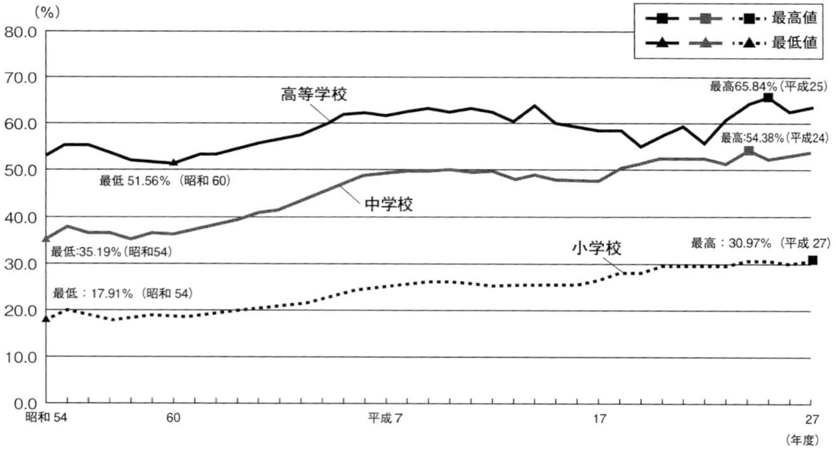

「裸眼視力1.0未満の人」父母世代との比較

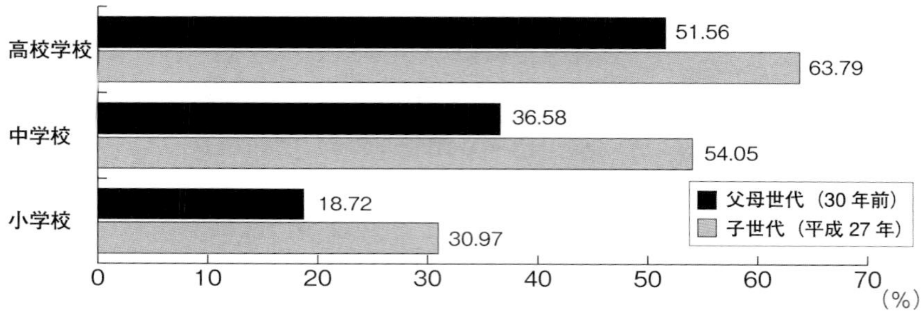

●すぐに配れるデータ集●

日本国内におけるエイズ発生動向

「エイズ動向委員会報告」より編集部にて作成

国内では、2015年に新たに報告された新規HIV感染者は1006人(男性948人、女性58人)、新規AIDS患者は428人(男性409人、女性19人)で、合計1434人でした。過去最多の2013年(1590人)から2年連続で減少しましたが、依然として高い水準が続いています。HIV感染経路は性的接触が8割以上で、男性同性間性的接触によるものが最も多いです。

●新規HIV感染者及び新規AIDS患者報告数の年次推移

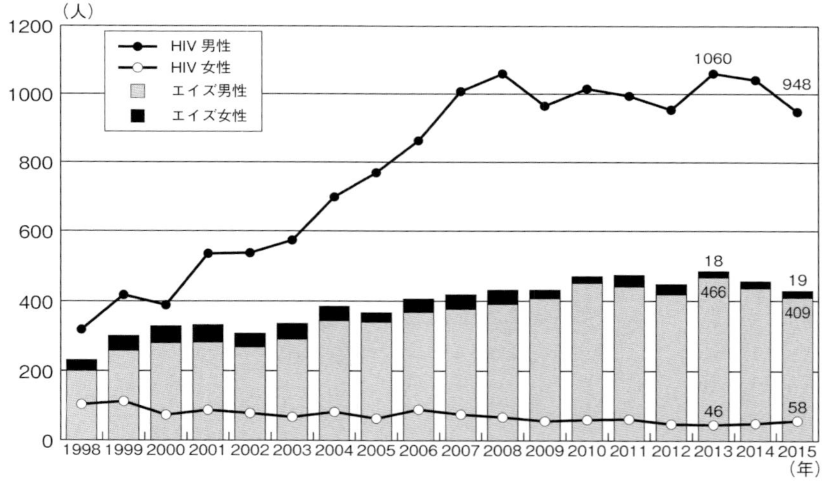

●2015年に報告された新規HIV感染者の感染経路別内訳

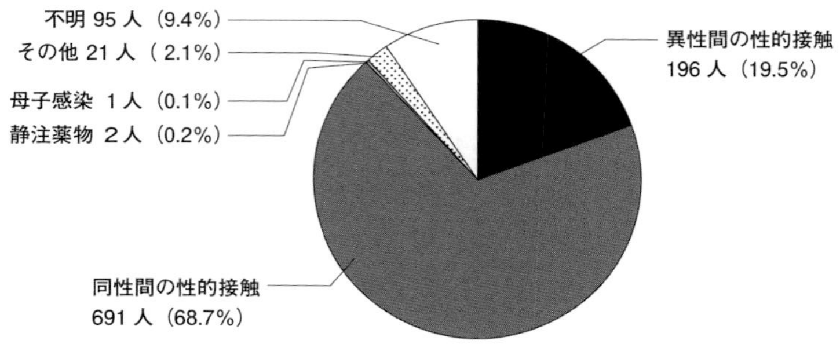

●すぐに配れるデータ集●

感染症による死亡数（感染症分類別）

厚生労働省「人口動態統計（2015）」より

2015年に感染症により亡くなった方を種類別でみると、最も多いのは感染性胃腸炎で、２番目がインフルエンザでした。2015年にインフルエンザで亡くなった方は、2262人でその多くは高齢者ですが、若い人でもインフルエンザに罹患《りかん》すれば重症化する恐れもあるため、日頃から手洗い・うがいなどで予防に努めるようにしましょう。

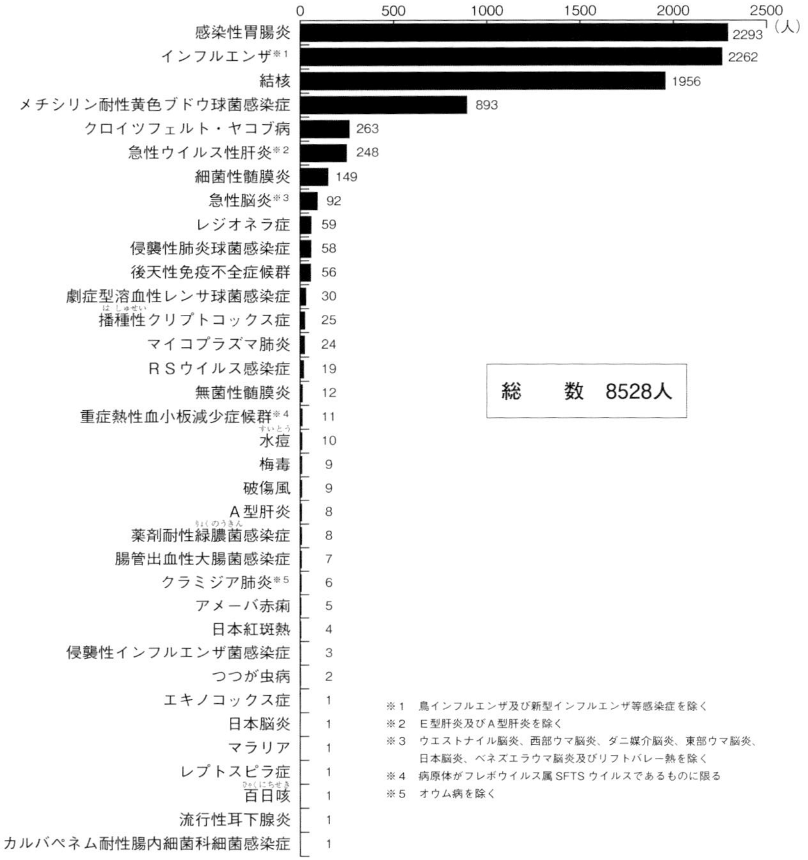
0
500
1000
1500
2000
2500
（人）
感染性胃腸炎 2293
インフルエンザ※1 2262
結核 1956
メチシリン耐性黄色ブドウ球菌感染症 893
クロイツフェルト・ヤコブ病 263
急性ウイルス性肝炎※2 248
細菌性髄膜炎 149
急性脳炎※3 92
レジオネラ症 59
侵襲性肺炎球菌感染症 58
後天性免疫不全症候群 56
劇症型溶血性レンサ球菌感染症 30
播種性《はしゅせい》クリプトコックス症 25
マイコプラズマ肺炎 24
ＲＳウイルス感染症 19
無菌性髄膜炎 12
重症熱性血小板減少症候群※4 11
水痘《すいとう》 10
梅毒 9
破傷風 9
A型肝炎 8
薬剤耐性緑膿菌《りょくのうきん》感染症 8
腸管出血性大腸菌感染症 7
クラミジア肺炎※5 6
アメーバ赤痢 5
日本紅斑熱 4
侵襲性インフルエンザ菌感染症 3
つつが虫病 2
エキノコックス症 1
日本脳炎 1
マラリア 1
レプトスピラ症 1
百日咳《ひゃくにちせき》 1
流行性耳下腺炎 1
カルバペネム耐性腸内細菌科細菌感染症 1
総　数　8528人

※1　鳥インフルエンザ及び新型インフルエンザ等感染症を除く
※2　E型肝炎及びA型肝炎を除く
※3　ウエストナイル脳炎、西部ウマ脳炎、ダニ媒介脳炎、東部ウマ脳炎、日本脳炎、ベネズエラウマ脳炎及びリフトバレー熱を除く
※4　病原体がフレボウイルス属SFTSウイルスであるものに限る
※5　オウム病を除く

●すぐに配れるデータ集●

児童相談所の虐待相談

厚生労働省「児童相談所での児童虐待相談対応件数〈速報値〉」（平成27年度）より編集部にて作成

全国の児童相談所（以下、児相）208か所（平成27年４月１日現在）が、平成27年度中に児童虐待相談として対応した件数が10万件を超え、過去最多となりました。内容は「心理的虐待」が、全体の半数近くを占めています。「心理的虐待」増加の一因として、子どもの目の前で家族に暴力をふるう「面前DV」について警察からの通告が増加したことが挙げられています。

また、児童相談所全国共通ダイヤルが３桁化し（189番）、相談しやすくなったことや、報道等により、国民や関係機関の意識が高まったことも件数増加の理由とみられています。

●児童虐待相談件数の推移

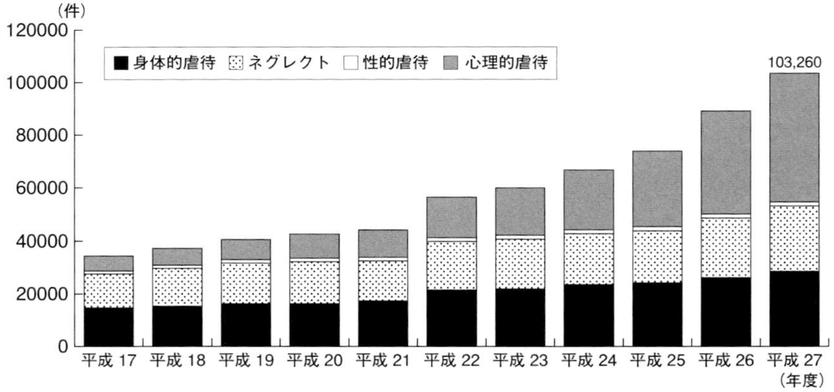
（件）
120000
100000
80000
60000
40000
20000
0
■身体的虐待　ネグレクト　□性的虐待　心理的虐待
103,260
平成17
平成18
平成19
平成20
平成21
平成22
平成23
平成24
平成25
平成26
平成27
（年度）

●平成27年度の虐待相談の相談経路

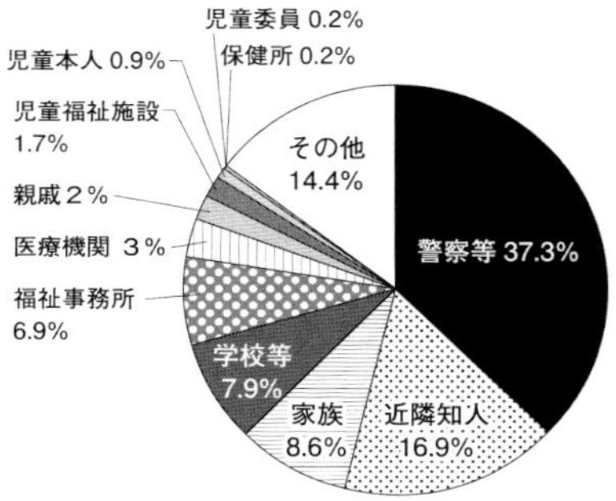
児童委員 0.2%
保健所 0.2%
児童本人 0.9%
児童福祉施設 1.7%
親戚２%
医療機関 ３%
福祉事務所 6.9%
その他 14.4%
警察等 37.3%
近隣知人 16.9%
家族 8.6%
学校等 7.9%

●児童虐待の定義

身体的虐待	殴る、蹴る、叩《たた》く、投げ落とす、激しく揺さぶる、やけどを負わせる、溺れさせる、首を絞める、縄などにより一室に拘束する　など
性的虐待	子どもへの性的行為、性的行為を見せる、性器を触る又は触らせる、ポルノグラフィティの被写体にする　など
ネグレクト	家に閉じ込める、食事を与えない、ひどく不潔にする、自動車の中に放置する、重い病気になっても病院に連れて行かない など
心理的虐待	言葉による脅し、無視、きょうだい間での差別的扱い、子どもの目の前で家族に対して暴力をふるう（DV）、きょうだいに虐待行為を行う　など

●すぐに配れるデータ集●

学校管理下での中学・高校生のけがの実態

独立行政法人日本スポーツ振興センター「学校の管理下の災害［平成27年版］」平成27年11月発行より編集部にて作成

平成26年度の学校管理下でのけがの調査を部位別に見ると、中学・高校を通じて上肢部、下肢部が多く、特に「手・手指部」「足関節」がそれぞれ最も多くを占めています。また、中学・高校ともに「手・手指部」で最も多いけがは骨折で、「足関節」ではねんざでした。

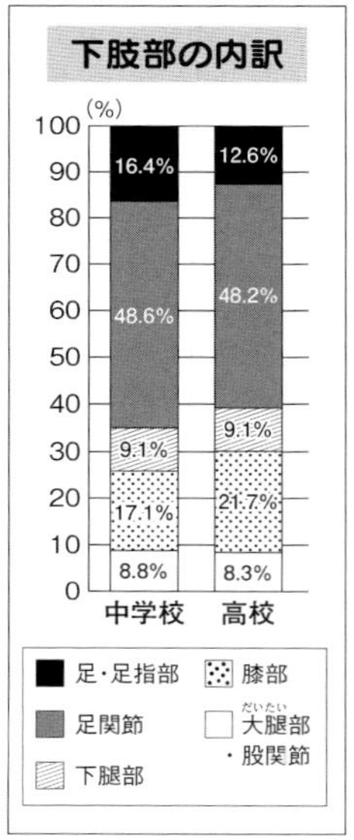

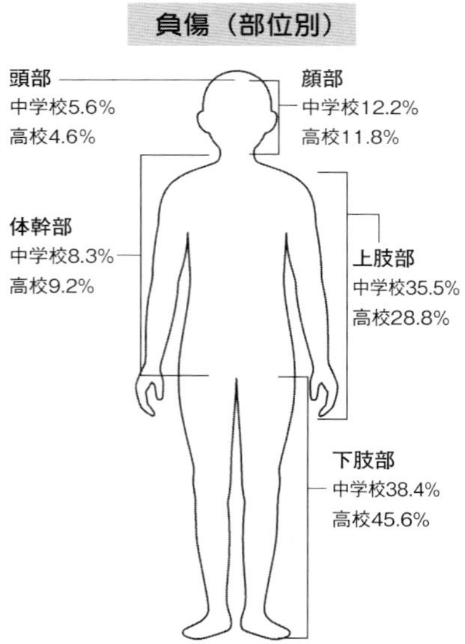

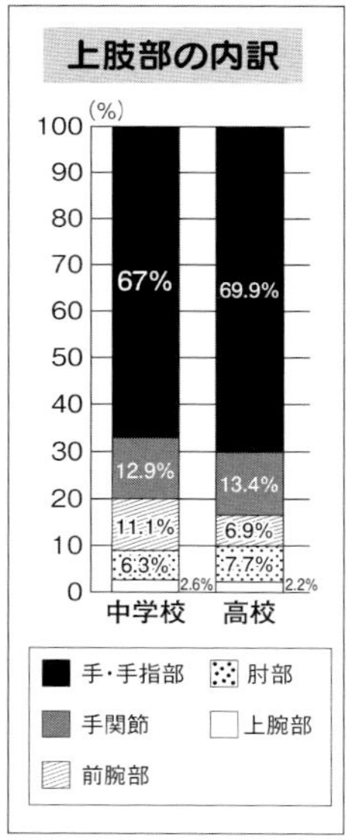

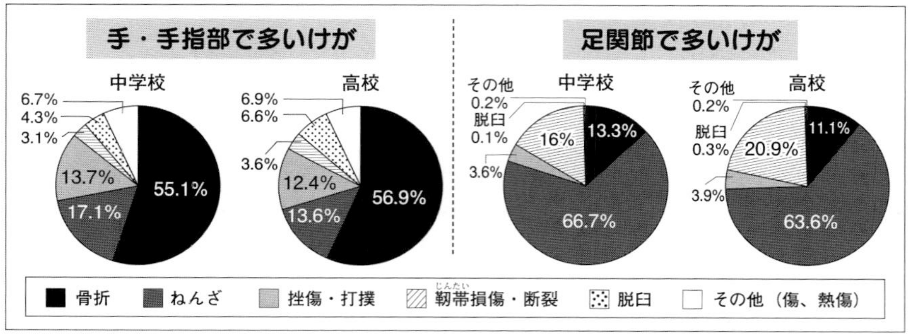

●すぐに配れるデータ集●

運動頻度と体力の関係

「平成27年度体力・運動能力調査結果」（スポーツ庁）より

反復横飛びや50m走などの体力テストの合計点と、運動頻度に関する調査から、運動をする頻度が高いほど、体力テストの合計点が高くなっていることがわかります。6～8歳頃には大きな変化はありませんが、年齢とともに差が開き、10代中盤から大きな差がついています。思春期は体力が向上する時期なので、適度な運動をすることが望まれます。

●運動・スポーツの実施頻度別新体力テストの合計点

（得点基準は、6～11歳、12～19歳、20～64歳、65～79歳で異なる）

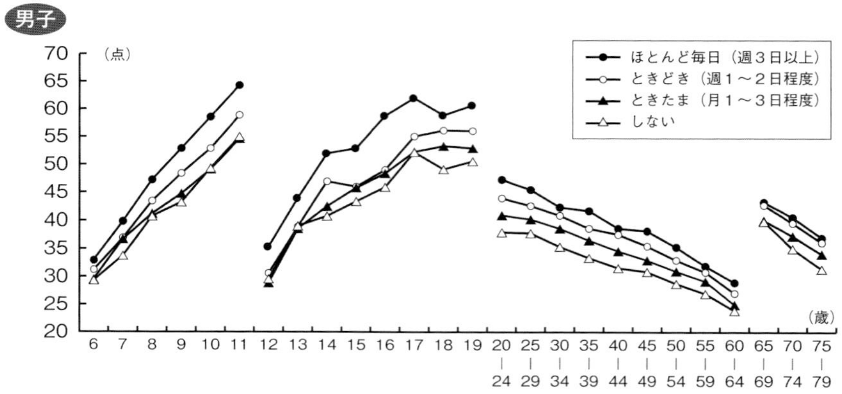

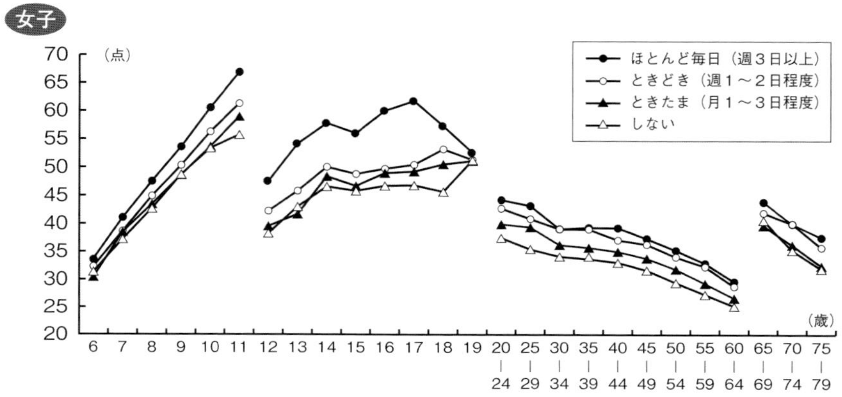

●すぐに配れるデータ集●

近年の輸入デング熱患者報告数

国立感染症研究所 ウイルス第一部ホームページより

日本に帰国後にデング熱を発症した人の数は、2010年頃から急増しており、ここ数年は年間200人以上に上る状態が続き、昨年は過去最多を記録しました。また、2014年夏には、70年ぶりに国内での感染が確認されています（東京都の代々木公園を中心とした流行。162人ものデング熱患者が報告された）。2015～2016年では、国内感染例は報告されていませんが、2016年7月に海外で感染した女性が重症化して死亡しています（国内での死亡例は2005年以来）。

地球温暖化の影響で、デング熱を媒介するヒトスジシマカの生息地域が青森県まで北上していることがわかっており、夏に向けて日本全国で蚊の対策を心がけることが必要です。

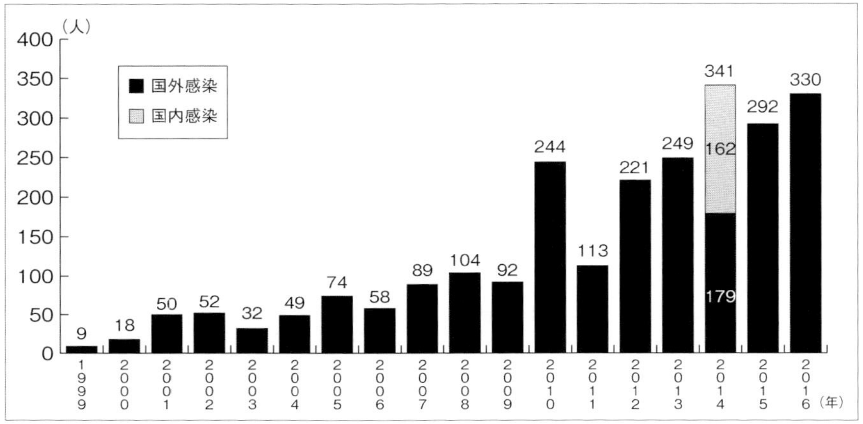

デング熱の媒介蚊

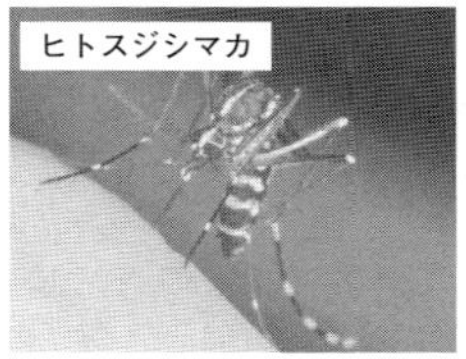

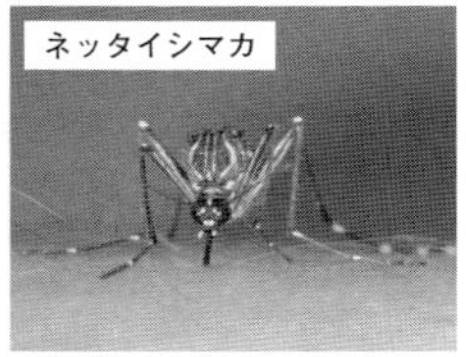

日本ではヒトスジシマカ（背中に１本の白い線とW字状の模様）に注意が必要です。

写真提供 国立感染症研究所 昆虫医科学部

デング熱の予防対策

- 蚊に刺されないようにする（長袖・長ズボンを着用する。虫よけスプレーや蚊取り線香を使う）
- 蚊を発生させない（水がたまりやすい空き瓶やじょうろ、植木鉢の皿などに注意する）

平成28年度
学校保健統計調査

年齢別主な疾病・異常被患率

文部科学省学校保健統計調査速報より

区分		12歳 男女合計	12歳 男子	12歳 女子	13歳 男女合計	13歳 男子	13歳 女子	14歳 男女合計	14歳 男子	14歳 女子
裸眼視力	計	48.69	42.63	55.04	55.83	50.29	62.06	59.37	55.59	63.05
	1.0未満0.7以上	10.36	10.18	10.55	10.96	9.95	12.09	13.24	10.94	15.49
	0.7未満0.3以上	15.74	15.02	16.48	16.67	14.85	18.73	16.86	17.21	16.52
	0.3未満	22.59	17.42	28.00	28.20	25.49	31.25	29.27	27.44	31.05
眼の疾病・異常		5.67	6.24	5.07	4.83	5.35	4.29	4.86	5.44	4.25
難聴		0.32	0.30	0.35	…	…	…	0.30	0.30	0.29
耳鼻咽頭	耳疾患	5.53	6.32	4.72	4.45	5.30	3.56	3.48	4.24	2.67
	鼻・副鼻腔疾患	13.01	15.66	10.24	10.68	12.26	9.02	10.90	11.97	9.79
	口腔咽喉頭疾患・異常	0.87	1.03	0.70	0.67	0.73	0.60	0.55	0.56	0.54
歯・口腔	むし歯(う歯) 計	35.52	34.76	36.31	36.47	35.42	37.57	40.37	38.57	42.25
	むし歯(う歯) 処置完了者	20.02	19.32	20.75	20.51	19.40	21.67	22.37	20.83	23.97
	むし歯(う歯) 未処置歯のある者	15.50	15.44	15.56	15.96	16.02	15.90	18.00	17.74	18.28
	歯列・咬合	5.41	5.26	5.57	5.40	5.23	5.57	5.30	4.96	5.66
	顎関節	0.37	0.35	0.38	0.47	0.40	0.54	0.47	0.37	0.58
	歯垢の状態	5.15	6.41	3.83	5.52	6.85	4.13	5.55	6.90	4.13
	歯肉の状態	4.05	4.99	3.05	4.57	5.67	3.42	5.06	6.27	3.80
	その他の疾病・異常	6.07	6.70	5.42	3.71	4.14	3.25	2.67	2.80	2.52
栄養状態		1.08	1.28	0.87	0.92	1.03	0.80	0.88	1.00	0.75
せき柱・胸郭・四肢の状態		2.86	2.75	2.98	3.66	3.62	3.70	3.74	3.45	4.05
皮膚疾患	アトピー性皮膚炎	2.68	2.94	2.41	2.74	2.94	2.53	2.54	2.68	2.40
	その他の皮膚疾患	0.23	0.24	0.23	0.20	0.25	0.15	0.22	0.24	0.20
結核の精密検査の対象者		0.09	0.10	0.09	0.08	0.07	0.08	0.06	0.06	0.07
結核		0.00	0.00	0.00	0.00	0.00	0.00	0.00	0.00	0.00
心臓の疾病・異常		0.79	0.80	0.78	0.92	0.95	0.90	0.81	0.80	0.81
心電図異常		3.30	3.56	3.03	…	…	…	…	…	…
蛋白検出の者		2.33	2.23	2.43	2.67	3.09	2.22	2.72	3.32	2.10
尿糖検出の者		0.12	0.11	0.12	0.11	0.12	0.10	0.14	0.12	0.16
その他の疾病・異常	ぜん息	3.02	3.66	2.35	2.90	3.47	2.31	2.78	3.21	2.32
	腎臓疾患	0.21	0.20	0.23	0.21	0.22	0.21	0.23	0.23	0.24
	言語障害	0.09	0.12	0.06	0.08	0.10	0.06	0.08	0.08	0.08
	その他の疾病・異常	2.79	3.10	2.48	2.91	3.12	2.68	2.89	2.98	2.81

(単位:%)

(注) 1. この表は，疾病・異常該当者（疾病・異常に該当する旨健康診断票に記載のあった者）の割合の推定値（小数点第3位以下を四捨五入）を示したものである。
2. 被患率等の標準誤差は，標本数と得られた被患率等により異なるが，むし歯（計）の被患率の標準誤差は，中学校で 0.36，高等学校で 0.43，裸眼視力では中学校で 0.56，高等学校で 0.77，ぜん息では中学校で 0.08，高等学校で 0.07，心臓の疾病・異常では中学校で 0.02，高等学校で 0.03 である。

区分		15歳 男女合計	15歳 男子	15歳 女子	16歳 男女合計	16歳 男子	16歳 女子	17歳 男女合計	17歳 男子	17歳 女子
裸眼視力	計	65.78	62.41	69.20	65.88	61.45	70.32	66.30	62.03	70.57
	1.0未満0.7以上	12.72	12.38	13.05	11.05	11.35	10.74	11.72	10.68	12.77
	0.7未満0.3以上	17.93	17.74	18.13	16.47	15.91	17.03	15.24	15.41	15.07
	0.3未満	35.13	32.29	38.01	38.36	34.19	42.55	39.34	35.94	42.73
眼の疾病・異常		3.84	4.30	3.37	3.24	3.67	2.80	3.18	3.54	2.82
難聴		0.26	0.23	0.28	…	…	…	0.27	0.25	0.30
耳鼻咽頭	耳疾患	2.89	3.53	2.22	2.14	2.55	1.72	1.85	2.21	1.49
	鼻・副鼻腔疾患	10.81	12.17	9.41	8.84	9.90	7.76	8.56	9.52	7.58
	口腔咽喉頭疾患・異常	0.43	0.46	0.40	0.43	0.49	0.37	0.40	0.50	0.30
歯・口腔	むし歯(う歯) 計	44.06	42.30	45.87	49.40	47.35	51.49	54.26	52.41	56.13
	むし歯(う歯) 処置完了者	25.70	23.67	27.80	28.49	25.87	31.15	30.93	28.15	33.73
	むし歯(う歯) 未処置歯のある者	18.36	18.64	18.07	20.92	21.48	20.34	23.33	24.25	22.40
	歯列・咬合	4.41	4.22	4.61	4.42	4.12	4.73	4.33	4.05	4.62
	顎関節	0.62	0.45	0.78	0.66	0.49	0.84	0.72	0.56	0.88
	歯垢の状態	5.01	6.03	3.97	5.17	6.12	4.21	5.23	6.29	4.15
	歯肉の状態	4.54	5.48	3.58	4.75	5.73	3.76	4.79	5.89	3.67
	その他の疾病・異常	1.18	1.19	1.17	0.96	0.94	0.99	0.87	0.85	0.89
栄養状態		0.72	0.88	0.57	0.66	0.80	0.52	0.71	0.87	0.55
せき柱・胸郭・四肢の状態		2.46	2.19	2.73	2.49	2.31	2.68	2.42	2.29	2.54
皮膚疾患	アトピー性皮膚炎	2.42	2.56	2.27	2.32	2.45	2.19	2.23	2.47	2.00
	その他の皮膚疾患	0.30	0.38	0.23	0.20	0.22	0.19	0.22	0.23	0.21
結核の精密検査の対象者		…	…	…	…	…	…	…	…	…
結核		0.03	0.03	0.02	…	…	…	…	…	…
心臓の疾病・異常		0.73	0.80	0.65	0.70	0.73	0.66	0.62	0.66	0.57
心電図異常		3.39	4.08	2.68	…	…	…	…	…	…
蛋白検出の者		4.03	4.75	3.28	3.10	3.63	2.56	2.72	3.14	2.28
尿糖検出の者		0.19	0.19	0.18	0.18	0.20	0.16	0.21	0.24	0.19
その他の疾病・異常	ぜん息	1.96	2.12	1.79	1.89	2.09	1.68	1.88	2.08	1.69
	腎臓疾患	0.19	0.18	0.19	0.22	0.24	0.20	0.24	0.24	0.24
	言語障害	0.03	0.04	0.02	0.03	0.03	0.02	0.02	0.02	0.01
	その他の疾病・異常	2.69	2.54	2.85	2.50	2.26	2.75	2.32	2.09	2.55

(単位:%)

保健だより用資料

セクシュアリティって何だろう？

監修／宝塚大学 看護学部 教授　日高 庸晴

セクシュアリティとは、身体の性だけではない、その人の性のありかたのことを指す言葉です。

生まれ持った身体の性と心の性が一致していて、異性を好きになる人は、現在の社会の中での「多数派」といえます。そして多数派に当てはまらない、「少数派」に当たる人々のことを「セクシュアルマイノリティ」と呼びます。

しかし多数派であっても、少数派であっても、実はその人自身の性のあり方「セクシュアリティ」は一様ではありません。

人はそれぞれ個性があり、個人の意志で変えることができない「自分のあり方」を持っています。そのひとつがセクシュアリティであり、それが人と異なることは、おかしなことではありません。

ぜひじっくりと、自分のセクシュアリティについて考えてみてください。

セクシュアリティの4要素

心の性

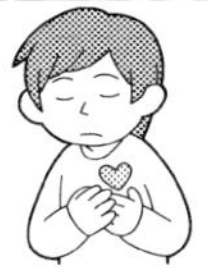

自分の性別をどう認識しているかという感覚で「性自認」ともいいます。かならずしも身体の性と一致するとは限らず、中には「（男女の）どちらでもある」と感じる人や「どちらでもない」と感じる人もいます。

身体の性

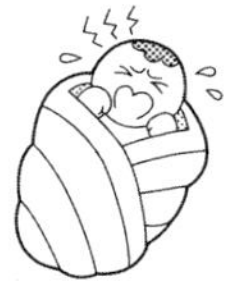

生まれ持った身体の性のことです。染色体や性腺・内性器、外性器の形状などで、男性・女性だけではない様々な体の状態があります。

好きになる性

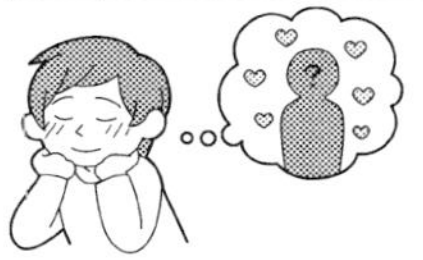

恋愛や性愛の対象となる人の性のことで「性的指向」ともいいます。どの性をどのように好きになるかは、自らの意志で変えることはできないものと考えられています。

性別表現

(性別の自己表現)

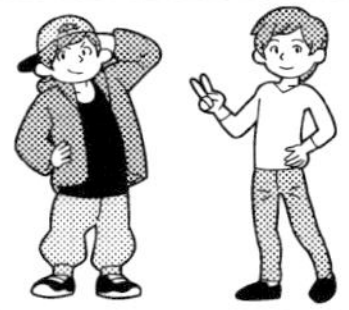

言葉遣いなどの振る舞いやファッションなど、性別をどのように表現したいかということです。
社会的に期待される役割とはまた異なります。

■心の性（性自認）とトランスジェンダー

多くの人は生まれたときの身体の性と心の性が一致しています。

しかし中にはそこに違和感を持ったり、一致していないと強く感じたりする人もいて、そのような人のことを「トランスジェンダー」といいます。

ただし、トランスジェンダーであっても、その違和感の強さや、どのような形で生活をしていきたいかは人それぞれです。

トランスジェンダーの中で身体的治療を望む人、医師の診断を受けている人などは、医学用語である「性同一性障害」という名称で呼ばれることもあります。

FTM	Female to Male の略。身体の性は女性だが心の性が男性。
MTF	Male to Female の略。身体の性は男性だが心の性が女性。

■好きになる性（性的指向）

異性愛

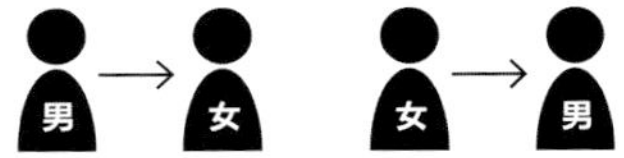

男性が女性に、女性が男性に対して恋愛感情や性的関心を抱くことをいいます。

両性愛

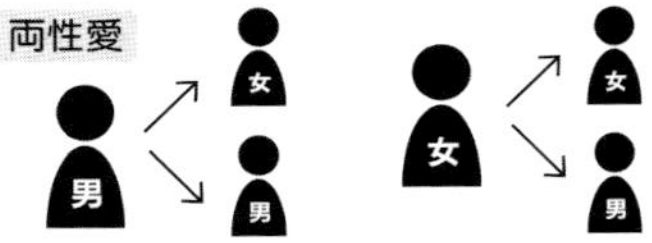

男性と女性の両方の性別に対して、恋愛感情や性的関心を抱くことをいいます。
注）同時に複数の人を好きになるという意味ではありません。

男性同性愛

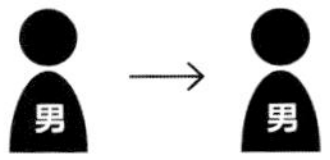

男性が、男性に対して恋愛感情や性的関心を抱くことをいいます。

女性同性愛

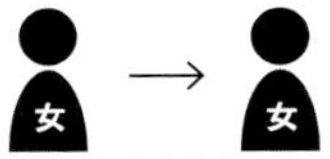

女性が、女性に対して恋愛感情や性的関心を抱くことをいいます。

無性愛

恋愛感情や性的関心を誰に対してもあまり感じないことをいいます。

point

・性的指向は自分で選択できるものではありません。

あなたの身近にもきっといる

セクシュアルマイノリティの人は、20人に1人はいると推定されています。
自分は出会ったことがないと思う人も、もしかしたら既に出会っている可能性があるのです。
居ないのではなく、言えないでいる人がいることを考え、自分の言動などを振り返ってみましょう。

◆差別用語を使っていませんか？
　（例）ホモ、レズ、おかまなどの言葉は差別用語になります。
◆テレビなどから得られる先入観で話していませんか？
　（例）「ゲイ＝オネエタレントなの？」
　ゲイの人のほとんどはごく一般的な社会生活を送っています。
　女性的な服装や言葉遣いでメディアにでている、いわゆる「オネエタレント」と呼ばれる人たちの中には、ゲイの人もいればトランスジェンダーや異性愛者など様々なセクシュアリティの人がいます。
◆自分の考えを他者に押し付けていませんか？
　（例）「女なら女らしくするべきだ」など。

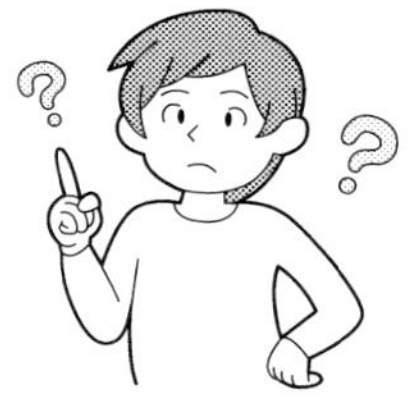

■クエスチョニング

性的指向や性自認が定まっていないときや、よくわからないと感じる状況のことを「クエスチョニング」といいます。特定の年代に限ったことではありませんが、特に思春期は気持ちが揺れ動く時期ですから、自分のセクシュアリティが変化していくことも、おかしなことではありません。

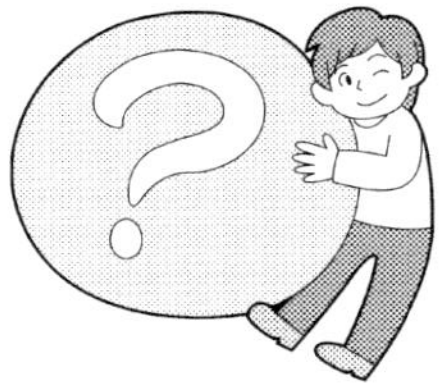

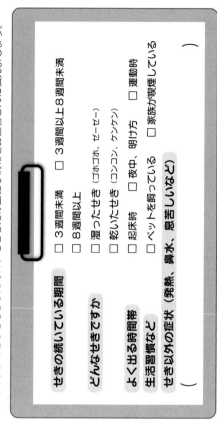

2017年(平成29年) 2月28日発行　少年写真新聞社　中学保健ニュース第1681号付録

保健指導用特別付録

せきは体が発する「危険」サイン

監修／東海大学 医学部 専門診療学系 小児科学 教授　望月 博之 先生

せきが出るメカニズム

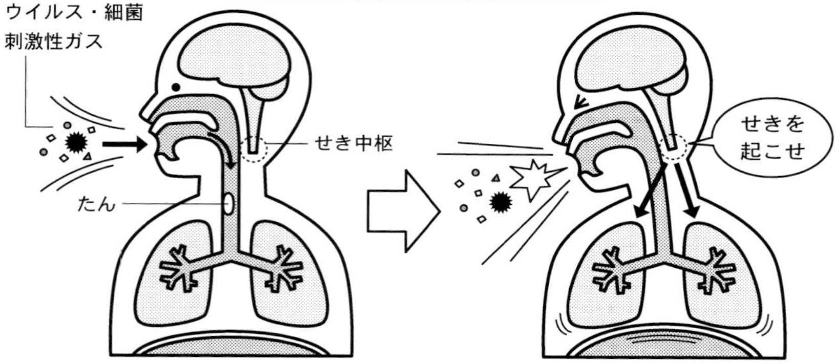

ウイルス・細菌
刺激性ガス
せき中枢
たん
せきを起こせ

異物が気道に侵入すると、その刺激が粘膜の神経を通じて脳の延髄にあるせき中枢に送られます。

せき中枢からせきを起こす指令が出され、呼吸に関わる筋肉に伝わってせきが起きます。

せきの種類と主な原因

たんを伴うせき（湿性のせき）と、たんを伴わないせき（乾性のせき）にわけられます。

たんが出る湿ったせき

ゴホゴホ ゼーゼー

・かぜやインフルエンザなどの感染症
・気管支ぜんそく（呼吸が苦しくなることがある）
・肺結核
・COPD（たばこ病）　など

たんが出ない乾いたせき

コンコン ケンケン

・百日せき
・マイコプラズマ肺炎
・アレルギー性のせき
・せきぜんそく（せきだけで、呼吸困難を伴わない）
・気胸
・心因性のせき　など

★感染症のせきには細菌やウイルスが含まれています。人に向けてせきをしないように、マスクをしましょう。

せきは体の中に入った異物を体の外へ出そうとする生体防御の反応です。しかし、何週間もせきが続く場合は、体に何らかの異常が起きていることを知らせるサインと考えられます。せきはよく見られる症状ですが、放置すると悪化する疾患の場合もあるため、適切な対処が望まれます。

長引くせきには注意が必要です

通常、かぜやインフルエンザなどの感染症によるせきは、徐々によくなり、2～3週間すれば治ってきます。

しかし、せきが続く期間が長くなるほど、感染症以外の原因が多くなってきます。4～8週間以上せきが続いているときは、重大な疾患が隠れている場合がありますので、呼吸器の医師に相談してください。原因を突き止めるためには、問診・聴診のほかに血液やたんの検査、X線撮影をすることがあります。

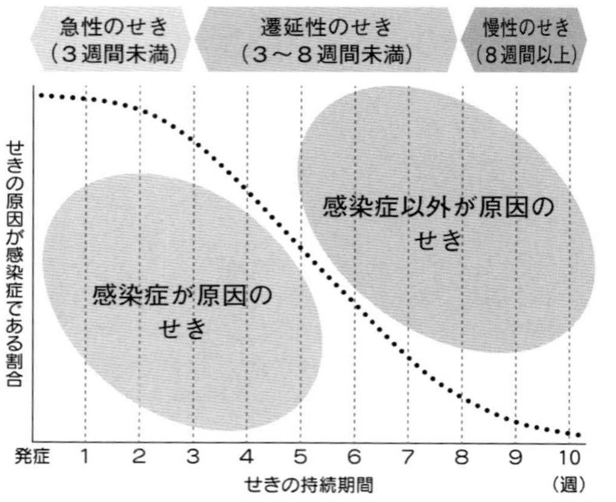

急性のせき（3週間未満）
遷延性のせき（3～8週間未満）
慢性のせき（8週間以上）
せきの原因が感染症である割合
感染症が原因のせき
感染症以外が原因のせき
発症 1 2 3 4 5 6 7 8 9 10
せきの持続期間
（週）

出典：日本呼吸器学会「咳嗽に関するガイドライン」第2版，p.7, 2012 より

医師に伝えることのリスト

的確な診断をしてもらうために、できるだけ正確な情報をお医者さんに伝えましょう。

せきの続いている期間　□ 3週間未満　□ 3週間以上8週間未満　□ 8週間以上

どんなせきですか　□ 湿ったせき（ゴホゴホ、ゼーゼー）　□ 乾いたせき（コンコン、ケンケン）

よく出る時間帯　□ 起床時　□ 夜中、明け方　□ 運動時

生活習慣など　□ ペットを飼っている　□ 家族が喫煙している

せき以外の症状（発熱、鼻水、息苦しいなど）

（　　　　　　　　　　　　　　　　）

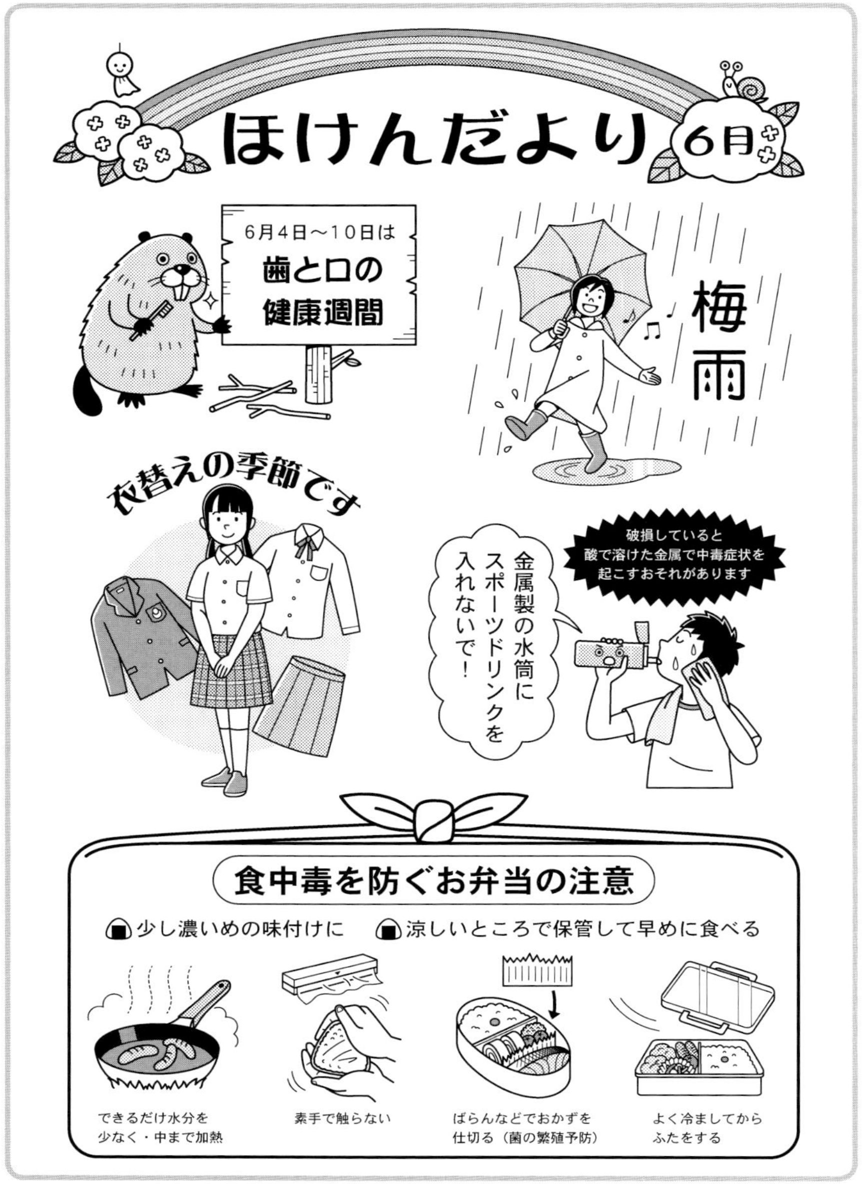
ほけんだより 6月
6月4日～10日は
歯と口の
健康週間
梅雨
衣替えの季節です
金属製の水筒に
スポーツドリンクを
入れないで！
破損していると
酸で溶けた金属で中毒症状を
起こすおそれがあります
食中毒を防ぐお弁当の注意
少し濃いめの味付けに
涼しいところで保管して早めに食べる
できるだけ水分を
少なく・中まで加熱
素手で触らない
ばらんなどでおかずを
仕切る（菌の繁殖予防）
よく冷ましてから
ふたをする

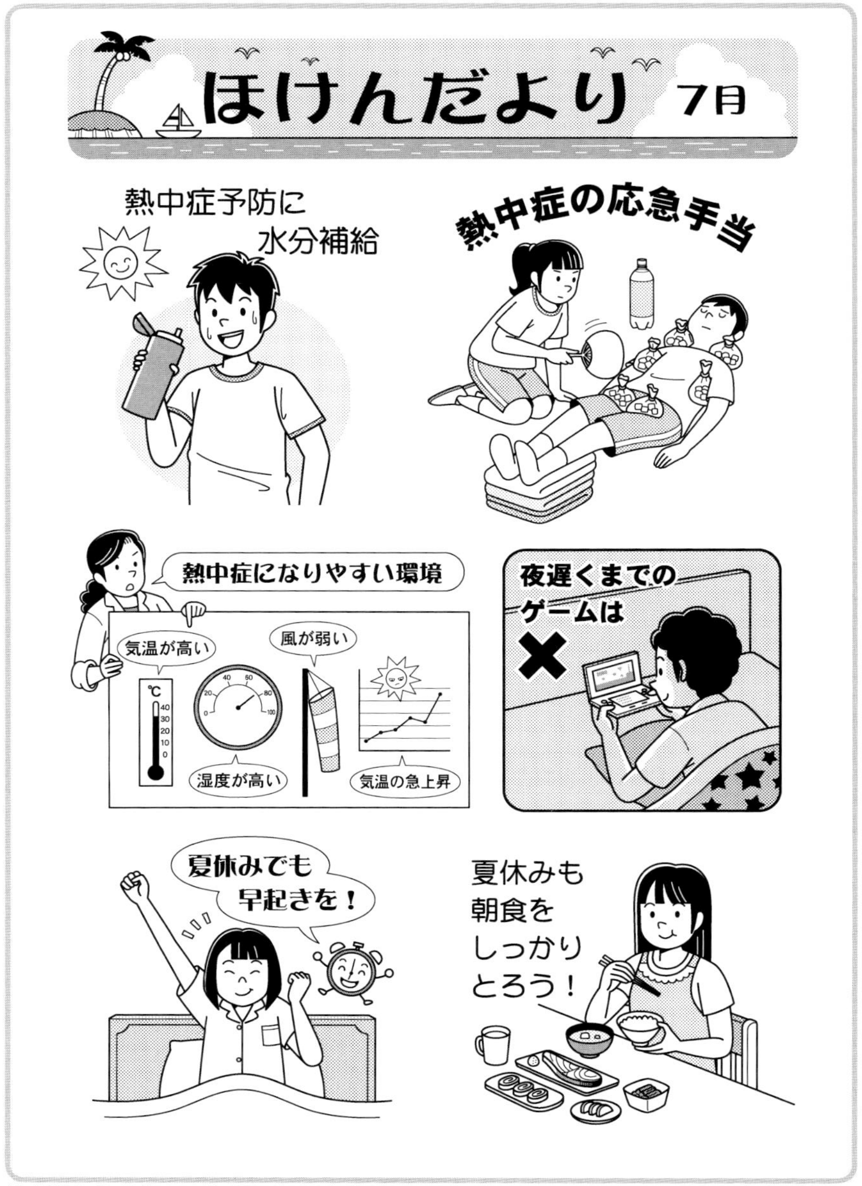
ほけんだより 7月
熱中症予防に
水分補給
熱中症の応急手当
熱中症になりやすい環境
気温が高い
風が弱い
湿度が高い
気温の急上昇
夜遅くまでの
ゲームは
夏休みでも
早起きを！
夏休みも
朝食を
しっかり
とろう！

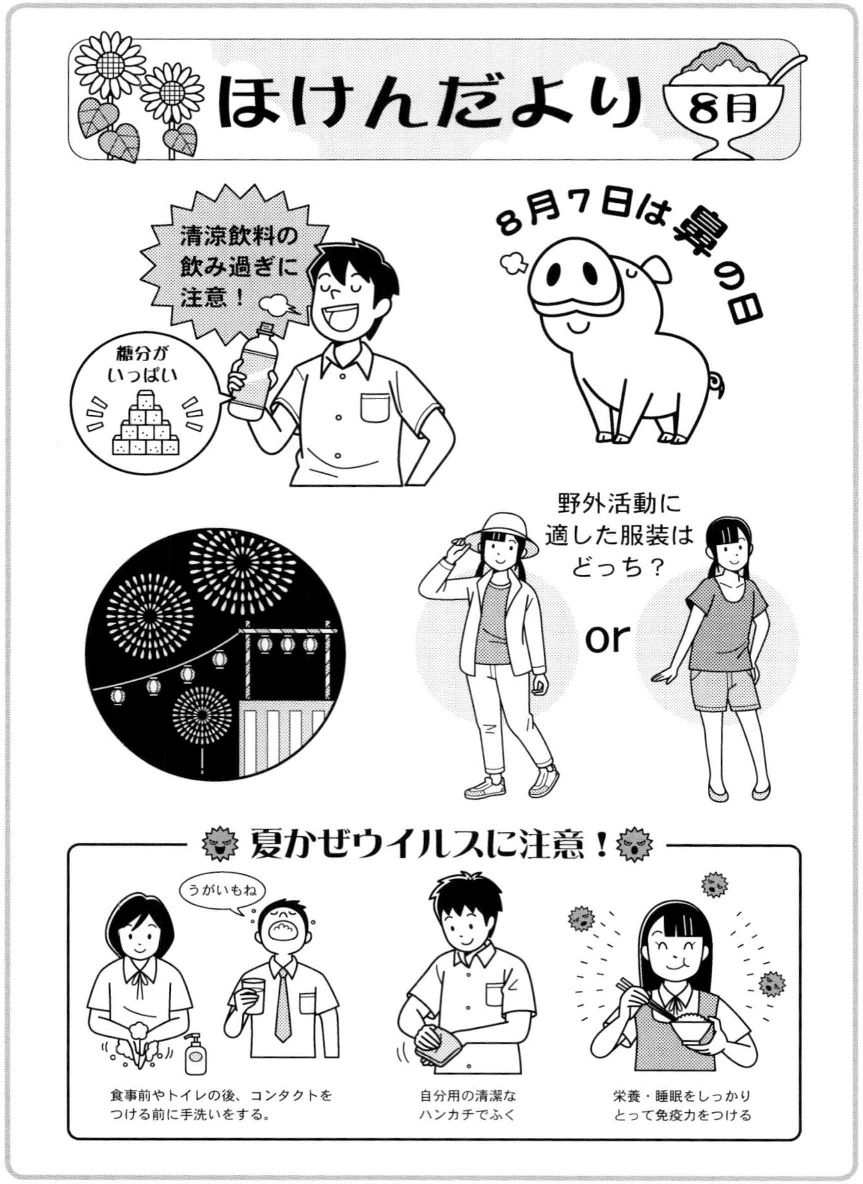
ほけんだより
8月
清涼飲料の飲み過ぎに注意！
糖分がいっぱい
8月7日は鼻の日
野外活動に適した服装はどっち？
or
夏かぜウイルスに注意！
うがいもね
食事前やトイレの後、コンタクトをつける前に手洗いをする。
自分用の清潔なハンカチでふく
栄養・睡眠をしっかりとって免疫力をつける

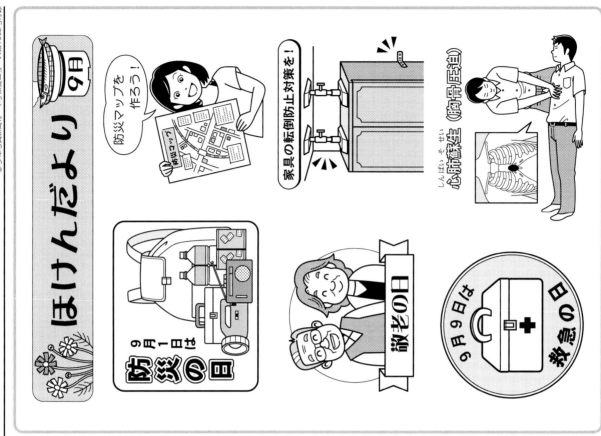

ほけんだより
9月
9月1日は
防災の日
防災マップを作ろう！
防災マップ
敬老の日
家具の転倒防止対策を！
9月9日は
救急の日
心肺蘇生《しんぱいそせい》（胸骨圧迫）

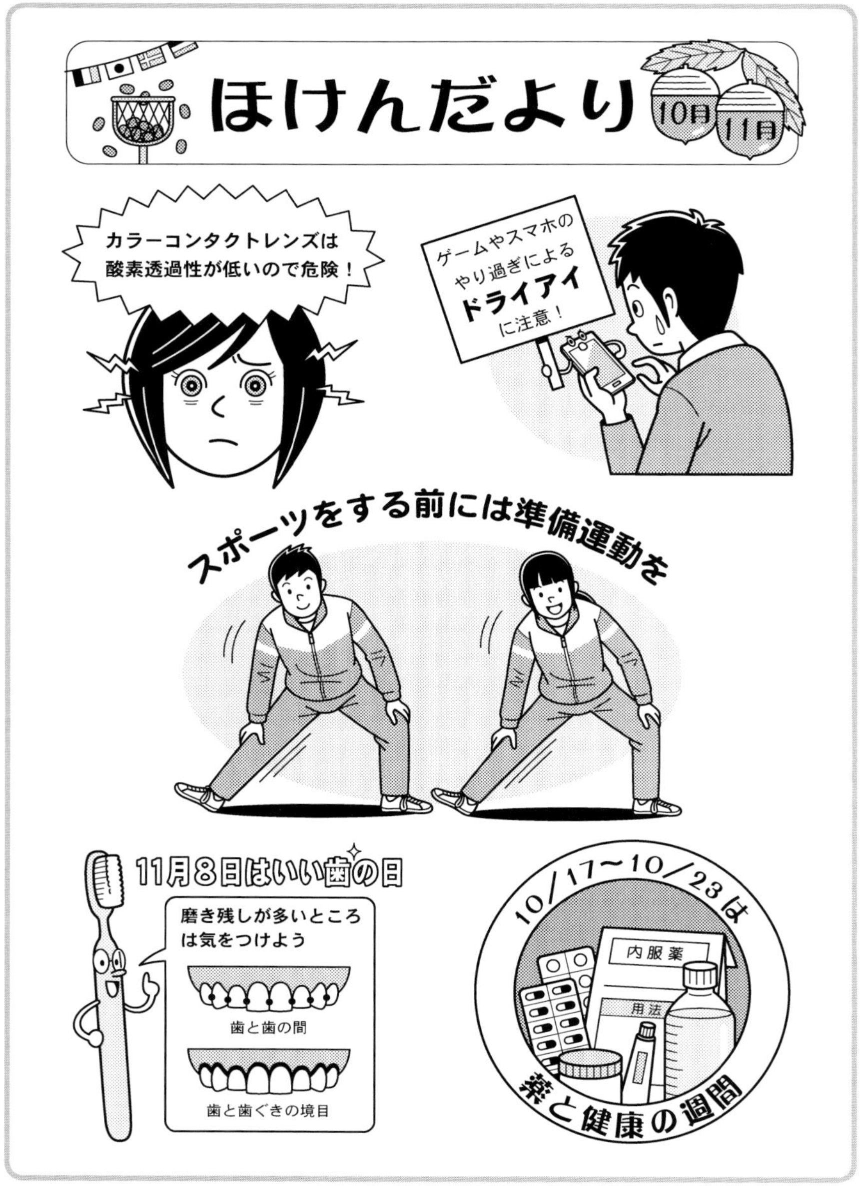

生徒や保護者向けの「たより」等にイラストを使った場合は、「たより」を保護者に配布する目的に限り、ホームページまたはメールで配信することができます。

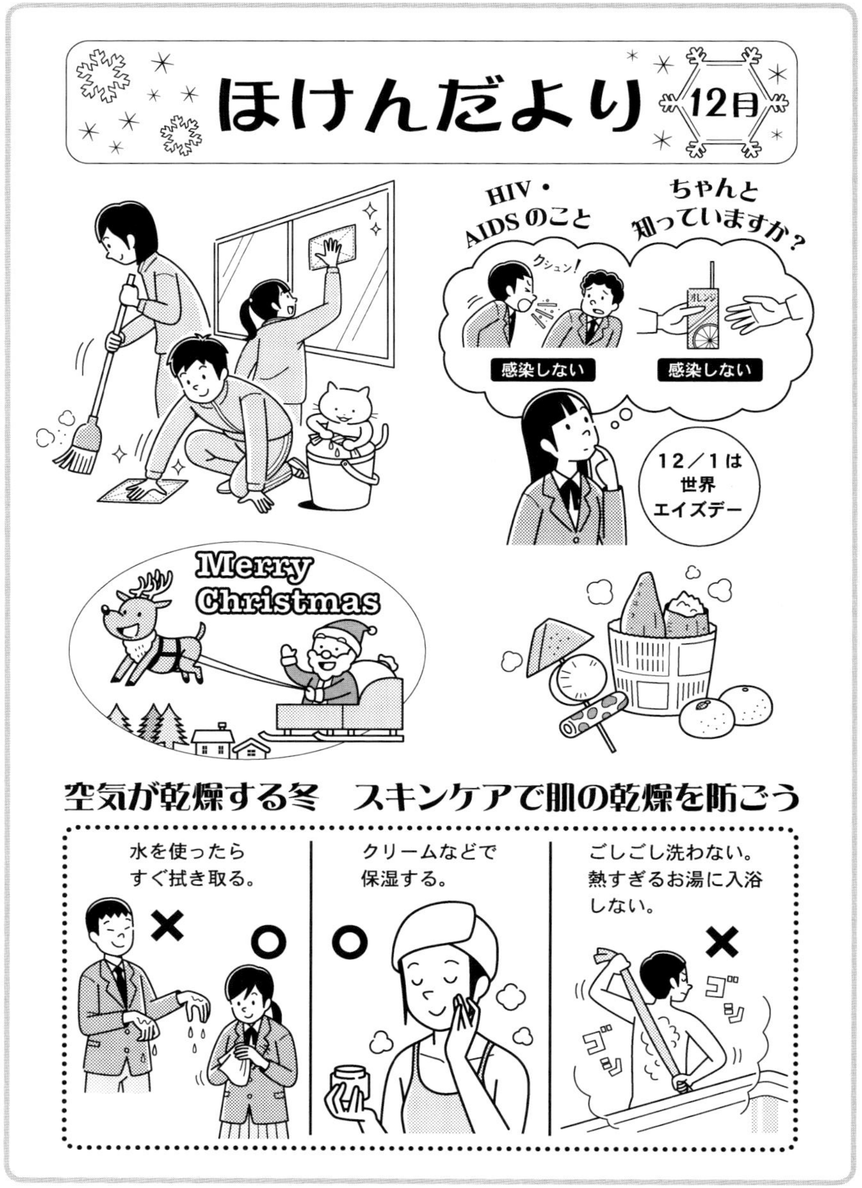

生徒や保護者向けの「たより」等にイラストを使った場合は、「たより」を保護者に配布する目的に限り、ホームページまたはメールで配信することができます。

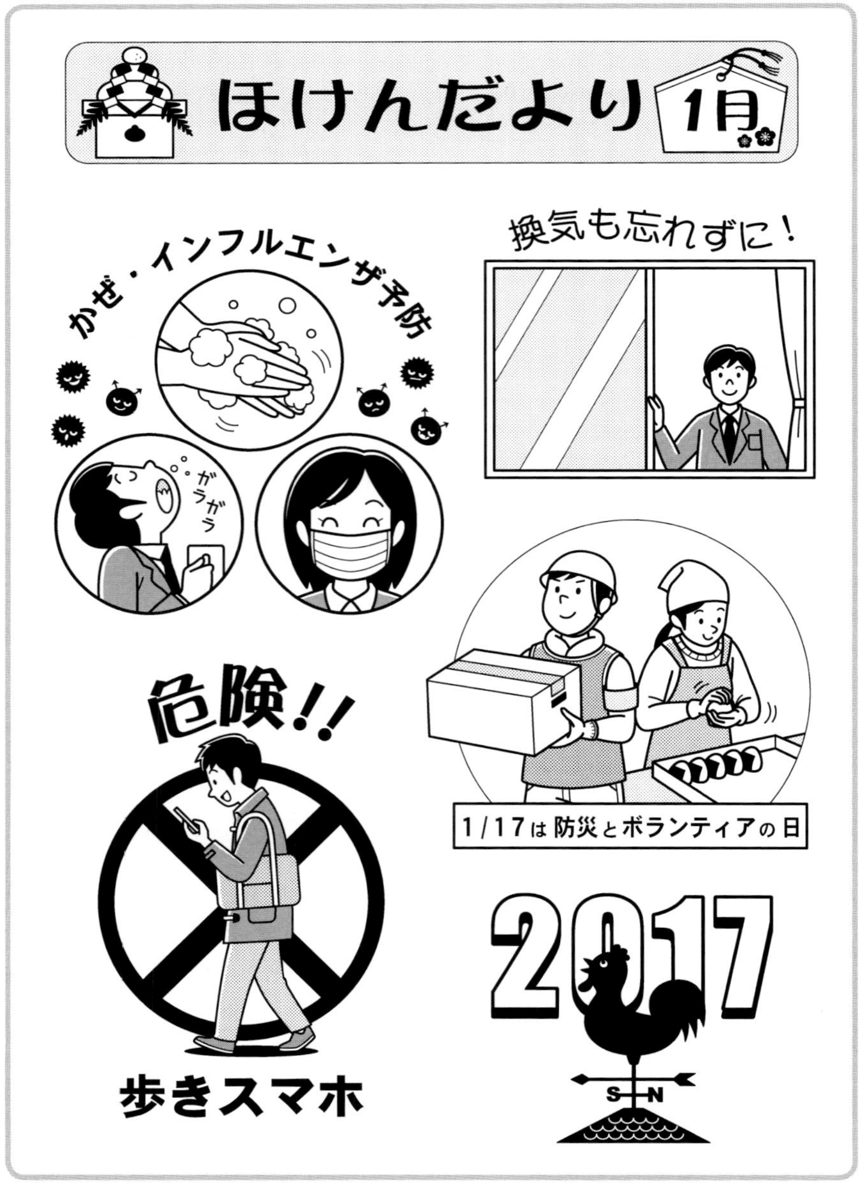

生徒や保護者向けの「たより」等にイラストを使った場合は、「たより」を保護者に配布する目的に限り、ホームページまたはメールで配信することができます。

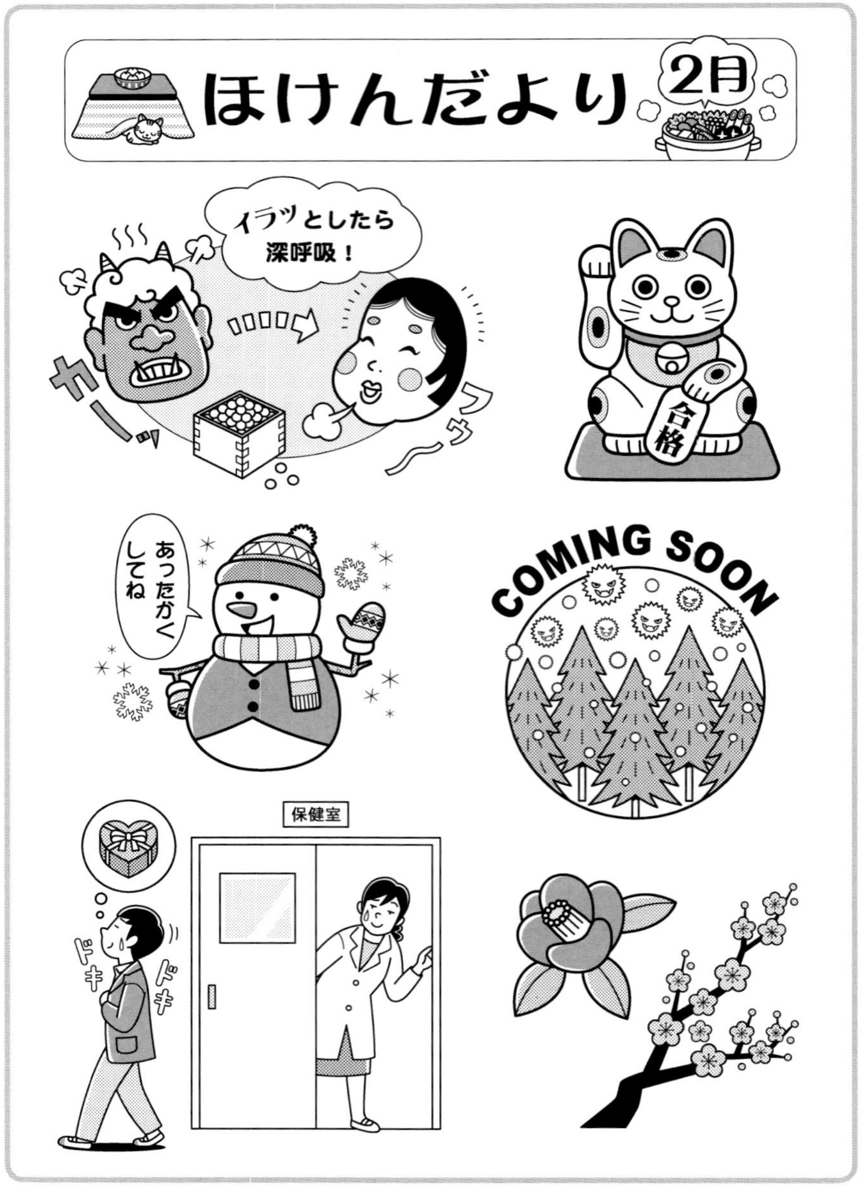

生徒や保護者向けの「たより」等にイラストを使った場合は、「たより」を保護者に配布する目的に限り、ホームページまたはメールで配信することができます。

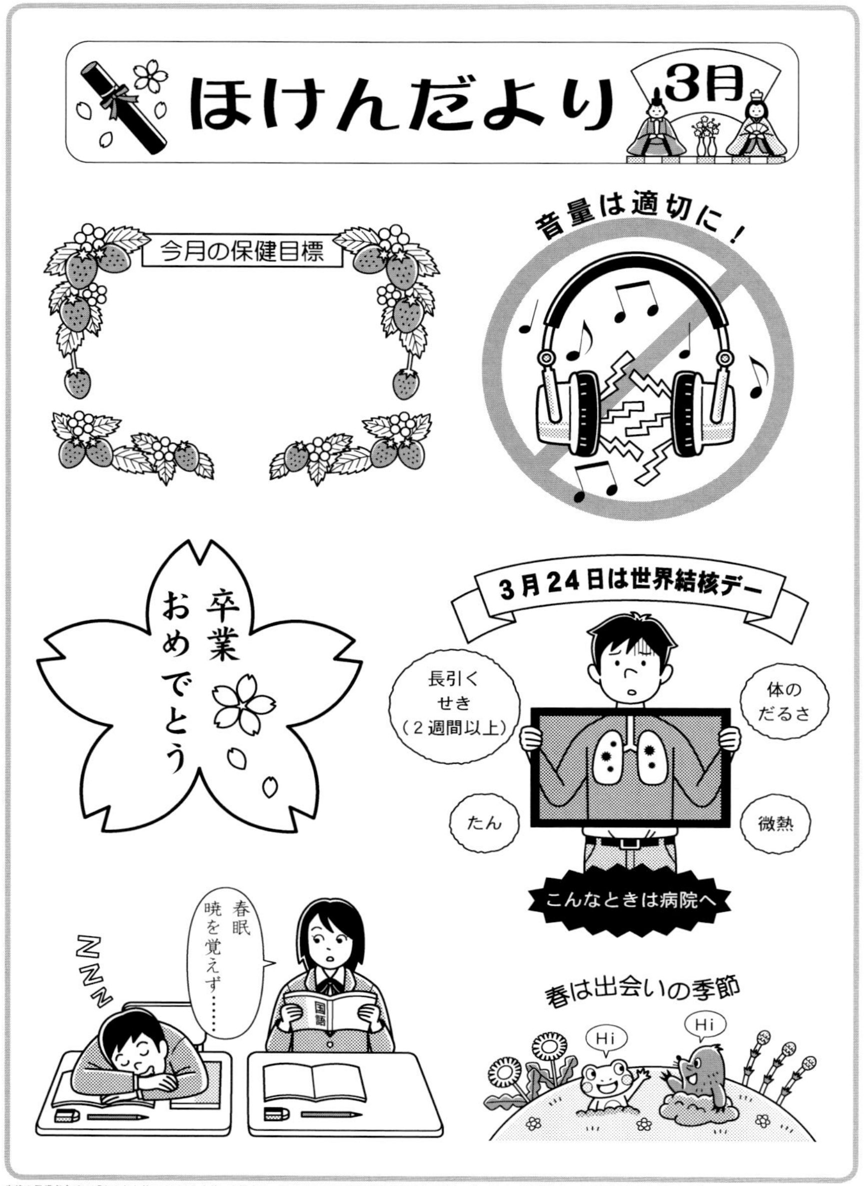
ほけんだより 3月
今月の保健目標
音量は適切に！
卒業 おめでとう
3月24日は世界結核デー
長引くせき（2週間以上）
体のだるさ
たん
微熱
こんなときは病院へ
春眠暁を覚えず……
ZZZ
春は出会いの季節
Hi
Hi

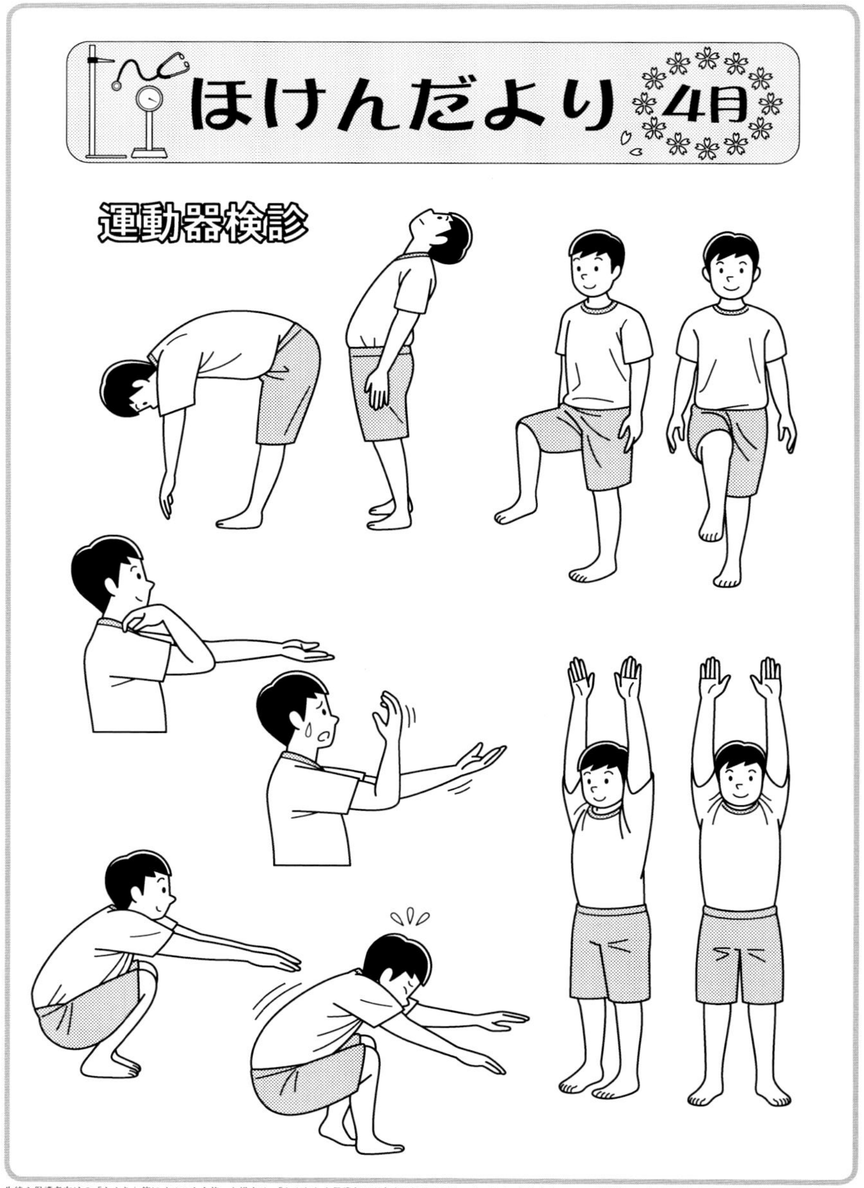
ほけんだより 4月
運動器検診

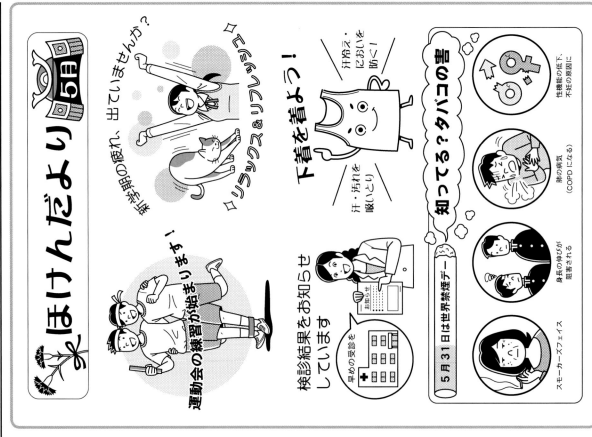

ほけんだより
5月
運動会の練習が始まります！
新学期の疲れ、出ていませんか？
リラックス＆リフレッシュ
検診結果をお知らせしています
早めの受診を
お知らせ
下着を着よう！
汗・汚れを吸いとり
汗冷え・においを防ぐ！
5月31日は世界禁煙デー
知ってる？タバコの害
スモーカーズフェイス
身長の伸びが阻害される
肺の病気（COPDになる）
性機能の低下、不妊の原因に

中学保健ニュース

アンケートひろば

「食物アレルギー」アンケート結果編

昨年の11月28日号に封入したアンケートで、みなさまに「食物アレルギー」の対応の実際についてお聞きしたところ、中学校226校、高校75校からご回答をいただきました。今回はその結果についてご紹介します。

■今までの勤務校で生徒の食物アレルギー対応をした経験はありますか？

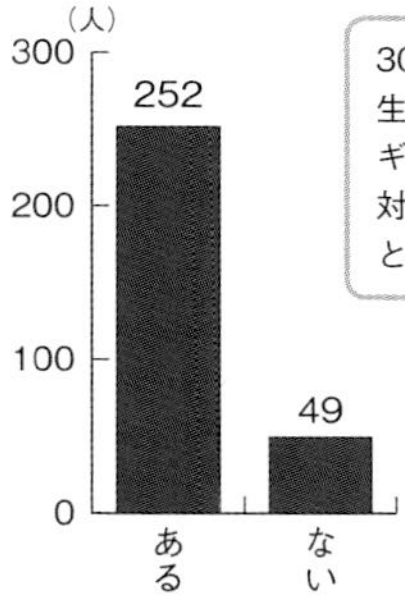

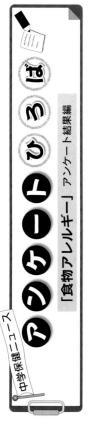

301人中252人の先生方が、食物アレルギーについて何らかの対応をした経験があると回答。

■「ある」と答えた先生にお聞きします。その際、どのような対応をされましたか？

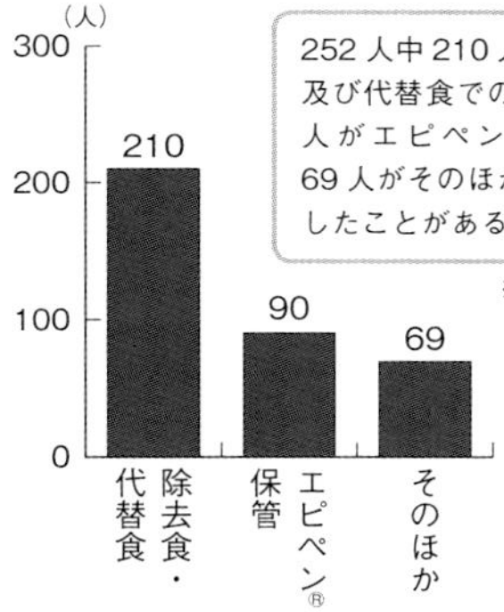

252人中210人が除去食及び代替食での対応、90人がエピペン®の保管、69人がそのほかの対応をしたことがあると回答。

※複数回答あり

除去食・代替食対応や、児童生徒のエピペン®の保管以外で、食物アレルギー対応をされた先生方は、次のような対応のご経験がありました。

保護者との連携

- 学校生活管理指導表を提出してもらう。
- 保護者との面談、連絡ノートで定期的にやりとりしている。
- 給食献立食材を、学校と家庭の相互でチェック。
- 希望者に給食献立食材の一覧を配布

本人への指導

- 受診を勧めるところから。
- 高校は行動範囲が広がるため、家と学校以外の場での対応について、本人の知識を深めるために指導した。

体育・調理実習

- 運動誘発アナフィラキシーの生徒の時間割では、1、2、5、6時間目に体育が当たらないように配慮。
- 小麦を原因とする運動誘発アナフィラキシーの生徒がおり、給食でめん等が出て、5、6時間目に体育のときは、保健室で預かっている補食（栄養補給ゼリー）を食べるようにしていた。
- 家庭科の調理実習で、りんごの皮むきをじゃがいもに代えてもらった。

宿泊行事

- 修学旅行時のアレルギー対応でホテルや弁当業者との打ち合わせ。

突然の発症

- アレルギーの診断が出ていなかった生徒が発症し、軽度の症状だったため、応急処置と経過観察をし、病院を受診させた。
- 学校への届け出はそばアレルギーだったが、カニでアナフィラキシーを起こした生徒がいた。救急車で搬送し、その後エピペン®を持参するように。

主治医・教職員等との連携

- 主治医と連携し、発作の対応をマニュアル化した。
- 教職員の研修を企画（エピペン®の使い方や、当該生徒の状況を周知）
- エピペン®は本人が持参し、エピペン®が入っているポーチなどを撮影しておき、写真を教職員へ周知。
- アレルギー食専門の栄養士と保護者、学校との面談を実施した。
- 消防署、教育委員会との連携

■食物アレルギーについて、知りたいことはありますか？

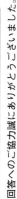

《回答ピックアップ》

実際の事例／他校での対策

- 実際に起きたケース、ヒヤリハット事例について知りたい
- 他校ではどんな対応、研修をしているか？（シミュレーション訓練、保護者との連携方法など）
- 弁当食の学校ではどんな対策をしているか？
- 修学旅行などの学校行事での対応事例
- どのような個人カルテを作成しているか
- 食物アレルギーについてのガイドラインを市町村で作っても、自校式給食の場合、実対応が各校に任されることが多いように思うが、ほかの地域ではどうなのか？

食物アレルギーの病態、対応について

- 初期症状でこれだけは見逃してはいけない危険な兆候
- アレルギー症状が出なくなる平均年齢を知りたい
- 食物アレルギーは完治するのか？ 現在主流の治療法は？
- 食物アレルギーに遺伝はあるのか？
- 判断が難しい軽微な症状でも、管理指導表は必要なのか
- 災害時にはどのような補助食品を用意したらいいか
- エピペン®の薬理作用について
- エピペン®処置をした後、病院へ行くまでに注意すべきことは？
- 経口負荷試験について詳しく知りたい
- 口腔アレルギーについて詳しく知りたい
- 今まで問題のなかった子が、急に症状が出るのはなぜなのか？
- ノーマークだった生徒に症状が出たとき、的確に判断できるようにするには
- 小学校ではアレルギーが出ていたが、高校生になり症状がなくなってきた生徒への対応は？

みなさんの声は、今後の紙面づくりに生かさせていただきます。

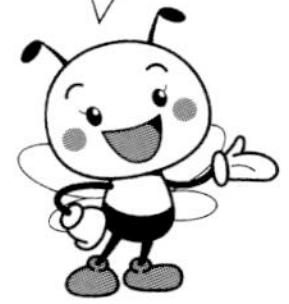

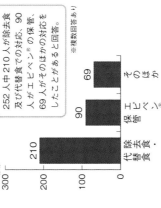

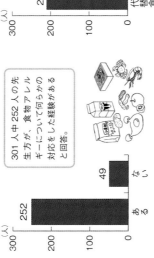

回答へのご協力誠にありがとうございました。

挙げていただいた疑問については、弊社刊行の『学校現場の食物アレルギー対応マニュアル』（小俣貴嗣／井上千津子監著）も、理解の一助となるかと思います。食物アレルギーの基礎知識のほか保育園、小・中・高等学校などさまざまな現場での多くの事例の掲載や、生徒・保護者向けに使える資料などを収録したCD-ROMも付録としてついていますので、ぜひご一読いただければと思います。

また、今年度は食物依存性運動誘発アナフィラキシーをテーマにした掲示用写真ニュースも予定しておりますので、ぜひご活用ください。

中学保健ニュース

アンケートひろば

「養護教諭の服装・保健室」アンケート結果編

今回は4月8日号に封入いたしました「養護教諭の服装・保健室」についてのアンケート結果を発表します。中学校 52 校、高校 23 校から回答をいただきました。

■Q. 1普段の勤務中は、どのような服装をしていますか？

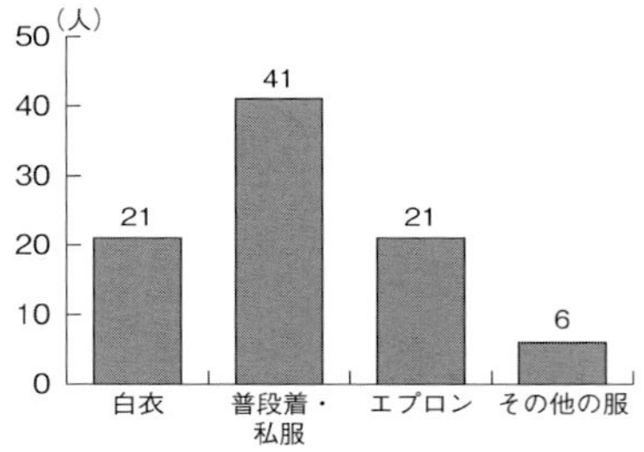

N=75（中学校・高校の合計数、一部複数回答あり）

■Q. 2勤務中はどのような靴を履いていますか？

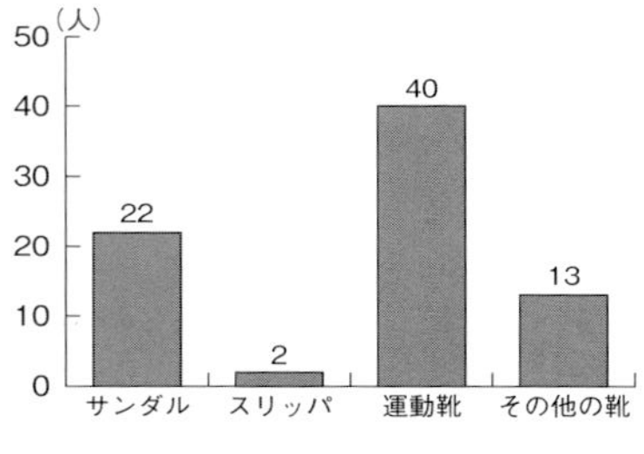

N=75（中学校・高校の合計数、一部複数回答あり）

勤務中の服装は、中学校では普段着・私服が多く、高校では白衣の割合が増えるという特徴がありました（高校では白衣と普段着・私服が同数）。白衣やエプロンは、「服が汚れるのを防ぐ」「養護教諭だとすぐにわかってもらえるから」という理由が多く、普段着は「生徒に親近感を持ってもらえる」という声がありました。

●白衣
・生徒数が多いので、誰が養護教諭かすぐにわかるように
・ポケットが多いので小物を持ち歩きやすい、汚れても気にならない
・清潔なイメージを保つため、目立つ（生徒が認識しやすい）
・健康診断のある日は白衣を着て健康診断があることを生徒や教職員にアピール
●普段着・私服
・動きやすい、生徒との話題作りのきっかけになるから
・白衣だと相手もかまえてしまってリラックスできなさそうなので、基本的にズボン着用
・いつも洗える服が基準、白衣は毎日洗うのが大変
・「勤務中はジャケット着用」という内規がある
●エプロン
・汚れることを気にせず動ける、周りの人から養護教諭だとわかってもらいやすい
・白衣は近寄りにくい印象や恐怖心を持つ子どももいそうなので
・ポケットにティッシュ、キズテープなどを入れられる
・医療用を使用、ケガで出血した生徒に対しても服の汚れを気にせずに対応できるようにしている

勤務中の靴については、中学校では運動靴が圧倒的に多いのに対し、高校では運動靴よりもサンダルの方が少し多いという結果になりました。運動靴は「動きやすい」「緊急時も走れる」という理由が多く、サンダルについては、「脱ぐのが楽」「蒸れない」という理由がありました。高校ではナースシューズを履いている先生もいました。

■Q. 3保健室で以下のものを使用していますか？

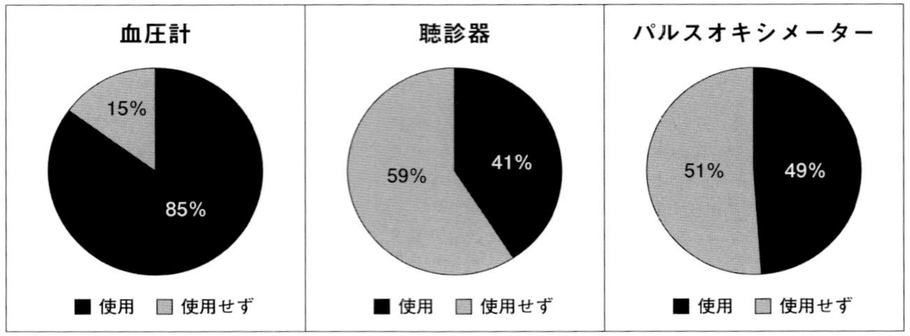

血圧計、聴診器、パルスオキシメーターの使用状況を尋ねたところ、上記のような結果になりました。パルスオキシメーターの使用に関しては中学校で３割、高校で８割となり、大きな違いがありました。

■Q. 4保健室で活用しているアイテムはありますか？

保健室で活用されているアイテムとして、さまざまなものを挙げていただきました。遊べるものや癒やしグッズなど、生徒に関心を持ってもらえるようなものをたくさん活用していることがわかりました。

・ディズニーのぬいぐるみなど
・マッサージ用バイブレーター
・トリアージ用マット（赤、緑、黄色）
・書籍（保健関連）、生徒用の本（身体や心に関するもの）
・クッション、ひざかけ
・バランスボール
・折り紙
・サインペン
・絵本
・何でも相談ノート、何でも書いていいつぶやきノート
・電気あんか
・動物の写真集（犬や猫の話で盛り上がる）
・砂時計
・パズル
・積み木
・造花
・パンジーなどの花
・肩もみほぐし棒
・ロッキングチェア
・福笑い、占い（手作り）
・ひざかけ
・あやとり用毛糸
・水槽とグッピー
・CDデッキ
・生徒が書いたアニメのイラスト
・キティちゃんのカレンダー
・手のひらサイズの木製の動物たち
・クラフトペーパーで作った骨格
・日めくりカレンダー（名言や絵があるもの）
・デスクに乗るサイズの人体骨格標本
・アロマ
・空気清浄機
・自律神経を整える音楽
・生き物を飼育（ミドリガメ、錦鯉《にしきごい》、ドジョウ）
・湯たんぽ
・少年写真新聞社の封筒を再利用して嘔吐《おうと》袋に
・水が入ったスプレー（生徒が虹を作ったりして遊んでいる）
・塗り絵セット
・季節に合った飾り
・オルゴール
・シーモンキー（小型の甲殻類）
・プチプチ（梱包材《こんぽうざい》）

回答へのご協力誠にありがとうございました。

中学保健ニュース

アンケートひろば

「性教育」アンケート結果編

4月8日号に封入したアンケートで、みなさまに「性教育」についてお聞きしたところ、中学校26校（高校12校）からご回答をいただきました。今回はその結果についてご紹介いたします。

■勤務校で、性教育の授業（TTを含む）を行っていますか？（中学）

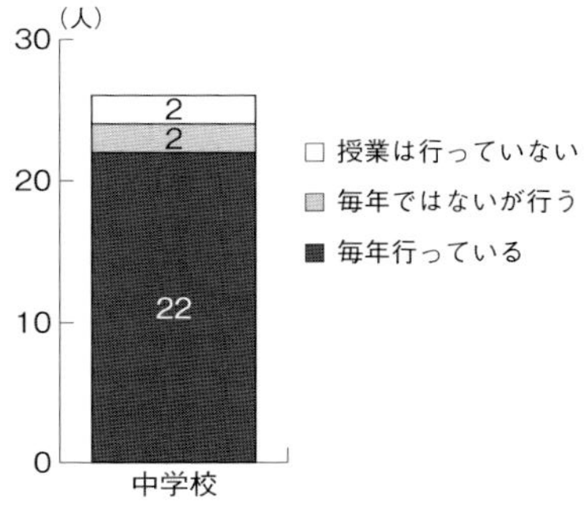

26校中22校の先生が毎年性教育の授業を行っていると回答。
助産師や保健師を招いてお話ししていただいたり、妊婦の疑似体験を行ったりする学校が多いようです。

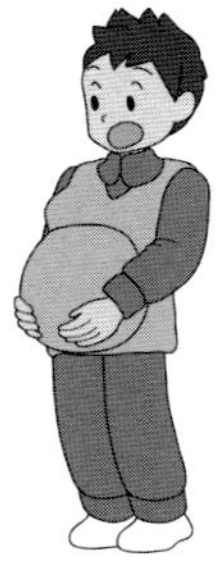

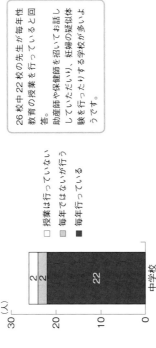

「授業を行っている」と回答された先生方に、どのような内容で行っているかをお聞きしたところ、次のような結果でした。

■どのような内容の授業を行っていますか？（中学）※複数回答あり

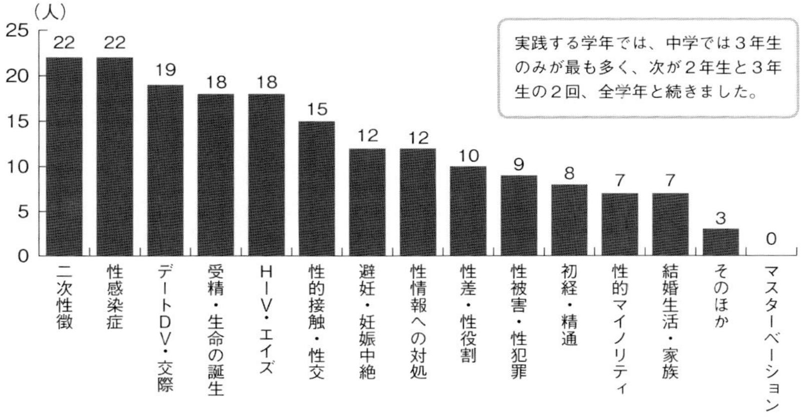

実践する学年では、中学では3年生のみが最も多く、次が2年生と3年生の2回、全学年と続きました。

二次性徴については1年生、男女交際やデートDVについては2年生、性感染症、HIV・エイズについては3年生、受精や出産については1年生と3年生で指導するケースが多いようです。

実施する時期は、夏休みに入る前の6～7月頃や年末の12月、学年末・卒業前の2～3月が多いようです。時間は多くが1学年につき1時間ですが、1学年で2～4時間行っている学校も。保健体育のほか、総合学習、道徳、学活の時間を使って実施されています。

■性教育を行う上で、困難と感じることはありますか？（中学・高校）

《回答ピックアップ》

時間の確保
・行事や授業時間の確保のため、性教育の時間がなかなかとれない。
・伝えたいことがありすぎて1時間では足りない。性的マイノリティの話をしたいが、デートDVも重要でどちらも捨て難い。

教職員の理解
・教員の意識に差がある。
・本校の生徒には深い内容の性教育は生々しすぎるという声が上がった。しかし、知識の乏しい生徒が高校へ進学し、妊娠するかもしれない事態になった。
・担任の先生や体育の先生がこうしたいと思われることと、養護教諭が必要だと思うことが異なったときの対応（基本的には担任や体育の先生の考えに合わせている）。

各家庭による価値観の違い、生徒の個人差
・生徒の家庭にもいろいろな形があるので、少々気を使う部分はある。
・男女一緒の会場だと気恥ずかしさがあるようで、質問等がなかなか出ない。

教材・外部講師について
・学校にある教材が限られていて、欲しい資料がなかなかない。

LBGTについて
・LGBTを配慮した上での男女交際の指導。
・セクシュアリティについて悩んでいるかもしれない子へのアプローチ。

そのほか
・男性教諭が女子生徒に説明するのが大変そう（ハラスメントにならないよう教材選びを工夫しています）。
・全体指導では、本当に伝えたいことや伝えたい対象がぼやけてしまう。また、好奇の目で見られてセクシュアリティを隠すようになるのではという心配もある。
・性教育の内容は理解していても、自分と重ね合わせて考えることができていない。

■どのような教材や資料が欲しいですか？（中学・高校）

《回答ピックアップ》

・授業の導入に使える20～30分くらいの視聴覚教材（中学生が出演するもの、アニメなど）。
・LGBTに関する資料。
・デートDVのロールプレイ教材（健全なバージョンとセット）。
・受精や妊娠のしくみは、パワーポイントより温かみのある教材で行いたい。
・胎児の成長がわかる等身大のイラスト。
・妊婦さんのリアルな生活についての資料。
・各校の実態に合わせて、内容を作り変えることができるパワーポイントのスライド。
・他校の取り組みについて知りたい。
・中絶数、出産数など具体的な数値のデータ。
・生徒の心にすとんと落ちるピアな立場の人からのメッセージ。
・さまざまな場面設定があるマンガ（セリフを考えるところがある）。

回答へのご協力誠にありがとうございました。

（18ページの続き）

2016年（平成28年）4月28日発行　少年写真新聞社　中学保健ニュース第1654号付録

わたります（下表）。食事スタイルとしては、西洋式食事（ファストフードや製品化された食事が多い）よりも、自然な素材を用いた伝統的な食事の方がうつ病リスクが低下することが知られています。伝統的和食は健康的ですが、塩分を控えめにし、日本人が不足しがちな乳製品もきちんととるようにするとさらによいでしょう。おやつにはヨーグルトなどで腸内細菌の改善を図るのもおすすめです。

食事は食べて栄養を補給することだけが目的ではありません。家族と一緒に会話を楽しみながら、よくかんでゆっくり味わって食べるようにすれば、おなかだけでなく心も満たされ、ストレスに負けない生活につながります。

（表）うつ病リスクを高める栄養／食生活

- 肥満、糖尿病、メタボリック症候群に結びつくカロリーの過剰摂取
- 地中海式食事や伝統的和食に比べて現代的な西洋式（西欧式）食事はリスクを高める
- 脂肪酸：n-3 系脂肪酸不足（魚に含まれる EPA や DHA の不足）
- アミノ酸：トリプトファンなど必須アミノ酸不足
- ビタミン：ビタミン B_{12}、葉酸不足
- ミネラル：鉄不足、亜鉛不足
- 嗜好品《しこうひん》：緑茶やコーヒーの予防効果

（34ページの続き）

2016年（平成28年）8月8日発行　少年写真新聞社　中学保健ニュース第1663号付録

取材ノート

～保健ニュース編集部～

中学生への靴教育

「靴の履き方」を特集した今号の掲示用写真ニュースは、保育や学校現場などを介して「靴教育」に取り組んでおられる吉村眞由美先生と、中学生への靴教育の授業を実践されている東京大学教育学部附属中等教育学校保健体育科の福島昌子先生に指導をいただきました。

中学生の多くは、福島先生の授業を受けるまで「ひも靴に正しい履き方があることを知らなかった・やったことがなかった」そうです。しかし、授業を受けて靴の持つ機能性を理解し、しっかりと靴を履くことによる変化とその効果を実感したといいます。

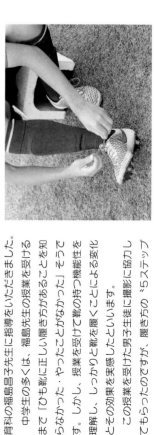

この授業を受けた男子生徒に撮影に協力してもらったのですが、履き方の〝5ステップサイクル〟をすっかり自分のものにしている様子がうかがえました。

何気ない習慣ですが、けがや疲れを防ぐ効果がありますので、ぜひ多くの中学生に身につけてもらいたいと感じました。

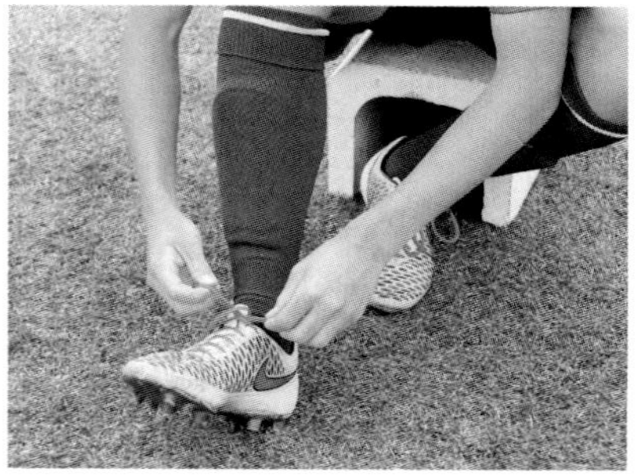

（46ページの続き）

2016年（平成28年）10月8日発行　少年写真新聞社　中学保健ニュース第1668号付録

手洗いの方法

手を洗うときに注意すべき点は、洗い残しがないようにきちんと洗うことです。図３に示したように、洗い残しが多い部分はすでにわかっています。従って、これらの洗い残しがないように手洗いを行う必要があります。そのためには図４に示すようにポイントを押さえた手洗い方法をマスターすることが大切になります。また、手洗い後には蛇口にそのまま素手で触らないこと（蛇口を閉めるときにはペーパータオルを用いる）、手の水分を拭き取るときには共用のタオルを用いないこと（ペーパータオルや個人持ちのハンカチを用います）も重要なポイントになります。

手洗いのポイントを押さえて、効果的な感染症対策を行いましょう。

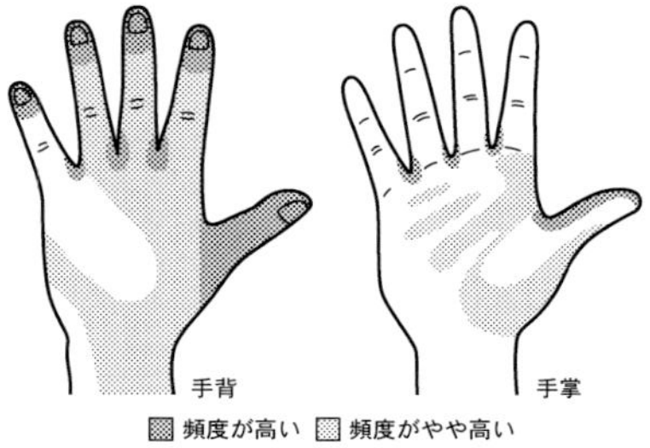

図３　手洗いで、洗い残しが多い場所
辻明良（日本環境感染学会監修）「病院感染防止マニュアル」（2001）より

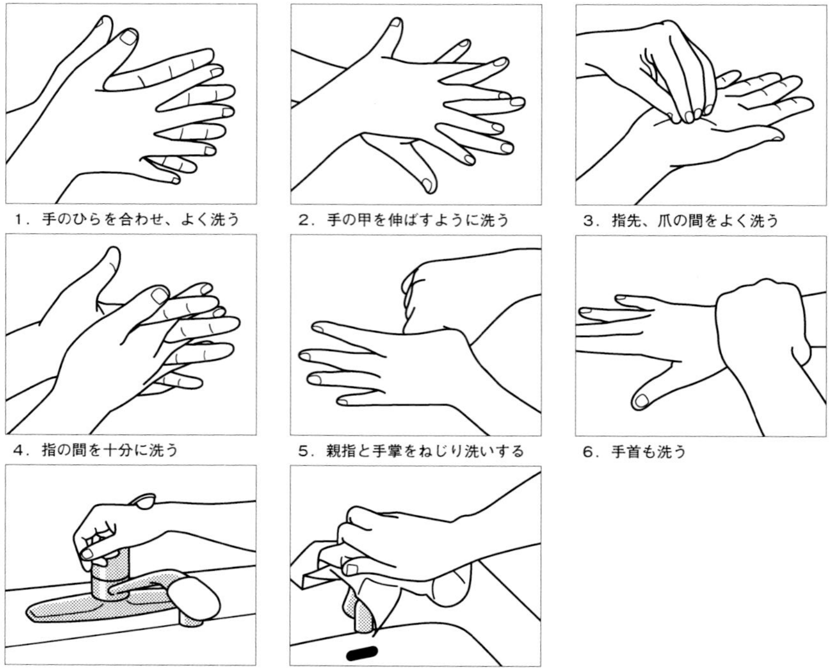

1．手のひらを合わせ、よく洗う
2．手の甲を伸ばすように洗う
3．指先、爪の間をよく洗う
4．指の間を十分に洗う
5．親指と手掌をねじり洗いする
6．手首も洗う

7．水道の栓を止めるときは、手首か肘で止める。できないときは、ペーパータオルを使用して止める。

図４　手洗い方法　厚生労働省「高齢者介護施設における感染対策マニュアル」（2013）より

(58ページの続き)

2016年(平成28年)12月8日発行　少年写真新聞社　中学保健ニュース第1674号付録

は3回くらいずつ、慣れてきたら2回くらいでもよいでしょう。中途半端な力の入れ方だと効果は期待できませんので、5秒間、8割程度の強さで力を入れます。その後、糸がぷつんと切れたイメージで、一気に力を抜き、脱力した感覚に20秒間集中してください。

利用のヒント

試験やスポーツの試合の直前など、緊張を強いられるときに、心身の緊張を和らげるのに役立つでしょう。試験や試合の前夜、緊張して眠れないようなときは、無理に眠ろうと努力せず、いったん布団から出て、この漸進的筋弛緩法を試したり、気軽に読める本に目を通したりするなどして、なるべく楽な気持ちで過ごし、眠気が自然にやってくるのを待つとよいでしょう。

パソコンの利用などで肩こりのひどい場合は、作業の間、20分から30分に一度くらい、肩の筋弛緩法の動作を行うとよいでしょう。

(62ページの続き)

2017年(平成29年)1月8日発行　少年写真新聞社　中学保健ニュース第1676号付録

してください。RICE処置を施行し、移動は松葉杖《まつばづえ》が好ましいです。緊急性はありませんが、膝関節、スポーツ専門医のいる病院への受診を指示してください。

前十字靭帯損傷の治療方針

基本的には前十字靭帯再建術という手術が必要になります。ランニング開始は術後3～5か月、競技復帰は術後10か月前後が目安です。手術して3か月前後で日常生活には支障はなくなりますが、まだ完治している時期ではないことを知ってください。

中学男子の前十字靭帯損傷では、膝関節の骨端線が閉鎖していないケースが多く、手術は待機したほうが好ましいです。高校生になってから可能になる場合もありますので、生活指導を含めた配慮が必要になります。

(参考資料)
平成24年度日本体育協会スポーツ医・科学研究報告Ⅰ.日本におけるスポーツ外傷サーベイランスシステムの構築　第3報.2013
岩噌弘志「非接触型膝前十字靭帯損傷の損傷頻度」「臨床スポーツ医学」Vol19.No9　985－99

(63ページの続き)

2016年(平成28年)5月8日発行　少年写真新聞社　中学保健ニュース第1655号付録

に残った煙や出入り口の扉の隙間から入り込む煙も含まれます。

家族が喫煙した場合、室内にいる子どもの尿中コチニン(ニコチン代謝産物)の検出率は、室内の喫煙では通常の15倍、換気扇の下での喫煙では3.2倍でしたが、戸を閉めた屋外の喫煙でも2倍あることがわかりました(図4)。

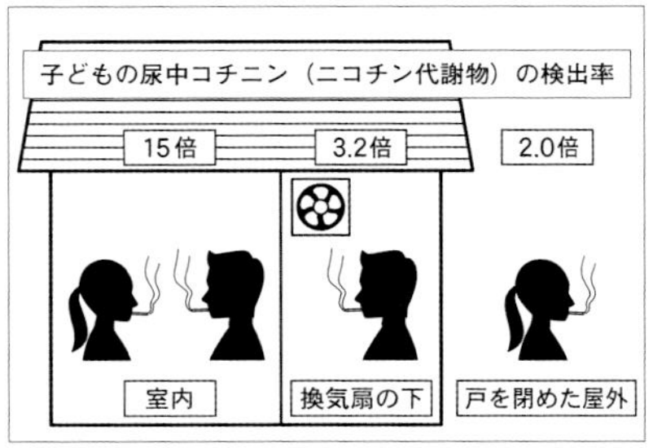
子どもの尿中コチニン(ニコチン代謝物)の検出率
15倍
3.2倍
2.0倍
室内
換気扇の下
戸を閉めた屋外

図4

最近ではこのように、「目の前に喫煙者がいなくても生じる受動喫煙」は、三次喫煙(サードハンドスモーク)と呼ばれるようになりました。

さて以上が2004年に発表された3つの論文ですが、それから12年あまりたった現在までに、受動喫煙に関する研究はさらに進みました。

受動喫煙に関して「少しくらいならいいだろう」という許容域が存在しないことが2004年に医学的論拠をもって明示されたことを説明しましたが、どの程度喫煙者から離れれば受動喫煙は防げるのかがその後の研究で確認されるようになりました。屋内に喫煙者がいる場合、タバコの煙は1秒間におよそ7メートルの速度で進み、短時間で空間全体に広がることから、空間分煙は受動喫煙の防止に意味をなさないことが明確にされました。つまり屋内に喫煙場所を設けることは受動喫煙の防止にはなりません。喫煙室を設けてもドアの開閉や喫煙室の煙の濃度によって周囲への受動喫煙は避けえないことも明らかになってきました。

受動喫煙があると子どもの病気のうち滲出《しんしゅつ》性《せい》中耳炎や気管支ぜんそくが増えます(表1)。

ほかにも受動喫煙を受けるとどのような病気が増えるのでしょうか。

受動喫煙は虚血性心疾患をはじめとする喫煙関連疾患の大きなリスク因子です。喫煙で生じる疾患のほとんどは受動喫煙でも生じます。さらに受動喫煙では、胎児への影響や乳幼児への影響も出てしまいます。乳幼児突然死症候群は母親が喫煙者の場合にもリスクが増加しますが、父親が喫煙者の場合にもリスクが増加します。気管支ぜんそくも受動喫煙で増加し、受動喫煙を防止すると減少するといわれています。

最近では、糖尿病の発症が受動喫煙と関連するとのデータも出ています。

受動喫煙による子どもへの健康影響

関連疾患・障害	リスク増加度	受動喫煙時期・発生源
乳幼児突然死症候群	2～5倍	出生前・出生後
早産	1.5倍	母体の受動喫煙
低体重出産	1.5倍	母体の受動喫煙
小児白血病・リンパ腫・脳腫瘍	1.5～2倍	出生前・出生後
気管支炎・肺炎	1.5～2倍	母親喫煙の影響大
中耳炎(急性・再発性・滲出性)	1.5倍	親の喫煙
学童のせき・たん・喘鳴・呼吸困難	1.5倍	親の喫煙
学童の気管支ぜんそく	1.5倍	親の喫煙
幼児期の喘鳴様《ぜんめいよう》気管支炎	1.5倍	親の喫煙

米国社会保健福祉省公衆衛生長官報告「受動喫煙の影響」(2006年)

表1

まとめ

喫煙者に起こる病気だけでなく、吸わない人たちにもタバコは受動喫煙を及ぼすこと、さらには受動喫煙は広範囲に生じることもわかってきました。最近では受動喫煙にさらされるペットに肺がんが増加するとの報告が出てきました。これらの結果から、屋内はもとより、屋外での喫煙も厳しく規制される方向にあるのは当然といえるでしょう。

(66ページの続き)

2017年(平成29年)2月8日発行　少年写真新聞社　中学保健ニュース第1679号付録

取材ノート

~保健ニュース編集部~

やっかいな乗り物酔い

修学旅行や遠足、宿泊学習で気になるのが、バスなどの移動中に起こる生徒の乗り物酔いだと思います。せっかくの機会ですから苦しい思い出ではなく、楽しい思い出にしてほしいところですが……。

今号をご監修いただいた高橋先生は、実験的に作り出した乗り物酔い（動揺病という）状態での各人の感受性を調査されています。それによれば、乳幼児はほとんど酔いませんが、6～10歳にかけて急速に不快症状の発現が多くなり、12歳頃に成人とほぼ同じくらいの感受性ができるようです。しかし、酔いの感受性は個人差が大きく、たった10人ほどをランダムに集めて調べても、かなり差が出るとのこと。また、普段通い慣れたバスでは全く酔わない子でも、あまり乗らない観光バスや見知らぬ道では、脳が空間をうまく認識できずに、酔ってしまうこともあるといいます。

個人差はどうしようもありません。ですが、進行方向の景色を眺めるようにしたり、睡眠不足や空腹・満腹などの脳機能を低下させる状態を避けたりして、酔いにくい状態にすることは可能です。また、最近では、良性発作性頭位めまい症により乗り物酔いを起こす若い人も多いとか。これは運動不足が原因なので、日頃から体を動かす習慣のない子は、出発の数日前からラジオ体操などをするとよいとのことです。

(70ページの続き)

2017年(平成29年)2月18日発行　少年写真新聞社　中学保健ニュース第1680号付録

脊柱側わん症検査のポイント

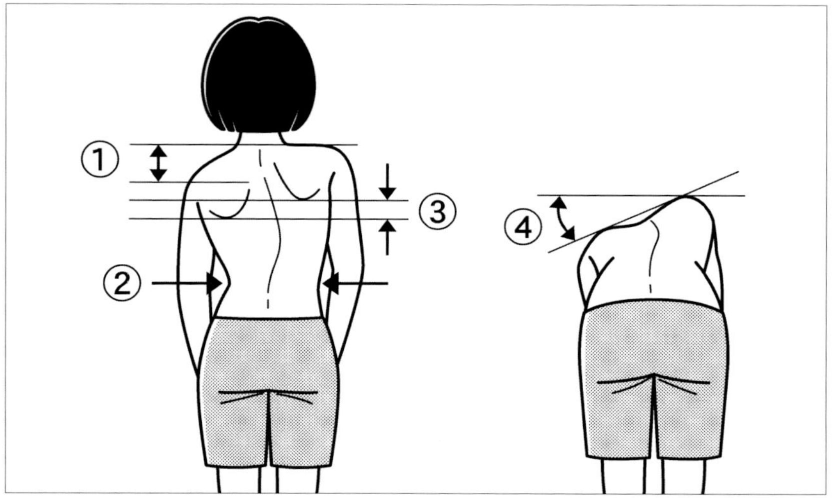

①肩の高さ　②ウエストライン（脇線）の非対称　③肩甲骨の高さ　④前屈時の肋骨《ろっこつ》隆起

(119ページの続き)

2016年(平成28年)7月8日発行　少年写真新聞社　中学保健ニュース第1661号付録

に危険な濃度の二酸化硫黄がたびたび観測されたからです。また、全国各地の温泉地域でも火山ガスによる中毒事故がたびたび起きています。温泉地域の中毒事故は、高濃度の硫化水素が原因の場合が最も一般的です。

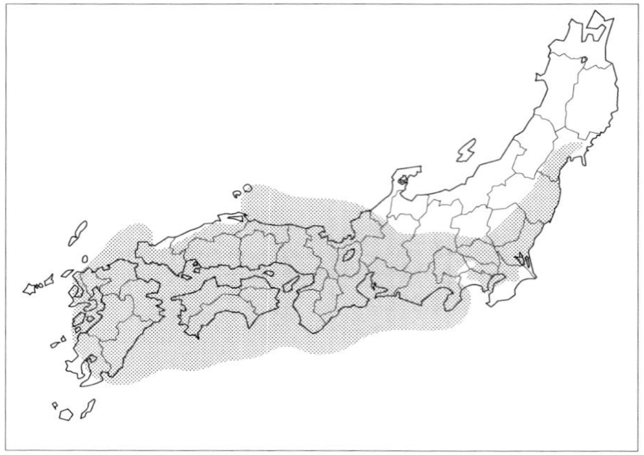

図2　1914年の桜島大噴火で火山灰が降った地域

このように、火山噴火では健康に直接、悪影響を及ぼす物質が自然現象として発生する点が、地震や洪水などの他の自然災害と大きく異なる特徴です。本稿をきっかけに、この点に十分に留意した対策を進めていただければ幸いです。

＊1 引用文献　Omori, F. The Sakura-jima eruptions and earthquakes II (On the Sound and Ash-precipitation Areas of, and on the Level Changes caused by, the Eruptions of 1914, with Historical Sketches of Earlier Sakura-jima Outbursts) *Bulletin of the Imperial Earthquake Investigation Committee.* Vol.8 No.2:55-84, 1916

(138ページの続き)

表）花粉-食物アレルギー症候群（Pollen-associated Food Allergy Syndrome：PFAS）とも呼ばれています。

花粉症の中でもカバノキ科花粉（ヤシャブシ、ハンノキ、シラカンバ）との関連性が強く、花粉症患者の20～40％がバラ科の食物を摂取した際に、口腔アレルギー症状を示すことが報告されています。

花　粉	果物・野菜
カバノキ科 シラカンバ ハンノキ オオバヤシャブシ	バラ科（リンゴ、西洋ナシ、サクランボ、モモ、スモモ、アンズ、アーモンド）、 セリ科（セロリ、ニンジン）、ナス科（ジャガイモ）、 マメ科（大豆、ピーナッツ）、マタタビ科（キウイ）、 カバノキ科（ヘーゼルナッツ）、 ウルシ科（マンゴー）、シシトウガラシ　等
ヒノキ科 スギ	ナス科（トマト）
イネ科 オオアワガエリ	ウリ科（メロン、スイカ）、 ナス科（トマト、ジャガイモ）、マタタビ科（キウイ）、 ミカン科（オレンジ）、豆科（ピーナッツ）　等
キク科 ヨモギ	セリ科（セロリ、ニンジン）、 ウルシ科（マンゴー）、スパイス　等
キク科 ブタクサ	ウリ科（メロン、スイカ、カンタロープ、ズッキーニ、キュウリ）、バショウ科（バナナ）　等

表　原因花粉と関連性が証明されている食品※

一方で、日本で最もポピュラーなスギ花粉症患者では10％程度がメロンやキウイなどの口腔アレルギー症状を示したと報告されています。

これらの患者の多くは、花粉症になった数年後にそれまで食べていた食品に対し、口腔アレルギー症候群を発症して食べられなくなっています。また花粉症増悪時に連動する季節性変動を伴うこともあります。

※表以外にも、まだ関連性が十分証明されていない組み合わせもあります。

（165 ページの続き）

おわりに

おわりに本会が編集し､富山県が発行した『ひきこもりと向き合う～家族へのヒント～』※1所収の、「ひきこもり家族自助会 とやま大地の会」会員の手記を紹介します。

> 長男も次男も高校時代から不登校になりました。私は不安に押しつぶされ、いろいろなところに相談に行きましたが、結局学校には戻れませんでした。不安は消えなかったけれども、当時は「学校から離れたら何とかなる」と思っていました。不登校の先にひきこもりがあるなんて思ってもみませんでした。それから６年、長男は相変わらず家から出ません。たまに自転車で本屋やコンビニに行きますが、ほとんど自分の部屋でパソコンのゲームをして過ごしています。最近になって、ようやく家族と一緒に食事をするようになりました。次男は自動車の免許を取りました。就職はまだ先でしょうが、彼なりの人生を歩むでしょう。（以下略）

次回以降は、ひきこもりの経験を持つ若者本人、家庭において共に苦悩し、生活を支えている 家族の声を交え、学校に求められる対応について述べてみたいと思います。

	不登校経験	特別な支援	学習障害	発達障害
定時制	31.3%	7.0%	2.9%	4.0%
通信制	14.6%	8.5%	1.5%	3.0%

※７の表５、表７より作成

表３　不登校経験等について

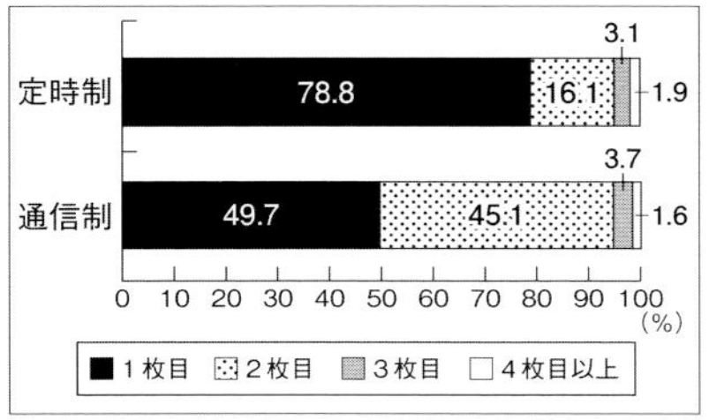

※７の〔３－３〕図より作成

図２　現在の学校は何校目か

2015 年読者アンケート 人気テーマベスト 10

※複数回答可

昨年11月28日号で行った読者アンケートにてお聞きした『中学保健ニュース』でよかったテーマ」上位ベスト10（2014年12月8日号～ 2015年11月28日号までのB２判紙面）を発表します。

第１位
「ネットの会話での トラブルを防ぐには」
（2015 年５月８日号）
62 票

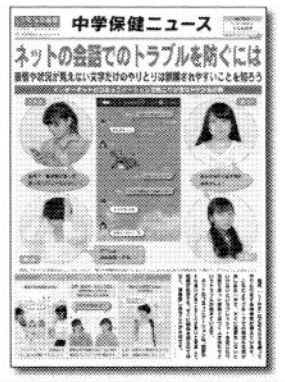

第２位
「熱中症の予防　救急処置 キーワードは FIRE」
（2015 年５月 18 日号）
58 票

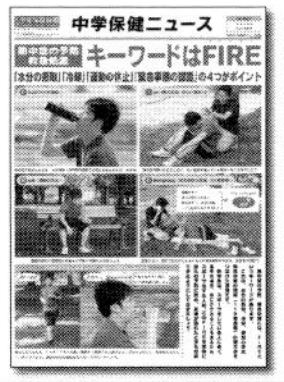

第３位
「常掲用 日常的なけがの応急手当」
（2015 年７月 18 日号）
50 票

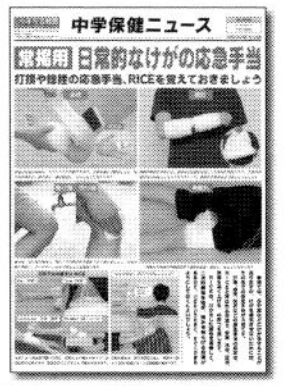

第４位
「インフルエンザの感染拡大防止に重要 せきエチケット」
（2015 年 11 月 18 日号）
49 票

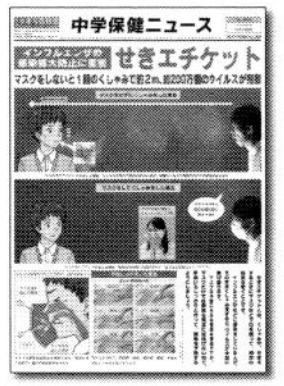

第５位
「ゲームのやりすぎで 低下する視力」
（2015 年９月 18 日号）
42 票

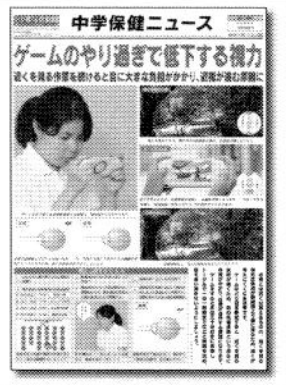

第６位
「爪のおしゃれで起こる トラブルに注意」
（2015 年７月８日号）
40 票

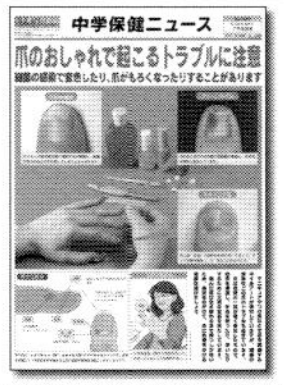

第７位
「ノロウイルスの “不顕性感染”に注意」
（2015 年 11 月 28 日号）
39 票

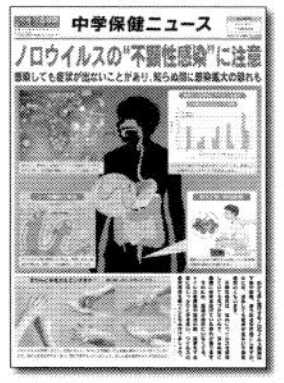

第８位
「自分と相手を大切にする 付き合いって？」
（2015 年８月８日号）
36 票

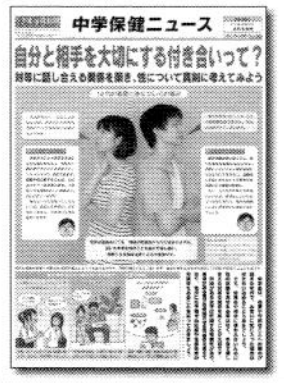

第９位
「動きをつけて行う けが予防ストレッチ」
（2015 年９月 28 日号）
35 票

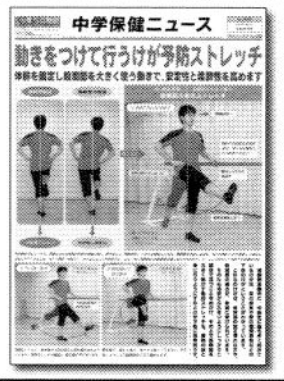

第 10 位
「身長・体重測定と 成長曲線」
（2015 年４月８日号）
33 票

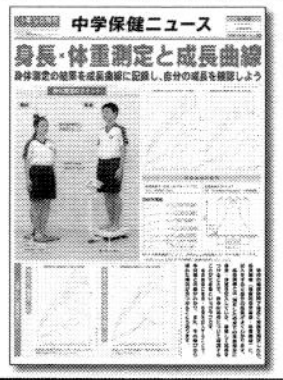

最も人気が高かったのは､「ネットの会話でのトラブルを防ぐには」（2015年５月８日号）。読者の先生方からは､「ネットのトラブルがたくさん発生する」､「子どもたちがLINEにはまっている」、などのご意見を数多くいただきました。ネット問題に関しては､本年度偶数月に発行するB３判特別紙面「スマホ時代のネットリテラシー」で年６回特集していますので､そちらもご活用ください。

昨年末にご回答いただいた読者アンケートから、過去１年間（2014 年 12 月～ 2015 年 11 月まで）の掲示用写真ニュースの企画で、特に良かったテーマとしてご回答いただいたものをご紹介します。

2015 年読者アンケート 人気テーマベスト 10

第１位

「ＬＧＢＴを知っていますか？」

（2015 年８月８日号）

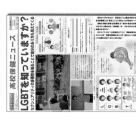

第２位

「“まつげエクステ”による眼障害」

（2015 年７月８日号）

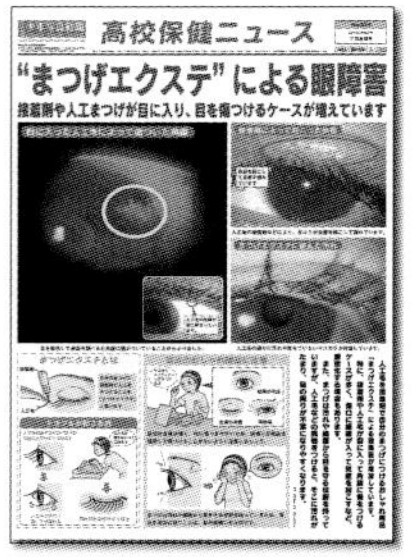

第３位

「【熱中症の予防 救急処置】キーワードはＦＩＲＥ」

（2015 年５月 18 日号）

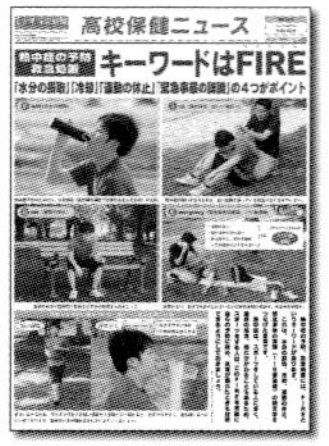

第４位

「ゲームのやり過ぎで低下する視力」

（2015 年９月 18 日号）

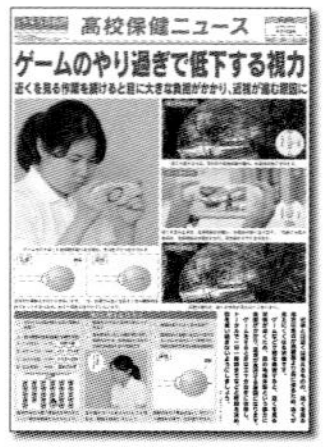

第５位

「見て・触って　歯肉の健康をチェックしよう」

（2015 年 10 月 18 日号）

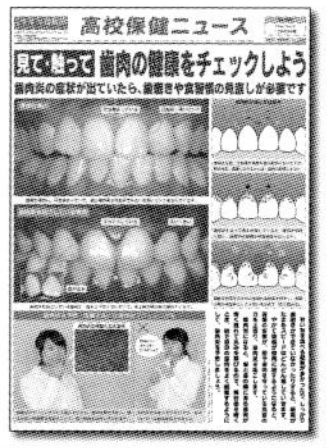

第１位の「LGBTを知っていますか？」については、アンケートでも「このような特集を待っていた」という声をたくさんいただき、先生方の関心の高さを痛感いたしました。

第２位の「“まつげエクステ”による眼障害」は高校保健ニュースでも定期的に特集している、おしゃれにまつわるトラブルの紙面です。生徒さんがよく見ていた、というご意見をいただきました。

３位から５位までの「熱中症」「視力」「歯肉の健康」については、保健ニュースの定番テーマです。

今後も、このような高等学校の保健指導で欠かせない内容を基本に、高校卒業後にも関わっていく話題や最新の問題についても積極的に取り上げていきたいと考えております。

今後とも『高校保健ニュース』をどうぞよろしくお願いいたします。

心の健康ニュース
少年写真新聞 Juniors' Visual Journal
http://www.schoolpress.co.jp/
No.427　2016年（平成28年）４月号

“ジョハリの窓《まど》”で自分《じぶん》を知《し》ろう

自分《じぶん》を知《し》り、相手《あいて》にも知《し》ってもらうことで、円滑《えんかつ》な人間関係《にんげんかんけい》が築《きず》けます

新学期《しんがっき》が始《はじ》まると、新《あたら》しく周《まわ》りの人《ひと》と仲良《なかよ》くなれるのか不安《ふあん》に感《かん》じるものです。円滑《えんかつ》な人間関係《にんげんかんけい》を築《きず》いていくためには自分《じぶん》のことを理解《りかい》し、相手《あいて》にも、自分《じぶん》がどんな人間《にんげん》なのかを知《し》ってもらうことが必要《ひつよう》だといわれています。

心《こころ》の中《なか》を、四《よっ》つの窓《まど》に分《わ》けて分析《ぶんせき》する“ジョハリの窓《まど》”を使《つか》い、まずは自分《じぶん》の特徴《とくちょう》を把握《はあく》して、人《ひと》と仲良《なか》くなるためのきっかけを探《さが》してみましょう。

指導　愛知教育大学教育学部養護教育講座 准教授　山田浩平 先生

ジョハリの４つの窓《まど》

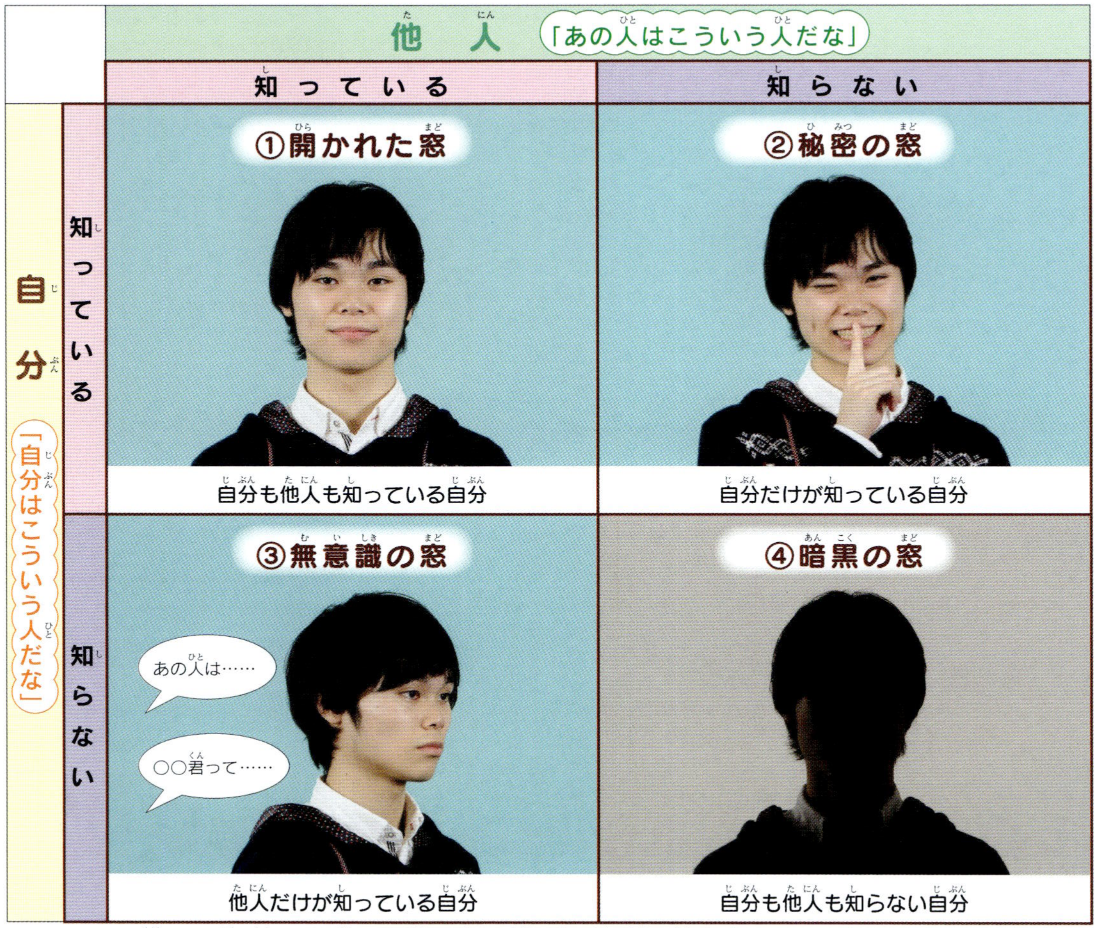
他《た》　人《にん》「あの人《ひと》はこういう人《ひと》だな」
知《し》っている
知《し》らない
自《じ》分《ぶん》「自《じ》分《ぶん》はこういう人《ひと》だな」
知《し》っている
知《し》らない
①開《ひら》かれた窓《まど》
自分《じぶん》も他人《たにん》も知《し》っている自分《じぶん》
②秘密《ひみつ》の窓《まど》
自分《じぶん》だけが知《し》っている自分《じぶん》
③無意識《むいしき》の窓《まど》
あの人《ひと》は……
○○君《くん》って……
他人《たにん》だけが知《し》っている自分《じぶん》
④暗黒《あんこく》の窓《まど》
自分《じぶん》も他人《たにん》も知《し》らない自分《じぶん》

私《わたし》たちの心《こころ》の中《なか》には、「開《ひら》かれた窓《まど》」「秘密《ひみつ》の窓《まど》」「無意識《むいしき》の窓《まど》」「暗黒《あんこく》の窓《まど》」の４つの窓《まど》があります。

実践編《じっせんへん》　ジョハリの窓《まど》のやり方《かた》

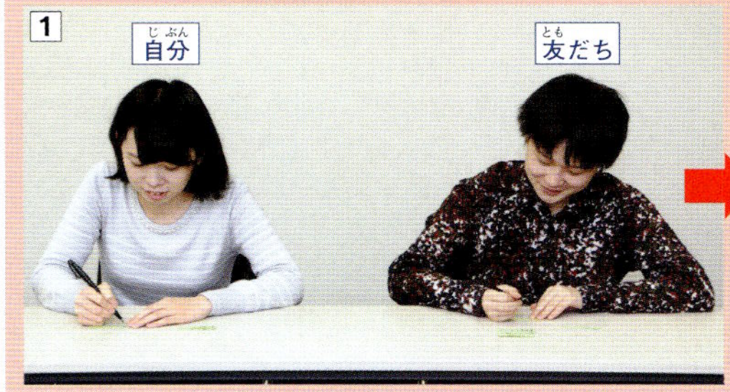
1
自分《じぶん》
友《とも》だち

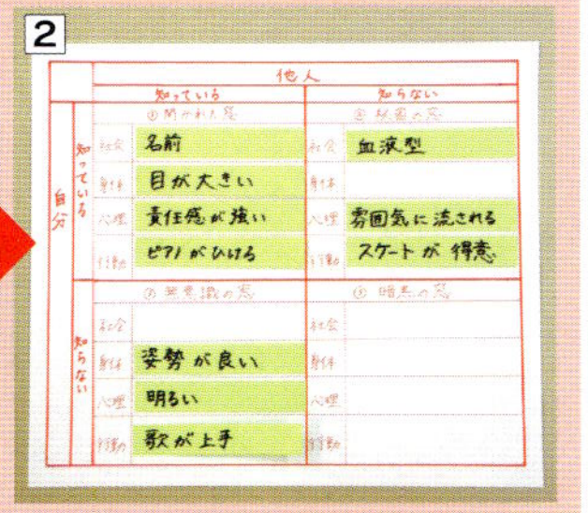
2
他人
知っている
知らない
自分
名前
目が大きい
責任感が強い
ピアノがひける
血液型
雰囲気に流される
スケートが得意
姿勢が良い
明るい
歌が上手

1 付箋《ふせん》に自分《じぶん》の特徴《とくちょう》を書《か》き、友《とも》だちにもあなたの「いいな」と思《おも》うところを書《か》いてもらいます。
2 右上《みぎうえ》のような表《ひょう》に、自分《じぶん》と友《とも》だちが共通《きょうつう》で書《か》いたものを「①開《ひら》かれた窓《まど》」、自分《じぶん》だけが書《か》いたものは「②秘密《ひみつ》の窓《まど》」、友《とも》だちだけが書《か》いたものは「③無意識《むいしき》の窓《まど》」へ貼《は》り付《つ》けます。

ポイント

自己概念《じこがいねん》の4つの要素《ようそ》である（1）社会的自己《しゃかいてきじこ》（役割《やくわり》・属性《ぞくせい》）、（2）身体的自己《しんたいてきじこ》（チャームポイント）、（3）心理的自己《しんりてきじこ》（性格《せいかく》・思考《しこう》）、（4）行動的自己《こうどうてきじこ》（趣味《しゅみ》・特技《とくぎ》）に分《わ》けて貼《は》ってみましょう。

友《とも》だちと仲《なか》良くなるためのヒント

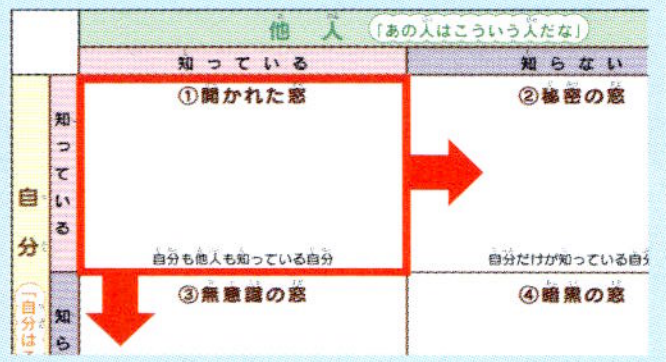
他人（あの人はこういう人だな）
知っている
知らない
自分
①開かれた窓
②秘密の窓
自分も他人も知っている自分
自分だけが知っている自分
③無意識の窓
④暗黒の窓

自分《じぶん》も他人《たにん》も知《し》っている「開《ひら》かれた窓《まど》」を広《ひろ》げると、相手《あいて》との共通《きょうつう》の話題《わだい》が見《み》つかるなど、もっと仲良《なかよ》くなるためのきっかけが増《ふ》えます。

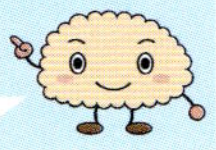

SNS上《じょう》では、個人情報《こじんじょうほう》の公開《こうかい》は控《ひか》えめにしましょう。

少年写真新聞
Juniors' Visual Journal
2016年4月8日発行 第427号付録
©少年写真新聞社2016年
心の健康ニュース
株式会社 少年写真新聞社 〒102-8232 東京都千代田区九段南4-7-16 市ヶ谷KTビルI
★定期刊行物は終わる期間を予定しない刊行物です。年度が替わりましても、購読中止のお申し出のない限り、引き続きニュースをご送付申し上げます。
★著作権法により、本紙の無断複写・転載は禁じられています。
少年写真新聞社のホームページ
http://www.schoolpress.co.jp/

「ジョハリの窓」を使って友だちと上手に付き合おう

愛知教育大学 教育学部 養護教諭養成課程
准教授　山田 浩平

はじめに

人とうまく関わっていくためには、自己表現能力や対人関係能力を高めることも大切ですが、その前に、自分はどのような人なのかということを、よく知っておく必要があります。これは「自己のモラルや価値観、性格、長所や短所、好き嫌いなどの行動を規定している要因について認識する」ということで、「自己認識（能力）」と呼びます。今回は、この自己認識を行うために効果的な「ジョハリの窓」の教材を紹介します。

なぜ「ジョハリの窓」の教材を使用するのか

自分のことをどのくらい知っているのかを調べる方法の一つに「文章完成法」があります。これは、「私は○○○です」という文章の空欄（○○○）に、言葉を当てはめて文章を完成させる方法です。小・中学生に対して実際に行うと、あまりできなかったり、否定的な部分は多く挙げられても肯定的な部分は少なかったりして、意外な結果に驚くことがあります。また、この方法では、（1）何個記述できたのか、（2）記述内容はどのような事柄なのかについて分析します。（2）の記述内容の分析は、これまでの研究[1]によると、①社会的自己（社会的属性）、②身体的自己（身体の特徴）、③心理的自己（性格・個人的な哲学・思考過程）、④行動的自己（今まで獲得してきた能力）の自己概念の４要素について分けて振り返ることが有用だといわれています。さらに、自分を知るには、自分自身よりも、“他者が思っている自分”を知ること（他者からの振り返り）によって、自己認識が深まるといわれています。こうした振り返りを行うために、「ジョハリの窓」は効果的な教材なのです。

「ジョハリの窓」と対人関係（コミュニケーション）

コミュニケーションを円滑にするには、４つの窓の「開かれた窓」の領域を拡大するようにします。換言すれば、「秘密の窓」と「無意識の窓」の領域を狭めるということです。

具体的には、ありのままの自分でいる（自分で意識的に隠している部分を相手に打ち明ける）ようにして、「こうしなければ」とか「他人の目が気になるから」など、本来の自分がしたい姿を押し込めるような考え方を避けます。もちろん秘密にしておきたいことがあれば、秘密のままにしておきましょう。

また、相手から自分の気づいていない部分（無意識の窓）について教えてもらいます。他人の協力が必要ですが、友人、家族など、いろいろな人が知っている自分を教えてもらうことで“自己の認識”が深まるとともに、自身の可能性が発見できたり、自分では経験したことがなく他人にも想像がつかないような未知の領域（暗黒の窓）へチャレンジするきっかけになったりして、自己の成長にもつながっていきます。

ぜひ、子どもたちの自己認識を助ける教材として「ジョハリの窓」を活用してみてください。

〈参考文献〉
1）W.Damon et al “The Development of self-understanding from infancy through adolescence” *Child Development*, 53: 841-864, 1982
2）山田浩平 ほか「自己認識スキルを効果的に形成するための学習指導過程の開発―認識形成と自己効力感形成の導入効果―」「思春期学」31, 376-383, 2013

少年写真新聞
Juniors' Visual Journal
2016年5月8日発行 第428号付録
©少年写真新聞社2016年
心の健康ニュース
株式会社 少年写真新聞社 〒102-8232 東京都千代田区九段南4-7-16 市ヶ谷KTビルI
★定期刊行物は終わる期間を予定しない刊行物です。年度が替わりましても、購読中止のお申し出のない限り、引き続きニュースをご送付申し上げます。
★著作権法により、本紙の無断複写・転載は禁じられています。
少年写真新聞社のホームページ
http://www.schoolpress.co.jp/

「型」「言葉」は心の容《い》れ物

日本作法会 代表　尾崎 文春

ある日のできごと

春先のある日、公共施設のエレベーターに先に乗った少年が入り口に立ち、私は奥に進みました。

その少年に、「何年生ですか」と声をかけました。少年は、ハッとこちらを向いて「６年生です」。「もうすぐ御卒業ですね、おめでとうございます」と続けると、「ありがとうございます」と軽く一礼、降りようとする私に「開」のボタンを押して「お先にどうぞ」と手で示し、私のあとから降りて足早に行ってしまいました。時間にしてわずか２～３分、大人にさえ難しい瞬間のやさしさの表現力に感動を覚えました。この少年に限らず、30年余り、私立高等学校３校の男女学生たち、週約700人に礼儀作法の教科を通して接する中で、数え切れないほどの“彼ら独特のさりげないやさしさ”をもらいました。

現在は、看護学校で人間関係学を担当して20年になりますが、授業の感想を表した短歌を紹介します。彼らの心の内を感じ取っていただければ幸いです。

育ちゆく若者の心

何万首もの中からごく一部を記します。

「作法とは　自分のためと思いけり、相手を敬う　心も知らず」

「１日の　勤めを終えて帰る父　“おかえりなさい”感謝の心で」

とかくマナーという方法、型だけを押し付けられ、格好つけることで、自分を少しでもよく見せようという学びと、本来の礼儀作法とは正反対であることを彼らは授業を通して知っていきます。

「礼儀とは　どういうことか知らぬまま　何をやってた23年」

戦後の日本の人々の変わり様は、ひと言で言えば、“大人の指導力の無さ”が原因に思えます。幼い我が子への虐待、いじめによる自殺、親を、祖父母を殺めるなどということは、あってはならないできごとであるはずなのに、驚くのはそのときだけです。大人たちは「最近の若い者は無関心、無感動だ」などと言いますが、そう言える立場ではないでしょう。なにせ、その世代の若者たちを育てた親たちなのですから。

冒頭のエレベーターで出会った少年のやさしい言動は、見ず知らずの大人からかけられた言葉をきっかけに生まれたものです。こうしたやさしさを多くの若者が持っているのです。このように、数ある困った事件の何百倍も、もっともっと心のやさしい若者たちが育っているのを感じます。

子どもの人格を尊重した言葉で語りかけてきてくれる大人の姿は、かつては街のあちこちで見受けられました。現在は、ふとした若者とのやりとりの中に、人格を無視した大人としての自覚のない言動が見られ、傷つけられた子どもたちが反発する場面があります。

若者を信じる力

日常生活の中で、親が子に、学校現場で先生が生徒に、職場で上司が部下に、“相手が幼ければ幼いほど、きちんとした言葉で語りかける”といった努力を、まず大人の側がすれば、心の内に多くの寂しさを抱える子どもたちは少なくなると思います。

誰だって相手が自分に関心を示し、自分の人格を尊重してくれていると感じれば、感謝の心で応えるものでしょう。元来、日本人は感性豊かで、誠実で正直で働き者です。そのDNAを祖先から受け継いでいるに違いないと思い、信じればこそ、折に触れて温かい言葉かけのできる大人が増えてほしいと思います。

連載
どう対処する？子どもたちのSOS

第2回
いじめをどう防いでいくか

【特定非営利活動法人チャイルドライン支援センター
専務理事・事務局長　太田 久美】

「いじめはある」と認識することから始まる

私が、とある町の委員をしていたときの話です。委員会でこんな発言がありました。「この町にはいじめはありません。子どものアンケート調査でもいじめは確認されていないのです」この方はこの町の教育委員でした。しかし本当にいじめはなかったのでしょうか？このような大人の目線からの発言は、たびたび繰り返されています。

チャイルドラインには、毎年4300本から5000本近くのいじめに関する電話の着信がありますが、子どもの主訴としては「いじめ」がトップです。いじめの電話の対応の困難さは、この問題が“電話をかけてきた子どもだけの問題ではない”というところにあります。いじめている子どもがいて、その周りで知ってはいても、止めたり関わってくれたりする人たちがいないのです。特に考えさせられることは“身近な大人の関わり”です。

まず、子どもはつらいことがあっても、なかなか「つらい」とは言わない存在であることを意識しなければなりません。チャイルドラインにかけてくる子どもたちの多くが、「誰にも相談できない」と訴えます。子どもが言わないことをもって、「いじめはない」としてしまうことはできません。子どもが話す(相談する)時点で、すでに大変な状況になっている可能性があるのです。

下記は子どもの訴えの一片です。

- 先生に相談したらクラスで話してくれてよくなったけれども、またこの頃はいじめられている。
- 相談したらちくったと言われる。ひどくなるからできない。
- 先生に言ったら、あなたにも反省するところがあるのではないかって。
- 先生は忙しいんだよ。自分で何とかしてって。

子どもは大人の対応で変わる

いじめは、子どもたちが遊んでいるように見える場合もあります。けんかだと思い指導することもあります。教室内でいつもプロレスの技をかけられる、廊下を歩いていて“肩パン”をされるなどを目撃した経験はありませんか。大人が遊びだと認識した場合にも、観察を怠ってはなりません。見るべきは“関係性”です。例えばプロレスごっこだったら、いつも特定の子どもが下に組み敷かれていませんか。上の子どもが変わっても同じではないですか。複数の子どもたちが手を抑えたり、ズボンに手をかけたりしていませんか。もしそのような場合はいじめの可能性が高く、やられている子どもの尊厳はひどく傷つけられている場合が多いのです。また、悪口・陰口や無視などの態度で行われることもあります。「死ね」という言葉をかけられている子どもがいたら、私たちはどうしましょう。「いつものことだ」ではなく、このようなときこそ教育のチャンスです。どう子どもたちに「いのち」を伝えましょうか。

実際、チャイルドラインにはトイレに連れ込まれて水をかけられるといった、いじめを受けた被害者からの相談の電話もかかってきます。「いじめ防止対策推進法」成立のきっかけとなった、2011年の「大津市中2いじめ自殺事件」でも、こうしたトイレのいじめを単なるけんかだと処理していました。加害側の子どもたちはけんかと主張するかもしれません。しかし、そもそもけんかであれば暴力は許されるのでしょうか……。けんかをするのにもルールがあります。双方がその気であること、攻撃のために物を（棒など）を使わないこと、一対一であること。トイレや他人に見られない場所を選んでいることは、いじめは悪いと知っていて行っているはずです。ですから、よく子どもたちを観察し、大人が加害者の前に立ちはだかり、子どもと真剣に向き合う姿勢が大事です。それがいじめを防ぐ何よりの手立てと思われます。

いじめは、ほんの少しの“からかい”からエスカレートしていきます。これは虐待と一緒です。暴力や暴言による支配は、効果を狙えばエスカレートします。大人の責任でいじめを止める……このことは被害者だけではなく、加害側の子どもの人権や将来をも守ることにつながります。

学校内のいじめの傾向を知る

いじめはどこで起こっているのでしょうか。チャイルドラインの電話では「教室内」が一番多いように感じています。また、先にも書きましたがトイレなどの、人の目が届きにくい場所もよくあります。

いじめの有無の調査でアンケートがよく行われますが、このアンケートにも工夫が必要です。調査項目として、いじめられた場所や時間を聞く、あるいは「いじめられたことがありますか」のような設問ではなく、「たたかれたことがあるか」「悪口・陰口を言われているか」といった具体的な設問にすると、より学校の中で起こるいじめの状況を把握できます。いつ（when）・どこで（where）・何が（what）起こっているのかがわかれば、そこに対応する体制を手厚くすることができるため、いじめを防ぐ手立ての一つとして有効だと思います。

取り組みは年間計画で

学校の現場ではいじめを防ぐため、あるいはいのちの尊さを伝えるための取り組みをされていることでしょう。ですが、その取り組みは年間で何回ありますか。年に一回だけ取り組んでも、子どもたちのこころにはそう残らないものです。時間は短くても繰り返し、それも子どもたち自身が感じて考えられるようなプログラムも用意されるとよいかと思います。実際にそのように取り組まれ、成果を上げている学校もあることから、いじめを防ぐよい取り組みだと思います。

いじめられている子を助けたい

チャイルドラインにかかってくるいじめの電話は、被害者からだけではありません。「クラスにいじめられている子がいて、何とか助けてあげたいんです」「Aちゃんのことをいじめている人たちがいて、とってもかわいそう。だから私たちが遊んであげているんだ」など、困っている子を助けたいという電話もかかってきます。

よく「傍観者は加害者と一緒だ」との指摘がありますが、以下のいじめの四層構造（図1）を見てください。観衆と傍観者には違いがあるのです。観衆というのは自分では直接行動はしなくても、囃し立てたりしてエスカレートさせる立場であり、加害側の一部です。一方で、自分を守るために傍観者でいるしかない子どもたちも多くいます。

また、いじめを防ぐためには、子どもを指導するだけでは限りがあります。子どもたちのいじめは大人の態度によって、エスカレートすることもあれば収束に向かうこともあります。つまり、いじめを止めるためには子ども任せにせず、大人も関わっていくことが必要なのです。

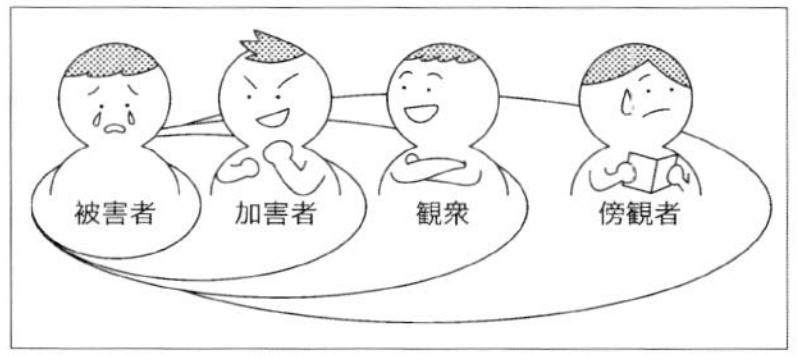

図1　いじめの４層構造

心の健康ニュース
少年写真新聞 Juniors' Visual Journal
No.428 2016年（平成28年）5月号

“手《て》”を添《そ》えて“心《こころ》”を伝《つた》えよう

相手《あいて》への思《おも》いやりを「型《かた》」にしたものが礼儀作法《れいぎさほう》です

片手《かたて》で渡《わた》す

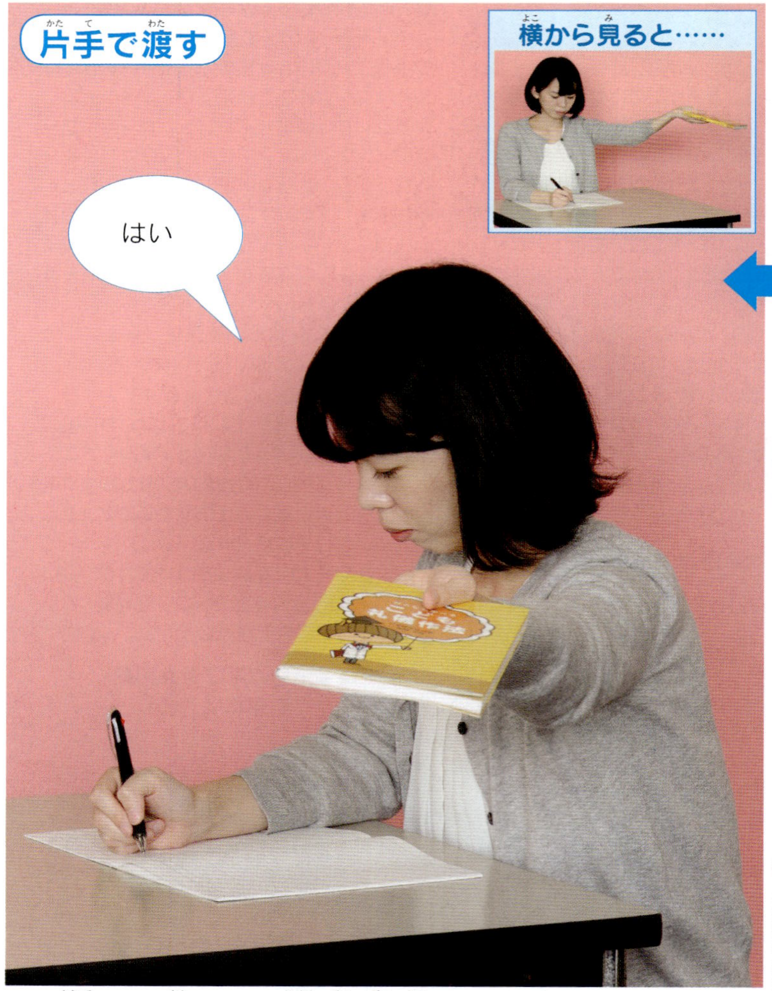
横《よこ》から見《み》ると……
はい

片手《かたて》でものを渡《わた》されると、自分《じぶん》が少《すこ》し雑《ざつ》に扱《あつか》われたような気《き》がしてしまいます。

あなたなら
どうしますか？

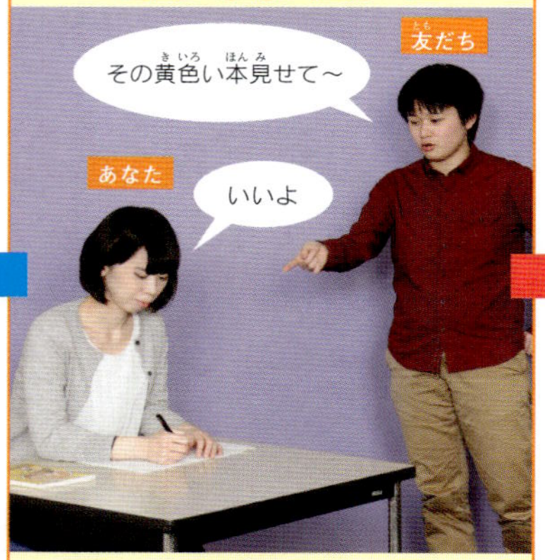
友《とも》だち
その黄色《きいろ》い本見《ほんみ》せて～
あなた
いいよ

★友《とも》だちと試《ため》してみよう★

日本《にっぽん》の礼儀作法《れいぎさほう》は、「相手《あいて》を大切《たいせつ》にする」ことが原点《げんてん》になっています。

そのため、礼儀作法《れいぎさほう》をもって接《せっ》すると、相手《あいて》は自分《じぶん》を大切《たいせつ》に扱《あつか》ってもらえたように感《かん》じ、うれしい気持《きも》ちになります。

どんなときも「どうすれば相手《あいて》を大切《たいせつ》にできるのか」と考《かんが》えて行動《こうどう》していくことで結果的《けっかてき》に自分自身《じぶんじしん》も磨《みが》かれていきます。

指導　日本作法会 代表　尾崎文春 先生

両手《りょうて》で渡《わた》す

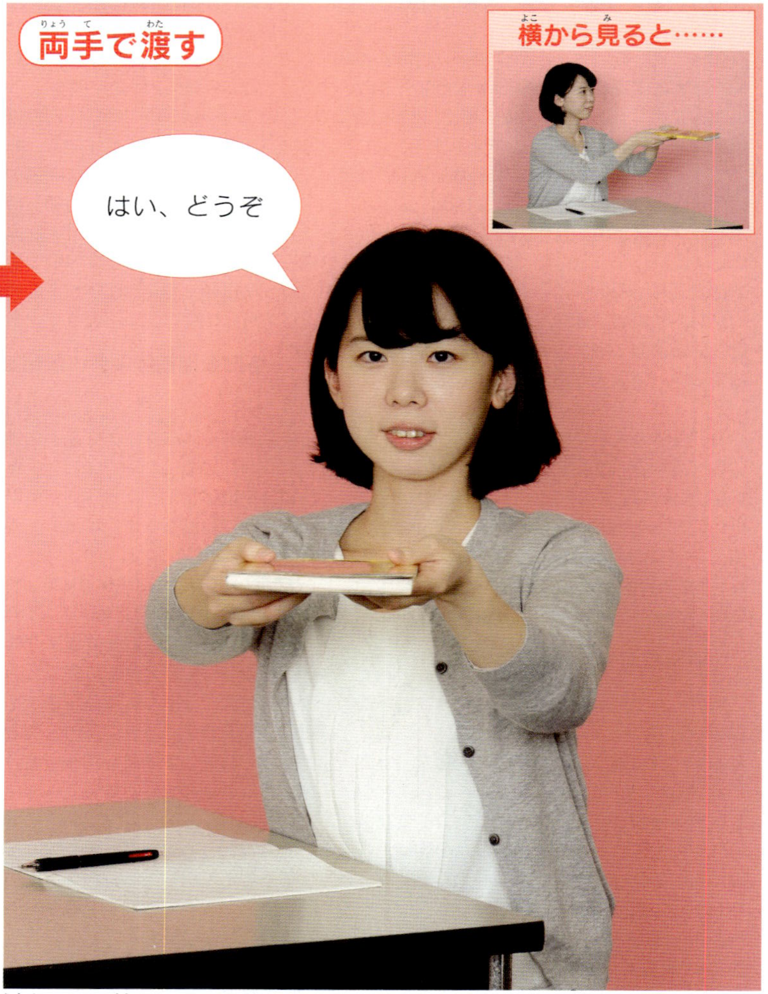
横《よこ》から見《み》ると……
はい、どうぞ

両手《りょうて》でものを渡《わた》されると、自分《じぶん》が大切《たいせつ》に扱《あつか》ってもらえた気《き》がしてうれしい気持《きも》ちになります。

心の健康ニュース
少年写真新聞 Juniors' Visual Journal
http://www.schoolpress.co.jp/
No.429 2016年（平成28年）6月号

思《おも》い込《こ》みの力《ちから》を味《み》方《かた》につけるには

困《こん》難《なん》なときこそ前《まえ》向《む》きな考《かん》え方《かた》を試《ため》してみよう

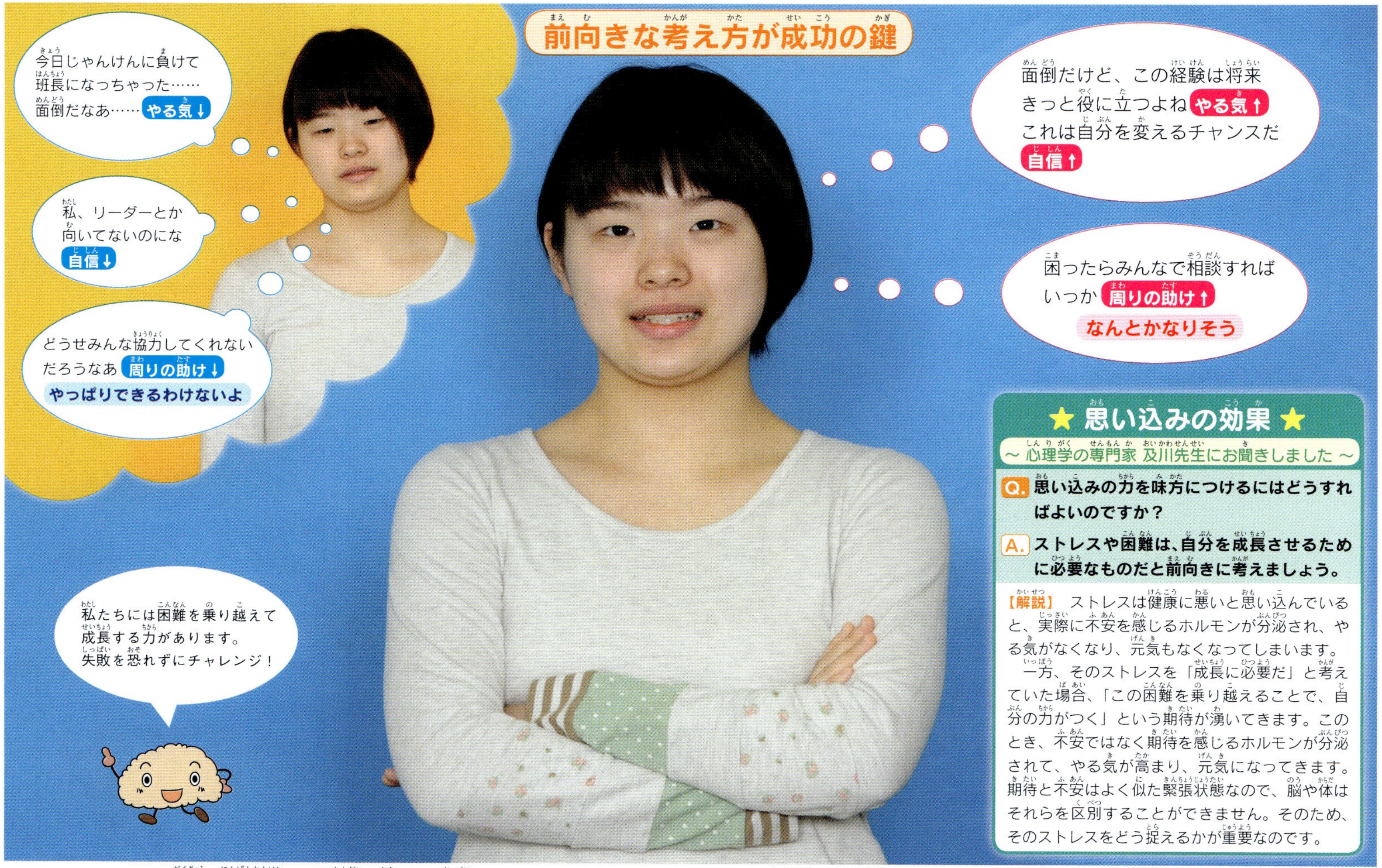
前《まえ》向《む》きな考《かん》え方《かた》が成《せい》功《こう》の鍵《かぎ》
今日《きょう》じゃんけんに負《ま》けて班長《はんちょう》になっちゃった……面倒《めんどう》だなあ…… やる気《き》↓
私《わたし》、リーダーとか向《む》いてないのにな 自信《じしん》↓
どうせみんな協力《きょうりょく》してくれないだろうなあ 周《まわ》りの助《たす》け↓ やっぱりできるわけないよ
面倒《めんどう》だけど、この経験《けいけん》は将来《しょうらい》きっと役《やく》に立《た》つよね やる気《き》↑ これは自《じ》分《ぶん》を変《か》えるチャンスだ 自信《じしん》↑
困《こま》ったらみんなで相談《そうだん》すればいつか 周《まわ》りの助《たす》け↑ なんとかなりそう
私《わたし》たちには困難《こんなん》を乗《の》り越《こ》えて成長《せいちょう》する力《ちから》があります。失敗《しっぱい》を恐《おそ》れずにチャレンジ！

★ 思《おも》い込《こ》みの効《こう》果《か》 ★

～ 心《しん》理《り》学《がく》の専《せん》門《もん》家《か》 及《おい》川《かわ》先《せん》生《せい》にお聞《き》きしました ～

Q. **思《おも》い込《こ》みの力《ちから》を味《み》方《かた》につけるにはどうすればよいのですか？**

A. **ストレスや困《こん》難《なん》は、自《じ》分《ぶん》を成《せい》長《ちょう》させるために必《ひつ》要《よう》なものだと前《まえ》向《む》きに考《かん》えましょう。**

【解説《かいせつ》】 ストレスは健康《けんこう》に悪《わる》いと思《おも》い込《こ》んでいると、実際《じっさい》に不安《ふあん》を感《かん》じるホルモンが分泌《ぶんぴつ》され、やる気《き》がなくなり、元気《げんき》もなくなってしまいます。

一方《いっぽう》、そのストレスを「成長《せいちょう》に必要《ひつよう》だ」と考《かんが》えていた場合《ばあい》、「この困難《こんなん》を乗《の》り越《こ》えることで、自分《じぶん》の力《ちから》がつく」という期待《きたい》が湧《わ》いてきます。このとき、不安《ふあん》ではなく期待《きたい》を感《かん》じるホルモンが分泌《ぶんぴつ》されて、やる気《き》が高《たか》まり、元気《げんき》になってきます。期待《きたい》と不安《ふあん》はよく似《に》た緊張状態《きんちょうじょうたい》なので、脳《のう》や体《からだ》はそれらを区別《くべつ》することができません。そのため、そのストレスをどう捉《とら》えるかが重要《じゅうよう》なのです。

学業《がくぎょう》や人間関係《にんげんかんけい》などの問題《もんだい》の多《おお》くは、実際《じっさい》にできないことよりも、“できないという思《おも》い込《こ》み”の悪循環《あくじゅんかん》から生《しょう》じることが明《あき》らかになっています。

よくあるパターン

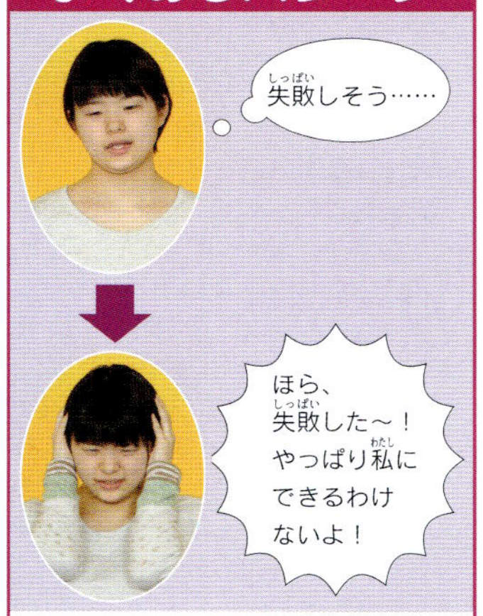
失敗《しっぱい》しそう……
ほら、失敗《しっぱい》した～！やっぱり私《わたし》にできるわけないよ！

失《しっ》敗《ぱい》を恐《おそ》れていると、小《ちい》さな失《しっ》敗《ぱい》でも深《しん》刻《こく》に感《かん》じられ、さらに思《おも》い込《こ》みが強《つよ》くなります。

困《こん》難《なん》なことがあると「どうせできない」「無《む》理《り》だ」と考《かん》えてはいませんか？ 思《おも》い込《こ》みの力《ちから》は意《い》外《がい》と大《おお》きく「無《む》理《り》だ」と思《おも》うと、本《ほん》当《とう》にできなくなり、「できる」と思《おも》っているほうが、うまくいきます。

困《こん》難《なん》なときこそ、思《おも》い込《こ》みの力《ちから》を味《み》方《かた》につける前《まえ》向《む》きな考《かん》え方《かた》を試《ため》してみましょう。

指導 同志社大学心理学部心理学研究科 准教授 及川 昌典 先生

少年写真新聞 Juniors' Visual Journal
2016年6月8日発行 第429号付録
©少年写真新聞社2016年
心の健康ニュース
株式会社 少年写真新聞社 〒102-8232 東京都千代田区九段南4-7-16 市ヶ谷KTビルⅠ
★定期刊行物は終わる期間を予定しない刊行物です。年度が替わりましても、購読中止のお申し出のない限り、引き続きニュースをご送付申し上げます。
★著作権法により、本紙の無断複写・転載は禁じられています。
少年写真新聞社のホームページ
http://www.schoolpress.co.jp/

思い込みの力

同志社大学心理学部 准教授　及川 昌典

テストのときやクラスのみんなの前で発表するときなど、期待と不安が入り混じった状況のとき、“きっとできる”と考える人もいれば、“やはりできない”と考える人もいます。困難があっても“うまくできる”と思うかどうかは、大きな違いを生みます。なぜなら、思い込みは現実になることが多いからです。

思い込みの力

私たちの思い込みには、驚くべき力が秘められています。たとえば、「ストレスは心身の健康を脅かすものだ」と思い込んでいると、実際に不安を感じるホルモンが分泌され、気力が減退し、心身の健康を損ないます。しかし、たとえ同じだけのストレスにさらされたとしても、それを「成長に必要な過程だ」と捉えていた場合、困難を乗り越えることで能力や人間関係や状況が改善できるという期待が湧いてきます。このとき不安ではなく期待を感じるホルモンが分泌され、気力が高まり、むしろ心身の健康が増進されます。期待も不安もよく似た緊張状態ですので、脳や身体はそれらを区別することができません。ストレスに脳や身体がどう反応するかは、その状況を私たちがどう捉えるかによって決まるのです。

できないという思い込み

うまくできそうにないと思うと、ちょっとした失敗や誤解など、あらゆる小さなことが深刻に感じられます。自信がなくなって不安がつのり、失敗を恐れるようになると、問題解決や人間関係を避けるようになります。そして、さらなる失敗や孤立を招いてしまいます。悪い思い込みが現実となり、さらに悪い思い込みが強くなるという悪循環に陥ってしまうのです。驚くべきことに、仕事や学業、コミュニケーションや人間関係、生活習慣などにおける問題の多くは、実際にできないことよりも、“できないという思い込み”の悪循環から生じることが明らかになっています。

思い込みを変える

――実は自分はうまくやれるのかもしれない。でも、何を根拠に？ 根拠のない思い込みは、ただの妄想ではないだろうか？――

多くの人にとって、思い込みを変えるためには“現実的な根拠”が必要になります。「根拠がないから思い込むことなんて無理だ」と思ったとき、頼りになるのは同じ悩みを経験した人からの助言です。養護教諭の先生方はもちろん、私たちは誰かに悩みを打ち明けられると、進んで力になろうとします。自分も悩んだ問題であればなおさらです。もし学校で、いつでも進んで自分を助けてくれる人が、周りにいるとしたらどうでしょう？ こんなに心強いことはないでしょう。

学校や職場などの大切な場所でうまくいかないのではないかという不安は、誰もが抱える悩みです。みんな不安を抱きながらも誰にも相談せずに、自分だけが孤独に耐えているのだと思い込んでいるのです。

ですから、悩んだり、不安に感じたりしている子どもたちには、「自分を成長させようとする人は、誰でもそうした悩みを経験しているよ。あなただけの悩みではないから大丈夫」とそっと教えてあげることを心がけてもらいたいと思います。そうすることで、「自分にはできない」「自分だけが悩んで苦しんでいる」という思い込みの方が根拠のないものだったんだと思えるようになるかもしれません。子どもたちの心の健康のために、これからは思い込みの力にもぜひ注目してみてください。

少年写真新聞 Juniors' Visual Journal
2016年7月8日発行 第430号付録
©少年写真新聞社2016年
心の健康ニュース
株式会社 少年写真新聞社 〒102-8232 東京都千代田区九段南4-7-16 市ヶ谷KTビルⅠ
★定期刊行物は終わる期間を予定しない刊行物です。年度が替わりましても、購読中止のお申し出のない限り、引き続きニュースをご送付申し上げます。
★著作権法により、本紙の無断複写・転載は禁じられています。
少年写真新聞社のホームページ
http://www.schoolpress.co.jp/

先人の生き方⑥　やなせたかし

逆境に負けない生き方

公益財団法人やなせたかし記念
アンパンマンミュージアム振興財団
事務局長　仙波 美由記

やなせたかしは、高知県在所村（現・香美市香北町）出身の父・清、母・登喜子の長男として、1919年に誕生しました。当時、父は東京で朝日新聞社の記者をしており、やなせが4歳のころ、中国・上海へ海外赴任となります。やなせ誕生の2年後には次男・千尋が生まれ、幼子2人を抱えていた母は、父の赴任地へはついていかず、故郷である高知の実家で暮らすことを選びます。しかし、父は赴任して1年で急逝し、やなせは5歳で父親を亡くすことになります。

寂しい子ども時代

父の死後、弟は、高知県南国市で開業医をしていた伯父・寛の養子となります。やなせと母は、祖母と一緒に高知市でしばらく暮らしていましたが、やなせが7歳のころに母は再婚し、やなせのもとを去っていきました。残されたやなせは、弟のいる伯父のもとに引き取られますが、養子縁組で医者の息子となった弟とは立場が異なり、やなせは居候として暮らすことになります。子のなかった伯父夫妻は、やなせ兄弟を実の子のように可愛がりましたが、幼くして父母と別れたやなせにとっては、親に甘えることのできない、寂しい幼少期となりました。

戦争によって奪われた家族と青春

幼いころから文章を書くことや絵を描くことが得意だったやなせは、東京で本格的に絵を勉強するため、1937年、東京高等工芸学校（現・千葉大学工学部）へ進学します。同郷の横山隆一※に憧れ、卒業後は漫画家として成功することを夢見ていたやなせでしたが、学校を卒業した1年後に徴兵され、中国大陸へ出兵することになります。好きな道ではなく戦地で過ごすことを余儀なくされて、やっとの思いで日本へ戻ってこられたのは、26歳のときでした。しかし、日本に戻れてほっとしたのも束の間、故郷に戻ったやなせを待っていたものは、たった1人の弟・千尋の戦死という悲しい知らせでした。

逆境から生み出した普遍的なヒーロー

やなせは自らの戦争体験を経て、国が変われば正義は逆転することを身をもって知ります。その経験から、国や時代が移り変わろうとも「逆転しない正義とは何か」と自らに問い続け、「目の前にいるおなかをすかせた人々を助けることは、どこの国においても正義に違いない」という思いに至ります。超人的な力で悪を打ちのめすヒーローがもてはやされていた時代に、アンパンマンのような格好の悪いヒーロー像は、すぐには受け入れられませんでしたが、やなせは諦めることなく、“真の正義とは「自己犠牲」「献身の心」なくしては行えない”というメッセージを、アンパンマンに託して描き続けました。

やなせたかしの作品には、“強さ”や“幸せ”だけではなく、その裏にある“弱さ”や“悲しみ”が多く描かれます。これらは、家族との悲しい別れの多かった、やなせ自身の人生が作風に影響を及ぼしているといえます。人生の中で次々に起こる逆境に負けず、亡くなった家族の分まで“生きる”ことに一生懸命だったやなせの生き方が、氏が遺《のこ》した多くの作品を通して見えてきます。

※高知県高知市出身の漫画家

連載
どう対処する？子どもたちのSOS

最終回
子どものSOSを受け止めるための聴くという手立て

【特定非営利活動法人チャイルドライン支援センター
専務理事・事務局長　太田 久美】

18歳までの子ども専用電話、チャイルドラインにかかってくる電話内容は多岐にわたります。いじめ、人間関係、将来・進路、こころに関すること、学びに関すること、部活に関することなど、年間60万件を越えるアクセスがあり、20万件を越える電話を着信しています。電話の内容からは、子どもの生活は大きく学校に依拠していることがわかります。学校は成長の場であるとともに、人間関係に悩む場です。ときには友人関係のもめごとが“いじめ”に発展し、つらい気持ちでいる子どもたちもいます。2009年6月、文部科学省国立教育政策研究所が発表した「いじめ追跡調査2007-2009」によると、小中学生の調査でいじめの加害も被害も約8割の子どもたちが経験しているとあります。いじめはどこでも誰にでも起こることだといえるでしょう。

今回は、いじめから子どもを守る一つの手立てとしての「聴く」に触れたいと思います。

子どもが相談に求めていること

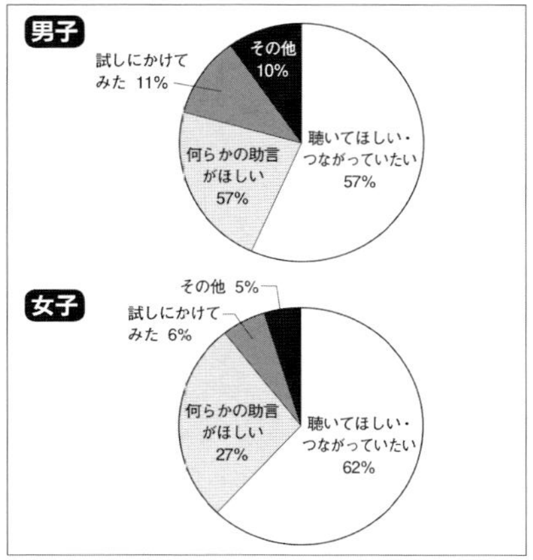

図1　チャイルドラインに電話をかけた動機

図1は、電話相談員(電話の受け手)が判断した子どもが電話をかけてきた動機の調査結果です。男女ともおよそ6割は、「話を聴いてほしい・つながる相手がほしい」というもので、「何らかの助言がほしい」の割合を大きく上回っています。この連載の第1回では、チャイルドラインに電話をかけてきた子どもの感想を紹介しました。そこでは「本当に欲しいと思っていたのは、アドバイスではなく、真剣に話を聞いてくれる誰かだった」という感想もありました。子どもたちがチャイルドラインを通して訴えていること、それは自分をわかってほしいという気持ちです。子どもたちは話を聴いてもらうことや、誰かとつながることで自分の理解者になってくれる存在を求めているのです。

かけてきた電話の内容によって、電話をかけた動機にも特徴が見られます。雑談(話し相手)やこころに関すること(こころの不安)では「話を聴いてほしい」の割合が高いのに対し、人間関係・いじめ・学びに関すること・身体に関することでは具体的なアドバイスを求める割合が高くなっていることがわかります(表1)。

チャイルドラインでは、話を聴いてほしいという子どもにも、アドバイスを求めている子どもにも、基本は一緒の受け方をします。子どもの話を否定せずに受け止め、子どもをわかろうとしている姿勢が伝わるように接します。子どもたちはちょっと話してみて、大人の反応をうかがっています。安心できると思えてから、やっと本当の気持ちが表れてくるということは珍しいことではありません。

そして、子ども自身がどんな気持ちでいて、困っていることは何なのかをゆっくりと聴きます。「どうなりたい」と思っているのか。もし、「こうしたい」とか「こうなりたい」という思いがあるのであれば、どうしたら実現できるのかを一緒に考えます。子ども自身が自分の問題に対して、自分に何ができるのかを考えられるように“寄り添う”のです。大人が「こうしたほうがいいよ」とアドバイスしても、その子どもの気持ちにしっくりこないこともありますし、その子にできないことを提案しても意味がないからです。

表1　電話の内容別にみた電話をかけた動機

動機	雑談		こころに関すること		人間関係	
	件数(件)	比率	件数(件)	比率	件数(件)	比率
聴いてほしい・つながっていたい	6,044	63.1%	2,845	78.2%	6,933	60.9%
何らかの助言がほしい	92	5.1%	575	15.8%	3,763	33.1%
試しにかけてみた	2,326	24.3%	91	2.5%	371	3.3%
その他	719	7.5%	126	3.5%	311	2.7%
合計	9,581	100.0%	3,637	100.0%	11,378	100.0%

動機	いじめ		学びに関すること		身体に関すること	
	件数(件)	比率	件数(件)	比率	件数(件)	比率
聴いてほしい・つながっていたい	2,459	56.1%	1,080	55.7%	2,363	50.9%
何らかの助言がほしい	1,527	34.8%	675	34.8%	1,783	38.4%
試しにかけてみた	243	5.5%	120	6.2%	217	4.7%
その他	158	3.6%	63	3.3%	284	6.1%
合計	4,387	100.0%	1,938	100.0%	4,647	100.0%

子どもの話を聴くための3つの要素

①この子は大丈夫だと過信しないことです。子どもは不安な気持ちを隠しますし、「子どもは簡単にこころの内を話さない」ということを前提にして理解に努めます。
②子どもの様子をよく観察し、不安や困惑を見抜くように心掛けます。
③「この人は味方だ」と子どもが思えるように工夫するなど、子どもが話しやすい環境づくりをします。

子どもは「さあ、相談して」と促されても、なかなか話せないものです。ですから、子どもが何も言ってこないから安心だと思ってしまうのは危険です。いつもと違っていたり、暗い表情や仲間外れが行われている様子が見られたりしたら、特に注意して観察することが大切です。

私たちが人の話を聴くときには、往々にして自分の考え方や話し方を基準にして聴いていきます。しかし、それでは「子どもの話に耳を傾けて聴く」のではなく、「自分の聴きたいこと尋ねる」ことになってしまいがちなのです。また、子どもを元気づけたいとか、解決を急ごうとする思いなどから、子どもを変えようと操作的に話をしていないかということにも気をつけなければなりません。大人でも、「こうした方がいい」と忠告をしてくれる人に対して、自分の気持ちとは違うなと違和感を覚えた経験はあるでしょう。また、話の途中でそのようなアドバイスをされたら、まだ最後まで話していないのになあ……と思うのではないでしょうか。

自分の価値観や考えで子どもに向き合ってしまうと、意に反して子どもを傷つけてしまうことも起こり得るのです。話を聴くとは、「相手が今話さざるを得ない話を聴く」のだと意識していただきたいと思います。そして、大人はそうした時間を保障することこそが重要な役目だと思うのです。

子どものSOSを受け止めるとは

忙しさに追われている大人にとって、子どもをありのままに受け止めるのは難しいこともあるでしょう。しかし、子どもが何を感じ、どんな気持ちでいるのか……そうしたことは、子どもの話を聴いて、こころにたどり着かなければ、しっかり受け止めることはできないように思います。

自分をわかろうとしてくれる大人や、気持ちをしっかりと受け止めてくれる大人に対し、子どもたちは自分の味方だと感じます。結果、安心して話をすることができ、私たちがSOSを受け止めることにつながるのです。

私たち大人は、子どものこころの声を感じること、そして、子どものこころに寄り添うことをこれからも大切にしていきましょう。

心の健康ニュース
少年写真新聞
Juniors' Visual Journal
http://www.schoolpress.co.jp
No.430　2016年（平成28年）7月号

先人《せんじん》の生《い》き方《かた》

“絶望《ぜつぼう》のとなりは希望《きぼう》です”

逆境《ぎゃっきょう》から独創的《どくそうてき》な作品《さくひん》を生《う》み出《だ》した やなせたかしさん

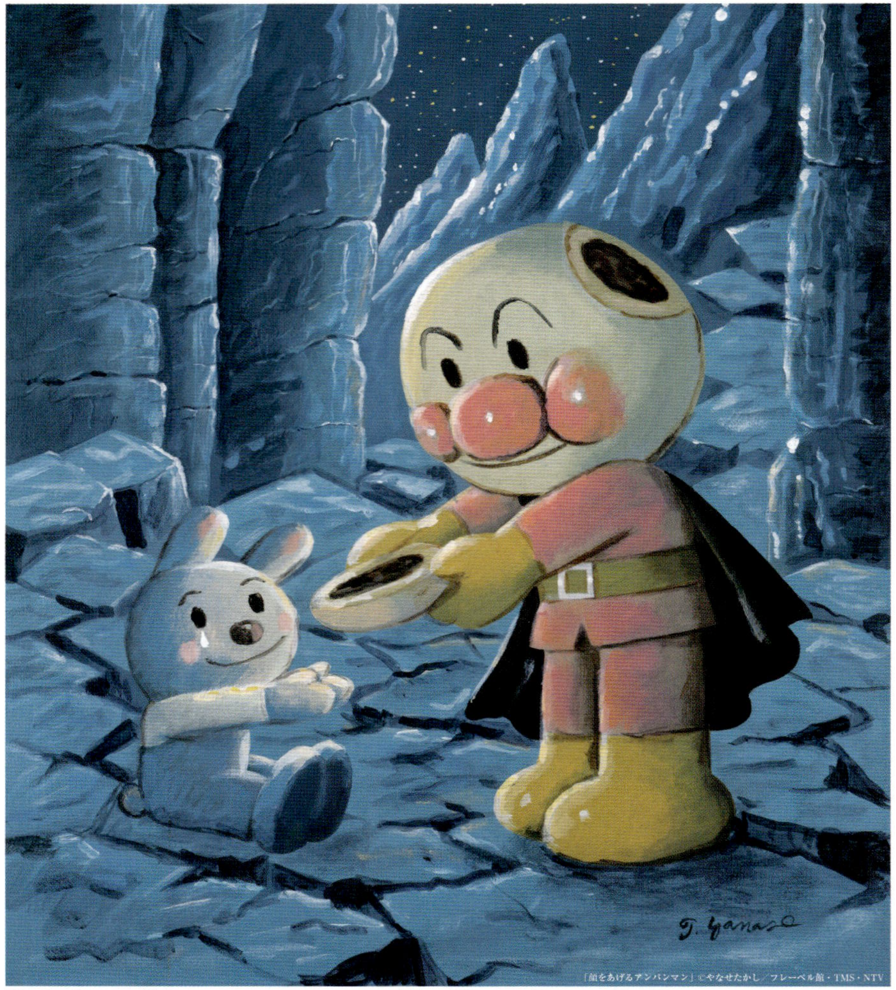

「顔をあげるアンパンマン」©やなせたかし／フレーベル館・TMS・NTV

顔《かお》を分《わ》け与《あた》えると元気《げんき》がなくなるにもかかわらず、自分《じぶん》を犠牲《ぎせい》にして困《こま》っている人《ひと》を助《たす》けるヒーロー、アンパンマン。

逆境《ぎゃっきょう》を乗《の》り越《こ》えて生《う》まれた作品《さくひん》たち

①24歳《さい》のときの戦争体験《せんそうたいけん》が作品《さくひん》の源《みなもと》

戦時中《せんじちゅう》のやなせさん（右《みぎ》）

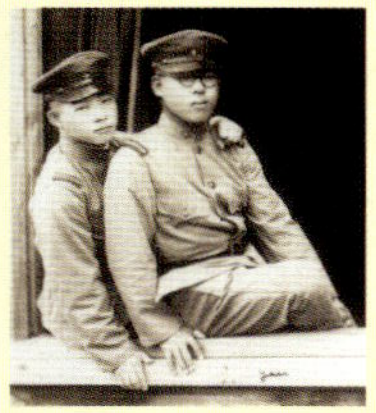

アンパンマンの絵本《えほん》

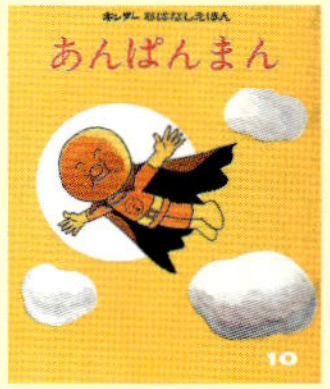

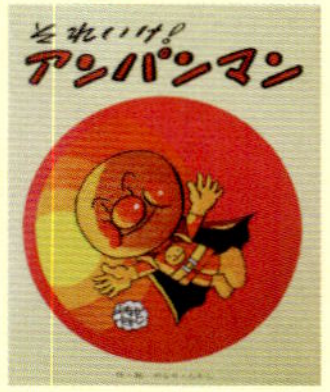

（共にフレーベル館）

敵《てき》を倒《たお》すより、弱者《じゃくしゃ》を助《たす》けるヒーローの誕生《たんじょう》

戦争《せんそう》で激《はげ》しい飢《う》えに苦《くる》しみ、また、終戦《しゅうせん》を境《さかい》に今《いま》まで戦《たたか》うのが正義《せいぎ》とされた軍国主義《ぐんこくしゅぎ》が一晩《ひとばん》で民主主義《みんしゅしゅぎ》に様変《さまが》わりすることを体感《たいかん》したやなせさんは、「正義《せいぎ》のための戦争《せんそう》なんてどこにもないし、正義《せいぎ》はある日突然逆転《ひとつぜんぎゃくてん》する」と実感《じっかん》します。変《か》わらない本当《ほんとう》の正義《せいぎ》とは何《なに》かと探《さが》した末《すえ》、「目《め》の前《まえ》で餓死《がし》しそうな人《ひと》がいて、その人《ひと》に一片《いっぺん》のパンを与《あた》えることは逆転《ぎゃくてん》しない正義《せいぎ》だ」と考《かんが》え、誕生《たんじょう》したのが「アンパンマン」の物語《ものがたり》です。

②本業以外《ほんぎょういがい》でも大活躍《だいかつやく》

詩人《しじん》として

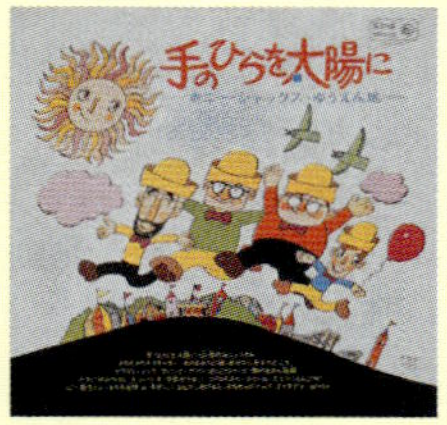

（いずみたく 作曲《さっきょく》）

編集長《へんしゅうちょう》として

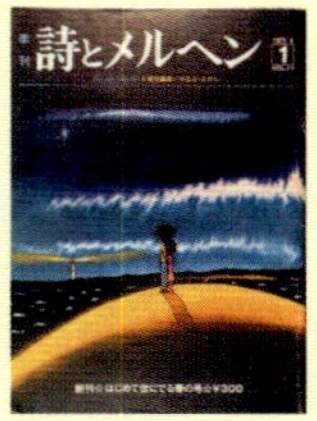

（サンリオ）

希望《きぼう》していた漫画家《まんがか》としてなかなか売《う》れなかった時期《じき》には、頼《たの》まれた仕事《しごと》は何《なん》でも引《ひ》き受《う》けていたため、結果《けっか》として幅広《はばひろ》い分野《ぶんや》で活躍《かつやく》し、多《おお》くの功績《こうせき》を残《のこ》しました。

大切《たいせつ》なのは あきらめないで続《つづ》けること

やなせさんの漫画家《まんがか》としてのデビューは34歳《さい》、「アンパンマン」の絵本《えほん》が出版《しゅっぱん》されたのは54歳《さい》のときでした。「アンパンマン」が絵本化《えほんか》された当初《とうしょ》、大人《おとな》からは「自分《じぶん》の顔《かお》を食《た》べさせるなんて残酷《ざんこく》だ」と酷評《こくひょう》されました。しかし、子《こ》どもたちには好評《こうひょう》で、テレビアニメ化《か》され、ヒットしたときには70歳《さい》になっていました。

やなせ たかしさん
（1919～2013年《ねん》）

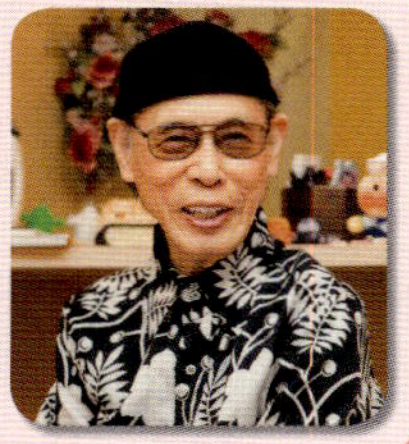

病《やまい》に苦《くる》しみながらも、晩年《ばんねん》まで創作《そうさく》活動《かつどう》を続《つづ》けていました。

二〇一三年《ねん》に九四歳《さい》でこの世《よ》を去《さ》った「アンパンマン」などの作品《さくひん》で知《し》られる漫画家《まんがか》、やなせたかしさん。
戦争体験《せんそうたいけん》や、漫画《まんが》がなかなか売《う》れずに悩《なや》んだ経験《けいけん》も、のちに作品《さくひん》を生《う》み出《だ》す力《ちから》となり無駄《むだ》にはならなかったといいます。
やなせさんの作品《さくひん》からは、生《い》きることの尊《とうと》さや、希望《きぼう》のメッセージが感《かん》じられ、私《わたし》たちを勇気《ゆうき》づけてくれます。

指導　公益財団法人やなせたかし記念アンパンマンミュージアム振興財団 事務局長　仙波 美由記 さん

心の健康ニュース
少年写真新聞 Juniors' Visual Journal
http://www.schoolpress.co.jp/
No.431　2016年（平成28年）８月号

今《いま》注《ちゅう》目《もく》の障《しょう》がい者《しゃ》スポーツ“ボッチャ”

障《しょう》がいがあってもなくても楽《たの》しめるスポーツです

“ボッチャ”を知《し》っていますか？

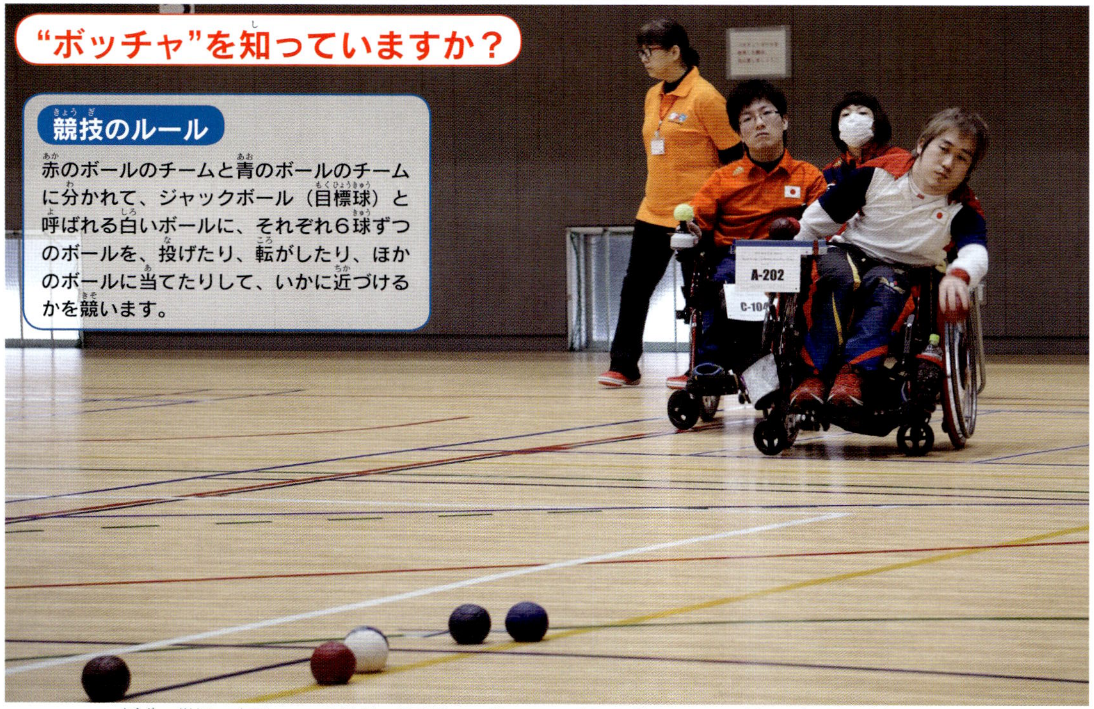

競技《きょうぎ》のルール

赤《あか》のボールのチームと青《あお》のボールのチームに分《わ》かれて、ジャックボール（目標球《もくひょうきゅう》）と呼《よ》ばれる白《しろ》いボールに、それぞれ６球《きゅう》ずつのボールを、投《な》げたり、転《ころ》がしたり、ほかのボールに当《あ》てたりして、いかに近《ちか》づけるかを競《きそ》います。

競技《きょうぎ》は男女《だんじょ》の区別《くべつ》なく、個人戦《こじんせん》と団体戦《だんたいせん》（２対《たい》２のペア戦《せん》と３対《たい》３のチーム戦《せん》）に分《わ》かれて行《おこな》われます。

ここに注《ちゅう》目《もく》！　競《きょう》技《ぎ》の見《み》どころ

頭脳《ずのう》プレーで勝負《しょうぶ》！

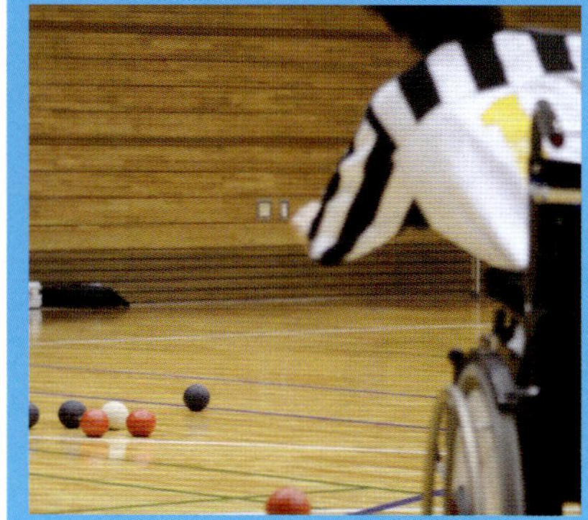

例《たと》えばわざとジャックボールにボールを当《あ》て、自分《じぶん》に有利《ゆうり》な場所《ばしょ》に動《うご》かすと、逆転勝利《ぎゃくてんしょうり》もねらえます。

誰《だれ》でも参《さん》加《か》できる

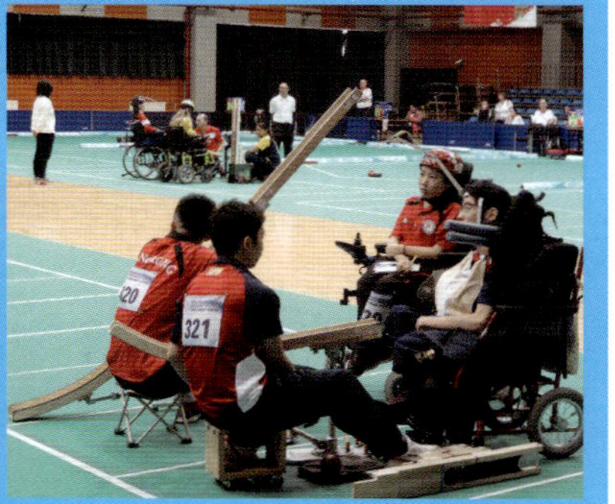

手《て》で投《な》げることができない選手《せんしゅ》は、介助者《かいじょしゃ》とともに、「ランプ」と呼《よ》ばれる滑《すべ》り台《だい》のような投球《とうきゅう》補助具《ほじょぐ》を使《つか》って投球《とうきゅう》できます。

ボッチャとは？

ヨーロッパで生《う》まれた、重度脳性麻痺《じゅうどのうせいまひ》者《しゃ》もしくは同程度《どうていど》の四肢重度機能障《ししじゅうどきのうしょう》がい者《しゃ》のために考案《こうあん》されたスポーツで、パラリンピックの正式競技《せいしききょうぎ》です。

体格差《たいかくさ》などに関係《かんけい》なく、競《きそ》い合《あ》えるスポーツです

障《しょう》がい者《しゃ》スポーツは、もともと障《しょう》がいのある人《ひと》のために考案《こうあん》されました。

しかし、最近《さいきん》では競技性《きょうぎせい》が増《ま》してきて、障《しょう》がいの有無《うむ》に関係《かんけい》なく誰《だれ》でも楽《たの》しめるスポーツとして、発展《はってん》しています。

今後《こんご》、新《あら》たな目線《めせん》で障《しょう》がい者《しゃ》スポーツを楽《たの》しんでみませんか？

採《さい》点《てん》方《ほう》法《ほう》

６球《きゅう》ずつ投《な》げたら得点《とくてん》を付《つ》けます

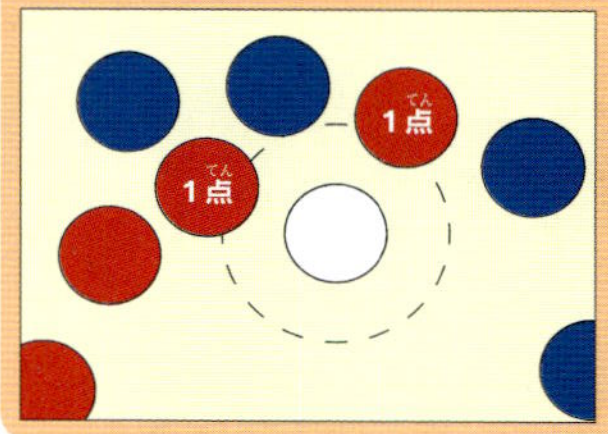

左《ひだり》の図《ず》の赤《あか》のボールを見《み》てみると、相手《あいて》（青《あお》）の最《もっと》もジャックボールに近《ちか》いボールよりも、さらにジャックボールに近《ちか》いボールが、それぞれ１点《てん》の得点《とくてん》となり、２－０で赤《あか》の勝《か》ちとなります。

採《さい》点《てん》の様《よう》子《す》

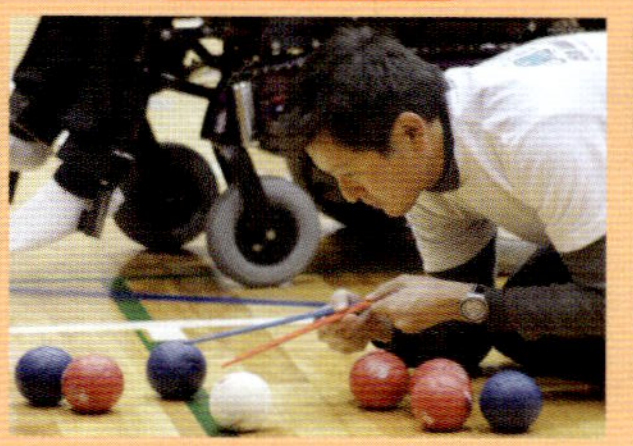

競《きょう》技《ぎ》用《よう》のボール

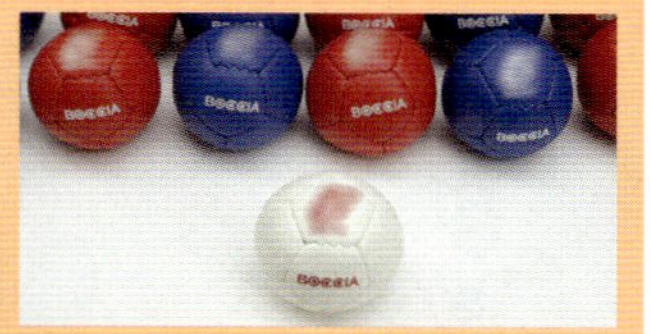

革《かわ》のボールで、表面《ひょうめん》の縫《ぬ》い目《め》により、独特《どくとく》の転《ころ》がり方《かた》をします。

★これも知《し》っておこう★

ボッチャをはじめ、障《しょう》がい者《しゃ》スポーツの多《おお》くは、障《しょう》がいの種《しゅ》類《るい》や程度《ていど》が競技結果《きょうぎけっか》に影響《えいきょう》しないように、同程度《どうていど》の障《しょう》がいでクラス分《わ》けがされており、それぞれのクラスの中《なか》で競《きそ》い合《あ》います。

指導　大阪府立大学地域保健学域　助教　片岡 正教 先生

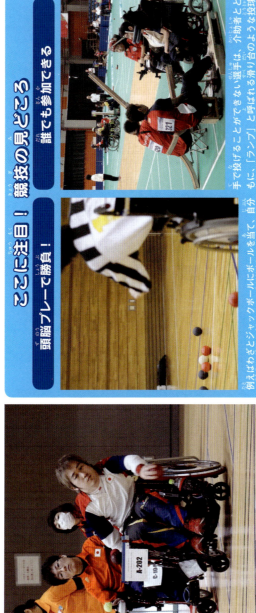

少年写真新聞 Juniors' Visual Journal 2016年8月8日発行 第431号付録
©少年写真新聞社2016年
心の健康ニュース
株式会社 少年写真新聞社 〒102-8232 東京都千代田区九段南4-7-16 市ヶ谷KTビルⅠ
★定期刊行物は終わる期間を予定しない刊行物です。年度が替わりましても、購読中止のお申し出のない限り、引き続きニュースをご送付申し上げます。
★著作権法により、本紙の無断複写・転載は禁じられています。
少年写真新聞社のホームページ
http://www.schoolpress.co.jp/

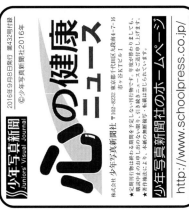

知っていますか？ 障がい者スポーツ

大阪府立大学地域保健学域
助教　片岡 正教

障がい者スポーツとパラリンピック

2020年の東京オリンピック・パラリンピック開催が決定してから、「障がい者スポーツ」という言葉を耳にする機会が増えたのではないでしょうか。障がい者が参加するスポーツは、ルールや用具が工夫されており、また、「クラス分け」というシステムによって、その競技を行う上で、同程度の障がいの選手あるいはチーム同士が競い合うことができるようになっています。

「パラリンピック」とはご存知の通り、障がい者アスリートが出場するオリンピックのことです。もともとは「パラプレジア（脊髄損傷等の下半身に麻痺《まひ》がある人）」を対象にした、「オリンピック」の造語でしたが、今では様々な障がいがある選手が参加できるようになっていることから、「パラレル（平行）」+「オリンピック」でパラリンピック（=もう一つのオリンピック）という解釈がされるようになっています。様々な競技の中から、今回は「ボッチャ」という競技について解説します。

みんなが楽しめる競技「ボッチャ」

ボッチャは脳性麻痺や頸髄《けいずい》損傷、筋ジストロフィーなどにより、四肢や体幹に重度の障がいがある選手が参加できるように、ヨーロッパで考案されたパラリンピックの正式競技です。奥行き12.5m、幅6mのコートの中で、ジャックボールと呼ばれる白いボールに対して、赤と青、それぞれ6球のボールをいかに相手より近づけることができるかで点数を競います。ルールはシンプルですが、相手との駆け引き、戦術・戦略などが必要とされ、実際に見たり、やってみたりすると、非常に奥深いことがわかります。ボールを投げることができない選手でも、足で蹴ったり、「ランプ」という勾配具を用いたりすることで、競技アシスタントと一緒に競技に参加できます。

また、障がいの程度などによって分けられる“クラス”はBC１～BC４の４つに分類され、それぞれのクラスに１対１で行う個人戦、BC３、BC４では２対２で行うペア戦、BC１、BC２が混合で３対３で行うチーム戦があります。距離やスピードを競うのではなく、戦術やテクニックが勝敗を分ける要素として大きいことから、海外選手との体格差で不利にならず、パラリンピックでのメダル獲得が期待される競技の一つです。

さらに、ボッチャは子どもからお年寄りまで、みんなが一緒に楽しめるスポーツでもあり、最後の一球まで勝負がわからない、一発逆転があるというのもこの競技の魅力の一つです。

障がい者スポーツの今後

ここ最近はパラリンピックムーブメントが起こりつつあり、障がい者スポーツがマスコミやメディアに取り上げられることが増えています。障がい者スポーツ、そしてボッチャのような重度障がい者が参加できる競技の普及は、彼らが社会に参加するきっかけが増えることにもつながります。2020年東京大会に向けて障がい者スポーツをさらに広め、その中からより強い選手が出てくることを期待します。今年9月7日から、リオデジャネイロパラリンピックが開催されます。皆さんぜひ応援してください。

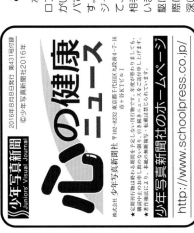

少年写真新聞 Juniors' Visual Journal 2016年9月8日発行 第432号付録
©少年写真新聞社2016年
心の健康ニュース
株式会社 少年写真新聞社 〒102-8232 東京都千代田区九段南4-7-16 市ヶ谷KTビルⅠ
★定期刊行物は終わる期間を予定しない刊行物です。年度が替わりましても、購読中止のお申し出のない限り、引き続きニュースをご送付申し上げます。
★著作権法により、本紙の無断複写・転載は禁じられています。
少年写真新聞社のホームページ
http://www.schoolpress.co.jp/

凹《へこ》みながらも前に進む力「レジリエンス」

東京家政大学人文学部心理カウンセリング学科
講師　平野 真理

レジリエンスとは

レジリエンス（resilience）とは、そのまま日本語に訳すと「元のかたちに戻る力、弾性」となります。ちょうど低反発枕をぎゅっと押しつぶしても元のかたちに戻るような、物理的な復元力を心に当てはめ、つらい状況や傷つきの中でも元に戻れる“心の強さ”を表した用語です。ストレスに対する“心の強さ”を表す用語はほかにもたくさんあります。

例えば、ストレスにさらされても落ち込まない力のことは、「ストレス耐性」や「ハーディネス」という用語で表現されます。また、ストレスにうまく対処できたり、感情をコントロールしたりすることができる能力のことは、「ストレスコーピング」という言葉で説明されます。

いずれの用語も、個人の“心の強さ”を説明しようとするものであるため、重なる部分の多い概念ですが、どのような“強さ”を重要と考えるのか、という状況や文脈の違いによって、使われる用語が異なってきます。

ではその中で、レジリエンスはどのような強さなのでしょうか。研究者によって考え方に少し相違があるとは思いますが、私は、レジリエンスは“傷つかない力”でも“正しく対処する能力”でもなく、“凹みながらも心を徐々に回復させ、元通りになれなくても「前に進んでいける」”ということが、最も大切なポイントであると考えています。

心理学におけるレジリエンスの訳としては、「精神的回復力」という言葉が使われることが多くあります。この回復という用語は、あたかも100%元の状態に戻るようなイメージを与えてしまいがちです。しかし、人の心は物質のように復元するわけではなく、時計の針は元には戻りません。つらい出来事で打ちのめされた後に、また心のコップが満たされ始めたとしても、それは前と同じに戻ったことを意味するわけではなく、前とは違う新しいコップだと考える方が現実に近いといえます。

レジリエンスは どうすれば身につけられるか

レジリエンスは、個人の持つレジリエンス要因（強み）をうまく活用できることで発揮されると考えられています。レジリエンス要因には様々なものがあり、周囲のサポートや家族関係などの「環境要因」と、性格特性やスキル・能力などの「個人要因」に分けることができます。

「個人要因」には、その人がもともと持っている資質的な要因もあれば、後天的に身につけていく獲得的な要因もあります。多少の差はあっても、人は必ずいくつかのレジリエンス要因を有しており、多くの場合は知らず知らずのうちに、自分の強みを活かしたレジリエンスを発揮しているのです。

例えば、楽観的に考えることが得意な人は、ストレス環境下でも希望を持って進めるでしょうし、行動力のある人は、状況を具体的に解決することで進むことが多いでしょう。中には少し立ち止まり、ゆっくりと考えてから進む人もいるはずです。そうした人は、もしかしたら周りからは進んでいないように見られてしまうかもしれませんが、重要なのは、人はそれぞれ持っている強みが異なるからこそ、人の数だけレジリエンスのかたちがあるということなのです。

新連載　発達障害当事者研究

発達障害は“コミュニケーション障害”なのか

第1回「社会性やコミュニケーション障害」の手前にあるもの

【東京大学先端科学技術研究センター 特任研究員　綾屋 紗月】

今号から４回にわたり、発達障害（自閉スペクトラム症・アスペルガー症候群）の診断を受けた、綾屋紗月さんによる連載をお届けします。綾屋さんは、発達障害者を中心とした当事者研究会「おとえもじて」（前身「Necco当事者研究会」）の発起人で、現在、発達障害の当事者研究をされています。これまで発達障害というと、「コミュニケーション能力に障害がある」など、外部からステレオタイプな見方をされてきましたが、実際に当事者の方たちは発達障害をどのように感じ、受け止めているのでしょうか？

友だちの輪に入れない

私は初めての集団生活である幼稚園に通った頃からずっと、たくさんの子どもたちと一緒にワイワイ遊ぶことができませんでした。子どもたちが元気に笑っている姿はすごく楽しそうで羨ましいのですが、いざ自分が近づいてみてもその楽しさは伝わってきません。まるで大きくて透明なガラスの向こう側の世界を、映画のように眺めている感じでした。

しかし、そのように距離を感じているにもかかわらず、いきなり話しかけられたり、触られたり、何か大きな音楽が流れたり、突然、自分の身の回りにバンッと大きな衝撃がやってきます。それが怖かった私は、いつも緊張して身をギュッと固めていました。さらに私は声を調整するのが難しく、家ではハスキーなガラガラ声でたくさん話すものの、人前ではほとんど話すことができませんでした。

このような状況は、大きくなればなくなるのだろうと思っていたのですが、むしろどんどん複雑な形で、わからなさや大変さは増えていきました。中学生以降になると、教室の生徒たちはすごく明るくてにぎやかなのに、私自身は何か透明な箱の中に入っていて、私自身も透明でまわりから見えないという感覚を持つようになりました。教室の中で休み時間に女の子同士がおしゃべりしている様子は、水面にお日様の光が当たってキラキラしている様子に似ていました。私はそれを水の底から見上げて、「まぶしいな、きれいだな、あそこに行きたいけれども行けないな」と眺めているような気持ちでいました。

私はいったい何者なの？

友人関係だけでなく学習に関しても状況が悪くなっていきました。授業中に先生の話をちゃんと聞いているのに、授業後に内容が記憶に残っていないことに気づいてからは、板書だけでなく先生の話も、必死になってノートに取り続けなければなりませんでした。英語の文字は日本語に比べてどうしても読みづらく、文字の順番が入れ替わってしまうので、なかなか単語を覚えられません。英文を目で追うのも困難なので、紙で隠したり指でなぞったりしながら読もうとするのですが、こちらもなかなか進みません。特に病気もないのに人並み以上に疲れやすく、すぐに寝込んでしまうので、高校生になると、「原因は何だかわからないけれども虚弱体質らしい」「頑張れなくて困る」「この先どうしたらいいのだろう」と途方に暮れていました。自分に何が起きているのかわからない混乱の中で普通であろうと無理をしたせいか、とうとう体を壊して、しばらく学校にも通えなくなりました。一番ひどかったときの身体症状は、息切れ、何かがのしかかるような体の重さ、顔面・首・肩の痛み、胃腸に空気がたまる、まぶしくて目が開けられない、音が大きく聞こえ過ぎるなど盛りだくさんでした。「私は、いったい何者なのだろう」という問いが私の中には常にあり、それをグルグルと悩んで書きつづったノートは何十冊にもなっていきました。

全て私のせいなんておかしい！

自分の困難の原因を見つけたくて、大人になってからも本屋に通っていたところ、あるとき、自分とよく似た体験を書いた本を見つけて驚きました。それは「アスペルガー症候群」の当事者の手記でした。自閉症やアスペルガー症候群という概念をその頃の私は既に知っていたのですが、医者や専門家が書いている専門書の言葉を読んでもピンとこないので、これは自分とは違うだろうと考えていました。しかし当事者による「こういうときにこう思ってこうなっている」という具体的な描写を読んで初めて、「これは私の感覚とかなり近い」と思いました。この言葉ならばこれまで誰とも共有できなかった私の感覚や体験を一言で表してくれそうだと思い、私は医師から“アスペルガー症候群”という診断をもらうことにしました。

これで自分が何者かわかったので、あとはひっそり暮らして生きていけばいいと思っていたのですが、そうはいきませんでした。なぜなら、皆さんご存じの通り、自閉スペクトラム症の診断基準は、「社会性やコミュニケーションの障害」「こだわりが強い」というものです。そのため、他者との間にすれ違いがあったときに、「コミュニケーション障害のあるお前が悪い」と、全て私のせいにされる事態が生じ始めたのです。しかし少し考えてみればわかるように、コミュニケーションには相互作用という意味があります。つまり、「コミュニケーション障害がある人」と、そうではない「普通の人」がいるのではなく、多くの人が共有している文化やルールに当てはまる身体特徴を持った「多数派の人」と、それには当てはまりにくい、さまざまな「少数派の人」たちとの「間」に、コミュニケーション障害が起きているはずなのです（図）。

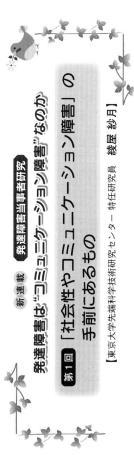

「コミュニケーション障害」とは

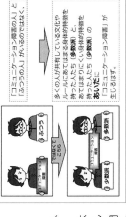

図

アスペルガー症候群という診断名によって多数派と線を引くことで、「もう普通のふりをしなくていい」と思えた点で、診断は確かに役に立ちました。しかしそれにより、人とのすれ違いの原因の全てを私のせいにされては困ります。私は「この診断基準は危ないから、もっと正確に私のことを表現している診断を探さなくてはいけない」と思いました。しかし一方で、「自分探しをするのはもう疲れた……」とも思い、また途方に暮れてしまいました。

「社会性やコミュニケーションの障害」の手前にあるもの

そのときに出会ったのが当事者研究というアイデアでした。当事者研究とは、困りごとを抱えた本人が、自分自身のことを仲間とともに研究する―観察して、仮説を立てて、実験してみて、それをまた共有する―というものです。自分が何者かを知りたくて長年悩んできた私にとって、このアイデアは自分に

（261 ページに続く）

心の健康ニュース
少年写真新聞 Juniors' Visual Journal
No.432 2016年（平成28年）9月号

傷《きず》つきから立《た》ち直《なお》る力《ちから》"レジリエンス"

逆境《ぎゃっきょう》に負《ま》けない自分《じぶん》の「心《こころ》の強《つよ》み」を探《さが》してみましょう

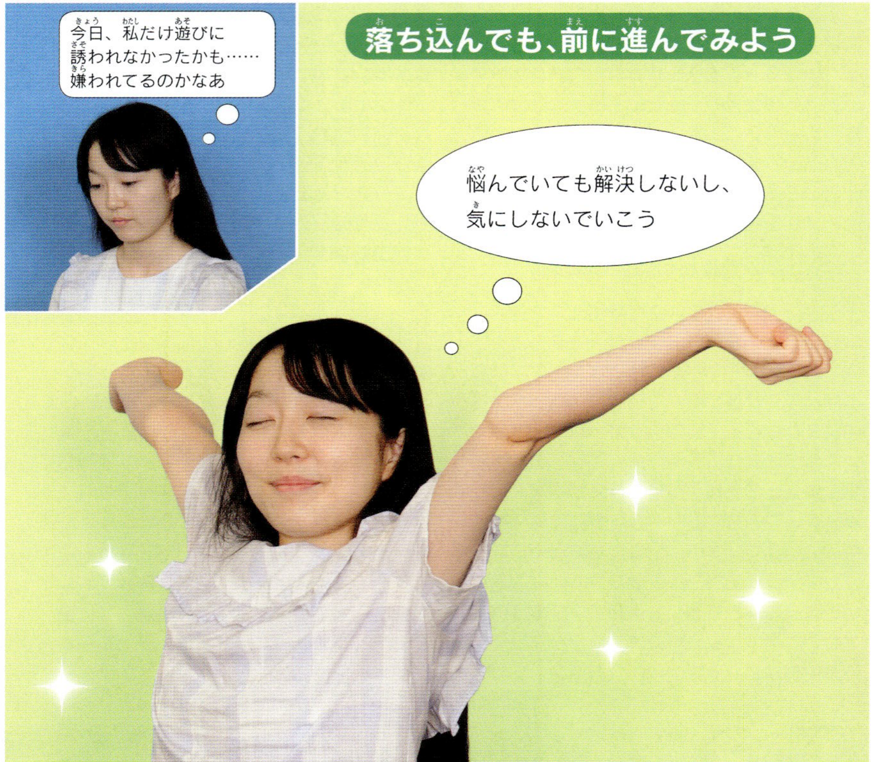
今日《きょう》、私《わたし》だけ遊《あそ》びに
誘《さそ》われなかったかも……
嫌《きら》われてるのかなあ
落《お》ち込《こ》んでも、前《まえ》に進《すす》んでみよう
悩《なや》んでいても解決《かいけつ》しないし、
気《き》にしないでいこう

レジリエンスとは

逆境《ぎゃっきょう》にさらされたり、ストレスがかかって精神的《せいしんてき》な傷《きず》つきを受《う》けたりしても、そこから立《た》ち直《なお》る力《ちから》をレジリエンスといいます。

人生《じんせい》には心《こころ》が折《お》れそうなくらい嫌《いや》なことがあったり、苦《くる》しい状況《じょうきょう》になったりすることがありますが、誰《だれ》でも、自分《じぶん》の中《なか》に「逆境《ぎゃっきょう》から立《た》ち直《なお》る力《ちから》」を持《も》っています。

自分《じぶん》の心《こころ》の強《つよ》みをチェックしてみましょう

以下《いか》の項目《こうもく》について、自分《じぶん》に最《もっと》も近《ちか》いものを、右《みぎ》の「あてはまらない」から「とてもあてはまる」の５段階《だんかい》の中《なか》からそれぞれ１つ選《えら》んでください。

	あてはまらない	あまりあてはまらない	どちらともいえない	ややあてはまる	とてもあてはまる
① どんなことでもなんとかなりそうな気《き》がする	1	2	3	4	5
② 昔《むかし》から、人《ひと》との関係《かんけい》をとるのが上手《じょうず》だ	1	2	3	4	5
③ たとえ自信《じしん》のないことでも、結果的《けっかてき》になんとかなると思《おも》う	1	2	3	4	5
④ 自分《じぶん》から人《ひと》と親《した》しくなることが得意《とくい》だ	1	2	3	4	5
⑤ 自分《じぶん》は体力《たいりょく》がある方《ほう》だ	1	2	3	4	5
⑥ 努力《どりょく》することを大事《だいじ》にする方《ほう》だ	1	2	3	4	5
⑦ つらいことも我慢《がまん》できる方《ほう》だ	1	2	3	4	5
⑧ 決《き》めたことを最後《さいご》までやり通《とお》すことができる	1	2	3	4	5
⑨ 困難《こんなん》な出来事《できごと》が起《お》きても、どうにか切《き》り抜《ぬ》けることができると思《おも》う	1	2	3	4	5
⑩ 交友関係《こうゆうかんけい》が広《ひろ》く、社交的《しゃこうてき》である	1	2	3	4	5
⑪ 嫌《いや》なことがあっても、自分《じぶん》の感情《かんじょう》をコントロールすることができる	1	2	3	4	5
⑫ 自分《じぶん》は粘《ねば》り強《づよ》い人間《にんげん》だと思《おも》う	1	2	3	4	5

結《けっ》果《か》

A 〈1,3,9の合計《ごうけい》が10点以上《てんいじょう》〉
「将来《しょうらい》に明《あか》るい希望《きぼう》を持《も》って進《すす》むことができるレジリエンス」
嫌《いや》な出来事《できごと》も、見方《みかた》を変《か》えて、ポジティブに捉《とら》え直《なお》すことが得意《とくい》です。

B 〈5,7,11の合計《ごうけい》が10点以上《てんいじょう》〉
「あまり感情《かんじょう》に振《ふ》り回《まわ》されずにコントロールできるレジリエンス」
嫌《いや》な出来事《できごと》があったときにも、うまく気持《きも》ちを切《き》り替《か》えて落《お》ち着《つ》くことができます。

C 〈2,4,10の合計《ごうけい》が10点以上《てんいじょう》〉
「人《ひと》との関係《かんけい》の中《なか》でうまく助《たす》け合《あ》って乗《の》り切《き》るレジリエンス」
困《こま》ったときには誰《だれ》かにちゃんと助《たす》けを求《もと》めたり、助《たす》け合《あ》ったりすることが得意《とくい》です。

D 〈6,8,12の合計《ごうけい》が10点以上《てんいじょう》〉
「問題解決《もんだいかいけつ》のために考《かんが》えて行動《こうどう》するレジリエンス」
困《こま》ったときには状況《じょうきょう》をよくする方法《ほうほう》を考《かんが》えて、解決《かいけつ》に向《む》けて行動《こうどう》することが得意《とくい》です。

E 〈A～Dいずれも10点未満《てんみまん》〉
「つらい気持《きも》ちを持《も》ちながらも、粘《ねば》り強《づよ》く我慢《がまん》するレジリエンス」
あまり焦《あせ》って動《うご》かずに、状況《じょうきょう》がうまくいくまで待《ま》ったり「あるがまま」に任《まか》せたりすることが得意《とくい》です。

心《こころ》が傷《きず》ついたとき、そこからすぐに立《た》ち直《なお》って、適応《てきおう》できる人《ひと》もいれば、そこで心《こころ》が折《お》れてしまう人《ひと》もいます。こうした「心《こころ》の強《つよ》さ」には個人差《こじんさ》があり、どうすれば傷《きず》つきから立《た》ち直《なお》ることができるのかも、人《ひと》それぞれです。自分《じぶん》の「心《こころ》の強《つよ》さ」のタイプを知《し》り、自分《じぶん》なりの「傷《きず》つきからの立《た》ち直《なお》り方《かた》」を探《さが》してみましょう。

指導　東京家政大学人文学部心理カウンセリング学科 講師　平野真理 先生

心の健康ニュース
少年写真新聞 Juniors' Visual Journal http://www.schoolpress.co.jp/
No.433 2016年（平成28年）10月号

人生《じんせい》の先輩《せんぱい》シリーズ⑳

人生《じんせい》は有限《ゆうげん》、やりたいことは「今《いま》」やる

“夢《ゆめ》はスイーツを通《つう》じた世界平和《せかいへいわ》” パティシエ 辻口《つじぐち》 博啓《ひろのぶ》シェフ

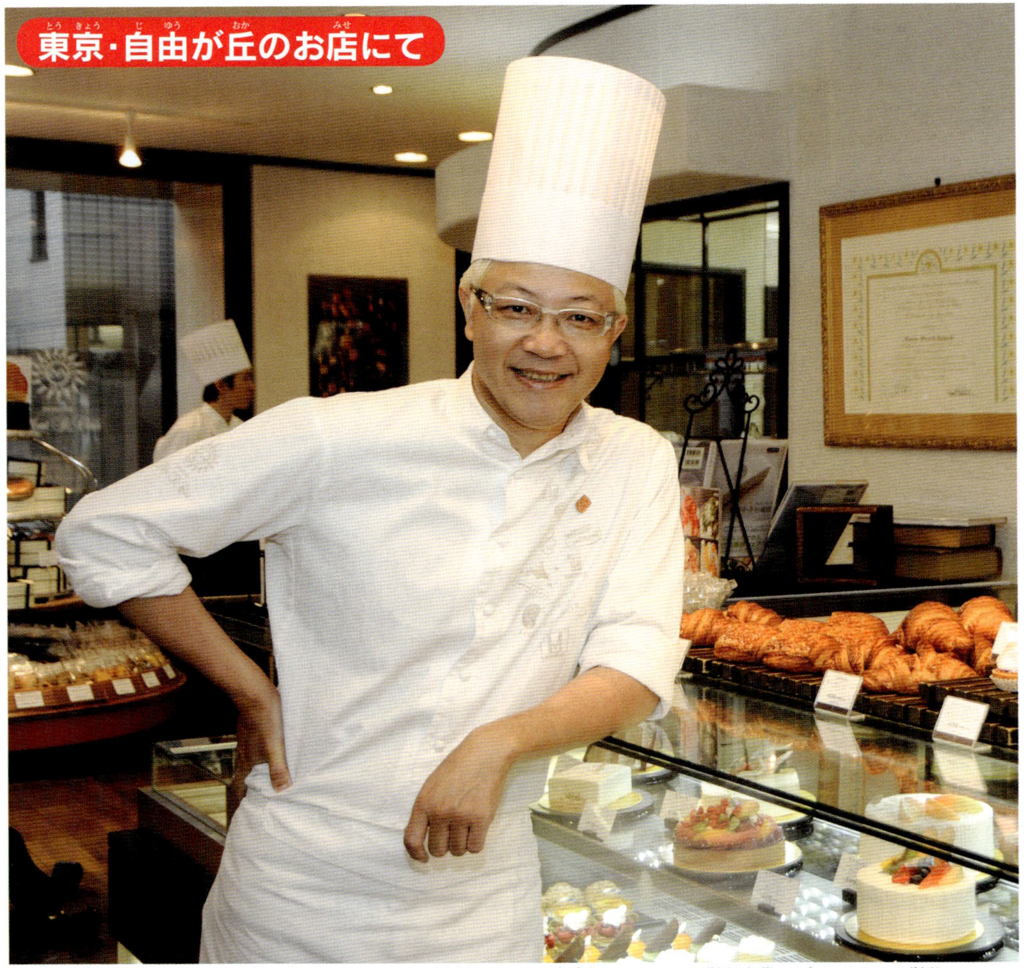
東京《とうきょう》・自由《じゆう》が丘《おか》のお店《みせ》にて

高校卒業後《こうこうそつぎょうご》はパティシエの修行《しゅぎょう》をすると決めていた辻口《つじぐち》シェフ。高校生《こうこうせい》のときは、「学生時代《がくせいじだい》は今《いま》しかない、学生《がくせい》のときにしかできないことをしよう」と考《かんが》え、生徒会長《せいとかいちょう》や応援団長《おうえんだんちょう》をしていたそうです。

大《おお》きな志《こころざし》を持《も》って突《つ》き進《すす》め！
～ 辻口《つじぐち》シェフの決意《けつい》と挑戦《ちょうせん》のエピソード ～

①きっかけは初《はじ》めて食《た》べたショートケーキ

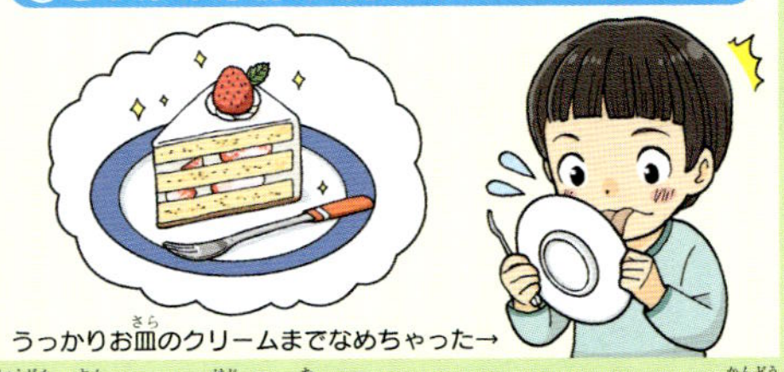
うっかりお皿《さら》のクリームまでなめちゃった→

小学《しょうがく》3年《ねん》のとき、初《はじ》めて食《た》べたショートケーキのおいしさに感動《かんどう》し、パティシエになって人《ひと》を感動《かんどう》させるお菓子《かし》を作《つく》ろうと決意《けつい》。

②パティシエで何《なん》としてでも一流《いちりゅう》になると決意《けつい》

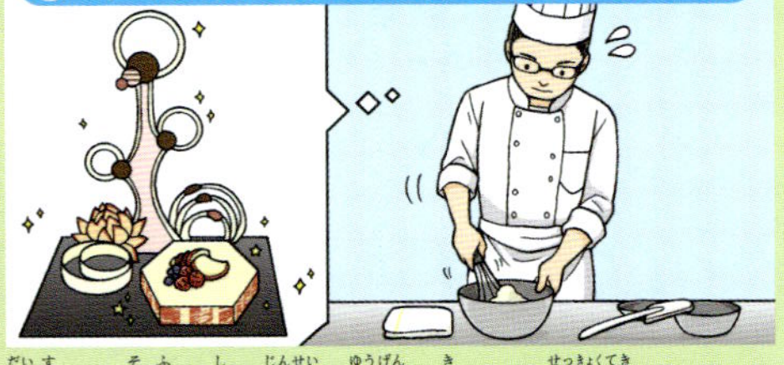

大好《だいす》きな祖父《そふ》の死《し》で人生《じんせい》は有限《ゆうげん》と気《き》づき、積極的《せっきょくてき》になる。18歳《さい》で上京《じょうきょう》して修業《しゅぎょう》を開始《かいし》し、誰《だれ》よりも早《はや》く一流《いちりゅう》になると決意《けつい》。

③「世界一《せかいいち》」をとったらその先《さき》へ挑戦《ちょうせん》！

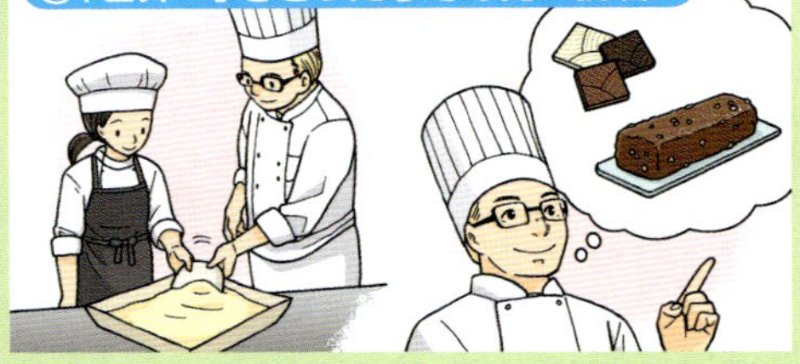

寝《ね》る間《ま》を惜《お》しんで修業《しゅぎょう》を重《かさ》ね、コンクールで世界一《せかいいち》をとった今《いま》は、人《ひと》を笑顔《えがお》にするスイーツで世界《せかい》を平和《へいわ》にする新《あら》たな夢《ゆめ》に挑戦中《ちょうせんちゅう》です。

辻口《つじぐち》シェフにお聞《き》きしました

Q. 辻口《つじぐち》シェフ流《りゅう》の世界一《せかいいち》になる方法《ほうほう》を教《おし》えてください。

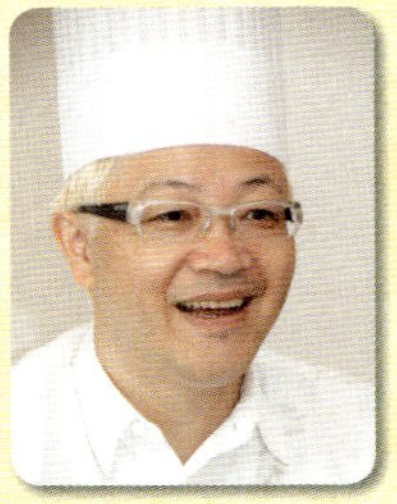

A. 全世界中《ぜんせかいじゅう》で、自分《じぶん》が目指《めざ》す職種《しょくしゅ》の一番《いちばん》の人《ひと》が誰《だれ》なのか、また、その人《ひと》が今《いま》どんなことをしているかを知《し》ることが必要《ひつよう》ですね。パティシエの場合《ばあい》には、現在《げんざい》の最先端《さいせんたん》の知識《ちしき》や情報《じょうほう》を調《しら》べるなどして、そこから学《まな》ぶことも大切《たいせつ》です。

石川県七尾市《いしかわけんななおし》の和菓子屋《わがしや》さんに生《う》まれて、なんと、洋菓子《ようがし》の道《みち》へ進《すす》んだ辻口《つじぐち》シェフ。予想外《よそうがい》の実家《じっか》の倒産《とうさん》など、苦難《くなん》もばねに、パティシエのワールドカップと呼《よ》ばれる「クープ・デュ・モンド」※などの大会《たいかい》で優勝《ゆうしょう》し、パティシエで世界一《せかいいち》になる夢《ゆめ》をかなえます。現在《げんざい》も「人《ひと》を感動《かんどう》させるお菓子《かし》を作《つく》る」という信念《しんねん》のもとで、次《つぎ》はスイーツで世界《せかい》を幸《しあわ》せにする夢《ゆめ》に向《む》けて挑戦《ちょうせん》を続《つづ》けています。

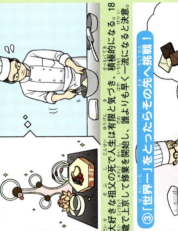

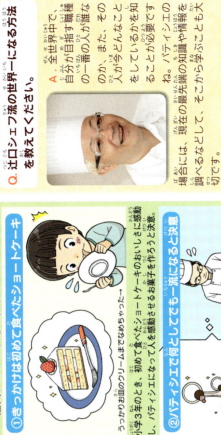

少年写真新聞 Juniors' Visual Journal 2016年10月8日発行 第433号付録
©少年写真新聞社2016年
心の健康ニュース
株式会社 少年写真新聞社 〒102-8232 東京都千代田区九段南4-7-16 市ヶ谷KTビルI
★定期刊行物は終わる期間を予定しない刊行物です。年度が替わりましても、購読中止のお申し出のない限り、引き続きニュースをご送付申し上げます。
★著作権法により、本紙の無断複写・転載は禁じられています。
少年写真新聞社のホームページ
http://www.schoolpress.co.jp/

スイーツで全世界を幸せにしたい

パティシエ　辻口 博啓 シェフ
にお聞きしました

――パティシエを目指したきっかけとは？

小学３年生のときに友だちの誕生日会に呼ばれて初めてショートケーキを食べ、「こんなにおいしいものがあるのか！」とあまりのおいしさに感動したのがきっかけです。クリームが残った皿までなめていたら、友だちのお母さんから「（和菓子屋の）辻口君の家にはこんなにおいしいお菓子ないでしょ」と言われて。悔しいと思いながらも、何も言い返せませんでしたね。それ以上にケーキのおいしさから受けた衝撃の方が強く、「人を感動させるお菓子を作りたい」と思いました。

パティシエになる夢を描いていた高校生のころ、父親が知人の借金の保証人になったことで多額の借金を背負い、実家の「紅屋《べにや》」は倒産寸前に（のちに倒産）。高校卒業後、地元に残るように説得する周囲の反対を押し切って上京、３年で一流になって実家を立て直す宣言をした辻口シェフは、人の３倍、寝る間を惜しんで腕を磨いたといいます。

――辻口シェフは、18歳で上京し、有名なパティスリー（洋菓子店）に住み込みで修行されたそうですね。パティシエになるには、製菓学校に通うのが一般的かと思いますので、相当苦労されたのではないでしょうか？

はい。ほかの一緒に入った人は製菓学校を出ていたのですぐ仕事に入っているのに、自分は専門用語もわからない状態で仕事を任せてもらえない。やらせてもらえることといったらトイレの掃除でした。あとはイチゴのへたむきとか。悔しくてたまらなかったのですが、みんなを横目で見ながらも、初めて社会に出てきて、与えられた仕事に対し、確実にこなそうという思いでした。

――29歳で「クープ・デュ・モンド（パティシエの世界大会）」で優勝、2013年からは世界最大のチョコレートの祭典「サロン・デュ・ショコラ」で発表されるショコラ品評会において、３年連続で最高賞を受賞という驚異的な経歴をお持ちですが、夢をかなえるために、アドバイスをもらったり、参考にされたりした方はいらっしゃるのでしょうか？

学校の先生から受ける影響は大きいですね。高校時代の恩師である四柳嘉章《よつやなぎかしょう》先生※1は僕の人生の師で、今でもおつきあいをさせていただいています。僕自身の生き方に対して、深みを与えてくれた方です。23歳のとき、コンクールで日本一になって副賞でフランスに行ったとき、フランスの食文化に驚き、「フランスってすごいな！」「日本ダサいな」とフランスかぶれになりました。四柳先生に報告をすると、「日本の文化を知らずしてフランスは語れない」と言われてしまい、谷崎潤一郎の『陰翳礼讃《いんえいらいさん》』を渡されました。せっかく日本一になってフランス旅行にまで行ったのに、ほめてもらえるどころか否定的なことを言われて、そのときは頭にきてしまいま

（261 ページに続く）

少年写真新聞 Juniors' Visual Journal 2016年11月8日発行 第434号付録
©少年写真新聞社2016年
心の健康ニュース
株式会社 少年写真新聞社 〒102-8232 東京都千代田区九段南4-7-16 市ヶ谷KTビルI
★定期刊行物は終わる期間を予定しない刊行物です。年度が替わりましても、購読中止のお申し出のない限り、引き続きニュースをご送付申し上げます。
★著作権法により、本紙の無断複写・転載は禁じられています。
少年写真新聞社のホームページ
http://www.schoolpress.co.jp/

おしゃれの持つ力

大阪人間科学大学人間科学部 健康心理学科
教授　箱井 英寿

おしゃれの判断基準

もし学校において「金髪で、派手な色のマニキュアをし、化粧が濃く、露出部の多い衣服を着ている人」を見かけたら、どのような印象を持つでしょうか。着装者の意図とは関係なく、一般的には「分別がない」などと、ネガティブに受け止められてしまうでしょう。おしゃれをしたからといって、必ずしも自分の魅力度がアップするとは限らないのです。それどころか、周りからの評価が悪くなるかもしれません。

おしゃれの効果

では、装うことによって印象を良くするには、どうすればよいのでしょうか。それには、まず装いの効果を理解し、意識することが必要です。

装いの効果には、体温調節などの身体の保護に関わる効果があります。しかし、それ以外にも社会・心理的な効果があります。例えば、自分を演出することにより自己を確認し、強化し、ときには変容させるという対自的な効果です。おしゃれをすることで満足感や精神的な安定感を得るのはこの効果が働いています。また、対人コミュニケーションに関わる対他的な効果もあります。人は他者に意思を伝えるとき、お互いに言語によって自分の意思を伝えていますが、同時に身振り手振りや表情などの非言語的指標を活用しています。衣服は、香水、化粧、装飾品などと同じ非言語的指標のひとつである人工品として位置づけられています。着装者の人格、感情、価値観などの様々な情報が、衣服を通して意識的・無意識的に周りに発信されています。これらの情報は、他者の外見からその人の内面（たとえば性格や知能など）まで判断する材料として活用されます。だらしのない格好をしているよりも、清潔できちんとした身なりをしていると、その人の日頃の生活態度や性格までもがポジティブに判断されやすくなります。

このように、装うことには、自分が何者でどういう人かを確認・強化し、周りに伝え、コミュニケーションを促進したり、抑制したりする効果が期待できるのです。

おしゃれの持つ力を活用する

実際におしゃれをするときには、“TPO”を考慮しながら、これらの効果を活用することが大切です。社会には私たちの行動を制御するさまざまな規範が存在し、その中のひとつに、装いに関する“被服規範”があります。“被服規範”に従った装いをすれば、周りの人に受け入れられ、良い印象を与えます。この規範に反すれば、印象も悪くなり、周りからの非難や冷笑などの心理的制裁を受けることになりかねません。学校の制服に関する校則などは、この被服規範に相当するものといえます。校則に反して制服を着崩していれば、意図的な行為とみなされ、ルール違反をする人として受け止められます。

学生服を着る機会の多い10代は、自己意識も高く、おしゃれセンスを養う重要な時期でもあります。この時期に“TPO”を考えておしゃれすることを学ぶことは、社会人になってからの装いを通した自己の演出方法にも影響します。自己満足ではなく、装いの社会・心理的効果を活用しておしゃれをすることを学んで、自分の印象を意図する方向に操作し、魅力度もアップしていけるとよいですね。

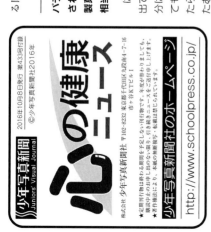

連載　発達障害当事者研究

発達障害は“コミュニケーション障害”なのか

第2回　一人でも困ること　人との関係で困ること

【東京大学先端科学技術研究センター 特任研究員　綾屋 紗月】

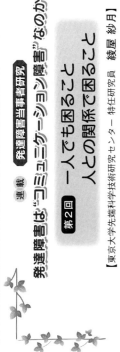

前回は、私個人が当事者研究に出会うまでのさまざまな困難についてお話ししました。また、当事者研究の結果、私には社会性やコミュニケーションの障害と見える状態は確かにあるけれど、それは二次的な表れであり、その手前には多くの人とは共有されにくい「まとめあげ困難」という身体的な特徴がある、という仮説をご紹介しました。

今回は、私が発達障害の仲間とともに行っている当事者研究についてご紹介したいと思います。

発達障害の仲間とともに行う当事者研究

現在、私は「おとえもじて」という、発達障害者が中心となって参加する当事者研究会を開催しています。当事者が仲間とともに集まり、自分の中にあるけれど言葉にできていない感覚や経験を、お互いの語りを聞きながら安心して分かち合うことができる場を目指しています。2011年8月からスタートして、まもなく丸5年になります。

研究会の基本ルールを決める際には、私自身がこれまで集団行動の場面で、つらくなってその場にいられなくなったり、無理やり適応して体を壊したりしていたことから、ほかならぬ私自身の過ごしやすさの追求からスタートしようと考えました。例えば「過剰な刺激（音、におい、動きなど）はNG、それ以外（軽い飲食、遅刻早退、休憩、スマートフォンの使用など）は自由」というものです。

私たちが現在用いている当事者研究のスタイルは「言いっぱなし聞きっぱなし」と「かけこみ当事者研究」の2つです。「言いっぱなし聞きっぱなし」とは、テーマに沿って一方的に自分の感覚や経験を語り、人の発言を聞くスタイルです。お互いの意見のやりとりはありません。「かけこみ当事者研究」とは、参加者の一人がいま抱えている困りごとについて、参加者全員で考えるスタイルです。この場合には少しやりとりがあります（図1）。

おとえもじての当事者研究スタイル

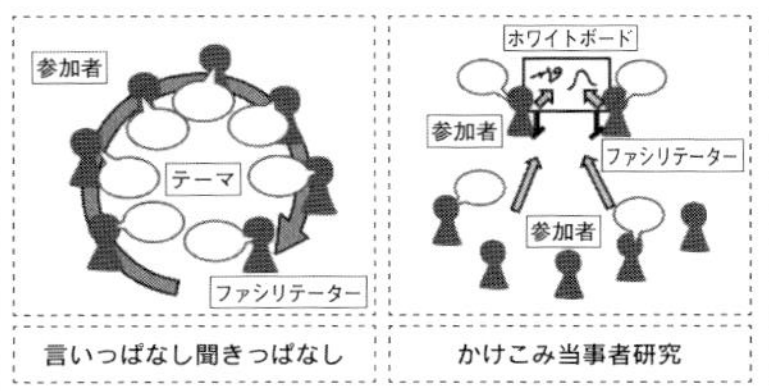

図1

人との関わりで困ること　一人でも困ること

言いっぱなし聞きっぱなしの研究テーマについては、「人との関わりの中で生じるコミュニケーションの困りごと」と「一人のときでも生じる困りごと」の両方が重要だと考えて設定してきました。人との関わりで困ることとしては、例えば「困っているときに人に頼れる？　頼れない？（依頼・相談・愚痴）」「『初対面／顔見知りの人との会話が苦手』ってどんな感じ？」といったものです。また、人との関わりではなく一人であっても困ることとしては、例えば「一人の時に始まる苦しいぐるぐる思考」「字を書くのが苦手」などが挙げられます。

では今回は例として、人との関わりにおける困りごとのうち、「集団の中で発言できるとき・できないとき（第52回：2013年9月2日）」という回の記録（小テーマ×3）をご紹介します。

発言できないときってどんな感じ？

まず1つ目は、「発言できないときってどんな感じ？」という小テーマです（図2）。このように私たちが研究を進める際には、まず、「その困りごとを感じているときの自分の身体感覚はどんな感じか」「どんなときにその困りごとが起きるのか」を具体的に考えて話してみることから始めています。

発言できないときってどんな感じ？

【構造】
・３人以上のとき
・話を振ってくれる人がいないとき
・一人で勝手に決めていく人がいるとき
・移動中、歩道幅で二人組になるとき（自分だけ１人）

【タイミング・スピード】
・タイミングがつかめないとき
・スピードが速いとき
・ディスカッションのように話がまじりあうとき
・タイミング、テンポを見るのに一生懸命のとき

【音の環境】
・うるさい場所で相手の話が周囲の会話に消されてしまうとき（→集中していると聞いている時間が相対的に長くなる）

【相手や集団との関係】
・相手の背景がイメージしづらいとき
・仲の悪い人といるとき
・自分が会話の中の一人という気がしないとき
・立場、組織、お客さまの状態を意識しながら会話についていくとき

【内容】
・達成できないような目標を大声で言わされるとき
・みんなが立派な話をしている（と思う）とき
・話す内容が共通でないとき
・内容が微妙に変化していく時（聞いていて発言チャンスを逃す）
・人の案が自分と違うとき
→切り替えが追いつかない
→悪い話に「だめだよ」と言えない

図2

お互いの話を聞くことによって、「私だけではなくてほかにも似た経験をしている人がいるんだ」「同じ言葉で表現していても、自分とは全然違う感覚を持っている人もいるのね」というように、仲間と自分の似ている部分と異なる部分を知ることができます。その結果、つかみどころのなかった自分の実体が明確になり、生きやすくなる効果が得られるように感じています。

発言できるときってどんな感じ？

2つ目の小テーマは、1つ目とは逆に、「発言できるときってどんな感じ？」というものです（図3）。こうして「困っていないとき」についても、あえて聞いてみることで、一人では思いつかなかった意外な発見をすることがあります。また、この回では、自分のせいにばかりするのではなく、自分の外側にはどのような原因があるのかを仲間同士で話せたことも心強かったです。

発言できるときってどんな感じ？

【形式・構造】
・１対１のとき
・自分だけで考えて一人ひとり意見を出せる会話のとき
・一人ひとり順番のとき
・挙手制のとき
・言いっぱなし聞きっぱなしのとき
・話し手として名指しされて話を振られたとき
・大勢でも話の順番をまわしてくれる人がいるとき
・時間があるとき
・沈黙、会話の切れ目ができたとき
・会話の大縄※1がゆっくりのとき

【音の環境】
・複数の人が話していなくて静かなとき

【話題】
・興味がある話題のとき
・ビジネスライクでロジックがしっかりしているとき
・話題が明確なとき（すっきりした感じあり）
・話題がシンプルなとき
・考えることのテーマが狭まっているとき

【役割】
・会議で頑張って自分の意見を話さねばならないとき
・１対複数で役割が決まっているとき（幹事・営業）
・「話す人／聞く人」「質問／反応」役が明確なとき

【準備】
・前もって自分が何を話すかを考えているとき
・自分が話題を思いついたとき（優越感と不安あり）
・意思表明しないと自分の信条が壊れてしまうとき
・イメージが共有できて自分のイメージが出てきたとき

【相手や集団との関係】
・場に慣れて怖くないと思えたとき
・仲が良く馬が合う人たちと一緒のとき
・まわりと自分の言っていることが一致しているとき
・自分の話を聞いてくれる人がいるとき
・集団と自分との関係の対等さを信じられるとき（安心感）
・相手の反応や感触をスムーズに受け取れるとき
・相手の反応を自分のせいだと思わないようにしているとき
・他に発言者がいないとき
・当事者会にいるとき
・発達障害者同士で空気を読まなくてもよさそうなとき（→タイミングを計らずに済む）

図3

自分助けの方法は？

そして更に3つ目の小テーマとして、「『集

（261ページに続く）

心の健康ニュース
少年写真新聞 Juniors' Visual Journal
http://www.schoolpress.co.jp/
No.434　2016年（平成28年）11月号

おしゃれは心《こころ》配《くば》りが必《ひつ》要《よう》

まずはその場《ば》にふさわしいかどうかを考《かんが》えてみましょう

おしゃれの注《ちゅう》意《い》点《てん》とは

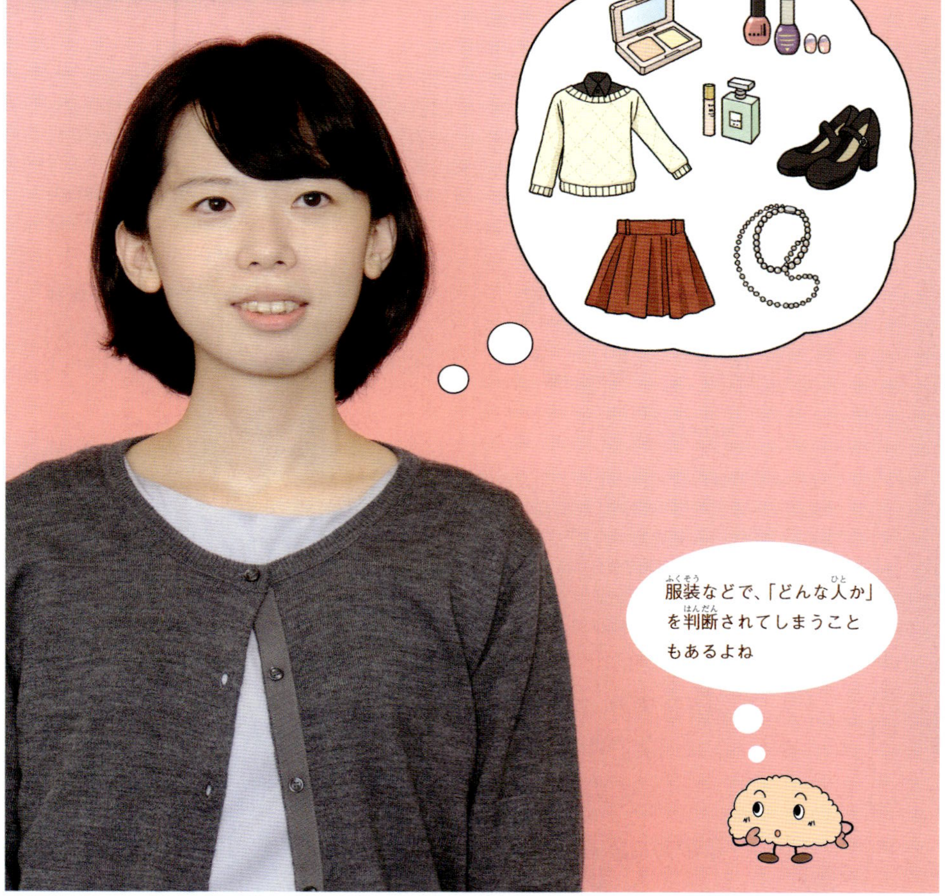

せっかくのおしゃれも、その場《ば》のルールを守《まも》れないと、「ルールを守《まも》れないだらしない人《ひと》」に見《み》られてしまうため、特《とく》に学校《がっこう》や公共《こうきょう》の場《ば》では注意《ちゅうい》が必要《ひつよう》です。

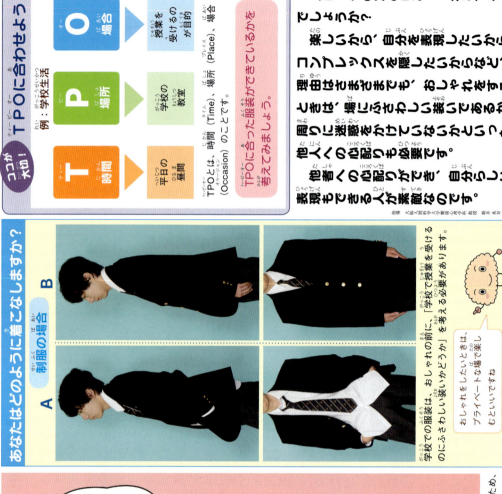

あなたはどのように着《き》こなしますか？

制服《せいふく》の場合《ばあい》

学校《がっこう》での服装《ふくそう》は、おしゃれの前《まえ》に、「学校《がっこう》で授業《じゅぎょう》を受《う》けるのにふさわしい装《よそお》いかどうか」を考《かんが》える必要《ひつよう》があります。

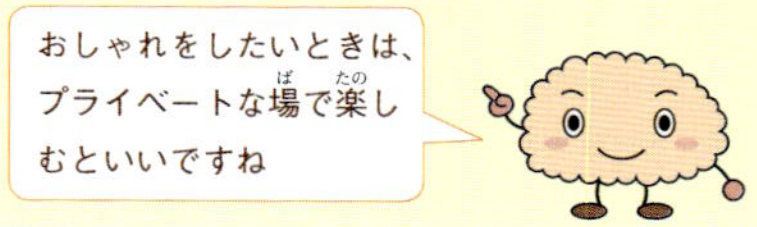

ココが大切《たいせつ》！ TPO《ティー ピー オー》に合《あ》わせよう

例《れい》：学校生活《がっこうせいかつ》

T《ティー》 時間《じかん》	P《ピー》 場所《ばしょ》	O《オー》 場合《ばあい》
平日《へいじつ》の昼間《ひるま》	学校《がっこう》の教室《きょうしつ》	授業《じゅぎょう》を受《う》けるのが目的《もくてき》

TPO《ティーピーオー》とは、時間《じかん》（Time《タイム》）、場所《ばしょ》（Place《プレイス》）、場合《ばあい》（Occasion《オケージョン》）のことです。

TPO《ティーピーオー》に合《あ》った服装《ふくそう》ができているかを考《かんが》えてみましょう。

人《ひと》は、何《なん》のためにおしゃれをするのでしょうか？　楽《たの》しいから、自分《じぶん》を表現《ひょうげん》したいから、コンプレックスを隠《かく》したいからなど、理由《りゆう》はさまざまでも、おしゃれをするときは、場《ば》にふさわしい装《よそお》いであるか、周《まわ》りに迷惑《めいわく》をかけていないかといった他人《たにん》への心配《こころくば》りも必要《ひつよう》です。

他者《たしゃ》への心配《こころくば》りができ、自分《じぶん》らしい表現《ひょうげん》もできる人《ひと》が素敵《すてき》なのです。

指導　大阪人間科学大学健康心理学科 教授　箱井英寿 先生

心の健康ニュース
少年写真新聞 Juniors' Visual Journal
http://www.schoolpress.co.jp
No.435　2016年（平成28年）12月号

暗《あん》記《き》の達《たつ》人《じん》になるために

効《こう》果《か》的《てき》な反《はん》復《ぷく》と睡《すい》眠《みん》で記《き》憶《おく》が脳《のう》にしっかりと固《こ》定《てい》されます

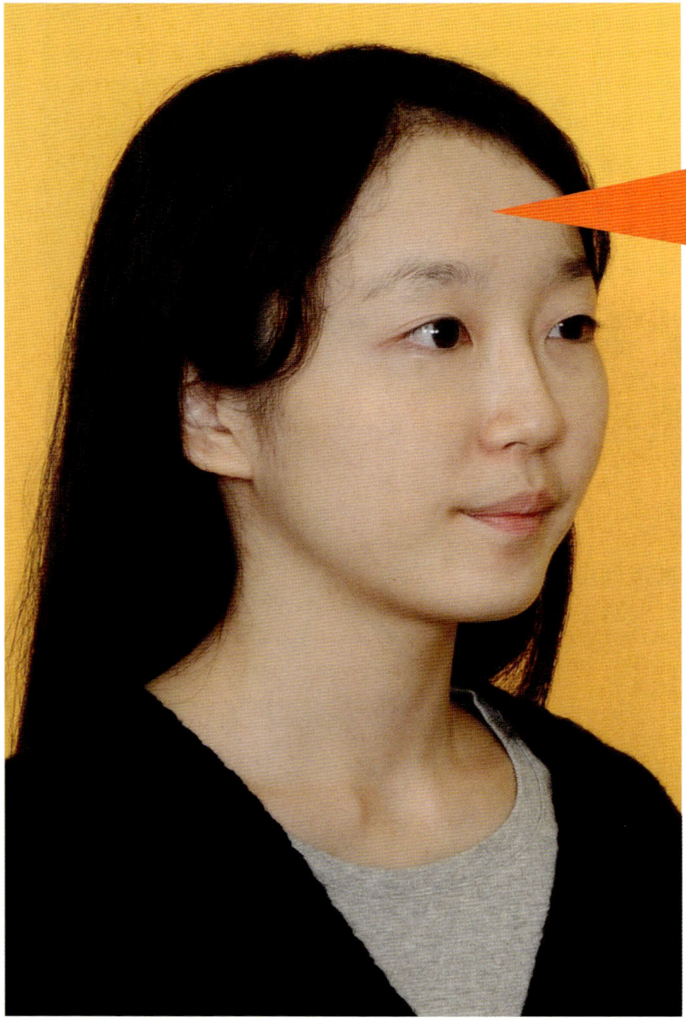

短《たん》期《き》記《き》憶《おく》と長《ちょう》期《き》記《き》憶《おく》

例《れい》：メモを見《み》てパスワードを入力《にゅうりょく》するとき

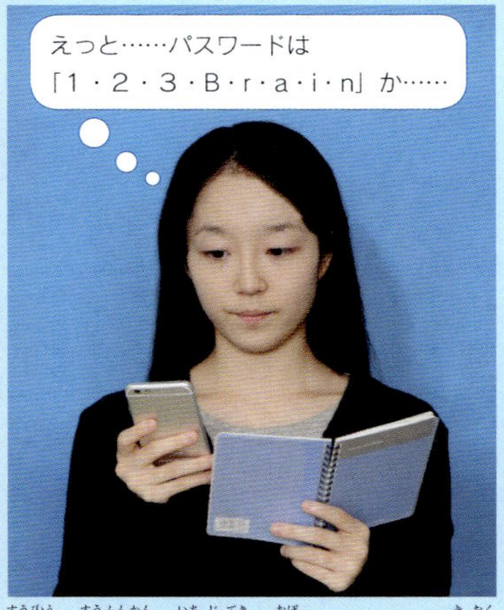
えっと……パスワードは
「1・2・3・B・r・a・i・n」か……

数秒《すうびょう》～数分間《すうふんかん》、一時的《いちじてき》に覚《おぼ》えていられる記憶《きおく》で、繰《く》り返《かえ》しをやめるとすぐ失《うしな》われていきます。

例《れい》：何度《なんど》も入力《にゅうりょく》するうちにメモが不要《ふよう》になったとき

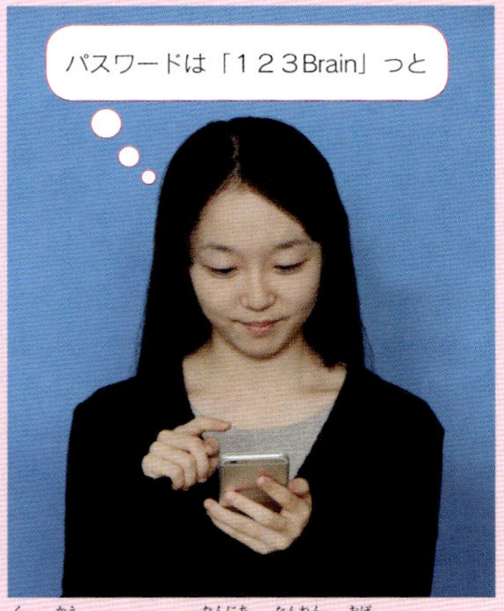
パスワードは「123Brain」っと

繰《く》り返《かえ》さなくても何日《なんにち》～何年《なんねん》も覚《おぼ》えていられる記憶《きおく》ですが、使《つか》わないと失《うしな》われていきます。

寝《ね》ないのは非効率的《ひこうりつてき》

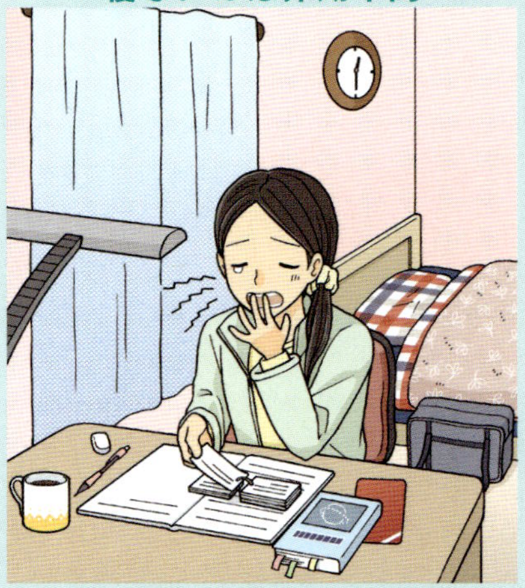

記憶《きおく》の定着《ていちゃく》には睡眠《すいみん》が必要《ひつよう》なため、夜遅《よるおそ》くまで起《お》きているのはかえって非効率《ひこうりつ》です。

試《ため》してみよう！　効果的《こうかてき》な記憶術《きおくじゅつ》

① 一気《いっき》にではなくコツコツ覚《おぼ》える
② 7項目《こうもく》以下《いか》にまとめると覚《おぼ》えやすい
③ 最初《さいしょ》と最後《さいご》が記憶《きおく》に残《のこ》りやすい
④ 見《み》る・音読《おんどく》・書《か》くを組《く》み合《あ》わせて覚《おぼ》えると思《おも》い出《だ》しやすい
⑤ 連想《れんそう》、語呂《ごろ》合《あ》わせが効《き》く
⑥ 覚《おぼ》えた後《あと》に、だめ押《お》しの復習《ふくしゅう》で記憶《きおく》を強化《きょうか》
そして、
⑦ 勉強後《べんきょうご》の睡眠《すいみん》は記憶《きおく》の固定《こてい》に重要《じゅうよう》！

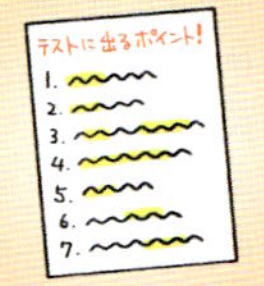

7つのことを覚《おぼ》える場合《ばあい》、1番目《ばんめ》と7番目《ばんめ》に覚《おぼ》えたことの正答率《せいとうりつ》が高《たか》くなります

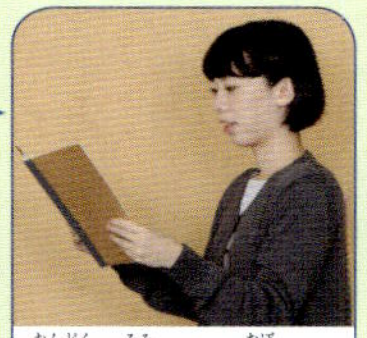

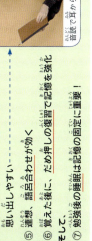

音読《おんどく》で耳《みみ》からも覚《おぼ》える

記憶《きおく》が定着《ていちゃく》する脳《のう》の仕組《しく》みに合《あ》った、暗記法《あんきほう》を知《し》っていますか？
取《と》り込《こ》んだ情報《じょうほう》は、まず短《みじか》い時間《じかん》だけ覚《おぼ》えていられる「短期記憶《たんききおく》」として脳《のう》に蓄積《ちくせき》され、何度《なんど》も反復《はんぷく》をすることで長《なが》い間《あいだ》覚《おぼ》えていられる「長期記憶《ちょうききおく》」になります。
覚《おぼ》えたいことは効果的《こうかてき》に反復《はんぷく》をして、その後《あと》にしっかりと睡眠《すいみん》をとることが、思《おも》い出《だ》しやすい「長期記憶《ちょうききおく》」にするコツです。

指導　東京都健康長寿医療センター研究所　研究部長　遠藤昌吾先生

少年写真新聞 Juniors' Visual Journal
2016年12月8日発行 第435号付録
©少年写真新聞社2016年
心の健康ニュース
株式会社 少年写真新聞社 〒102-8232 東京都千代田区九段南4-7-16 市ヶ谷KTビルⅠ
★定期刊行物は終わる期間を予定しない刊行物です。年度が替わりましても、購読中止のお申し出のない限り、引き続きニュースをご送付申し上げます。
★著作権法により、本紙の無断複写・転載は禁じられています。
少年写真新聞社のホームページ
http://www.schoolpress.co.jp/

記憶の極意

東京都健康長寿医療センター研究所
研究部長　遠藤 昌吾

記憶は私たちの毎日の生活を支えています。子どものときの古い記憶、試験のときに使う最近蓄えた記憶、野球やテニスなどの運動の記憶……様々な記憶があります。今回は、記憶を効率的に蓄えるための「7つの極意」についてお話しします。

1）分散学習か集中学習か

私たちは経験的に、連続して行う“集中学習”よりも、休憩を挟んだ“分散学習”をする方が有利であることを知っています。2科目を2日間で勉強する計画を立てるのであれば、「1日目は国語のみ、2日目は社会科のみ」とするのではなく、「1日目は朝一番に国語、次に社会科、そして午後一番に国語、次に社会科」とし、2日目にも1日目と同じパターンを繰り返すのがおすすめです。

2）一度に覚えるのは7項目まで

暗記が必要なときは、7項目以下に整理してください。覚える項目が7つ以上あるときは、項目のひとつを小項目に分けて暗記してください。我々が正確に暗記できる範囲は7±2項目です。かけ間違いを防ぐため、市内電話番号はこの桁数に収まっています。でも、今は携帯電話（スマートフォン）の時代、番号の記憶の必要はなくなりました。

3）初頭効果と近接効果

7つに整理した事柄を覚えるときには、1番目（初頭効果）と7番目（近接効果）の正答率が高い傾向が知られています。ですから1回目は1→7の順に、2回目は2→7、1の順、3回目は3→7、1、2のように初頭効果、近接効果を利用して覚えましょう。

4）目、耳、手、すべてを利用

覚えることは、情報に“糸”をつけることです。たとえば「赤い」という視覚の糸を引けばリンゴ、ポスト、消防車等が出てきます。「果物」という概念の糸を引くとリンゴ、バナナ、スイカが、そして、「甘酸っぱい」という味覚の糸を引いてリンゴに絞るといった具合です。2つの糸で思い出せなくても、別の糸を使えば思い出せます。読む、聞く、書くなどの方法を組み合わせてつけた糸は、思い出す可能性を格段に増やしてくれます。

5）連想、語呂合わせの妙

「なんと（710）素敵な平城京」、「イチゴのパンツ（1582）に本能寺ビックリ」、「富士山麓オウムなく（2.2360679）」など語呂合わせで覚えたことは、皆さんの記憶にいまだに残っていることでしょう。これらは既に我々の記憶にある知識体系と結びつくので効率的に記憶することができます。

6）だめ押し（過剰学習）は記憶を強化する

「覚えた」と思ったところでやめずに、さらに、もう一度勉強することで記憶の効率が格段に上がります。覚えたと思っても、もう1回頑張ってみることが大切です。

7）睡眠は重要です

睡眠は、情報を記憶として固定するために重要です。特に、入眠から約2時間ごとに現れる「レム睡眠」中によく“夢”を見るのは情報の整理や固定中だからだと考えられ、「レム睡眠」を妨害すると記憶形成が妨害されることがわかっています。最低2時間（レム睡眠1回）できれば4時間（レム睡眠2回）眠って、しっかり記憶を固定してください。

みなさんが使っている記憶法に7つの極意の中から、自分に足りない方法や自分に合った方法を取り入れて記憶を強化してみてください。覚えることは楽しいことですし、人生を豊かにしてくれます。子どもたちにも「記憶の極意」をぜひ教えてあげてください。

少年写真新聞 Juniors' Visual Journal
2017年1月8日発行 第436号付録
©少年写真新聞社2017年
心の健康ニュース
株式会社 少年写真新聞社 〒102-8232 東京都千代田区九段南4-7-16 市ヶ谷KTビルⅠ
★定期刊行物は終わる期間を予定しない刊行物です。年度が替わりましても、購読中止のお申し出のない限り、引き続きニュースをご送付申し上げます。
★著作権法により、本紙の無断複写・転載は禁じられています。
少年写真新聞社のホームページ
http://www.schoolpress.co.jp/

人生に必要な力を育む 落語

落語家　三遊亭圓窓

落語には、単に“聞き手を笑わせる”だけではなく、“良いもの”が大量に含まれています。その一つに、「落語が好きで聞いたり、演じたりしていると、他人の気持ちがわかるようになる」ということがあります。

落語は一人の演者が複数の登場人物を表現しなければならないので、その一人ひとりの人物の性格・感情・環境まで分析して、しっかりと解釈しなければ、「落語」という話芸は成り立ちません。「落語」を覚えるとき、ただ台詞《せりふ》を「早く覚えた」「よく暗記した」「つっかえないで言えた」といっただけで終わらせてはだめです。それでは、第三者が聞いても「棒読み」「無感情」「平坦」「無抑揚」の域を出ない、つまらないものになってしまい、感動するものにはなりません。

落語には会話が多く、一人で演ずるため、話す人物を演じるときはそれを聞く人物を設定して、その目を見て、性格・感情・環境をこめて語りかけるのが大切です。俗にいう“目線”です。演者が上手や下手を見たりするのはそのためです。このような「相手の目を見て話す」「相手の目を見て聞く」ことはコミュニケーションの大事な基本ですが、普段はおざなりにされてしまっています。

他人の気持ちを想像する力

人の気持ちがわかるようになれば、人間として周りの人に対してやっていいことか、悪いことかが判断でき、自分の気持ちばかりを優先させるようなことはしません。一方で、好き嫌いで判断する力は、「おぎゃー」と生まれた赤ちゃんでさえ、盛んに駆使しています。笑ったり、泣いたりするのはそこから来る表現なのでしょう。

しかし、こうした好き嫌いの判断力しか持たずに育って、大人になったとしたらどうでしょう？ 自分のことしか考えない日々を送っているうちに、“事件”を起こしてしまったり、勝手気ままな判断で暮らしているうちに、ストレスが増え、相手やところ構わずに自分の“気まま”をぶつけてしまったりするかもしれません。普段、落語に接していれば、「他人の気持ちを想像する」力が身につくはずです。ですから、落語好きに悪い人間はいないと私は思います。

思い描く力

落語を演ずるとき、扇子や手拭いを箸や本として活用します。ぼんやり見ていると、扇子は扇子のまま、手拭いは手拭いのままですが、集中力をもって鑑賞していると、扇子が箸や竿《さお》、刀、天秤棒《てんびんぼう》に見え、手拭いが本や帳面に見えてくるのです。これは「思い描く力」があるからです。

千葉県のある小学校で、児童に扇子を貸し

（262ページに続く）

連載　発達障害当事者研究

発達障害は"コミュニケーション障害"なのか

第3回　一人ひとりの困りごとを仲間と分かち合う

【東京大学先端科学技術研究センター 特任研究員　綾屋 紗月】

前回に引き続き、今回も、私が主催している発達障害者を中心とした当事者研究会である「おとえもじて」の活動についてご紹介します。前回に、私たちが現在用いている当事者研究のスタイルのうち、「言いっぱなし聞きっぱなし」という方法を用いたテーマ研究についてご説明しました。今回はもう一つの方法である「かけこみ当事者研究※」についてお話ししようと思います。

当事者でも継続できる方法の模索

"当事者研究"は、2001年に精神障害をかかえた当事者の地域活動拠点である「べてるの家」（北海道浦河町）で生まれました。仲間の力を借りながら、自分のことを自分自身がよりよく知るための研究をしていこうという実践で、現在ではいろいろな問題や障害を抱える当事者団体、自助グループなどにも広まっています。

私は2011年に当事者研究会を始めましたが、いざやってみると、戸惑うことがありました。私には、「情報を細かく大量に受け取ってしまう」「意味のまとめあげがゆっくりである」などの傾向があるため、仲間とその場で意見のやりとりをする「べてるの家」のような研究方法を用いて進行するのが難しい、という困難があったのです。

そこで「べてるの家」での研究方法ではなく、「依存症の自助グループ」の伝統的なミーティング形式である「言いっぱなし聞きっぱなし」の方法を用いる工夫をしました。すると、即興的な意見のやりとりをしなくても、テーマに沿って一方的に自分の感覚や経験を語り、人の発言を聞くスタイルを作ることができ、私でも当事者研究会が継続可能になりました。このように、私たちの当事者研究会では、当初、「言いっぱなし聞きっぱなし」によるテーマ研究のみを行っていました。

「テーマ研究」だけでは足りなかったこと

研究会を始めて丸3年がたつと、私たちの当事者研究会にも、参加者同士が共有できる仲間の知識のデータベースが構築されてきました。また、自分の身体的特徴や自分の置かれている環境がどのような状態なのかということについて、具体的に語れる「場」として当事者研究会が育ってきた雰囲気がありました。さらに、各自が感じるそれぞれの困難を、自分たちの障害のせいにするばかりではなく、社会側にある原因についても考え、語ることができるようにもなってきました。

そのようなプラスの変化を感じる一方、机上の研究にとどまってしまい、当事者研究会での分かち合いによって得た知識を、実生活に反映させずにいる参加者の様子も気になり始めました。これまで私たちが行ってきた「言いっぱなし聞きっぱなし」によるテーマ研究には、"これまで誰からも認められてこなかった自分の感覚や知識、苦労を仲間同士で承認する"という大事な役割がありますが、それだけでは"実生活を更新する力になるような取り組みが不足している"という課題が見えてきたのです。

4年目からのスタート

そこで4年目になる2014年8月からは、「言いっぱなし聞きっぱなし」によるテーマ研究に加えて、「かけこみ当事者研究」という方法にもチャレンジしてみることになりました。私たちの当事者研究会における「かけこみ当事者研究」とは、"「今」自分が抱えている困りごとのうち、当事者研究の仲間と分かち合いたいことをともに研究し、その中で生まれた実験計画を、実生活で具体的に試してみる"という取り組みです。

当事者研究会の参加者は成人が中心となっているので、テーマとしては、「上司と僕の半年間」「新しい職場での働き方」などの"就労に関する困りごと"と、「パニックになって吐いてしまうことへの恐怖」「すっぽかし改善」「記憶力・暗記力」といった"個人的な心身の特徴に関する困りごと"の2つに大きく分けられます。

私たちの当事者研究会では「かけこみ当事者研究」に使える時間は1時間であり、その限られた時間で研究できるのは毎回1名です。そのほかの参加者は、"当事者研究サポーター"として一緒に研究をします。また、同じく当事者であるファシリテーターがホワイトボードに記録しながら研究が進みます。

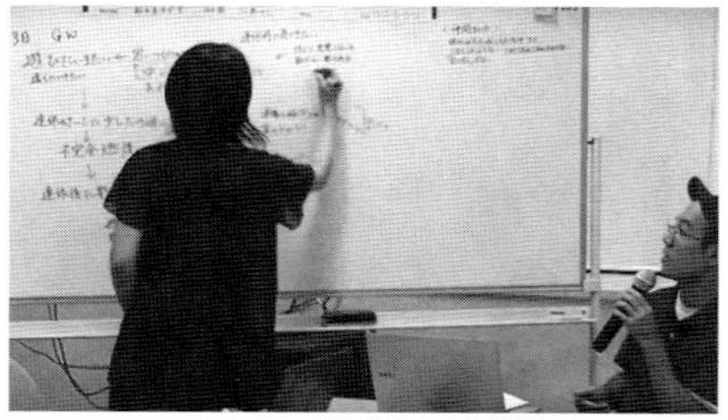

かけこみ当事者研究の様子

実践：かけこみ当事者研究

では、一例として「連休の使い方がうまくいかない」の当事者研究（第100回：2015年9月14日）の記録をご紹介します。（動画記録の公開あり⇒https://www.youtube.com/watch?v=cch-b5_Q5jg）

この回では、毎年ゴールデンウィークに「遊びにいきたい、遠くにいきたい」と思っている、ある当事者の聞き取りをしました。すると、①毎回気がつくのが遅いため、連休の最後に日帰りや一泊旅行で少しだけ遊ぶことになる、②準備に時間がかかるため、近場で手を打つことになる、③その結果、不完全燃焼になり、連休後に「もっと遊びたかった」ともやもやした気持ちが続いてしまう、というパターンが見えてきました。

概要が把握できたところで、当事者研究サポーターとなったほかの参加者たちに「自分の中にもある似た経験の話」「自分の場合はどのように自分助けをしたか」についてコメントをもらいます。このときには、相手に自分の考えを一方的に押し付けてしまうことを避けるため、「アドバイスの提供はしない」というルールになっています。また、初めにコメントを思いついた人たちに手を挙げて発言してもらいますが、手を挙げていなくても、発言の順番がくればコメントをする人がほとんどのため、全員にマイクを回しています。また、私たちの当事者研究会では、こうした当事者研究サポーターのコメントも、大切な意見としてホワイトボードに記録しています。「休みはただ寝転ぶだけ」「休日は出かけない日」というコメントもあれば、「休みはどんどん予定を入れる」「連休には特別な予定を入れずやりたいことに時間をつくる」というコメントもあり、休みに対する考え方や休日の過ごし方は人それぞれであることがわかってきます。

（262ページに続く）

心の健康ニュース
少年写真新聞 Juniors' Visual Journal
http://www.schoolpress.co.jp/
No.436 2017年（平成29年）1月号

日本《にっぽん》の伝統《でんとう》

聞《き》く人《ひと》の心《こころ》を引《ひ》き付《つ》ける話芸《わげい》

落語《らくご》には人《ひと》とのコミュニケーションの技術《ぎじゅつ》が詰《つ》まっています

落語《らくご》は、一人《ひとり》の落語家《らくごか》が物語《ものがたり》を話《はな》して聞《き》かせる日本《にっぽん》の伝統的《でんとうてき》な話芸《わげい》です。話《はなし》に出《で》てくる人物《じんぶつ》たちを巧《たく》みな話術《わじゅつ》で一人《ひとり》で演《えん》じるため、観客《かんきゃく》は話《はなし》を聞《き》いて、場面《ばめん》をイメージして楽《たの》しみます。

また、落語《らくご》には、会話《かいわ》が多《おお》く含《ふく》まれており、人《ひと》とコミュニケーションをとる上《うえ》での技術《ぎじゅつ》がたくさん詰《つ》まっています。

指導　落語家　三遊亭圓窓　師匠

学校《がっこう》で落語《らくご》

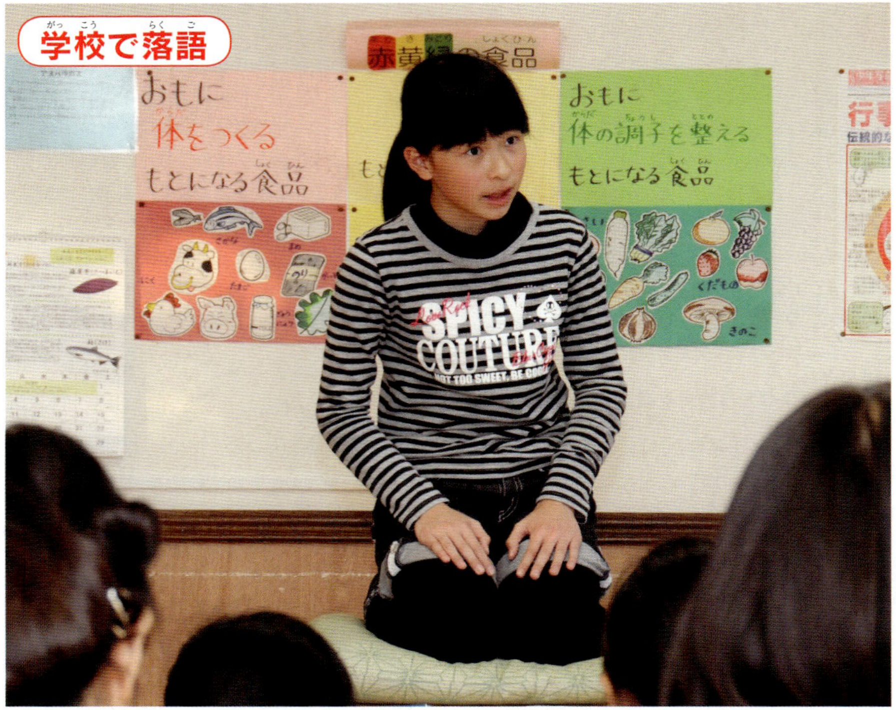

小学校《しょうがっこう》のランチルームで行《おこな》われた落語《らくご》の授業《じゅぎょう》（講師《こうし》：三遊亭圓窓師匠《さんゆうていえんそうししょう》）で、練習《れんしゅう》した落語《らくご》を演《えん》じる児童《じどう》。

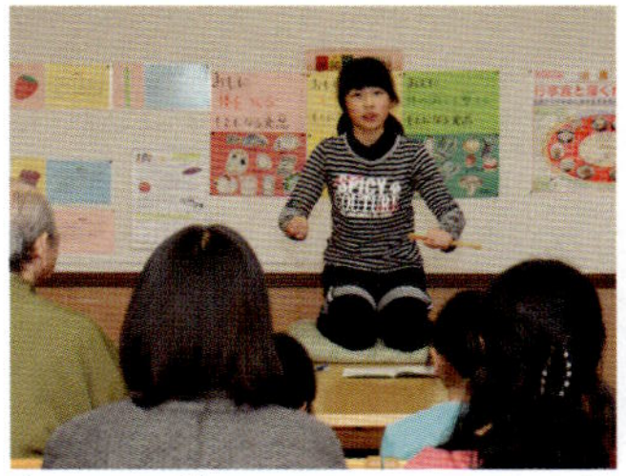
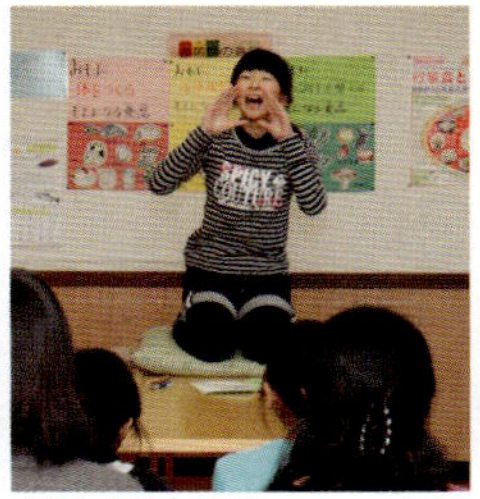
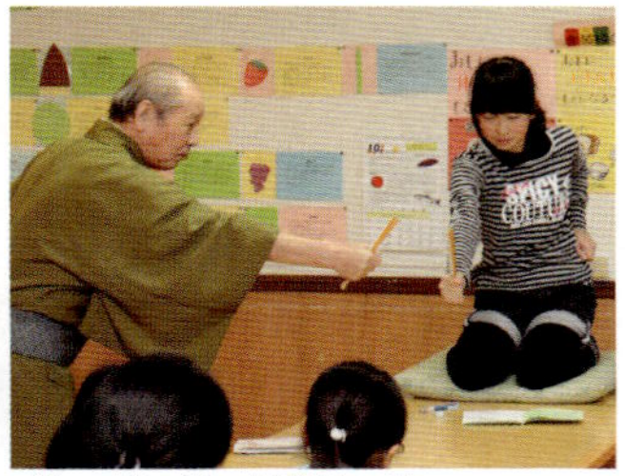

聞《き》いている人《ひと》にわかりやすいしぐさや声《こえ》の抑揚《よくよう》、表情《ひょうじょう》・目線《めせん》などを師匠《ししょう》から学《まな》び、話《はな》す力《ちから》や表現力《ひょうげんりょく》を磨《みが》いていきます。

実際《じっさい》の場面《ばめん》が目《め》に浮《う》かぶ　落語《らくご》のしぐさ

そばをすする

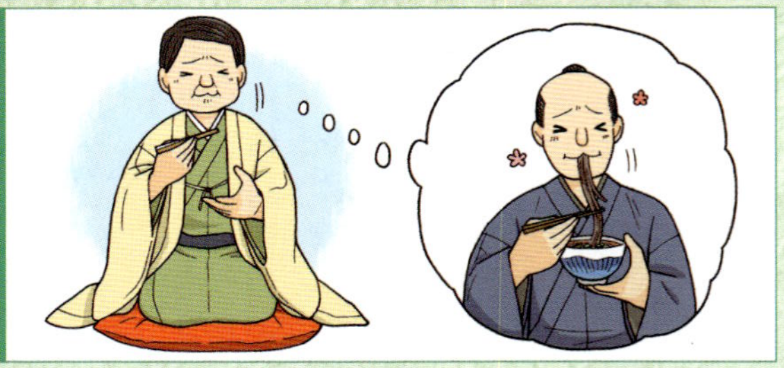

扇子《せんす》を箸《はし》に見立《みた》てて使《つか》い、表情《ひょうじょう》や動作《どうさ》、音《おと》などでそばをすする様子《ようす》を表現《ひょうげん》します。

戸《と》をたたく

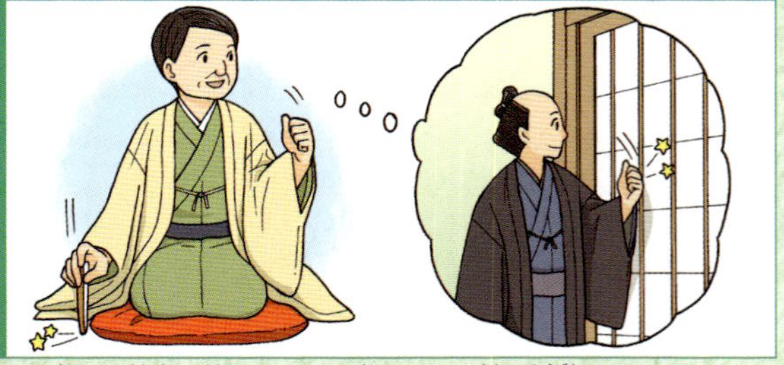

閉《と》じた扇子《せんす》で床《ゆか》をたたき、戸《と》をたたく音《おと》を表現《ひょうげん》します。

落語《らくご》から学《まな》ぶ　コミュニケーション

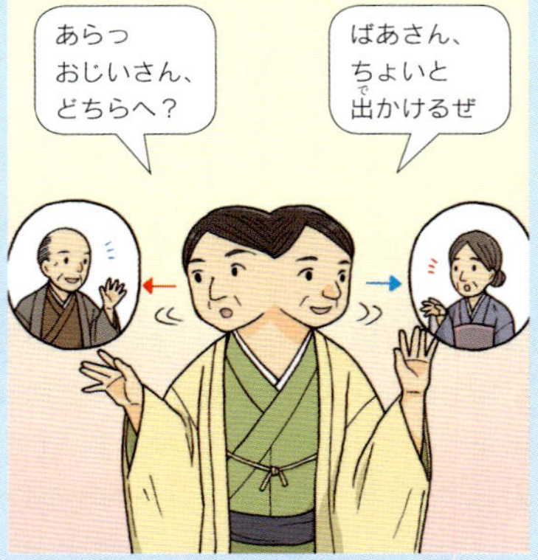

落語《らくご》では、誰《だれ》に話《はな》しかけているのかを表《あらわ》す視線《しせん》が大切《たいせつ》です。普段《ふだん》話《はな》すときも、相手《あいて》の目《め》を見《み》て話《はな》すと、集中力《しゅうちゅうりょく》や信頼感《しんらいかん》が生《う》まれます。

落語《らくご》で使《つか》われる小道具《こどうぐ》　扇《せん》子《す》と手《て》拭《ぬぐ》い

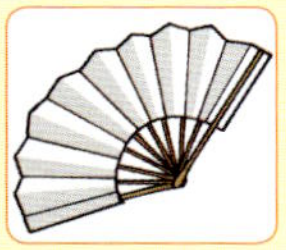

扇子《せんす》の使《つか》い方《かた》

①棒状《ぼうじょう》の物《もの》を表《あらわ》す……箸《はし》・筆《ふで》・刀《かたな》など
②持《も》つ部分《ぶぶん》の一部《いちぶ》として表《あらわ》す……釣《つ》りざお・提灯《ちょうちん》など
③擬音《ぎおん》を表《あらわ》す……戸《と》をたたく音《おと》・階段《かいだん》の上《のぼ》り下《お》りの足音《あしおと》など
④開《ひら》いて平《ひら》たい物《もの》を表《あらわ》す……巻紙《まきがみ》・紙《かみ》・手紙《てがみ》・盆《ぼん》など

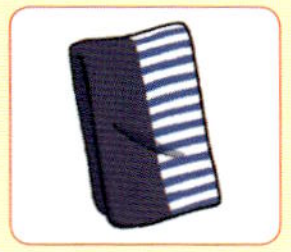

手拭《てぬぐ》いの使《つか》い方《かた》

平《ひら》たい物《もの》を表《あらわ》す……財布《さいふ》・たばこ入《い》れ・本《ほん》など

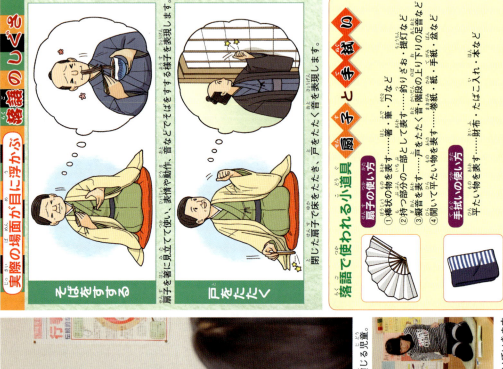

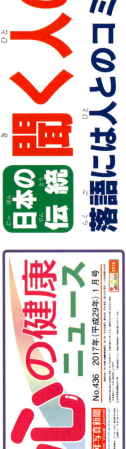

心の健康ニュース
少年写真新聞 Juniors' Visual Journal
http://www.schoolpress.co.jp/
No.437 2017年（平成29年）２月号

実践《じっせん》！ メンタルトレーニング

“プラス思考《しこう》ビーム”で不安《ふあん》や緊張《きんちょう》に負《ま》けない心《こころ》を鍛《きた》えよう

例《れい》：目標《もくひょう》を達成《たっせい》するための方法《ほうほう》を考《かんが》える

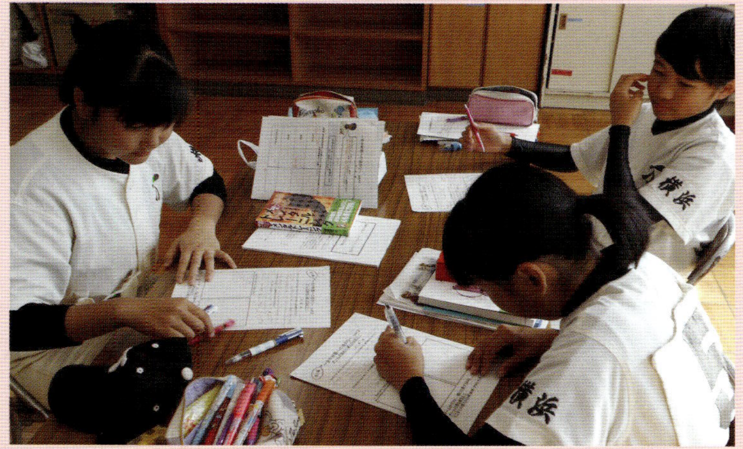

練習《れんしゅう》の合間《あいま》にメンタルトレーニングコーチの指導《しどう》の下《もと》、チームの大《おお》きな目標《もくひょう》（全国制覇《ぜんこくせいは》）から逆算《ぎゃくさん》して、今自分《いまじぶん》がやるべきことを明確《めいかく》にしていきます。

実際《じっさい》のプリントを大公開《だいこうかい》！

※これはメンタルトレーニングのプログラムのうちのほんの一部です。

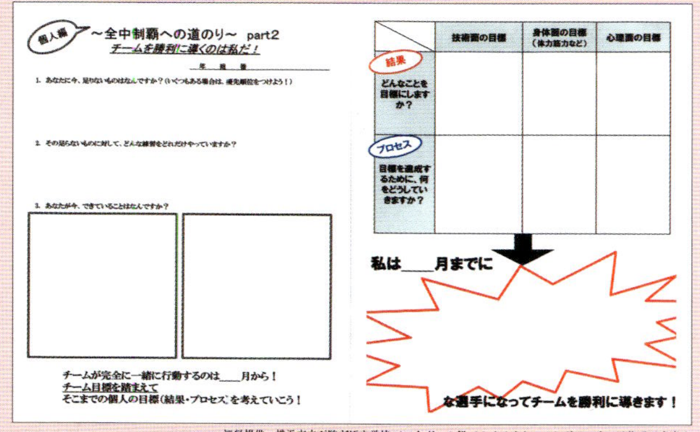

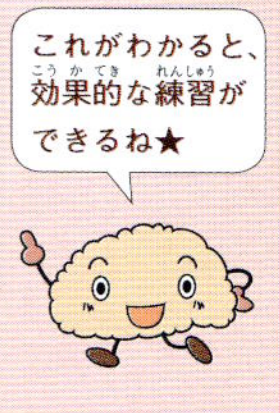
これがわかると、効果的《こうかてき》な練習《れんしゅう》ができるね★

資料提供 横浜市立万騎が原中学校 ソフトボール部 メンタルトレーニングコーチ 三井 みのりさん

実践編《じっせんへん》 メンタルトレーニング“プラス思考《しこう》ビーム”

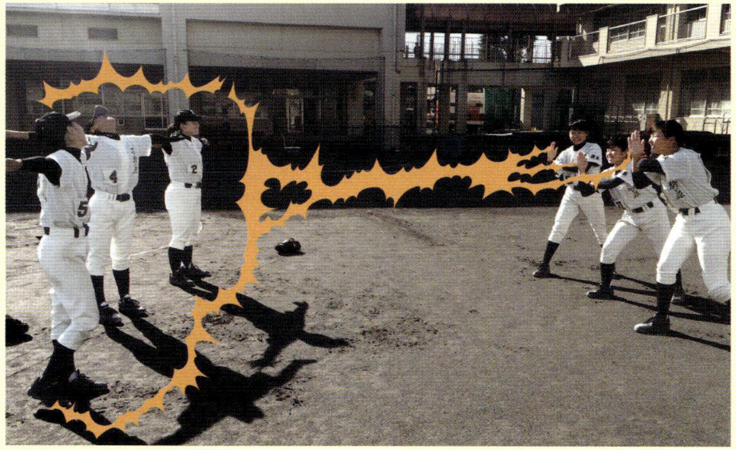

ネガティブな思考《しこう》をプラスに変《か》えるメンタルトレーニングの一《ひと》つ、“プラス思考《しこう》ビーム”を実践《じっせん》しているところ。

やってみよう

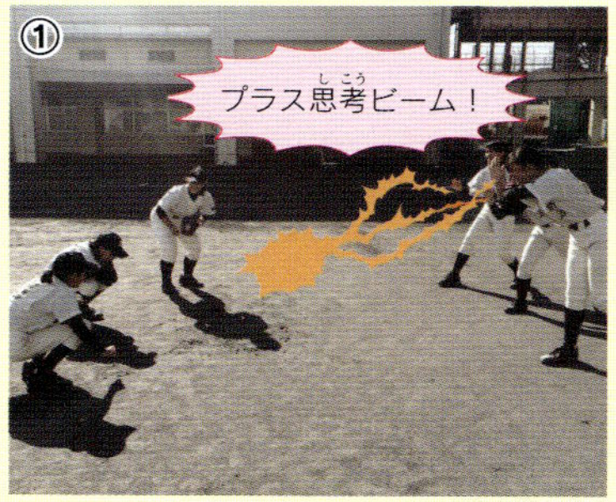

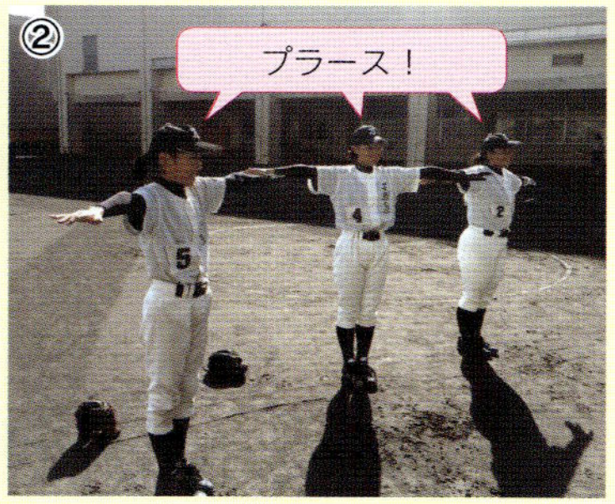
②
プラース！

①ネガティブな人《ひと》（写真左《しゃしんひだり》）を発見《はっけん》したら、手《て》で十字《じゅうじ》をつくり、「プラス思考《しこう》ビーム！」と言《い》いながらビームを放《はな》ちます。

②ビームを受《う》けた人《ひと》は、「わあ」とやられたふりをしたあと、「プラース！」と言《い》って両手《りょうて》を広《ひろ》げ、一気《いっき》に気持《きも》ちをプラスに切《き》り替《か》えます。

強《つよ》い心《こころ》（メンタル）をつくるプラス思考《しこう》

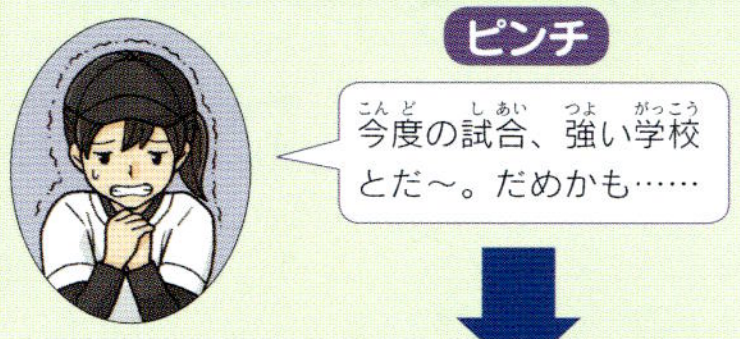
ピンチ
今度《こんど》の試合《しあい》、強《つよ》い学校《がっこう》とだ～。だめかも……

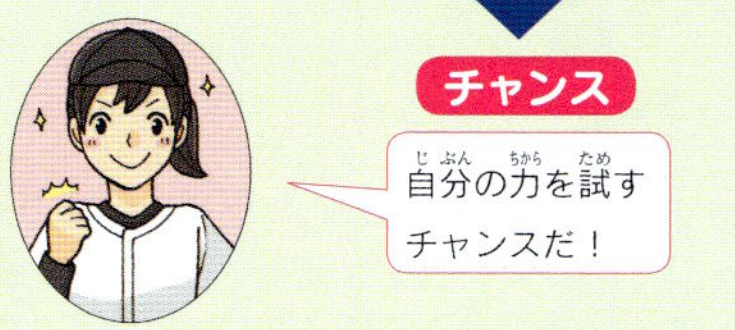
チャンス
自分《じぶん》の力《ちから》を試《ため》すチャンスだ！

ピンチをチャンスととらえるプラス思考《しこう》で考《かんが》えると、「わくわく」感《かん》や、「その状況《じょうきょう》を楽《たの》しむ」気持《きも》ちの余裕《よゆう》が出《で》てきて、やる気《き》も高《たか》まります。

スポーツの試合《しあい》や発表会《はっぴょうかい》など、ここぞというときに力《ちから》を発揮《はっき》するためには、緊張《きんちょう》や不安《ふあん》に負《ま》けない心《こころ》（メンタル）が必要《ひつよう》です。一流《いちりゅう》のスポーツ選手《せんしゅ》のような強《つよ》い心《こころ》に鍛《きた》えるのは大変《たいへん》ですが、誰《だれ》にでもできて、効果的《こうかてき》な心掛《こころが》けが「プラス思考《しこう》」です。簡単《かんたん》に試《ため》せる“プラス思考《しこう》ビーム”を友《とも》だち同士《どうし》でやってみませんか？

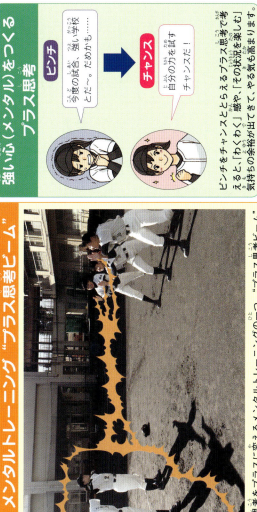

指導 東海大学体育学部競技スポーツ学科 教授 高妻 容一 先生
撮影協力 横浜市立万騎が原中学校 ソフトボール部のみなさん

少年写真新聞 Juniors' Visual Journal 2017年2月8日発行 第437号付録 ©少年写真新聞社2017年
心の健康ニュース
株式会社 少年写真新聞社 〒102-8232 東京都千代田区九段南4-7-16 市ヶ谷KTビルⅠ
★定期刊行物は終わる期間を予定しない刊行物です。年度が替わりましても、購読中止のお申し出のない限り、引き続きニュースをご送付申し上げます。
★著作権法により、本紙の無断複写・転載は禁じられています。
少年写真新聞社のホームページ
http://www.schoolpress.co.jp/

メンタルトレーニング

東海大学 体育学部 競技スポーツ学科
教授 高妻 容一

メンタルトレーニングとは、スポーツにおける心・技・体の心（メンタル面）を強化し、パフォーマンスを向上させる目的で行うトレーニングのことです。

スポーツ選手たちは、毎日技術面や体力面のトレーニングを実施していますが、競技でより良いパフォーマンスをするためには、同時に心理（メンタル）面も毎日コツコツと積み上げるトレーニングが必要なのです。

メンタルトレーニングの考え方と応用

メンタルトレーニングは、専門用語では“心理的スキルトレーニング”といい、心理的スキルをトレーニングするという考え方です。この心理的スキルには、①やる気を高める目的の「目標設定プログラム」、②プレッシャーに打ち勝つセルフコントロールを目的とした「リラクセーション・サイキングアップのトレーニング」、③新しい技術を身につける・身につけた技術を試合で発揮する目的の「イメージトレーニング」、④練習の質を高める・試合での実力発揮を目的とした「集中力のトレーニング」、⑤パフォーマンス向上・発揮を目的にした「プラス思考のトレーニング」、⑥気持ちの切り替えや自信を高める目的の「セルフトークのトレーニング」、⑦プラス思考・人間関係・チームワークを高める目的の「コミュニケーションのトレーニング」、⑧徹底して試合で勝つことを目的とした「試合に対する心理的準備」などがあります。

今月号の掲示用写真ニュースでは、スポーツにおけるメンタルトレーニングを例に紹介していますが、海外では教育・ビジネス・パフォーミングアーツ・一般生活にもメンタルトレーニングが応用され、広く活用されています。例えば、学校生活を楽しくする「友人たちとのポジティブなコミュニケーション」、受験や試験などの「やる気を高める目標設定」、授業の効率を高める「集中力のトレーニング」、次の日の授業を楽しくする「イメージトレーニング」、自分の考え方を良い方向にする「プラス思考のトレーニング」などは、学校生活でも十分に活用できます。

「プラス思考ビーム」をやってみよう

では、その中の学校の雰囲気を良い方向に持っていく心理的テクニック、「プラス思考ビーム」というゲームを紹介します。教室内で、誰かがネガティブな顔・態度（下を向き・厳しい顔等）、ネガティブなひとり言（「えー！」「うそ！」「まじ！」「やべー！」等）、また、ネガティブな会話（「今日寒いね！」「クラブの練習きついな！」「あの先生うるせーな！」等）をしたら、その人に向かって「プラス思考ビーム」という言葉とともに、ウルトラマンのスペシウム光線を放つようなポーズで「ビーム」を放ちます。そのビーム（光線）を受けた人は、必ず、そのビームにやられた振りをして「あー！」などと言いながら一回転します。そして身体でプラス（まっすぐに立ち、両手を広げた姿勢）を作り、大きい声で「プラース！」と言ってマイナス思考からプラス思考へ気持ちを切り替えます。

これを、あなたの学校ではやらせてみませんか。学校全体が“プラス思考”になっていくゲームです。

少年写真新聞 Juniors' Visual Journal 2017年3月8日発行 第438号付録 ©少年写真新聞社2017年
心の健康ニュース
株式会社 少年写真新聞社 〒102-8232 東京都千代田区九段南4-7-16 市ヶ谷KTビルⅠ
★定期刊行物は終わる期間を予定しない刊行物です。年度が替わりましても、購読中止のお申し出のない限り、引き続きニュースをご送付申し上げます。
★著作権法により、本紙の無断複写・転載は禁じられています。
少年写真新聞社のホームページ
http://www.schoolpress.co.jp/

人生も研究も“笑い”を忘れずに

「バナナの皮はなぜ滑るのか」の研究で
2014年 イグノーベル賞受賞
馬渕 清資 さん

にお聞きしました

——どんな子ども時代を過ごされていましたか？

物心ついたころから、とにかく虫が好きで、高校くらいまでは虫採りばかりしていました。それこそ、身の回りにいる虫で、僕の知らない虫はいないんじゃないかと思うくらい。頭の中の半分以上は人間界になくて（笑）、虫のことばっかりでした。高校の部活はもちろん生物部で、やはり虫ばっかり採っているわけですよ。その生物部の活動で、曲がりなりにも報告レポートをつけていたのですが、つい数日前、50年前の当時に書いた僕のレポートが見つかった、と生物部の仲間から連絡がありました（笑）。何についてのレポートかというと、トンボの観察についてです。実家が名古屋なのですが、郊外の公園でどんなトンボがいるのか、数などを一生懸命調査していましたね。トンボだけで50種類くらいいるんですよ！

——まさに虫博士ですね。ですが、馬渕先生は「生物」の道へは進まなかったんですね？

ええ。今思うと、ずいぶん打算的で世知辛い（進路の）決め方をしたなあと思います。高校３年生で進路を決めるとき、昆虫に関する学部がないかと探したのですが、大学で虫ばっかり採っていていいという学部はなくて（笑）。今の時代だったら虫に関することだけで、仕事ができたかもしれないですが……当時は高度成長期だったので、（工学系の学部などを出て）自動車を造るか、石油プラントをやるというのが花形の時代でした。

僕は極端に理系人間だったので、文系科目はできないのですが、物理や数学は得意だったので、授業中寝ていても成績はよかった（笑）。なので、これ（得意な物理や数学）を生かさない手はないと思って、東工大（東京工業大学）の工学部へ入りました。でも、授業の機械工学の話には全く興味が持てず、「進路に失敗したなあ」と大学１年から３年までは“暗黒時代”でした。

——そんなとき、人工関節に出会ったのですね？

ええ。大学４年のとき、たまたま、日本ではまだ年間1000例あるかないかくらいだった、“人工関節”の研究をしている先生が僕の学科にいまして、「こういうテーマがあるけどやってみるか？」と“人工関節”を紹介してくれました。もうそのときの僕は、「あぁ！ 生き物の世界に戻れるじゃないか！」と思って、うれしかったのなんのって（笑）。それまでずっと無機的な世界にいたので、少しでも“生き物”を感じられる分野に「これだ！」と飛びつきました。過去に一度、大学の学部選びの時点で失敗しているので、「今度は失敗しない（やりたいことをやる）ぞ」と。当時は今でいう「医工連携」という言葉もなく、医学部の先生と工学部の先生が話をするなんてことはありえないような時代だったので、その後に研究を続けるために医学部へ就職しても、周囲は「工学部から医学部に来て、お前はいったい何をやるんだ」「将来、居場所はないぞ」といった反応でしたね。

それから40年後の現在、人工関節の症例は約100倍にもなり、規模も格段に広がって、今や人工関節は医療機器の全出荷額の１割近くを占めているのだといいます。ちなみに、人工関節の仕組

（262ページに続く）

連載 発達障害当事者研究

発達障害は“コミュニケーション障害”なのか

最終回 学校現場や社会に伝えたいこと

【東京大学先端科学技術研究センター 特任研究員　綾屋 紗月】

これまで３回にわたり、発達障害の診断を持つ私個人および仲間同士の当事者研究についてお話ししてきました。この最終回では、これまでのまとめとして、「社会性やコミュニケーションの障害」の捉え方について、私の考えと、当事者研究で大事にしているポイントについてお伝えしたいと思います。

「コミュニケーション障害」は個人の中にあるものではない

「コミュニケーション能力」「コミュニケーション障害」という言葉を私たちはよく耳にします。このような概念が広く行き渡ることによって、私たちは“コミュニケーションをうまく行うための力”というものが個人の中に存在しているかのように考えがちです。

しかし「コミュニケーション」というものは、そもそも、人と人との間に生じる「システム」または「現象」を表す概念だと考えられます。「コミュニケーション障害」も、人と人との間に生じているやりとりのすれ違いというただの「現象」であり、個人の中にある障害として押しつけられるものではないと、私は考えています。

コミュニケーション障害を「現象」として考えたとき、そこにあるのは、異なる人と人との間に生じているただの“すれ違い”ですので、どちらが悪いということはありません。しかしコミュニケーション障害を個人の問題としてしまった途端、お互いをよく知ろうとするやりとりは省略され、一方だけが悪者に仕立て上げられ、アンフェアな排除が正当化されることを可能にしてしまいます。これはとても怖いことです。また、コミュニケーション障害を個人の問題だとして責任を押しつけられたほうも、「どうせ私はコミュニケーション障害だし」と傷ついたり開き直ったりしてしまい、本当は変わることができる特徴であるにもかかわらず、一生変わらない障害だと思い込んでしまいかねません。

「社会性の障害」も個人の中にあるものではない

発達障害は「社会性の障害」ともいわれますが、この「社会性の障害」という考え方にも問題があります。まず、「社会」は１つではありません。養育された家庭、学校、企業、結婚後の家庭など、ライフステージには様々な社会が登場します。また、社会は文化によってもいろいろとルールが異なりますし、同じ社会の中でも歴史的な変遷をみると、何を人の関わりにおいて重視するかの基準は変化していきます。つまり、社会は多種多様であり、なおかつ変化し続けるものであると考えられます。これは、「社会性の障害」の内実も同様です。

つまり、ある人に社会に対するなじめなさが生じているとき、実際には「養育環境の問題」「教育指導方法の問題」「労働条件の問題」など、いろいろと社会側にも原因があるはずなのです。しかし、「社会性の障害」を個人に押しつけることによって、社会側にそのような問題がある可能性や、変わらなければならない社会の責任などを、考えずに済むようにしてしまえることになります。

「社会性の障害」には決まった中身がありませんから、様々な社会における、それぞれの歴史的文脈の中で、たまたまそのときに折り合いの悪い人たちに、「社会性の障害」を押しつけることが可能になります。そして社会は、ただ移り変わるままに存在していればよいものとして扱われることになります。

マイノリティ性のある身体的特徴

「コミュニケーション障害」や「社会性の障害」を個人の問題ではなく、「現象」として捉えたときも、すれ違いは確かにあります。そのときにすれ違っているのはどんな人たちかというと、「ある社会の多数派向けにつくられたコミュニケーション方法や社会のあり方のデザインに、なじむことができる多数派の人々」と「それにはなじめない様々な固有性の高い身体的特徴を持った少数派の人々」だと思われます。

例えば、交通手段や建物などの多くの社会のあり方のデザインは「立って二本足で歩く人々」に合うようにできあがっており、多くの人々はちょうど自分たちの身体に適しているため、それらのデザインを当たり前のものとして無意識のうちに利用しています。それと同じように、コミュニケーション方法や社会性のあり方も、ある社会における多数派の人たちに合わせて作られています。自分たちの身体的特徴にちょうどいいデザインの中に生きることができる多数派の人たちは、何の不自由も感じませんが、これらのデザインは絶対的に正しいものではありませんから、その社会における多数派によって作られたデザインに合わない、いろいろなマイノリティ性のある身体的特徴を持った少数派の人々が、どこの社会にも必ず生じることになります。

当事者研究を進める上で大事にしている３つのポイント

マイノリティ性がある身体的特徴を持ち、しかもそれが自他ともに見えにくい特徴の場合、少数派の人々は多数派向けのコミュニケーション方法や社会のあり方のデザインの中で、すれ違いを経験してばかりで大変な思いをします。自分自身がマイノリティ性を持っていることそのものにも気づきづらく、自分の身体的特徴がどんなものなのかについても把握しづらいということが生じます。

そんなときに当事者研究が役に立つと考えています。

では最後に私たちが当事者研究を進める上で大事にしている３つのポイントについてお話ししたいと思います。

１つ目は「具体性」です。困りごとを抱えているときにはつい、「なんで私はみんなと違って、いつもダメなんだろう」と、「みんな」「いつも」「ダメ」といった抽象的な言葉を使いがちです。しかし研究するためには、「いつ、どこで、どんな感じだったのか」がわかるような具体的なデータがたくさん必要です。「いつもって例えばいつごろ？ 何年前？」「みんなって誰？ 何人くらい？」「何がダメだったの？」と仲間同士で問い返しながらデータを集めていくことが、まずは大事です。

２つ目は「構造性」です。例えば、私たちは普段、何か問題があった場合、「あなたのミスだから謝りなさい」「責任をとって辞めます」と責任を負わせたり引き受けたりする社会にいます。確かにそれは大切なルールの１つです。しかし同時に、謝ったり辞めたりすれば済むわけではなく、同じことを繰り返さないことや、再び繰り返した際の対応策を考えておくことも重要です。当事者研究においては「失敗したら終わり」ではなく、自分のパターンについて新しい仮説を立てて実験を続けていくことを大事にしています。そのためには、「責任問題」から「構造問題」へと視点を転換し、何が起きているのかのメカニズムやパターンを把握することで次に生かす、という研究的な態度が効果を発揮すると実感しています。

３つ目は「共有性」です。困りごとや問題を抱えていると、誰かに相談したくても、「相手に迷惑をかけてはいけない」「弱みを握られたら困る」とおびえて、「誰にも言えない」「あなただけに話す秘密よ」と、自分一人の胸のうちや二者関係などに閉じ込めておきたくなることも少なくありません。しかし、自分一人では解決できないからこそ、他者の知識や知恵が必要なはずです。困りごとが小さいうちに分かち合える研究仲間の存在が助けになると考えています。

心の健康ニュース
少年写真新聞 Juniors' Visual Journal http://www.schoolpress.co.jp/
No.438 2017年（平成29年）3月号

人生《じんせい》の先輩《せんぱい》シリーズ㉑

“面白《おもしろ》い”と感《かん》じたときがチャンス！

バナナの皮《かわ》の秘密《ひみつ》に迫《せま》り、イグノーベル賞《しょう》を受賞《じゅしょう》

北里大学《きたさとだいがく》名誉教授《めいよきょうじゅ》 馬渕《まぶち》 清資《きよし》さん

二〇一四年《ねん》、「バナナの皮《かわ》を踏《ふ》むと滑《すべ》る理由《りゆう》」を解明《かいめい》し、「人《ひと》びとを笑《わら》わせ、そして考《かんが》えさせてくれる研究《けんきゅう》」に対《たい》して贈《おく》られるイグノーベル賞《しょう》を受賞《じゅしょう》した馬渕清資《まぶちきよし》さん。

このユーモアあふれる研究《けんきゅう》は、世界中《せかいじゅう》の人《ひと》を笑《わら》わせただけではなく、「人工関節《じんこうかんせつ》」という医療機器《いりょうきき》への応用《おうよう》も期待《きたい》されています。

「研究《けんきゅう》も人生《じんせい》も“役《やく》に立《た》つかどうか”を基準《きじゅん》にしがちだけれど、自分《じぶん》が楽《たの》しめるかどうかも大切《たいせつ》」とのお話《はなし》をいただきました。

研究室《けんきゅうしつ》にて

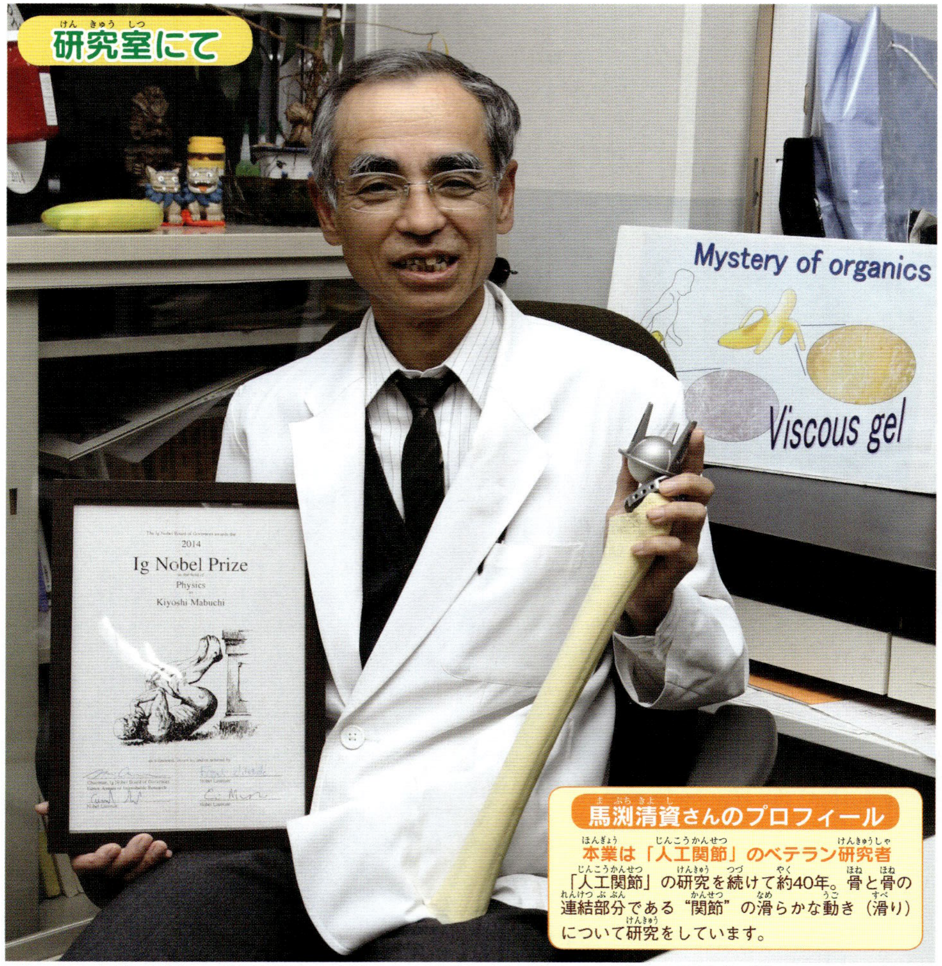

イグノーベル賞《しょう》の賞状《しょうじょう》と「人工関節《じんこうかんせつ》」の模型《もけい》を持《も》って微笑《ほほえ》む馬渕清資《まぶちきよし》さん。大学《だいがく》は工学部《こうがくぶ》へ進《すす》みましたが、実《じつ》は物心《ものごころ》ついたときから“虫《むし》”が大好《だいす》きで、高校時代《こうこうじだい》は生物部《せいぶつぶ》だったそうです。

馬渕清資《まぶちきよし》さんのプロフィール

本業《ほんぎょう》は「人工関節《じんこうかんせつ》」のベテラン研究者《けんきゅうしゃ》

「人工関節《じんこうかんせつ》」の研究《けんきゅう》を続《つづ》けて約《やく》40年。骨《ほね》と骨《ほね》の連結部分《れんけつぶぶん》である“関節《かんせつ》”の滑《なめ》らかな動《うご》き（滑《すべ》り）について研究《けんきゅう》をしています。

★ 馬渕《まぶち》さんのターニングポイント ★

大学《だいがく》4年生《ねんせい》のとき

①人工関節《じんこうかんせつ》との出会《であ》い

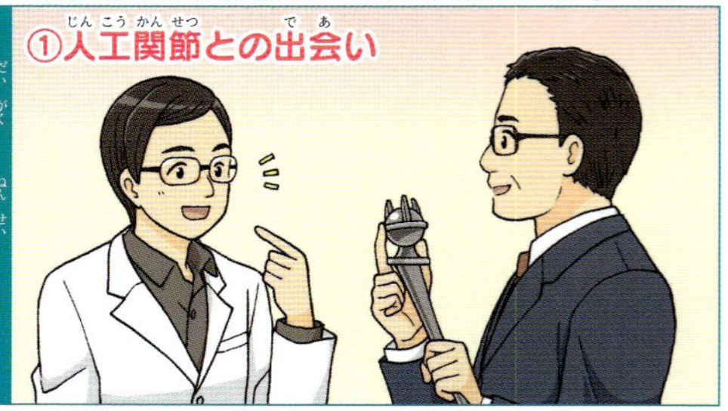

授業《じゅぎょう》に興味《きょうみ》が持《も》てなかった大学時代《だいがくじだい》、偶然《ぐうぜん》、当時《とうじ》はまだ珍《めずら》しかった「人《じん》工関節《こうかんせつ》」の研究《けんきゅう》を恩師《おんし》に勧《すす》められ、「これは面白《おもしろ》そう！」と飛《と》びつきます。

研究者《けんきゅうしゃ》として

②意外《いがい》な気《き》づきが研究《けんきゅう》のきっかけ

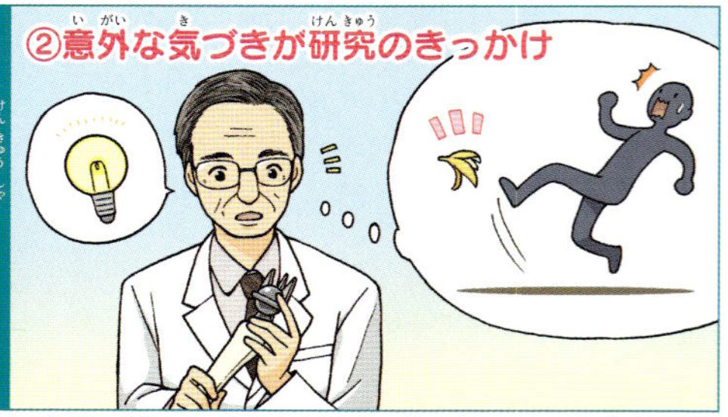

研究中《けんきゅうちゅう》、「関節《かんせつ》の滑《なめ》らかな動《うご》きはバナナの皮《かわ》を踏《ふ》んだときに似《に》ている」と本《ほん》に書《か》いたところ、その証拠《しょうこ》がなく、空《あ》いた時間《じかん》に自分《じぶん》で実験《じっけん》。

63歳《さい》でイグノーベル賞《しょう》を受賞《じゅしょう》

③バナナの皮《かわ》で滑《すべ》る理由《りゆう》を解明《かいめい》し、大注目《だいちゅうもく》

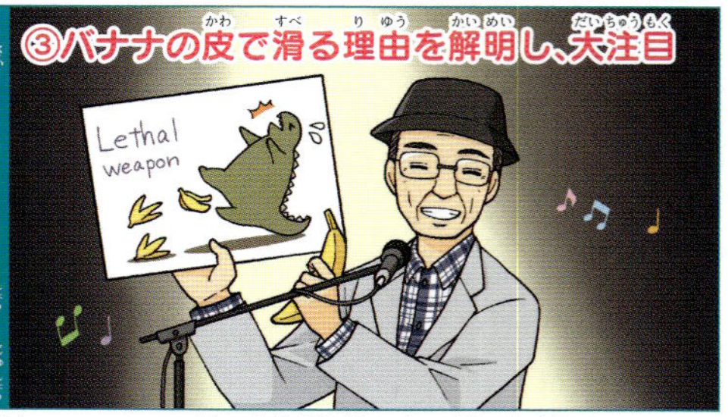

授賞式《じゅしょうしき》で、バナナの皮《かわ》の研究内容《けんきゅうないよう》を替《か》え歌《うた》で発表《はっぴょう》したところ、世界中《せかいじゅう》の人《ひと》びとを大《おお》いに笑《わら》わせ、一躍有名《いちやくゆうめい》になりました。

みなさんへメッセージ

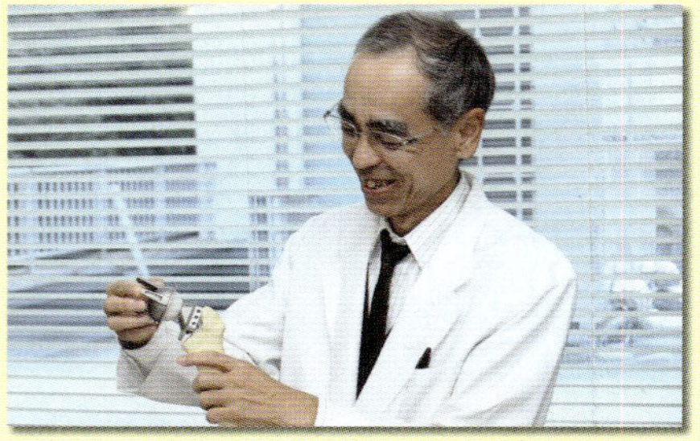

苦《くる》しいときほど“笑《わら》い”を忘《わす》れずに

僕《ぼく》の人生《じんせい》には、大《おお》きな挫折《ざせつ》はないけれど、失敗《しっぱい》はたくさんあります。でも、失敗《しっぱい》したときや、悪《わる》い状況《じょうきょう》でも笑《わら》いとばして次《つぎ》へと頑張《がんば》るのが大事《だいじ》です（例《たと》えば乗《の》る電車《でんしゃ》の行《い》き先《さき》を間違《まちが》えても、後《あと》で笑《わら》い話《ばなし》のネタにできますしね）。笑《わら》いにはいろんな笑《わら》いがありますが、悪《わる》い状況《じょうきょう》で笑《わら》えるのは、人間《にんげん》だからできることです。

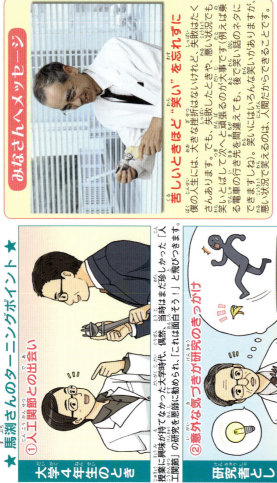

心の健康ニュース NO.428付録 2016年(平成28年)5月8日発行

友《とも》だちと比《くら》べて落《お》ち込《こ》んだときには

自信《じしん》をなくしてしまったら……

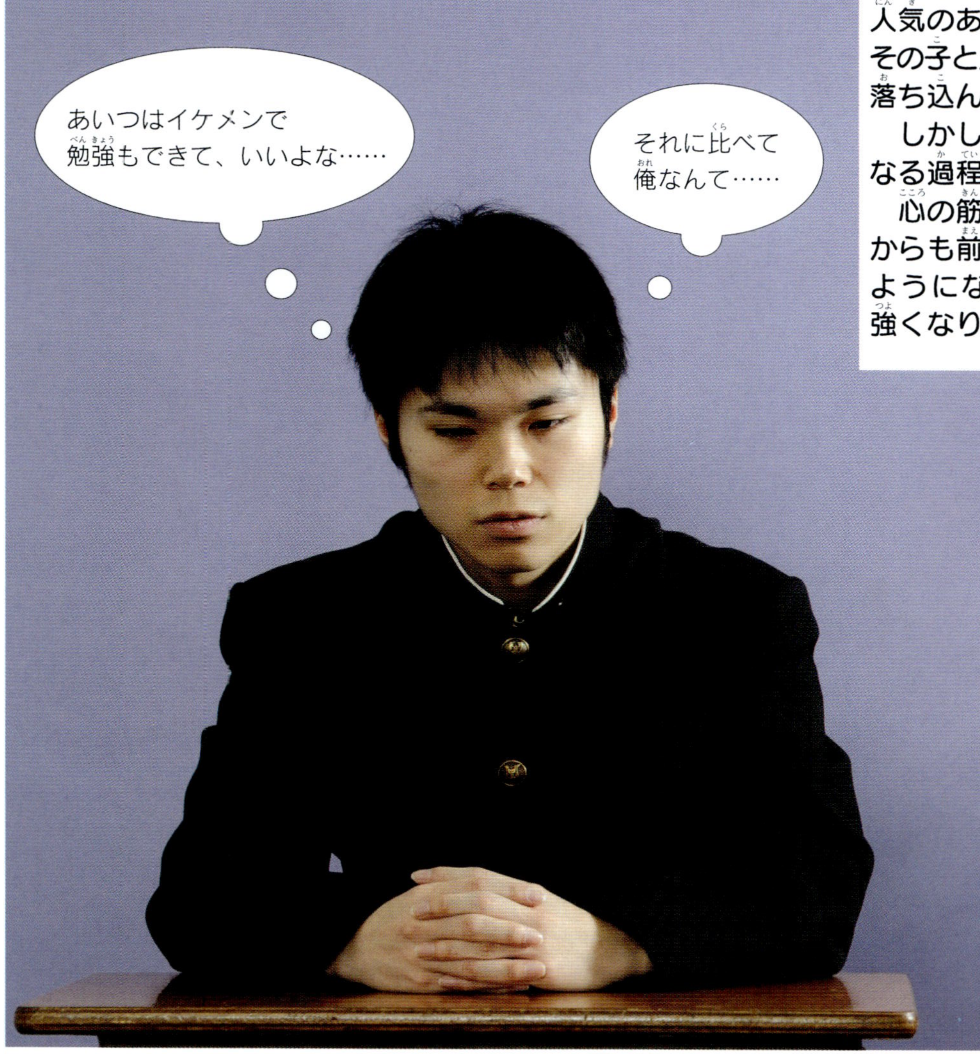

自分《じぶん》の周《まわ》りに容姿《ようし》の良《よ》い友《とも》だちや人気《にんき》のある友《とも》だちがいるとき、ついその子《こ》と比《くら》べて「自分《じぶん》は劣《おと》っている」と落《お》ち込《こ》んでしまうかもしれません。

しかし、こうしたことは、大人《おとな》になる過程《かてい》で誰《だれ》もが経験《けいけん》するものです。

心《こころ》の筋肉《きんにく》を鍛《きた》え、ネガティブ思考《しこう》からも前向《まえむ》きの発想《はっそう》を見《み》つけられるようになれば自分《じぶん》が成長《せいちょう》し、心《こころ》も強《つよ》くなります。

指導　法政大学文学部心理学科 教授　渡辺 弥生 先生

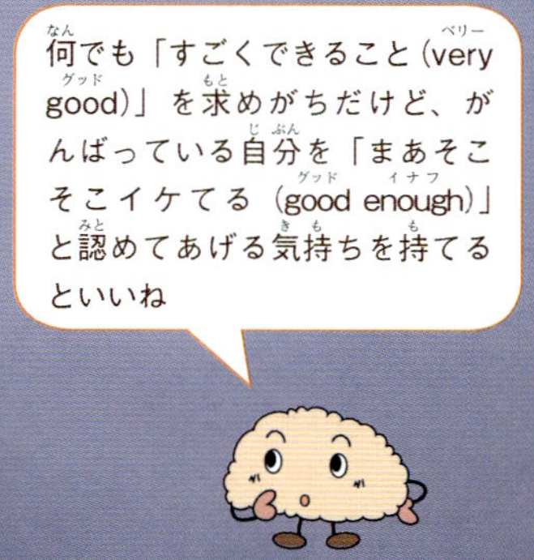

★ こんなときの対処法《たいしょほう》 ★

①心《こころ》の４つの筋肉《きんにく》を意識《いしき》してみよう

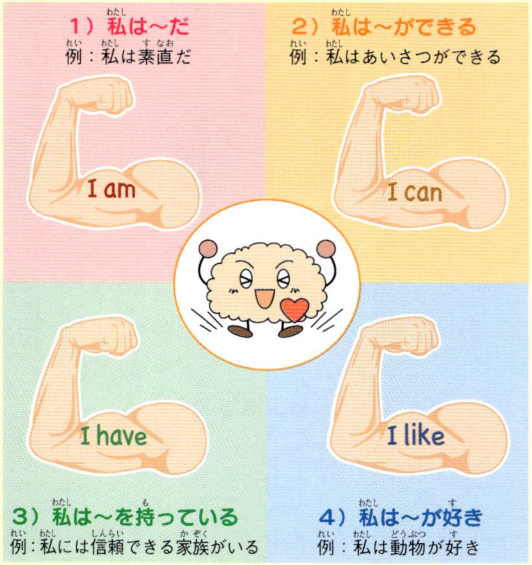

心《こころ》の４つの筋肉《きんにく》を意識《いしき》すると、自分《じぶん》は「結構《けっこう》イケてる」とか「恵《めぐ》まれている」と感《かん》じ、自信《じしん》ができてきます。

②ネガティブ思考《しこう》から発想《はっそう》をゲット！

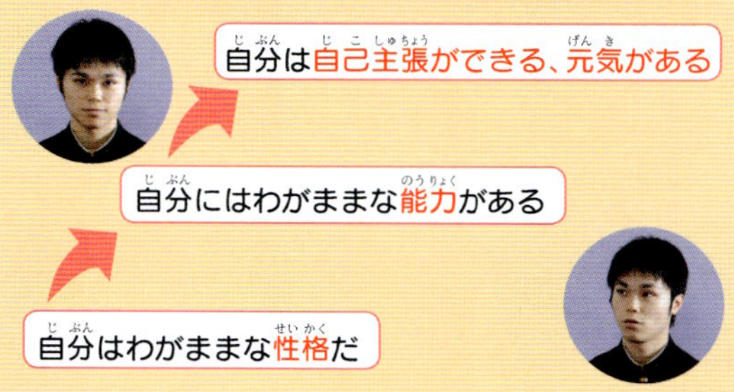

ネガティブな考《かんが》えしか思《おも》い浮《う》かばないときも、その中《なか》から前向《まえむ》きな答《こた》えを見《み》つけていくことができます。

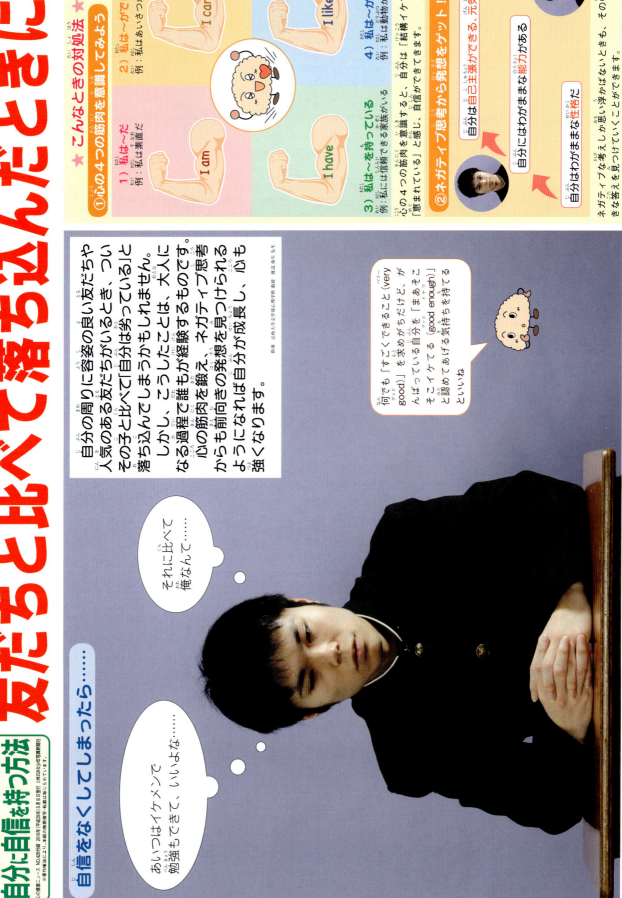

B3 付録解説

自分に自信を持つ方法 1

友だちと比べて落ち込んだときには

【法政大学文学部心理学科 教授　渡辺 弥生】

「重要な他者」の変化

思春期になると、親よりも友だちの方が気になる存在となります。せっかく親に買ってもらったお気に入りの服も、友だちから「だせえー」とか言われると、とたんにその服の価値がなくなってしまいます。今までの、親の意見が絶対だ、信頼できると思っていた気持ちが薄らぎ、友だちからの意見や情報への信頼度がUPするようになるのです。これは、子どもたちにとって「重要な他者」が、大人から友だちに移っていくことから生じます。

そのため、友だちの世界が最重要になり、仲間との関係に不必要なくらい気を遣うようになります。目立ち過ぎもせず、さりとて、軽蔑されないような位置にいられるように、エネルギーを使います。小学校低学年のときにはあった、なんでもできる、やればできるといった手放しで自慢できた万能感はなくなり、他者との比較によって自分の能力の限界を知り、少なからず誰もが劣等感を強く抱くようになります。

こうした変化は決して問題ではなく、健全な発達の特徴だと考えられます。ただし、落ち込みが激しすぎる場合や、慢性的に落ち込むことは、さまざまな問題行動に結びつきやすいと考えられます。そのため、できれば、落ち込みから立ち直れるような力や他人に助けを求められるソーシャルスキルを育てることが必要です。

立ち直る力：レジリエンス

子どもたちのつぶやきに耳を傾けてみると、「心折れる～」「くじけた～」「超めげる」という言葉をたびたび口にしているのがわかります。前向きな気持ちに欠け、ポキッとダメになる状態をよく表している言葉です。対照的に、その反対の「しなやかさ」や「フレキシブル」な状態を表現する言葉はあまり持ち合わせていないようです。つまり、この時期の子どもたちは、頑張りがうまくいかない、思ったようにうまくいかない状況にちょこちょこはまっていることがよくわかります。

こうした背景を鑑みて、子どもたちにもっと“粘り強さ”を教える必要があると考えられるようになってきました。なじみがない言葉かもしれませんが、「レジリエンス」という言葉が用いられ、レジリエンスを育てるソーシャルスキルトレーニングなどが注目されています。このレジリエンスという言葉は、本来はバネなどの回復力や弾力性を指す言葉です。つまり、ストレスがかかり、かなりたわむものの、もとある状態に回復しようとする、この力のことをいいます。しなやかさ、というよりは、もう少し、力強く戻れる勢いを感じさせる言葉です。

人生はいつどんな災難がふりかかるか予想できません。大きな事件や事故でなくても、日々の生活の中で、対人関係や学業やさまざまな失敗などに起因するストレス（これらをデイリーハッスルといいますが）は、思った以上にメンタルを冒します。子どもにとっては、給食の嫌いなもの、父親と母親のけんか、行き帰りにほえる犬、などなど。大人以上に、ストレスを感じることが多いかもしれません。不思議なことに、立ち直りが早い子どももいれば遅い子もいます。さらには、立ち直れない子どももいます。つまり、個人差がうかがえます。いったいどうしてなのでしょう。決して自然に育つものでもなく、はたまた性格ということでもないようです。最近は、レジリエンスは、立ち直りのスキルであり、「獲得する」「学びうる」ものという考え方がなされつつあります。つまり、積極的に練習すれば、誰でも「レジリエンス」を育てることができ、立ち直れるようになるというポジティブな考え方です。

レジリエンスを育てよう

こうしたレジリエンスを、教えていこうという試みが重ねられつつあります。目標は、幸せ（ウェルビーング）になることですが、子どもたちに、こうしたやや抽象的なことを伝えるためには、わかりやすいイメージを持たせるとよいでしょう。たとえば、下図のような４種類の心の筋肉（マッスル）をイメージさせます。

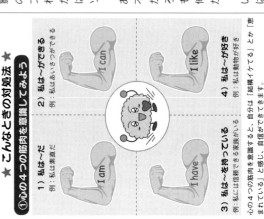

図　心の４つの筋肉

1）“I am” 筋肉は、「私は素直だ」、「私はやさしい」など、ありのままの自分の良いところを考えるようにします。この筋肉を鍛えると自分への満足感が増します。

2）“I can” 筋肉は、「きっとできる」という自己効力感を持つことです。「自分は挨拶ができる」でも「野球ができる」でもいいのです。自分のできることを考えるようにします。

3）“I have” 筋肉は、自分を支えてもらっていることを理解する筋肉で、「支えてくれる家族がいる」など、自分の持っているものや環境について良いところを考えます。そして、4）“I like” 筋肉は、「私は花が好き」「私は音楽が好き」など大好きなものを考えるようにします。こうして４つの筋肉を日々鍛えていると、何事もポジティブに感じられるようになり、レジリエンスを育てていくことができるのです。

先生の見方をチェンジ

生徒の心をポジティブにする上で、先生の影響力はかなり大きいものです。先生が「あの子は、性格が弱いから」といったネガティブな評価をしていると、それは、子どもに伝わっていきます。先生の言葉の端々やしぐさから伝わってしまうのです。ですから、先生は生徒の長所（ストレングス）や資源（リソース）をまず見つけてやることが大切です。「わがままな性格」を「わがままな能力」があると言い換えるようにしてみてください。不思議に生徒の良いところが見えてきませんか。なにか主張できるところ、芯のあるところ、などが見えてきませんか。こうした子どものリソースを見つけて、それを良い方向に伸ばしてやることが、子どもの自信につながっていきます。

友だちと比べるのではなく、自分の中に良いところがたくさんあることを発見させ、伸ばすことができるように支援してあげることが大切なのです。

新連載

日本人のものの見方と考え方の変化

～「日本人の国民性調査」の結果から～（前編）

【情報・システム研究機構 統計数理研究所 教授　中村 隆】

日本人の国民性調査

今号から２回にわたり、終戦後から今日までの「日本人のものの見方や考え方の変化」についてお話ししたいと思います。

私の属している統計数理研究所*[1]は、終戦後しばらくたった1953年（昭和28年）*[2]に「日本人の国民性調査」（以下国民性調査）という全国調査を開始しました。以降、今日まで５年ごとに継続して調査を実施しています。開始から60年目にあたる３年前の2013年（平成25年）秋には、第13次全国調査を実施しました。結果発表を一昨年の10月末に文部科学省記者会において行い、翌日の全国紙・地方紙朝刊の紙面を飾りました。目にされた方もいらっしゃるかもしれません。調査および集計結果の概要は国民性調査のウェブページ*[3]で見ることができます。

さて“国民性”と聞くと、大多数の国民が昔から持っている性格や行動様式のことを思い浮かべることでしょう。ただ、「昔からといってもいつ頃からなのか」、また「国民の範囲とは」といったことを考え始めると難しくなってきます。ここでは「国民性調査」が数値として捉えてきた戦後昭和期・平成期の日本人に限定することにしましょう。

第１次調査から60年以上が経過し、この間、戦後日本社会の大きな変化があり、実は「国民性調査」の結果の中に日本人の大多数の支持が変わらない項目・回答を見つけることは難しくなっています。そのため、現在の「国民性調査」は、開始当初の“国民性”という関心を広げて“日本人のものの見方や考え方”がどのように変化してきたかを捉える継続調査となっています。

日本人の長所

まず、日本人の長所を日本人がどう捉えてきたかを見てみましょう（図１）。日本人の長所として挙げられるものを具体的な10個の性質の中からいくつでも選んでもらっています。最新の第13次（2013年）調査で挙げられた割合が高かったのは順に、「勤勉」(77%)、「礼儀正しい」(77%)、「親切」(71%)、「ねばり強い」(57%)で、ここまでが日本人の過半数が日本人の長所として挙げた性質ということになります。残りの６つについては、割合がぐっと少なくなり、「理想を求める」(16%)、「自由を尊ぶ」(12%)、「合理的」(12%)、「明朗」(11%)、「淡白」(９%)、「独創性にとむ」(８%) でした。

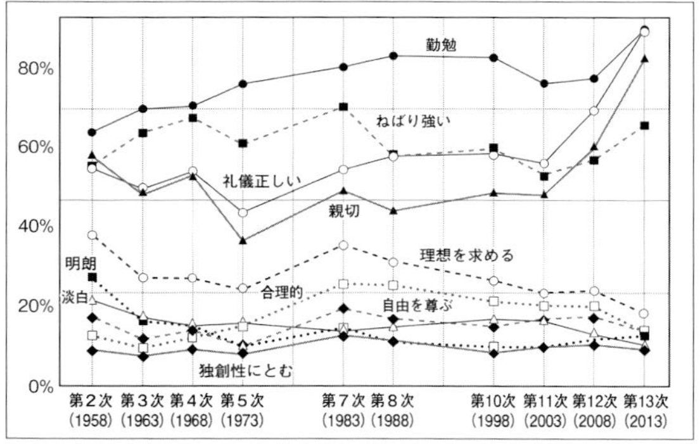

図１　日本人の性格（長所）

図１からは時代的変化を読み取ることができます。「勤勉」を挙げる割合が常にトップで、その後に「礼儀正しい」、「親切」が続くという推移できていましたが、この10年で後の２者が急追し、これらを挙げる人たちが７割を超えるようになっています。最新の第13次（2013年）調査の結果発表でもこれに注目して“日本人の長所として「礼儀正しい」「親切」が過去最高”とコメントしました。

急追した２つの長所、「礼儀正しい」と「親切」が過去最高となった理由には、「諸外国民の近年の行動をテレビなどで見聞きして、我々日本人に対する自己評価が高まったから」また「東日本大震災時にとった行動がその評価に拍車をかけたから」ということが考えられます。

日本に対する評価

国民性調査には、日本に対する評価をいくつかの側面について尋ねた一連の質問があります。今回はその中から“日本の「経済力」”、“日本の「生活水準」”、“日本の「心の豊かさ」”について見てみることにします。図２に示すのは、これらの調査項目の「よい」*[4]の割合の時代的推移です。

直近の20年では、どの項目もＵ字回復を見てとることができます。大きな変化が見られたのは“日本の「経済力」”についてです。この項目を「よい」とする割合は、1990年代初頭の「バブル崩壊」の影響で1993年の調査ではまだ見られないものの、1998年の調査では大幅に減少し、その５年後の2003年の調査でもほぼ変わらず、（ここは「失われた20年」*[5]を反映）それが、2008年の調査からは回復基調に入り、2013年の最新の調査では「アベノミクス」を受けてのことか49%にまで回復しています。これに伴って“日本の「生活水準」”についても、50%台から最新の2013年の調査では61%へと回復しています。

“日本の「心の豊かさ」”についても、2013年調査で48%へ回復しましたが、これはバブル期（図２では第８次調査のあたり）には上昇しておらず、経済と同調して評価が高まったわけではなく、1980年代から長期間低落傾向だったものが、近年上昇したところが特徴です。

図１の「日本人の長所」とあわせて見てみると、「勤勉」と「ねばり強い」については、日本に対する経済的側面の評価と連動したＵ字回復が見られ、「礼儀正しい」と「親切」については、経済的側面とはほとんど関係なく近年上昇していることもわかります。

これらの結果からは、日本人の、日本人や日本に対する見方や考え方というものが、日本を取り巻く国際環境や経済環境に影響され、変化してきたといえるでしょう。今回はその一端を見ていただきました。次号は、男女の違いや世代の違いについてもご紹介したいと思います。

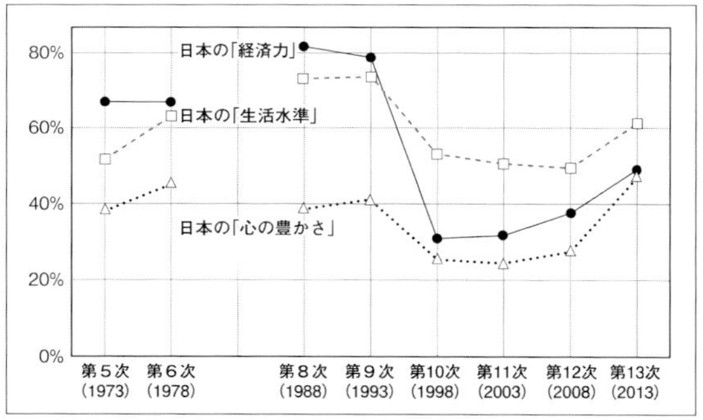

図２　日本に対する評価

＊1　1944年（昭和19年）設立。2004年（平成16年）に文部省（文部科学省）統計数理研究所から大学共同利用機関法人情報・システム研究機構下の一研究所となり、今日に至る。
＊2　ちなみに私が生まれた数年後です。
＊3　http://www.ism.ac.jp/kokuminsei/
＊4　より正確には、３つの日本の評価については「非常によい」と「ややよい」を合わせた割合です。
＊5　1991年（平成３年）のバブル崩壊後から約20年以上にわたり日本の経済が低迷した期間を指す語。

心の健康ニュース 付録・奇数月発行
自分に自信を持つ方法
心の健康ニュース NO.430付録 2016年(平成28年)7月8日発行 ©株式会社少年写真新聞社

ポジティブになれるリフレーミング

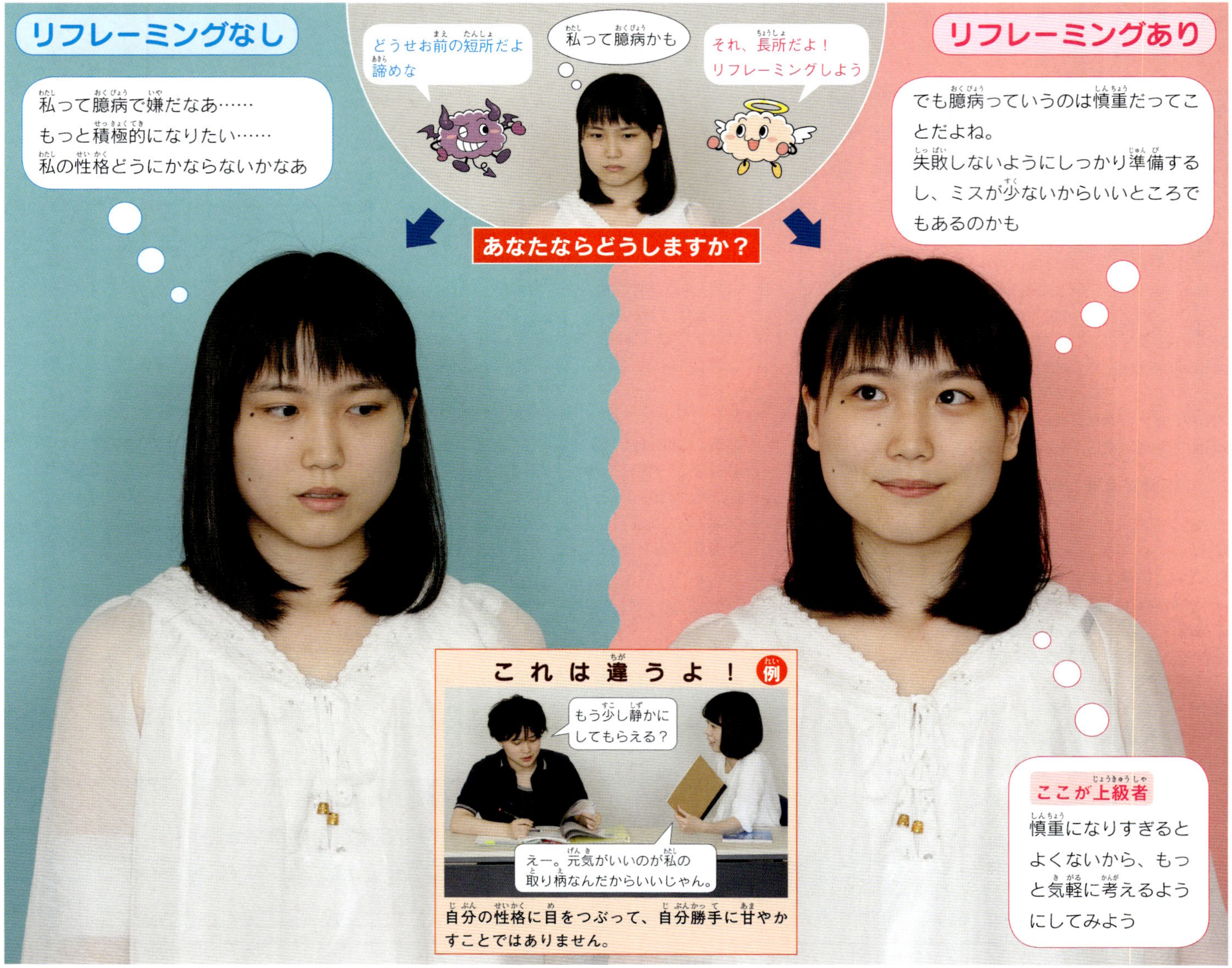
リフレーミングなし
私《わたし》って臆病《おくびょう》で嫌《いや》だなあ……
もっと積極的《せっきょくてき》になりたい……
私《わたし》の性格《せいかく》どうにかならないかなあ
どうせお前《まえ》の短所《たんしょ》だよ
諦《あきら》めな
私《わたし》って臆病《おくびょう》かも
それ、長所《ちょうしょ》だよ！
リフレーミングしよう
あなたならどうしますか？
リフレーミングあり
でも臆病《おくびょう》っていうのは慎重《しんちょう》だってことだよね。
失敗《しっぱい》しないようにしっかり準備《じゅんび》するし、ミスが少《すく》ないからいいところでもあるのかも
これは違《ちが》うよ！ 例《れい》
もう少《すこ》し静《しず》かにしてもらえる？
えー。元気《げんき》がいいのが私《わたし》の取《と》り柄《え》なんだからいいじゃん。
自分《じぶん》の性格《せいかく》に目《め》をつぶって、自分勝手《じぶんかって》に甘《あま》やかすことではありません。
ここが上級者《じょうきゅうしゃ》
慎重《しんちょう》になりすぎるとよくないから、もっと気軽《きがる》に考《かんが》えるようにしてみよう

やってみよう リフレーミング

リフレーミング前《まえ》（短所《たんしょ》とは限《かぎ》りません）		リフレーミング後《ご》
あきっぽい	→	好奇心旺盛《こうきしんおうせい》な
意地《いじ》をはる	→	くじけない
いばる	→	プライドがある
うるさい	→	元気《げんき》がいい
慌《あわ》てんぼう	→	行動《こうどう》が早《はや》い
怒《おこ》りっぽい	→	情熱的《じょうねつてき》な
偉《えら》そうな	→	堂《どう》どうとしている
おとなしい	→	穏《おだ》やかな
落《お》ち込《こ》みやすい	→	まじめに考《かんが》える
気《き》が弱《よわ》い	→	人《ひと》を大切《たいせつ》にする

長所《ちょうしょ》でも度《ど》が過《す》ぎると短所《たんしょ》に見《み》えてしまうので気《き》をつけましょう。

リフレーミングとは、あるフレーム（枠組《わくぐ》み）でとらえられたものごとのフレームをはずして、違《ちが》うフレームを通《とお》して見《み》ることです。

同《おな》じものごとでも、価値観《かちかん》や見方《みかた》によって、長所《ちょうしょ》にも短所《たんしょ》にもなります。

自分《じぶん》の悪《わる》い面《めん》ばかり目《め》についてしまうときは、リフレーミングをして、自分《じぶん》の長所《ちょうしょ》を見《み》つけるチャンスです。

指導 法政大学文学部心理学科 教授 渡辺弥生 先生

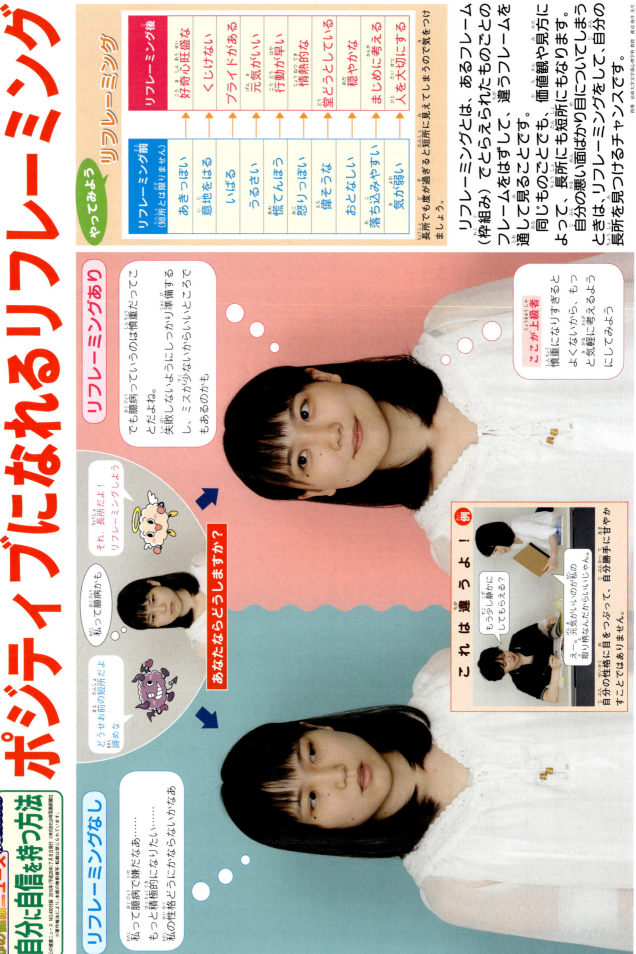

心の健康ニュース NO.432付録 2016年(平成28年)9月8日発行 ©株式会社少年写真新聞社

自《じ》分《ぶん》で決《き》めれば頑《がん》張《ば》れる

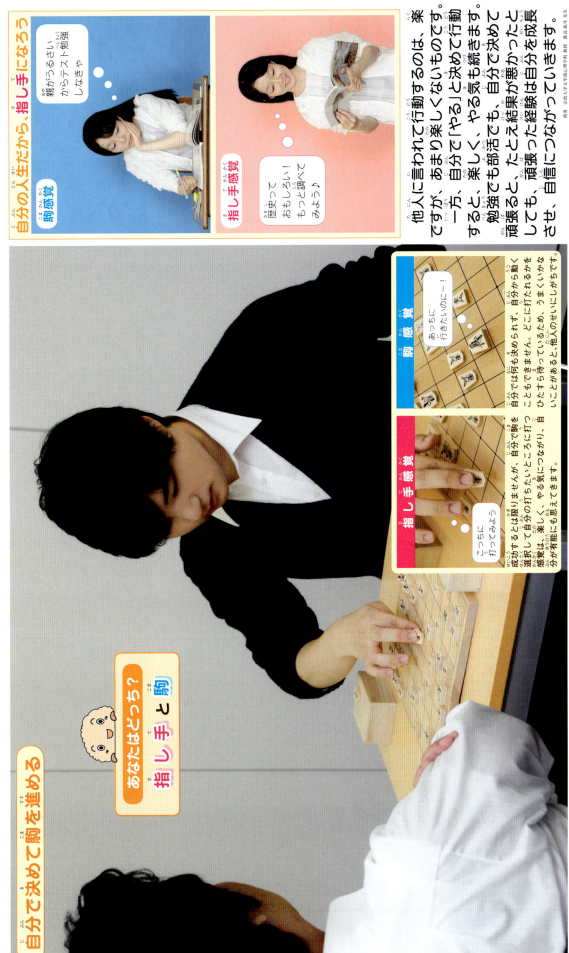

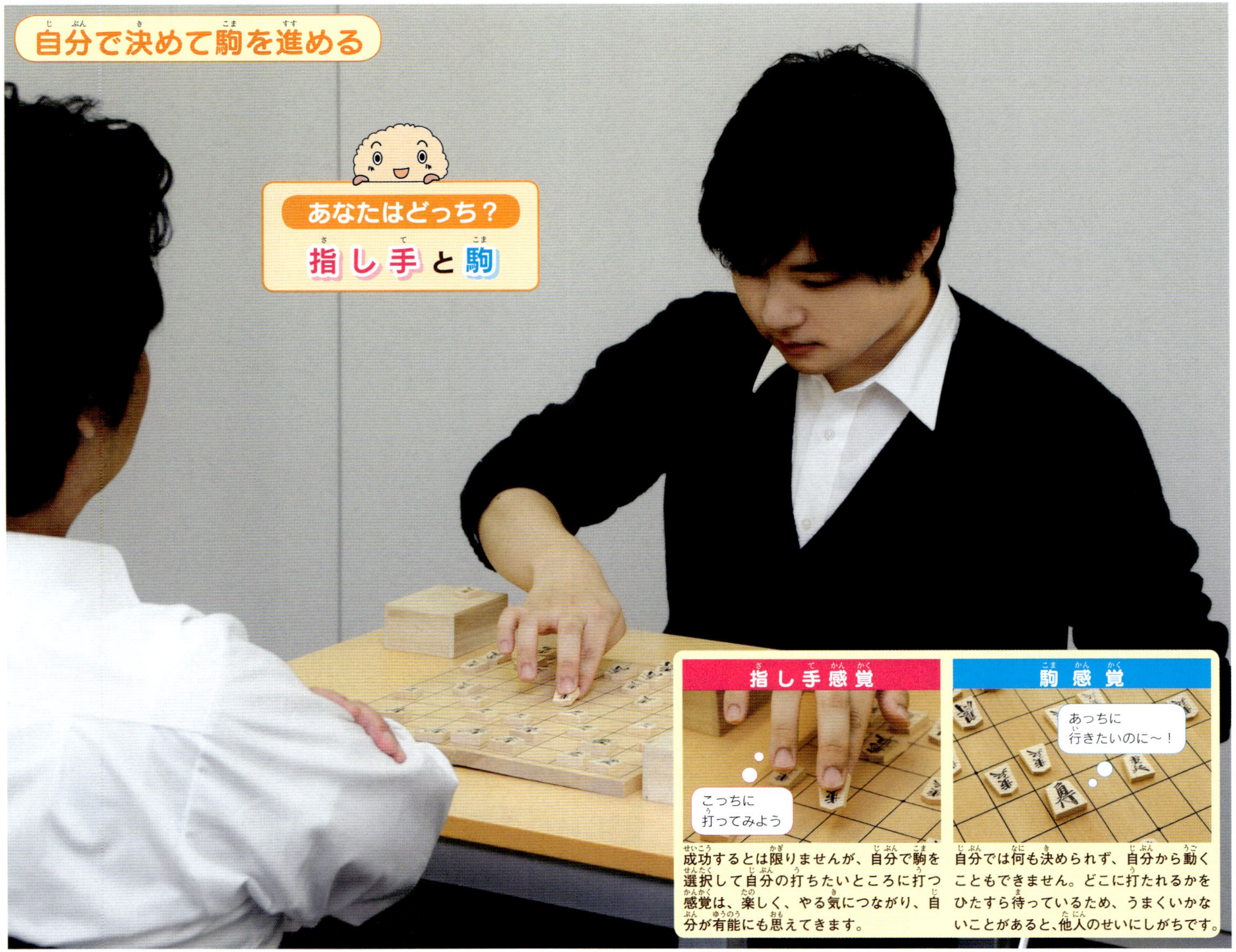

指《さ》し手《て》感《かん》覚《かく》

成功《せいこう》するとは限《かぎ》りませんが、自分《じぶん》で駒《こま》を選択《せんたく》して自分《じぶん》の打《う》ちたいところに打《う》つ感覚《かんかく》は、楽《たの》しく、やる気《き》につながり、自《じ》分《ぶん》が有能《ゆうのう》にも思《おも》えてきます。

駒《こま》感《かん》覚《かく》

自分《じぶん》では何《なに》も決《き》められず、自分《じぶん》から動《うご》くこともできません。どこに打《う》たれるかをひたすら待《ま》っているため、うまくいかないことがあると、他人《たにん》のせいにしがちです。

自《じ》分《ぶん》の人《じん》生《せい》だから、指《さ》し手《て》になろう

他人《たにん》に言《い》われて行動《こうどう》するのは、楽《らく》ですが、あまり楽《たの》しくないものです。

一方《いっぽう》、自分《じぶん》で「やる」と決《き》めて行動《こうどう》すると、楽《たの》しく、やる気《き》も続《つづ》きます。

勉強《べんきょう》でも部活《ぶかつ》でも、自分《じぶん》で決《き》めて頑張《がんば》ると、たとえ結果《けっか》が悪《わる》かったとしても、頑張《がんば》った経験《けいけん》は自分《じぶん》を成長《せいちょう》させ、自信《じしん》につながっていきます。

指導　法政大学文学部心理学科 教授　渡辺弥生 先生

B３ 付録解説

自分に自信を持つ方法 2

リフレーミングで自信をつけよう

【法政大学文学部心理学科 教授　渡辺 弥生】

性格をリフレーミング

ある枠組み（フレーム）でとらえている物事を、その枠組みを外して、別の異なる枠組みに変えて見直してみると、物事自体の捉え方が変わることがあります。例えば、同じ絵でも、額縁（フレーム）を変えるだけで、元の絵は全く同じなのに別の印象に変わります。下の図のコップの半分に入っている水の量も、人によって感じ方が違います。「半分しかない」と思う人もいれば、「半分もある」と思う人もいます。同じ物理量であるのに、捉え方が違うと、気持ちも変わってくるのです。

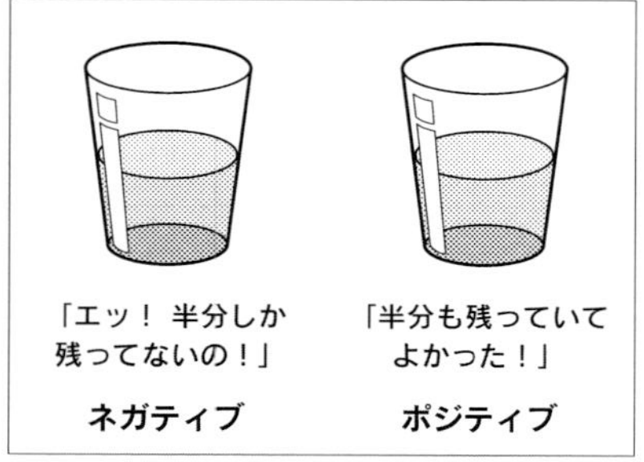
「エッ！ 半分しか残ってないの！」
ネガティブ
「半分も残っていてよかった！」
ポジティブ

図１

何でもかんでも、良い方向にばかり考えればいいというわけではありませんが、自信がなかなか持てないと思い悩む人は、リフレーミングする技を持ち合わせておくといいですね。多くの場合、“ものは考えよう”だからです。性格を表す言葉で、ちょっと練習をしてみましょう。

（１）無口な　　→ 穏やかな
（２）気が弱い　→ 人を大切にする
（３）けちな　　→ 経済観念のある
（４）涙もろい　→ 感受性が強い
（５）でしゃばり → 世話好きな

どうでしょう。良い・悪いと白黒つければいいものではありませんが、悪く考えてうつうつとしていても、物事は解決しませんし、悪循環を招きます。それよりも、ポジティブな方向に考えて、自分の良いところ（リソース）をさらに伸ばせるように努力していくことが大切なのです。

状況をリフレーミング

次に、状況もリフレーミングしてみましょう。歩いていて、誰かと肩がぶつかったとします。「なんだよ！ 気をつけろ」と相手に叫ぶ人もいれば、「ごめんなさい」と謝る人もいます。同じ、“肩がぶつかる”という出来事なのに、ある人は暴言を吐き、ある人は謝ることになるのはいったい何が、どのように違うからなのでしょうか。

私たちはある出来事に直面すると、まずその出来事の原因を考えます。暴言を吐く人は、「他人が意図的に攻撃してきた」など、原因を相手のせいに捉えがちです。意図的な攻撃として捉えると、それは怒りを喚起します。そして、怒りが喚起されると暴力や暴言という行動に出ることになりがちです。

ところが、出来事の原因を「自分がぼんやりしていたから」と自分のせいにすると、申し訳ないという気持ちを覚えます。申し訳ないという気持ちは、謝るという行動をとるように導くわけです。

つまり、攻撃行動をとる人は出来事を他人のせいにしやすく、いつも謝る人は自分のせいばかりにする傾向が強いということになります。自信のない人は、いつも自分のせいにしてしまい、消極的な行動ばかりになってしまうのかもしれません。

ですので、物事をもう少し客観的に捉えられるようにリフレーミングができるといいですね。もしかしたら、「自分も相手もぼんやりしていたかもしれない」と捉えれば、怒りもなく、自分が一方的に悪いとも思わず、「大丈夫ですか？」と落ち着いた言動で物事を解決できる可能性が高くなります。

また、行動のバリエーションを増やすようにするとよいでしょう。いつも謝る、その場を回避する、部屋に閉じこもる、といった消極的な行動だけではなく、ほかにもいろいろなバリエーションがあることに気づく必要があります。リフレーミングした上で、友だちに愚痴を言う、スポーツをする、おいしいものを食べて気分転換するなど何か元気が出る行動を自分のレパートリーに入れて、前向きに歩を進めることが大切です。

ボキャブラリーを増やしてリフレーミング

また、このようにリフレーミングするためには、いろいろな見方や感じ方を表せるボキャブラリーを持っていることが必要ですね。例えば好奇心旺盛、こだわらない、愛嬌《あいきょう》がある、明るい、元気がいい、情熱的な、味のある、責任感がある、率直な、ノリがいい、自立心がある、などです。一度、みんなでポジティブな意味を持つ言葉を書き出してみましょう。いったいどれくらいの言葉を持ち合わせているでしょうか。子どもたちが持つボキャブラリーを集めて、ストレングス（長所）カードを作るとよいですね（図２）。

こうしたカードが、仮に30枚できたとしたら、自分の長所だと思えるカードを３枚互いに選んで、どんなときにこういう強みが発揮できるのかを発表し合ったり、自分でワークシートに書き出したりしてみます。

ポジティブな言葉を持つこと、リフレーミングのやり方を知ること、自信が出るような行動のレパートリーを増やすこと、ストレングスを見つけること、これらができるようになれば、もうむやみに自信をなくすことはないでしょう。明るくのびやかな考え方ができるようになってきて、しだいに前向きな問題解決行動を選ぶことができるように変わっていきます。

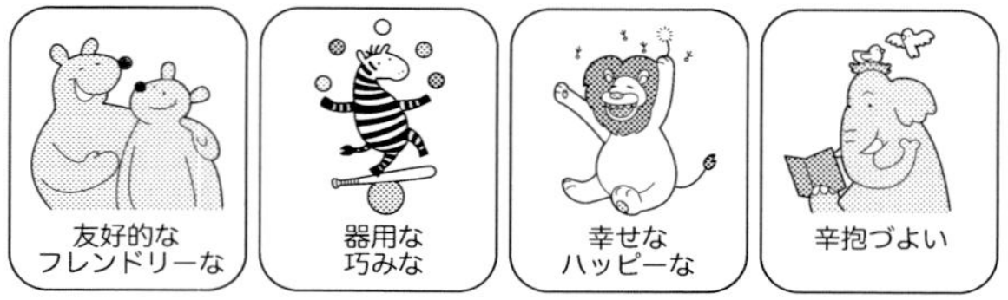
友好的な
フレンドリーな
器用な
巧みな
幸せな
ハッピーな
辛抱づよい

図２　ストレングスカードの例

連載

日本人のものの見方と考え方の変化

～「日本人の国民性調査」の結果から～（後編）

【情報・システム研究機構 統計数理研究所 教授　中村 隆】

前号では、終戦後から今日までの日本人のものの見方や考え方の変化について、日本人の長所と日本に対する評価を取り上げて追ってみました。こうした評価は、日本を取り巻く国際環境や経済環境の影響を受けて変化している部分があると知っていただけたかと思います。今回も前回に引き続き、調査の結果を見ていきましょう。

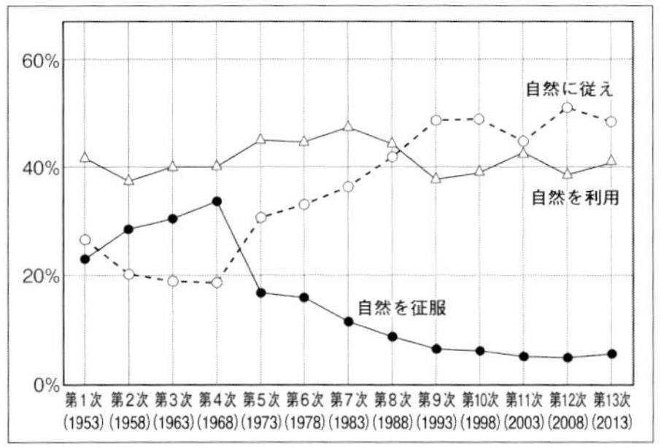

図１　自然と人間との関係

日本人は自然志向か

日本列島は四季の変化に富み、日本人はその自然の変化を繊細に感じとれる心を持っているといわれることがあります。果たしてどうでしょうか。「日本人の国民性調査」では次のような質問をしてきました。

> 自然と人間との関係について、つぎのような意見があります。あなたがこのうち真実に近い（ほんとうのことに近い）と思うものを、ひとつだけえらんで下さい？（原文ママ）
> 1 人間が幸福になるためには、自然に従わなければならない
> 2 人間が幸福になるためには、自然を利用しなければならない
> 3 人間が幸福になるためには、自然を征服してゆかなければならない

第１次調査1953年（昭和28年）以降の、各回答割合の変化は図１の通りです。

「自然を利用」派は多少の増減はありますが、現在までほぼ４割を占めています。これに対し「自然を征服」派は、戦後復興期から1960年代の高度成長期にかけて23、28、30、34%と増進していきました。しかし、1973年にはオイルショックに見舞われ、18% へとほぼ半減し、以後長期低落傾向となり、現在は５%程度にまで縮小しています。

入れ替わって増えたのが「自然に従え」派です。1968年以降増大を続け、1993年には「自然を利用」派の38%も抜いて48%となり、21世紀初頭にやや減ったものの、約５割を維持しています。

「日本人の国民性調査」からは、残念ながら戦前の大正期・明治期、はたまた江戸時代の様子を知ることはできません。ただ、1953年から58年への減少の様子から想像を働かせてみると、昔の日本では「自然に従え」派が多かったのかもしれません。いずれにしろ、戦後の日本人の自然と人間との関係についての意識は、世界的な環境の影響も受けて大きく変わったことは確かです。

社会の変化と時代・年齢・世代

これまで見てきたような、ものの見方や考え方の変化を考えるとき、次の３つの要因による影響を区別しておく必要があります。時勢、加齢、世代差という要因です。

時勢要因は、その時々の日本人を取り巻く経済環境や世界情勢のことで、年齢や世代によらず同じように影響を与えるものを指します。加齢要因は、人の加齢に伴う生理的側面やライフステージの変化のことで、時代や世代を超えて共通な変化をもたらすものを指します。世代差要因は、主に成人に達するまでの生まれ育った歴史環境の違いにより生じる世代差のことで、時代の進行や加齢によっては縮小しない世代間の差を指します。

以上の３つの要因の影響の大きさを捉えたものをそれぞれ“時代効果”“年齢効果”“世代効果”と呼んでいます。詳細は紙幅の都合上省かざるを得ませんが、私自身が開発した統計分析法－ベイズ型コウホート[*1]モデル－を用いて、これら３つの効果のあり方を見て、「社会情勢にどの程度影響されているのか」「年齢が上がると意識が変わるのか」「生まれた世代によって違うのか」といったことを研究しています。

男女の差

最後に、男女の差について見てみましょう。図２は、男女の生まれかわりについての男女別の回答の推移です。質問は次のようなものです。

> もういちど生まれかわるとしたら、あなたは男と女の[*2]、どちらに、生まれてきたいと思いますか？
> 1 男に　　　　　2 女に

図２を見ると、男女で変化にくっきりとした差のあることがわかります。図の４本線の一番上と一番下が男性のそれぞれ「男に」と「女に」生まれてきたいの回答の推移です。真ん中の２本の1960年代でクロスした線が女性の「女に」と「男に」生まれてきたいという回答の変化です。

男性の「男に」生まれてきたい（一番上の線）の回答は、この60年間９割弱の水準を維持してきている一方、女性の「女に」は、1950年代には３割弱（27%）だったものが、60年代には36%、48%とぐんぐんと上昇し、以降ほぼ一貫して上昇を続け、2000年代には70%超にまで達しています。戦後、女性の回答は大きく変わりました。

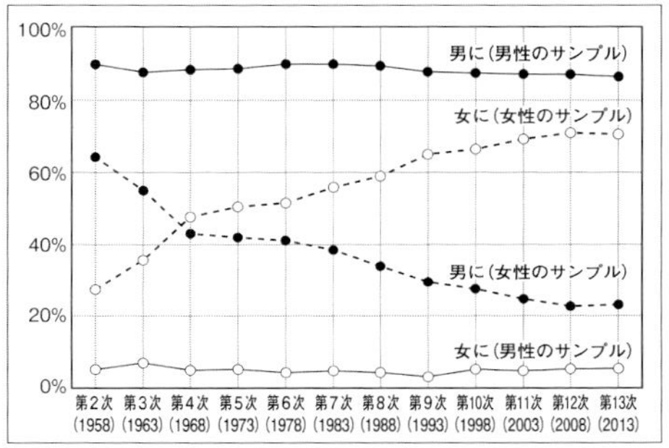

図２　男と女の生まれかわり

女性のこのような変化は、ここでは図には示しませんが、先のコウホートモデルによる分析結果によると、主に“時代効果”によることがわかっています。世代や年齢によらず、日本人を取り巻く環境の変化によって、女性全体が同じように変わってきたところが大きかったのです。もちろん、生まれ育った世代間の差といえる“世代効果”も見られ、1950年代生まれまでは「女に」の回答が増えています（それ以降生まれは、新しい世代では微減傾向ながら、ほぼ変わりません）。年齢効果はほとんど見られませんが、より詳しい分析では出産との関連があるのでしょう、「女に」の回答のくぼみが観察されます。

おわりに

国民性調査は５年ごとの調査であるため、現在は第14次調査（2018年）の準備中です。当研究所の公式ホームページ[*3]には、今回ご紹介しきれなかった詳しい結果を載せていますので、ご興味のある方は、チェックしてみてください。

＊1　コウホート（cohort）とは、語源的にはローマ時代の軍団のことですが、現在は出生年がほぼ同じ集団のことをいい、昭和ヒト桁世代、団塊の世代というときの「世代」と同じ意味です。
＊2　このほかにその他、D.K.（わからない）という回答もあります。それぞれ2013年調査では、2%と4%です。
＊3　http://www.ism.ac.jp/kokuminsei/

心の健康ニュース 付録・奇数月発行

自分に自信を持つ方法

心の健康ニュース NO.434付録 2016年(平成28年)11月8日発行 ©株式会社少年写真新聞社

モニタリングとコントロールで"できない自分《じぶん》"を諦《あきら》めない

こんな悩《なや》みはありませんか？

例《れい》：勉強《べんきょう》したのにテストの点《てん》が悪《わる》かった

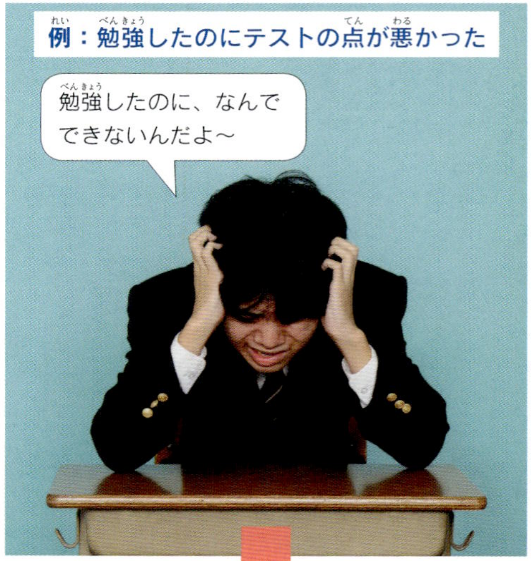
勉強《べんきょう》したのに、なんでできないんだよ～

解《かい》決《けつ》策《さく》

「モニタリング＋コントロール」をやってみましょう

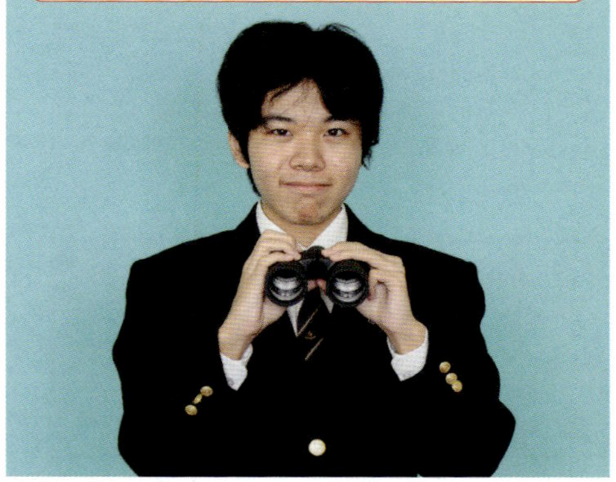

自分《じぶん》を外《そと》から見《み》ているイメージで振《ふ》り返《かえ》ってみましょう。

ステップ1 自分《じぶん》をモニタリング！

よくあるパターン①
苦手《にがて》な問題《もんだい》をやっていなかった

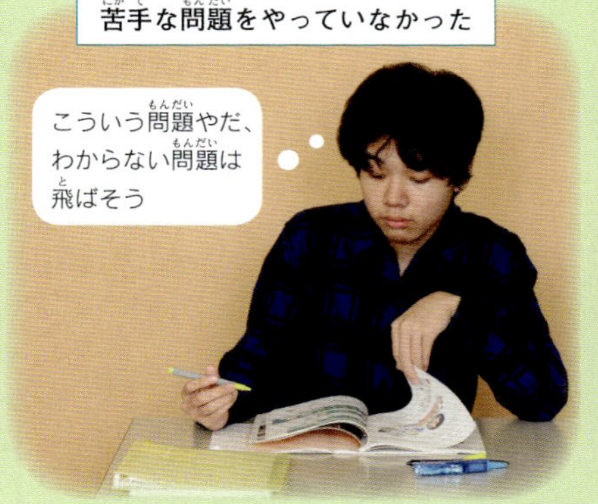
こういう問題《もんだい》やだ、わからない問題《もんだい》は飛《と》ばそう

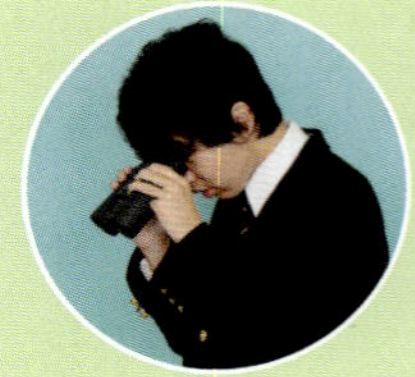
気《き》づき
これ、無意識《むいしき》でやってた……！

よくあるパターン②
違《ちが》うことをしていた

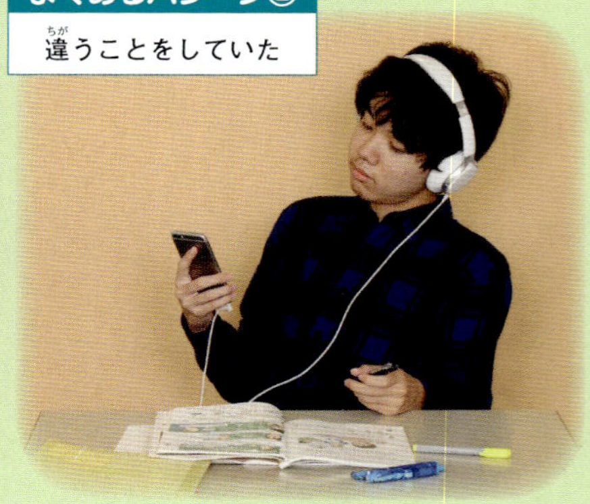

よくあるパターン③
寝《ね》てしまっていた

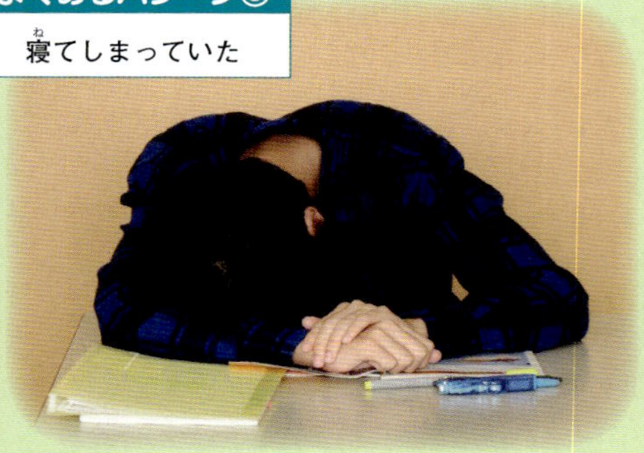

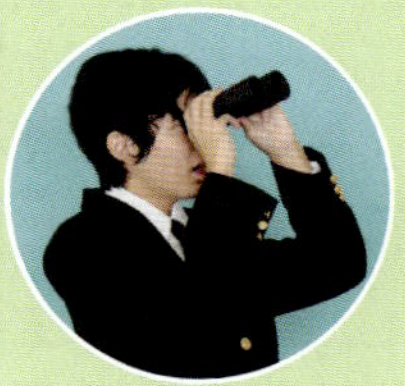
気《き》づき
ぼくは長《なが》く集中《しゅうちゅう》するのが苦手《にがて》かも

ステップ2 自分《じぶん》をコントロール！

自分《じぶん》に合《あ》う方法《ほうほう》を考《かんが》えて、実行《じっこう》

例《れい》：長《なが》く集中《しゅうちゅう》できない
↓
15分集中《ふんしゅうちゅう》したら、5分《ふん》休憩《きゅうけい》でやってみる

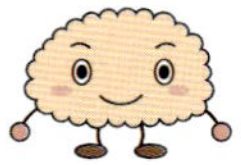
時間《じかん》を区切《くぎ》って勉強《べんきょう》してみるということだね

達成《たっせい》できたら自分《じぶん》にごほうび

例《れい》：苦手《にがて》な問題《もんだい》をやらない
↓
苦手《にがて》な問題《もんだい》が解《と》けたら、好《す》きなテレビを見《み》る

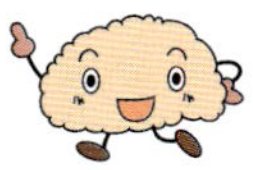
続《つづ》けられるように工夫《くふう》しよう

モニタリングでの「気《き》づき」をもとに、具体的《ぐたいてき》な目標《もくひょう》と、それを達成《たっせい》するための行動《こうどう》を考《かんが》えていきましょう。

部活《ぶかつ》や勉強《べんきょう》で、努力《どりょく》の成果《せいか》が出《で》ず落《お》ち込《こ》む経験《けいけん》は誰《だれ》にでもあります。

しかし、ここで「自分《じぶん》には才能《さいのう》がないのかも」と諦《あきら》めてしまうのは、まだ早《はや》いのではないでしょうか。

できない自分《じぶん》を変《か》えるためには、自分《じぶん》の行動《こうどう》の「モニタリング」と、「コントロール」が"鍵《かぎ》"となります。

指導 法政大学文学部心理学科 教授 渡辺 弥生 先生

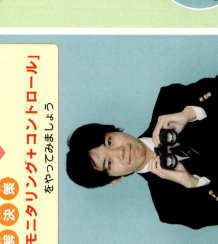

心の健康ニュース 付録・奇数月発行
自分に自信を持つ方法
心の健康ニュース NO.436付録 2017年(平成29年)1月8日発行 ©株式会社少年写真新聞社

自《じ》分《ぶん》を信《しん》じてチャレンジ！

こんなとき、あなたならどうする？

例《れい》：受験《じゅけん》

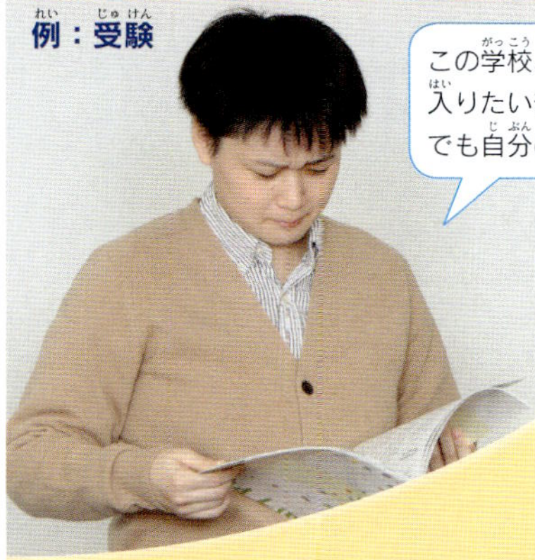
この学校《がっこう》、いいな～
入《はい》りたい部活《ぶかつ》もあるし～
でも自分《じぶん》の成績《せいせき》だと無理《むり》だ

自分《じぶん》を信《しん》じることが大切《たいせつ》！

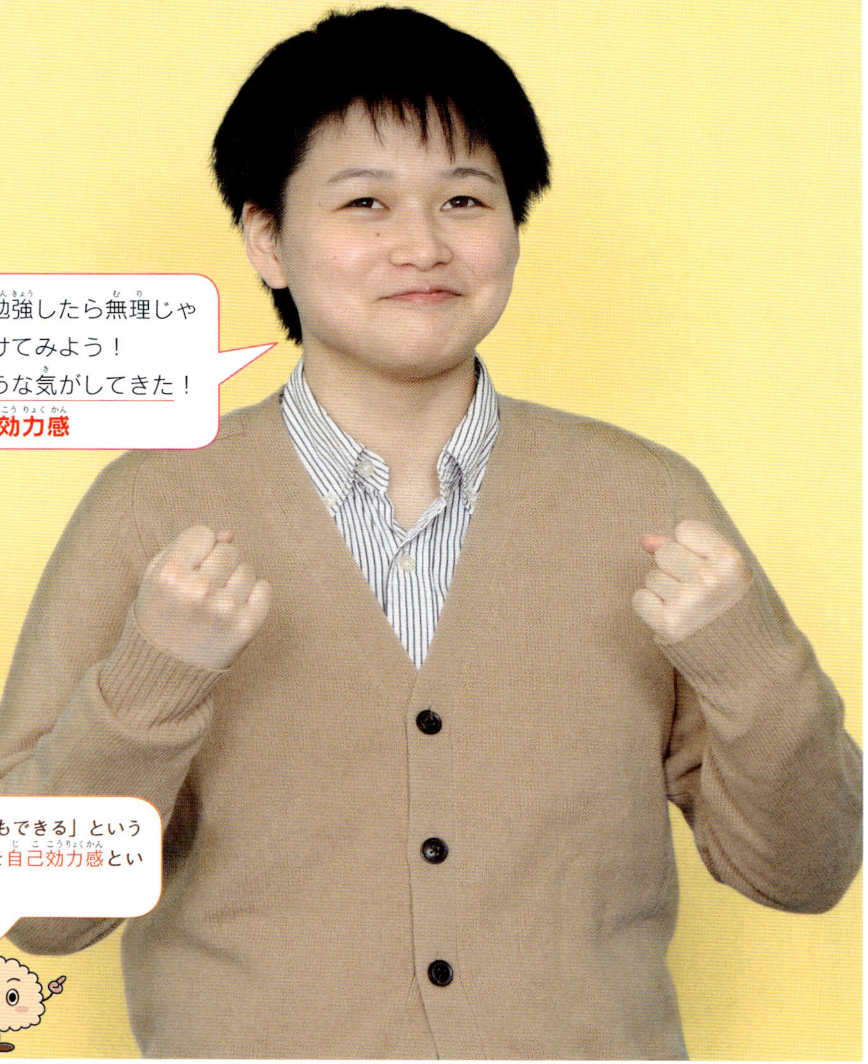
でも、本気《ほんき》で勉強《べんきょう》したら無理《むり》じゃないかも。受《う》けてみよう！
なんかできそうな気《き》がしてきた！
自己効力感《じここうりょくかん》

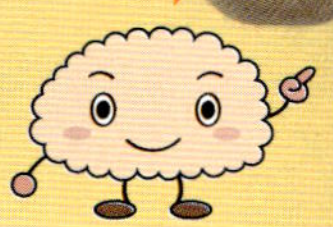
「自分《じぶん》にもできる」という気持《きも》ちを自己効力感《じこうりょくかん》といいます

これはNG

何《なに》をやってもだめだと思《おも》ってしまう

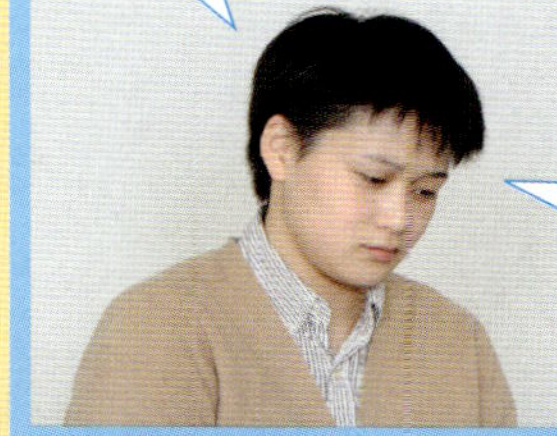
難《むずか》しそうだな～。自分《じぶん》にはできそうもないや
失敗《しっぱい》したら「ほら、だめだ」とか「だから無理《むり》だって言《い》ったじゃん」とか言《い》われそう

自分《じぶん》は何《なに》をやってもだめだと諦《あきら》めてしまったり、他人《たにん》の目《め》を気《き》にしてしまったりすると、どんどん不安《ふあん》になってしまいます。

失敗《しっぱい》を恐《おそ》れず　成功《せいこう》のイメージを持《も》とう

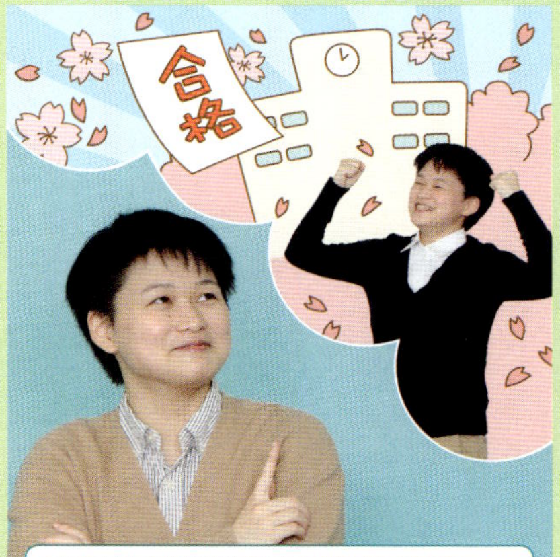

NG ワード（ネガティブな言葉《ことば》）

「どうせ無理《むり》」
「いつもできない」
「できるわけがない」
「自分《じぶん》はだめだ」　など

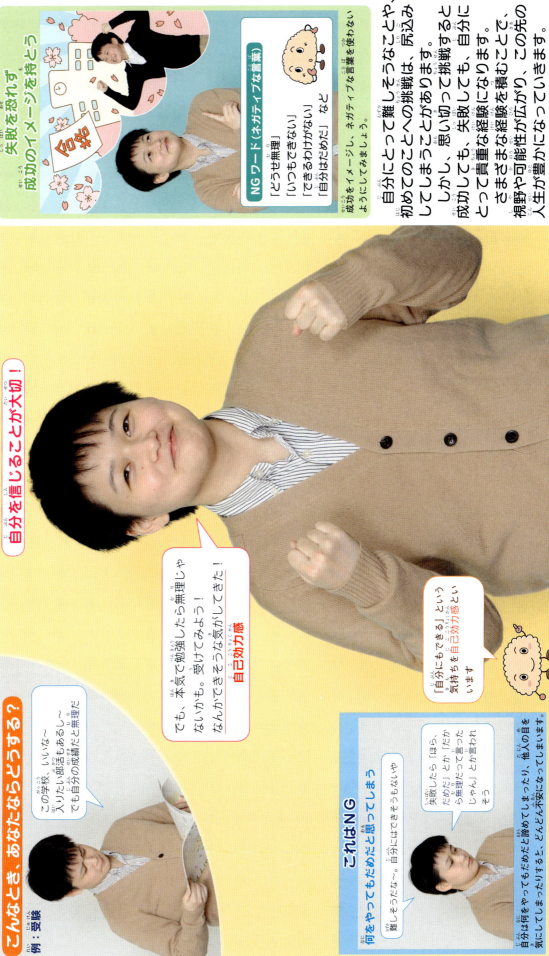

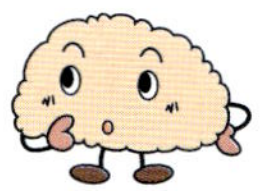

成功《せいこう》をイメージし、ネガティブな言葉《ことば》を使《つか》わないようにしてみましょう。

　自分《じぶん》にとって難《むずか》しそうなことや、初《はじ》めてのことへの挑戦《ちょうせん》は、尻込《しりご》みしてしまうことがあります。
　しかし、思《おも》い切《き》って挑戦《ちょうせん》すると成功《せいこう》しても、失敗《しっぱい》しても、自分《じぶん》にとって貴重《きちょう》な経験《けいけん》になります。
　さまざまな経験《けいけん》を積《つ》むことで、視野《しや》や可能性《かのうせい》が広《ひろ》がり、この先《さき》の人生《じんせい》が豊《ゆた》かになっていきます。

指導　法政大学文学部心理学科 教授　渡辺 弥生 先生

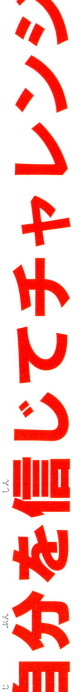

B3 付録解説

自分に自信を持つ方法 3

自分で決めるとやる気が出る

【法政大学文学部心理学科 教授　渡辺 弥生】

やる気を継続するには「自己決定感」が大事

物事は、他人に決めてもらった方が、安心できるし、失敗しないで済みそうだと思うかもしれません。また、責任の感じ方も軽く済み、気持ちの余裕ができそうです。

しかし実際は、他人に任せず、自分のことは自分で決める（自己決定）方が、その後のやる気を高め、維持するために重要だと最近の研究で明らかになっています。

例えば、子どもが「今日は、家に帰ったらすぐに宿題をしよう。それから、好きなテレビを見よう」と考えて帰宅したとしましょう。家に着いて玄関の扉を開けたところ、母親が立っていて「お帰りなさい。早く宿題済ませちゃいなさいよ！」と声をかけられたらどうでしょう。とたんに、ストンとやる気を失ってしまいます。自分も早く宿題をしようと思っていたのだから、母親の思いと一致したわけなのですが、どうしてでしょう。これは、他人に決められてしまうと、なぜか内発的な（自分の心からの）意欲が失われてしまうからです。そして、「今、やろうと思ったのに！」という怒りを覚えてしまうのです。

こうしたプロセスは、脳との関係でも検討されています。自分で選んだ場合（自己決定）には、失敗しても、脳の前頭前野腹内側部が、それを失敗ではなく「成功のもと」とポジティブに捉えるそうです。その結果、やる気が向上することが明らかになっています。

つまり、自分で選んだという感覚、すなわち、自己決定感が伴うときには、失敗は必ずしも悪いことにはならないのです。むしろ、「成功のもと」といった積極的な意味を持つ情報として処理されると考えられています。

指し手と駒

少し似た考えかもしれませんが、自己決定感や有能感が大事ということを、チェスや将棋の例えから説明することがあります。“指し手感覚”と“駒感覚”と呼ばれる言葉です。チェスや将棋のゲームをイメージしてみてください。“指し手の感覚”を持っている人は、将棋盤のどこに持ち駒の駒を打つかを自分で決めることができます。必ずしも成功するとは限りませんが、自分で自分の駒を選択し、自分の打ちたいところに打つ感覚を持てることは、ゲームに対するコミットメント（かかわり）を高め、楽しさを覚え、それがやる気につながります。自分が有能にも思えてきます。

これに対して“駒感覚”の人は、自分では何も決められません。自分から動くこともできません。ただ、どこに打たれるかをひたすら待っているだけです。こうして自分では何もしないで待っているだけの人は、「何事もうまくいかないのは、他人や環境が悪いからだ」とか、「運が悪いからだ」などと文句ばかりをためている状況が続きます。これは当然やる気にはつながりません。ですから、子どもたちには、「自分自身がやろうとしている」という指し手感覚を持たせてやることが大切です。もちろん、「子どもに自分で決めさせるとんでもないことになってしまう」という不安が大人にはあるかもしれません。そんなときは、自分で決めることのメリットやデメリットを教えることが必要です。そして、最終的には、他人のせいにせず自分で責任を持つ、自分で決めたことなんだと思うように着地点を見つけてあげることが、その後のやる気を維持するためにも大切です。

知的好奇心から駆り立てられるのがベスト

「好きこそ物の上手なれ」とは、“どんなことでも、人は好きなものに対しては熱心に努力するので、上達も早い”ということわざです。自分から知的なものに対して好奇心にかられて学んでいくことができるのが理想です。そうなると、先のように、自分で物事をコントロールできている楽しさがあり、とことん満足がいく結果につながるのです。

しかし、もちろんそのような子どもばかりではありません。自分が何をやりたいのか、何も見いだせないという子どもも少なくありません。そんなとき、周りの大人はいらだって、「自分で考えなさい」と突き放すのではなく、子どもに“おもしろい”と思わせる適度な刺激を与えてあげることが必要です。人生経験が未熟で、まだ人生という山の麓でうろうろしている状況では、自発的にとか、自立してなど、自分で考えることを強いられると、萎縮してしまいがちなのです。また、一方で学ぶ内容が、あまりにも単純だと簡単過ぎてつまらないと思わせてしまい、すぐに飽きてしまいます。また反対に、複雑過ぎても難しくて面倒な気持ちにさせ、やり遂げられる気がせず、これまたうまくいかないものです。子どもたちは、自分が知っている現状よりも、少し目新しいことがあると、学ぼうという気持ちが芽生えてきます。そのため、先生は、内容が適度に新しく適度に複雑な課題をいくつか与えてやり、興味を持てるようにサポートしてあげましょう。また教え方も、映像を見せたり、おもしろい例を与えたりして、できるだけ知的に刺激し、最終的に、自分で考えて進めていけるように促してあげることが求められます。

自己効力感を持たせるためには

自分の関心のあることを、自分で決めて実行できた体験を重ねると、誰でも学ぶことに達成感を感じるようになります。年齢を重ねると、しだいに考える力も増してきますから、一定の達成感を持てる経験が継続すると、自分が潜り抜けてきた「熟達の経験」から「自己効力感」を形成できるようになります。この「自己効力感」とは、先に述べた“指し手感覚”に関連する感覚で、「自分が行動の主体として、自分の行動を十分に統制できている」という感覚です。体育の鉄棒の練習を例にすると、自分がしだいにできる方向に向かっているという感覚があれば、子どもはますますやる気が続き、練習するでしょう。鉄棒ができるようになれば、跳び箱にもチャレンジしてみようといった気持ちも高まります。

こうした「自分はやればできる」、「自分で決めたことは責任を持ってやり通すと達成感が得られる」といった経験は、「自分に対する肯定的な見方」を形成していくことになります。

例えば、永作・新井[1]（2002）は、進路に対する自己効力感は、（1）進路決定の意志、（2）情報収集能力、（3）進路相談希求、（4）興味理想決定などの因子から構成されていると考えました。

（1）進路決定の意志に関しては、「行きたい大学を選ぶことができる」「希望する進路をあきらめない」「後悔しない覚悟を持つことができる」「途中でランクを落とさずに勉強できる」といった内容になります。（2）情報収集能力については、「進学に必要な手続きの仕方を知ることができる」「進路指導などの部屋で資料を探すことができる」など、情報収集を自分の行動しだいでできるという確信を持つことです。（3）進路相談希求は、「自分の志望することに関して質問できる」「いろいろな人に相談できる」「相談することで問題が解決できる」、ことが該当します。（4）興味理想決定とは、「理想の仕事を思い浮かべられる」「興味のある仕事がある」といった内容です。

このように自分で決めるとやる気が出ることに気づくことができると、さらに、自分に対する肯定感を高め、前向きに行動できるようになっていきます。

〈参考文献〉
1）永作稔・新井邦二郎『高校生用進路決定自己効力感尺度の作成（2）因子妥当性の検討』筑波大学発達臨床心理学研究，14，79-84（2012）

新連載 **知られざる“ろう”の世界**

第1回「ろう者」と「聴者」

【成蹊大学文学部現代社会学科 准教授　澁谷 智子】

近年、学校や自治体等で「手話」への関心が以前にも増して高まってきています。「手話」をしている人を見て、「自分も手話ができたらな」と興味を持っている人も多いのではないでしょうか？ 今号からの連載では、「ろう文化」や「手話」、「コーダ（耳の聞こえない親を持つ子ども）」などについて長年にわたり研究をされている澁谷智子先生に、“ろう”の世界をご紹介いただきます。

皆さんは、耳が聞こえないということにどのようなイメージを抱いていますか？

最初はボランティアをするようなイメージで手話の勉強を始めた私が、その後出会ったのは、「ろう文化」という言葉でした。そこでは、日本手話は日本語とは別の文法を持った独立した言語であること、耳が聞こえず日本手話を使う「ろう者」は言語的少数派と考えたほうがいいことが説明されていました。手話は日本語の代替物ではないことを知って、私は「ほぅ」と思いました。

手話を使うときの表情

それでは、手話の文法とはどのようなものなのでしょうか？ 手話を勉強してみると、表情が文法的機能を表していることがよくわかります。たとえば疑問文を表わすときには、あごを軽く引き、眉を上げた表情が必要になりますし、否定のときには眉根を寄せた表現になります。ものの形を表わすときにも表情は大切です。細くて長い形を表現するときには、頬や肩をすぼめるようにしなければなりません。逆に、太くてどっしりしたものを表わすときには、頬を膨らませます。これを反対にしてしまうと、表現がちぐはぐになってしまい、意味が通じなくなるのです。また、表情は副詞的に使われることもあります。「一生懸命に勉強している」というようなときには、口は真一文字であごは引き、目にも気合いを入れますし、「適当に（だらだらと）勉強している」というときには、口を半開きにして上の歯と下の歯の間に舌を軽く出し（英語のthを発音するときのようなイメージ）、目もぼんやりした感じになります。

こうした手話に伴う表情は、一般の人からは誤解を受けることもあります。「喜怒哀楽が豊か」というのはその典型でしょう。耳が聞こえない親を持つ20代のAさんは、親が話しているときの表現が「喧嘩《けんか》!?」と思われてしまった小学生のころの経験を、次のように語ってくれました。

A：（親は）怒っていないけど、声を出すと（まわりから）怒ってるって思われるときがあって。表情が、私からしたらあたりまえのことでも、（手話とそれに伴う表情をつけて）「違う違う、これはこういうことなんだよ」とかっていうのを、ただ説明しあっていることも、まわりからしたら喧嘩《けんか》しているのかなぁって（見える）。さらに声がつくとそう思われるから、私はそういうときは、ピエロみたいにニコニコしていた。何もなかったかのように。そう演出することで、なんか……。

私：まわりは安心する？

A：そう、まわりが安心するって、なんとなく、無意識にやっていたような気がする。

（原文ママ）※

手話では、普通に「そうじゃないよ」と表わすときにも、文法表現のために眉がひそまってしまいます。また、「ろう者」は、手話で話が盛り上がると、手の動きも早くなりますし、声も「お～」のようにつくこともあります。それが「聞こえる人」には怒りの表現と誤解されてしまうのをAさんは察知して、隣でニコニコしていました。それは、小学生がすぐ横で笑っていれば、まわりは「それほど大ごとではないのだろう」と感じてくれると無意識に思っての演出で、実際に効果があったことがうかがえます。

外国人トーク

さらに、手話を勉強する中で私が知ったのは、「ろう者」は自分たち同士では普通に手話で話していても、「聞こえる人」に対しては、日本語に近い形に切り替えて接しているということでした。これは、日本語の文法に手話の単語を当てはめるようなもので、手話本来のリズムや文法も損なわれていますし、「ろう者」が言いたいこともかなり狭まってしまうのだろうと思います。いわば、日本語の勉強を始めて間もない“英語ネイティブ”に対して、英語の文法を意識しながらシンプルな日本語の単語を並べて話しているような感じです。それでも、コミュニケーションが浅くてもお互いに一生懸命相手と通じ合おうとする外国人同士のようなトークは、それはそれで意味がありますし、それなりの機能も果たしているコミュニケーションの形なのだと思います。大切なのは、「聞こえる人」の側が、それは「ろう者」がこちらに合わせてくれているコミュニケーションなのであって、本来の手話ではないし、相手が歩み寄ってくれているのだと知ることだと思います。

「聞こえる人」から「ろう者」までのグラデーション

手話を学ぶことによって、私は自分を「聴者」、つまり「耳が聞こえる人」であるということも自覚するようになりました。以前はそんなことは意識してもいなかったのに、自分は「聴者」であるという立ち位置をとらないと、コミュニケーションの基本が成立しないことに気づいたからです。同時に、一口に「聞こえない人」といってもいろいろな人がいることを知りました。小さいころから手話の世界で生活し、手話を自らの第一言語としている「ろう者」もいれば、地域の小学校で「難聴学級」に在籍しながら、唇を読む「読話」と自分は声を出す「発語」でコミュニケーションをする人もいます。聞こえのレベルもさまざまで、人の会話の内容は聞き取れなくても音の有無はわかるようなケースもありますし、人によって、高音域、低音域、聞きにくい音域もそれぞれ違うようです。

私はこの先耳が聞こえなくなったとしても、そのときは「中途失聴者」になるのであって、「ろう者」にはならないことにも気づきました。私から見ると、「ろう者」の持つ表現力は圧巻です。何気ない会話の中で「こういうことがあった」という話をするときにも、一人で複数の人物を演じ分け、その情景がありありと見えるような形で表現することができるのです。しかも手話での話の組み立ては、まるでドラマを撮影するときのカメラワークのようです。たとえば、恋愛ドラマのあらすじを話すとき、二人がそれぞれ遠くから相手に気づく遠景、男性の顔の大写し、女性の顔の大写し、男性の動作、女性の反応、近づいていく二人の遠景、といったカットを次々に組み合わせ、話を立体的に立ち上がらせていきます。手話での会話の掛け合い、絶妙な間合いのやりとり、困難があってもそれをユー

（263ページに続く）

心の健康ニュース 付録・奇数月発行

自分に自信を持つ方法

心の健康ニュース NO.438付録 2017年（平成29年）3月8日発行 ©株式会社少年写真新聞社

小《ちい》さな成《せい》功《こう》を積《つ》み重《かさ》ねよう

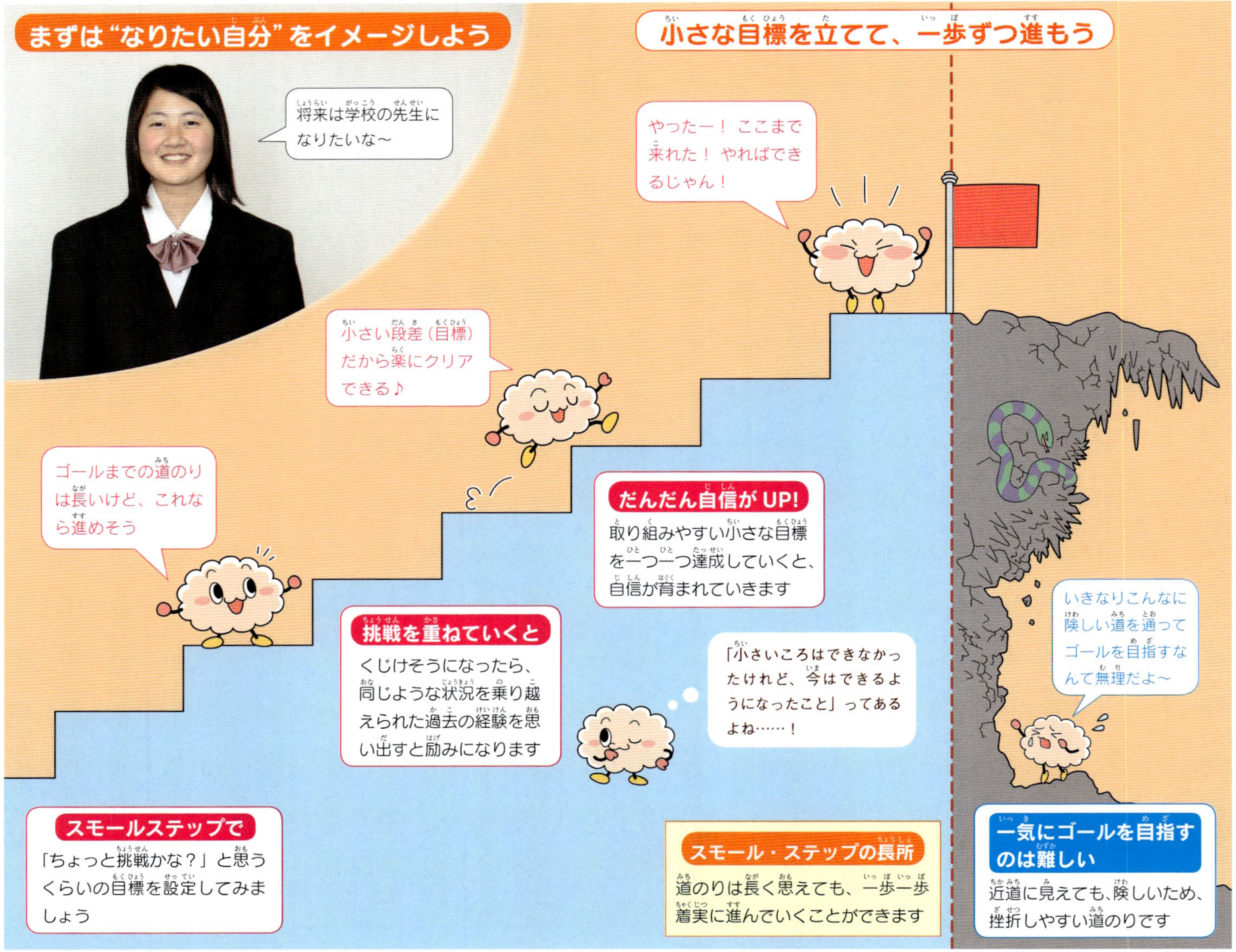

大《おお》きな目《もく》標《ひょう》から逆《ぎゃく》算《さん》してみよう

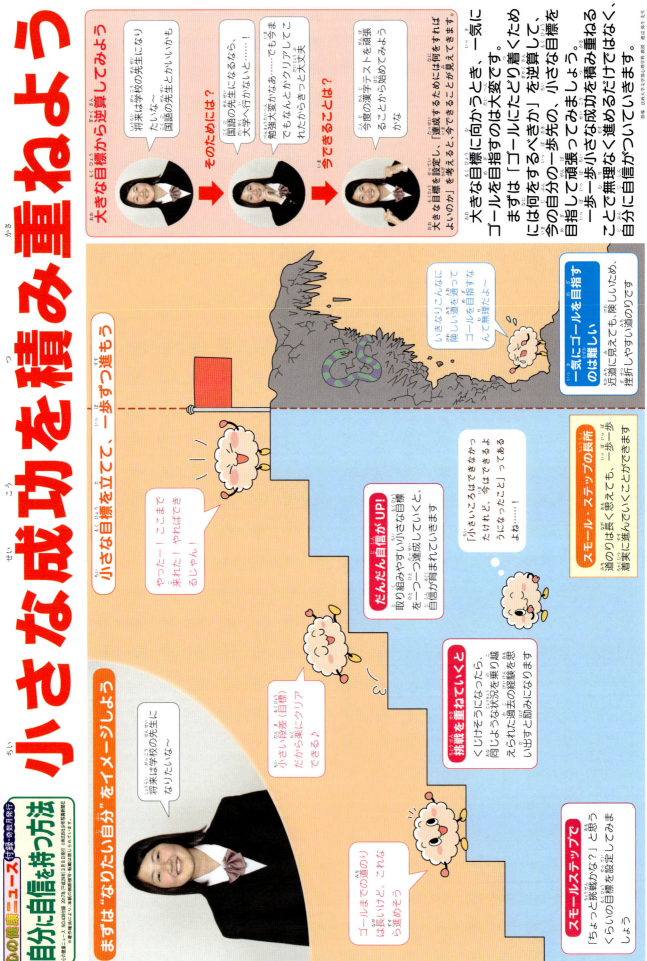

将来《しょうらい》は学校《がっこう》の先生《せんせい》になりたいな～
国語《こくご》の先生《せんせい》とかいいかも

そのためには？

国語《こくご》の先生《せんせい》になるなら、大学《だいがく》へ行《い》かないと……！

勉強大変《べんきょうたいへん》かなあ……でも今《いま》までもなんとかクリアしてこれたからきっと大丈夫《だいじょうぶ》

今《いま》できることは？

今度《こんど》の漢字《かんじ》テストを頑張《がんば》ることから始《はじ》めてみようかな

大《おお》きな目標《もくひょう》を設定《せってい》し、「達成《たっせい》するためには何《なに》をすればよいのか」を考《かんが》えると、今《いま》できることが見《み》えてきます。

大《おお》きな目標《もくひょう》に向《む》かうとき、一気《いっき》にゴールを目指《めざ》すのは大変《たいへん》です。
まずは「ゴールにたどり着《つ》くためには何《なに》をするべきか」を逆算《ぎゃくさん》して、今《いま》の自分《じぶん》の一歩先《いっぽさき》の、小《ちい》さな目標《もくひょう》を目指《めざ》して頑張《がんば》ってみましょう。
一歩一歩《いっぽいっぽ》小《ちい》さな成功《せいこう》を積《つ》み重《かさ》ねることで無理《むり》なく進《すす》めるだけではなく、自分《じぶん》に自信《じしん》がついていきます。

指導　法政大学文学部心理学科 教授　渡辺 弥生 先生

B３ 付録解説

自分に自信を持つ方法 ４

自分をモニタリング！

【法政大学文学部心理学科 教授　渡辺 弥生】

メタ認知が必要

部活動で、「練習しているのに結果が出ない」「自分には才能がないのかな」と悩んでいる子や、勉強で「勉強しなきゃ」と思いつつも、「何をすればよいかわからない」と考えがまとまらず、悩んでいる子はどの学校にもきっといることでしょう。悩んで、どこから手をつければよいのか考えが整理できず、もう自分はだめだと自分を追い込んでしまっているかもしれません。では、どうアドバイスをしてあげるとよいのでしょうか。

そんなとき、子どもたちには「メタ認知」の仕方を教えてあげることが大切です。「メタ認知」とは、自らの思考のプロセスを俯瞰《ふかん》することやモニタリングし、それをコントロールすることです。自分のことを少し離れたところから見ることで、自分が日頃どのようなことをしているかをまず理解し、その理解をもとに自分をコーチしていくのです。

よく教師は、「質問はありますか」と授業内に尋ねます。しかし、質問をする生徒はたいてい少なく、質問ができる生徒は限られています。質問がないため、よく理解できているのかと思うと、必ずしもそうではないということは、先生なら誰でもお気づきでしょう。試験をしてみると実際はわかっていない子が多いことに気づきます。

つまり、質問をしないのは、たいていの場合、わかっているからではなく「何を質問したらよいのかわからない」「何がわかっていないかがわからない」という状況であり、すなわち、メタ認知ができていないからなのです。

日頃の勉強や部活でも、まずは適当な目標を立てられているか、自分の勉強方法や態度は自分に適切かを考え、その結果から自分の特徴を分析（モニタリング）し、今後どのように修正すればよいかを考えて実行（コントロール）していく、メタ認知力を身につける必要があります。こうしたメタ認知ができていないと、いつも同じ間違いをすることになるでしょう。自分ではやっているつもりでも、努力が空回りして悪循環から抜け出せない生徒が少なくないのです。ですので、「何か勉強するときは、ねらいをまず読んで目標を頭に入れた方がよい」とか「自分は15分練習して５分休憩した方が長続きする」とか、「ケアレスミスが多いから問題は３回読む」「口先ばかりで実行していない」といったように、日頃の自分の行動を振り返り、その反省から立て直しをはかる力を身につけさせることが大切です。

モニタリングのためのイメージの把握

具体的には、まず生徒たちに、自分をモニターするイメージを教えます。テレビのモニタリングの番組がありますが、自分のいつも自動的に無意識にしてしまっている行動を、隠しカメラで自身をのぞくように振り返って考えさせます。そうすると、「いつも帰宅したら、ベッドにひっくり返って寝てしまう」「勉強し始めると探し物ばかりしている」といった無意識の行動に気づくことができます。また、「なんとなくやっていて目標がなかった」と気づくこともあります。部活も「好きなドリブルばかりしている」「筋トレは飛ばしている」「なにも考えず思いついたことをしている」など、自分の練習の癖に気づくことがあるでしょう。こうしたことに気づくことがまずは重要で、この気づきをもとに評価・点検し、次の段階の「コントロール」へとつなげていきます。

目標を定め、計画し、修正する（コントロールする）

自分のモニタリング後は、目標、方法、自分を見直し、修正することが大切です。例えば、「勉強と部活を両立する」といった目標は、大きな目標としてはよいですが、抽象度が高く具体性がありません。もう少し、具体的に時間や量などを設定します。目標ですから「部活の練習を休まず、勉強は宿題を必ず出す」といったイメージのしやすい、実行可能な目標を立てましょう。または、「部活の練習がある日は、復習に１時間。部活がない日は復習に２時間かける」といったことでもよいでしょう。

目標を立てたら次は方法を考えます。モニタリングで「自分は長く集中できないタイプだ」と気づいたなら、ただ１時間というのではなく、「15分は読んで、５分休憩して、15分は書く」といったように時間や作業を区切って勉強するとか、「勉強時間に朝の30分や、寝る前の30分を充てる」といった方法もよいでしょう。できるだけ具体的に考えてみましょう。

ほかにも、いつも勉強時間に探し物ばかりしているということがわかれば、最初に必要な物リストを作っておいて、それをそろえてから始める、マンガやテレビの誘惑に負けやすい場合はそれらがない部屋にするといった方法もあります。無意識にやっていた自分の方法の「どこがだめだったのか」、「どうすれば改善するか」を見直して改善できる方法を探すのがポイントです。

自己強化のためのフィードバック

モニターして考えた計画はきちんと実行できるように、自分にごほうびをあげることも大切です。「わかりやすいチェックリストを作り、できたら表に◎や△を書き入れるようにする」とか、「きちんとできたら、好きな番組を見ることができる」など、ごほうびも具体的にしましょう。できなかった場合には、なぜできないかを再度モニターします。そしてコントロールできるように改善し、同じようにフィードバックしていきましょう。こうしたメタ認知（モニタリングとコントロール）ができるようになると、計画の立て方や方略の工夫などもレベルアップしていきます。

一旦、自分で目標を立てて、目標のもとに計画・実行し、成果が伴うと、達成感が獲得できます。すると、自分への自信が湧いてきます。欲張らず、まずは自分の様子を冷静にモニタリングして自分の実力を謙虚に受け止め、マネジメントしていくことができるように、子どもたちを支えていきたいですね。

B３ 付録解説

自分に自信を持つ方法 5

自分の可能性を広げよう！
―チャレンジ精神の熟成

【法政大学文学部心理学科 教授　渡辺 弥生】

目標に向かって！

自分をさらに高めたいとか、ある目標を成し遂げたいといった欲求は“達成動機”とよばれています。図１の絵を見てください。大学生に輪投げのゲームをやってもらいます。10回投げることができ、的に近いところから投げてもいいし、遠くから投げてもよいといわれます。自由に10回投げることができるのです。

その結果、図１のようになりました。この図の高達成低失敗回避群というのは、成功したいという気持ちが強いけれど、失敗を恐れないタイプです。高達成高失敗回避群は、成功もしたいけれど失敗も怖いタイプ、低達成低失敗回避群は、成功したい気持ちもあまり強くないし、失敗も恐れないタイプ、そして、低達成高失敗回避群は、成功したい気持ちは強くないのに、失敗だけは避けたいと失敗を強く恐れるタイプです。

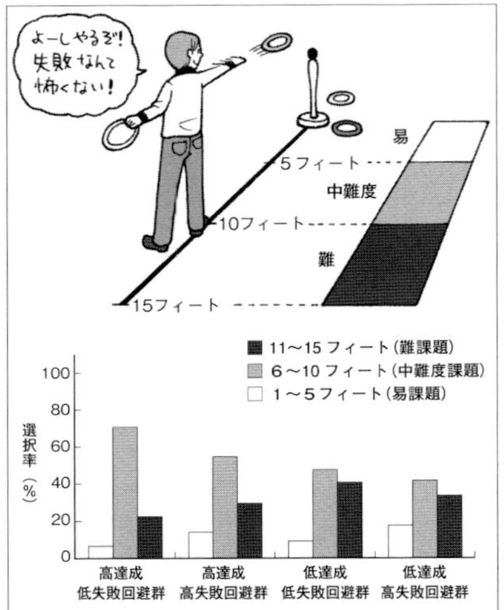

出典：渡辺弥生「11章 エネルギーのもとはなに」川島一夫編『図で読む心理学（改訂版）』p.131-140、福村出版 刊、2001年

図１

この４タイプには、どれくらいの距離から投げたか、すなわちどのような課題を選択するかに違いがあることが明らかにされました。遠いところから投げるのは難課題、的の近くの入りやすいところから投げるのは易課題、その中間は中難度としたところ、興味深い結果が見られました。

成功したい気持ちが強く失敗を恐れないタイプは、中難度のところから輪投げをしたのに対して、成功を強く望まず失敗だけは回避したいというタイプは、意外に易しい課題だけではなく、難易度の高い遠いところからも輪投げをしたのです。

このことから、達成動機が強く失敗を恐れない人は、適度に実現可能性のある難しさのところを選ぶのに対して、失敗を恐れるタイプは、易しいところからも投げるし、途方もなく難しいところからも投げるということがわかりました。

なぜ、そのようになるかというと、失敗を恐れる人は、概して他人の目が気になる人で、失敗して自分のプライドが傷つくのを恐れている傾向が強いところがあります。気が小さくなり、思いっきり近くから投げたいと思う反面、気が小さいと思われたくもないのでかなり遠くから投げて、言い訳を準備するという具合です。そのように、言い訳ができるように不利な条件をあえて選んでしまうことを「セルフ・ハンディキャッピング」ということがあります。

自分の可能性を広げよう

やる気がない子どもほど、「勉強はだめ」「運動はだめ」「友だちがいない」とか大きくざっくりと自分に対してだめ出しをしてしまいます。ところが、図２のように大領域は、学習、運動、社会とわかれていても、学習は、本を読むこと、字を書くこと、文を暗記すること、計算すること、歌を覚えること、等々。実にたくさんの小領域に分かれます。

さらにまた、文字を読むといっても、小説だったり、説明文だったり、詩だったりといろいろな場面に分かれるものです。このように分けて考えてみると、勉強の全部がだめと思っていたのが、「あれ、これもできる」し、「こっちは結構得意だ」といったことがたくさん見つけられ、やれることがたくさんあることに気づきます。すると、次第に自信につながっていくものなのです。

「自分には能力があるんだ！」といった気持ちを“有能感”といいますが、有能感が高まるといろいろなものにチャレンジできるようになります。

小さな成功から自己効力感を

このようにして、物事にはいろいろな領域や場面が存在することがわかると、日常生活において「やれた」と思える成功経験が積み重ねられます。こうした経験は、これと同じような状況があったけれど乗り越えられてきたという自信になります。ですから、成功経験が重なれば、それだけ「これならできる」という課題を克服する自分の力を信じられるようになるのです。こうした「これならできる」といった思いは、次第に未経験のことに対しても、「まあ、やれるんじゃないかな」といった「やればできそう」といった思いを強く持てるように導きます。これが“自己効力感”と呼ばれています。

成功経験を積み重ねるためには、先の領域の捉え方だけでなく、目標の立て方も大切です。目標を少し頑張ればできるくらいの高さにして、スモールステップでいきましょう。「やればできた」という小さな成功経験が、やがては、「よーし、やってみよう」といった大海原を夢みる力にもなるのです。

そして有能感や自己効力感を高めることができれば、最初のような課題にチャレンジするときにも、自分にとって少し難しい適度な目標を設定して、他人の目や失敗を恐れずに、成功に向かって行動できるようになります。

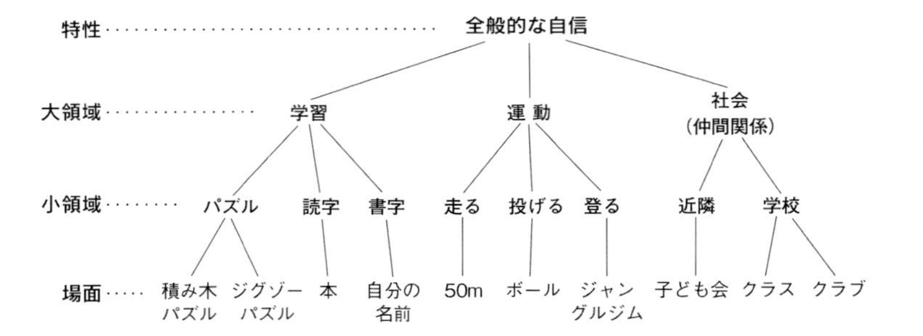

出典：桜井茂男「自信を育てる」杉原一昭 編著『心を育てる乳児教育』p.15-22、教育出版 刊、1989年

図２　有能感（自信）の構造モデル

連載 知られざる“ろう”の世界

第2回「ろう文化」とコミュニケーション

【成蹊大学文学部現代社会学科 准教授　澁谷 智子】

「何を話してるの？」

手話を学んで、ようやく少し会話らしきものができるようになったころ、私が気づいたのは、手話で会話をする人々の「わからないことは聞いていい」という雰囲気でした。

手話の会話がわからない……

それまでの私は、かなり緊張して手話の世界に接していたように思います。もちろん、手話講習会や手話サークルの初級者用の授業であれば、初級者に合った内容で進んでいくのですが、「もっともっと手話に触れて早く話せるようになりたい」と思っていた当時の私は、サークル後の夕食会や飲み会などにも積極的に出て、そこがかなりの試練の場になっていました。当然ながら、私は手話で繰り広げられる会話についていけず、誰かが言った冗談にみんながどっと笑うなどする中で、なんとも曖昧な笑みを浮かべている状態だったからです。私が内容をわかっていないまま笑っているのは、完全に見透かされていたと思います。

たぶん、そんな私を気遣ってくれたのでしょう。あるときから、近くに座っていた難聴者が手話での会話の内容を声に訳して伝えてくれるようになりました。今、こういうことを話しているんだよ、と説明してもらったときには、本当にありがたく思いました。私はどこかで「ボランティア」という気持ちを持ちながら手話を学び始めたつもりだったのに、気づいてみれば、「ボランティア」をしているのは「聞こえない人」の方でした。難聴者もろう者も、私に初歩的な単語を何度も何度も教えてくれましたし、私のレベルに合わせた会話をしてくれました。配慮してもらうというのはこういうことかと思いました。

“手話コミュニティ”の思いやり

ただ、どうにか会話が少しできるようになってくると、どうも「私一人が気遣われているのではないらしい」ということも見えてきました。“手話コミュニティ”は、手話のレベルが十分でなくても謙虚に手話の会話に入っていこうとする人には、結構温かいのです。何でも聞いていい。わからないことはそこで知ればいい。恥ずかしいと思う必要はない。そういう雰囲気が満ちているように感じて、私はだんだんと安心感を覚えるようになりました。「何を話してるの？」――冒頭に挙げたような質問も、むしろ音声の会話のときより聞きやすいような気がします。聞けば誰かがちゃんとそれを教えてくれるという信頼が持てるからでしょう。逆に言えば、“手話コミュニティ”は、手話が堪能な人だけではなく、“手話の力が十分でなくてもその場に敬意を持って関わろうとする人”をちゃんと受け止める懐の深さを備えています。「聞こえない人」たちは、普段「聞こえる人」たちの中で言葉の綾や空気を読むことに疲れてしまう感覚を身をもって知っており、だからこそ、それと同じような思いをしてまで“手話コミュニティ”に入ってきた人たちへの、思いやりの気持ちが態度として現れているように感じます。

わかりやすさの工夫

コミュニケーション弱者へのそうした配慮を別にしても、そもそも「ろう文化」において、シンプルでわかりやすいということは高い価値を持つものとされています。どう説明すれば、込み入ったことをわかりやすく伝えられるか。誤解や誤読がないような説明の仕方。いろいろと考えてようやくわかるというのではなく、一目でわかるということ。「ろう」の世界のそうした表現の美しさに、私は次第に魅せられるようになりました。機能美といってもいいでしょう。小気味よさを感じるような爽快感がそこにはあります。

「ろう」の世界のコミュニケーションでは、理由をきちんと明示するマナーも求められます。例えば、その場にいる人たちの視界から外れるときには、どこに行くのかをきちんと言うのが礼儀です。一般に「聞こえる人」の世界では、例えば飲み会がそれなりに盛り上がってきたころに誰かがそれとなく席を外すと、周りの人は「あ、トイレに行くんだな」などと察します。また、ファミリーレストランのドリンクバーなどに行くときにも、コップを持って立ち上がれば「あ、飲み物取りに行くんだな」と思い、特にそこに説明がなくてもあまり気にしません。ですが、“手話コミュニティ”の感覚だと、ここはきちんと「トイレ行ってくるね」とか「飲み物取りに行ってくる」と理由を言って断りを入れるポイントなのです。そうしないで急に動くと、「どこ行くの？」と聞かれます。理由を明快にみんなで共有しておくというマナーがそこにはあるのです。

聞き手の積極的な役割

手話の学習が進んでいくと、こうした「ろう文化」の会話の仕方を身につけていくこともなんとなく期待されるようになります。手話での自然なやりとりに近づいていく感じでしょうか。基本的に手話の会話はテンポがよく、ツッコミやボケをかましながら丁々発止と進んでいきます。聞き手は単に、うんうん、とうなずいて聞くだけではなく、「え〜、信じられない！」「それってこういうこと？」「それでどうしたの？」といった合いの手をポンポン入れていかなくてはなりません。話はそうやって盛り上がるのです。しかし、手話学習者にはこれが難しいところでもあります。説明してもらうのを待つのではなくて、こちらから質問をどんどんするというのは、頭でわかっていても、自然にできるようになるまで結構時間がかかるのです。私も、ろう者から「反応が足りない〜」とどれほど言われたことか。受け身でない積極的な聞き手のあり方ってこういうことかと感心し、おもしろいなあと思いました。

「ろう者」だけの場が持つ意味

ただ、逆説的ではありますが、さらに会話ができるようになると、今度は「ろう者」「聴者」「難聴者」「中途失聴者」「通訳者」「コーダ（耳が聞こえない親を持つ聞こえる人）」といった立ち位置が意識されるようになってきます。当たり前のことですが、言語がまともに通じるようになると、今度はコミュニケーションの中身やどういう立場でそれをどう言っているのかということに焦点が当たるようになるからです。もちろん、「聞こえる」「聞こえない」に関係なく、話の合う人とは合うし、合わない人とは合わないという感覚も出てくるのですが、それでも「ろう者」とか「聴者」という立ち位置はやっぱり残るような気がします。楽しく話していて仲間に入れてもらえていると感じていても、不意に「ここからは入れない」という境目が現れて、「あ」と思うことがあります。そういうとき、私は寂しいと感じることもありましたが、だんだんとその意味がわかるようにもなっていきました。

ろう者は「聞こえる人」とも親しく付き合いますが、その一方で、ろう者だけの空間や環境も必要としています。社会の多数派は「聞こえる人」であり、ろう者はその中で少数派として生きていくわけで、物事はどうしても「聞こえる人」のペースで動いていくときもあるからです。ろう者はその中で気を遣わざるを得ない状況に置かれます。もちろん、「聞こえない人」の内側だって一枚岩ではありません。それでも、みんなが「聞こえない人」という環境の中でこそ、「聞こえないこと」が当たり前の行動や思考で動くこと

（263ページに続く）

B3 付録解説

自分に自信を持つ方法 6〈最終回〉

なりたい自分になるために
—小さなことからコツコツと—

【法政大学文学部心理学科 教授　渡辺 弥生】

夢をかなえるためには、達成できそうな具体的な目標を

「漫画家になりたい」「希望の大学に入りたい」「テストで80点とりたい」などなど……私たちの夢や希望は人それぞれです。人によって実現の難しさや簡単さも異なりますから、周りが「無謀だ」とか「妄想だ」とか思っていた人でも、現実には夢をかなえている人もいますし、途中で挫折している人もいます。夢を持つのは自由ですし、夢を語るだけでもワクワクしてくるのなら、夢は持たないより持った方がよさそうです。

夢を現実にするためには、“思っている”だけでは難しく、“行動”に移していかなければなりません。夢が大きすぎると、どこから手をつけたらよいのか、何をすればよいのか見当がつかなくなるものです。そのため、まずは自分の夢がかなえられるものなのか、夢を実現するための道を見つけるために、具体的な目標を設定します。

例えば、目標は「試験に成功したい」「100点をとりたい」「漢字の問題は間違えない」など、いろいろな視点やレベルで立てられます。目標を立てたら今度は、“できそうな具体的な目標（小さな目標）”を設定してみます。次に、その目標を実現するために、どのような「前提条件」が必要なのか、目標を支える（実現するための）ステップを考えます。この“実現可能な小割のステップ”を考え出す方法は2つあります。

一つは、「逆算して考える」方法です。夢をかなえるためには、その「前提条件」は何かを考えて、それを時系列やできることから並べていきます。しかし、これは意外と難しいため、その場合には「前向きに操作する」というもう一つの方法もあります。この「前向きに操作する」方法とは、現在の状況を考えて、少なくとも何をしなければならないかを検討し、時間の順序に沿っていくつかのステップを考えるものです。

このように、逆向きに考えたり、前向きに考えたりしているうちに、「夢を達成するには、この程度の、こういうステップが必要だ」ということに気がつくようになります。

生徒たちには、この“実現可能な小割のステップ”を設定することの大切さを理解してもらうために、まずは実現したい夢（ゴール）は見上げるような高さではなく、手が届きそうであること、そして、そこにたどりつくまでの一段一段が、少し頑張れば登っていけるというイメージを持たせましょう。

その上で、実現したい大きな夢に近づくための目標や“実現可能な小割のステップ”を考えるとよいでしょう。

生徒を支援する

このような、「目標から手段を考える」ことを最初から自分でできる生徒もいますが、未体験のことは、なかなか具体的に想像できないことが多いものです。生徒が自分の具体的な目標とステップのイメージを考えつくように指導するためには、次の3つのことが有効です。

（1）モデルを与える

夢や成功につながるイメージを持続させるため、適当なモデルを与えます。具体的にどのような目標を立てたらよいのか、そのコツを視覚的に示し、意欲的になれるようなものがよいでしょう。生徒に自分で夢について調べさせ、先生がその夢に関わるものを見せたり、その夢を実現している人に会う機会を与えたりすることも有効です。

（2）足場づくり

何でも「自分で考えなさい」「自分でやりなさい」と突っぱねると、諦めてしまう生徒が少なくありません。夢への足場がつくれるように手助けしつつも、生徒が自分で考えるように支援します。

（3）フェーディング（手掛かりを徐々に減らす）

生徒が夢や目標への進み方を一通り理解し、行動できるようになってきたら、しだいに支援を減らしていきます。そして、自分の力だけでできるように、また自分で責任を持つ態度が養われるように導きましょう。

成功に導くために

大きな目標を達成するために、問題解決のための洞察をして、目標を立て、小割のステップを計画することができれば、あとは「いかにして途中で挫折せず、継続できるか」が重要です。こうしたストラテジー（戦略）を成功させるためには、オペラント条件づけで有名なスキナーのプログラム学習の5つの原理が参考になります。

（1）積極的反応—学習がどれだけ進んだかを理解するため、見える行動にする、すなわち反応させることが必要です。問題にどんどん答えさせ、アウトプットができるように導きます。

（2）即時確認—挫折しやすい生徒は、早く結果を知りたがり、できているかどうかを確認したいものです。不安で承認欲求が強い生徒には、できているというフィードバックが与えられるようにします。

（3）スモールステップ—目標の一つのステップを、無理をしないで次に進めるくらいの難度に設定します。そして、「着実に進んでいる」という達成感を感じられるようにします。また、自分の一歩はどの程度の努力で可能になるのか、そのイメージを持たせます。

（4）マイペース—生徒たちはどうしても他人と比べてしまいがちです。ほかの人のスピードやステップと比べ、劣等感を強めてしまうものです。ですから、自分のペースで行うことの大切さや、自分の中で進歩することの意義や大切さを教えます。

（5）学習者検証—計画は、一度決めたからといって変えてはいけないということではありません。しょっちゅう変えるのは適切ではないですが、実際に学びが継続できるような計画を立てていくことが必要です。

満足感や達成感と結びつくこと

目標に向かって着実に歩を進めるためには、“満足感”や“達成感”が必要です。誰かにやらされている感じでは長続きしません。ですから、正しい解答や成功をして、強い不安が減ったことで感じる、「フー、なんとかなった」と言った安堵《あんど》や解放感ではなく、自分で頑張ったことからくる前向きの満足感や高揚感を経験させることが大事です。1ステップでも、自分が目標を定めて頑張って、クリアした喜びを経験できると、さらに先へと進む気力が湧いてきて、次へとつなげていけるものです。素敵な指導者（先生）は、生徒の実態だけではなく、その子にどれだけ伸びしろがあるのかに気づき、それを引き出すことができる存在です。

連載 知られざる“ろう”の世界

最終回 言語としての手話

【成蹊大学文学部現代社会学科 准教授　澁谷 智子】

手話の寝言

「手話は日本語とは別個の言語である」。そう言われて、皆さんはその意味がわかりますか？ かつての私は、「手話は日本語の代替コミュニケーション手段ではないらしい」と知っても、手話が言語であるというのがどういうことなのか、あまりピンと来ていませんでした。「そうか、言語なんだ！」と実感したのは、手話を使う親の元で育った人が、手話で寝言を言うと聞いたときです。音声言語になじんだ人にとっては、寝言といえば、声でムニャムニャ言っているイメージだと思いますが、手話を生活の中で使っている人の場合には、手を動かす寝言も珍しくないのです。例えば、寝ている子どもが手話で「そうそう」とやっている姿を見て、親は「何の夢を見ているのかな？」と思うことなどがあります。また、聞こえない親を持つ中高年の女性は、旦那さんから、「おもしろいね。寝ているときにも手が動いていたよ」と言われたと話してくれました。「自分ではわからないんだけどね」とご本人は笑っておられましたが、私はそれを聞いて、「手話は言語だから、手話で思考したり夢を見たりすることがあるんだ」と、妙に納得しました。

手話と日本語のバイリンガルの体験

自分は聞こえるものの、手話を使う親の元で育ち、手話と日本語のバイリンガルになったコーダ[1)]が、手話と日本語を交えてしまうエピソードも割とあるようです。恋人とけんかしてカッとなったときなどに、手話の言い方をそのまま声で言ってしまい、相手から「何を言っているのかわからない」と言われてさらに腹が立ったという人もいます。手話の言い方をそのまま声で言うということについて、もう少し説明をしてみましょう。たとえば、日本語では価値の高いものを見極められることを指して「目が高い」という表現がありますが、手話では逆に鑑識眼がないことを「目が低い」とする言い方があります。でも、それをそのまま日本語で「目が低い」と言えば、相手に「？」と思われるかもしれません。手話では普通の言い方だけれども日本語の用法とは異なる言葉、日本語ではそう言うけれども手話での表現とは意味が違ってくる言葉などもあり、手話と日本語のバイリンガルたちは、そこを使い分けているのです。

言語に関する５つの権利

言語は、私たちが人と意思を伝え合ったり、何かを考えたり、学んだり、記録したりする上でも、大きな役割を果たしています。しかし、日本では、日本語を普段使うときにそうした言語のあり方を意識している人は、それほど多くないでしょう。意識している人の大半は、その社会の少数派の言語を使っている人たち、すなわち、“言語的マイノリティ”と呼ばれる人たちです。手話を使うろう者も、この“言語的マイノリティ”に当てはまります。

ろう者の団体である「全日本ろうあ連盟」は、手話言語法の成立を目指す中で、言語に関する５つの権利として、①言語を獲得する、②言語で学ぶ、③言語を学ぶ、④言語を使う、⑤言語を守る、を挙げています。日本で生まれた赤ちゃんは、周りの人から日本語で話しかけられたり、日本語の本を読んでもらったり、子ども番組を見たりしながら、日本語を身につけ、その日本語を基にさらに新しいことを学んでいきます。小学校に入れば、国語の授業で言葉の勉強もします。新しい言葉やことわざやこれまで書かれてきた文章などを教材として、日本語についての知識を深め、自分も作文や感想文などの練習を通して、日本語を使いこなせるようになっていきます。文芸など、より芸術的な表現を極めたり、日本語について研究したりする人もいて、日本語は価値あるものとして次の世代にも守り伝えられていきます。このように、日本語の場合には、言語に関する５つの権利が保障されています。

しかし、手話の場合には、この５つの権利が十分に保障されているとはいえない状況が長く続いてきました。生まれた赤ちゃんが「聞こえない」とわかったときにも、その家族や身近な人が手話について知り、手話を学んで赤ちゃんに話しかけたり、手話を使う手話コミュニティの中に赤ちゃんを連れていって話しかけてもらうようにしたりするのは、難しいことでした。学校では、手話で学べる授業や、手話のことを学ぶ授業が、十分に用意されていませんでした。社会で手話を使える場、手話通訳者を通して情報を得られる場、年輩のろう者が若い世代のろう者に手話で会話する場、大勢の人が手話に接することのできる環境も、多くはありませんでした。手話は、ろう学校の寄宿舎、ろう夫婦が手話で話そうとする家庭、ろう者コミュニティなどで、細々と使われてきましたが、手話が日本語に劣ったものと思われていた時代には、手話を使う人たちでさえ、「手話は言語」という意識は持てなかったようです。

アメリカの言語学の分野において、アメリカ手話は英語とは異なる独立した言語であると明らかにされたのが1960年代。日本ではそれが1990年代に少しずつ知られるようになり、日本の手話も日本語とは違う独立言語であるということが認識されるようになってきました。聞こえない子が手話で教育を受ける権利なども主張され、手話と日本語のバイリンガル教育を行う私立のろう学校も設立されました。そして、2013年頃からは、自治体レベルで、手話を言語として保障しようとする動きが目立つようになっています。

手話言語条例

この動きの背景にあるのは、2011年に成立した「改正障害者基本法」です。この法律では、「全て障害者は、可能な限り、言語（手話を含む。）その他の意思疎通のための手段についての選択の機会が確保される」ことが明記され、日本でも、手話が言語であることが法的に認められた形になりました。ただ、これを実際に実現していくための制度づくりは、国よりも自治体が先行する形になっています。

2013年10月に日本で初めて「手話言語条例」を作った鳥取県では、手話を使った情報発信、県民が手話を学ぶ機会の確保、学校における手話の普及などが進められています。聞こえない子が通う学校の設置者は、手話を学び手話で学ぶことができるよう、教職員が手話に関連する技術を向上させるために必要な措置を講じなければならないとされています。鳥取県の「手話言語条例」は、手話は「ろう者が知的で心豊かな社会生活を営むために大切に受け継いできたものであること」にも明確に言及し、その普及は、「ろう者とろう者以外の者が相互の違いを理解し、その個性と人格を互いに尊重することを基本として行われなければならない」と明記しました。こうした手話言語条例を作ろうとする自治体は増えており、2016年12月末には、72の自治体（９つの県、55の市、８つの町）で手話言語条例が成立したと報告されています[2)]。

言語の使用と伝達は、その言語を評価する環境があってこそ可能になります。日本という国で使われ続けてきた日本固有の手話が、価値ある言語として社会で大切にされていくこと。それは、ろう者とろう者に関わる人たちの知的活動やコミュニケーションを豊かにするだけではなく、視覚言語という切り口から新たに日本社会のあり方を問い直し、その魅力を引き出していく可能性も秘めています。

1）聞こえない親をもつ聞こえる人のことを、コーダ（CODA：Children of Deaf Adults）といいます。1983年にアメリカで作られた言葉です。
2）全日本ろうあ連盟手話言語条例マップ. https://www.jfd.or.jp/sgh/joreimap（2017年1月9日閲覧）。

取材ノート

“がん”でも自分らしく
～がん患者のアピアランスケアの現場から～

国立がん研究センター中央病院アピアランス支援センター
センター長　**野澤 桂子 先生** に取材しました

近年、学校現場で推進されつつあるがん教育。がん(悪性新生物)は日本人の死因のトップであり、「がんになると人生終わり」という印象を持つ方もいるかもしれません。しかし、近年ではがんで人生を諦めるという考え方は古くなってきています。今回は、がんの患者さんたちが自分らしい生活を送るための支援の一つ、外見のケア（アピアランスケア）の取り組みについて取材しました。

——がん患者さんに対する外見ケアの取り組みとは？（特に子どもの場合について）

若年のがん患者さんの場合、「がん」どころか、病気になるということも考えたことがなかったのに、いきなり「命にかかわる状況です」と言われ、最初はどうしてよいかわからず、気持ちが沈んでしまいます。そして、さまざまながんの治療は、身体の痛みを引き起こすだけでなく、自分の「見た目」までも変えてしまうので、二重の意味で大きな苦痛になります。

外見の変化とは、手術によって身体の一部を切除したり、がんを治療するための抗がん剤の副作用で、皮膚が変色したり、髪が抜けたり、顔がむくんだり、爪の形や色が変わったりする変化です。いつもの自分から見た目が変わるというのは、すごくつらいことです。大人にもそうした外見の変化が嫌で、治療を受けたくないという人がいらっしゃいます。ですので、希望者にはできる限り外見を整える方法を伝えて、治療を続けていただけるようにすることが一番の目的です。

また、治療をしながら、なるべく“普段通りの自分の生活”ができるようにすることを目指しています。がんで一番つらいことは、実は病気になることよりも、病気になって環境が一気に変わり、普段通りの生活ができなくなってしまうことだと思うんです。例えば入院で学校に行けなくなったり、友だちと会えなくなったりするといったことです。周囲から切り離されて治療だけをしていると、人生は暗いことばかりでもないはずなのですが、そのほかの“楽しいこと”を忘れてしまうんですね。“楽しいこと”がなくなってしまうと、なかなか生きている気がしなくなります。普段通りの生活ができるということは、心の健康のためにとても大切です。

——具体的にはどのようなケアを行っていますか？

外見のケアをするかどうかはあくまでも任意ですが、抗がん剤の治療で抜けてしまった髪の毛やまつげは、ウイッグ（かつら）やつけまつげでカバーしたり、爪の変色を隠すためにマニキュアをしたり、あざを専用のファンデーションで隠したりすることができます。当院のアピアランス支援センターでは、希望者にこうした方法を伝えて試すことができるようにしています（販売は行っていません）。

また、実際には、普段のことだけではなく、成人式や七五三といったライフイベントに関して、一人ひとり一緒に相談して、コーディネートしています。外見の変化が気になっていても、ウイッグをつければ、お姫様の格好で七五三もできますし、成人式でもメイクなどで顔のあざなどを隠せば、今まで通りの自分の見た目になります。ほかには、「修学旅行のときに、ウイッグをつけているけれど、お風呂のときはどうしたらいいの？」とか、「ジェットコースターに乗りたいけれど、ウイッグをつけていて飛んじゃったら困る」といった相談に対して、その子に合う対策法を一緒に考えています。“がん”でも、楽しいことを全部諦めなくていいんです。

学校での対応

患者の子どもたちにとって特に大変なのは、退院後、学校のみんなのところに戻るときどうするかということです。髪の毛が抜けているからウイッグをつけて学校に行くというときには、学校の先生に、ウイッグを被っていることだけではなく、配慮してもらいたいことなどもセットでお話しします。

例えば、学校に戻ると、先生方は気を利かせて教室の前の席にしてくれることがよくありますが、実際には前の席になると、後ろから髪の毛をみんなに見られてしまい、気になって授業に集中できなくなるといったことがあります。そこで、後ろの角の席にしてもらうように先生に配慮してもらおうといったことも、本人と一緒に相談して考えていきます。

「見た目を気にする」ということの本質は、“社会性がある”ことです。「無人島に一人で生活しているとしたら、お化粧をするでしょうか？」この質問をすると、９割の人は「しない」と答えます。他人からどう見られるかを気にする必要がないからです。つまり、見た目は他人抜きに語れないんですね。逆に言うと、人とうまく関わることができたら、他人にどう見られるかを過度に心配する必要はなく、外見は気にならなくなります。なので、子どもたちには、外見だけが問題なのではなくて、どうやったら学校のみんなとうまくやっていけるかが大切だと伝えています。

保護者の関わり方にも注意

患者が子どもの場合には、保護者が相談に来られます。子どもの見た目が気になるのはわかりますが、お子さんには「あなたがやりたかったらやればいい」と言い、情報だけ与えてくださいと伝えています。なぜかというと、やはりあざなどを見て、心ないことをいう人が社会の中には必ずいるんです。もし親が子どもの外見の変化について恥じていなければ、このように、外（社会）で否定されても、何を言われても子どもは耐えられるものです。ですが、親がその病気のことを隠したい、恥ずかしいと感じていて、そのことが子どもに伝わってしまうと、子どもは深く傷つきます。

保護者が相談に来られたときに私が最初にいうことは、「隠さなくてはいけないことではない」ということと、「恥ずかしいという考えは、親からが最初に伝わる」ということです。外見のケアは、隠しても隠さなくてもいいんだよというスタンスで、隠したい人だけ隠すことが適切です。治療による外見の変化を理由に人生を諦めなくてよいし、いろんな対処法があるということを伝えていきたいですね。

——ありがとうございました。

今年７月、医療従事者向けに、多分野の専門家によってエビデンスが検証された、がん患者の外見支援に関する指針『がん患者に対するアピアランスケアの手引き2016年度版』(金原出版）が発表されました。具体的なアピアランスケアの方法は、インターネット上では玉石混交の情報が飛び交っており、また、本来の目的とは異なる「見た目を美しくする」ためのものとも誤解されがちです。あくまでも、がんになっても自分らしく生きるための手段の一つとして、今後、アピアランスケアの広がりが期待されています。

（229ページの続き）

ぴったりだと思い、ワクワクしました。

私が当事者研究に取り組むときには、「社会性やコミュニケーションの障害」という診断基準を一度脇に置き、私個人の体験を研究し、言葉にしようと心がけました。その研究が2008年に『発達障害当事者研究―ゆっくりていねいにつながりたい』（医学書院）という一冊の本になりました。研究の結果、私は身体の内側からの情報も、外側からの情報も、細かくたくさん受け取ってしまうため、それらを絞り込んで意味や行動にまとめあげていくのがゆっくり、という状態を抱えていると考えています。そのような「まとめあげ困難」という特徴によって、多くの人と同じものに注意を向けにくかったり、自分や他者の声がとらえにくかったり、文脈の可能性を思いつき過ぎてしまったりする現象が生じ、その結果、会話の全体像も把握しづらいということが生じているのだと思われます。従って、私には「社会性やコミュニケーションの障害」と見える状態は確かにあるけれど、それは二次的な表れであり、根本の原因ではないと考えています。つまり、「社会性やコミュニケーションの障害」は原因ではなく結果であり、その手前には多くの人とは共有されにくい身体的な特徴があるのです。

（233ページの続き）

団の中で発言できないとき』の自分助けの方法は？」というテーマでも研究しました（図4）。「自分助け」とは、「その困りごとに対して自分が既に行っている楽になる方法」と言い換えられるかもしれません。自分助けについて話すことで、何もしていないと思っていたら意外と自分なりに工夫していたり、一般的にはネガティブにとらえられがちな「何かを回避する」という行為が、実は立派に自分を助けるためのポジティブな行動だったりすることなどに気づかされます。

「集団の中で発言できないとき」の自分助けの方法は？

- 前日にシミュレーションして準備
- 一人ひとり会話に参加できる場所へ参加する
- 役割が明確な場所へ参加する
- 「話せなくても興味はある」と先に言い訳をしておく
- 自分を観察する
- 「話せても話せなくても実験」と思う
- 「静かな場所に移動しよう」と言う
- おしゃべりな人を避ける
- 静かな人に話をふる
- 同意はうなずいて意思表示、おかしいと思ったら無言の抵抗
- 発言できないときはできなくていいと言い聞かす
- 聞き役に徹する／聞けたことを良かったと思う
- 入れそうなグループに入って話す
- 過集中の替歌を歌って過集中モードに入れて躁転※2（→話せる）
- 話したいことをメモしておいて後から伝える
- 帰宅後にひきずらないようにしようと努力するので精一杯
- やってみてダメならあきらめる／受け入れる／自分を責めない

図4

こうして仲間同士で分かち合い、自分だけではないと知ることが、問題を解決しなくても生きづらさを取り除いてくれる、大事な効果だと感じています。それと同時に、仲間の自分助けの方法を参考にして、日常生活の中で何か少し、自分の生活パターンを変えてみる「実験」に踏み出してみることも大切だと考えています。実験は成功しなくてもかまいません。失敗も貴重なデータとして、また次の実験に生かしていけばよいのです。

※1 会話のやりとりのテンポのこと
※2 明るく積極的なモードにギアチェンジすること

（232ページの続き）

した。ですが、先生に「自国の文化の美意識を高めないと、根を張れず、根っこがないまだ」「己のルーツに自信を持て」と言われ、フランスのまねばかりするのではなく、独自の技術を磨かないと世界と渡り合っていけないと気づかされました。日本人として生まれてきたのだから、日本人であることに誇りを持って、自分にしかできないスイーツを作ることが、世界一を取るキーワードになったと思いますね。

——座右の銘や好きな言葉はありますか？

「和をもって、世界平和」です。（日本の“和”を大切にしながら、スイーツを通じて笑顔の人を増やし、世界平和につなげていくという意。辻口シェフの造語。）

——和を意識したスイーツも多数開発されていますね。

今年は「和」の“発酵”の技術を生かしたチョコレートの作品を「サロン・デュ・ショコラ」で発表しました。３年連続金賞を受賞しているので、今年は４連覇できるかというところです。

——今までの人生で、印象深い出来事を３つ挙げるとしたらどんなことでしょうか？

僕はおじいちゃん子だったので、祖父の死は大きい出来事でした。散骨の際、おじいちゃんの一番大きい骨を頬に当てていたら、実家「紅屋」を創業した祖父の優しさや思いが伝わってきたような気がしました。このとき、人生は有限だと実感して、人生を大事に生きようと思いました。ほかにも、父親の死や、もちろんモンサンクレール（自由が丘にある辻口シェフのお店）をオープンした日のことも忘れられませんね。

——ところで、辻口シェフはどんな学生時代を送っていましたか？

小学校のときはあまり目立たない存在で、高学年くらいから剽軽《ひょうきん》な子になっていきました。中学校のときは、初めての部活動であるテニスに前向きで、練習あるのみといった感じでした。高校に入り、学生生活には限りがあると思っていたので、硬派な学生に変貌し、学生時代にしかできない生徒会長や応援団長をやっていました。

——今後の夢を教えてください。

“世界平和”です。スイーツは国境を越えて人々を笑顔にできると考えているので、スイーツを通じた世界平和が目標です。僕はパティシエなので、健康を考慮した“ロカボスイーツ”（糖質を制限したスイーツ）を開発しました。商品でいうと、糖質を減らしたチョコレートである“ショコラユニバース”です。スイーツは血糖値が上がって糖尿病などの病気の原因にもなるといった問題があるので、そうしたことを気にせずスイーツを楽しむことができるように、また、子どもたちが大人になっても健康でいられるようにしたいと考えています。いずれは血糖値の上昇の幅についての基準を定めた低糖質スイーツのガイドラインも構築していきたいですし、全世界に向けて“スイーツ育”※2を発信していきたいですね。こうしたスイーツと健康を結びつけた新しい食に対する考え方を全世界に広げていくことが、僕が今後、限りある人生の中で残していけることだと考えています。

——ありがとうございました。

※1 辻口シェフの高校３年時の担任の先生であり、石川県出身の漆器文化研究者。
※2 辻口シェフが提唱。「スイーツ作り」は子どもに成功体験を与え、成長させるためのいくつもの工程が含まれており、社会に出たときに役立つ礼儀や段取り力、発想力、行動力を身につけるのに適していることから「スイーツを通じた人創り」を目指す取り組み。

（236ページの続き）

与えて、「君たちの身の回りにある品物を表現してごらん。扇子が何に見えたか、お友だちに当ててもらおう」と、条件をつけて聞きました。私は、手を挙げた男子児童を指名しました。その児童は高座に上がって綺麗なお辞儀をしました。そして、無言のまま膝の上で右手の親指と人差し指で、閉じたままの扇子の要（留め具の部分）をつまみ、扇子の帳の広い方を上に向けて立てました。やがて、扇子は天井に向かってまっすぐに上がっていき、右手がいっぱいに伸びたところで、左手を添えると、徐々に開けて全部開きました。まもなく、徐々に閉じながらまっすぐに降ろしていったのです。

「扇子は何に見えましたか？」と見ていた児童たちに問いましたが、誰一人として答えられませんでした。私は、演じた児童に言いました、「今度は今と同じことを、声を出していい、立ってもいい、話しながらでもいい、やってごらん」と。その児童は同じことを、今度は音と声を発しながらやりました。

「ドーン！ た——まや——！」

ほかの児童たちから、一斉に拍手が湧いたのは、言うまでもありません。

実際にあるものは、見れば誰でもわかるでしょうが、「見えないこと、見えないものを想像する能力」も大切です。350年前から続く“落語”の中には、こうした大切なことが基本としてしっかりと含まれているのです。

（237ページの続き）

今回の「かけこみ当事者研究」の当事者は、参加者からの数あるコメントの中から、「遊んだあとにうまく気持ちを鎮めて切り替えるために、喫茶店に一人で入っている。うまく過ごせると、祭りのあとのむなしさを感じることなくリセットして、日常に戻ることができる」というコメントを参考にし、今度、休日の過ごし方が原因で不完全燃焼になりそうなときには「カフェでクールダウンをしてみる」という実験計画を立てて、この回は終わりになりました。

変わる部分　変わらない部分

このような「かけこみ当事者研究」を行うようになってから丸２年がたとうとしていますが、２年前には不足していた、実生活を更新する“実験”に取り組む雰囲気が、私たちの当事者研究会の中に育ってきているように感じています。

ファシリテーターを務める私自身も、当事者研究会を始めた当初には無理だと思っていた、即興的なやりとりが徐々にできるようになったことに驚いています。今は「聞いた話を即興的に図で示すことができず、文字ばかりになる」という困りごとを抱えていますが、それも“実験”を続けるうちに変わるかもしれません。

このように、「かけこみ当事者研究」には、自分の抱えている困難を「変わらない障害」として決めつけることなく、更新の可能性を試し続ける実験的態度をもたらす力があると感じています。

※ここでの“かけこみ”とは、「事前の打ち合わせや相談はなく、今困っていることをその場で」という意味。

（240ページの続き）

みは、関節と関節の間には“関節液”という粘性のある液体があるため滑らかに動く（滑る）ようになっているそうで、馬渕先生はこの滑りやすさ（関節の潤滑）に関することを専門に研究されています。

「そんなバナナ！」と困ったことが、研究のきっかけ

バナナの皮を研究するのを思いついたのは、30年前、本に「関節の滑り具合は、バナナの皮を踏んだときのように滑る」と書いたのですが、後で、（「バナナの皮を踏むと滑る」ということの）証拠となる文献がないことに気づいたんです。書いたことが“うそ”ではだめなので、それからずっと、「どうにかしないと……」と思っているうちに、60歳を過ぎてしまったので、もう自分で実験するかと思い、（遊んでいると誤解されそうなので）人けのない春休みの期間を利用して実験しました。幸い研究室は、人工関節の研究に使うために、滑り具合を数値化して測定するための道具もそろっていましたのでね。

——馬渕先生だからこそできた研究ともいえますね。

そうですね。イグノーベル賞※は、ただ面白いだけではなく、“考えさせる研究”という条件を満たすことが求められるので、（数値などをきちんとした方法で測定した）論文を書かないと、選考委員の人もまず選びようがないですからね。論文は（所属している）潤滑学の学会誌に発表したのですが、論文自体は真面目な内容でギャグはないですし、40年も研究をしていると、この分野の人はみんな僕のことを知っていて知り合いだということもあったので、「なんか変なことやっているな」といった感じで、認めてもらえたんだと思います。とりあえず科学論文としての体裁は整えていましたので、世界初の研究という点を評価していただけたようです。

——馬渕先生の人生経験を踏まえて、読者に向けてメッセージをお願いします。

「苦しいときほど“笑い”を忘れないで」。

僕の人生には、大きな挫折はないけれど、失敗はたくさんあります。でも、そういうときほど笑いを大切にすることが大事。ギャグを取り入れたりしないと、授業中、学生はみんな寝ちゃったりしますしね（笑）。悪い状況でも「なにくそ」と頑張るのが大事です。笑いが感情の中で一番文化的な気がしますね。ブラックなやつを含めてね。笑いにはいろんな笑いがありますが、悪い状況で笑えるのは人間だからできることです。人間は物質的に豊かなときは笑わないけれど、精神的に豊かになっているときに笑うと思います。僕も講演などでは、どれだけ聞いている人を笑わせられるかを考えています。

——ありがとうございました。

大学を定年退職された今は、「自分は今ニートですよ。肩書きは“売れない芸人”ってところです」とユーモアたっぷりな馬渕先生。今後も活躍が期待されます。

※イグノーベル賞……1991年に創設された「人々を笑わせ、そして考えさせてくれる研究」に対して与えられる賞。サイエンス・ユーモア雑誌『風変わりな研究の年報』による企画・運営。

（253 ページの続き）

モアで包んで笑い飛ばしていくサバサバさ、わかりやすく物事を伝えようとする磨き抜かれたシンプルさ。「ろう者」はこれらをごく自然に身につけているのですが、それらは惚《ほ》れ惚れするぐらい魅力的です。

私はたとえこの先聞こえなくなったとしても、こうした立ち居振る舞いや思考様式までは身につけられません。今までの人間関係を維持していこうとするなら、日々の生活のコミュニケーションの中心は声になるでしょうし、たとえば、子どもたちや夫や両親や友人には声で話し、相手の唇を読むという方向で何とかしていこうとするでしょう。家族は手話を学んでくれるかもしれませんが、おそらくそれは「夕食、うち」とか「お風呂入って」とか、そういうレベルの会話にとどまり、「演劇部の次の公演で大道具担当になったんだけどさ」といった込み入った話は、「ま、いいや」となっていくのではないかという気がします。長年音声による日本語を聞いてきた私は、音声日本語に基づく思考も、「聞こえる人」としての感情の持ち方（平均的な「ろう者」に比べれば“感情”を掘りがちで湿っぽい？）もそう簡単に切り替えられないでしょう。視覚的な情報の記憶の仕方においても、おそらく、見ることを基本に思考やコミュニケーションを組み立てている「ろう者」と同じにはならないのだろうと思います。

このように、単に聞こえないことを「障がい」と捉えていた私は、手話を学ぶ中で、その言語に基づく生き生きとした世界があることを知りました。次回は、ろう文化のコミュニケーションについてお伝えしたいと思います。

※Aさんの年齢はインタビュー当時のもの。このインタビューは、澁谷智子『コーダの世界 ― 手話の文化と声の文化』（医学書院 刊、2009 年）の中でも紹介しています。

（257 ページの続き）

ができ、安心して過ごせる面もあるのだと思います。おそらくそれは、海外で外国人を交えて外国語の規範に沿って話していた状態から、日本人だけになったときに感じる、「楽～」という感覚に近いのではないでしょうか。外国人と話すときに感じる刺激も、「楽」という感覚も、どちらもコミュニケーションを豊かにするものであり、ろう者がその両方を求めることもわかるような気がします。

「聞こえること」と「聞こえないこと」。言語が通じるかどうか。少数派と多数派。「ろう文化」のコミュニケーションは、たくさんの要素を横断して成り立っています。見ることをベースとした手話での会話を通して、私は、それまで当たり前と思っていたことが違って見えるようになりました。次回は、「言語としての手話」についてお伝えしたいと思います。

総 索 引

※掲載巻

2004年版→(04) 2005年版→(05) 2006年版→(06)
2007年版→(07) 2008年版→(08) 2009年版→(09)
2010年版→(10) 2011年版→(11) 2012年版→(12)
2013年版→(13) 2014年版→(14) 2015年版→(15)
2016年版→(16) 2017年版→(17) 2018年版→(18)

＜カラー紙面＞

【あ】

あいさつ…………………117(05), 276(10), 253(14)
アイシング……………………………………76(11)
アイスブレイク…………………………… 219(16)
亜鉛…………………65(04), 71(08), 269(09), 72(11)
赤型体質……………………………… 33(06), 57(15)
あかぎれ………………………………………60(17)
赤ちゃん………………………………………52(11)
アカントアメーバ……………………………45(13)
悪玉菌………………………………… 64(10), 16(14)
悪玉コレステロール…………………………61(15)
アクティブレスト………………… 53(10), 56(13)
あご………………………………… 73(10), 48(15)
アサーション… 200(08), 201(08), 230(13), 230(17)
足裏……………………………………………88(14)
足白癬…………………………………………24(10)
アスペルガー症候群………… 284(09), 289(09)
汗…………………………………… 33(10), 85(10)
アセトアルデヒド……………… 33(06), 57(15)
あせも…………………………………………29(14)
アデノウイルス………………………………21(10)
アトピー性皮膚炎……………………… 104(17)
アドレナリン…………………………… 129(06)
アナフィラキシー（～ショック）
…………………………35(08), 69(10), 112(17)
アニサキス症…………………………………72(10)
アニマル・アシステッド・アクティビティ
…………………………………………… 197(08)
アニマル・セラピー
（アニマル・アシステッド・セラピー）… 197(08)
アパルトヘイト………………………… 259(12)
アブラハム・マズロー………………… 248(10)
阿部玲子………………………………… 254(12)
アヘン…………………………………………32(04)
アメリカの学校………………………… 247(12)
ありがとう…………………… 216(08), 270(11)
アルコール… 56(05), 33(06), 29(07), 57(09), 61(10), 68(11), 73(12), 96(12), 61(13)
～パッチテスト（アルコール体質テスト）
………… 60(04), 33(06), 94(08), 96(12), 57(15)
アレルギー… 24(05), 35(08), 69(10), 64(11), 69(12), 29(13), 40(18)
花粉……………………………………………61(06)
金属による～…………………………………65(05)
アレルギー性結膜炎…………………………33(14)
アレルギー性皮膚炎…………………………88(13)
アレルゲン……………………………………57(11)
安全の欲求……………………………… 248(10)
怒り……………………………………… 251(13)
行き合いの礼…………………………… 212(08)
イギリス………………………………… 234(13)
胃けいれん……………………………………53(07)
依存……………………………………… 249(15)
一酸化炭素………………………… 48(04), 17(07)
遺伝子…………………………………… 188(08)
命（生命）…………………89(11), 36(14), 109(16)
イノベーション………………………… 252(14)
異味症…………………………………… 116(04)
医薬品…………………………………………32(15)
飲酒………………………… 57(09), 61(10), 68(17)
インターネット…………84(13), 244(15), 20(17)
咽頭結膜熱（プール熱）……………………77(07)
インフルエンザ…… 48(05), 49(06), 79(08), 52(09), 61(09), 45(10), 53(13), 52(14), 53(16)
～ウイルス……… 49(06), 48(07), 79(08), 53(13)
～ワクチン……………… 49(06), 79(08), 53(15)
ウイルス性疣贅………………………………97(14)
ウーロン茶………………………… 12(04), 12(05)
ウエストナイル熱……………………………25(07)
ウォーミングアップ……………… 56(09), 41(11)
うおのめ………………………………………65(12)
うがい…………………………… 45(10), 52(10), 45(11)
うつ状態………………… 270(12), 278(12), 20(15)
うつ（病）……… 92(10), 24(13), 20(15), 230(16), 17(18)
右脳……………………………………… 125(05)
産声……………………………………………52(11)
潤い療法（湿潤療法）………………………15(08)
運動…………………61(04), 83(08), 56(12), 100(13)
運動器…………………………………………69(18)
運動野…………………………………………21(06)
エイズ……………… 97(09), 93(10), 73(11), 97(11)
衛生チェック…………………………………61(05)
栄養………………………………… 68(04), 83(08)
～ドリンク……………………………………64(14)
～バランス……………………………………84(14)
腋臭症…………………………………………85(10)
液体培地………………………………………25(05)
エキノコックス症……………………………29(06)
エコ……………………………………… 238(13)
エゴグラム…………264(09), 250(12), 234(16)
壊死性筋膜炎…………………………………81(12)
会釈……………………………………… 205(08)
エストロゲン…………………………………56(04)
エネルギー……………………………………53(06)
～人形…………………………………………13(07)
蛯名健一………………………………… 222(16)
エピペン®……………………… 69(15), 112(17)
エンドルフィン………………………… 129(06)
塩分……………………………………………24(04)
及川晋平………………………………… 253(10)
応急手当… 40(04), 33(07), 31(08), 104(09), 28(10), 76(11), 49(15), 76(15), 33(17)
骨折……………………………………………28(14)
止血……………………………………………64(04)
突き指…………………………………………37(12)
頭部打撲………………………………………36(05)
熱中症…………………………………………29(12)
やけど…………………………………………64(12)
黄体形成ホルモン……………………………56(04)
黄体ホルモン（プロゲステロン）…………56(04)
オーバートレーニング症候群………………36(09)
おしゃれ…………………………… 249(14), 234(18)
おしゃれ障害……… 25(06), 52(06), 57(06), 73(09), 96(10), 36(12), 40(15)
オスグット病…………………………………29(11)
オゾン層………………………………………20(04)
落ち込む………………………………… 243(18)
乙武洋匡………………………………… 262(12)
おなら…………………………………………89(09)
思い込み………………………………… 223(18)
親知らず………………………………………81(17)
折り紙…………………………………… 242(17)

【か】

概日リズム睡眠障害…………………………93(14)
外耳道炎…………………………… 97(12), 25(16)
開張足…………………………………………44(05)
海馬……………………………………………53(12)
外反母趾…………………………… 44(05), 40(11)
界面活性剤……………………………………57(06)
潰瘍性大腸炎…………………………………96(09)
カイロス時間…………………………… 258(13)
会話……………………………………… 276(10)
顔認識…………………………………………65(09)
化学物質………………………………………72(05)
化学物質過敏症………………………………44(15)
過換気症候群……………………… 81(14), 109(16)
顎関節症…………………… 69(07), 73(10), 96(13)
学習障害………………………………… 289(09)
覚せい剤…………………… 32(04), 95(08), 96(14)
カクテル・パーティー効果…………… 245(15)
角膜………………………………… 16(06), 44(12)
～炎……………………………………………40(07)
角膜乾燥症……………………………………25(13)
角膜障害………………………………………61(14)
過呼吸…………………………………… 274(12)
過食症…………………………………… 100(10)
ガス交換…………………………… 45(04), 17(06)

ガスパン遊び……17(09)
かぜ……61(09), 52(10), 76(10), 32(12)
下側頭回……21(06)
肩こり……60(06), 44(11), 56(11), 69(11), 52(17)
片付け……262(13)
学校保健統計調査……113(13), 113(14), 113(15), 113(16), 113(17), 113(18)
金縛り……256(10)
悲しみ……255(13)
カビ……32(10)
過敏性腸症候群…136(05), 53(07), 96(09), 60(12), 93(13), 93(18)
カフェイン……64(14)
かぶれ……30(08), 73(09), 85(09), 25(10), 33(11)
（化粧品、ヘアカラー、ピアス等による）
……21(04), 73(09), 85(09), 33(11)
花粉症……61(06), 60(09), 64(11), 64(13), 64(15), 64(17)
かみしめ……96(13)
噛みしめ呑気症候群……89(09)
かみそり負け……89(12)
仮眠……268(09), 256(10)
カラーコンタクトレンズ…42(08), 89(15), 61(17)
体の不調……130(04)
カルシウム……41(06), 43(08), 83(08)
がん……65(10), 85(11), 76(17)
感覚統合……181(08)
換気……37(06), 65(13), 65(16)
環境……238(13)
環境ホルモン……72(04), 24(05), 72(05)
環境問題……237(15)
肝硬変……60(04), 56(05)
カンジダ菌……85(13)
カンジダ膣炎……85(13)
肝障害……50(08)
眼障害……16(09), 69(09), 16(11)
冠状動脈……9(06)
眼精疲労……44(11)
感染症……77(14), 76(18)
肝臓……17(05), 56(05), 61(10), 68(11), 56(14)
寒天培地……61(12)
陥入爪……89(13), 25(15)
カンピロバクター……24(11), 21(15)
記憶……53(12), 246(12), 235(18)
短期～……246(12), 235(18)
長期～……246(12), 235(18)
飢餓……263(12)
気管支……17(06)
聞（聴）き上手……201(08), 243(11), 227(17)
危険ドラッグ……16(18)
傷……40(16), 64(18)
寄生虫……72(10)
基礎体温表……100(15)
喫煙……17(06), 40(10)
～防止……78(16)
吃音……109(17)
気道……36(11)
揮発性有機化合物……76(09)
逆流性食道炎……80(14)
キャンドルナイト……185(08)
急性アルコール中毒……61(13), 97(17)
急性胃腸炎……53(11)
急性胃粘膜病変……136(05)
急性硬膜下血腫……13(15)
急性中耳炎……69(04), 68(05), 70(08), 72(14)
急性副鼻腔炎……80(13)
急性膀胱炎……92(16)
弓道……248(15)
胸骨圧迫（心臓マッサージ）
……36(11), 41(13), 36(15), 69(17)
強迫性障害……275(12), 278(12)
行礼……205(08)
虚血性心疾患……92(11)
拒食症……117(06), 120(06), 100(10)
切り傷……17(12)
起立性調節障害（OD）……33(05), 52(15)
筋衛星細胞……49(04)
禁煙……17(06)
筋けいれん……84(15)
近視……77(11), 45(15)
筋弛緩法……93(15), 57(18)
筋繊維……49(04)
金属アレルギー……25(06), 34(08), 33(11), 33(16)
緊張……239(17)
緊張型頭痛……63(08)
筋肉……49(04), 17(05), 72(17)
クールダウン……44(09), 53(10)
くしゃみ……72(18)
薬……44(06), 88(10), 49(11), 73(13), 92(18)
～の保管……46(08)
口のけが……36(06)
靴……44(05), 40(11), 65(12), 36(18)
～の脱ぎ方……208(08)
クッション効果……232(15)
クラゲ……81(18)
クラブ活動……257(10), 242(11)
クラミジア…29(04), 78(08), 84(09), 84(11), 32(13), 85(14), 84(18)
車イスバスケットボールプレーヤー……253(10)
クローン病……96(09)
クロノス時間……258(13)
頸肩腕症候群……58(08)
携帯電話……92(09), 89(10), 249(10)
携帯メール……17(11)
頸椎椎間板ヘルニア……97(11), 97(15)
敬礼……205(08)
ケータイ依存症……17(11), 104(15)
ゲートウエイドラッグ……97(13)
ゲーム脳……60(05), 125(05), 21(06), 44(07)
化粧品……85(09), 52(18)
毛染め剤……24(05), 73(07)
血液……72(13), 77(18)
～細胞……72(13)
結核……76(10), 41(12), 44(18)
血管……9(06), 13(06), 48(06), 51(08)
月経……56(04), 100(09), 97(10), 52(13), 68(15), 100(15), 68(16)
月経痛……68(13)
血行……69(11), 64(12)
血中濃度……88(10), 49(11)
げっぷ……89(09)
結膜炎……40(07)
下痢……24(12)
ケロイド（ピアスによる）……21(04)
幻覚……271(12), 278(12)
健康管理の３原則……83(08)
健康診断……9(07)
言語化（言葉にする）……261(15)
腱鞘炎……92(09), 37(14)
原爆慰霊碑……252(10)
原爆ドーム……252(10)
原発事故……239(13)
光化学オキシダント……17(04)
光化学スモッグ……17(04), 32(09)
交感神経……127(04), 204(08), 243(12)
高血圧……24(04), 9(06), 77(09)
口臭……80(09), 97(16)
甲状腺……100(12)
～ホルモン……100(12)
口唇ヘルペス……69(14)
構成的グループエンカウンター……239(16)
合成麻薬……96(11), 45(12)
後天性免疫不全症候群……75(08), 78(08)
口内炎……16(10), 76(13), 60(18)
口内出血……38(08)
広汎性発達障害……289(09)
コーピングスキル……120(06)
コカイン……32(04)
五月病……120(05), 122(07)
呼吸……45(04), 44(14)
呼吸筋……76(16)
国際理解……259(12), 240(14)
国立広島原爆死没者追悼平和祈念館……252(10)
小暮真久……246(13)
心の不調……267(12), 278(12), 257(15)
呼出煙……81(09)
個性……257(14)
骨芽細胞……37(04)
国境なき医師団……265(09)
骨折……28(10), 28(14), 37(18)
骨粗鬆症……41(06), 41(10), 57(16)
骨盤……16(12)
骨量……41(06)
古典芸能……232(14)
ゴミ……209(08)
コミュニケーション……200(08), 249(10)
コミュニケーションスキル……253(14), 256(14), 257(14), 260(14), 261(14), 264(14)
固有受容覚……181(08)
固有卵巣索……72(06)
コリン性じんましん……80(15)
コルチゾール……135(04), 204(08), 261(09)
コンタクトレンズ…16(05), 40(05), 16(09), 16(11), 44(11), 44(12), 45(13), 13(14), 44(16), 41(18)

コンドーム…………………… 75(08), 84(09), 97(09)

【さ】
サーズ（SARS）………………………………48(05)
細菌………………………………………………25(05)
　～感染………………………………81(12), 89(12)
最敬礼………………………………………205(08)
錯視…………………………………………123(07)
誘いを断る…………………………………105(15)
殺菌……………………………………………24(11)
茶道…………………………………………238(16)
左脳…………………………………………125(05)
サプリメント……………………… 49(05), 21(09)
三角巾…………………………… 49(15), 73(18)
酸蝕歯…………………………… 21(11), 16(16)
三息一礼……………………………………205(08)
三大栄養素……………………………………53(06)
残留受動喫煙…………………………………20(11)
紫外線……… 20(04), 16(06), 21(07), 27(08), 20(10),
　20(12), 28(13), 24(16)
　～角膜炎……………………………………16(06)
視覚…………………………………………181(08)
　～障害……………………………………261(10)
　～野…………………………………………21(06)
自我の欲求…………………………………248(10)
耳管……………………………… 69(04), 70(08)
色覚…………………………………………101(17)
指揮者………………………………………241(15)
子宮……… 56(04), 72(06), 86(08), 84(09), 100(09)
　～頸がん………………… 84(10), 13(13), 77(13)
　～内膜（症）…………… 72(06), 100(09), 85(16)
　～予防ワクチン………………… 13(13), 77(13)
止血……………………………………………64(04)
　間接圧迫法…………………………………64(04)
　直接圧迫法…………………………………64(04)
歯垢（プラーク）… 20(07), 49(09), 80(09), 25(12),
　16(14)
視交叉上核…………………………………192(08)
自己実現の欲求……………………………248(10)
自己超越……………………………………248(10)
歯根膜…………………………………………36(06)
脂質………………… 24(04), 41(05), 53(06), 60(11)
脂質異常症……………………………………61(15)
歯周炎…………………………………………49(10)
歯周病……… 45(07), 47(08), 13(09), 80(09), 80(10),
　48(11), 48(13)
思春期… 40(12), 253(15), 226(16), 32(18), 100(18)
　～ぜんそく…………………………………57(11)
　～やせ症………………………… 67(08), 33(15)
自信… 243(18), 246(18), 247(18), 250(18), 251(18),
　254(18)
歯髄……………………………………………36(06)
姿勢………………… 11(08), 16(12), 92(13), 57(14)
自然破壊……………………………………240(15)
舌………………………………………………56(16)
下着……………………………………………60(15)
シックスクール症候群…………… 45(05), 76(09)
湿潤療法（潤い療法）…………… 15(08), 17(12)
失敗………………………………… 273(09), 266(11)
シナプス……………………………………255(11)
歯肉(炎)… 47(08), 49(10), 48(11), 13(12), 17(15), 48(17)
自分らしさ…………………………………262(11)
自閉症………………………………………289(09)
脂肪……………………………………………12(04)
　～肝……………………………… 56(05), 9(06)
しみ……………………………………………12(04)
しもやけ………………………………………64(12)
写真…………………………………………250(13)
射精………………………………… 53(04), 72(06)
受精…………………57(04), 72(06), 52(11), 105(16)
　～卵……………………………… 72(06), 89(11)
出血……………………………………………28(10)
出産……………………………………………57(04)
受動喫煙…………… 90(08), 81(09), 80(10), 20(11)
主流煙…………………… 44(04), 52(05), 81(09)
手話……………………………… 238(11), 229(15)
循環器…………………………………………24(04)
障害（足の）……………………… 44(05), 40(11)
障害…………………………………………242(16)
障がい者スポーツ…………………………227(18)
消化器…………………………………………37(13)
松果体…………………………………………52(04)
硝酸……………………………………………17(04)
正直…………………………………………273(10)
消石灰…………………………………………69(09)
承認欲求……………………………………243(11)
小脳……………………… 125(05), 21(06), 184(08)
消費エネルギー………………………………61(04)
静脈……………………………………………48(06)
将来像………………………………………264(15)
食塩……………………………………………52(07)
職業…………………………………………260(10)
食事……………………………… 56(12), 226(17)
食中毒……… 91(05), 59(08), 25(09), 20(14), 21(15),
　79(16), 25(18)
食道炎…………………………………………60(04)
食道がん………………………………………56(05)
食品添加物……………………………………89(17)
食物アレルギー………………………………69(15)
食物依存性運動誘発アナフィラキシー… 69(12),
　89(16)
食物繊維………………… 24(04), 83(08), 68(09)
食欲…………………………………………235(17)
女性ホルモン…………………………………52(13)
触覚…………………………………………181(08)
暑熱順化………………………………………81(13)
ジョハリの窓…………………… 251(12), 219(18)
白井健三……………………………………231(16)
自立…………………………………………249(15)
自律神経…………127(04), 204(08), 33(12), 223(16)
視力……………………………………………41(17)
白型体質………………………… 33(06), 57(15)
しわ……………………………………………12(04)
心因性難聴……………………… 131(04), 68(12)
新型インフルエンザ……… 45(11), 100(11), 49(12)
腎がん…………………………………………12(06)
心筋梗塞………………………………… 24(04), 9(06)
心筋症…………………………………………60(04)
腎結石…………………………………………12(06)
人工呼吸………………………………………36(11)
人工妊娠中絶…………………………………86(08)
深呼吸………………………………………259(11)
しん出液………………………………………15(08)
尋常性ざそう…………………………………61(11)
シンスプリント………………………………49(18)
心臓……………………17(05), 9(06), 13(06), 17(14)
　～マッサージ（胸骨圧迫）………………36(11)
腎臓………… 17(05), 12(06), 13(06), 13(10), 13(16)
身体測定………………………………………13(11)
シンナー（乱用）………… 32(04), 24(06), 97(13)
心肺蘇生…………… 28(09), 36(11), 41(13), 69(17)
深夜営業症候群………………………………52(04)
森林セラピー…………………… 261(09), 238(17)
真礼…………………………………………205(08)
親和の欲求…………………………………248(10)
水晶体…………………………………………16(06)
すい臓…………………………………………56(05)
水難事故………………………………………29(17)
水分補給…………… 29(09), 28(11), 21(13), 24(14)
睡眠……… 135(04), 57(07), 82(08), 83(08), 268(09),
　68(10), 256(10), 250(11), 57(12), 104(13), 57(17),
　33(18)
　～覚醒リズム…………………… 52(04), 88(11)
睡眠時無呼吸症候群（ナルコレプシー）…96(15)
睡眠相後退症候群……………………………45(14)
頭蓋……………………………………………62(08)
頭がい内出血…………………………………40(09)
好き嫌い……………………………………188(08)
頭痛……………………………… 44(11), 56(11)
　～体操………………………………………63(08)
ストレートネック……………………………61(16)
ストレス… 129(05), 67(08), 92(10), 256(10), 93(13),
　96(13), 100(18)
　～ホルモン…………………… 204(08), 261(09)
ストレッサー………………………………129(05)
ストレッチ… 60(06), 121(06), 64(07), 41(11), 76(12),
　25(14), 241(14), 44(17)
スペシャリスト……………………………242(11)
スポーツ………………………………………24(15)
スポーツ障害……………… 29(11), 56(13), 41(14)
スポーツ貧血…………………………………36(07)
スマホ（症候群） 17(16), 96(17), 101(18), 104(18),
　105(18), 108(18), 109(18), 112(18)
スモールステップ…………………………254(18)
すり傷…………………………………………17(12)
スローライフ… 124(06), 130(07), 185(08), 239(11)
セアカゴケグモ…………………… 32(05), 29(15)
生活習慣病… 24(04), 12(05), 13(06), 68(06), 13(07),
　49(07), 54(08), 60(11), 92(11), 93(12), 100(13),
　76(14)
生活リズム……………………… 101(13), 108(13)
精管……………………………………………53(04)
制汗スプレー（制汗剤）… 30(08), 33(10), 85(10)
性感染症…… 29(04), 78(08), 84(10), 93(10), 84(12)

性器ヘルペス……………………… 29(04), 84(11)
～ウイルス感染症…………………………78(08)
～クラミジア感染症…… 80(07), 78(08), 37(16)
性教育……………………………………72(06)
清潔（下着）……………………………36(13)
精細管……………………………………53(04)
精子…………………53(04), 72(06), 86(08), 104(16)
精神疾患……… 267(12), 270(12), 271(12), 274(12), 275(12), 278(12), 257(15)
精神遅滞………………………………… 289(09)
性腺刺激ホルモン………………………53(04)
声帯………………………………………57(10)
～ポリープ………………………………57(10)
生体時計…………………………………24(09)
成長……………………………………… 267(11)
成長曲線…………………… 13(11), 13(17), 77(17)
成長ホルモン…………………… 135(04), 57(07)
精通……………………………… 53(04), 57(13)
性的指向（性指向）…………… 243(169), 250(16)
性同一性障害（性別違和）…… 246(16), 247(16), 250(16), 251(16), 254(16)
精のう……………………………………53(04)
生物多様性……………………………… 255(12)
生物時計…………………………………82(08)
生命………………………………………72(06)
生理活性物質……………………………54(08)
生理痛……………………………………56(11)
生理的欲求……………………………… 248(10)
清涼飲料（水）…… 16(04), 37(10), 28(15), 28(18)
世界禁煙デー……………………………21(12)
世界食糧デー…………………………… 247(11)
セカンドハーベスト・ジャパン………… 268(10)
せき………………………… 76(10), 93(11), 72(18)
～エチケット…………………… 49(12), 53(17)
脊柱側弯症……………………… 36(10), 73(15)
赤血球……………………………………53(05)
～凝集素…………………………………79(08)
摂食障害………………………… 117(06), 100(10)
接触皮膚炎… 72(07), 34(08), 85(09), 33(11), 88(13)
セルフケア………………………………76(12)
セルフメンテナンス…………………… 247(13)
洗顔………………………………………61(11)
尖圭コンジローマ………………………78(08)
前十字じん帯損傷……………………… 108(09)
戦争文化………………………………… 252(10)
ぜんそく………………………… 41(16), 80(18)
善玉菌……………………………………64(10)
善玉コレステロール……………………61(15)
前庭覚…………………………………… 181(08)
先天性風疹症候群………………………65(06)
前頭前野……………60(05), 125(05), 21(06), 44(07)
前頭葉…………………………………… 119(04)
線毛………………………… 45(10), 52(10)
染毛………………………………………36(12)
前立腺……………………………………53(04)
爪甲剥離症………………………………65(11)
相談（力）……………………… 246(11), 278(12)
草礼……………………………………… 205(08)
ソーシャルゲーム……………………… 104(18)
ソーシャルブレインズ………………… 258(12)
側頭葉…………………………………… 119(04)
そしゃく…………………………………48(12)

【た】
ダイエット…………37(07), 50(08), 77(10), 100(10)
ダイオキシン……………………………69(06)
体温調節…………………… 32(11), 60(13), 81(13)
～機能……………………………………81(10)
体温リズム……………………… 101(13), 73(17)
体幹深層筋………………………………28(17)
胎児……………………… 57(04), 72(06), 86(08)
体臭………………………………………85(10)
帯状疱疹…………………………………81(11)
大腸菌……………………………………24(12)
体内時計……………………… 192(08), 268(09)
体内リズム……………………… 82(08), 24(09)
大脳……………………………… 125(05), 53(14)
～基底核………………………………… 184(08)
～皮質…………………………………… 184(08)
胎盤………………………………………72(06)
大麻……………………………… 32(04), 80(11)
大腰筋……………………………………68(07)
だ液……………………… 45(06), 64(06), 52(12)
たこ………………………………………65(12)
脱臼…………………41(04), 112(09), 28(10), 89(18)
脱法ドラッグ…………………… 85(15), 28(16)
脱法ハーブ………………………………73(14)
タトゥー………………………… 74(08), 85(18)
タバコ…52(05), 20(09), 81(09), 40(10), 65(10), 80(10), 20(11), 21(12), 16(13)
～人形……………………………………44(04)
打撲………………………………………28(10)
多様性…………………………………… 247(12)
炭酸飲料…………………………………21(11)
単純ヘルペスウイルス…………………84(11)
短所……………………………………… 132(05)
誕生………………………………………52(11)
炭水化物………………………… 53(06), 83(08)
男性ホルモン…………………… 53(04), 57(13)
タンパク質………………………………53(06)
地球温暖化……………………………… 238(13)
遅筋繊維…………………………………45(09)
チャイルドドライン…………………… 260(09)
着床………………………………………72(06)
チャドクガ……………… 25(10), 28(12), 24(17)
茶髪剤……………………………………25(06)
注意欠陥多動性障害…………………… 289(09)
虫垂炎……………………………………37(17)
腸……………………………… 17(05), 64(10)
聴覚……………………………………… 181(08)
聴覚障害者……………………………… 229(15)
長所……………………………………… 132(05)
朝食……… 17(05), 82(08), 192(08), 93(09), 245(10), 108(13)
腸内細菌…………………………………20(18)
通級……………………………………… 292(09)
突き指……………………… 37(09), 28(10), 37(12)
辻井伸行………………………………… 227(13)
辻口博啓………………………………… 231(18)
辻信一…………………………………… 239(11)
つながり………………………………… 128(06)
爪………………………… 96(10), 65(11), 32(17)
つらい出来事…………………………… 254(13)
手洗い…… 13(05), 45(11), 100(11), 61(12), 45(18)
低温やけど……………… 61(07), 69(13), 96(18)
低血糖……………………………………77(16)
ディスレクシア………………………… 251(11)
低頭の礼………………………………… 205(08)
デートDV…………85(12), 88(15), 112(15), 36(16)
テーピング………………………………36(04)
テーブル・フォー・ツー……… 263(12), 246(13)
手紙……………………………………… 249(10)
手紙ギフト……………………………… 236(14)
哲学……………………………… 235(13), 237(14)
鉄欠乏性貧血……… 68(04), 53(05), 88(09), 88(12), 40(13), 40(17)
テニスひじ………………………………29(11)
てんかん………………………………… 108(17)
電子タバコ………………………………16(13)
デンタルフロス…………… 20(06), 25(12), 48(18)
電話……………………………………… 249(10)
糖質………………………………………24(04)
藤堂高直………………………………… 251(11)
糖尿病…… 9(06), 12(06), 196(08), 52(16), 105(17)
頭部外傷………………………… 36(05), 49(13)
頭部打撲…………………………………40(09)
動物介在活動…………………………… 197(08)
動物介在療法…………………………… 197(08)
頭部裂傷…………………………………28(10)
動脈………………………………………48(06)
～硬化…… 24(04), 68(04), 9(06), 77(09), 25(11), 60(11)
ドーパミン……………………………… 255(11)
毒グモ……………………………………32(05)
特別支援教育…………………………… 292(09)
時計遺伝子……………………………… 192(08)
友だちづき合い………………… 109(15), 223(17)
ドライアイ… 40(06), 12(07), 44(10), 25(13), 81(15), 97(18)
ドライマウス……………………………64(06)
鳥インフルエンザ………………………84(07)
ドリカムプラン………………………… 131(07)
トリコフィトン・トンズランス…………56(06)
トリックアート（だまし絵）…………… 229(14)
ドリンク剤………………………………91(08)
トルエン………………………… 45(05), 24(06)
呑気症……………………………………89(09)
トンズランス菌…………………………33(13)

【な】
内耳障害…………………………………77(12)
内臓脂肪…… 54(08), 77(09), 77(10), 25(11), 93(12)
ナイチンゲール………………………… 231(13)
内分泌器官………………………………72(05)

ペットボトル入り飲料……………………29(05)
ペットボトル症候群……………… 37(10), 28(15)
ヘモグロビン……………………… 53(05), 88(09)
ヘルパーT細胞 ……………………………75(08)
ヘロイン…………………………… 32(04), 98(08)
便……………………………………… 64(10), 105(13)
変色歯……………………………………………92(12)
弁当…………………………………………… 236(15)
扁桃炎……………………………………………69(04)
扁桃体………………………………………… 189(08)
便秘………………………… 196(08), 68(09), 65(15)
扁平足………………………………………… 100(16)
蜂窩織炎…………………………… 81(12), 40(16)
膀胱炎……………………………………………18(08)
方向オンチ…………………………………… 233(15)
膀胱がん…………………………………………12(06)
包帯………………………………………………13(04)
暴力………………………………………………85(12)
飽和脂肪酸………………………………………41(05)
保温………………………………… 64(09), 68(13)
ほくろ……………………………………………85(11)
ボッチャ……………………………………… 227(18)
骨… 37(04), 41(10), 56(12), 17(13), 112(13), 68(14)
ボランティア… 140(05), 140(06), 268(10), 247(11),
239(13), 236(14), 252(15)
堀文子………………………………………… 233(14)
ホルムアルデヒド………………………………45(05)
ホルモン…………………… 53(04), 56(04), 68(15)
～バランス……………………………………40(12)

【ま】
マージナルマン……………………………… 134(04)
マイコプラズマ肺炎……… 85(07), 61(09), 65(14)
前通りの礼…………………………………… 212(08)
巻き爪……………………………… 89(13), 25(15)
枕…………………………………………………68(10)
マジックマッシュルーム………………………32(04)
麻しん……………………………… 17(10), 16(15)
マスク………………45(10), 52(10), 100(11), 53(18)
まつげエクステ…………………… 61(14), 84(17)
松森果林……………………………………… 229(15)
まぶた……………………………………………40(15)
馬渕清資……………………………………… 242(18)
マラセチア毛包炎………………………………88(17)
マンスリービクス………………… 97(10), 68(13)
慢性気管支炎……………………………………17(06)
慢性腎臓病………………………………………77(15)
味覚障害…………………… 65(04), 71(08), 72(11)
み・かん・てい・いな……………………… 280(10)
未承認レンズ……………………………………42(08)
水ぼうそう………………………………………81(11)
水虫………………………… 21(05), 24(10), 33(13)
頭皮の～………………………………………56(06)
ミネラル……………………………………… 269(09)
耳…………………… 69(04), 68(05), 68(12), 72(15)
耳かき……………………………………………97(12)
ミュータンス菌…… 20(05), 45(06), 20(07), 22(08)
味蕾………………………………… 65(04), 72(11)
無煙タバコ………………………………………20(16)
むし歯……… 45(06), 22(08), 13(12), 25(12), 52(12),
25(17), 13(18)
村上清加……………………………………… 243(17)
目（眼）…………… 16(06), 21(10), 44(10), 29(16)
～の障害………………………………………20(12)
～の体操………………………………………39(08)
迷路…………………………………………… 265(10)
メール（依存）……89(10), 249(10), 17(11), 32(14)
メガネ（眼鏡）…………… 16(05), 44(11), 13(14)
メタ認知……………………………………… 256(15)
メタボリックシンドローム… 77(09), 25(11), 92(11),
93(12)
メディア……………………………………… 244(15)
メディアリテラシー……………………………84(13)
めまい……………………………… 44(09), 77(12)
メラトニン………………… 135(04), 57(07), 88(11)
メラノーマ………………………………………85(11)
免疫…………………………… 188(08), 17(10), 64(13)
～機能…………… 27(08), 75(08), 81(11), 64(13)
～細胞…………………………………………75(08)
メンタルトレーニング……………………… 239(18)
毛細血管…………………………………………48(06)
妄想………………………………… 271(12), 278(12)
盲導犬………………………………………… 261(10)
もったいない………………………………… 268(10)
モニタリング………………………………… 250(18)

【や】
ヤエヤマゴケグモ………………………………32(05)
やきもち……………………………………… 259(13)
野球ひじ…………………………… 29(11), 16(17)
薬物………………………… 32(04), 24(06), 48(10)
～乱用………… 125(06), 128(06), 48(10), 80(11),
32(15)
やけど……………… 55(08), 28(10), 56(10), 17(12)
やせ…… 124(05), 117(06), 77(10), 100(10), 77(17)
やなせたかし………………………………… 226(18)
ヤマアラシのジレンマ……………………… 119(07)
有機溶剤…………………………………………17(09)
友人…………………………………………… 105(15)
ユニバーサル・デザイン…………………… 229(15)
夢…………………………………………… 263(11)
腰椎分離症…………109(09), 60(10), 29(11), 37(16)
腰痛………………………………………………25(14)
翼状片……………………………………………16(06)
汚れ………………………………… 13(05), 25(05)
欲求のピラミッド…………………………… 248(10)
予防接種（はしか）……………………………72(12)

【ら】
ライフ・イベント…………………………… 139(07)
ライフリンク………………………………… 254(11)
落語…………………………………………… 238(18)
卵管………………………………… 56(04), 72(06)
卵子………………………… 72(06), 86(08), 101(16)
卵胞刺激ホルモン（エストロゲン）………56(04)
リーパー理事長……………………………… 252(10)
リフレーミング………………… 243(13), 246(18)
リフレッシュ………………………………… 247(13)
リベンジポルノ……………………………… 105(18)
流行性角結膜炎…………………………………21(10)
流行性耳下腺炎…………………………………88(07)
リラクセーション…………………………… 138(04)
リラックス（法）……… 137(05), 243(12), 247(13)
淋菌感染症………………………………………78(08)
淋疾………………………………………………29(04)
リンパ節腫脹……………………………………92(15)
涙腺…………………………………………… 204(08)
ルビンの杯…………………………………… 229(14)
礼儀作法……………………………………… 222(18)
冷湿布……………………………………………31(08)
レイチェル・カーソン……………………… 240(15)
冷房病……………………………………………81(10)
レジリエンス……………………… 245(14), 230(18)
レゾルシン………………………………………24(05)
レム（睡眠）……………………… 82(08), 256(10)
恋愛………………………………………………36(17)
ロールモデル………………………………… 232(14)
ロールレタリング…………………………… 277(09)

【わ】
ワクチン（インフルエンザ）…………………79(08)
ワクチン（麻しん）……………………………17(10)
笑い………………………………… 196(08), 248(14)

【数字・a～z】
5-MeO-DIPT ……………………………………23(08)
8020運動 ………………………………………48(14)
AAA（動物介在活動）……………………… 197(08)
AAT（動物介在療法）……………………… 197(08)
ADHD……………………………… 281(09), 289(09)
AED（自動体外式除細動器）…56(07), 28(09), 36(11)
41(13)
AIDS ……………………………… 75(08), 78(08)
Aソ連型…………………………………………79(08)
A香港型…………………………………………79(08)
BMI ………………………………………………37(07)
CO（要観察歯） ………………………………13(12)
COPD（慢性閉塞性肺疾患）…… 17(06), 21(14)
CT ………………………………………………68(06)
DESC法 ……………………… 230(13), 101(15)
GNH（国民総幸福）………………………… 239(11)
GO（歯周疾患要観察者） ……………………13(12)
H1N1 ……………………………… 79(08), 45(11)
H3N2 ……………………………………………79(08)
HIV …75(08), 97(09), 93(10), 73(11), 97(11), 56(15),
92(17), 56(18)
HPV ………………………………………………84(10)
HSV ………………………………………………84(11)
IBS（過敏性腸症候群） ………………………60(12)
iPS細胞 …………………………………………49(16)
IT機器 ……………………………………………77(11)
LD ………………………… 285(09), 288(09), 289(09)
LGBT ……………………………………………85(17)
LINE ………………………………………………84(16)

MDMA ……………………… 24(07), 96(11), 45(12)
NK 細胞 ………………………………… 196(08)
O157（腸管出血性大腸菌）…… 81(07), 24(12), 20(14), 21(15)
OD（起立性調節障害） …………………33(05)
PET……………………………………………68(06)
PM 2.5 ………………………………………69(16)
PTSD ……………………………………… 100(17)
RICES（S） ………………40(04), 104(09), 28(10), 76(11), 76(15)
SNS ………………………… 244(15), 101(18)
UVA ……………………………………………16(06)
UVB ……………………………………………16(06)
VDT 症候群 ………………………… 39(08), 77(11)
Win-Win ………………………… 216(08), 252(10)
α波……………………………………… 129(06)

＜B5 判付録＞

【あ】

愛……………………………………………… 114(11)
あいうべ体操… 115(18), 116(18), 117(18), 118(18)
あいさつ………………………… 118(05), 254(14)
相性………………………………………… 186(08)
アイシング……………………………………74(11)
アイスブレーキング（アイスブレイク）……233(13), 220(16), 259(16)
アイドマの法則………………………… 117(08)
アウティング・アウト………………… 141(08)
亜鉛………………………… 66(04), 270(09), 70(11)
赤型体質…………………………… 86(05), 91(15)
あかぎれ………………………………………58(17)
赤ちゃん…………………………… 50(11), 87(11)
赤ちゃん抱っこ………… 159(08), 160(08), 161(08)
アカントアメーバ………………… 46(13), 83(13)
～角膜炎……………………………………83(13)
悪性黒色腫…………………………………86(11)
悪玉菌……………… 47(10), 62(10), 14(14), 15(14)
アクティブリスニング…………………… 167(11)
アクティブレスト…39(10), 54(10), 225(10), 54(13)
アサーション… 146(05), 134(06), 135(06), 198(08), 202(08), 270(10), 274(10), 278(10), 162(11), 164(11), 232(13), 133(15), 134(15), 135(15), 228(17)
アサーティブ…………………… 125(04), 198(08)
朝寝坊…………………………………… 108(06)
足…43(05), 111(08), 112(08), 39(09), 42(09), 119(09), 86(14)
足白癬…… 22(05), 80(06), 20(08), 109(08), 22(10)
亜硝酸…………………………………… 110(05)
～性窒素（学校環境測定） …………… 103(05)
アスペルガー症候群（障害）… 111(04), 113(04), 283(09), 290(09), 299(09), 300(09), 301(09), 268(11), 274(11)
アスリート……………………………… 144(16)
汗………………………………………………34(10)
アセトアルデヒド………………… 34(06), 91(15)
遊び……………………………………… 182(08)
アデノイド（咽頭扁桃） ………………… 106(04)
アデノウイルス…… 19(10), 22(10), 30(12), 71(12)
～結膜炎…………………………… 101(06)
アトピー性角結膜炎…………………………99(06)
アトピー性皮膚炎………112(05), 114(05), 115(05), 116(13), 117(13), 118(13), 160(16), 161(16), 162(16)
アドラー心理学………… 261(17), 262(17), 263(17)
アドレナリン…………………………… 130(06)
アナフィラキシー（ショック）… 87(06), 91(07), 24(08), 36(08), 167(09), 51(10), 70(10), 226(10), 199(11), 75(12), 120(12), 30(13), 228(15), 182(16)
アニサキス症…………………………………70(10)
アニバーサリー反応…………………… 177(14)
アニマル・アシステッド・アクティビティ ……………………………………………… 198(08)
アニマル・セラピー
（アニマル・アシステッド・セラピー）… 198(08)
アノマロスコープ……………………… 105(06)
アフタ性口内炎………………… 14(10), 15(10)
アブラハム・マズロー………………… 247(10)
阿部玲子………………………………… 252(12)
アヘン………………………………… 23(06), 75(06)
アポロ熱………………………………………20(08)
アメリカの教育………………………… 248(12)
ありがとう……………………………… 268(11)
歩きスマホ……………………………………18(16)
アルコール… 59(04), 55(05), 86(05), 23(06), 75(06), 30(07), 62(10), 109(10), 66(11), 99(11), 94(12), 102(12), 58(15), 91(15), 226(15)
～依存症…… 34(06), 101(07), 103(07), 104(07), 109(10), 66(11), 91(15), 226(15)
～性肝障害……………………………… 102(07)
～中毒………………………… 190(08), 91(15)
アルコールパッチテスト……………………91(15)
アレルギー… 66(05), 112(05), 89(06), 90(06), 30(10), 58(11), 91(11), 34(12), 51(12), 75(12), 118(12), 119(12), 120(12), 30(13), 86(13)
衣類の～……………………………………70(07)
蚊…………………………………………………32(08)
薬の～………………………………………43(06)
口腔～…………………………… 157(17), 158(17)
眼の～………………………………………99(06)
～性結膜炎……… 40(08), 99(06), 63(11), 27(14), 34(14), 213(14)
～性接触皮膚炎…………………… 22(04), 32(08)
～性鼻炎…… 96(08), 113(05), 154(10), 155(10), 213(14)
～マーチ………………………………… 112(05)
アレルゲン……… 112(05), 89(06), 51(10), 91(11), 51(12)
アンケートひろば………214(16), 215(16), 216(16), 218(16), 212(17), 213(17), 214(17), 220(17), 211(18), 212(18), 213(18)
安全の欲求……………………………… 247(10)
アンドロゲン…………………………………62(11)
アンビバレンス………………… 133(04), 275(10)
アンプラグド…………………………… 186(08)
いいところさがし……………………… 145(05)
怒り……………………………………… 256(13)
胃がん…………………………………………66(10)
異汗性湿疹……………………………… 109(08)
行き合いの礼…………………………… 211(08)
イギリス………………………………… 236(13)
育児……………………………………………84(08)
意識の屈折……………………………… 253(11)
遺児支援………………………… 235(14), 239(14)
石原式（色覚検査表） ………………… 105(06)
いじめ………… 122(09), 226(09), 245(09), 247(09), 248(09), 149(10), 235(10), 238(10), 284(10), 285(10), 266(14), 126(15), 127(15), 128(15), 129(15), 155(15), 156(15), 202(15), 208(15), 209(15), 251(15), 255(15), 259(15), 263(15), 266(15), 272(15), 221(18)
異性愛…………………………………………96(04)
依存……………………………………… 147(11)
依存症…………………………………………56(08)
胃・大腸反射…………………… 58(07), 59(07)
いただきます…………………………… 264(12)
一無・二少・三多……………………… 127(10)
一価不飽和脂肪酸……………………………42(05)
イッキ飲み……………………………… 104(07)
一酸化炭素……………… 47(04), 78(10), 19(12)
一般中枢抑制薬………………………………23(06)
イニシアチブ…………………………… 265(14)
イヌ回虫症……………………………………76(06)
イヌ糸状虫症…………………………………76(06)
居眠り…………………………………… 113(06)
いのちの教育… 90(11), 152(11), 153(11), 154(11), 204(11), 205(11), 206(11), 201(12), 202(12), 116(15), 117(15), 118(15), 119(15), 186(16), 187(16)
イノベーション………………………… 250(14)
イノベーションリーダー……………… 250(14)
居場所…………………………………… 265(14)
いびき…………………… 108(04), 113(06), 42(14)
衣服……………………………… 47(15), 58(15)
いぼ……………………………………………66(12)
イメージ脱感作………………………… 275(10)
イメージ療法…………………………… 124(04)
医薬品… 50(11), 104(11), 105(11), 106(11), 107(11), 108(11), 74(13), 47(14), 62(14), 133(14), 134(14), 135(14), 184(14), 30(15), 71(15), 203(15), 216(15), 90(18)
医薬品教育……………………………… 177(16)
医薬部外品……………… 47(14), 62(14), 133(14)
色誤認…………………………… 139(12), 140(12)
インクルーシブ教育…………………… 271(14)
飲酒……… 115(06), 58(09), 62(10), 109(10), 99(11), 218(11), 74(12), 94(12), 102(12), 62(13), 95(13), 199(13), 209(13), 196(15), 66(17), 196(17), 201(17)
インスリン… 124(10), 134(11), 135(11), 136(11), 23(15)
インターセックス………………… 91(04), 92(04)

インターネット…192(09), 173(10), 176(10), 177(10), 178(10), 179(10), 233(10), 235(10), 82(13), 215(13), 158(14), 159(14), 242(15), 203(17)
インターネット依存……55(17), 59(17), 63(17)
インターフェイス……259(09), 279(09)
咽頭炎……20(08)
咽頭結膜炎……20(08)
咽頭扁桃（アデノイド）……106(04)
インヒビター……137(11)
インフルエンザ……47(05), 82(05), 50(06), 79(06), 80(08), 176(08), 50(09), 115(09), 116(09), 46(10), 106(10), 50(12), 39(13), 54(13), 212(13), 50(14), 87(14), 43(15), 54(15), 153(15), 195(15), 39(16), 54(16), 39(17), 54(17), 200(17), 54(18)
～ウイルス……109(04), 79(06), 80(08)
～ワクチン……79(06), 43(15), 54(15)
ウイルス……14(10), 15(10), 66(10), 62(12)
ウイルス性結膜炎……63(11)
ウイルス性口内炎……15(10)
ウイルス性疣贅……98(14)
ウインドー（窓）期……68(08)
ウーロン茶……11(04), 11(05)
ウエスト身長比……86(07)
ウエストナイル熱……26(07)
ウェルニッケ野……22(06)
ウォーミングアップ（ウォームアップ）……54(09), 119(09), 120(09), 42(11)
魚の目……110(08), 66(12)
うがい……50(10), 107(10)
ウクライナ……238(14)
渦づくり……103(11)
うつ（病）…87(07), 103(07), 120(07), 154(08), 155(08), 190(08), 169(09), 170(09), 171(09), 172(09), 174(09), 175(09), 176(09), 90(10), 114(10), 115(10), 134(10), 150(11), 272(11), 107(12), 110(12), 111(12), 165(12), 22(13), 127(14), 128(14), 129(14), 18(15), 63(15), 228(16), 253(16), 256(16), 18(18), 214(18)
うつ状態……280(12), 63(15)
右脳（感性脳）……286(10)
運動……10(06), 54(12), 213(13)
運動器検診……128(13), 129(13), 130(13), 134(17) 135(17), 136(17), 217(17), 51(18), 70(18), 216(18)
運動習慣……216(15)
運動中の事故……130(15), 131(15), 132(15)
運動野……120(04), 22(06)
運動誘発ぜんそく……85(06), 90(07)
運動療法……126(10)
エイズ（後天性免疫不全症候群）…88(04), 82(09), 98(09), 179(09), 235(09), 94(10), 207(10), 217(10), 74(11), 98(11), 102(11), 193(11), 217(15)
衛生指導……14(05)
衛生チェック……77(05)
栄養……67(04), 54(06), 84(08)
栄養ドリンク……47(14), 62(14)
栄養バランス……82(14), 103(14)
～療法（拒食症）……142(06)
腋臭（症）……34(10), 86(10)
液体培地……26(05), 77(05)
エキノコックス症……30(06), 76(06)
エクササイズ……85(08)
エゴグラム……87(09), 262(09), 282(10), 283(10), 248(12), 287(12), 249(13), 232(16), 263(16), 249(16)
エコノミー症候群……47(06)
エストロゲン……90(05)
エスノメソドロジー……161(10), 162(10), 163(10), 164(10)
エナージャイザー……233(13)
エナメル質形成不全……213(15)
エネルギー……177(08), 94(09), 187(09), 189(09)
～人形……15(07)
エビデンス……121(15)
蛯名健一……220(16), 259(16)
エピネフリン……91(07), 70(10)
エピペン®……120(12), 55(15), 70(15), 226(15)
エボラウイルス病……99(17), 216(17)
円形脱毛症……124(15), 125(15)
遠見視力……167(13)
遠視……98(06), 100(06), 107(06), 129(17), 130(17)
援助……160(15), 161(15), 63(16)
炎症……144(08)
エンテロウイルス……30(12), 71(12)
及川晋平……254(10)
応急処置…54(10), 116(10), 117(10), 195(13), 197(13)
応急手当……14(04), 95(05), 34(07), 47(07), 26(09), 91(09), 166(09), 167(09), 168(09), 23(10), 26(10), 116(10), 117(10), 55(11), 74(11), 211(13), 35(15), 50(15), 34(17), 74(18)
骨折……39(04), 23(14), 26(14)
止血……63(04)
熱中症……27(05)
やけど……63(05)
黄体形成ホルモン……58(07)
横断的標準身長・体重曲線……14(11)
嘔吐型……116(04)
おう吐物の処理……39(11)
オージオグラム……203(08), 218(08)
オーバートレーニング症候群……34(09), 119(09)
オキシダント……18(04)
オキシトシン……67(18), 71(18)
お辞儀……206(08)
おしゃれ……250(14), 232(18)
おしゃれ障害…51(06), 86(09), 94(10), 75(12), 95(14)
オスグット病…30(11), 132(11), 172(12), 138(13), 42(14)
恐れ……289(10)
オゾン……18(04), 19(04)
音……99(04)
乙武洋匡……260(12)
思い込み……224(18)
親……165(12), 166(12), 167(12)
親子……216(13)
折り紙……240(17), 266(17)
オルソケラトロジー……107(06), 87(16), 91(16), 95(16), 217(16)
温罨法……42(10)
音楽……189(11)
温度（学校環境測定）……102(05)
オンブズパーソン制度……155(15)

【か】
外眼部感染症……101(06)
開口障害……74(10)
外耳炎……20(08)
外耳疾患……100(04)
概日リズム……165(10), 166(10)
概日リズム睡眠障害……94(14), 172(14)
外耳道炎……98(12), 26(16)
外傷……26(10)
外傷後ストレス障害……150(11)
疥癬……20(08)
外側眼窩前頭皮質サーキット……112(06)
外側膝上体……105(06)
開張足……81(05), 112(08)
海馬……130(06), 275(09), 54(12), 50(17)
外反母趾……81(05), 112(08), 39(09)
界面活性剤……58(06)
外用剤……78(06)
潰瘍性大腸炎……172(11)
カイロス時間……264(13)
会話……274(10)
カウンセラー…154(08), 124(09), 204(09), 206(09), 296(09), 297(09), 298(09), 190(10), 271(10)
カウンセリング…296(09), 151(10), 152(10), 153(10), 162(10), 210(10), 215(10), 269(13), 196(14)
顔認識……66(09), 121(09)
化学外傷（眼）……106(06)
化学物質過敏症……88(06), 89(06), 90(06), 93(06), 96(06), 97(06), 63(09), 74(09), 200(12), 177(13), 178(13), 179(13), 42(15), 131(18), 132(18)
かかりつけ歯科医……217(11)
過換気症候群…128(04), 129(04), 192(12), 82(14), 46(16)
下軌道……109(04), 113(06)
架橋静脈……59(15)
角回……22(06)
角化型（足白癬）……80(06)
顎関節症…70(07), 74(10), 111(10), 226(10), 94(13), 111(13)
学習障害……113(04), 182(08), 221(08), 154(09), 156(09), 159(09), 268(11), 269(11)
覚せい剤…23(06), 75(06), 115(06), 116(06), 46(10), 143(10), 83(12), 94(14)
カクテル・パーティー効果……246(15)
角膜……38(07)
～炎……15(06)
～潰瘍……38(07), 199(11)
学力……135(10), 137(10)
かくれ肥満……18(05)
過呼吸……160(11), 82(14)
火山……119(18), 120(18), 216(18)

過酸化物価……107(05)
可視光線……15(06)
過剰不安障害……190(08)
過食（症）……116(04), 123(05), 146(06), 71(09), 75(09), 174(09), 168(10)
～嘔吐……170(10)
かぜ……109(04), 79(06), 65(08), 116(09), 50(10), 107(10), 225(10), 30(12), 71(12), 153(15)
下側頭回……22(06)
肩関節脱臼……90(18)
肩こり……59(06), 81(06), 51(11), 70(11), 50(17)
急性期～……70(11)
慢性期～……70(11)
片付け……268(13)
カタルシス……202(08), 275(10)
カタル性口内炎……14(10)
学校医……133(08), 134(08), 125(09)
学校裏サイト（学校非公式サイト）…128(10), 228(10), 229(10), 230(10), 231(10)
学校環境測定……102(05), 103(05)
学校感染症……136(15), 206(16)
学校心理士……159(11), 160(11), 162(11), 163(11)
学校伝染病……19(10), 22(10)
学校保健（安全）委員会…183(10), 176(11), 183(11)
学校保健統計調査……219(13), 220(14), 220(15), 204(17), 202(18)
学校薬剤師……105(11), 106(11), 107(11)
活性酸素……11(04), 11(05), 144(11)
活動代謝量……42(07)
家庭教育学級……203(09)
カテコールアミン系……58(07)
金縛り……258(10)
悲しみ……263(13)
過敏性腸症候群（IBS）…129(04), 135(05), 94(09), 173(11), 43(12), 58(12), 90(13), 145(14), 146(14), 181(15), 94(18)
カフェイン……23(06), 47(14), 62(14), 211(14)
かぶれ……99(10), 116(10), 90(12)
～（化粧品、ヘアカラー、ピアス等による）…22(04), 23(05), 51(06), 74(09), 86(09), 118(09), 121(09), 34(12), 75(12)
花粉……113(05), 62(11), 223(11), 218(15)
花粉症……113(05), 62(06), 89(06), 77(08), 51(09), 58(09), 120(09), 154(10), 155(10), 156(10), 157(10), 47(11), 62(11), 47(13), 62(13), 51(15), 47(17), 62(17), 201(17)
噛みしめ呑気症候群……90(09), 123(09), 110(11)
かみそり負け……90(12)
仮眠……266(09), 166(10)
カミングアウト……94(04), 271(15)
過眠症……125(12), 173(14)
かむ力……35(12)
仮面うつ病……120(07)
カラーコンタクトレンズ…40(08), 90(15), 103(15), 62(17)
空椅子の技法……275(10)
カラオケポリープ……58(10), 108(10)
体ほぐしの運動……137(04), 144(05), 15(12)
カルシウム……67(04), 84(08), 177(08), 18(13), 107(14), 111(14)
がん……66(10), 144(11), 157(15), 158(15), 159(15), 202(17), 260(18)
感覚調整……294(09), 295(09)
感覚統合……182(08), 293(09), 294(09), 295(09)
眼窩底骨折……106(06)
カンガルーケア……50(11)
換気…38(06), 77(06), 63(09), 122(09), 66(13), 66(16)
眼球振とう……195(08)
環境ホルモン…71(04), 84(04), 23(05), 71(05), 90(05)
環境問題……240(13), 238(15)
感作……51(06), 74(09)
カンジダ症……76(04), 82(13)
眼障害……14(09), 59(09), 14(11), 42(12)
冠状動脈……23(04)
間食……236(10)
汗疹……30(14)
眼精疲労……42(11)
乾癬……156(14), 157(14)
感染経路……46(11), 54(11)
感染症…101(06), 182(11), 175(13), 176(13), 78(14), 95(17), 99(17), 102(17), 103(17), 106(17), 107(17), 110(17), 111(17), 216(17), 74(18)
感染性胃腸炎……216(14)
肝臓……54(14)
乾燥性角結膜炎……103(06)
眼帯……100(06)
杆体細胞……105(06)
寒天培地……62(05), 88(05)
眼内炎……101(06)
陥入爪……81(05), 110(08), 86(13), 107(13), 26(15), 67(15)
カンピロバクター食中毒…22(11), 19(15), 22(15), 214(15), 26(18)
汗疱……109(08)
記憶……275(09), 39(12), 54(12), 244(12), 257(12), 261(12), 265(12), 269(12), 273(12), 277(12), 279(12), 281(12), 283(12), 160(13), 161(13), 50(17), 236(18)
短期～……39(12), 244(12), 265(12)
長期～……39(12), 244(12), 265(12)
～の座……269(12)
気管支……82(06)
～喘息（ぜんそく）…128(04), 129(04), 144(05)
器官選択性……116(04)
危機介入……148(07)
聞き上手……244(11), 228(17)
気胸……168(15), 169(15)
聴く……257(11)
気血水……57(08)
危険回避……162(15)
危険ドラッグ……192(17), 14(18), 15(18), 196(18)
危険予測……162(15)
きこえとことばの教室……217(08)
傷……47(18), 62(18)
傷の手当……38(16)
寄生虫……70(10)
季節性アレルギー性結膜炎……99(06)
基礎体温（表）……196(09), 87(13), 106(15)
基礎代謝量……42(07), 220(11)
気体検知管……102(05)
気体採取器……102(05)
喫煙……98(07), 88(08), 89(08), 18(09), 82(09), 122(09), 216(09), 217(09), 38(10), 202(10), 224(10), 203(12), 15(13), 209(13), 142(17), 143(17), 201(17), 218(17), 63(18), 215(18)
～者顔貌（タバコ顔）……82(07)
～防止…51(05), 67(09), 38(10), 191(11), 182(12), 188(15), 78(16)
吃音……219(08), 208(15), 209(15)
揮発性有機化合物……92(06)
気分変調症……120(07)
虐待…275(11), 135(12), 136(12), 137(12), 138(12), 167(12)
逆流性食道炎……78(14)
キャリア……263(14)
キャリア教育……259(14)
ギャング・グループ……214(10)
キャンドルナイト……186(08)
嗅覚……70(04)
救急処置……30(12), 75(15)
心臓の病気……131(12)
スポーツに関する障害・外傷……130(12)
突き指……38(12)
頭部のけが……131(12)
日常的なけが……129(12)
熱中症……30(12)
休校……200(11)
救助行動……224(16)
急性アレルギー性結膜炎……99(06)
急性アルコール中毒……34(06), 102(07), 62(10), 62(13), 95(13)
急性咽喉炎……107(04)
急性硬膜外血腫……35(05)
（急性）硬膜下血腫 …35(05), 144(08), 14(15), 59(15), 226(15), 141(16)
急性出血性結膜炎……20(08)
急性中耳炎……68(08)
急性中毒……95(07), 35(10)
急性膀胱炎……90(16)
弓道……246(15)
休養……10(06)
共感的理解……125(04)
狂犬病……76(06), 85(08), 111(17)
胸骨圧迫（心臓マッサージ）……204(10), 34(11), 79(11), 216(11), 157(12), 158(12), 181(12), 201(12), 202(12), 31(13), 42(13), 203(13), 75(15), 212(15), 70(17)
共生……131(06)
矯正療法……275(10)
強迫性障害……116(04), 190(08), 285(12)
行礼……206(08)
虚血性心疾患……23(04)
拒食症…123(05), 118(06), 142(06), 143(06), 144(06), 145(06), 146(06), 151(07), 167(10), 168(10),

170(10), 27(15)
巨大乳頭結膜炎…… 99(06), 40(08)
起立性調節障害（OD）… 34(04), 101(04), 128(04), 129(04), 34(05), 134(10), 128(11), 129(11), 130(11), 182(14), 50(15), 87(15), 114(16)
起立性低血圧……34(04)
気流（学校環境測定）…… 102(05)
筋衛星細胞……50(04)
禁煙…… 70(05), 18(06), 88(08), 122(09), 123(09), 216(09), 217(09), 38(10), 202(10)
学校敷地内〜…… 221(11)
〜外来…… 105(10)
〜ジュニアマラソン……99(07)
緊急支援…… 129(09), 130(09), 131(09), 132(09), 133(09), 134(09)
筋けいれん……82(15)
近見視力…… 167(13)
近視…… 98(06), 104(06), 107(06), 46(15), 83(15), 31(17), 42(17)
筋弛緩…… 122(05)
筋収縮性頭痛…… 147(08)
筋繊維……50(04)
金属アレルギー… 89(05), 32(08), 74(09), 118(09), 27(11), 34(11), 139(15), 140(15), 34(16), 27(16)
禁断症状…… 82(07), 95(07)
緊張…… 240(17)
緊張型頭痛……129(04), 64(08), 147(08), 175(12)
筋肉……70(17)
緊迫法（止血）……63(04)
筋力トレーニング…… 79(04), 59(15)
空気感染（飛沫核感染）……42(12)
クールダウン（クーリングダウン）… 42(09), 119(09), 39(10), 54(10), 225(10), 31(11)
クエン酸……30(07)
薬…43(06), 78(06), 86(10), 112(10), 222(10), 50(11), 102(13)
くすり教育（医薬品教育・薬育）… 104(11), 105(11), 106(11), 107(11), 108(11), 211(11), 133(14), 134(14), 135(14), 30(15), 143(15), 144(15), 194(15), 203(15), 163(16) ,164(16) ,165(16), 166(16)
口呼吸…… 115(18), 116(18), 117(18), 118(18)
くちのけが……35(06)
靴… 43(05), 81(05), 38(11), 83(11), 34(18), 214(18)
脱ぎ方…… 207(08)
屈折異常…… 98(06), 42(11)
屈折矯正…… 107(06)
屈体の礼…… 206(08)
久米島＜子ども健康プロジェクト＞…… 122(17), 123(17), 124(17)
クメストロール……90(05)
くも膜下出血…… 144(08)
〜頭痛…… 143(08)
悔しさ…… 252(12)
クラインフェルター症候群……91(04)
クラゲ……82(18)
クラブ活動…… 244(11)
クラミジア……30(13)
クラミジア（感染症）…… 76(04), 88(04), 82(09), 179(09), 160(12), 30(13), 71(13), 185(13), 86(14)
暗闇…… 186(08)
グリーフケア… 119(14), 120(14), 121(14), 122(14)
グリコーゲン……62(04)
グリセミックインデックス（血糖上昇指数）……15(04)
グループワーク……229(13), 233(13), 237(13), 241(13), 245(13), 249(13), 253(13)
ソーシャル〜…… 229(13)
車イスバスケットボールプレーヤー…… 254(10)
グレーゾーン（グレイゾーン）……119(11), 148(11)
グレリン…… 106(08)
クローン病…… 173(11)
クロノス時間…… 264(13)
ゲイ…… 271(15)
頸肩腕症候群……56(08)
掲示物…… 178(11), 180(12)
形態覚遮断弱視…… 100(06)
携帯ゲーム……78(11)
携帯電話… 148(08), 178(08), 192(09), 102(10), 128(10), 129(10), 130(10), 176(10), 177(10), 178(10), 179(10), 233(10), 234(10), 250(10), 78(11), 224(11), 114(13), 115(13)
携帯メール…… 90(10), 222(10)
傾聴…… 114(08)
頸椎椎間板ヘルニア……98(15)
軽度発達障害… 152(08), 221(08), 222(08), 290(09), 299(09), 300(09), 301(09)
ケータイいじめ…… 102(10)
ケータイ依存… 148(08), 102(10), 18(11), 141(12), 142(12), 143(12), 204(13)
ゲートウェイドラッグ……24(08)
ゲームサイト…… 129(10)
ゲーム脳… 59(05), 87(05), 126(05), 22(06), 42(07), 43(07), 131(10)
けが（歯・口）…… 90(12), 234(12)
ゲシュタルト療法…… 278(09), 275(10)
化粧品（メイク）…… 86(09), 79(15)
毛染め剤…… 74(07), 126(11)
血液…… 18(13), 70(13), 124(16) ,125(16) ,126(16), 78(18)
血液検査……71(10)
結核…… 55(10), 74(10), 31(12), 42(12), 156(16), 42(18), 195(18)
血管…… 47(06), 125(10)
月経…… 80(04), 98(09), 178(09), 195(09), 196(09), 197(09), 198(09), 199(09), 98(10), 113(10), 222(10), 177(12), 178(12), 50(13), 66(13), 87(13), 99(13), 66(15), 99(15), 175(15), 178(15), 207(16)
月経困難症… 98(15), 175(15), 178(15), 127(17), 128(17)
月経前症候群（PMS）…… 175(15)
月経不順……98(15)
血栓塞栓症……47(06)
血中濃度…… 112(10)
血糖（値）…… 15(04), 74(05), 38(10), 134(11), 176(15), 177(15)
血尿……11(06)
結膜…… 38(07), 39(07)
〜炎…… 38(07), 20(08)
血友病…… 137(11), 138(11), 139(11)
血流障害…… 117(10)
ケロイド（ピアスによる）……22(04)
幻覚系薬物…… 23(06), 75(06)
減感作療法…… 156(10)
言語…… 236(11)
健康教育…… 195(11), 179(12), 195(12), 174(13), 189(13), 200(15)
健康診断… 135(08), 91(10), 182(10), 63(11), 183(12), 177(18)
健康相談活動… 133(07), 137(07), 141(07), 143(07), 144(07), 145(07), 146(07), 125(09), 211(09), 122(11), 123(11), 124(11), 122(12)
健康リスク…… 154(16) ,195(16)
言語化…… 117(04), 262(15)
言語的コミュニケーション…… 270(10)
腱鞘炎…… 90(09), 38(14)
原爆展…… 251(10)
瞼裂斑……63(12)
高圧滅菌……26(05)
行為障害…… 272(11)
高 LDL コレステロール …… 123(10)
口蓋垂（のどちんこ）…… 108(04)
口蓋扁桃…… 108(04)
光化学オキシダント…… 18(04), 30(09)
光化学スモッグ…… 18(04), 74(04), 31(09)
交感神経…… 128(04), 105(08), 202(08), 271(09), 246(10)
高機能群…… 112(04)
高機能広汎性発達障害…… 113(04), 97(05)
高機能自閉症… 221(08), 154(09), 156(09), 157(09), 158(09), 159(09), 160(09), 290(09), 268(11)
口狭部…… 108(04)
抗菌薬…… 133(18), 134(18), 135(18)
口腔…… 63(06), 78(09), 214(09), 215(09), 22(11), 196(11), 46(14)
口腔アレルギー症候群… 138(18), 139(18), 216(18)
高血圧…… 122(10), 162(13)
抗原抗体反応…… 89(06), 90(06)
抗酸化作用…… 111(06)
高次脳機能…… 273(12)
口臭…… 130(08), 78(09), 106(09), 98(16)
咬傷…… 116(10)
甲状腺……98(12), 130(14), 131(14), 132(14)
向精神薬…… 251(14), 255(14)
合成洗剤（残留試験）…… 109(05)
合成鎮痛薬……23(06)
構成的グループ・エンカウンター…… 240(16)
合成麻薬…… 115(06), 98(11)
光線過敏型麻疹……22(07)
光線過敏症…… 162(18), 163(18), 164(18)
高体温…… 28(08), 18(10)
公的自己意識…… 236(11)
後天色覚異常…… 105(06)

後天性免疫不全症候群（エイズ）…………88(04)
行動変容………………………………… 123(15)
校内委員会………………223(08), 224(08), 291(09)
口内炎……… 14(10), 15(10), 55(13), 74(13), 70(14),
43(18), 58(18)
広汎性発達障害… 111(04), 152(08), 154(09), 150(11),
268(11), 269(11), 166(12)
抗ヒスタミン薬…96(08), 155(10), 156(10), 157(10)
高病原性鳥型インフルエンザ………………80(08)
興奮系薬物………………………… 23(06), 75(06)
声かけ…………………………………… 147(10)
声変わり（変声期）……………………… 107(04)
コーチング………………237(11), 241(11), 245(11)
コーピング……………………… 138(05), 145(06)
～スキル……………………………… 119(06)
ゴールデンアワー…………………………26(10)
コカイン…………………… 23(06), 75(06), 46(10)
五月病…………………………………… 119(05)
呼吸………………………116(18), 117(18), 118(18)
語感……………………………………… 270(10)
呼吸の確認…………………………………75(15)
呼吸法…………………………………… 184(12)
国際理解………………………………… 248(12)
黒色表皮症…………………………………86(07)
国民性調査……………………… 245(18), 249(18)
小暮真久………………………………… 248(13)
心のケア……… 102(08), 151(10), 152(10), 153(10),
177(14), 178(14), 192(14)
心の健康………………… 67(10), 159(11), 196(11)
こころの整理…………………………… 268(13)
心の力………… 119(13), 120(13), 121(13), 122(13)
心のホメオスタシス…………………… 275(10)
個人空間………………………………… 236(11)
個性……………………………………… 262(14)
五大栄養素…………………………………54(06)
骨塩…………………………………………38(04)
骨格筋…………………………… 50(04), 46(09)
骨芽細胞……………………………………38(04)
国境なき医師団………………………… 266(09)
骨棘…………………………………………42(04)
骨質…………………………………………38(04)
骨髄…………………………………………38(04)
骨折…95(05), 136(09), 137(09), 23(10), 26(10), 117(10),
110(14), 111(14), 38(18)
骨粗鬆症… 55(04), 42(06), 44(08), 135(09), 136(09),
137(09), 185(09), 31(10), 42(10), 66(14), 99(14),
148(18), 149(18), 150(18)
骨密度…………… 55(04), 135(09), 137(09), 31(10)
骨量……………… 66(14), 99(14), 107(14), 111(14)
古典芸能………………………………… 230(14)
孤独……………………………… 266(14), 224(17)
ことばの発達…………………………… 220(08)
子ども虐待……………………………… 113(04)
コプリック斑………………………………15(15)
個別面接指導…………………… 182(15), 183(15)
ゴミ……………………………………… 210(08)
コミュニケーション……122(06), 220(08), 222(08),
250(10), 161(11), 163(11), 244(11), 230(15),
246(15), 254(15)
～給食………………………………… 148(05)
～スキル…… 254(14), 258(14), 262(14), 266(14),
267(14), 268(14)
～力… 113(08), 145(09), 146(09), 147(09), 148(09),
149(09), 150(09), 151(09), 247(15)
コミュニティ・サイト………… 102(10), 128(10)
小麦アレルギー………………………… 195(18)
米づくり………………………………… 203(08)
固有受容覚……………182(08), 294(09), 295(09)
こり…………………………………………50(17)
孤立型（高機能広汎性発達障害）…………96(05)
コルサコフ症候群……………………… 102(07)
コルチコステロイド…………………… 108(06)
コルチコトロピン（副腎皮質刺激ホルモン）
……………………………………… 136(04)
コルチゾール… 124(04), 136(04), 190(08), 202(08),
262(09)
コレステロール………… 123(10), 125(10), 71(11)
コレラ…………………………………… 110(17)
コンジローム………………………………82(10)
コンタクト…………………………………42(16)
コンタクトレンズ… 15(05), 39(05), 101(06), 102(06),
14(09), 15(09), 14(11), 15(11), 216(11), 42(12),
46(13), 83(13), 14(14), 59(14), 31(18), 42(18)
コンドーム…85(08), 175(08), 82(09), 179(09), 232(09),
235(09), 94(10), 174(10), 271(15), 130(16)
コンパートメント症候群……………… 117(10)

【さ】
サーカディアンリズム………………… 108(06)
災害……………………121(18), 122(18), 123(18)
再活性化（ウイルスの）……………………82(11)
細菌………… 73(05), 14(10), 15(10), 66(10), 62(12)
細菌検査（調理器具）…………………… 104(05)
細菌性食中毒………………………………26(09)
細静脈………………………………………47(06)
才能……………………………………… 237(11)
細胞体…………………………………… 267(09)
催眠薬………………………………………23(06)
サイレント・トーク…………………… 237(13)
錯視……………………………………… 124(07)
坐剤…………………………………………78(06)
刺し傷…………………………………… 168(09)
嗄声……………………………………… 107(04)
擦過傷（すり傷）……………………… 168(09)
茶道…………………………… 236(16), 263(16)
里親制度………………………………… 239(14)
左脳（言語脳）………………………… 286(10)
サバイバルスキルズ…………………… 105(07)
サプリメント…67(04), 50(05), 83(05), 19(09), 22(09),
185(09), 187(09), 236(09), 246(10)
作法……………………………………… 206(08)
サリー・アン課題…………………………97(05)
座礼……………………………………… 206(08)
三角巾………………………………………50(15)
酸価試験………………………………… 107(05)
三種混合ワクチン…………………………94(11)
酸蝕歯……………………… 22(11), 14(16), 15(16)
サンスクリーン剤…………………………95(10)
酸性雨…………………………………… 111(05)
三大栄養素…………………………………54(06)
サンタン…………………………… 22(07), 223(10)
酸度……………………………………… 106(05)
サンバーン………………… 22(07), 28(08), 95(10)
サンマ（三間）の減少………………… 136(10)
残留塩素（学校環境測定）……………… 103(05)
痔………………………………… 134(13), 135(13)
次亜塩素酸ナトリウム………… 39(11), 54(11)
しあわせ………………………………… 256(11)
自慰……………………………………… 232(09)
自意識過剰……………………………… 121(04)
シェーグレン症候群…………………… 103(06)
ジェンダー（アイデンティティ）……89(04), 93(04)
自我…………… 117(04), 121(04), 246(10), 247(10)
～同一性……………………………… 121(04)
紫外線…15(06), 28(08), 18(10), 95(10), 18(12), 63(12),
23(13), 26(13), 210(13), 22(16)
紫外線性角膜炎（雪眼）……………………63(12)
視覚……………………………………… 182(08)
～障害………………………………… 262(10)
～性てんかん………………………… 104(06)
～補助具……………………………… 195(08)
～野……………………………………22(06)
視覚障害………………………………… 261(16)
歯牙傷害……………………………………36(08)
ジカ熱…………………………………… 191(18)
歯科保健… 131(08), 75(10), 127(11), 190(12), 193(12),
192(13), 194(13), 191(15), 197(15)
歯冠…………………………………………35(06)
趾間型（足白癬）……………………………80(06)
耳管狭窄症……………………………… 100(04)
色覚（異常）… 105(06), 139(12), 140(12), 141(15),
142(15), 101(17), 140(18), 141(18)
色彩心理学……………… 126(09), 127(09), 128(09)
指揮者…………………………… 242(15), 254(15)
色弱……………………………………… 105(06)
色盲……………………………………… 105(06)
子宮…………………………………………87(11)
子宮がん………………………………… 201(11)
子宮頸がん……… 66(10), 82(10), 201(11), 14(13),
59(13)
～予防ワクチン……………… 202(11), 226(13)
子宮内膜症……… 98(09), 198(09), 86(16), 128(17)
糸球体………………………………………74(06)
軸索……………………………………… 267(09)
止血…………………………………………63(04)
間接圧迫法………………………………63(04)
直接圧迫法………………………………63(04)
嗜好…………………………………………10(06)
歯垢（プラーク）… 18(07), 48(08), 78(09), 50(10),
217(11), 14(12), 26(12), 67(12), 14(14), 15(14)
視交叉上核……………………… 190(08), 266(09)
自己開示………………………………… 236(11)
自己カウンセリング…………………… 275(10)
自己管理能力…………………………… 192(12)

自己肯定感…… 131(05), 141(05), 147(12), 148(12)
149(12), 114(15), 115(15), 225(17), 229(17),
233(17)
自己コントロール能力…………………… 151(05)
自己実現……………………………………… 247(10)
自己内対話…………………………………… 278(10)
自己評価……………………………………… 131(05)
自己表現………………… 198(08), 270(10), 278(10)
自己理解……………………………………… 270(10)
歯根膜…………………………………………35(06)
～細胞………………………………………36(08)
自殺… 139(08), 140(08), 141(08), 199(08), 124(09),
130(09), 142(09), 240(09), 132(12), 133(12),
134(12), 168(12), 121(14), 129(14), 179(14),
180(14), 166(15), 216(15), 154(17), 155(17),
156(17), 128(18), 129(18), 130(18)
～念慮……………………………………… 150(11)
時差ぼけ………………… 136(04), 110(06), 266(09)
脂質………………………………… 80(05), 43(11)
～異常症……… 123(10), 162(13), 62(15), 95(15)
歯周炎… 35(11), 46(11), 125(13), 126(13), 127(13)
歯周疾患………………………… 129(08), 130(08)
歯周病…46(07), 48(08), 14(09), 18(09), 78(09), 50(10),
78(10), 35(11), 46(11), 59(12), 35(13), 46(13),
18(15), 212(15), 67(16), 71(16), 75(16)
思春期… 121(04), 133(04), 96(07), 42(10), 158(10),
159(10), 160(10), 166(10), 171(10), 172(10),
173(10), 174(10), 175(10), 38(12), 79(12),
224(16), 137(17), 138(17), 139(17)
～うつ………………………………………97(08)
～成長促進現象……………………………54(04)
～ぜんそく…………………………………58(11)
～貧血… 169(11), 170(11), 171(11), 86(12), 171(12),
232(12)
～やせ症… 92(07), 68(08), 71(09), 75(09), 170(10),
27(15), 31(15), 34(15)
視床下部………………………… 120(04), 128(04)
自傷行為… 87(07), 140(08), 155(08), 142(09), 143(09),
149(11), 150(11), 151(11)
自信… 274(10) 244(18), 248(18), 252(18), 255(18),
256(18), 258(18)
姿勢…10(04), 12(08), 51(11), 14(12), 15(12), 90(13),
110(13), 58(14), 91(14), 200(17)
自然換気……………………………………38(06)
自然治癒力…………………………………16(08)
自尊感情… 274(10), 204(11), 206(11), 207(11), 175(14),
176(14)
自尊心の低下…………………… 107(12), 110(12)
舌…………………………………… 83(04), 54(16)
下着………………………………… 47(15), 202(15)
膝蓋－大腿症候群………………………… 132(11)
膝蓋腱炎…………………………………… 172(12)
湿球黒球温度………………………………34(09)
シックスクール…… 91(06), 95(06), 96(06), 97(06)
～症候群………………………… 46(05), 92(05)
シックハウス症候群… 88(06), 89(06), 93(06), 96(06),
97(06), 63(09), 74(09)
湿潤療法………………………… 89(07), 18(12)
湿度（学校環境測定）…………………… 102(05)
室内空気汚染……………………… 63(09), 74(09)
失敗（学）…… 274(09), 263(10), 287(10), 288(10),
289(10), 265(11)
児童虐待……… 135(12), 136(12), 137(12), 138(12)
自動体外式除細動器（AED）… 205(10), 227(10),
228(10), 117(11)
シナプス………………………… 267(09), 256(11)
歯肉……………………………… 35(11), 35(17)
歯肉炎… 61(08), 129(08), 130(08), 157(08), 158(08),
14(09), 50(09), 50(10), 35(11), 46(11), 63(11),
125(13), 18(15), 46(17), 196(17)
自分のよさ……………………… 142(05), 143(05)
自分らしさ………………………………… 264(11)
自閉症…………………… 111(04), 112(04), 283(09)
自閉症スペクトラム（スペクトル）…… 111(04),
152(08), 283(09), 221(16)
嗜癖………………………………………… 147(11)
脂肪………………………… 42(05), 78(09), 186(09)
～細胞………………………………………50(07)
～酸…………………………………………42(05)
～残留試験……………………………… 108(05)
しもやけ…………………… 47(12), 62(12), 155(13)
視野………………………………………… 195(08)
社会性……………………………………… 256(12)
社会的養護………………………………… 239(14)
社会脳……………………………………… 256(12)
社会不安障害… 122(08), 123(08), 124(08), 190(08)
弱視…………… 100(06), 183(08), 187(08), 195(08)
斜視………………………………………… 100(06)
射精…………………………………………54(04)
ジャンクフード…………………………… 246(10)
ジャンパー膝………………………………42(14)
自由………………………………………… 289(10)
周期性嘔吐症……………………………… 146(08)
10 代の妊娠 ………………………………84(08)
集団感染症………………………………… 176(13)
柔道事故………………………… 117(14), 118(14)
羞明感……………………………………… 195(08)
就労挫折（高機能広汎性発達障害）………98(05)
主作用…………………………… 43(06), 134(14)
手指（細菌検査）………………………… 104(05)
樹状突起…………………………………… 267(09)
出血……………………………… 63(04), 168(09)
出産…………………………………………84(08)
受動型（高機能広汎性発達障害）…………96(05)
受動喫煙… 18(06), 19(07), 82(09), 123(09), 216(09),
18(11), 67(11)
残留～………………………………………18(11)
受容………………………………………… 275(10)
主流煙…………………………… 84(05), 82(09)
手話… 236(11), 253(18), 257(18), 259(18), 263(18)
春季カタル…………………………………99(06)
障害（者）………………………………… 240(16)
障がい者スポーツ………………………… 228(18)
消化管…………………………… 172(11), 38(13)
消化性潰瘍………………………………… 129(04)
松果体……………………………………… 108(06)
笑気ガス…………………………………… 195(18)
上気道…………………………… 109(04), 113(06)
硝酸塩
～の検査………………………………… 110(05)
硝酸性窒素（学校環境測定）…………… 103(05)
少子化………………………………………85(08)
小集団方式………………………………… 126(08)
小水疱型（足白癬）………………………80(06)
掌蹠膿疱症………………………………… 109(08)
消石灰…………………… 59(09), 70(09), 121(09)
承認の欲求………………………………… 246(10)
小脳……………………………… 120(04), 22(06)
～変性症………………………………… 102(07)
上部消化管機能不全症…………………… 129(04)
情報リテラシー…………………………… 120(15)
静脈……………………………… 47(06), 125(10)
除去食療法…………………………………87(06)
ジョギング………………………………… 137(04)
食育… 162(09), 163(09), 164(09), 165(09), 201(09),
58(11), 196(11), 173(12), 196(13), 146(16),
147(16)
職業興味…………………………………… 259(10)
食事…… 236(10), 246(10), 54(12), 171(13), 224(17)
～療法…………………………………… 126(10)
食習慣…………………………… 184(13), 234(15)
食生活…………… 10(06), 66(10), 253(16), 256(16)
食中毒…… 26(09), 107(09), 18(14), 63(14), 19(15),
22(15), 214(15), 82(16), 26(18)
食品（細菌検査）………………………… 104(05)
食品添加物………………………………… 110(05)
植物状態…………………………………… 117(15)
食物アレルギー… 86(06), 87(06), 199(11), 70(12),
55(15), 70(15), 226(15), 138(18), 139(18),
216(18)
食物依存性運動誘発（性）アナフィラキシー
…87(06), 91(07), 51(10), 70(10), 51(12), 70(12),
90(16), 38(18)
食物繊維………………………… 113(07), 84(08)
食欲………………………………………… 236(17)
初経…………………………………………79(12)
女性ホルモン……………… 71(04), 38(12), 79(12)
触覚……………………… 182(08), 294(09), 295(09)
暑熱順化………………………… 78(13), 106(13)
ジョハリの窓…………… 252(12), 288(12), 220(18)
ジョン・マネー……………………………92(04)
白井健三…………………………………… 232(16)
自律訓練法………………………………… 210(12)
自律神経… 120(04), 128(04), 271(09), 42(11), 244(12),
224(16)
自律性体温調節…………………………… 115(12)
視力…… 243(09), 167(13), 168(13), 169(13), 42(17),
199(17)
視力矯正（法）…………………… 39(05), 214(15)
シルマーテスト…………………………… 103(06)
歯列矯正………………… 144(12), 145(12), 146(12)
白型体質………………………… 86(05), 91(15)
心因性
～うつ病………………………………… 120(07)

～嘔吐症……………………………………116(04)
～頭痛……………………………………138(08)
～難聴……………………132(04), 66(12), 99(12)
腎盂腎炎……………………………………16(08)
新型インフルエンザ………46(11), 59(11), 200(11), 210(11), 211(11), 39(13), 54(13), 107(17)
心筋梗塞……………………………52(08), 125(10)
神経細胞……………………………………263(09)
神経症………………………………121(04), 109(11)
神経性食欲不振症………129(04), 118(06), 180(15)
神経性大食症………………………………123(05)
神経性無食欲症…………………116(04), 123(05)
神経損傷……………………………………117(10)
神経調節物質………………………………267(09)
神経伝達物質………………………………267(09)
人工呼吸… 204(10), 34(11), 79(11), 157(12), 158(12), 159(12), 181(12), 202(12)
人工内耳……………………………………218(08)
人工妊娠中絶… 173(08), 177(09), 209(11), 206(13)
深呼吸………………………………………261(11)
震災遺児…………………………235(14), 239(14)
震災・学校支援チーム（EARTH）…210(15), 211(15)
震災孤児…………………………235(14), 239(14)
心室細動……………………………………54(07)
滲出性中耳炎………………………………68(08)
尋常性毛瘡…………………………………90(12)
尋常性疣贅…………………………………98(14)
心身症… 116(04), 129(04), 134(10), 109(11), 110(11), 111(11)
シンスプリント……………………………50(18)
心臓…………………………………………18(14)
腎臓…………………………74(06), 14(10), 14(16)
心臓震とう…………………………54(07), 115(11)
身体化………………………………………117(04)
身体感覚……………………………………64(08)
身体測定……………………………………91(10)
身体的虐待…………………………………275(11)
身体的ストレス……………………………128(04)
人畜（人獣）共通感染症…………………38(11)
心的外傷後成長（PTG）………175(14), 176(14)
シンナー… 23(06), 75(06), 115(06), 116(06), 18(09), 83(12), 94(13)
心肺蘇生… 23(09), 26(09), 207(09), 236(09), 204(10), 205(10), 34(11), 79(11), 115(11), 116(11), 117(11), 118(11), 157(12), 158(12), 159(12), 181(12), 201(12), 202(12), 31(13), 42(13), 34(15), 75(15), 51(17), 70(17)
腎不全………………………………………14(10)
じんましん………51(10), 70(10), 78(15), 213(15)
信頼感………………………………………274(10)
心理学………… 159(11), 160(11), 161(11), 162(11), 163(11), 261(12)
心理技法……………………………………275(10)
心理健康教育……………151(10), 152(10), 153(10)
心理的効果（ペット）……………………198(08)
心理療法（拒食症）………………………142(06)
森林セラピー……………262(09), 236(17), 265(17)
真礼…………………………………………206(08)
進路……………………………259(10), 219(15)
親和の欲求…………………………………247(10)
錐体細胞……………………………………105(06)
水難事故…………………………211(13), 30(17)
水分補給… 236(09), 26(11), 19(13), 23(15), 22(16)
髄膜炎… 144(08), 203(14), 136(15), 137(15), 138(15)
睡眠… 51(04), 136(04), 58(05), 109(06), 110(06), 58(07), 80(08), 81(08), 105(08), 106(08), 107(08), 22(09), 119(09), 220(09), 266(09), 66(10), 131(10), 137(10), 165(10), 166(10), 224(10), 232(10), 246(10), 258(10), 86(11), 252(11), 58(12), 91(12), 123(12), 172(13), 83(14), 94(14), 243(14), 247(14), 145(15), 146(15), 147(15), 144(16) ,145(16), 58(17), 83(17), 87(17), 91(17), 198(17), 27(18), 34(18)
睡眠覚醒のリズム………58(12), 145(15), 146(15), 147(15)
睡眠時無呼吸症候群……113(06), 106(08), 94(15)
睡眠障害… 116(04), 132(10), 134(10), 123(12), 124(12), 125(12), 114(13), 115(13), 172(14), 173(14), 174(14)
睡眠相後退症候群…………124(12), 46(14), 83(14)
スーパーオキシドジスムターゼ……………11(04)
頭蓋骨骨折…………………………………35(05)
好き…………………………………………186(08)
スギ花粉症………62(06), 96(08), 154(10), 155(10), 213(13), 62(15)
スクールエンパワーメント………………170(11)
スクールカウンセラー…114(10), 152(10), 190(10), 210(10), 227(10), 180(13), 181(13), 182(13), 239(15), 243(15), 247(15), 170(17), 171(17), 172(17)
スクールセクシュアル・ハラスメント… 117(17), 118(17), 119(17)
スクールソーシャルワーカー… 118(10), 119(10), 120(10), 121(10), 165(13)
スクールヘルスリーダー…………………169(14)
スチーブンスジョンソン症候群…………103(06)
頭痛…… 73(08), 142(08), 143(08), 144(08), 145(08), 146(08), 147(08), 171(09), 174(12), 175(12), 176(12), 181(14), 182(14), 167(15), 110(16), 111(16) ,114(16)
スティーブン・リーパー理事長…………250(10)
ステロイド薬……………………115(05), 26(10)
ストラテジック・リーダー………………232(13)
ストレートネック………………147(14), 148(14)
ストレス… 124(04), 130(05), 135(05), 119(06), 147(06), 194(08), 202(08), 90(09), 94(09), 169(09), 170(09), 171(09), 173(09), 258(09), 271(09), 275(09), 114(10), 115(10), 153(10), 287(10), 109(11), 111(11), 125(11), 143(11), 66(12), 99(12), 244(12), 205(13), 27(15)
～ホルモン…………………………………262(09)
～マネジメント………138(05), 184(10), 178(14)
ストレッサー… 130(05), 138(05), 271(09), 111(11)
ストレッチ… 10(04), 59(06), 81(06), 122(06), 39(10), 54(10), 31(11), 55(12), 26(14), 67(14), 242(14), 42(17)
スパイロメーター…………………………18(06)
スピリチュアル……………………………194(08)
スプーンネイル……………………………66(11)
スペシャリスト……………………………244(11)
スポーツ… 175(15), 140(16), 145(16), 146(16), 147(16)
スポーツ飲料………………………………26(15)
スポーツ傷…………………………………116(16)
スポーツ教育………………………………187(15)
スポーツ障害…… 38(05), 79(05), 30(11), 131(11), 132(11), 133(11), 171(12), 172(12), 173(12), 136(13), 137(13), 138(13), 31(14), 42(15), 115(16), 116(16), 117(16), 142(16), 143(16), 217(16)
スポーツ貧血…… 35(07), 171(12), 90(14), 123(14), 124(14)
スマホートフォン（スマホ）……99(16), 102(16), 103(16), 18(17), 75(18), 79(18), 83(18), 87(18), 91(18), 95(18), 102(18)
スモーカーライザー………………………89(08)
スモールステップ…………………………259(18)
スロー………………………………………186(08)
スローライフ……………123(06), 186(08), 240(11)
セアカゴケグモ……………………31(05), 30(15)
性… 89(04), 98(04), 202(09), 171(10), 172(10), 173(10), 174(10), 175(10), 157(11), 158(11), 208(11), 253(11), 198(15), 190(16), 34(17)
生活習慣… 147(05), 79(09), 103(09), 123(09), 111(10), 127(10), 138(10), 246(10), 46(11), 54(11), 177(11), 180(11), 218(11), 94(12), 141(12), 187(13), 188(13), 191(13), 74(17)
～病…23(04), 75(04), 11(05), 10(06), 111(06), 51(07), 52(08), 137(08), 158(08), 189(09), 122(10), 123(10), 124(10), 125(10), 126(10), 127(10), 43(11), 58(11), 94(11), 94(12), 198(12), 98(13), 162(13), 163(13), 164(13), 55(14), 74(14)
生活マップ…………………………………180(11)
生活リズム…… 246(10), 168(17), 169(17), 103(18), 106(18), 107(18)
制汗剤（スプレー）………28(08), 27(10), 34(10)
性感染症…… 30(04), 76(04), 88(04), 76(08), 82(09), 179(09), 227(09), 231(09), 98(09), 232(09), 174(10), 217(10), 82(11), 212(11), 160(12), 161(12), 162(12), 176(13), 185(13), 166(14), 218(14)
性器クラミジア感染症……………30(16), 82(18)
性器発育不全（男子の）…………………86(04)
性器ヘルペス……………76(04), 88(04), 82(11)
性教育… 125(08), 126(08), 127(08), 128(08), 138(09), 139(09), 140(09), 141(09), 180(09), 208(09), 209(09), 227(09), 234(09), 175(10), 207(10), 90(11), 157(11), 158(11), 181(11), 193(11), 195(11), 203(11), 212(11), 103(12), 147(12), 148(12), 149(12), 186(12), 208(12), 209(12), 131(13), 132(13), 133(13), 185(13), 202(13), 206(13), 165(14), 166(14), 127(16), 128(16), 129(16), 130(16), 151(17), 152(17), 153(17)
“生”教育 ……………………149(13), 150(13)
性交…………………………………95(04), 208(11)

【た】

唾液…… 87(12), 106(14)
多価不飽和脂肪酸……42(05)
多汗症…… 193(18)
タコ（たこ）…… 110(08), 66(12)
脱灰……20(08)
脱臼…… 42(04), 23(10), 133(11)
脱法ドラッグ…115(06), 116(06), 23(07), 23(08), 24(08), 152(09), 74(14), 102(14), 86(15), 23(16), 26(16), 200(16)
脱法ハーブ…… 74(14), 102(14)
脱離症状…… 23(06), 103(07)
タトゥー（入れ墨・刺青）…… 72(08), 86(18)
ダニ…… 154(10), 27(14)
多能細胞……50(04)
タバコ…84(05), 82(07), 98(07), 100(07), 88(08), 89(08), 18(09), 82(09), 122(09), 123(09), 216(09), 217(09), 249(09), 66(10), 78(10), 105(10), 202(10), 18(11), 67(11), 191(11), 19(12), 22(12), 14(13), 15(13), 123(13), 124(13), 42(14), 18(16), 19(18), 22(18), 63(18), 196(18), 215(18)
～規制……22(12)
～人形…… 78(04), 84(05)
打撲…… 95(05), 106(06), 23(10), 26(10), 117(10)
単核食細胞……38(04)
単純性びまん性甲状腺腫…… 98(12), 130(14)
単純ヘルペスウイルス……82(11)
炭水化物…… 84(08), 177(08)
男性ホルモン…… 62(11), 95(11), 38(12), 79(12)
男性養護教諭… 144(13), 145(13), 114(14), 115(14), 116(14), 142(18), 143(18), 144(18)
丹毒……82(12)
タンパク共陽性……11(06)
たんぱく質（残留試験）…… 109(05)
タンパク陽性……11(06)
地域支援…… 245(12)
チーム援助…… 162(11)
チェアテクニック…… 275(10)
チェーンメール…… 102(10)
地球温暖化…… 18(04), 19(04)
チック症状…… 116(04)
窒息…… 168(09)
チャイルドライン……258(09), 249(11), 253(11), 257(11), 264(17), 267(17), 221(18)
チャドクガ…… 26(10), 99(10), 224(10), 23(12), 26(12), 22(17)
チャム・グループ…… 214(10)
チャレンジ運動…… 137(04)
チャレンジスクール…… 210(10)
注意欠陥多動性障害…… 113(04), 221(08), 268(11)
中央教育審議会答申…… 219(10)
中耳炎…… 67(05), 20(08), 68(08)
急性～…… 100(04), 70(14)
滲出性～…… 100(04)
慢性～…… 100(04)
虫垂炎……38(17)
中性脂肪…… 123(10)
中絶…… 71(06), 209(11)
中東呼吸器症候群…… 106(17)
中途退学…… 226(11)
腸…… 172(11), 173(11), 174(11)
聴覚…… 70(04), 182(08)
～障害…… 218(08), 230(15)
腸管出血性大腸菌… 22(12), 18(14), 63(14), 19(15), 214(15)
長期管理薬……85(06)
朝食…… 18(05), 74(05), 135(10), 136(10), 137(10), 138(10)
腸内細菌…… 47(10), 62(10)
腸内フローラ……18(18)
聴力…… 230(15)
著作権…… 126(12), 127(12), 128(12)
直観力…… 270(15)
陳述記憶…… 275(09)
鎮静薬……23(06)
鎮痛・睡眠薬……75(06)
椎間関節突起間部…… 139(10)
通級…… 199(08), 291(09)
通年性アレルギー性結膜炎……99(06)
突き指…… 95(05), 38(09), 23(10), 133(11), 38(12)
辻井伸行…… 228(13)
辻口博啓…… 232(18), 261(18)
辻信一…… 240(11)
つながり…… 127(06), 256(11)
爪……94(10), 222(10), 66(11), 30(17)
爪白癬…… 80(06), 109(08)
爪水虫…… 109(08)
つらい出来事…… 260(13)
出会い系サイト…… 122(09), 129(10)
手洗い…… 14(05), 107(10), 197(11), 62(12), 95(12), 202(16), 46(18), 214(18)
ティームティーチング… 105(11), 106(11), 187(15)
低 HDL コレステロール血症 …… 123(10)
低温やけど… 62(07), 56(08), 51(13), 70(13), 155(13), 94(18)
定期健康診断……10(07)
定期検査（コンタクトレンズ）…… 102(06)
定型発達…… 283(09)
低血糖……135(11), 176(15), 177(15), 78(16)
低身長…… 146(13), 147(13)
ディスレクシア…… 252(11)
低体温…… 183(13)
低頭の礼…… 206(08)
停留精巣……87(04)
デート DV …… 229(09), 230(09), 213(11), 86(12), 149(12), 233(12), 217(14), 86(15), 227(15), 24(16), 160(18), 161(18)
テーピング……35(04), 115(16), 116(16), 117(16)
テーブル・フォー・ツー…… 264(12), 248(13)
手がかり記憶…… 275(09)
手紙ギフト…… 234(14)
適応障害…… 169(09)
溺水…… 168(09)
デザイナードラッグ…… 116(06)
デジタル機器…… 250(10)
デスク（DESC）…… 278(10)
鉄…… 67(04), 85(05), 171(11)
～欠乏性貧血…… 54(05), 85(05), 34(07), 86(09), 185(09), 232(12), 38(13), 79(13), 123(14), 38(17)
哲学…… 261(12), 236(13), 238(14), 269(14)
テニスひじ…… 133(11)
テレビ脳…… 131(10)
てんかん…… 198(11), 154(12), 155(12), 156(12), 151(18), 152(18)
点眼剤……78(06)
電気性眼炎……15(06)
デング熱…… 102(17)
電子タバコ……14(13)
伝染性軟属腫……20(08)
伝染性膿痂疹……20(08)
デンタルフロス…… 19(06), 26(12), 67(12), 35(18), 46(18), 195(18)
テンプル・グランディン博士……98(05)
でんぷん（残留試験）…… 108(05)
電話…… 249(11), 253(11)
同一視的…… 125(04)
同一性拡散…… 153(08)
冬季うつ病…… 190(08)
統合失調症…… 282(12), 131(17), 132(17), 133(17), 216(17), 217(17)
洞察…… 230(14)
当事者研究…… 229(16), 233(16), 263(16)
凍傷…… 168(09)
同性愛……96(04)
糖代謝……23(15)
同調圧力……90(10), 222(10), 30(14), 71(14)
糖尿病… 38(10), 124(10), 63(11), 134(11), 135(11), 136(11), 145(11), 162(13), 50(16), 166(17), 167(17)
頭皮…… 111(09)
頭部外傷…… 144(08), 38(09), 168(09), 198(11), 117(14), 118(14), 14(15), 226(15), 145(17), 146(17)
応急手当……35(05)
頭部打撲…… 59(15), 226(15)
動物介在活動…… 198(08)
動物介在療法…… 198(08)
動脈…… 47(06), 125(10)
～硬化…… 52(08), 125(10), 71(11)
東洋医学……57(08)
糖陽性……11(06)
ドーパミン（ドパミン）… 120(04), 24(08), 267(09), 271(09), 256(11)
特異動的作用……42(07)
毒グモ……31(05)
特性…… 252(11)
特定原材料……55(15)
特別支援教育… 110(04), 195(08), 199(08), 203(08), 291(09), 293(09), 210(10), 229(10), 140(17), 141(17), 55(18)
～教育コーディネーター…… 195(08), 223(08), 291(09), 271(11)
時計遺伝子…… 190(08)
突然死…… 115(11), 116(11)

特発性側弯症……34(10), 104(10)
特発性鼻出血……102(04)
とびひ……20(08)
ドライアイ…114(05), 103(06), 39(06), 10(07), 11(07), 42(10), 26(13), 67(13), 95(14), 82(15), 98(18), 153(18), 154(18)
ドライスキン……114(05)
ドライマウス……63(06)
トラウマ（ケア）……140(08), 151(10), 120(14), 110(15), 170(18), 171(18), 172(18)
ドラッグ……115(06)
トランスジェンダー……93(04)
鳥インフルエンザ……46(07)
ドリカムプラン……132(07)
トリコスポロン……103(10)
トリコフィトン・トンズランス……55(06)
トリコフィトン・メンタグロフィテス……55(06)
トリコフィトン・ルブルム……55(06)
トリコモナス症……76(04)
トリプトファン……112(06), 267(09)
トルエン……93(06)
呑気症……194(16)
トンズランス（菌）……27(13), 34(13)

【な】
内耳疾患……100(04)
内耳障害……78(12)
内臓脂肪… 86(07), 52(08), 78(09), 186(09), 126(10), 71(11)
ナイチンゲール……232(13)
内的脱同調……110(06), 266(09), 165(10)
内反小趾……112(08)
内反足……112(08)
内反捻挫……42(04)
内服療法（アトピー性皮膚炎）……115(05)
内用剤……78(06)
ナショナル・トラスト……236(13)
夏かぜ……30(12), 71(12)
夏型過敏性肺炎……30(10), 103(10)
夏バテ……27(07), 30(07), 82(10), 30(11), 75(11)
涙……39(06), 103(06), 202(08)
悩み……125(04)
ナルコレプシー……125(12), 94(15)
軟口蓋……108(04)
軟膏剤……78(06)
難聴……99(04), 100(04), 218(08), 78(12)
ナンバーズ……264(12), 289(12)
にきび…14(07), 43(09), 46(09), 62(11), 95(11), 78(12), 43(14), 58(14), 210(14), 215(14)
ニキ・リンコ……98(05)
肉離れ……26(10), 74(15)
ニコチン… 82(06), 18(07), 82(07), 216(09), 217(09), 38(10), 78(10), 19(12)
～依存症……43(04), 51(05), 70(05), 98(07)
～パッチ……99(07), 202(10)
二酸化炭素……77(06)
二次止血……63(04)
二次障害……268(11), 271(11), 272(11), 273(11), 274(11), 275(11), 245(12), 249(12), 253(12)
二次性頭痛……144(08), 175(12)
二次性徴（第二次性徴）… 178(09), 171(10), 58(13), 136(13), 30(18)
二次的ストレス……124(04)
西本智美……242(15), 254(15)
日内リズム……271(09)
新田佳浩……260(11)
日本語対応手話……236(11)
日本手話……236(11)
入眠儀式……58(05)
入門薬……24(08)
ニューロサイエンス……259(09)
ニューロトランスミッター……267(09)
ニューロモジュレーター……267(09)
ニューロン……263(09), 267(09), 256(11)
～ネットワーク……263(09)
尿……14(10), 223(10), 14(16)
～管……74(06)
～検査……11(06), 74(06), 14(10)
尿道下裂……87(04)
尿路結石……98(14)
妊娠…… 71(06), 178(09), 232(09), 212(10), 75(14), 202(14), 178(15)
認知行動療法… 123(08), 257(13), 261(13), 265(13), 267(13), 269(13), 231(14)
認知発達……263(09)
ニンヒドリン反応汗チェッカー……176(11)
妊孕力……147(18)
寝返り……66(10), 110(10)
ネグレクト……103(07), 275(11), 167(12)
熱けいれん… 27(04), 27(05), 27(06), 30(10), 26(11)
熱失神……27(05), 30(10), 26(11)
熱射病……27(04), 27(05), 27(06), 30(10), 26(11)
熱傷（やけど）……168(09)
熱中症…27(04), 74(04), 27(05), 27(06), 26(07), 111(07), 30(09), 34(09), 35(09), 167(09), 30(10), 23(11), 26(11), 220(11), 30(12), 116(12), 19(13), 22(13), 78(13), 106(13), 210(13), 22(14), 22(15), 19(16), 199(16), 19(17), 22(17), 22(18), 194(18)
屋内～……30(12)
ネットいじめ… 129(10), 141(12), 142(12), 143(12)
ネットコミュニケーション……148(12)
ネットトラブル… 176(10), 177(10), 178(10), 170(16), 171(16), 172(16)
熱疲労……27(04), 27(05), 27(06), 30(10), 26(11)
眠気……113(06), 80(08), 81(08)
年間計画……10(05)
捻挫……95(05), 23(10), 26(10), 117(10)
足関節～……42(04)
～の手当……39(04)
脳……12(08), 259(09), 263(09), 267(09), 271(09), 275(09), 279(09), 62(10), 109(10), 131(10), 134(10), 246(10), 125(11), 256(11), 35(12), 39(12), 46(12), 257(12), 39(14), 54(14), 243(14), 247(14), 50(17)
～の三層構造……263(09), 271(09)
脳炎……143(08), 144(08)
脳科学……286(10)
脳幹……120(04), 259(09), 271(09)
脳血管障害……144(08)
脳血流……146(08)
脳梗塞……125(10)
脳挫傷……35(05)
脳死（判定）……117(15), 118(15)
脳腫瘍……143(08), 144(08)
脳震盪……140(16), 30(18)
脳脊髄液減少症……151(13), 152(13), 153(13), 136(18), 137(18)
脳内神経調節物質……271(09)
脳貧血……34(04)
ノーマライゼーション……131(06), 141(06)
野口英世……244(13)
のど……70(04)
～のつくり……108(04)
のどちんこ（口蓋垂）……108(04)
ノニルフェノール……90(05)
昇幹夫……246(14)
乗り物酔い……125(11), 126(11), 127(11)
ノルアドレナリン……124(04), 130(06), 267(09), 271(09)
ノロウイルス…… 60(08), 85(08), 47(09), 54(09), 39(11), 54(11), 217(11), 50(14), 216(14), 154(15), 43(16), 58(16), 54(17), 54(17)
ノンレム睡眠…… 51(04), 136(04), 106(08), 91(12)

【は】
歯…… 50(10), 217(11), 212(13), 35(14), 183(14), 39(15), 46(15), 125(17), 126(17)
～のけが……35(06)
パーソナルスペース……236(11)
バーチャル世界……131(10), 132(10)
ハーディネス……246(14)
ハードコンタクトレンズ……102(06), 107(06)
肺……46(04), 30(10), 42(14)
ハイイロゴケグモ……31(05)
肺炎……30(10)
バイオフィルム……50(09), 14(14)
排出型……116(04)
排泄……173(13)
梅毒…… 76(04), 88(04), 82(12), 120(17), 121(17)
ハイドロコロイド……89(07)
排便……137(10)
肺胞……82(06)
ハイリスク HPV ……201(11)
ハインリッヒの法則……287(10)
ハウスダスト……154(10)
歯ぎしり・食いしばり（ブラキシズム）…94(16)
白質脳症……146(08)
白癬……86(16)
白癬菌……80(06), 22(10)
白内障……15(06)
麦粒腫……101(06)
破骨細胞……38(04)
はしか…… 27(09), 18(10), 70(12), 14(15), 15(15)
橋本病……130(14)

パスツール（ルイ・パスツール）……… 232(17)
パスツレラ症……38(11)
バセドウ病…… 98(12), 130(14), 132(14), 144(17), 59(18)
パソコン…… 235(10)
ハチ……24(08), 116(10), 30(13)
発汗…… 116(12)
罰系…… 120(04)
白血球陽性……11(06)
発達障害……… 154(09), 155(09), 156(09), 157(09), 158(09), 159(09), 160(09), 290(09), 291(09), 293(09), 300(09), 301(09), 150(11), 268(11), 271(11), 272(11), 273(11), 274(11), 275(11), 166(12), 245(12), 249(12), 253(12), 184(15), 185(15), 186(15), 167(16), 168(16), 69(16), 221(16), 229(18), 233(18), 237(18), 241(18)
発達心理学…… 114(08)
パッチテスト…… 22(04), 104(07), 139(15)
ハッピネスファクター（幸福要因）…… 112(11)
抜毛癖…… 116(04)
パトス的かかわり……64(08)
鼻……… 70(04), 102(04), 103(04), 38(15), 226(15)
話し上手…… 244(11)
話す…… 257(11)
鼻血……66(18)
歯並び…… 144(12)
パニック障害… 190(08), 284(12), 121(16), 122(16)
歯磨き…… 19(11), 146(12), 35(13), 35(16), 46(16)
早寝早起き…… 246(10)
ハヤリ目（はやり目）…… 101(06), 20(08)
パラジクロロベンゼン…… 91(06), 93(06)
パラフェニレンジアミン……76(05)
パラベン……76(05)
パラリンピック…… 260(11)
バリアフリー…… 131(06)
半陰陽……91(04)
半月板損傷…… 35(15), 42(15)
反抗挑戦性障害…… 272(11)
半身浴…… 217(11)
ハンス・セリエ…… 271(09)
反応性うつ病…… 120(07)
ハンマートゥ…… 81(05), 39(09), 42(09)
ピア……216(10), 165(11), 166(11)
ピア・エデュケーション……… 227(09), 228(09), 231(09), 235(09), 187(11), 205(11), 159(17), 160(17)
ピア・カウンセリング… 165(11), 166(11), 167(11)
ピア・グループ…… 214(10)
ピア・サポート……205(11), 204(12), 197(14)
ピアス皮膚炎……66(05)
ピーター・J・マクミラン …… 228(16)
ヒートストレス……94(06)
冷え…27(12), 34(12), 43(13), 58(13), 47(16), 62(16), 192(16)
冷え性……26(04), 57(08), 220(09), 54(11)
東日本大震災… 165(13), 166(13), 190(13), 200(13), 205(13), 240(13), 139(14), 140(14), 141(14), 162(14), 199(14), 200(14), 201(14), 235(14), 265(14), 199(15), 211(15), 228(15), 231(15), 235(15), 137(16), 138(16), 139(16), 262(16), 244(17)
皮下脂肪…… 52(08), 78(09), 71(11)
光トポグラフィー…… 286(10)
光老化……28(08)
ひきこもり…… 233(09), 274(11), 151(12), 152(12), 153(12), 167(16), 168(16), 169(16), 165(18), 166(18), 167(18), 217(18)
非言語性学習障害…… 113(04)
非言語的コミュニケーション…… 270(10)
非行…… 151(08), 238(10)
膝……35(15)
膝前十字靭帯損傷……42(13), 62(18), 215(18)
皮脂…… 62(11), 95(11)
比重…… 106(05)
鼻汁…… 103(04), 104(04)
鼻出血…… 102(04), 116(10)
ヒスタミン……62(06)
非ステロイド外用剤…… 115(05)
ビスフェノールA……90(05)
微生物検査…… 103(05), 104(05)
ビタミン……94(09), 187(09), 189(09), 246(10)
ビタミンA…… 84(08), 177(08)
ビタミンB群 …… 84(08), 177(08)
ビタミンC…… 84(08), 177(08)
ビッグ・ファイブ…… 242(14), 273(14)
非定型自閉症…… 111(04), 283(09)
ヒト・パピローマウイルス…66(10), 82(10), 201(11), 14(13), 59(13)
ひとり…… 258(09)
避妊…… 88(04), 71(06), 177(09), 178(09), 179(09), 227(09), 232(09), 209(11), 218(13), 179(15)
皮膚…18(10), 27(10), 34(10), 34(11), 34(12), 75(12), 70(16)
～炎…… 22(04), 26(10), 99(10)
皮膚疾患……154(13), 155(13), 156(13)
飛沫核感染…… 55(10), 31(12)
飛沫感染…… 59(11), 50(12), 87(14)
肥満……… 14(07), 78(09), 186(09), 78(10), 94(12), 183(12), 198(12), 163(13), 164(13), 55(14), 74(14)
肥満度…… 196(12)
百日ぜき…… 94(11), 18(13)
日焼け……223(10), 23(13), 26(13)
ひやり、ハッと…… 198(11)
標準体重…… 118(06)
病状記録（アレルギーカード）……85(06)
微量栄養素……50(05)
微量元素…… 270(09)
ピル…… 85(08), 98(09), 177(09), 178(09), 199(09), 98(10), 175(15), 179(15)
昼寝…… 107(08)
疲労…… 69(08), 39(10), 54(10)
～骨折… 38(05), 43(10), 66(17), 215(17), 50(18)
ヒロシマ…… 250(10)
広島平和文化センター…… 250(10)
ピロリ菌…… 46(17), 164(17), 165(17)
貧血……… 86(09), 185(09), 220(09), 63(11), 86(12), 171(12), 232(12), 38(13), 79(13), 173(18), 174(18), 175(18)
～スクリーニング…… 169(11)
ファストトラック・プログラム…… 129(15)
ファストフード…… 26(11), 58(11)
ファストライフ…… 123(06)
ファッション…… 149(08), 250(14)
不安障害…… 190(08), 150(11)
ファンタジーへの没頭（高機能広汎性発達障害） …… 96(05), 99(05)
フィールドワーク…… 288(12)
フィジカルアセスメント…139(13), 140(13), 141(13), 142(13), 143(13)
フィルタリング…… 129(10), 178(10)
風疹… 66(06), 83(06), 14(15), 165(15), 59(16), 94(16)
フードドライブ…… 248(11)
フードバンク…… 248(11)
プール熱（咽頭結膜熱）……20(08)
フェロモン…… 186(08)
部活動…… 259(10)
俯瞰…… 265(11)
吹き抜け骨折…… 106(06)
副交感神経…… 105(08), 128(04), 202(08), 271(09), 246(10)
複雑性悲嘆…… 122(14)
副作用…… 43(06), 112(10), 134(14), 90(18)
腹式呼吸体操…… 122(05)
福島智…… 232(17), 265(17)
輻射熱（学校環境測定）…… 102(05)
服装　夏場の～…… 34(13), 75(13)
腹痛……114(17), 115(17), 116(17)
副鼻腔炎……78(13), 103(13), 38(14), 79(14)
副流煙…… 84(05), 18(06), 19(07), 67(11), 210(14)
不整脈…… 63(11), 18(14)
二重化粧品…… 38(15), 79(15)
ブタンガス……18(09)
フッ素…… 46(06), 20(08)
不適応状態（高機能広汎性発達障害）……97(05)
武道……263(10), 117(14), 118(14)
不登校… 100(05), 79(07), 173(09), 191(09), 238(09), 239(09), 133(10), 145(10), 146(10), 147(10), 148(10), 149(10), 150(10), 210(10), 216(10), 218(10), 271(10), 226(11), 274(11), 215(14), 106(16), 107(16), 167(16), 168(16), 169(16)
不同視弱視…… 100(06)
不飽和脂肪酸……95(15)
不眠…… 136(04)
プラーク（歯垢）… 20(08), 14(09), 50(09), 46(11), 127(13), 18(15)
ブラインドウオーク…… 137(04)
プラス思考ビーム…… 240(18)
フラッシュバック（高機能広汎性発達障害） ……97(05), 98(05), 101(05)
フランス…… 234(15), 270(15)
フリーラジカル…… 246(10)
ブルーライト…… 147(15)
フレーミング（効果）…… 122(15), 192(15)

【ま】

虫歯予防……26(12), 67(12)
夢精……172(10)
むちゃ喰い……116(04), 126(14)
村上清加……244(17), 267(17)
ムリサイド……112(06)
目……15(06), 18(12), 63(12), 79(15), 30(16)
メイク用品……50(18)
メール…148(08), 178(08), 90(10), 128(10), 179(10), 233(10), 30(14), 71(14)
メール相談……201(15)
眼鏡……14(14), 59(14)
メス化
コイの〜……71(04)
メスカリン……23(06), 75(06)
メタボリックシンドローム…86(07), 52(08), 78(09), 186(09), 78(10), 126(10), 127(10), 26(11), 94(11), 94(12), 198(12), 164(13), 74(14)
メッツ……85(08)
メディア……128(10), 129(10), 130(10), 131(10), 132(10), 233(10)
メディア・コミュニケーション……204(13)
〜依存（メディア漬け・ネット中毒）……188(10), 107(15)
〜接触……128(10)
〜リテラシー…128(10), 129(10), 130(10), 30(14)
メニエール病……101(04)
めまい……126(11), 78(12)
子どもの〜……101(04)
心因性〜……101(04)
目やに……223(10)
メラトニン……136(04), 108(06), 111(06), 58(07), 190(08), 86(11), 124(12)
〜シャワー……111(06)
メラニン……86(11)
メラノーマ……86(11)
メリハリ表現……117(08)
免疫……89(06), 90(06), 144(11), 160(14), 161(14), 79(16), 83(16)
〜機能……47(13), 62(13)
〜反応……47(11)
〜抑制剤……115(05)
面接……182(10)
メンター……208(14)
メンタルトレーニング……67(17), 71(17), 75(17), 79(17), 240(18)
メンタルヘルス……165(12), 150(15), 151(15), 152(15), 98(18)
メンタルヘルス教育……119(11), 120(11), 121(11)
メンタルヘルスケア……170(09)
盲学校……183(08), 187(08), 195(08), 199(08)
毛細血管……47(06), 125(10)
盲導犬……262(10)
もったいない……266(10)
モニタリング……255(18)
ものもらい……101(06)
モヤモヤ病……144(08)
モルヒネ……23(06), 75(06)
モンスターペアレント……209(10), 288(10)
モンテッソーリ……263(09)

【や】
やきもち……266(13)
野球ひじ…30(11), 133(11), 172(12), 14(17), 15(17)
薬害エイズ……139(11)
薬剤師……50(11), 104(11)
薬事法……50(11), 217(11)
薬物……23(06), 75(06), 115(06), 116(06), 95(07), 18(09), 222(09), 244(09), 35(10), 78(11)
〜依存…134(05), 126(06), 127(06), 35(10), 62(10)
〜過敏症……89(06), 90(06)
〜乱用…31(04), 134(05), 126(06), 127(06), 95(07), 152(09), 153(09), 222(09), 238(09), 46(10), 86(10), 142(10), 143(10), 144(10), 198(10), 78(11), 146(11), 147(11), 148(11), 83(12), 185(12), 203(12), 211(12), 215(12), 216(12), 157(13), 158(13), 159(13), 193(13), 143(15), 144(15)
〜療法（拒食症）……142(06)
〜療法（ぜんそく）……85(06)
やけど（熱傷）……63(05), 56(08), 54(10), 51(13), 70(13)
やせ……54(06), 119(06), 78(10), 180(15)
やなせたかし……224(18)
夜尿症……128(04)
ヤマアラシジレンマ……120(07), 153(08)
やる気……252(18)
有機溶剤……83(12), 94(13)
優等生……150(08)
油脂……42(05)
ユニセフ……252(13)
夢……264(11), 243(14), 247(14)
溶血……34(07)
溶血性尿毒症症候群（HUS）……18(14), 63(14), 22(15)
溶血性貧血……123(14)
腰椎椎間板ヘルニア……58(10), 139(10)
腰椎分離症……43(10), 58(10), 139(10), 140(10), 141(10), 172(12), 38(16)
腰椎分離すべり症……58(10), 226(10)
腰痛……58(10), 141(10)
ヨード液……50(10)
抑うつ状態……114(10)
翼状片……63(12)
抑制系薬物……23(06), 75(06)
欲求段階説……246(10), 247(10)
欲求のピラミッド……247(10)
夜ふかし……108(06), 109(06), 111(06), 112(06)
予防接種…18(10), 206(10), 15(15), 168(18), 169(18)
はしか（麻疹）……70(12)

【ら】
ライフスキル…144(10), 256(11), 248(12), 252(12)
ライフスタイル……178(15)
ライフロング・アプローチ（生涯生活習慣づくり）……113(11)
落語……236(18), 262(18)
落下細菌数（学校環境測定）……102(05)
ラポール（親和的・共感的関係）……281(10)
乱視……98(06), 100(06)
卵巣……55(04)
リスク行動……204(16)
リスクパーソナライゼーション……94(07)
リスクファクター（危険因子）……112(11)
リストカット（リスカ）…140(08), 142(09), 143(09), 144(09), 149(11), 150(11), 151(11), 129(14)
リセット効果……175(11)
立礼……206(08)
リフレーミング…152(05), 244(13), 192(15), 263(16), 248(18)
リフレッシュ……248(13)
流行性角結膜炎……101(06), 38(07), 20(08), 19(10), 22(10)
療育行動支援……136(11)
両性愛……96(04)
良性ストレス……124(04)
緑内障……195(08)
リラクセーション……137(04), 94(15), 170(15), 171(15), 172(15), 173(15)
リラックス……248(13), 170(15)
淋菌感染症……76(04)
臨時休校……210(11)
臨床心理士……181(13), 182(13)
リンパ節……90(15)
淋病……88(04), 161(12)
ルビンの杯……230(14)
礼儀作法……220(18)
レイチェル・カーソン……238(15), 270(15)
冷房……27(12), 34(12)
冷房病……31(06), 110(09)
レーシック……107(06)
レサズリン還元試験（レサズリンテスト）……106(05)
レジリエンス……195(12), 246(14), 228(18)
レスピラトリー・エチケット……106(10)
レセプター……70(05)
レゾルシン……76(05)
レプチン……106(08)
レム睡眠……51(04), 136(04), 91(12)
恋愛……34(17)
連合野……120(04)
練習……244(11)
レンズケア……14(11)
ロイコトリエン……62(06)
ろう……253(18), 257(18), 259(18), 263(18)
老化……283(12)
ろう教育……236(11)
ろう文化……236(11)
ローナ・ウィング……283(09)
ロービジョンケア……183(08)
ロールプレイング……142(05), 149(05)
ロールレタリング……278(09), 275(10), 279(10), 281(10), 282(10), 284(10), 285(10), 286(10), 187(11)
ローレル指数……197(12)

ロボット……………………………… 230(15)
ロングフライト症候群…………………47(06)

【わ】
ワーキングメモリー…………………… 275(09)
ワクチン…………………… 85(08), 18(10), 206(10)
（インフルエンザ）…………………………50(06)
和食………………………………………… 246(10)
笑い… 130(06), 194(08), 143(11), 144(11), 145(11), 160(14), 161(14), 246(14)
ワロン……………………………………… 263(09)

【数字・a～z】
１型糖尿病……………………… 124(10), 134(11)
２型糖尿病……………………… 124(10), 134(11)
３・１・２弁当箱法……………… 82(14), 103(14)
3D（デンタルドラッグデリバリーシステム）……………………………………… 210(14)
５種感染症……………………… 76(08), 78(08)
A（エゴグラム）………………………… 262(09)
AAA ……………………………………… 198(08)
AAE ……………………………………… 198(08)
AAT………………………………………… 198(08)
AC（エゴグラム）……………………… 262(09)
ADHD（AD/HD）………182(08), 195(08), 221(08), 154(09), 156(09), 157(09), 158(09), 159(09), 160(09), 282(09), 268(11), 269(11), 271(11), 272(11), 273(11), 275(11), 166(12), 128(14), 185(15)
ADHD 治療薬 ………………………… 251(14)
ADME………………………………………43(06)
AED（自動体外式除細動器）…… 54(07), 55(07), 23(09), 26(09), 207(09), 204(10), 205(10), 227(10), 228(10), 34(11), 79(11), 115(11), 116(11), 117(11), 118(11), 157(12), 158(12), 159(12), 181(12), 201(12), 202(12), 31(13), 42(13), 203(13), 34(15), 75(15), 118(16), 119(16), 120(16)
AIDMA …………………………………… 117(08)
AIDS … 174(08), 175(08), 237(10), 54(15), 217(15)
ASD（自閉症スペクトラム障害）……… 186(15)
ASUKA モデル … 118(16), 119(16), 120(16), 217(16)
ATS………………………………………… 115(06)
A ソ連型……………………………………80(08)
A 香港型……………………………………80(08)
BLS 教育 ………………………………… 117(11)
BMII（カウプ指数）……… 38(07), 71(07), 48(08), 186(09), 196(12)
BUT 法 …………………………………… 103(06)
B型肝炎…………………………………… 162(12)
CO（要観察歯）……………………………14(12)
CO（学校環境測定） …………………… 102(05)
CO2（学校環境測定）…………………… 102(05)
COPD…… 18(06), 82(06), 19(14), 22(14), 210(14), 212(14)
CP（エゴグラム）……………………… 262(09)
CT ……………………………… 14(06), 140(10)
DDT …………………………………………90(05)
DES …………………………………………90(05)
DESC 法 ……………………… 232(13), 134(15)
DNA ……………………………… 28(08), 186(08)
DSM-5 …………………………………… 186(15)
DTP ワクチン ……………………………18(13)
EYE SEE プロジェクト ………………… 252(13)
Facebook ……………………………………87(18)
FC（エゴグラム）……………………… 262(09)
FDG …………………………………………67(06)
fMRI …………………………………………60(08)
GENDER ……………………………………89(04)
GID ………………………… 140(11), 141(11), 142(11)
GO（歯周疾患要観察者） …………………14(12)
H1N1 ………………………………………80(08)
H3N2 ………………………………………80(08)
H5N1 ………………………………………80(08)
HDL コレステロール …… 26(11), 71(11), 62(15), 95(15)
HIV ……… 76(08), 174(08), 175(08), 82(09), 98(09), 179(09), 94(10), 237(10), 74(11), 98(11), 102(11), 161(12), 169(12), 54(15), 217(15), 54(18)
HLA………………………………………… 186(08)
HPV（ヒトパピローマウイルス）……… 82(10), 201(11), 162(12), 14(13), 59(13)
IBS …………………………………………90(13)
IgE ……… 114(05), 62(06), 99(06), 154(10), 62(11)
iPS 細胞 ……………………………………50(16)
I-R-E 連鎖構造 ………………………… 161(10)
IT……………………………… 78(11), 225(11)
J カーブ効果 …………………………… 218(11)
KJQ………………………………………… 127(05)
LD … 221(08), 154(09), 156(09), 160(09), 286(09), 287(09), 268(11), 273(11), 128(14), 184(15)
言語性～…………………………………… 286(09)
非言語性～………………………………… 286(09)
LDL コレステロール …… 26(11), 71(11), 62(15), 95(15)
LGBT(I) ……… 244(16), 252(16), 86(17), 216(17), 237(17), 241(17), 245(17), 249(17), 253(17), 266(17)
LINE …………… 148(15), 149(15), 82(16), 79(18)
LSD…………………… 23(06), 75(06), 46(10), 83(12)
MDMA … 23(06), 75(06), 115(06), 116(06), 22(07), 83(07), 46(10), 98(11), 146(11), 147(11), 46(12), 83(12)
MEG …………………………………………60(08)
MRI ……………………………… 14(06), 140(10)
NCDs（非感染性疾患） ………………… 156(16)
NIRS …………………………………………60(08)
NK 細胞 ……………………… 144(11), 161(14)
NP（エゴグラム）……………………… 262(09)
O157 ……… 22(12), 18(14), 63(14), 19(15), 22(15)
OD（起立性調節障害）… 101(04), 34(05), 128(11), 129(11), 130(11), 182(14), 50(15), 87(15)
OTC …………………………………………44(08)
O 脚………………………………………… 112(08)
PCB 類 ………………………………………90(05)
PDD ……………………………… 152(08), 128(14)
PET……………………………………………67(06)
PET/CT ………………………………………67(06)
pH（学校環境測定）…………………… 103(05)
pH 試験紙 ……………………………… 111(05)
PM2.5 ……………………………… 51(16), 70(16)
PMDD（月経前不快気分障害）…… 177(12), 178(12)
PMS（月経前症候群）… 199(09), 177(12), 178(12)
PMTC…………………………………………20(08)
PTSD ………… 104(08), 139(08), 151(10), 121(14), 163(14), 164(14), 110(15), 111(15)
QOL ……………………………………… 138(11)
REM 睡眠 ……………………………… 258(10)
RICE（S）（処置） ……… 39(04), 42(04), 95(05), 23(10), 26(10), 117(10), 31(11), 55(11), 74(11), 35(15), 27(17)
SAD ……………………………… 122(08), 123(08)
SARS（重症急性呼吸器症候群）… 47(05), 82(05)
SEX …………………………………………89(04)
SEXUALITY …………………………………89(04)
SHIP …………………… 206(15), 207(15), 151(16)
SNS……75(18), 79(18), 83(18), 87(18), 91(18), 95(18), 99(18), 102(18)
SST（Social Skills Training）…… 160(09), 161(09)
ST ………………………………………… 220(08)
Twitter ………………………………………83(18)
UVA ……………………… 28(08), 18(10), 95(10)
UVB ……………………… 28(08), 18(10), 95(10)
VDT 症候群 ………40(08), 42(10), 78(11), 148(14)
WBGT（計）…………… 34(09), 116(12), 225(13)
Willis 動脈輪閉塞症 …………………… 144(08)
WYSH（プロジェクト）… 94(07), 155(11), 156(11), 193(11), 196(11), 106(12)
X 脚………………………………………… 112(08)
α 波………………………………………… 130(06)
β 波…………………………… 126(05), 130(06)

体と心　保健総合大百科<中・高校編> 2018

発行日　2018年4月25日　初版第1刷発行
編　集　株式会社　少年写真新聞社
発行所　〒102-8232　東京都千代田区九段南4-7-16　市ヶ谷KTビルⅠ
株式会社　少年写真新聞社　電話　03(3264)2624
http://www.schoolpress.co.jp/
発行人　松本　恒
印　刷　図書印刷株式会社
ISBN978-4-87981-633-7　C0347